CB071247

Endocrinologia Feminina & Andrologia

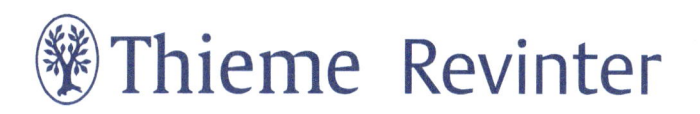

Thieme Revinter

Endocrinologia Feminina & Andrologia

Ruth Clapauch
Endocrinologista com Título de Especialista da Sociedade Brasileira de Endocrinologia (SBEM)
Membro da Endocrine Society
Mestre em Endocrinologia pela Universidade Federal do Rio de Janeiro (UFRJ)
Doutora (PhD) em Biociências pela Universidade do Estado do Rio de Janeiro (UERJ)
Criadora do Setor de Endocrinologia Feminina e Andrologia do Hospital da Lagoa, Ministério da Saúde, Rio de Janeiro
Presidente do Departamento de Endocrinologia Feminina e Andrologia da SBEM – Biênios: 2001-2003 e 2003-2005
Presidente da Comissão de Educação Médica Continuada da SBEM – Biênios: 2005-2007e 2007-2009
Professora do Departamento de Fisiologia Endócrina, do Departamento de Ginecologia e Obstetrícia e Orientadora do Programa de Pós-graduação (Mestrado e Doutorado) em Fisiopatologia Clínica e Experimental da UERJ
Professora Convidada da Faculdade de Medicina e do Centro de Pesquisas Avançadas em Medicina da UNILAGO
Membro da Comissão de Educação Médica Continuada da SBEM e do
Special Programs Committee da Endocrine Society

Thieme
Rio de Janeiro • Stuttgart • New York • Delhi

**Dados Internacionais de
Catalogação na Publicação (CIP)
(eDOC BRASIL, Belo Horizonte/MG)**

C588e

Clapauch, Ruth.
  Endocrinologia feminina & andrologia/Ruth Clapauch. – 3. ed. – Rio de Janeiro, RJ: Thieme Revinter, 2022.

  532 p. : il.; 21 x 28 cm
  Inclui bibliografia
  ISBN 978-65-5572-163-8
  eISBN 978-65-5572-164-5

  1. Endocrinologia. 2. Endocrinologia ginecológica. 3. Andrologia. I. Título..

CDD: 616.4

Elaborado por Maurício Amormino Júnior – CRB6/2422

Nota: O conhecimento médico está em constante evolução. À medida que a pesquisa e a experiência clínica ampliam o nosso saber, pode ser necessário alterar os métodos de tratamento e medicação. Os autores e editores deste material consultaram fontes tidas como confiáveis, a fim de fornecer informações completas e de acordo com os padrões aceitos no momento da publicação. No entanto, em vista da possibilidade de erro humano por parte dos autores, dos editores ou da casa editorial que traz à luz este trabalho, ou ainda de alterações no conhecimento médico, nem os autores, nem os editores, nem a casa editorial, nem qualquer outra parte que se tenha envolvido na elaboração deste material garantem que as informações aqui contidas sejam totalmente precisas ou completas; tampouco se responsabilizam por quaisquer erros ou omissões ou pelos resultados obtidos em consequência do uso de tais informações. É aconselhável que os leitores confirmem em outras fontes as informações aqui contidas. Sugere-se, por exemplo, que verifiquem a bula de cada medicamento que pretendam administrar, a fim de certificar-se de que as informações contidas nesta publicação são precisas e de que não houve mudanças na dose recomendada ou nas contraindicações. Esta recomendação é especialmente importante no caso de medicamentos novos ou pouco utilizados. Alguns dos nomes de produtos, patentes e design a que nos referimos neste livro são, na verdade, marcas registradas ou nomes protegidos pela legislação referente à propriedade intelectual, ainda que nem sempre o texto faça menção específica a esse fato. Portanto, a ocorrência de um nome sem a designação de sua propriedade não deve ser interpretada como uma indicação, por parte da editora, de que ele se encontra em domínio público.

Contato com a autora:
@ruthclapauch

© 2022 Thieme. All rights reserved.

Thieme Revinter Publicações Ltda.
Rua do Matoso, 170
Rio de Janeiro, RJ
CEP 20270-135, Brasil
http://www.ThiemeRevinter.com.br

Thieme USA
http://www.thieme.com

Design de Capa: Thieme Revinter

Impresso no Brasil por Forma Certa Gráfica Digital Ltda.
5 4 3 2 1
ISBN 978-65-5572-163-8

Também disponível como eBook:
eISBN 978-65-5572-164-5

Todos os direitos reservados. Nenhuma parte desta publicação poderá ser reproduzida ou transmitida por nenhum meio, impresso, eletrônico ou mecânico, incluindo fotocópia, gravação ou qualquer outro tipo de sistema de armazenamento e transmissão de informação, sem prévia autorização por escrito.

"Nada é permanente, exceto a mudança."
Heráclito

*"O que muda na mudança, se tudo em volta é uma dança
no trajeto da esperança"*
Carlos Drummond de Andrade

*"Apenas quando somos instruídos pela realidade
é que podemos mudá-la."*
Bertolt Brecht

"Inteligência é a capacidade de se adaptar à mudança."
Stephen Hawking

"Uma mudança deixa sempre patamares para uma nova mudança."
Maquiavel

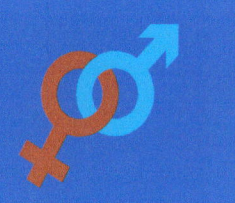

AGRADECIMENTOS

Esta 3ª edição é um ato de retorno após dois anos de pandemia pessoal seguida pela pandemia geral, que todos sofremos de 2020 a 2022. Perdi meu Pai, em um longo sofrimento de dois anos.

Ganhei dois netinhos, Daniel e Sophia, lindos e saudáveis...
A eles, ao FUTURO.

Ao meu marido, Edward, que continua firme e forte depois de quarenta anos de casamento – bodas de esmeralda – que celebramos com nossos padrinhos, muito amigos até hoje.

Agradeço à minha intuição ou outro nome que queiram dar, que desde cedo me dirige para boas pessoas e para propósitos que fazem sentido.

À minha filha, Bruna, que continua com coragem e sensatez desbravando uma nova vida, com suporte mútuo do marido Théo. Cada vez me encanto mais ao ver como ela cresceu, é responsável, moderada, excelente pessoa e excelente mãe.

Aos meus tantos 'filhos' que fizeram residência, estágio, mestrado e doutorado comigo, quanto orgulho em vê-los brilhando na profissão.

Quanta alegria em receber suas mensagens, dúvidas e poder ajudar!

A todos os colaboradores desta edição, os principais *experts* em seus temas, que se esmeraram em atualizar seus capítulos ou em escrever sobre assuntos novos com capricho. Vocês surpreenderam!

Aos pacientes que me confiam suas dores e seus temores, presencialmente e virtualmente, me fazem crescer pelo estudo e pela ajuda que lhes posso dar, e ainda repassar os conhecimentos adquiridos a outros profissionais, sem jamais expor sua identidade.

À Editora Thieme Revinter nas pessoas de Renata, Lucy, Leonardo e Patrícia, que com afinco e profissionalismo se empenharam para esta edição acontecer em prazo recorde.

Ruth Clapauch

APRESENTAÇÃO

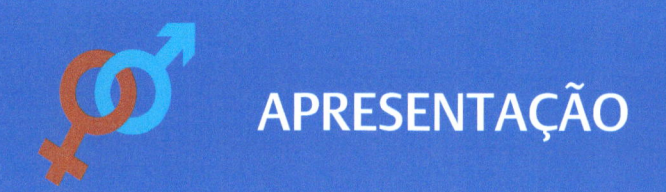

Endocrinologia Feminina e Andrologia, terceira edição, 10 anos após a primeira, está ainda mais ampliada e atualizada. Com oito capítulos novos, esta edição aborda temas contemporâneos como a Vigorexia, a Reprodução Assistida, a Disforia de Gênero, o Hipogonadismo Masculino associado à Obesidade, entre outros. O foco é sempre nos aspectos práticos do atendimento e do tratamento, seja nos casos de Transsexualidade quanto na Reposição Hormonal, da transição climatérica até a pós-menopausa tardia.

A obra continua dividida em partes, de acordo com as fases e interesses durante a vida.

Na Parte I – Nascimento, Desenvolvimento e Fertilidade na Mulher e no Homem, são abordados problemas que acometem e repercutem nos dois gêneros, relacionados à diferenciação sexual, à puberdade e suas alterações, aos efeitos do pouco peso ou do peso em excesso e dos exercícios excessivos, à interferência de desreguladores endócrinos, dos distúrbios da tireoide ou da prolactina na fertilidade e em outros desfechos, e como abordar casais com técnicas reprodutivas de baixa e alta complexidade. Útil para pediatras, endocrinologistas, ginecologistas, urologistas, e para quem tenha interesse futuro em ser fertileuta.

A Parte II – Endocrinologia Feminina trata de questões inerentes à mulher e com as quais o ginecologista se depara diariamente, apresentando as deficiências hormonais, como o hipogonadismo, seguido dos problemas menstruais como a síndrome pré-menstrual, a dismenorreia e a endometriose. Passa a discorrer sobre contracepção e síndrome dos ovários policísticos e suas consequências e chega ao entendimento da endocrinologia da gravidez e de como manejar o diabetes melito gestacional. Seguem-se os capítulos sobre a insuficiência ovariana primária e principalmente a menopausa que está discutida de forma pragmática e minuciosa em vários textos, desde como fazer o balanço de riscos e benefícios da reposição hormonal, qual o arsenal terapêutico atual disponível, até como se conduzir de forma prática desde a janela de oportunidade até perante a mulher mais velha, embasado por conhecimentos sobre os cânceres de mama e ginecológico em geral e a osteoporose pós-menopausa.

A Parte III – Diagnóstico por Imagem é voltada exclusivamente para exames de imagem na mulher (mamas, útero e ovários) e no homem (próstata).

A Parte IV – Sexualidade é nova, visto a importância que estas questões têm adquirido e, também, o aumento de tratamentos praticados. Nela são abordadas as disfunções sexuais femininas e o uso de andrógenos em mulheres com desordem de desejo hipoativo, a disfunção erétil e o atendimento à pessoa com disforia de gênero.

A Parte V – Andrologia é dedicada a questões exclusivamente masculinas, de muito interesse para urologistas. Começa com ginecomastia, criptorquidia e hipospádia e prossegue com os diversos hipogonadismos masculinos, desde os clássicos no jovem até o pós-uso de anabolizantes, o tardio e o associado à obesidade. As relações entre câncer de próstata e hormônios e a osteoporose masculina também são discutidas.

Finalmente, a Parte VI – Envelhecimento na Mulher e no Homem descreve as mudanças osteomusculares características dessa fase da vida, como a sarcopenia e o uso e abuso de suplementos, inclusive, de vitamina D, estabelecendo quais os limites seguros. E ensina como avaliar o risco cardiovascular, uma das principais causas de mortalidade que tem muitos componentes evitáveis.

Em suma, este livro apresenta a influência dos esteroides sexuais ao longo de toda a vida de homens e mulheres, para que cada médico ajude seus pacientes a obterem o melhor resultado. Médicos, espero que todos os capítulos desta obra sejam proveitosos para vocês.

Boa leitura!

Ruth Clapauch

COLABORADORES

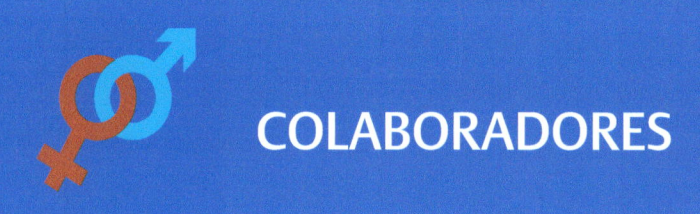

ADRIANA LOFRANO-PORTO
Especialista em Clínica Médica e em Endocrinologia e Metabologia pelo Hospital Universitário de Brasília
Doutora em Fisiopatologia Médica (Endocrinologia Reprodutiva) pela Faculdade de Ciências da Saúde da Universidade de Brasília (UnB)
Pós-Doutora pela Division of Endocrinology, Diabetes and Hypertension, Brigham and Women's Hospital, Harvard Medical School, EUA
Professora Adjunta do Curso de Ciências Farmacêuticas da Faculdade de Ciências da Saúde da UnB

ALESSANDRA VIVIANE EVANGELISTA DEMÔRO
Professora e Coordenadora da Residência Médica do Departamento de Ginecologia do Hospital Universitário Pedro Ernesto da Universidade do estado do Rio de Janeiro (UERJ)
Professora do *Fellowship* em Reprodução Humana Assistida do Vida Centro de Fertilidade, RJ
Coordenadora da Pós-Graduação em Endoscopia Ginecológica do Instituto Crispi de Cirurgias Minimamente Invasivas – Universidade SUPREMA

ALEXANDRE HOHL
Médico Endocrinologista Titulado pela Sociedade Brasileira de Endocrinologia e Metabologia (SBEM)
Doutor em Ciências Médicas pela Universidade Federal de Santa Catarina (UFSC)
Professor Adjunto de Endocrinologia e Metabologia da UFSC
Presidente do Departamento de Endocrinologia Feminina, Andrologia e Transgeneridade (DEFAT) da SBEM – Gestão: 2021-2022

ANA CAROLINA MARCHESINI DE CAMARGO
Professora Adjunta da Disciplina de Ginecologia do Departamento de Tocoginecologia da Faculdade de Medicina de Jundiaí, SP
Doutora em Ginecologia e Obstetrícia pela Faculdade de Medicina de Ribeirão Preto da Universidade de São Paulo (USP)

ANA CLAUDIA LATRONICO
Professora Titular do Departamento de Clínica Médica, Disciplina de Endocrinologia e Metabologia da Faculdade de Medicina da Universidade de São Paulo (USP)

ANA LUIZA ALVARENGA GOMES
Ginecologista e Obstetra pela Santa Casa de Belo Horizonte, Especialista em Endoscopia Ginecológica pela FEBRASGO
Ginecologista da Rede Mater Dei de Saúde – Belo Horizonte, MG
Coordenadora do Serviço de Oncoginecologia do Hospital Nossa Senhora das Dores – Itabira, MG
Mestre em Medicina pelo Programa de Pós-Graduação em Ciências Médicas da Universidade do Estado do Rio de Janeiro (PGCM-UERJ)

ANA ROSA P. QUIDUTE
Professora da Faculdade de Medicina da Universidade Federal do Ceará (UFC)
Professora Orientadora dos Programas de Pós-Graduação em Farmacologia Clínica e em Medicina Translacional da UFC
Pesquisadora do Núcleo de Pesquisa e Desenvolvimento de Medicamentos da UFC
Médica Preceptora do Serviço de Endocrinologia e Diabetes do Hospital Universitário Walter Cantídio da UFC

ANDRÉA FERREIRA
Residência em Clínica Médica pelo Hospital São Vicente de Paulo em Passo Fundo (HSVP), RS
Residência Médica em Endocrinologia e Metabologia no Hospital da Lagoa – Ministério da Saúde, RJ
Médica Preceptora do Serviço de Endocrinologia e do Ambulatório de Endocrinologia Feminina do Hospital Federal da Lagoa – Ministério da Saúde RJ

ANDREA GLEZER
Residência em Clínica Médica e em Endocrinologia e Metabologia pela Universidade de São Paulo (USP)
Doutora em Ciências pela USP
Médica Assistente da Unidade de Neuroendocrinologia da Disciplina Endocrinologia e Metabologia do Hospital das Clínicas da USP
Pesquisadora do LIM25 – FMUSP

ANDRÉA MESSIAS BRITTO FIORETTI
Chefe do Ambulatório de Endocrinologia do CETE da Universidade Federal de São Paulo (Unifesp)
Especialista em Medicina do Exercício pela Unifesp
Pós-Graduada e Especialista em Endocrinologia pela Unifesp
Membro da Comissão de Endocrinologia do Exercício da SBEM
Membro do Departamento de Diabetes, Exercício e Esporte da Sociedade Brasileira de Diabetes (SBD)

ANGELA MAGGIO DA FONSECA
Livre-Docente em Ginecologia pela Faculdade de Medicina da Universidade de São Paulo (FMUSP)
Professora Associada do Departamento de Obstetrícia e Ginecologia da FMUSP

ANGELINE GARCEZ MASSIGNAN
Médica Residente em Endocrinologia no Serviço de Endocrinologia e Metabologia do Hospital de Clínicas da Universidade Federal do Paraná (SEMPR)

BERENICE BILHARINHO DE MENDONÇA
Médica Endocrinologista
Doutora em Endocrinologia
Professora Titular Endocrinologia da Faculdade de Medicina da Universidade de São Paulo (FMUSP)

BRUNO LIMA LINHARES
Mestre em Ciências Médico-Cirúrgicas pela Universidade
Federal do Ceará (UFC)
Membro Titular da Sociedade Brasileira de Urologia (TiSBU)

CARLOS A. BRUGUERA
Ex-Presidente da Sociedade Argentina de Radiologia (SAR)
Professor do Curso de Ultrassonografia do Centro de Ensino de
Buenos Aires, Argentina
Conselheiro Temporário da OMS

CARLOS ANTONIO NEGRATO
Professor-Doutor da faculdade de Medicina da Universidade de São
Paulo (USP)
Doutor em Medicina pela Universidade Estadual
Paulista (UNESP-Botucatu)

CARLOS TEODÓSIO DA ROS
Urologista do DR & G Urologistas Associados – Porto Alegre, RS
Mestre em Farmacologia e Doutor em Clínica Cirúrgica pela
Universidade Federal de Ciências da Saúde de Porto Alegre (UFCSPA)
Departamento de Disfunções Miccionais/Área Hiperplasia
Benigna da Próstata da Sociedade Brasileira de Urologia

CARLOTA EMILIA CESAR DE FIGUEIREDO
Sócia Titular da Sic Brás Dermatologia
Dermatologista do Hospital Federal dos Servidores do Estado

CARMEN FREIRE WARDEN
Pesquisadora no Instituto de Investigación Biosanitaria de Granada
(ibs.GRANADA) – Hospital Universitario San Cecilio e CIBER de
Epidemiología y Salud Pública (CIBERESP), Espanha

CARMEN REGINA LEAL DE ASSUMPÇÃO
Especialista em Endocrinologia e Metabologia pelo Instituto
Estadual de Diabetes e Endocrinologia (IEDE)
Doutora em Ciências pela Universidade do Estado do
Rio de Janeiro (UERJ)
Professora Colaboradora da Pós-Graduação em Endocrinologia e
Metabologia da Pontifícia Universidade Católica do Rio de Janeiro
(PUC-Rio)

CARMITA H. N. ABDO
Psiquiatra
Doutora e Livre-Docente em Psiquiatria pela Faculdade de
Medicina da Universidade de São Paulo (FMUSP)
Professora Associada do Departamento de Psiquiatria da FMUSP
Coordenadora do Programa de Estudos em Sexualidade (ProSex) do
Instituto de Psiquiatria do Hospital das Clínicas da FMUSP
Membro do Comitê de Ética da *International Society for
Sexual Medicine*

CAROLINA AGUIAR MOREIRA
Professora do Departamento de Clínica Médica da Universidade
Federal do Paraná (UFPR)
Médica do Serviço de Densitometria Óssea do Complexo Hospitalar
de Clínicas da UFPR
Médica da Unidade de Metabolismo Ósseo do Serviço de
Endocrinologia e Metabologia do Hospital de
Clínicas da UFPR (SEMPR)
Coordenadora do Centro de Pesquisa Acadêmico do Instituto
Pró-Renal – Curitiba, PR

CAROLINA LEÃO ODERICH
Professora Adjunta de Ginecologia e Obstetrícia da Universidade
Federal da Integração Latino-Americana (UNILA)
Mestre e Doutora Pela Universidade Federal do Rio
Grande do Sul (UFRGS)
Preceptora da residência médica do Hospital Ministro Costa
Cavalcanti – Foz do Iguaçu, PR

CAROLINA SALES VIEIRA MACEDO
Professora Associada do Departamento de Ginecologia e Obstetrícia
da Faculdade de Medicina de Ribeirão Preto da Universidade de São
Paulo (FMRP-USP)
Chefe do Serviço de Anticoncepção do Hospital das Clínicas de
Ribeirão Preto da FMRP-USP
Pós-Doutora em Contracepção pelo Population Council, EUA

CÁSSIO SLOMPO RAMOS
Professor de Endocrinologia da Pontifícia Universidade Católica do
Paraná PUCPR
Membro da Sociedade Brasileira de Endocrinologia (SBEM)
Mestre em Medicina Interna pela Universidade Federal do
Paraná (UFPR)

CESAR EDUARDO FERNANDES
Professor Titular da Disciplina de Ginecologia do Departamento de
Ginecologia e Obstetrícia da Faculdade de Medicina do ABC, SP

CHRISTIANE GOMES BELINHO CRUZ
Sócia Titular da Sic Brás Dermatologia
Dermatologista do Hospital Federal dos Servidores do Estado

CICILIANA MAÍLA ZILIO RECH
Endocrinologista
Professora da Universidade de Passo Fundo (UPF)
Professora da Universidade Federal da Fronteira Sul (UFFS)

CLAYTON LUIZ DORNELLES MACEDO
Doutorado em Endocrinologia Clínica pela Universidade Federal de
São Paulo (Unifesp)
Especialista em Medicina do Esporte pela Unifesp
Chefe do Núcleo de Endocrinologia do Exercício e Chefe do
Ambulatório de Endocrinologia do Exercício da Unifesp
Presidente da Comissão de Endocrinologia do Exercício da
Sociedade Brasileira de Endocrinologia e Metabologia (SBEM)
Coordenador do Departamento de Atividade Física da Associação
Brasileira de Estudos da Obesidade e Síndrome Metabólica (ABESO)
Membro do Departamento de Diabetes, Exercício e Esporte da
Sociedade Brasileira de Diabetes (SBD)

DALISBOR MARCELO WEBER SILVA
Médico Endocrinologista e Metabologista
Especialista em Endocrinologia e Metabologia pela Universidade de
São Paulo (USP)
Mestre em Medicina Interna pela Universidade Federal do
Paraná (UFPR)
Professor Convidado da Disciplina Fisiologia, Fisiopatologia e
Endocrinologia do Departamento de Saúde da Faculdade de
Medicina da Univille, SC

DANIEL ALEXANDRE BOTTINO
Especialista em Análise de Sistemas pela Pontifícia Universidade
Católica do Rio de Janeiro (PUC-Rio)
Mestre em Engenharia Biomédica pela COPPE-UFRJ
Doutor em Engenharia Biomédica/Cirurgia Experimental pela
Universidade *Ludwig Maximilians*, Munique, Alemanha
Pós-Doutor em Microcirculação pela Universidade do estado do
Rio Janeiro (UERJ)
Professor Associado em Fisiologia Cardiovascular. Laboratório de
Pesquisas Clínicas e Experimentais em Biologia Vascular – BioVasc
Departamento de Ciências Fisiológicas (DCF) do Institudo de
Biologia Roberto Alcântara Gomes – IBRAG da UERJ

COLABORADORES

DANIEL DE FREITAS G. SOARES
Urologista do Hospital Moinhos de Vento, RS e da Irmandade Santa Casa de Misericórdia de Porto Alegre
Especialização em Uro-Oncologia pela Universidade Autónoma de Barcelona, Espanha
Preceptor do Programa de Residência Médica em Urologia da Universidade Federal de Ciências da Saúde de Porto Alegre (UFCSPA)/Irmandade Santa Casa de Misericórdia de Porto Alegre
Coordenador do Ambulatório de Uro-Oncologia do Hospital Santa Rita, Irmandade Santa Casa de Misericórdia de Porto Alegre
Membro Titular da Sociedade Brasileira de Urologia (SBU)
Professor da Escola Superior de Urologia da SBU

DÉBORA VIEIRA SOARES
Médica Endocrinologista, Especialista Titulada da Sociedade Brasileira de Endocrinologia e Metabologia (SBEM)
Residência Médica, Endocrinologia no Hospital Universitário Clementino Fraga Filho da Universidade Federal do Rio de Janeiro (HUCFF-UFRJ)
Mestre em Medicina/Endocrinologia pela UFRJ
Doutora em Medicina-Endocrinologia pela UFRJ
Professora Associada do Departamento de Medicina Clínica da Faculdade de Medicina da Universidade Federal Fluminense (UFF)
Coordenadora do Diretório de Pesquisa CNPq: Grupo de Estudos em Metabolismo Ósseo e Doenças Endócrinas – GEMODE – UFF

DIOGO GUARNIERI PANAZZOLO
Especialista em Endocrinologia e Metabologia e Doutor em Fisiopatolgia Clínica e Experimental pela Universidade do Estado do Rio de Janeiro (UERJ)

DOMINGOS BICA
Médico Especialista em Andrologia Pediátrica pelo Basler Kinderspital, Suíça
Médico Especialista em Urologia Pediátrica pelo Childrens Hospital of Philadelphia, EUA
Mestre e Doutor em Cirurgia pela Faculdade de Medicina da Universidade Federal do Rio de Janeiro (UFRJ)
Chefe do Serviço de Urologia Pediátrica do Instituto de Puericultura e Pediatria da UFRJ
Membro da Sociedade Brasileira de Cirurgia Pediátrica e Urologia da American Academy of Pediatrics (Urology Section), da lpternational Childrens Continence Society (ICCS) e da Society of Pediatric Urology

EDUARDO DE PAULA MIRANDA
Doutor em Urologia pela Universidade de São Paulo (USP)
Membro Titular da Sociedade Brasileira de Urologia (TiSBU)

ELIETE BOUSKELA
Mestre em Biofísica e Doutora em Fisiologia pela Universidade Federal do Rio de Janeiro (UFRJ)
Professora Titular em Fisiologia Cardiovascular – Laboratório de Pesquisas Clínicas e Experimentais em Biologia Vascular (BioVasc) Departamento de Ciências Fisiológicas (DCF) – Instituo de Biologia Roberto Alcântara Gomes (IBRAG) Universidade do Estado do Rio de Janeiro (UERJ)

EMMANUELA CALLOU
Graduação em Medicina pela Universidade Federal de Pernambuco (UFPE)
Residência em Clínica Médica pelo Hospital Barão de Lucena, PE
Residência em Endocrinologia pelo Hospital Santa Marcelina, SP
Doutora em Ciências da Saúde pela Universidade Federal de São Paulo (Unifesp)
Atualmente Professora Associado I e Coordenadora da Disciplina de Endocrinologia da Universidade Federal do Cariri (UFCA)
Professora Colaboradora do Mestrado em Ciências da Saúde da Universidade Federal do Cariri (UFCA)

ERIKA MENDONÇA DAS NEVES
Médica Ginecologista e Obstetra Especializada em Sexualidade Humana
Mestre e Doutora em Obstetrícia e Ginecologia pela Faculdade de Medicina da Universidade de São Paulo (FMUSP)

ERNANI LUIS RHODEN
Professor Livre-Docente, Associado 4 de Urologia da Universidade Federal de Ciências da Saúde de Porto Alegre (UFCSPA)
Pós-Doutor em Urologia-Andrologia *Harvard University* – Boston, USA
Chefe do Serviço de Urologia da Irmandade da Santa Casa de Misericórdia de Porto Alegre, RS

EUDERSON KANG TOURINHO
Professor Adjunto e Doutor do Departamento de Radiologia da Faculdade de Medicina da Universidade Federal do Rio de Janeiro (UFRJ)
Chefe da Seção de Diagnóstico por Imagem do Instituto de Ginecologia da UFRJ
Membro Titular da Academia de Medicina do Rio de Janeiro
Coordenador da Câmara Técnica de Radiologia do Conselho Regional de Medicina do Rio de Janeiro
Professor Colaborador do IEDE-RJ

EVELINE GADELHA PEREIRA FONTENELE
Médica Preceptora do Serviço de Endocrinologia e Metabologia do Hospital Universitário Walter Cantídio da Universidade Federal do Ceará (HUWC-UFC)
Coordenadora do Ambulatório de Gônadas e Desenvolvimento do HUWC-UFC e do Núcleo de Assistência Multidisciplinar e Apoio a Síndrome de Turner
Pesquisadora do Núcleo de Pesquisa e Desenvolvimento de Medicamentos da UFC

FÁBIO FERREIRA DE MOURA
Título de especialista pela Sociedade Brasileira de Endocrinologia e Metabologia (SBEM)
Membro da Comissão para o Estudo de Endocrinologia do Exercício e Esporte (CTEE) da SBEM

FERNANDA CAMPOS DA SILVA
Professora Associada de Obstetrícia da Universidade Federal do Estado do Rio de Janeiro (Unirio)
Doutora em Ciências Médicas pela Universidade Federal Fluminense (UFF)

FERNANDA SOUSA CARDOSO LOPES
Endocrinologista Pediatra pelo Hospital Universitário de Brasília
Título de especialista pela Sociedade Brasileira de Endocrinologia e Metabologia (SBEM)
Mestre em Ciências Médicas pela Universidade de Brasília (UnB)
Preceptora de Residência Médica do Hospital Universitário de Brasília

FRANCISCO BANDEIRA
Professor Associado e Livre-Docente
Chefe da Disciplina de Endocrinologia da Faculdade de Ciências Médicas da Universidade de Pernambuco e da Unidade de Endocrinologia e Diabetes do Hospital Agamenon Magalhães, MS/SUS/PE
Master do American College of Endocrinology (MACE)

GEORGE QUEIROZ VAZ
Professor Adjunto de Ginecologia da Faculdade de Ciências Médicas da Universidade do Estado do Rio de Janeiro (UERJ)
Coordenador da Pós-Graduação em Ginecologia Endocrina da Universidade Federal do Estado do Rio de Janeiro (Unifesp)
Professor do *Fellowship* em Reprodução Humana Assistida do Vida Centro de Fertilidade, RJ
Doutor em Medicina pela UERJ
Mestre em Reprodução Humana pela Universidad de Valencia, España
Título de Especialista em Reprodução Assistida pela FEBRASGO-AMB

GERSON CARAKUSHANSKY
Professor Titular, Doutor e Livre-Docente da Faculdade de Medicina da Universidade Federal do Rio de Janeiro (UFRJ)
Fellowship em Genética no SUNY Upstate University Hospital, Syracuse, EUA
Especialista em Pediatria e Genética Médica

GLÁUCIA MÁRCIA FERREIRA DA SILVA MAZETO
Professora Universitária
Especialista em Endocrinologia e Metabologia pela Universidade Estadual Paulista (Unesp)
Doutora em Patologia pela Unesp
Professora Adjunta da disciplina Endocrinologia e Metabologia do departamento de Clínica Médica da Unesp

HENRIQUE PIEROTTI ARANTES
Especialista em Endocrinologia pela Universidade Federal de Uberlândia (UFU)
Mestre e Doutor em Endocrinologia Clínica pela Universidade Federal de São Paulo (Unifesp)
Professor do Centro Universitário IMEPAC – Araguari, MG

IEDA T. N. VERRESCHI
Médica Endocrinologista pela Sociedade Brasileira de Endocrinologia e Metabologia (SBEM)
Professora Associada Aposentada do Departamento de Medicina da Escola Paulista de Medicina da Universidade Federal de São Paulo (Unifesp)
Mestre em Endocrinologia Experimental
Doutora em Modo de Ação de Drogas
Pós-Graduação em Farmacologia pela Unifesp

ISAAC MOISE YADID
Diretor Médico da Clínica Primordia Medicina Reprodutiva, Rio de Janeiro

JOÃO LINDOLFO C. BORGES
Presidente da Sociedade Brasileira de Endocrinologia e Metabologia (SBEM), DF
Acadêmico da Academia Brasileira de Medicina da Reabilitação
Acadêmico da Academia Brasileira de Medicina da Militar
Vice-Presidente da Associação Médica de Brasília
Fellow do Colégio Americano de Endocrinologia

JOSÉ ANTONIO MIGUEL MARCONDES
Especialista em Endocrinologia pela Universidade de São Paulo (USP)
Livre-Docente em Endocrinologia pela Faculdade de Medicina da USP
Médico do Corpo Clínico do Hospital Sírio-Libanês, SP

JULIA MIGUEL LEITÃO
Médica Residente em Endocrinologia no Serviço de Endocrinologia e Metabologia do Hospital de Clínicas da Universidade Federal do Paraná (UFPR)

JULIANA ELMOR MAINCZYK
Médica Endocrinologista Pediátrica do Instituto Estadual de Endocrinologia e Diabetes (IEDE/RJ)
Médica Endocrinologista Pediátrica do Hospital Universitário Antônio Pedro da Universidade Federal Fluminese (HUAP/UFF)

LARISSA GARCIA GOMES
Doutora e Pós-Doutora em Endocrinologia pela Faculdade de Medicina da Universidade de São Paulo (FMUSP)
Médica da Disciplina de Endocrinologia da FMUSP
Diretora da Sociedade Brasileira de Endocrinologia e Metabologia – Biênio: 2021-2022

LAURA S. WARD
Especialista em Endocrinologia pela Universidade Federal de São Paulo (Unifesp)
Professora Titular do Departamento de Clínica Médica da Universidade Estadual de Campinas (Unicamp)

LEILA CAROLINE BIANCHET ZANATTA
Especialista em Endocrinologia e Metabologia pela Universidade Federal do Paraná (UFPR)
Mestre em Medicina Interna pela UFPR

LEILA CRISTINA SOARES BROLLO
Professora Associada da Disciplina de Ginecologia da Faculdade de Ciências Médicas da Universidade do Estado do Rio de Janeiro (UERJ)
Mestre em Saúde Coletiva pelo Instituto de Medicina Social da Universidade do Estado do Rio de Janeiro (IMS/UERJ)
Doutora em Fisiopatologia e Ciências Cirúrgicas pela UERJ

LENITA ZAJDENVERG
Professora Associada da Universidade Federal do Rio de Janeiro (UFRJ)
Doutora em Clínica Médica pela UFRJ
Chefe do Serviço de Nutrologia e Diabetes do Hospital Universitário Clementino Fraga Filho (HUCFF-UFRJ)
Coordenadora do Programa de Diabetes e Gravidez da Maternidade Escola da UFRJ

LENORA MARIA CAMARATE SILVEIRA MARTINS LEÃO
Residência em Endocrinologia, Diabetes e Metabologia pela Universidade do Estado do Rio de Janeiro (UERJ)
Título de Especialista pela Sociedade Brasileira de Endocrinologia e Metabologia (SBEM)
Mestre em Endocrinologia pela UERJ
Doutora em Endocrinologia pela Universidade Federal do Rio de Janeiro (UFRJ)
Professora Associada de Endocrinologia/Faculdade de Ciências Médicas da UERJ
Coordenadora dos Ambulatórios de Adrenal e Gônadas do Hospital Universitário Pedro Ernesto, RJ

LUCIA HENRIQUES ALVES DA SILVA
Médica Endocrinologista do Serviço de Diabetes do Instituto Estadual de Diabetes e Endocrinologia Luiz Capriglione (IEDE)
Médica Endocrinologista da Divisão de Assistência à Saúde da Universidade Federal Fluminense (UFF)
Mestre em Ciências – Fisiopatologia Clínica e Experimental pela Universidade do Estado do Rio de Janeiro (UERJ)
Membro Titular da Sociedade Brasileira de Endocrinologia e Metabologia (SBEM)

LUCIAN BATISTA DE OLIVEIRA
Médico Residente da Unidade de Endocrinologia e Diabetes do Hospital Agamenon Magalhães, PE
Mestrando do Programa de Pós-Graduação em Ciências da Saúde da Universidade de Pernambuco (UPE)
Especialista em Clínica Médica pelo Hospital Universitário Alcides Carneiro (HUAC/UFCG)

LUCIANO DE MELO POMPEI
Professor Auxiliar da Disciplina de Ginecologia do Departamento de Ginecologia e Obstetrícia da Faculdade de Medicina do ABC, SP
Livre Docente pela Faculdade de Medicina da Universidade de São Paulo (USP)

LUIZ AUGUSTO CASULARI
Médico Mestre em Clínica Médica pela Universidade de Brasília (UnB)
Doutor em Endocrinologia na Università degli Studi Milano, Itália
Orientador dos Cursos de Pós-Graduação em Ciências da Saúde na UnB e na Escola Superior em Ciências da Saúde, Brasília
Membro da Cadeira número 8 da Academia de Medicina de Brasília

LUIZ AUGUSTO GIORDANO
Médico do Serviço de Ginecologia do Hospital Universitário Gaffrée e Guinle da Universidade Federal do Estado do Rio de Janeiro (Unirio)
Doutor em Ginecologia pela Universidade Federal de São Paulo (Unifesp)
Médico da Clínica Giordano Saúde da Mulher

LUIZ GUILHERME KRAEMER DE AGUIAR
Professor Associado
Endocrinologia, Departamento de Medicina Interna
Faculdade de Ciências Médicas
Universidade do Estado do Rio de Janeiro (UERJ)

LUIZ HENRIQUE DE GREGÓRIO
Especialista em Endocrinologia pelo IEDE da Pontifícia Universidade Católica do Rio de Janeiro (PUC-Rio)
Mestre em Endocrinologia pela PUC-Rio
MBA em Saúde pelo IBEMEC
Professor Assistente no Curso de Pós-Graduação em Endocrinologia do IEDE da PUC-Rio
Diretor e Investigador Principal do IBPClin: Instituto Brasil de Pesquisa Clínica

LUIZ OTAVIO TORRES
Ex-Presidente da International Society for Sexual Medicine (ISSM)
Diretor de Relações Internacionais da Sociedade Brasileira de Urologia (SBU)
Secretário Geral da SBU – Gestão: 2022-2023
Presidente Eleito da SBU – Gestão: 2024-2025

LUIZA RAMOS RHODEN
Residente de Ginecologia e Obstetrícia da Universidade Federal Ciências Saúde de Porto Alegre (UFCSPA)
Residente de Ginecologia e Obstetrícia da Irmandade Santa Casa Misericórdia de Porto Alegre (ISCMPA)

MANOEL R. A. MARTINS
Professor de Endocrinologia, Departamento de Medicina Clínica, Faculdade de Medicina, Universidade Federal do Ceará (UFC)
Professor Orientador dos Programas de Pós-Graduação em Patologia e em Medicina Translacional da UFC
Pesquisador do Núcleo de Pesquisa e Desenvolvimento de Medicamentos da UFC
Médico Preceptor do Serviço de Endocrinologia e Diabetes, Hospital Universitário Walter Cantídio da UFC

MARCELLO D. BRONSTEIN
Professor Livre-Docente do Departamento de Clínica Médica da Faculdade de Mediciana da Universidade de São Paulo (FMUSP)
Chefe da Unidade de Neuroendocrinologia da Disciplina Endocrinologia e Metabologia do Hospital das Clínicas da FMUSP
Editor-Chefe dos *Archives of Endocrinology and Metabolism*

MARCELO FERNANDO RONSONI
Médico Endocrinologista Titulado pela Sociedade Brasileira de Endocrinologia e Metabologia (SBEM)
Doutor em Ciências Médicas pela Universidade Federal de Santa Catarina (UFSC)
Professor do Programa de Pós-Graduação em Ciências Médicas da Universidade Federal de Santa Catarina (UFSC)
Membro da Diretoria do Departamento de Endocrinologia Feminina, Andrologia e Transgeneridade (DEFAT) da SBEM – Gestão: 2021-2022

MARCELO LUIS STEINER
Doutor em Ginecologia pela Universidade Estadual Paulista (UNESP)
Professor Afiliado Assistente de Ensino do Departamento de Ginecologia da Faculdade Medicina ABC

MARCELO MARINHO DE SOUZA
Mestrado pela Universidade Federal do Rio de Janeiro (UFRJ)
Especialista em Reprodução Humana pela Red Latinoamericana de Reproducción Asistida (REDLARA)
Tutor do Programa de Educação Médica Continuada da REDLARA
Título de Especialista em Reprodução Assistida pela Federação Brasileira de Ginecologia e Obstetrícia (FEBRASGO – AMB)
Diretor da Clínica Fertipraxis – Centro de Reprodução Humana
Membro da American Society for Reproductive Medicine (ASRM)
Membro da Sociedade Brasileira de Reprodução Assistida (SBRA)

MARCELO VIEIRA
Médico Especialista em Urologia pela Santa Casa de São Paulo
Titular da Sociedade Brasileira de Urologia (SBU)
Mestre em Cirurgia pela Santa Casa de São Paulo
Doutor em Medicina pela Fundação ABC
Professor da Pós-graduação em Infertilidade Conjugal do Departamento de Ginecologia/ALFA da Santa Casa de São Paulo
Urologista dos Projetos ALFA/BETA e CEERH, São Paulo
Urologista da FIV São José dos Campos

MÁRCIO AUGUSTO AVERBECK
Urologista
Coordenador da Neurourologia do Núcleo de Disfunções Miccionais do Hospital Moinhos de Vento, RS
Mestre e Doutor pela Universidade Federal de Ciências da Saúde de Porto Alegre (UFCSPA)
Clinical Fellowship – Neurourology Unit, Innsbruck, Áustria

MARCIO SANTOS RUTOWITSCH
Mestre e Doutor em Medicina pela Universidade Federal Fluminense (UFF) e pela Universidade Federal do Rio de Janeiro (UFRJ)
Presidente da Sociedade Brasileira de Dermatologia (SBD) – Gestão: 2003-2004
Chefe do Serviço de Dermatologia do Hospital Federal dos Servidores do Estado

MARCO AURELIO PINHO DE OLIVEIRA
Professor Associado e Chefe da Disciplina de Ginecologia da Faculdade de Ciências Médicas da Universidade do Estado do Rio de Janeiro (UERJ)
Chefe do Ambulatório de Endometriose do Hospital Universitário Pedro Ernesto da UERJ
Doutor em Saúde Coletiva pelo Instituto de Medicina Social da UERJ

MARIA CELESTE OSÓRIO WENDER
Mestre e Doutora em Medicin
Professora Titular de Gineco-Obstetrícia da Universidade Federal do Rio Grande do Sul (UFRGS)
Chefe do Serviço de Gineco-Obstetrícia do HCPA

MARIA DO CARMO BORGES DE SOUZA
Doutora em Ginecologia pela Universidade Federal do Rio de Janeiro (UFRJ)
Professora Adjunta da UFRJ
Livre-Docente pela Universidade do Estado do Rio de Janeiro (UERJ)
Presidente da Red Latinoamericana de Reproducción Asistida (REDLARA)
Editora do JBRA Assisted Reproduction
Membro do Conselho Consultivo e da Diretoria da SBRA – Associação Brasileiro de Reprodução Assistida
Diretora da FERTIPRAXIS Centro de Reprodução Humana

MARIA HELENA PALMA SIRCILI
Médica Cirurgiã e Urologista Pediátrica
Mestre e Doutora pela Faculdade de Medicina da Universidade de São Paulo (FMUSP)
Médica Assistente Urologista Pediátrica HCFMUSP

MARIO GÁSPARE GIORDANO
Mestre em Medicina e Doutor em Ginecologia pela Universidade Federal do rio Janeiro (UFRJ)
Livre-Docente pela UFRJ, pela UERJ e pela Unirio
Professor Titular-Emérito de Ginecologia do Departamento de Cirurgia da UFRJ

MARIO VICENTE GIORDANO
Médico do Serviço de Ginecologia do Hospital Universitário Gaffrée e Guinle da Universidade Federal do Estado do Rio de Janeiro (Unirio)
Doutor em Ginecologia pela Universidade Federal de São Paulo (Unifesp)
Pós-Doutor em Ginecologia pela Universidade de São Paulo (USP)
Coordenador da Disciplina de Ginecologia da Universidade Estácio de Sá, RJ
Médico da Clínica Giordano Saúde da Mulher

MARISE LAZARETTI-CASTRO
Médica Endocrinologista
Livre-Docente e Professora Adjunta da disciplina Endocrinologia da Escola Paulista de Medicina da Universidade Federal de São Paulo (EPM-Unifesp)
Livre-Docente pela EPM-Unifesp
Chefe do Setor de Doenças Osteometabólicas da Endocrinologia da EPM-Unifesp

MARISE TINOCO
Residência em Endocrinologia pelo IEDE
Mestre em Endocrinologia e Metabologia pela Pontifícia Universidade Católica do Rio de Janeiro (PUC-Rio)
Pós-Graduação em Sexologia Clínica pela Faculdade IBCMED

MAURI CARAKUSHANSKY
Fellowship em Endocrinologia Pediátrica no Johns Hopkins Hospital, EUA
Endocrinologista Pediátrico certificado pelo American Bóard of Pediatrics
Diretor Médico da Divisão de Endocrinologia do Nemours Childrens Hospital
Professor Associado de Pediatria da University of Central Florida, EUA

MAURÍCIO MAGALHÃES COSTA
Membro Titular da Academia Nacional de Medicina
Mestre e Doutor em Ginecologia pela Universidade Federal do Rio de Janeiro (UFRJ)
Presidente da Senologic International Society – Gestão: 2019-2021
Grupo de trabalho da *Global* Breast Cancer Initiative – OMS

MÔNICA DE OLIVEIRA
Preceptora da Residência de Endocrinologia e Metabologia do Instituto de Medicina Integral Prof Fernando Figueira (IMIP-PE)
Mestre em Medicina Interna pela Universidade de Pernambuco
Vice-Presidente do Departamento de Endocrinologia Feminina Andrologia e Transgeneridade –DEFAT-SBEM

NEIDMAR DA MATA
Mestre em Farmacologia pela Escola Paulista de Medicina da Universidade Federal de São Paulo (EPM-Unifesp)
Doutora em Ciências Farmacológicas pela Universidade de São Paulo (USP)
Professora de Farmacologia da Universidade Federal do Rio Grande do Sul (UFRN)
Catedrática de Endocrinologia e Farmacologia
Diretora Médica do Centro Integrado de Saúde da Universidade Potiguar
Laureate International Universities
Presidente da Sociedade Brasileira de Endocrinologia e Metabologia (SBEM) do Rio Grande do Norte – Gestão: 2013-2014

PATRICIA MUSZKAT
Médica Especialista em Endocrinologia e Mestra em Metabolismo Ósseo pela da Universidade Federal de São Paulo (Unifesp)

PATRÍCIA T. MONTEAGUDO
Professor Adjunto de Clínica Médica, Preceptor da Disciplina de Endocrinologia Escola Paulista de Medicina da Universidade Federal de São Paulo (EPM-Unifesp)
Professor of Internal Medicine, Ministry of Education and Culture of Brazil da Escola Paulista de Medicina da Universidade Federal de São Paulo (Unifesp)

PAULO ANTONIO OLDANI FELIX
Sócio Titular da Sic Brás de Dermatologia
Chefe do Serviço de Dermatologia do Hospital Federal dos Servidores do Estado

PAULO FERREZ COLLETT-SOLBERG
Professor Associado de Endocrinologia Pediátrica da Disciplina de Endocrinologia do Departamento de Medicina Interna da Faculdade de Ciências Médicas da Universidade do Estado do Rio de Janeiro (UERJ)

RACHEL TEIXEIRA
Médica Especialista em Clínica Médica e Endocrinologia pela Escola Paulista de Medicina da Universidade Federal de São Paulo (EPM-Unifesp)
Mestre em Ciências Médicas pela EPM-Unifesp

RAFAEL LOCH BATISTA
Médico Endocrinologista
Médico Assistente – Endocrinologia ICESP-HCFMUSP
Doutor em Endocrinologia pela Universidade de São Paulo (USP)
Pós-Doutor – Johns Hopkins Medical School

RANIERE DA MATA MOURA
Especialista e Mestre em Bioquímica pela Universidade Federal do Rio Grande do Norte (UFRN)
Doutor em Bioquímica pela Universidade Federal do Ceará (UFCE)

RICARDO DE ANDRADE OLIVEIRA
Título de Especialista pela Sociedade Brasileira de Endocrinologia e Metabologia (SBEM)
Ex-Professor da Faculdade de Ciências Médicas da Universidade do Estado do Rio de Janeiro (UERJ)
Mestre em Ciências Médicas pela Universidade Federal do Rio de Janeiro (UFRJ)

RICARDO MENDES ALVES PEREIRA
Médico do Hospital Israelita Albert Einstein e Hospital Maternidade Santa Joana
Diretor do Centro de Endometriose e Cirurgia Ginecológica Minimamente Invasiva do Hospital e Maternidade Santa Joana, SP

RICARDO VASCONCELLOS BRUNO
Mestre e Doutor em Medicina pela Universidade Federal do Rio de Janeiro (UFRJ)
Chefe do Serviço de Reprodução Humana, Ginecologia Endócrina e Climatério do Instituto de Ginecologia da UFRJ
Membro da Comissão Nacional em Osteoporose da FEBRASGO

RITA VASCONCELLOS WEISS
Doutorado em Endocrinologia pela Universidade Federal do Rio de Janeiro (UFRJ)
Colaboradora do IEDE/PUC-RJ
Ex-Presidente do DEFAT – Gestão: 2017-2018

ROBERTO DE AZEVEDO ANTUNES
Mestre em Fisiologia Endócrina pela Universidade Federal do Rio de Janeiro (UFRJ)
Doutorando em endocrinologia pela UFRJ
Diretor Médico do Centro de Reprodução Humana FERTIPRAXIS
Diretor da Sociedade Brasileira de Reprodução Assistida
Diretor da Associação de Ginecologia e Obstetrícia do Rio de Janeiro
Especialista em Reprodução Humana Assistida pela FEBRASGO/AMB, SBRA e REDELARA
Coordenador de Residência Médica de Ginecologia do HUCFF-UFRJ

ROBERTO LUÍS ZAGURY
Fellow do American College of Physicians
Coordenador do Departamento de Diabetes, Exercício e Esporte da Sociedade Brasileira de Diabetes (SBD)
Membro da Diretoria da Iniciativa Exercise is Medicine do American College of Sports Medicine no Brasil
Endocrinologista do Laboratório de *Performance* Humana (LPH)

RODOLFO STRUFALDI
Doutor em Ginecologia pela Faculdade de Medicina do ABC, SP
Professor Afiliado Assistente de Ensino do Departamento de Ginecologia da Faculdade Medicina ABC

ROGÉRIO BONASSI MACHADO
Professor Associado da Disciplina de Ginecologia do Departamento de Tocoginecologia da Faculdade de Medicina de Jundiaí, SP
Livre Docente em Ginecologia pela Universidade Estadual Paulista (Unesp)

ROSALINA JORGE KOIFMAN
Professora Titular no Departamento de Epidemiologia e Métodos Quantitativos em Saúde, Escola Nacional de Saúde Pública (ENSP), Fundação Oswaldo Cruz
Professor Livre-Docente da Divisão de Endocrinologia e Metabologia da Faculdade de Medicina da Universidade de São Paulo (FMUSP)
Médico Pesquisador Vinculado ao Laboratório de Hormônios e Genética Molecular LIM42

SERGIO KOIFMAN (IN MEMORIAM)
Médico pela Faculdade de Ciências Médicas da Universidade do Estado da Guanabara (atual UERJ)
Mestre em Medicina Social pela Universidad Autonoma Metropolitana Xochimilco, México. Doutor em Medicina Preventiva pela FMUSP. Pós-doutor pela School of Occupational Health, McGill University, Canadá. Coordenador do Programa de Pós-graduação em Saúde Pública e Meio Ambiente da ENSP/Fiocruz
Pesquisador Titular da Escola Nacional de Saúde Publica da Fiocruz. Bolsista de Produtividade do Conselho Nacional de Pesquisa, Nível 1 A.

SERGIO SETSUO MAEDA
Médico Endocrinologista. Especialista em Endocrinologia pela Santa Casa de São Paulo
Mestre e Doutor em Endocrinologia pela Universidade Federal do Rio de Janeiro (Unifesp)
Médico Assistente da disciplina Endocrinologia do Departamento de Clínica Médica da Escola Paulista de Medicina da Unifesp

SIDNEY GLINA
Médico Graduado na Faculdade de Medicina da Universidade de São Paulo (USP)
Residência em Urologia no Hospital das Clínicas da Faculdade de Medicina da USP
Fellowship em Infertilidade *na Cleveland Clinic Foundation*
Professor Titular de Urologia do Centro Universitário FMABC
Responsável pelo Setor de Andrologia do Projeto Alfa
Ex-Presidente da Sociedade Brasileira de Urologia
Ex-Presidente da International Society of Sexual Medicine

SIMONE VAN DE SANDE LEE
Médica endocrinologista titulada pela Sociedade Brasileira de Endocrinologia e Metabologia (SBEM)
Doutora em Clínica Médica pela Universidade Estadual de Campinas (Unicamp)
Professora Associada da Universidade Federal de Santa Catarina (UFSC)

TÂNIA SANCHEZ BACHEGA
Professora Livre-Docente em Endocrinologia pela Faculdade de Medicina da Universidade de São Paulo (FMUSP)
Professora Associada da Disciplina de Endocrinologia da FMUSP
Presidente da Sociedade Brasileira de Triagem Neonatal e Erros Inatos do Metabolismo

TAYANE MUNIZ FIGHERA
Professora do Curso de Medicina da Universidade Luterana do Brasil (ULBRA)
Professora colaboradora do Programa de Pós-graduação da Universidade Federal do Rio Grande do Sul (UFRGS)
Membro da Comissão de Valorização de Novas Lideranças da Sociedade Brasileira de Endocrinologia e Metabologia (SBEM)

THAÍSA HOFFMANN JONASSON
Endocrinologista e Metabologista pela Sociedade Brasileira de Endocrinologia e Metabologia (SBEM)
Mestre em medicina interna pela Universidade Federal do Paraná (UFPR)

VICENTE RENATO BAGNOLI
Livre-Docente em Ginecologia pela Faculdade de Medicina da Universidade de São Paulo (FMUSP) Professor Associado do Departamento de Obstetrícia e Ginecologia da FMUSP

VICTÓRIA ZEGHBI COCHENSKI BORBA
Professora Associada de Endocrinologia e Clínica Médica da Universidade Federal do Paraná (UFPR)
Doutora em Endocrinologia pela Universidade Federal de São Paulo (Unifesp)
Ex-*Fellow* da Unidade de Metabolismo Ósseo UAMS, EUA

VINICIUS ALMEIDA DE OLIVEIRA
Médico Ginecologista e Obstetra pela Unirio – Hospital universitário Gaffree e Guinle

VINICIUS NAHIME BRITO
Professor Livre-Docente da Divisão de Endocrinologia e Metabologia da Faculdade de Medicina da Universidade de São Paulo (FMUSP)
Médico Pesquisador Vinculado ao Laboratório de Hormônios e Genética Molecular LIM42

WELLINGTON SANTANA DA SILVA JÚNIOR
Professor Adjunto da Disciplina de Endocrinologia na Universidade Federal do Maranhão (UFMA)
Doutor em Ciências pela Universidade do Estado do Rio de Janeiro (UERJ)
Membro da Diretoria da SBEM Nacional – 2021/2022

SUMÁRIO

PARTE I
NASCIMENTO, DESENVOLVIMENTO E FERTILIDADE NA MULHER E NO HOMEM

1 DISTÚRBIOS DA DIFERENCIAÇÃO SEXUAL 3
  Gerson Carakushansky ▪ Domingos Bica ▪ Mauri Carakushansky

2 HIPERPLASIA ADRENAL CONGÊNITA POR DEFICIÊNCIA DA 21-HIDROXILASE 21
  Larissa Garcia Gomes ▪ Tânia Sanchez Bachega

3 PUBERDADE NORMAL 33
  Juliana Elmor Mainczyk ▪ Paulo Ferrez Collett-Solberg

4 PUBERDADE PRECOCE: INVESTIGAÇÃO E CAUSA IDIOPÁTICA 41
  Marise Tinoco ▪ Rita Vasconcellos Weiss

5 PUBERDADE PRECOCE CENTRAL: CAUSAS ORGÂNICAS 47
  Vinicius Nahime Brito ▪ Ana Claudia Latronico

6 PUBERDADE ATRASADA 57
  Wellington Santana da Silva Júnior
  Carmen Regina Leal de Assumpção

7 ANOREXIA NERVOSA, BULIMIA E SEUS EFEITOS NO SISTEMA REPRODUTIVO 67
  Manoel R. A. Martins ▪ Rachel Teixeira ▪ Ana Rosa P. Quidute

8 OBESIDADE E SEUS EFEITOS NO SISTEMA REPRODUTIVO 73
  Diogo Guarnieri Panazzolo ▪ Lucia Henriques Alves da Silva
  Luiz Guilherme Kraemer de Aguiar

9 VIGOREXIA E EXCESSO DE EXERCÍCIO FÍSICO: EFEITOS NO SISTEMA REPRODUTIVO 81
  Andréa Messias Britto Fioretti ▪ Clayton Luiz Dornelles Macedo

10 DESREGULADORES ENDÓCRINOS E EIXO GONADAL ... 87
  Rosalina Jorge Koifman ▪ Carmen Freire Warden
  Sergio Koifman (In Memoriam)

11 HIPERPROLACTINEMIAS 99
  Andrea Glezer ▪ Marcello D. Bronstein

12 ASSOCIAÇÕES ENTRE DOENÇAS DA TIREOIDE E DISTÚRBIOS REPRODUTIVOS 105
  Gláucia Márcia Ferreira da Silva Mazeto ▪ Laura S. Ward

13 INFERTILIDADE: INVESTIGAÇÃO 117
  Maria do Carmo Borges de Souza ▪ Roberto de Azevedo Antunes

14 REPRODUÇÃO ASSISTIDA – TÉCNICAS DE BAIXA E ALTA COMPLEXIDADE 123
  Alessandra Viviane Evangelista Demôro ▪ George Queiroz Vaz
  Marcelo Marinho de Souza

PARTE II
ENDOCRINOLOGIA FEMININA

15 HIPOGONADISMO FEMININO 143
  Eveline Gadelha Pereira Fontenele ▪ Ana Rosa P. Quidute
  Manoel R. A. Martins

16 IRREGULARIDADE MENSTRUAL: DA MENARCA AO CLIMATÉRIO 155
  Erika Mendonça das Neves ▪ Angela Maggio da Fonseca
  Vicente Renato Bagnoli

17 SÍNDROME PRÉ-MENSTRUAL 163
  Maria Celeste Osório Wender ▪ Carolina Leão Oderich

18 CONTRACEPÇÃO HORMONAL 171
  Carolina Sales Vieira Macedo

19 ACNE E ALOPECIA 181
  Márcio Santos Rutowitsch ▪ Paulo Antonio Oldani Felix
  Carlota Emilia Cesar de Figueiredo ▪ Christiane Gomes Belinho Cruz

20 HIRSUTISMO 193
  José Antonio Miguel Marcondes ▪ Larissa Garcia Gomes

21 SÍNDROME DOS OVÁRIOS POLICÍSTICOS 201
  Ricardo Vasconcellos Bruno ▪ Ruth Clapauch

22 DISMENORREIA: DIAGNÓSTICO DIFERENCIAL E TRATAMENTO 211
  Marco Aurelio Pinho de Oliveira ▪ Ana Luiza Alvarenga Gomes
  Leila Cristina Soares Brollo

23 ENDOMETRIOSE 215
  Isaac Moise Yadid ▪ Luiz Augusto Giordano ▪ Mario Vicente Giordano
  Ricardo Mendes Alves Pereira

24 ENDOCRINOLOGIA DA GRAVIDEZ 229
  Mario Vicente Giordano ▪ Fernanda Campos da Silva
  Luiz Augusto Giordano ▪ Vinicius Almeida de Oliveira
  Mario Gáspare Giordano

25 DIABETES MELITO GESTACIONAL 239
  Lenita Zajdenverg ▪ Carlos Antonio Negrato

26 INSUFICIÊNCIA OVARIANA PRECOCE 247
  Mônica de Oliveira

SUMÁRIO

27 RISCOS E BENEFÍCIOS DA TERAPIA HORMONAL DA MENOPAUSA 259
Lenora Maria Camarate Silveira Martins Leão ▪ Débora Vieira Soares

28 ESTEROIDES SEXUAIS USADOS NA TERAPIA HORMONAL DA MENOPAUSA 271
Andréa Ferreira ▪ Ruth Clapauch

29 CÂNCER DE MAMA 281
Maurício Magalhães Costa

30 ESTEROIDES SEXUAIS E CÂNCER GINECOLÓGICO 293
Rogério Bonassi Machado ▪ Ana Carolina Marchesini de Camargo

31 OSTEOPOROSE PÓS-MENOPAUSA 301
Carolina Aguiar Moreira ▪ Angeline Garcez Massignan
Julia Miguel Leitão ▪ Leila Caroline Bianchet Zanatta

32 REPOSIÇÃO HORMONAL NA PRÁTICA: DA TRANSIÇÃO CLIMATÉRICA ATÉ A PÓS-MENOPAUSA TARDIA 311
Ruth Clapauch

PARTE III
DIAGNÓSTICO POR IMAGEM

33 EXAMES DE IMAGEM EM ENDOCRINOLOGIA FEMININA E ANDROLOGIA 319
Euderson Kang Tourinho ▪ Carlos A. Bruguera

PARTE IV
SEXUALIDADE

34 DISFUNÇÕES SEXUAIS FEMININAS 333
Carmita H. N. Abdo

35 DISFUNÇÃO ERÉTIL 345
Sidney Glina ▪ Marcelo Vieira

36 USO DE ANDRÓGENOS EM MULHERES COM TRANSTORNO DE DESEJO E EXCITAÇÃO 351
Rodolfo Strufaldi ▪ Marcelo Luis Steiner ▪ Luciano de Melo Pompei
Cesar Eduardo Fernandes

37 DISFORIA DE GÊNERO – COMO ATENDER E TRATAR 357
Tayane Muniz Fighera

PARTE V
ANDROLOGIA

38 GINECOMASTIA 365
Alexandre Hohl ▪ Marcelo Fernando Ronsoni
Simone van de Sande Lee

39 CRIPTORQUIDIA E HIPOSPADIA 373
Maria Helena Palma Sircili ▪ Rafael Loch Batista
Berenice Bilharinho de Mendonça

40 HIPOGONADISMO MASCULINO NO JOVEM 379
Luiz Augusto Casulari ▪ Adriana Lofrano-Porto

41 HIPOGONADISMO MASCULINO TARDIO 385
Ruth Clapauch ▪ Ciciliana Maíla Zilio Rech

42 HIPOGONADISMO MASCULINO ASSOCIADO À OBESIDADE 395
Emmanuela Callou ▪ Ieda T. N. Verreschi ▪ Patrícia T. Monteagudo

43 ANABOLIZANTES: USOS E ABUSOS 401
Bruno Lima Linhares ▪ Eduardo de Paula Miranda
Raniere da Mata ▪ Neidmar da Mata ▪ Luiz Otavio Torres

44 HIPERPLASIA BENIGNA DA PRÓSTATA 411
Carlos Teodósio da Ros ▪ Márcio Augusto Averbeck

45 TESTOSTERONA E CÂNCER DE PRÓSTATA 417
Daniel de Freitas G. Soares ▪ Luiza Ramos Rhoden
Ernani Luis Rhoden

46 OSTEOPOROSE EM HOMENS 423
Dalisbor Marcelo Weber Silva ▪ Patricia Muszkat
Marise Lazaretti-Castro

PARTE VI
ENVELHECIMENTO NA MULHER E NO HOMEM

47 PREVENÇÃO DA OSTEOPOROSE 433
Victoria Zeghbi Cochenski Borba ▪ Cássio Slompo Ramos
Thaísa Hoffmann Jonasson

48 DENSITOMETRIA ÓSSEA: INDICAÇÕES E ANÁLISE 441
Henrique Pierotti Arantes ▪ Luiz Henrique de Gregório
Sergio Setsuo Maeda

49 COMPOSIÇÃO CORPORAL POR DXA | USO CLÍNICO E INTERPRETAÇÃO 449
João Lindolfo C. Borges ▪ Fernanda Sousa Cardoso Lopes
Sergio Setsuo Maeda

50 SARCOPENIA E FRAGILIDADE: AVALIAÇÃO E TRATAMENTO 453
Fábio Ferreira de Moura ▪ Ricardo de Andrade Oliveira

51 SUPLEMENTOS ALIMENTARES COMO PRESCREVER? ... 461
Roberto Luís Zagury

52 USO E ABUSO DE VITAMINA D 467
Francisco Bandeira ▪ Lucian Batista de Oliveira

53 AVALIAÇÃO DO RISCO CARDIOVASCULAR NO HOMEM E NA MULHER 477
Daniel Alexandre Bottino ▪ Eliete Bouskela

ÍNDICE REMISSIVO 489

Endocrinologia Feminina & Andrologia

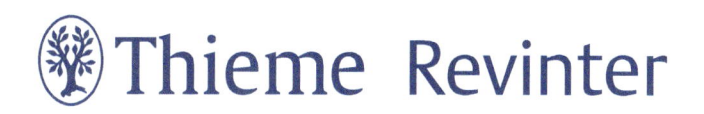

Thieme Revinter

Parte I

Nascimento, Desenvolvimento e Fertilidade na Mulher e no Homem

DISTÚRBIOS DA DIFERENCIAÇÃO SEXUAL

Gerson Carakushansky ▪ Domingos Bica ▪ Mauri Carakushansky

INTRODUÇÃO

Ao longo do tempo, os indivíduos portadores de uma diferenciação sexual atípica tornaram-se alvo de tabus, preconceitos, dúvidas, debates e estudos. No entanto, não se pode negar que, nas últimas décadas, houve uma significativa mudança na compreensão e na abordagem daqueles que, hoje, são conhecidos como Distúrbios do Desenvolvimento Sexual (DDS).[1]

Trata-se de um tema instigante e complexo devido à grande diversidade de apresentações clínicas e um vasto leque de possibilidades diagnósticas, além de diferentes implicações prognósticas e de manejo. Alguns DDS já se manifestam no momento do nascimento, principalmente por meio de uma genitália ambígua, enquanto outros são diagnosticados apenas na puberdade, em razão do atraso no aparecimento das características sexuais secundárias, ou somente durante o planejamento reprodutivo, quando se descobre que existe uma infertilidade conjugal.

O fato de as manifestações clínicas dos DDS poderem se expressar em diversas faixas etárias através de variados modos de apresentação clínica ratifica a importante observação de que são várias as especialidades médicas que poderão estar envolvidas nos cuidados que devem ser dispensados a esses pacientes e suas famílias no decorrer de suas vidas. No entanto, muitos pacientes deixam de ser diagnosticados precocemente, seja pela escassez de manifestações clínicas, seja devido à existir uma falta de conhecimento de muitos profissionais de saúde com respeito a esses distúrbios.

O grande desafio clínico em relação aos pacientes nascidos com uma suspeita de DDS é o de conseguir chegar a um diagnóstico etiológico preciso no menor intervalo de tempo possível. Obter essa informação será fundamental para orientar a definição do sexo social do paciente e estabelecer as condutas clínicas e cirúrgicas que, em algum momento da vida, deverão ser realizadas de acordo com o tipo de DDS que o paciente apresenta. Em alguns casos essa tarefa não traz maiores dificuldades, mas em outras ocasiões ela pode ser complexa e demorada.

A caracterização precoce desses pacientes possibilita, inclusive, a descoberta de situações emergenciais que colocam a criança em risco de morte, no caso de ela não receber um atendimento médico imediato. Seria a situação de uma criança portadora da forma clássica perdedora de sal da hiperplasia adrenal congênita (HAC-21OH). Do mesmo modo, a eventual presença de tumor gonadal potencialmente maligno, associado a vários subtipos de DDS com cariótipos 46,XY ou 45,X/46,XY, também merece uma atenção preventiva muito especial dos profissionais de saúde que acompanham esses pacientes. Não são raras as ocasiões em que a presença de um tumor abdominal de células germinativas constitui a manifestação clínica inicial em pacientes portadores de um DDS.[2]

Além de ser considerada uma emergência médica, os DDS também devem ser vistos como uma emergência social. Isto porque as decisões que são tomadas em relação à definição do sexo e sobre o momento considerado ideal para a realização de procedimentos cirúrgicos cosméticos ou funcionais nesses pacientes costumam ser vivenciadas de modo muito estressante pelas famílias envolvidas nesta situação.

A contribuição da citogenética e, mais recentemente, da genética molecular representou um avanço significativo na tentativa de alcançar um maior esclarecimento etiopatogênico dos vários subtipos de DDS.[3]

No que diz respeito ao manejo de indivíduos que nasceram com um DDS, também aconteceram expressivas mudanças a partir da primeira década deste século. Essas mudanças foram impulsionadas como uma resposta contundente para as condutas médicas que eram praticadas até o final da década de 1960, sem o respaldo de uma base científica confiável.

No Brasil, o único documento oficial que estabelece normas de condutas em relação a indivíduos que nascem com uma genitália atípica é a Resolução R1664 do Conselho Federal de Medicina (CFM), que foi publicada no Diário Oficial da União em 11 de abril de 2003.[4] Apesar do tempo já decorrido, ela continua válida em todo o território nacional. Ela defende o direito de indivíduos portadores de DDS terem acesso a uma conduta de investigação precoce, buscando uma definição adequada do gênero em locais que oferecem uma estrutura mínima para a realização de avaliação complementar, como dosagens hormonais, exames citogenéticos, de imagem e anatomopatológicos. O Art. 4º da resolução considera obrigatória para a definição final e adoção do sexo dos pacientes a existência de uma equipe multidisciplinar que assegure conhecimentos nas áreas de clínica geral e/ou pediátrica, endocrinologia/endocrinologia-pediátrica, cirurgia, genética, psicologia/psiquiatria.

O interesse pelos aspectos éticos, sociais, legais e psicológicos envolvendo indivíduos com DDS em diferentes etapas de suas vidas cresceu bastante nas últimas décadas, e eles continuam sendo amplamente debatidos tanto pelos profissionais da saúde, como também pela participação de grupos de ativistas criados pelos próprios pacientes. Aqueles que são favoráveis a uma postergação da definição do sexo social e das cirurgias cosméticas precoces justificam este posicionamento pelo fato de que os pacientes já teriam alcançado uma idade que permitiria uma participação ativa nas decisões de definição do sexo com uma melhor probabilidade de acerto.[5,6]

FISIOPATOLOGIA DO DESENVOLVIMENTO SEXUAL

O conhecimento sobre a fisiopatologia da diferenciação sexual evoluiu bastante nas últimas décadas em decorrência das pesquisas realizadas em mamíferos, com um foco especial nos mecanismos genéticos que estão presentes neste contexto. Para que o leitor possa entender melhor a fisiopatologia dos principais DDS e a sua aplicação na prática clínica, é necessário ter, pelo menos, um conhecimento básico sobre a fisiopatologia do desenvolvimento sexual. No artigo de Biason-Laubernt,[7] a proposta da autora foi justamente esta, e ela conseguiu demonstrar com clareza essa fascinante ligação que existe entre a ciência básica e a prática clínica, envolvendo pacientes com DDS.

O processo do desenvolvimento sexual nos mamíferos se inicia no momento da fertilização, com o estabelecimento do sexo cromossômico do zigoto, e resulta da interação de vários genes, fatores transcricionais, hormônios e receptores hormonais. Alterações podem ocorrer em qualquer um desses componentes e vão ocasionar o aparecimento de diversos tipos de DDS.

O evento primário do desenvolvimento sexual consiste na determinação do sexo gonadal, que, por sua vez, definirá o desenvolvimento da gônada embrionária indiferenciada ou bipotencial em uma direção masculina ou feminina. A etapa secundária consiste na diferenciação das genitálias interna e externa pela ação de hormônios. Essa segunda etapa é denominada diferenciação sexual. Existem, portanto, duas etapas distintas e sequenciais neste processo. Entender todos os meandros que envolvem a determinação e a diferenciação sexual representa um verdadeiro desafio tanto para os clínicos, quanto para os pesquisadores.

A gônada bipotencial se origina na crista urogenital primitiva. Durante o estágio bipotencial, são vários os genes, que participam da cascata da determinação e diferenciação sexual, e as mutações os envolvendo podem produzir uma disgenesia gonadal. Entre eles se destaca o gene *NR5A1*, que codifica a proteína SF-1, e exerce um papel fundamental em relação ao desenvolvimento gonadal, causando uma multiplicidade de fenótipos. Em indivíduos 46,XY os fenótipos relacionados com o gene *NR5A-1* podem variar desde um DDS até uma oligo ou azoospermia, sendo responsável por 4% dos casos de infertilidade masculina decorrente de uma não produção de espermatozoides. Em indivíduos 46,XX os efeitos de mutações localizadas no gene *NR5A-1* variam desde uma disgenesia ovotesticular até uma insuficiência ovariana primária.

A primeira relação entre o gene com alterações nas gônadas (ovários e testículos) e nas glândulas adrenais foi descoberta por John Achermann[3], pesquisador do Institute of Child Health, de Londres, sendo a dosagem gênica e o nível de expressividade relativa que eles exercem um importante diferencial para estabelecer o caminho da determinação sexual que as gônadas seguirão.

Diferenciação Masculina

Os fatores que desempenham um papel importante na diferenciação testicular estão delineados na Figura 1-1. O primeiro passo envolve a interação de vários fatores de transcrição e células sinalizadoras. O gene DAX1, localizado no cromossomo X (Xp21), é necessário para o desenvolvimento das gônadas em ambos os sexos. Para a formação do cordão testicular, a presença de uma única cópia desse gene é o desejável, pois, ao contrário do que ocorre na formação do ovário, o excesso de expressão dele (dose dupla) em um feto XY agiria como um fator antagônico para a formação testicular. O mesmo fato acontece quando existe uma expressão exagerada do gene autossômico WNT4 em fetos masculinos, o que pode até provocar uma reversão do sexo no sentido feminino.

A identificação da região determinante do sexo no cromossomo Y (gene *SRY*) representou uma descoberta de suma importância para o esclarecimento do mecanismo da determinação do sexo gonadal masculino. O indutor sexual masculino *SRY* está localizado no braço curto do cromossomo Y (Yp11.3) e é ele que codifica um fator de transcrição único que, ao redor da sexta semana de gestação, ativa uma via facilitadora da formação testicular.

Duas décadas após o *SRY* ter sido considerado como a principal chave na determinação testicular, as evidências indicam que o controle da gonadogênese é um processo muito mais complexo do que se imaginava, já que existe um número ainda indefinido de genes autossômicos ou ligados ao X que atuam antes (genes *upstream*) e depois (genes *downstream*) da determinação testicular, formando uma verdadeira cascata de transcrição (Fig. 1-1).

As interações dos diversos genes envolvidos no complexo mecanismo da cascata da determinação sexual masculina foram gradualmente esclarecidas nos últimos anos. Sabe-se agora que a expressão de vários fatores, como *WT1*, *CBX2 (M33)*, *SF1(NR5A1)* e *GATA4/FOG2*, é crucial para a ativação do *SRY*. Quanto ao gene autossômio *SOX9*, ele é um fator transcricional, membro da família dos genes *SOX*, e contém um núcleo HMG *box* semelhante ao do gene *SRY*. Em seres humanos, o gene *SOX9* está localizado no braço longo do cromossomo 17 (17q24).

O gene *SOX9* se expressa nos testículos em desenvolvimento e nas condensações mesenquimais precursoras de cartilagens e ossos. Estudos da expressão do gene *SOX9* em camundongos demonstraram que ele atua com um nível baixo de expressão nos primórdios gonadais femininos e masculinos, mas que sua presença persiste apenas nas células de Sertoli, pois vai desaparecendo no tecido ovariano. Portanto, ele é considerado essencial para o desenvolvimento inicial do testículo e está sujeito à regulação de diferentes genes, entre os quais o *PGD2* e o *FGF9* (Fig. 1-1). Esses dois genes garantem a manutenção da expressão do *SOX9* por meio de um estímulo positivo sobre as gônadas XY.

O antagonismo entre as vias de sinalização WNT4/beta-catenina e FGF9/SOX9 regula o balanço entre as vias ovariana e testicular no processo de determinação e diferenciação gonadal. Quando o equilíbrio entre os sinais emitidos pelos genes *FGF9* e WNT4/RSPO1/beta-catenina pende a favor do gene *FGF9*, abre-se um caminho favorável para a determinação no sentido masculino. Por outro lado, os genes *DMRT1*, *ATRX* e *DHH* e vários genes autossômicos estão também envolvidos na determinação testicular.

CAPÍTULO 1 • DISTÚRBIOS DA DIFERENCIAÇÃO SEXUAL

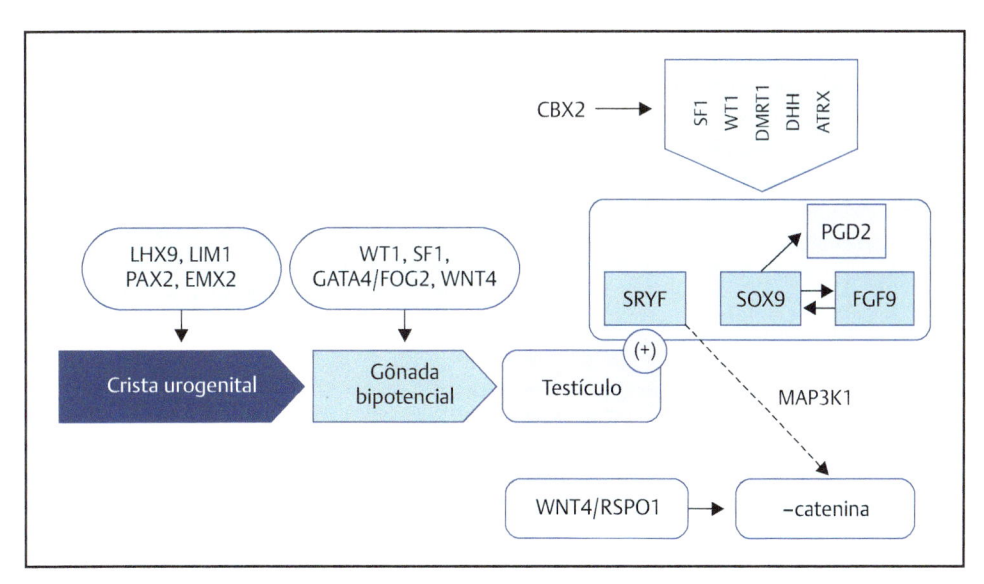

Fig. 1-1. Fatores que atuam na diferenciação testicular. Vários genes são necessários para a ativação do SRY, incluindo *WT1*, *SF1* e *GATA4/FOG2*. (Adaptada de Öçal G, 2011.)[9]

O segundo passo da diferenciação sexual masculina é um processo menos complexo e mais fácil de ser compreendido. A produção do hormônio antimülleriano (AMH), pelas células de Sertoli, e de andrógenos, pelas células de Leydig, em uma concentração favorável e no tempo certo e bem definido de atuação são fatores essenciais para a indução da diferenciação sexual masculina por meio de um processo hormônio-dependente. O AMH vai atuar no seu receptor localizado nos ductos müllerianos, ocasionando a regressão dessas estruturas. O fator esteroidogênico e receptor nuclear 1 (SF1), que é uma das principais proteínas envolvidas na diferenciação gonadal de mamíferos, além de ter uma participação na determinação testicular, também atua como regulador da expressão do AMH nas células de Sertoli.

A testosterona (T) atua no receptor androgênico (AR) presente nos ductos wolffianos, induzindo a formação de epidídimo, ductos deferentes e vesículas seminais. As células de Leydig também produzem o fator 3 insulina-símile (INSL3, *relaxin-like factor*), que tem a capacidade de facilitar a descida dos testículos até a bolsa escrotal. Além disso, a T é convertida em di-hidrotestosterona (DHT), que vai atuar no receptor androgênico da próstata e da genitália externa, ocasionando a virilização.

Diferenciação Feminina

Os fatores envolvidos na diferenciação ovariana estão delineados na Figura 1-2. Na ausência do indutor *SRY*, as células precursoras de suporte diferenciam-se em células granulosas, dando partida para a formação do ovário.

O gene *DAX1*, como citado anteriormente, é necessário tanto para o desenvolvimento testicular, quanto para o ovariano, com a ressalva de que uma expressão mais forte dos genes *DAX1* e *WNT4/RSPO1* antagoniza a formação testicular.

Nas gônadas XX, o gene *WNT4* exerce um papel dominante, que vai resultar na indução da β-catenina, fazendo com que ocorra um silenciamento dos genes *FGF9* e *SOX9* (Fig. 1-2). Ao que tudo indica, a via sinalizadora *WNT4* exerce uma importante função no desenvolvimento e na manutenção do ovário, na regulação da formação dos ductos müllerianos e na esteroidogênese ovariana. Além de o gene *WNT4* parecer ter uma ação fundamental no desenvolvimento do sistema reprodutivo, ele também atua na formação das glândulas adrenais e pituitárias e dos tecidos mamários.

O *RSPO1* é considerado outro gene essencial para a determinação sexual – já que ele é responsável pela proteína R-Spondina 1 *(RSPO1)*, necessária à expressão do gene *WNT4* na gônada XX – e age como um regulador-chave da β-catenina na determinação sexual feminina.

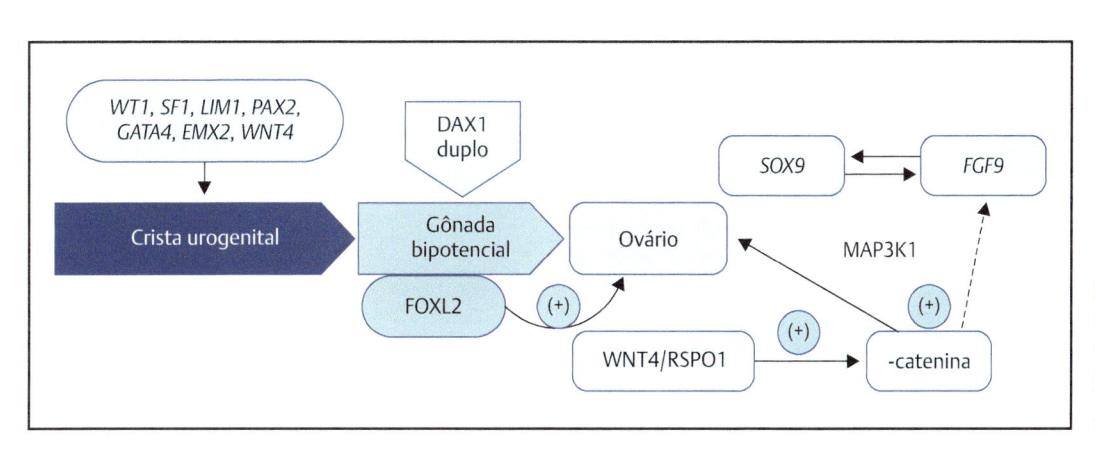

Fig. 1-2. Fatores que atuam na diferenciação ovariana sob a ação de *LIM1*, *FOXL2*, *RSPO1* e *WNT4*. (Adaptada de Öçal G, 2011.)[9]

Os genes *WNT4*, *RSPO1* e β-catenina parecem ter atividades pró-ovariana e antitesticular desde os primórdios da vida embrionária. No entanto, o gene *FOXL2* se expressa desde cedo no interior da crista genital do feto, assim como no ovário pós-natal e na vida adulta.

Quanto ao desenvolvimento da genitália feminina, os ductos müllerianos formarão as trompas, o útero e os dois terços superiores da vagina. Na mulher, o tubérculo genital transforma-se em clitóris, enquanto as pregas labioescrotais formarão os lábios maiores, e as pregas uretrolabiais darão origem aos lábios menores. Esses fatos acontecem entre a 14ª e a 16ª semana de gestação.

EPIDEMIOLOGIA

Os estudos sobre a prevalência dos DDS mostram resultados conflitantes. Isto aconteceu pela ausência ou falta de clareza dos critérios utilizados para sua definição. Existe uma estimativa de que a incidência da genitália ambígua seja da ordem de um caso para cada 4.500-5.500 nascimentos.[8] Porém, quando se consideram todas as anomalias genitais congênitas que podem estar presentes, como hipospadia e criptorquidia, a incidência pode aumentar para cerca de 1:200 a 1:300.[9] Acredita-se que os DDS estejam sendo subdiagnosticados.

A incidência de um DDS em indivíduos com cariótipo 46,XY foi estimada em 1:20.000 nascimentos. Em relação aos indivíduos com cariótipo 46,XX que, na sua maioria, estão representados por pacientes portadores da forma clássica da hiperplasia adrenal congênita (HAC), a incidência varia em cerca de 1 a cada 10 mil a 1 a cada 15 mil nascimentos na maioria das populações caucasianas dos Estados Unidos e da Europa.[10] No Brasil, dados da frequência deste distúrbio no estado de Goiás[11] mostraram uma incidência de 1 a cada 10 mil e 300 nascimentos.

DEFINIÇÕES E CLASSIFICAÇÃO

O início do século 21 foi marcado pela ampla revisão e uma mudança radical da nomenclatura e da classificação dos distúrbios de diferenciação sexual que eram usadas até o final do século passado, e ela foi proposta por um grupo de 50 especialistas de importantes centros norte-americanos e europeus. As modificações estão descritas no documento que foi publicado, em 2006, e que ficou sendo conhecido como o *Consenso de Chicago*.[1] Termos usados anteriormente, como *intersexo*, *hermafroditismo verdadeiro*, *pseudo-hermafroditismo* masculino ou feminino, foram substituídos, por serem considerados pejorativos e estigmatizantes para os pacientes e suas famílias.

A genitália ambígua é a manifestação clínica mais precoce em alguns subtipos de DDS. Em algumas situações o médico pediatra pode ter uma dificuldade para reconhecer sua presença. O critério diagnóstico que foi proposto por Danish,[12] em 1982, tem a vantagem de ser facilmente aplicável na prática.

Segundo esse critério, existe uma ambiguidade genital quando estiver presente qualquer uma das características listadas a seguir:

- Em uma genitália com aparência masculina: gônadas não palpáveis; tamanho do pênis esticado abaixo de 2,5 desvios-padrão em relação à média para a idade (Quadro 1-1); gônadas pequenas, ou seja, maior diâmetro inferior a 8 mm; presença de massa inguinal (que poderá corresponder a útero e trompas rudimentares); hipospadia;
- Em uma genitália com aparência feminina: diâmetro do clitóris superior a 6 mm; gônada palpável em saliência labioescrotal; fusão labial posterior; massa inguinal que possa corresponder a testículos.

Os transtornos que integram o amplo grupo dos DDS estão listados no Quadro 1-2, e a nomenclatura usada está de acordo com a Classificação de Chicago.[1]

Elas se subdividem, basicamente, em três subgrupos:

1. DDS com alterações nos cromossomos sexuais;
2. DDS com cariótipo 46,XY (distúrbios do desenvolvimento testicular ou distúrbios na síntese ou na ação androgênica);

Quadro 1-1. Tamanho do pênis (em cm) conforme a idade

Idade	Média ± DP	Média − 2,5 DP
RN de 30 semanas	2,5 ± 0,4	1,5
RN de 34 semanas	3,0 ± 0,4	2,0
RN de termo	3,5 ± 0,4	2,5
0 a 5 meses	3,9 ± 0,8	1,9
6 a 12 meses	4,3 ± 0,8	2,3
1 a 2 anos	4,7 ± 0,8	2,6
2 a 3 anos	5,1 ± 0,9	2,9
3 a 4 anos	5,5 ± 0,9	3,3
4 a 5 anos	5,7 ± 0,9	3,5
5 a 6 anos	6,0 ± 0,9	3,8
6 a 7 anos	6,1 ± 0,9	3,9
7 a 8 anos	6,2 ± 1,0	3,7
8 a 9 anos	6,3 ± 1,0	3,8
9 a 10 anos	6,4 ± 1,1	3,7
10 a 11 anos	13,3 ± 1,6	9,3

DP: desvio-padrão; RN: recém-nascido.

Quadro 1-2. Classificação dos DDS

DDS com anomalias dos cromossomos sexuais	Síndrome de Turner 45,X e variantes Síndrome de Klinefelter 47,XXY e variantes DGM 45,X/46,XY DDS ovariotesticular cromossômico
DDS 46,XY	Distúrbios do desenvolvimento testicular Disgenesia gonadal completa Disgenesia gonadal parcial DDS ovariotesticular Distúrbios da síntese/ação androgênica Defeito da síntese androgênica Defeito no receptor LH Insensibilidade androgênica Deficiência de 5-alfa-redutase Distúrbios do AMH Disruptores endócrinos Extrofia da cloaca
DDS 46,XX	Distúrbios do desenvolvimento ovariano DDS ovotesticular DDS testicular (SRY+) Disgenesia gonadal

DGM: disgenesia gonadal mista; DDS: distúrbios do desenvolvimento sexual; AMH: hormônio antimülleriano; HAC: hiperplasia adrenal congênita.

3. DDS 46,XX (distúrbios do desenvolvimento ovariano ou excesso de andrógenos fetais).

Pode-se observar no Quadro 1-2 que alguns DDS não se encaixam plenamente em um sub-grupo específico, por isso foram incluídos em mais de um sub-grupo.

Distúrbios do Desenvolvimento Sexual com Anomalias dos Cromossomos Sexuais

Esse primeiro subgrupo engloba os DDS que estão associados à presença de anomalias cromossômicas numéricas, capazes de produzirem um desenvolvimento gonadal anormal. Fazem parte dele a síndrome de Turner, com suas variantes, e a síndrome de Klinefelter, também com suas variantes, a Disgenesia Gonadal Mista (DGM) e o DDS ovariotesticular (Quadro 1-2).

A maioria dos pacientes que pertencem a esse subgrupo são portadores de disgenesias gonadais. As gônadas disgenéticas são lineares e formadas, principalmente, por tecido fibroso sem função hormonal e sem capacidade de produzir óvulos ou espermatozoides.

Alguns DDS não se encaixam plenamente em apenas um subgrupo específico e, por isso, foram incluídos em mais de um subgrupo.

É o caso do DDS ovotesticular, anteriormente conhecido como *hermafroditismo verdadeiro*, sendo que nesse DDS o complemento cromossômico sexual XX é o mais frequente e está presente em 55%-80% dos casos. Em segundo lugar em frequência estão os indivíduos que possuem um mosaicismo XX/XY (20%-30% dos casos) e nos 5%-15% de casos restantes o cariótipo é XY.

As disgenesias gonadais também aparecem nos três subgrupos mostrados no Quadro 1-2, e estes DDS apresentam complementos cromossômicos sexuais de diversos tipos.

Disgenesia Gonadal Mista (DGM)

A DGM é um subtipo de DDS que se acompanha de anomalias dos cromossomos sexuais e ela também é conhecida como disgenesia gonadal assimétrica ou atípica. O estudo citogenético desses indivíduos revela um cariótipo com mosaicismo do tipo 45,X/46,XY. Entre os recém-nascidos, a DGM é a segunda causa mais frequente de genitália ambígua depois da hiperplasia adrenal congênita (HAC).

Características Clínicas

A principal característica clínica deste tipo de disgenesia gonadal com alteração cromossômica é a presença de uma morfologia gonadal assimétrica que pode se manifestar por vários tipos de apresentação clínica:

- Um testículo unilateral e uma gônada contralateral disgenética;
- Um testículo e uma agenesia gonadal contralateral;
- Gônadas hipoplásicas com túbulos rudimentares em uma delas;
- Uma gônada disgenética com um tumor contralateral;
- Um tumor de células germinativas com agenesia gonadal contralateral.

Pacientes com DGM possuem um risco aumentado para desenvolverem tumores malignos de células germinativas.

Isto pode ocorrer em 9% a 30% dos pacientes.[12,13] Em certas ocasiões esses tumores têm início precoce e ocorrem durante a infância. Cunha *et al.*[14] descreveram a presença precoce de um gonadoblastoma em uma menina com três anos de idade portadora de uma DGM.

Cerca de dois terços dos pacientes com DGM são criados no sexo feminino, e o terço restante, no sexo masculino. Crianças com DGM que receberam uma definição sexual masculina costumam apresentar criptorquidia, disgenesia testicular parcial e hipospadia. Em geral, elas têm uma persistência de estruturas de Müller (útero, tubas e terço superior da vagina) por causa da ausência de produção de hormônio antimülleriano (AMH) pela gônada disgenética. Tanto as gônadas disgenéticas, como as estruturas müllerianas que estiverem presentes devem ser retiradas após o diagnóstico da DGM em decorrência do risco de malignização.

Nos casos de DGM cujo sexo foi definido como feminino, podem existir graus variados de virilização na puberdade, e essas crianças podem exibir estigmas próprios da síndrome de Turner. Nessas pacientes, o útero é de tamanho variável, e o grau de diferenciação da genitália interna é inconstante. A baixa estatura também pode estar presente em algumas pacientes.

A exemplo do que acontece na síndrome de Turner, a existência de uma linhagem celular 45,X/46,XY em pacientes com DGM costuma estar associada a alterações estruturais do cromossomo Y (geralmente um Y dicêntrico ou em anel), e essas anomalias cromossômicas podem causar um importante impacto no fenótipo do paciente, dependendo da região do cromossomo Y que estiver afetada na sua estrutura.

DDS Ovotesticular com Mosaicismo Cromossômico 46,XX/46,XY

O DDS ovotesticular é considerado a forma mais rara dos transtornos da diferenciação sexual e ele tem prevalência estimada em ~1/100.000 nascimentos.[15]

Em cerca de 90% dos casos os pacientes têm um cariótipo 46,XX. Raramente eles possuem um mosaicismo do tipo 46 XY/46 XX. Também foram descritos pacientes com cariótipo 46,XY. A genitália externa costuma ser ambígua.

Neste DDS as gônadas são assimétricas e se caracterizam pela presença de tecido ovariano ou testicular em ambos os lados, separadamente ou de modo combinado em uma única gônada, conhecida como um ovoteste, sendo esta última forma a mais comum.

A testosterona e o hormônio antimülleriano (AMH) costumam estar em níveis normais ou diminuídos. Para a confirmação diagnóstica desse distúrbio, é necessária uma documentação histológica, comprovando a presença dos dois tipos de epitélio gonadal.

A gônada que possui maior possibilidade de apresentar uma atividade funcional é o ovário, e isto deve ser levado em consideração na definição do sexo. Essa possibilidade de fertilização já não acontece com o ovoteste.

Até o presente momento a etiopatogenia do hermafroditismo verdadeiro (DDS ovotesticular) permanece obscura na maioria dos casos.

Distúrbios do Desenvolvimento Sexual XY

Esse segundo subgrupo de DDS, anteriormente denominado de pseudo-hermafroditismo masculino, que reúne indivíduos que são geneticamente masculinos (XY), mas que sofreram falhas durante o processo de virilização fetal. Essas falhas podem ter resultado de alterações que ocorreram durante o desenvolvimento testicular, como também de alterações na síntese ou na ação androgênica. A genitália desses pacientes pode variar de feminina à ambígua. Na maioria deles, as gônadas masculinas são palpáveis.

Trata-se de um subgrupo etiológico bastante heterogêneo. Além disso, nesse subgrupo a avaliação diagnóstica é mais complexa do que no subgrupo anterior, e, mesmo após exaustiva busca, existe um percentual de casos em que não se consegue chegar a um diagnóstico etiológico.

Excetuando alguns fenótipos bem definidos e que apontam para uma etiologia genética subjacente específica, como a Insensibilidade androgênica completa (SIAC), na maioria dos casos nem a apresentação clínica ou nem mesmo a correlação fenótipo-genótipo serão suficientes para predizer um diagnóstico preciso. Esta heterogeneidade do fenótipo é parcialmente explicada pelos complexos mecanismos que controlam o desenvolvimento sexual masculino, e que quando sofre um distúrbio pode resultar em um transtorno da síntese androgênica ou distúrbio do desenvolvimento gonadal. De modo similar a esta fisiopatologia diversificada, o *background* genético varia com mais de 40 genes que foram implicados na sua patogenecidade e associado a diferentes modos de herança, incluindo autossômica dominante, autossômica recessiva, ligada ao X e mutação nova. Adicionalmente, achados recentes indicam que pode haver uma oligogeneticidade, ou seja, uma mutação presente em mais de um gene, como um possível modo de herança no DDS.[16]

Os três distúrbios mais prováveis situados nesse subgrupo são a disgenesia testicular, os defeitos enzimáticos na síntese da T e a falta de resposta de efetores periféricos à ação hormonal androgênica.

Disgenesia Gonadal Completa XY

A disgenesia gonadal completa (DGC) XY, é também conhecida como disgenesia gonadal pura, síndrome de *Swyer* ou DGC 46,XY.

Este distúrbio está inserido no contexto de um desenvolvimento testicular anormal. Pacientes portadoras de DGM completa que foram registradas como meninas, mas que possuem uma constituição cromossômica XY, exibem um fenótipo feminino, com uma genitália feminina funcional, além de estruturas internas que incluem vagina, útero e trompas. Porém, as gônadas são completamente indiferenciadas e lineares, contendo apenas um tecido fibroso não funcional.

Pelo fato de essas gônadas não produzirem hormônios, não ocorre uma puberdade feminina normal, e essas pacientes vão depender de uma reposição hormonal.

Etiologia

Na maioria dos indivíduos com disgenesia gonadal completa XY a causa exata desse distúrbio ainda permanece desconhecida. Existe a suposição de que mutações presentes em um ou vários genes envolvidos no processo da diferenciação sexual fetal normal com complemento cromossômico XY possam ser responsáveis por ela.

Em cerca de 15% a 20% das pacientes com este distúrbio, ocorrem mutações no gene *SRY* localizado no cromossomo Y ou através de uma deleção no segmento do cromossomo Y em que este gene está localizado, e como consequência disso haverá a formação de um testículo anormal.

Acredita-se que defeitos em outros genes além do *SRY* possam também ser responsáveis pela DGC XY.

Os casos esporádicos de DGC XY resultam de uma mutação nova. Nos casos familiares, eles seguem um padrão de herança dominante, recessivo ou recessivo ligado ao X, e o aconselhamento genético familiar assume uma grande importância.

Manifestações Clínicas

As pacientes com este distúrbio que foram registradas como meninas são assintomáticas até atingirem a puberdade, e a primeira manifestação clínica costuma ser uma amenorreia primária. Na investigação clínica geralmente se descobre a ausência dos ovários, e, como consequência, não haverá produção de estrógenos e progesterona.

A estatura costuma ser normal ou acima do normal, e as características físicas que costumam estar presentes na síndrome de Turner não são encontradas na DGM completa XY. Geralmente existe a presença de um útero pequeno e um clitóris ligeiramente aumentado.

Essas pacientes são inférteis, mas uma gestação pode eventualmente ser obtida pela implantação de óvulos doados.

Diagnóstico

O diagnóstico da DGC completa é feito tomando como base o quadro clínico deste distúrbio juntamente com o resultado do cariótipo 46,XY, estudos endocrinológicos, estudos de genética molecular e, em certas ocasiões, através da exploração cirúrgica, com biópsia e remoção das gônadas lineares

Tratamento

Além de reposição hormonal e concepção assistida, as pacientes femininas com DGC terão que se submeter a uma gonadectomia para remoção das gônadas disgenéticas, já que elas correm um risco aumentado para o desenvolvimento de tumores gonadais.

Como medida preventiva, uma gonadectomia bilateral deverá ser realizada logo após o diagnóstico. O risco de surgir gonadoblastoma e disgerminoma nessas pacientes alcança uma cifra de 45%, e essas neoplasias podem ocorrer em uma idade precoce.

Na casuística de Rocha *et al.*[17] a frequência do gonadoblastoma foi similar à cifra que foi encontrada no estudo realizado por Michala *et al.*[18]

No que diz respeito à disgenesia gonadal incompleta (DGI), ela é encontrada em indivíduos XY sem mosaicismo, que se apresentam com ambiguidade genital. Nesses indivíduos, existe uma diferenciação testicular parcial, com túbulos seminíferos associados a áreas similares ao estroma ovariano. A genitália interna consiste em uma combinação de ductos müllerianos e wolffianos.

Alterações que resultam em um desenvolvimento testicular parcial podem dar lugar a um amplo espectro de virilização incompleta. Seria o caso de uma mutação no gene WT1, localizado no braço curto do cromossomo 11, e que resulta na síndrome de Denys-Drash (sem útero) ou na síndrome de Fraser (com útero). Ela se caracteriza pela presença de uma disgenesia gonadal parcial (DGP), com cariótipo 46,XY, além de uma grave disfunção renal com ou sem a presença de um tumor de Wilms associado.[19]

Distúrbios da Síntese ou da Ação Androgênica

Em relação aos defeitos de síntese da T, três enzimas são comuns à via sintética do cortisol (P450 scc, 3BHSD tipo 2 e 17-α-hidroxilase), enquanto duas são exclusivas da via sintética de T (17,20 desmolase e 17BHSD tipo 3).

Sabe-se que alterações na enzima P450 oxirredutase causadas por mutações no gene POR também repercutem na síntese androgênica; nessa eventualidade, crianças de ambos os sexos são gravemente afetadas, além de nascerem com uma genitália ambígua. Os meninos são subvirilizados por causa de uma atividade defeituosa da 17,20 liase de P450 c17. O gene responsável está localizado no braço longo do cromossomo 7 (7q11.2).

No defeito de síntese da T, existe uma elevação do precursor imediato ao bloqueio, o que facilita a identificação do defeito enzimático. O mesmo não acontece na disgenesia testicular ou na hipoplasia das células de Leydig, em que não haverá elevação das substâncias precursoras. A aplasia/hipoplasia das células de Leydig é causada por anormalidades no receptor hCG/LH.

Distúrbios do hormônio antimülleriano (AMH) e nos seus receptores resultam na síndrome dos ductos müllerianos persistentes (PMDS). Essa síndrome segue um modelo de herança autossômica recessiva limitada ao sexo, causada por uma mutação no gene do AMH ou no gene do receptor AMH.

Tanto a deficiência de 5-alfa-redutase tipo 2, que provoca um defeito na conversão de T em DHT, como a forma parcial da insensibilidade androgênica (PAIS) vão resultar em distúrbios da ação androgênica e, consequentemente, na presença de ambiguidade genital proveniente da virilização diminuída ou ausente que existe nesses pacientes.

Síndrome da Insensibilidade aos Andrógenos (SIA)

A síndrome de insensibilidade aos andrógenos (SIA) é um distúrbio que afeta indivíduos com cariótipo 46,XY, em que acontece um dano total (forma completa, SIAC) ou parcial (SIAP) do processo de virilização intraútero em razão de uma alteração funcional do receptor de andrógenos (AR).

No século passado este distúrbio chegou a ser referido como a *síndrome dos testículos feminizantes*, com a intenção de chamar a atenção sobre as propriedades hormonais das inusitadas gônadas masculinas capazes de produzirem estrógenos em uma quantidade suficiente para produzir uma puberdade feminina natural.

Este DDS costuma ser a causa mais frequente de subvirilização em pacientes com cariótipo XY em várias casuísticas publicadas, e tê-la em uma prevalência estimada entre 1: 20.000 e 64.000 nascimentos.[20]

Etiologia

Trata-se de uma doença genética, transmitida por um padrão de herança recessiva, ligada ao X. Diversas mutações que podem ocorrer no receptor androgênico (AR) são responsáveis por este DDS. Assim, a resposta das células-alvo para a ação da testosterona e di-hidrotestosterona (DHT) é suprimida. A obtenção de uma história familiar e o aconselhamento genético nesses pacientes são muito importantes porque geralmente se detectam outros membros afetados na família.

O gene do receptor androgênico (AR) está localizado no braço longo do cromossomo X (Xq11-12). O AR é um fator de transcrição nuclear que compreende três domínios funcionais. As mutações estão distribuídas por todo o gene, predominantemente em 5 dos 8 *exons* que codificam para o domínio de ligação. O fenótipo da SIAC está associado a uma mutação no AR que disrompe completamente a função AR; as células-alvo não respondem à testosterona ou à di-hidrotestosterona (DHT). Em mais de 95% dos pacientes com SIAC é encontrada uma mutação no AR, 30% são mutações de novo. O padrão de herança é recessivo ligado ao cromossomo X.

Manifestações Clínicas

As manifestações clínicas mais comuns na forma completa (SIAC) acontecem no período da puberdade e se caracterizam pela presença de amenorreia primária acompanhada da ausência ou redução de pilificações pubiana e axilar, dispareunia, ausência de acne e ausência da mudança da voz na puberdade. A genitália externa é feminina, com a vagina de diferentes comprimentos que termina em fundo cego, e ausência de útero, trompas e ovários. Esses indivíduos alcançam uma excelente feminização na época da puberdade e exibem mamas normais ou aumentadas, contornos corporais femininos e ausência de acne, graças à produção de estrógeno pelos testículos e pela aromatização periférica da testosterona. As gônadas estão presentes sob a forma de testículos e geralmente estão localizadas no caminho da descida testicular, podendo ter uma localização intra-abdominal, ou no anel inguinal interno, ou até mesmo nos grandes lábios da vagina. As gônadas desses indivíduos possuem túbulos seminíferos, ausência de espermatogênese e aumento das células intersticiais. Os andrógenos, sob a forma de testosterona, são produzidos normalmente por estas gônadas. Além disso, os estrógenos e a atividade da aromatase preservados são responsáveis pelo desenvolvimento de mamas nessas pacientes. Os valores de LH e FSH séricos apresentam-se elevados.

Diagnóstico

O diagnóstico é com base nos achados clínicos e bioquímicos numa mulher que se apresenta com um cariótipo 46,XY. O perfil hormonal típico nos adultos é o aumento do hormônio luteinizante basal (LH) e dos níveis de testosterona, ao passo que o perfil hormonal típico nos lactentes é o aumento dos níveis de testosterona após a estimulação com gonadotrofina coriônica humana (hCG). Os níveis do hormônio sérico antimülleriano (AMH) costumam estar normais ou aumentados. E a ecografia pélvica ou a ressonância magnética revelam estruturas de Müller ausentes (útero, trompas e vagina superior), em razão da ação do hormônio antimülleriano testicular (AMH). Os derivados dos canais de Wolff (canal deferente, epidídimo e vesícula seminal) estão ausentes por causa da resistência androgênica. A pesquisa de mutações no gene do AR é muito valiosa para a confirmação do diagnóstico.

Diagnóstico Diferencial

O diagnóstico diferencial deve ser feito com a deficiência da 17-beta-hidroxiesteroide desidrogenase, hipoplasia das células de Leydig, disgenesia gonadal completa XY (síndrome de Swyer), deficiência de 5-alfa-redutase tipo 2 e variantes da hiperplasia adrenal congênita (HAC).

A exemplo do que ocorre em outros DDS em que o cromossomo Y, ou um fragmento dele estão presentes, na SIAC também existe um risco aumentado para o aparecimento de tumores gonadais. Este risco varia de 3% aos 20 anos de idade, até 30% aos 50 anos, podendo alcançar uma variação global de risco de cerca de 50%.[20,21]

Cerca de 80% das pacientes adultas com SIAC apresentam hérnia inguinal, sendo 31% unilateral, e 59% bilateral, e os testículos conseguem ser palpáveis em aproximadamente 80% dos casos. Em meninas, a hérnia inguinal bilateral só costuma estar presente em cerca de 0,8% a 2,4% dos casos de SIAC. Mesmo assim, os cirurgiões precisam ficar atentos para a possibilidade única de se fazer o diagnóstico precoce desse DDS. Uma quantidade apreciável de cirurgiões, não costuma dar atenção para este fato. Calderon *et al.*[22] descreveram o caso de uma paciente, cujo diagnóstico precoce da SIAC foi possível pelo achado inesperado de testículo no saco herniário durante a cirurgia de herniorrafia inguinal bilateral.

> **IMPORTANTE**
>
> Apesar de a SIAC ocorrer em apenas 0,8% a 2,4% das meninas com hérnia inguinal bilateral, esta situação deve sempre servir para levantar uma suspeita sobre o genótipo da criança, é prudente fazer um rastreio através da ultrassonografia e do cariótipo antes que a herniografia seja realizada, a fim de evitar que eventuais gônadas presentes no saco heniário não sejam identificadas.

As raras instâncias em que a descoberta da SIAC é feita durante a infância não devem ser consideradas como uma indicação obrigatória para uma orquiectomia precoce com a finalidade de prevenir o aparecimento de tumores. O artigo de Patel *et al.*[23] discute qual seria o melhor momento para a gonadectomia. A tendência atual é a de postergar a retirada das gônadas quando a puberdade houver acontecido, a fim de permitir que a paciente possa desenvolver uma puberdade espontânea e natural, sem depender de uma reposição hormonal exógena. Além disso, esta conduta também proporciona um tempo maior para que a paciente e sua família fiquem mais cientes de todas as informações médicas a respeito desse distúrbio, como também sobre as decisões importantes que deverão ser tomadas em relação ao tratamento e o momento mais adequado para a orquiectomia, uma vez que a malignidade gonadal em pacientes com SIAC aumente com a idade.

Quadro Clínico da Insensibilidade Parcial aos Andrógenos (SIAP)

O fenótipo genital de indivíduos com a forma parcial de SIA é altamente variável. A maior parte dos autores considera a forma mais grave de insensibilidade parcial aos andrógenos a apresentação de fenótipo feminino, com discreta clitoromegalia e fusão parcial dos pequenos lábios. Outros pacientes têm importante ambiguidade genital ao nascimento. Em alguns casos, o fenótipo é masculino, porém se acompanha de um micropênis, hipospadia perineal e criptorquidia.

Há relatos de casos de SIAP que se apresentam apenas com ginecomastia em homens férteis, ou até mesmo com hipospadia ou esterilidade em homens fenotipicamente normais.

Hellmann *et al.*[24] estudaram 14 pacientes masculinos com a síndrome de insensibilidade androgênica parcial (SIAP) e com mutações identificadas no receptor AR, e concluíram que a ginecomastia e o crescimento fálico prejudicado são frequentemente observados em pacientes adultos com SIAP, mas que pode ser melhorado com terapia androgênica. Eles sugerem que pacientes masculinos com ginecomastia na puberdade e níveis elevados de testosterona, estradiol e LH, mas com FSH normal, devem levantar a suspeita de serem portadores de uma SIAP e serem submetidos a uma pesquisa de mutações localizadas no receptor androgênico (AR).

As estruturas derivadas dos ductos de Wolff nesses pacientes podem desenvolver-se em grau variável, na dependência do nível de sensibilidade aos andrógenos. Durante a puberdade pode ocorrer virilização ou feminização. Do mesmo modo que na forma compsleta de SIA, o desenvolvimento das mamas e a feminização do contorno corporal podem ocorrer em razão dos níveis relativamente altos de estrógenos na presença de resistência androgênica.

O diagnóstico da SIA deve ser cogitado em toda criança com cariótipo 46,XY que apresenta genitália ambígua ou fenótipo feminino, em que a resposta da testosterona e DHT ao teste de estímulo com hCG é normal para o sexo masculino, e a história familial sugere herança ligada ao X. A ausência de útero pode ser confirmada pela ultrassonografia pélvica. A demonstração de ligação anormal dos andrógenos ao AR em cultura de fibroblastos da pele dos genitais ou a identificação de mutação inativadora no gene do receptor androgênico de indivíduos afetados confirma o diagnóstico.

Distúrbios do Desenvolvimento Sexual XX

Este terceiro subgrupo dos DDS é constituído por patologias resultantes de alterações no desenvolvimento ovariano ou são provenientes do excesso de produção de andrógenos fetais.

Hiperplasia Adrenal Congênita (HAC)

Diferentes graus de virilização estão presentes em meninas portadoras de uma hiperplasia adrenal congênita (HAC) por deficiência da 21-hidroxilase. No Brasil, Silveira *et al.*[11] calcularam que a forma clássica da HAC-21OH é detectada em cerca de 1 a cada 10 mil e 300 nascimentos.

A forma clássica perdedora de sal constitui a forma mais comum de HAC clássica (60% dos casos). Nos recém-nascidos do sexo feminino, existe uma virilização da genitália externa (aumento de clitóris, fusão labial e formação de seio urogenital), decorrente do excesso de andrógenos durante a vida intrauterina. Nos recém-nascidos do sexo masculino e nos do sexo feminino em que a virilização da genitália externa não foi identificada, como há deficiência mineralocorticoide, a apresentação ocorre nos primeiros dias de vida com crise adrenal: depleção de volume, desidratação, hipotensão, hiponatremia e hiperpotassemia.

A forma virilizante simples (VS), da HAC-21OH, é caracterizada pela virilização pré-natal da genitália externa no feto feminino. Essas elevadas concentrações de andrógenos adrenais na vida intrauterina causam clitoromegalia e impedem a formação separada dos canais vaginal e uretral, promovendo uma fusão variável das pregas labioescrotais. Nos casos em que o grau de virilização da genitália é expressivo, pode haver uma dificuldade na identificação do sexo ao nascimento.

A forma clássica perdedora de sal (PS) é a forma mais grave da doença, e os sintomas de excesso de andrógenos estão associados a uma perda de sal no período neonatal.

> **IMPORTANTE**
>
> A maioria dos recém-nascidos que nascem com dois ovários, cariótipo 46,XX e uma genitália ambígua até provar em contrário é portadora de uma hiperplasia adrenal congênita (HAC) por causa da deficiência da 21-hidroxilase (HAC-21OH). Na forma clássica, perdedora de sal, o tratamento da crise deve ser imediata, pois caso contrário existe um risco de morte.

Causas mais raras de excesso de andrógeno fetal em indivíduos XX são a ingestão materna, ou uma doença virilizante materna, como a deficiência fetoplacentária de aromatase, a deficiência de sulfatase, o luteoma virilizante gestacional e a mutação no receptor glicocorticoide.

As anomalias do desenvolvimento ovariano constituem outro tipo de DDS 46,XX. Elas podem ser causadas por uma série de fatores, como a positividade do gene *SRY*, os defeitos nos genes *WNT4*, *RSPO1* ou *β-catenina*, ou a duplicação do gene *SOX9*, havendo a formação de tecido testicular no interior dos ovários (gônada em fita, testículos disgenéticos ou *ovotestis*).

DDS Ovotesticular 46,XX

No DDS ovotesticular, anteriormente conhecido como hermafroditismo verdadeiro o cariótipo mais comum é 46,XX, seguido de mosaicismo 46,XX/46,XY e do 46,XY.

AVALIAÇÃO DIAGNÓSTICA

O diagnóstico de um DDS pode ocorrer em vários períodos da vida de um indivíduo de acordo com o tipo da apresentação clínica desses distúrbios. A manifestação mais precoce em vários subtipos de DDS é a presença de uma genitália ambígua. Porém, em algumas modalidades as primeiras manifestações somente ocorrem a partir da puberdade.

A avaliação da ambiguidade genital em uma criança deve sempre incluir uma história clínica detalhada e um minucioso exame da genitália, com ênfase especial na presença e na localização de gônadas, no tamanho e na aparência do falo, no número e na localização de orifícios da uretra e da vagina, na aparência das pregas labioescrotais e na confirmação de uma posição normal do ânus. Os achados deverão ser esclarecidos e discutidos com os pais, para que eles possam estar cientes do real problema da criança.

Na anamnese, deve ser dado um destaque especial tanto para a história gestacional, quanto para a história familiar. Um histórico materno de uso de medicamentos potencialmente virilizantes ou feminizantes seria muito importante para um direcionamento etiológico. Por outro lado, o relato de outros casos de ambiguidade genital ou de outros tipos de manifestações tardias, como amenorreia primária ou infertilidade em irmãos ou familiares próximos, faria pensar na atuação de modelos de herança autossômica recessiva ou ligada ao X. Nesses casos o aconselhamento genético familiar adquire uma extrema importância.

Nos casos em que a apresentação clínica se faz por uma genitália atípica, é recomendável que, antes de iniciar o exame da genitália propriamente dita, seja realizado um exame geral detalhado do paciente, para verificar a possível presença malformações associadas, com ênfase nas anomalias anorretais e da coluna vertebral terminal.

O uso de algoritmos propicia um direcionamento da investigação diagnóstica e possui uma utilidade prática. No entanto, é bom ressaltar que, por causa do amplo espectro de achados e rótulos diagnósticos, na prática não existe nenhum algoritmo ou protocolo que, por si só, seja capaz de se mostrar eficaz em todas as situações possíveis de DDS.

A presença ou a ausência de gônadas palpáveis é o ponto-chave do algoritmo que aqui foi proposto (Figs. 1-3 e 1-4). Nos casos em que não se conseguem palpar as gônadas, várias hipóteses são plausíveis: o DDS 46,XX (com presença de dois ovários) seria a hipótese mais provável, seguido da possibilidade de que o paciente seja portador de uma disgenesia gonadal mista (DGM). A presença de útero com ausência de gônadas palpáveis em um indivíduo com sexo genético feminino que apresenta virilização sugere o diagnóstico clínico de uma hiperplasia adrenal congênita (HAC—21hidroxilase), até que haja prova do contrário.

Quando uma única gônada for palpável, tanto o DDS 46,XX, quanto a disgenesia gonádica completa (DGC) serão descartados, pois, como os ovários, as gônadas disgenéticas não costumam descer até as regiões perineais que possibilitam sua palpação. Nesse caso, a DGM, o DDS 46,XY ou o DDS ovotesticular (*hermafroditismo verdadeiro* na nomenclatura antiga) seriam os diagnósticos mais prováveis a serem inicialmente considerados. Nos casos em que as duas gônadas são palpáveis, os diagnósticos prováveis estariam restritos a um DDS 46,XY ou a um DDS ovotesticular. Em tal circunstância, uma biópsia gonadal seria necessária para o diagnóstico diferencial. A biópsia gonadal, além de poder comprovar a existência de um DDS ovotesticular, também serviria para confirmar a presença de um tumor gonadal.

Exames Complementares

Entre os exames complementares que devem ser inicialmente solicitados para pacientes com DDS o cariótipo ocupa uma posição de destaque.

Testes bioquímicos considerados como de primeira linha na investigação etiológica de um DDS incluem a dosagem da 17-hidroxiprogesterona (17OHP), eletrólitos no sangue, dosagem do hormônio antimülleriano (AMH) e avaliação dos níveis das gonadotrofinas.

Exames de imagem desempenham um papel muito importante, tanto na avaliação de pacientes que apresentam genitália ambígua, como também nos DDS de um modo geral.[25] A ultrassonografia (US) é a modalidade de escolha para iniciar esta avaliação, pelo fato de ser um exame facilmente

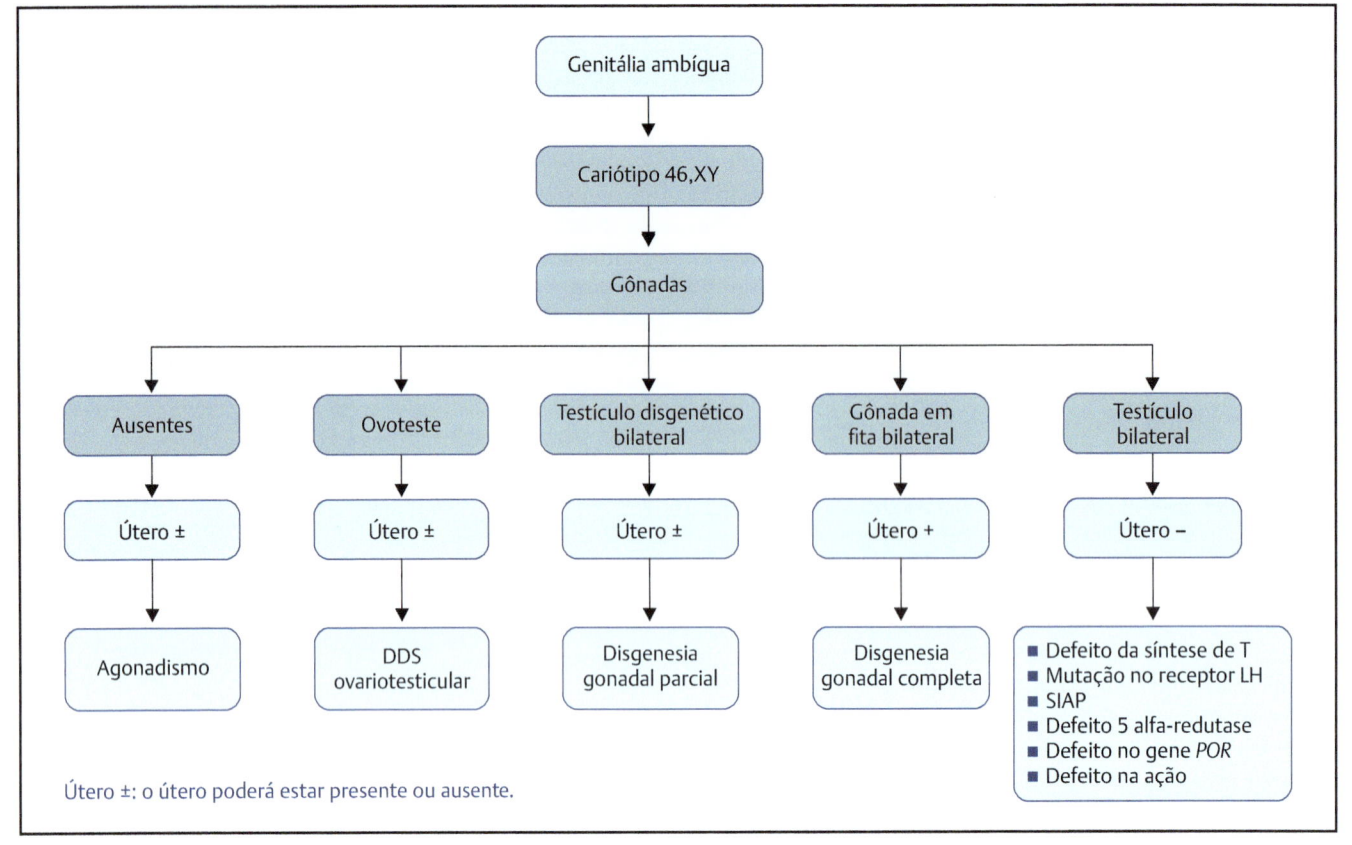

Fig. 1-3. Algoritmo diagnóstico dos DDS 46,XY.

acessível, não invasivo e não envolver radiação ou contraste. Para maiores esclarecimentos da anatomia da genitália interna e a localização de gônadas não palpáveis, outros métodos de imagem podem ser necessários, como a genitografia, cistouretrografia e a ressonância magnética. Em casos selecionados a endoscopia e/ou a laparoscopia diagnóstica podem ser necessárias para complementar os exames de imagem.

A solicitação de exames adicionais para esclarecer uma suspeita etiológica mais especifica dependerá dos resultados fornecidos pelos testes iniciais.

A complementação do cariótipo com uma análise de fluorescência para regiões específicas do cromossomo Y, usando a técnica FISH (*Fluorescent In Situ Hybridization*), estaria justificada para permitir a identificação de indivíduos XX com translocação SRY.

Nos casos em que esses exames citogenéticos iniciais sejam inconclusivos o passo seguinte da investigação seria o estudo de genes específicos sabidamente envolvidos no desenvolvimento gonadal (*AR, SRY, SF-1, WT1, CYP21, SOX9, DAX-1, 5 α-reductase* entre outros). O aspecto negativo desses exames moleculares é que eles não estão disponíveis na rede pública.

Apesar de a expectativa ser grande em relação à contribuição do estudo genético molecular para o esclarecimento etiológico em pacientes portadores de um DDS, ela somente alcançou esta meta em um percentual de pacientes estudados que ainda está longe do desejado. Uma possível explicação para este baixo índice de correlação entre o genótipo e as formas clínicas de apresentação encontradas em diversos estudos seria a suposição de que vários genes que podem estar implicados na gênese de um DDS ainda não foram identificados pelas metodologias moleculares atualmente disponíveis.

Painéis moleculares capazes de detectar variantes patogênicas que podem estar presentes em vários genes reconhecidamente envolvidos nas diversas formas de DDS estão sendo comercializados por laboratórios privados. A grande vantagem prática deles é a capacidade de concentrar em um único exame uma triagem molecular que abrange vários genes. Porém, o aspecto negativo para seu uso na prática clínica é o custo ainda alto, e também o fato de ele não constar do Rol de exames genéticos da ANS que permitem uma cobertura dos planos de saúde.

Avaliação Hormonal

Nos pacientes com cariótipo 46,XX com manifestações hiperandrogênicas a avaliação hormonal é feita pela dosagem sérica de 17OHP. Na forma clássica da hiperplasia adrenal congênita (HAC-21OH), as concentrações basais estão muito elevadas.

Nos casos em que o cariótipo é 46,XY as dosagens hormonais devem ser direcionadas para definir a função testicular, e elas são realizadas por meio da aferição dos níveis basais de LH, FSH, Testosterona, DHT, AMH, androstenediona (A) e sulfato de de-hidroepiandrosterona S-DHEA. Em pacientes com defeitos de síntese da testosterona, a dosagem da testosterona é insuficiente para o diagnóstico diferencial. Existem vários protocolos de testes de estímulo com hCG que podem trazer informações importantes nesta situação.

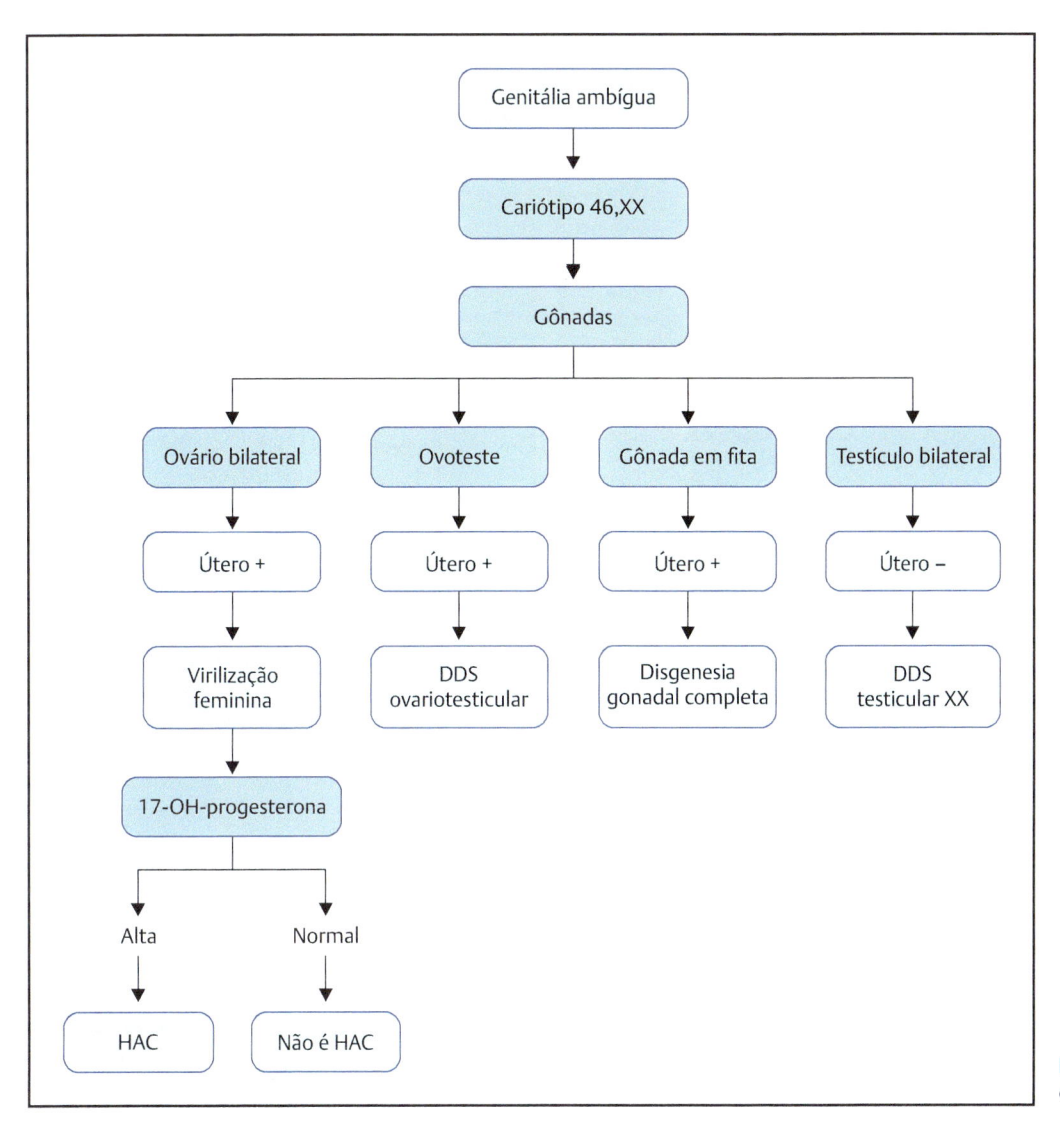

```
Genitália ambígua
        ↓
  Cariótipo 46,XX
        ↓
     Gônadas
   ┌────┬────┬────┬────┐
Ovário   Ovoteste  Gônada   Testículo
bilateral           em fita  bilateral
   ↓        ↓        ↓         ↓
 Útero +  Útero +  Útero +   Útero –
   ↓        ↓        ↓         ↓
Virilização DDS    Disgenesia  DDS
feminina  ovario-  gonadal   testicular XX
          testicular completa
   ↓
17-OH-progesterona
   ├──────┐
 Alta   Normal
   ↓      ↓
  HAC   Não é HAC
```

Fig. 1-4. Algoritmo diagnóstico dos DDS 46,XX.

A síndrome da insensibilidade androgênica (SIA) é uma hipótese que deve ser considerada em indivíduos com cariótipo 46,XY e biossíntese normal de testosterona. O diagnóstico definitivo dessa patologia é mais difícil quando uma mutação no receptor androgênico (AR) não estiver presente.

Pacientes com deficiência na enzima 5-alfa-redutase têm níveis normais de T, normais ou baixos de DHT e uma proporção alta de T/DHT após o teste de estimulação com hCG.

O hormônio Antimülleriano (AMH) é uma glicoproteína produzida em grandes quantidades pelas células de Sertoli imaturas testiculares, e segundo Josso et al.,[26] ele pode servir como um parâmetro extremamente útil. Em pacientes subvirilizados 46,XY o AMH encontra-se em níveis baixos nos casos de disgenesia gonadal, enquanto é normal ou alto na síndrome da insensibilidade androgênica (SIA) e nos defeitos de síntese androgênica.

A virilização de um recém-nascido 46,XX indica que houve uma ação androgênica durante o desenvolvimento fetal e que pode ser proveniente de um tecido testicular, de origem adrenal ou placentária. Apesar de que o diagnóstico da forma clássica da hiperplasia adrenal congênita (HAC-21OH) é esclarecido pela dosagem sérica de 17OHP, outras condições hiperandrogênicas podem ser mais difíceis de serem identificadas. Em recém-nascidos 46,XX a dosagem do hormônio antimülleriano (AMH) sérico é um recurso valioso para detectar a existência de tecido testicular, facilitando o diagnóstico de um DDS ovotesticular.

Nos DDS acompanhados de alterações nos cromossomos sexuais, e onde as gônadas apresentam vários graus de disgenesia, os níveis de AMH são indicativos da capacidade funcional do tecido testicular. Finalmente, em meninos com a síndrome dos ductos müllerianos persistentes o achado de níveis indetectáveis ou muito baixos de AMH sérico sugere a presença de uma mutação no receptor AMH.

DEFINIÇÃO DE REGISTRO CIVIL

Recomenda-se registro feminino em indivíduos 46,XX com hiperplasia adrenal congênita (HAC), dos quais mais de 90% têm identidade de gênero feminino. No entanto, nos casos de HAC com virilização extremamente acentuada a definição do registro civil poderá ser masculina.

Nos indivíduos 46,XY com insensibilidade completa aos andrógenos (SIAC), a única opção para registro é para o sexo feminino pelas características fenotípicas dessas pacientes. Porém, no subtipo de insensibilidade parcial aos andrógenos (SIAP), a decisão para o registro vai depender da análise individual de cada caso. Um registro masculino é indicado nas deficiências de 5-α-redutase tipo 2 e na 17-β-hidroxiesteroide desidrogenase tipo 3, em que a maioria desses pacientes tem tendência para desenvolver uma identidade masculina.

A gestão multidisciplinar nos centros de atendimento a pacientes portadores de DDS favorece especialmente os casos de DDS que se apresentam clinicamente com uma genitália ambígua, permitindo, assim, a tomada de decisões informadas para a definição do sexo e do planejamento de procedimentos que sejam considerados necessários.

Precedendo à definição do sexo de uma criança portadora de uma genitália ambígua, os pais devem ser informados pela equipe multidisciplinar sobre o significado médico, a curto e longo prazos, da condição sexual da criança e das possíveis repercussões que este distúrbio poderá trazer para a integração do paciente na sua vida social, na sua atividade sexual, na necessidade de tratamento hormonal e/ou cirúrgico, como também na possibilidade de haver, ou não, uma futura fertilidade, de acordo com sexo que for definido.

Como regra geral a atribuição do sexo deve levar em consideração vários fatores, e entre eles estão o diagnóstico etiológico do DDS, o tamanho do falo nos casos de haver uma genitália ambígua, as tradições étnicas da família, a perspectiva de haver uma fertilidade futura e a aceitação dos pais. Nos casos em que os pais discordam sobre o sexo de criação que é proposto pela equipe multidisciplinar, a vontade deles deverá ser levada em consideração.

No caso de paciente adolescente, ele poderá participar ativamente das decisões sobre a definição do sexo, caso isto ainda não tenha ocorrido, e também se está de acordo com o consentimento livre e esclarecido que costuma ser solicitado para a realização dos procedimentos cirúrgicos corretivos que porventura possam ser indicados.

Crianças portadoras de DDS devem ser monitorizadas ao longo dos anos para verificar se existe uma compatibilidade favorável da identidade de gênero com o sexo que foi definido.

Uma dificuldade prática decorrente de um adiamento da definição do sexo do paciente é sem dúvida o atraso do registro de nascimento, que é um procedimento sabidamente indispensável para que ele possa ter acesso aos benefícios oferecidos pelos sistemas de saúde, assim como para garantir outros direitos sociais da sua família.

Desde 2019 as regras de registro de nascimento em alguns estados brasileiros começaram a permitir que recém-nascidos com DDS sejam registrados sem uma definição do sexo social através do uso do termo *sexo ignorado*, até que houvesse um consenso da equipe de especialistas em relação à atribuição do gênero. Inicialmente foi estabelecido um limite de prazo de até dois meses para isto ocorrer.

Para facilitar ainda mais o processo de registro de nascimento nesses casos, uma deliberação judicial passou a permitir, a partir de 30 de janeiro de 2022, que para os indivíduos que ainda não possuem uma atribuição de sexo definida, ou até mesmo aqueles que pretendem trocar uma atribuição de sexo com a qual não se identificam, será permitido que nas suas certidões de nascimento possa constar um sexo não binário. O termo utilizado seria *não binárie*. Esta decisão judicial surgiu através de uma iniciativa da DPE-RJ (Defensoria Pública do Rio de Janeiro) e do Tribunal de Justiça fluminense.

AVALIAÇÃO PSICOSSOCIAL E PSICOSSEXUAL

Os cuidados dispensados pelos especialistas em saúde mental são essenciais para os pacientes pediátricos com DDS, como também para os pais. Este apoio deve ter uma continuidade longa e ser reforçado, em momentos críticos, que esses indivíduos e suas famílias enfrentarão. Isto costuma acontecer no momento do diagnóstico inicial, por ocasião dos relacionamentos afetivos, no início da atividade sexual e nos possíveis tratamentos de fertilidade.

Santos e Araújo ressaltam a importância de avaliar a construção psicossocial de pacientes com DDS, uma vez que seja ela que determinará a adequação, ou não, entre a identidade sexual (sexo biológico) e a identidade de gênero (sentimento do indivíduo de pertencer ao sexo masculino ou feminino).[26,27] O papel dos pais nessa construção é fundamental, pois são eles os responsáveis pelas primeiras relações da criança com o mundo externo, e que *imprimem* nela as representações sobre a identidade sexual, que irão assumir, e a subsequente articulação entre ela e a identidade de gênero. Os pais costumam se envolver totalmente nesta situação, apresentando sentimentos diversos e adquirindo, pouco a pouco, suas próprias representações acerca do DDS, com base no que escutam dos profissionais envolvidos no tratamento, dos familiares e de outras instâncias do contexto cultural.

Schweitzer et al.[28] realizaram um estudo retrospectivo e correlacional para examinar a relação existente entre as vivências de tratamento, os cuidados dispensados pelos pais e o apoio social em adultos portadores de diferentes formas de DDS. Os dados obtidos nos 69 participantes da pesquisa mostraram que a maioria recebeu tratamento médico relacionado com seu distúrbio durante a infância e adolescência. Em 61% existia um significativo distúrbio psicológico, e 45% relataram pensamentos suicidas pelo menos uma vez em suas vidas. Aqueles que tinham um amigo ou confidente tiveram um melhor prognóstico, mostrando que o apoio social é muito importante para esses indivíduos.

ABORDAGEM BIOÉTICA

Os aspectos desafiantes da abordagem e conduta para com os indivíduos afetados pelos distúrbios do desenvolvimento sexual são, sobretudo, a pressão da sociedade pelo conhecimento e consequentemente definição de um sexo binário da criança, a autonomia desses indivíduos, os princípios de beneficência, a tomada de decisões *no melhor interesse da criança* e uma participação ativa no consentimento para a abordagem terapêutica, que muitas vezes inclui cirurgias julgadas como sendo as mais adequadas. As controvérsias existentes são múltiplas e certamente convidam a uma reflexão multidisciplinar no enfoque desses tópicos.[29]

TRATAMENTO CIRÚRGICO

De maneira sucinta, pode-se afirmar que o tratamento cirúrgico visa a adequar a genitália externa ao sexo social do paciente, além de remover estruturas que lhe são incompatíveis. De modo geral, as reconstruções genitais são realizadas no primeiro ano de vida, porque as condições teciduais são melhores, há facilidade de recuperação no pós-operatório e, sobretudo, para garantir que a cirurgia seja feita antes que a criança tenha consciência corporal e de seu sexo social.

A abordagem cirúrgica depende dos seguintes fatores: diagnóstico da causa do DDS, tamanho do falo nos pacientes maiores, a identidade sexual já definida e o desejo da família. Ao contrário do que se fazia no passado, não se pode admitir que esses pacientes sejam tratados sem uma ampla informação e participação da família.

Nenhuma mudança do sexo social pode ser feita sem um diagnóstico muito preciso, a avaliação psicológica da identidade sexual do paciente (crianças maiores) e a plena aceitação dessa identidade pela família.

Nos pacientes cuja genitália externa está consoante com o sexo social, o tratamento cirúrgico consiste na exérese dos órgãos que forem contrários a ele.

As gônadas disgenéticas devem ser removidas, pois apresentam elevado índice de malignização, sobretudo quando o cromossomo Y está presente. São retiradas por cirurgia aberta convencional, quando palpáveis, ou por via laparoscópica, quando impalpáveis.

Nos casos de ambiguidade genital, a cirurgia visa adequar a genitália externa ao sexo social do paciente, sendo realizadas as genitoplastias (feminilizante ou masculinizante).

Genitoplastia Feminilizante

Esse tipo de cirurgia tem a finalidade de adequar a genitália externa ao padrão feminino. A maioria dos pacientes pertence ao grupo dos DDS 46,XX e é portadora de HAC. O espectro de virilização desses pacientes é muito variável, indo desde uma pequena hipertrofia do clitóris, até o extremo de uma situação de virilização intensa, sempre sem gônadas palpáveis; entretanto, a genitália interna é normal.

Todos os pacientes com HAC são criados como meninas nos países ocidentais. São poucas as situações em que há dificuldade para a designação de gênero dos indivíduos 46,XX não HAC (excepcionalmente em alguns casos de pacientes extremamente virilizados, a designação do sexo pode ser masculina).

As crianças que são indicadas para o sexo feminino podem ou não requerer cirurgia precoce na infância. Graus pequenos de aumento do clitóris não requerem redução cirúrgica, e, mesmo quando uma hipertrofia clitoriana é significativa, a redução cirúrgica somente deve ser realizada após os pais terem sido plenamente orientados sobre as vantagens e os riscos dessas cirurgias.

No que diz respeito à anatomia urogenital, a maior parte dos pacientes com DDS 46,XX decorrente de HAC apresenta uma cavidade vaginal que se conecta à parede posterior da uretra, abaixo do esfíncter uretral externo. Em um menor percentual desses pacientes, a vagina se une à porção proximal da uretra, entre o esfíncter e o colo vesical (Fig. 1-5).

É importante que o nível da confluência entre a cavidade vaginal e a uretra seja definido antes da cirurgia, o que pode ser feito por meio de uma uretrovaginoscopia e/ou uma genitografia.[30-38] A ultrassonografia da pelve e a ressonância magnética são recursos importantes para elucidar a anatomia interna.[31,32] A tradicional classificação de Prader[33] relacionava o grau de virilização externa com o nível de confluência entre a vagina e a uretra, fato questionável atualmente.

Etapas da Genitoplastia Feminilizante

A genitoplastia feminilizante pode ser dividida em três etapas principais, que compreendem:

- Vaginoplastia: procedimento que visa a separar a cavidade vaginal da uretra e conectá-la ao períneo. O sucesso da vaginoplastia depende do nível de confluência entre a cavidade vaginal e a uretra.[31,35,37] Na maioria dos casos, esse procedimento é realizado via perineal, pela mobilização ascendente da uretra até a sua confluência com a vagina (mobilização parcial ou total do seio urogenital)[39-42] ou pela modelagem do introito, com o tecido uretral (ou seio urogenital), anterolateralmente, e um retalho cutâneo perineal,

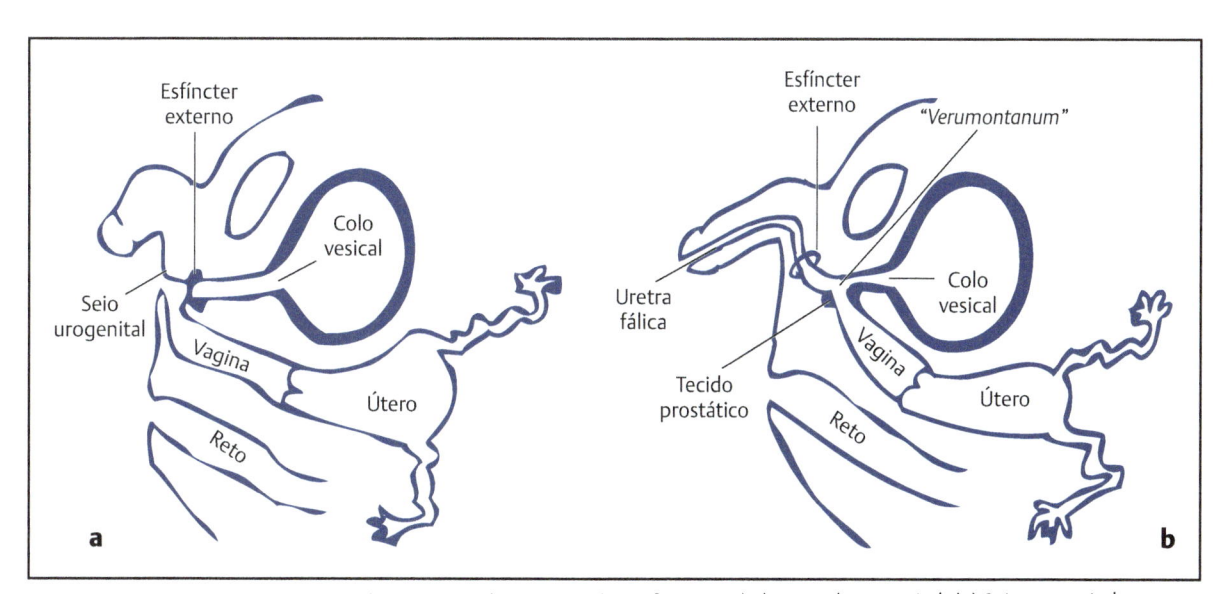

Fig. 1-5. Graus de virilização da genitália externa e do trato urinário inferior na síndrome adrenogenital. (**a**) Seio urogenital curto, em que a vagina se une à uretra abaixo do esfíncter uretral externo. (**b**) Forma de virilização acentuada, em que a vagina entra na uretra proximal em um pseudoveromontano, entre o esfíncter uretral e o colo vesical.

posteriormente, em U invertido.⁴³ A última é a mais utilizada e apresenta a vantagem de não prejudicar a inervação do esfíncter urinário e não alterar a função vesical.⁴⁴⁻⁴⁶ Em geral, a mobilização do seio urogenital é reservada aos casos de confluência alta;

- Clitoroplastia: o aumento do falo pode ser impressionante nas meninas com HAC. Até a década de 1960, a clitoridectomia era amplamente realizada, por se acreditar, erroneamente, que o prazer sexual poderia ser normal após a retirada do clitóris. Há cerca de, pelo menos, três décadas, a maioria dos cirurgiões realiza a redução do clitóris, e não sua extirpação. As técnicas de plicatura ou do embutimento do corpo do clitóris não apresentam bons resultados e praticamente não são mais empregadas. A clitoroplastia redutora é a técnica mais utilizada e consiste na ressecção do tecido erétil dos corpos cavernosos, com preservação da inervação e suprimento sanguíneo para a glande.⁴⁷,⁴⁸ Uma das vantagens dessa técnica é a remoção completa do corpo cavernoso, que não poderá crescer mais tarde, se a paciente se tornar menos aderente ao tratamento hormonal, o que é relativamente comum na adolescência;
- Vulvoplastia: a pele que recobre o falo é dividida em dois retalhos longitudinais que são rodados ventralmente para constituírem os pequenos lábios e o capuz do clitóris. As duas pregas genitais são remodeladas e mobilizadas inferiormente para reconstruir os grandes lábios e produzir uma anatomia perineal próxima do aspecto normal feminino (Fig. 1-6).³¹,³²

Essa cirurgia é comumente realizada por volta dos 6 meses de vida do paciente. Os maiores benefícios da cirurgia precoce seriam a redução da ansiedade dos pais e a melhor aceitação do sexo feminino nessas crianças. Entretanto, a cirurgia realizada no período neonatal não possibilita a redução máxima da clitoromegalia, como aquela que é obtida após a terapia com corticoide.

Em termos de pós-operatório, na puberdade é feita por uma avaliação do calibre do introito vaginal, sob anestesia geral.³⁷ É comum encontrar um estreitamento do introito, o que requer um pequeno reparo plástico.³⁶ O fato tem levado alguns autores a desencorajar a genitoplastia feminilizante precoce e a recomendá-la na puberdade.⁴⁵,⁴⁶,⁴⁹⁻⁵²

Vidal *et al.*⁵² não são favoráveis a essa opção tardia por dois motivos:

1. A disponibilidade de tecidos genitais e sua qualidade são muito melhores durante os primeiros 6 meses de vida, e

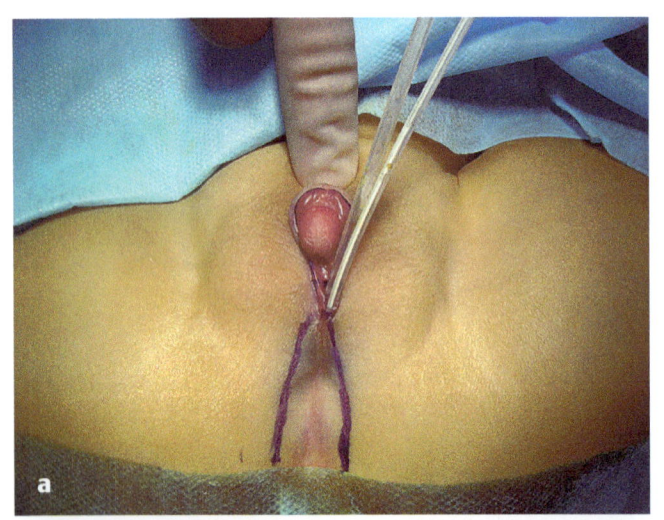

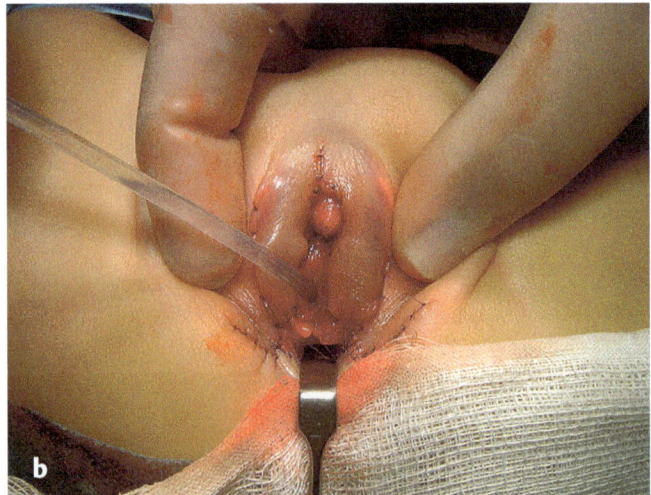

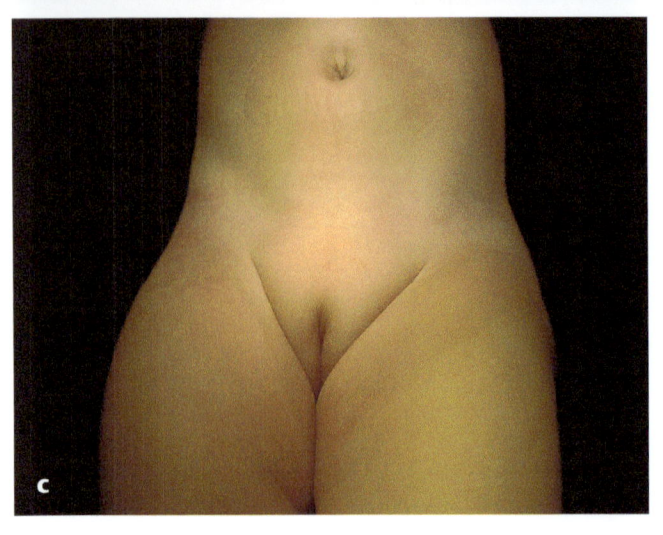

Fig. 1-6. (a) Aspecto pré-operatório de uma paciente com DDS 46,XX por HAC, mostrando a hipertrofia do clitóris e o seio urogenital. Estão delineadas as incisões cirúrgicas para a realização de um retalho cutâneo perineal em forma de U invertido para a vaginoplastia.
(b) Utilizada mucosa uretral (ou seio urogenital) para a reconstrução das partes anterior e lateral do introito vaginal. Aspecto final da genitália, com três meses de pós-operatório.

o tecido uretral é um material essencial para remodelar o trato genital baixo;
2. Apesar daqueles que propõem a reconstrução genital durante ou após a puberdade, por ser mais bem compreendida e aceita, é provável que o impacto psicológico da cirurgia tardia seja mais profundo do que é durante o período neonatal para a criança e seus pais.

As duas principais questões que ainda continuam provocando controvérsias são: quando executar essa cirurgia e qual o limite máximo do tamanho do falo para justificar sua redução.

Genitoplastia Masculinizante

A cirurgia visa a adequar a genitália ao padrão masculino. A maioria dos pacientes que necessita desse tipo de cirurgia é portadora dos DDS 46,XY definidos com sexo social masculino, mas que têm genitália externa ambígua. A cirurgia é, geralmente, realizada em dois estágios. Vale ressaltar que, ao contrário dos pacientes com HAC, muitos dos que apresentam DDS 46,XY terão infertilidade. Na maioria dos casos, os resultados funcionais e cosméticos são muito bons, exceto quando o falo é particularmente pequeno. Independentemente da causa do DDS 46,XY, os objetivos da cirurgia recaem sobre o reparo da hipospadia.

As características anatômicas da hipospadia são: curvatura ventral da haste peniana presente na maioria dos casos; o meato uretral ectópico na face ventral do pênis, que pode estar localizado em qualquer lugar entre a glande e o períneo; a distribuição assimétrica da pele peniana com um capuz de prepúcio dorsal e déficit de prepúcio na face ventral.

Cirurgia de Reparo da Hipospadia

A cirurgia para reparo da hipospadia compreende:

- Ortofaloplastia: consiste no alongamento e na retificação do pênis, o que requer o desenluvamento completo da pele que recobre o pênis e, em alguns casos, uma plicatura na albugínea dos corpos cavernosos;[53,54]
- Neouretroplastia: reconstrução do segmento ausente de uretra. A escolha da técnica depende, essencialmente, da qualidade da placa uretral (faixa de mucosa uretral que se estende desde o meato ectópico até o ápice da glande);
- Reconstrução da face ventral do pênis: é conseguida por meio da realização da meatoplastia, da reconstrução da glande (glanduloplastia) e da correção do déficit de pele na face ventral do pênis, com ou sem conservação do prepúcio (Fig. 1-7).[55]

Além disso, para a reconstrução genital dos pacientes com DDS 46,XY, alguns procedimentos adicionais são, por vezes, necessários, como orquidopexias e a excisão de remanescentes müllerianos e de gônadas displásicas.

TRATAMENTO DE OUTRAS CONDIÇÕES

Disgenesia Gonadal Mista (45,X/46,XY)

Nesses pacientes, a gônada em fita deveria ser removida no momento do diagnóstico por causa do elevado risco de malignização. O testículo que não desceu deveria ser levado ao escroto ou removido, dependendo do gênero designado, mas deve-se prestar muita atenção: ele deve ser cuidadosamente monitorizado, pois tem uma elevada chance de sofrer malignização. A reconstrução genital dependerá do sexo de criação do paciente.

Distúrbios do Desenvolvimento Sexual Ovariotesticular

É uma condição rara; só pode ser diagnosticada após biópsia e avaliação histológica que demonstrem presença de tecidos ovariano e testicular no mesmo indivíduo.

A excisão do tecido gonadal discordante deveria ser feita somente após a designação de gênero estar seguramente estabelecida. Quando esse tecido não puder ser completamente excisado, a gonadectomia pode ser necessária.

Uma excisão adequada do tecido testicular pode ser confirmada no pós-operatório pelos níveis androgênicos após a estimulação com hCG. Contudo, a presença de tecido ovariano não pode ser similarmente avaliada em pacientes pré-púberes. O tecido ovariano residual pode manifestar-se com a presença de ginecomastia na puberdade.

Os pacientes com DDS ovariotesticular 46,XX são mais comumente designados no sexo feminino, embora a atribuição masculina seja possível, especialmente quando o diagnóstico é feito tardiamente na infância. Nos pacientes criados no sexo feminino, a cirurgia das gônadas torna-se necessária em algum momento para remover o tecido testicular disgenético, a fim de evitar que haja secreção de andrógeno após a puberdade. Ela também é necessária para evitar o risco de câncer ou para remover as gônadas inteiras e, possivelmente, os remanescentes müllerianos, caso o paciente seja criado como homem.

Criptorquidia

A criptorquidia é uma malformação muito frequente na prática urológica pediátrica; é encontrada em cerca de 3% dos meninos nascidos a termo e em um terço dos prematuros.[56,57] O diagnóstico é essencialmente clínico, e o exame físico pode levar a diferentes situações clínicas, com condutas diferentes.[58]

No caso da criptorquidia unilateral palpável e sem anomalias genitais, a cirurgia deve ser feita sem outras investigações complementares. Porém, os pacientes com criptorquidia (uni ou bilateral, palpável ou não), associada especialmente ao micropênis ou à hipospadia, precisam de avaliações genéticas e endócrinas, seguidas por cirurgia.

- Em ambos os casos, os testículos não são palpáveis. A respeito desses pacientes, três questões precisam ser respondidas, sucessivamente: é realmente um menino? Solicitar um cariótipo;
- Se o cariótipo for 46,XY, a questão é saber se o paciente tem tecido testicular dentro do abdome. Para elucidá-la, devem-se realizar o teste com a hCG e dosar os níveis de AMH, FSH e LH;
- Se esses testes forem normais, deve-se investigar onde estão localizados os testículos e qual técnica deve ser usada para realizar a orquidopexia (laparoscopia)?

Os tratamentos incluem orquidopexia em um ou dois estágios, orquiectomia e tratamento hormonal (hCG, GnRH e análogo do GnRH), e não há consenso sobre o tratamento hormonal desses pacientes. A correção cirúrgica é o tratamento padrão para a criptorquidia e é recomendável realizá-la no sexto mês de vida, para evitar lesão do epitélio germinativo e comprometimento da fertilidade futura (Ver Capítulo 39).

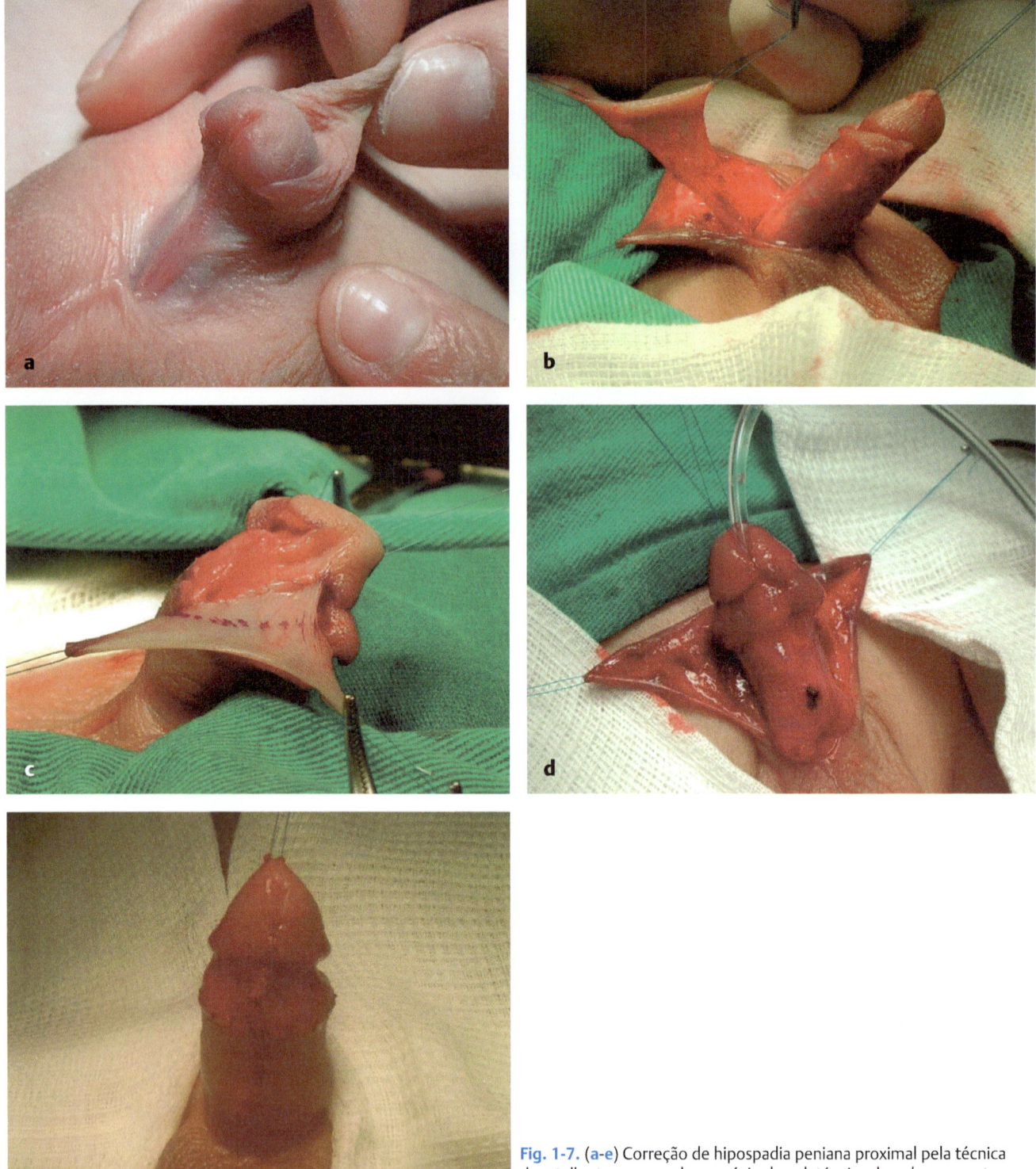

Fig. 1-7. (a-e) Correção de hipospadia peniana proximal pela técnica de retalho transverso do prepúcio dorsal, técnica de *onlay* proposta por Duckett.[53]

Síndrome de Insensibilidade Androgênica

Condição que está entre as causas mais comuns dos DDS 46,XY, é transmitida pela herança recessiva ligada ao cromossomo X. Várias mutações dos genes dos receptores androgênicos podem levar a uma síndrome da insensibilidade androgênica SIA, em que a genitália e outros órgãos-alvo não respondem de modo apropriado aos andrógenos.[59] Os pacientes acometidos apresentam cariótipo 46,XY, criptorquidia e genitália externa feminina (forma completa) ou parcialmente masculinizada (forma parcial).

A síndrome da insensibilidade androgênica completa SIAC é caracterizada por uma genitália externa completamente feminina; no entanto, a vagina é curta e não há trato genital interno feminino. A atribuição de gênero e o sexo de criação são sempre femininos. A maioria desses pacientes é diagnosticada na adolescência por causa da amenorreia primária. Alguns se apresentam precocemente com hérnia inguinal bilateral, com testículos no interior dos sacos herniários. Estima-se que 1% das meninas com hérnia inguinal tem SIAC.

O tratamento consiste em terapia de reposição hormonal na puberdade, correção de hérnia inguinal, orquiectomia e alongamento vaginal ou substituição. O momento da orquiectomia é uma questão controversa; alguns centros são favoráveis a fazê-la precocemente, no momento da herniorrafia, para reduzir o risco de malignidade, enquanto outros argumentam que manter as gônadas após a puberdade ajuda a maturação óssea e o desenvolvimento puberal, com a aromatização de andrógenos em estrógenos.

O aumento da capacidade vaginal pode ser conseguido por meio de dilatação do coto vaginal ou da substituição da vagina por um segmento de intestino.[60]

Nos recém-nascidos com a síndrome da insensibilidade androgênica parcial (SIAP), o fenótipo pode variar de uma aparência feminina ligeiramente virilizada – como um clitóris aumentado ou uma fusão labial – para uma aparência do sexo masculino com várias anormalidades dos órgãos genitais externos – como hipospadia, micropênis e criptorquidia. No caso dessas crianças, a atribuição de gênero é um desafio delicado para a equipe médica e para os pais. Doses elevadas de andrógenos podem ser necessárias para aumentar o tubérculo genital, dependendo da mutação do receptor de andrógeno envolvido. Na maioria dos casos, o sexo masculino é atribuído e a reconstrução cirúrgica segue a descrição dada para hipospadia e para ausência de descida testicular.

Ainda há muito espaço para estudos diversificados dos DDS. Mesmo com os notórios progressos ocorridos na área da genética molecular e a aquisição de melhor entendimento da fisiopatologia dos DDS, esse tema continua sendo considerado complexo e instigante. Evidentemente, quanto mais conhecimentos sobre esses distúrbios forem obtidos, tanto no que diz respeito à sua fisiopatologia, quanto sobre a avaliação clínica e a história natural, melhor se poderá lidar com os pacientes e, consequentemente, assegurar a eles melhor saúde global, social e psicológica.

CONCLUSÃO

Nas últimas décadas, houve uma expressiva evolução no conhecimento e nas atitudes adotadas em relação aos pacientes portadores de DDS.

Os centros que oferecem um atendimento multiprofissional direcionado para pacientes portadores de DDS prestam um serviço de inestimável valor. A maior participação das famílias e dos próprios pacientes com maior faixa etária nas decisões relacionadas com o registro do sexo, como também sobre os procedimentos médicos ou cirúrgicos que envolvem um consentimento informado, constitui um avanço de grande importância. Do mesmo modo um maior respeito aos princípios bioéticos que envolvem os indivíduos com DDS é um aspecto que deve ser sempre assegurado.

Ainda há muito espaço para avanços em relação a alguns DDS 46,XY que ainda permanecem sem um diagnóstico etiológico, apesar das técnicas moleculares de nova geração que já estão em uso para esta finalidade. Evidentemente, quanto mais conhecimentos sobre esses distúrbios forem obtidos, tanto no que diz respeito à sua fisiopatologia, como também no diagnóstico precoce e no conhecimento da história natural desses distúrbios nos vários períodos etários, melhor será a possibilidade de assegurar a eles uma melhor qualidade de vida e um bem-estar mental e social.

REFERÊNCIAS BIBLIOGRÁFICAS

1. Lee PA, Houk CP, Ahmed SF, Hughes IA. Consensus statement on management of intersex disorders. International Consensus Conference on Intersex. Pediatrics. 2006;118:E488-E500.
2. Abaci A, Çatli G, Berberoglu M. Gonadal malignancy risk and prophylactic gonadectomy in Disorders of sexual development. J Pediatric Endocrinol Metab. 2015;28(9-10):1019-27.
3. Achermann JC, Domenice S, Bachega T A, et al. Disorders of sex development: effect of molecular diagnostics. Nat Rev Endocrinol. 2015;11:478-88.
4. Conselho Federal de Medicina. Resolução 1.664/2003 de 12 de maio de 2003. Dispõe sobre as normas técnicas necessárias para o tratamento de pacientes portadores de anomalias da diferenciação sexual. Diário Oficial da União. 2003.
5. Guimarães A, Barboza HH. Designação sexual em crianças intersexo: uma breve análise dos casos de genitália ambígua. Cad Saúde Pública. 2014;30(10):2177-86.
6. Behrens KG. A principled ethical approach to intersex paediatric surgeries. BMC Med Ethics. 2020;21:108.
7. Biason-Lauber A. Human Sex Development: From Basic Science to Clinical Practice and Back. Pediatr Endocrinol Rev. 2017;15:8-20.
8. Oçal G. Current Concepts in Disorders of Sexual Development. J Clin Res Ped Endo. 2011;3(3):105-14.
9. Sax L. How common is intersex? A response to Anne Fausto-Sterling. J Sex Res. 2002;39:174-8.
10. Nordenvall AS, Frisen L, Nordenstrom A, Lichtenstein P, Nordenskjold A. Population based nationwide study of hypospadias in Sweden, 1973 to 2009: incidence and risk factors. J Urol. 2014;191:783-9.
11. Silveira EL, dos Santos EP, Bachega TA, et al. The actual incidence of congenital adrenal hyperplasia in Brazil may not be as high as inferred: an estimate based on a public neonatal screening program in the state of Goiás. J Pediatr Endocrinol Metab. 2008;21(5):455-60.
12. Danish RK. Intersex problems in the neonate. Indian J Pediatr. 1982;49:555-7.
13. Kurose Y, Nagai T, Shigematsu K, Uotani T, Akahori T. Chance diagnosis of mixed gonadal dysgenesis in an adult case of malignant gonadal germ cell tumor: a case report. J Med Case Rep. 2021;15(1):165.
14. Cunha SC, Andrade JG, Matsunaga C, et al. Early development of a gonadal tumor in a patient with mixed gonadal dysgenesis. Case Report Arch Endocrinol Metab. 2018;62(6):644-7.

15. Ozdemir M, Kavak RP, Yalcikaya I, Guresci K. Ovotesticular Disorder of Sex Development: An Unusual Presentation. J Clin Imaging Sci. 2019;9:34.
16. Kolesinska Z, Acierno Jr. J, Ahmed SF, et al. Integrating clinical and genetic approaches in the diagnosis of 46,XY disorders of sex development. Endocr Connect. 20187:1480-90.
17. Rocha VB, Guerra-Junior G, Marques-de-Faria AP, et al. Complete gonadal dysgenesis in clinical practice: the 46,XY karyotype accounts for more than one third of cases. Fertility and Sterility. 2011;96:1431-4.
18. Michala L, Goswami D, Creighton SM, Conway GS. Swyer syndrome: presentation and outcomes. Brit Obstet Gynecol. 2008;115:737-41.
19. Çetinkaya E, Öçal G, Berberoğlu M, et al. Association of partial gonadal dysgenesis, nephropathy and WT1 gene mutation without Wilm's tumor: incomplete Denys-Drash syndrome. J Pediatr Endocrinol Metab. 2001;14:561-4.
20. Quigley CA, Bellis A, Marschke KB, et al. Androgen receptor defects: historical, clinical, and molecular perspectives. Endocr Rev. 1995;16(3):271-321.
21. Chen MJ, Vu BM, Axelrad M, et al. Androgen Insensitivity Syndrome: Management Considerations from Infancy to Adulthood. Androgen Insensitivity Syndrome. Pediatr Endocrinol Ver. 2015;12(4):373-87.
22. Calderon MG, Lemos CMB, Alem MD, et al. Complete Androgen Insensitivity Syndrome and Literature Review. J Hum Growth Dev. 2019;29(2):187-91.
23. Patel V, Casey RK, Gomez-Lobo V. Timing of Gonadectomy in Patients with Complete Androgen Insensitivity Syndrome-Current Recommendations and Future Directions. J Pediatr Adolesc Gynecol. 2016;29(4):320-5.
24. Hellmann P, Christiansen P, Johannsen TH, et al. Male patients with partial androgen insensitivity syndrome: a longitudinal follow-up of growth, reproductive hormones and the development of gynaecomastia. Arch Dis Child Arch Dis Child. 2012;97(5):403-9.
25. Guerra-Junior G, Andrade KC, Barcelos IHK, Maciel-Guerra AT. Imaging techniques in the diagnostic journey of Disorders of Sex Development. Sex Dev. 2018;12(1-3):95-9.
26. Josso N, Rey AR. What Does AMH Tell Us in Pediatric Disorders of Sex Development? REVIEW article. J Clin Imaging Sci. 2019;9:34.
27. Schweizer K, Brunner F, Gedrose B, et al. Coping with diverse sex development: treatment experiences and psychosocial support during childhood and adolescence and adult well-being. J Pediatr Psychol. 2017;42:504-19.
28. Santos MMR, Araujo TCCF. Intersexo: O desafio da construção da identidade de gênero. Revista da Sociedade Brasileira de Psicologia Hospitalar. 2004;7(1):17-28.
29. Gubert IC. Conflitos e abordagem bioética de crianças com distúrbios do desenvolvimento sexual. Revista Pistis Praxis. 2012;4(267):33.
30. Roll MF, Kneppo C, Roth H, et al. Feminising genitoplasty: One-stage genital reconstruction in congenital adrenal hyperplasia: 30 years' experience. European Journal Of Pediatric Surgery. 2006;16:329-33.
31. Farkas A, Chertin B, Hadas-Halpren I. 1-Stage feminizing genitoplasty: 8 years of experience with 49 cases. Journal of Urology. 2001;165: 2341-6.
32. Prader A. Genital findings in the female pseudo hermaphroditism of the congenital adrenogenital syndrome; morphology, frequency, development and heredity of the different genital forms. Helvetica Pediatrica Acta. 1954;9:231-48.
33. Rink RC, Adams MC, Misseri R. A new classification for genital ambiguity and urogenital sinus anomalies. Bju International. 2005;95:638-42.
34. Gollu G, Yildiz RV, Bingol-Kologlu M, et al. Ambiguous genitalia: An overview of 17 years' experience. Journal of Pediatric Surgery. 2007;42:840-4.
35. Gupta DK, Shilpa S, Amini AC, et al. Congenital adrenal hyperplasia: Long-term evaluation of feminizing genitoplasty and psychosocial aspects. Pediatric Surgery International. 2006;22:905-9.
36. Alizai NK, Thomas DF, Lilford RJ, et al. Feminizing genitoplasty for congenital adrenal hyperplasia: What happens at puberty? Journal of Urology. 1999;161:1588-91.
37. Rink RC, Adams MC. Feminizing genitoplasty: State of the art. World Journal of Urology. 1998;16:212-8.
38. Rink RC, Metcalfe PD, Kaefer MA, et al. Partial urogenital mobilization: A limited proximal dissection. Journal of Pediatric Urology. 2006;2:351-6.
39. Pena A. Total urogenital mobilization – An easier way to repair cloacas. Journal of Pediatric Surgery. 1997;32:267-8.
40. Ludwikowski B, Oesch Hayward I, Gonzalez R. Total urogenital sinus mobilization: Expanded applications. BJU International. 1999;83:820-2.
41. Jenak R, Ludwikowski B, Gonzalez R. Total urogenital sinus mobilization: A modified perineal approach for feminizing genitoplasty and urogenital sinus repair. Journal of Urology. 2001;165:2347-9.
42. Fortunoff S, Lattimer JK, Edson M. Vaginoplasty Technique for Female Pseudo-hermaphrodites. Surgery Gynecology Obstetrics. 1964;118:545-8.
43. Stikkelbroeck NM, Beerendonk CC, Willemsen WN, et al. The long term outcome of feminizing genital surgery for congenital adrenal hyperplasia: Anatomical, functional and cosmetic outcomes, psychosexual development, and satisfaction in adult female patients. Journal of Pediatric and adolescent gynecology. 2003;16:289-96.
44. Creighton S. Surgery for intersex. Journal of Royal Society of Medicine. 2001;94:218-20.
45. Creighton S. Early versus late intervention of congenital adrenal hyperplasia. Journal of Pediatric and Adolescent Gynecology. 2004;17:411.
46. Kumar H, Kiefer JH, Rosenthal IE, Clark SS. Clitoroplasty: experience during a 19 year period. J Urol. 1974;111:81-4.
47. Snyder HM, Retik AB, Bauer SB, Colodny AH. Feminizing genitoplasty: a synthesis. J Urol. 1983;129:1024-6.
48. Creighton SM, Minto CL, Steele SJ. Objective cosmetic and anatomical outcomes at adolescence of feminising surgery for ambiguous genitalia done in childhood. Lancet. 2001;358:124-5.
49. Krege S, Walz KH, Hauffa BP, et al. Long-term follow-up of female patients with congenital adrenal hyperplasia from 21-hydroxylase deficiency, with special emphasis on the results of vaginoplasty. Bju International. 2000;86:253-9.
50. Woodhouse CR. Intersex surgery in the adult. Bju International. 2004;93(3):57-65.
51. Vidal I, Gorduza DB, Haraux E, Mouriquand. Surgical options in disorders of sex development (DSD) with ambiguous genitalia. Best Practice & Research Clinical Endocrinology Metabolism. 2010;24:311-24.
52. Duckett JW. The island flap technique for hypospadias repair. The Urologic Clinics of North America. 1981;8:503-11.
53. Nesbit RM. Congenital Curvature of the Phallus: Report of Three Cases with Description of Corrective Operation. Journal of Urology. 1965;93:230-2.
54. Firlit CF. The mucosal collar in hypospadias surgery. Journal of Urology. 1987;137:80-2.
55. Hutson J. Undescendent testes. In: Pediatric Surgery and Urology: Long term Outcomes. 2. ed. Cambridge: Cambridge University Press; 2006. p. 652-63.
56. Backer L, Silver R, Docimo S. Cryptorchidism. In: Pediatric Urology. Philadelphia: W. B. Saunders. 2001. p. 738-53.
57. Mouriquand PD. Undescended testes in children: the pediatric urologist's point of view. European Journal of Endocrinology. 2008;159(1):S83-86.
58. Hughes IA, Deeb A. Androgen resistance. Best practice & research. Clinical Endocrinology & Metabolism. 2006;20:577-98.
59. Frank R. The formation of an artificial vagina without operation. American Journal of Obstetrics And Gynecology. 1938:1053-5.
60. Joseph D. Gonadal Tumors in DSD. Dialogues in Pediatric Urology. 2008;29:7-8.

HIPERPLASIA ADRENAL CONGÊNITA POR DEFICIÊNCIA DA 21-HIDROXILASE

CAPÍTULO 2

Larissa Garcia Gomes ▪ Tânia Sanchez Bachega

INTRODUÇÃO

Os glicocorticoides, mineralocorticoides e esteroides sexuais são sintetizados a partir de um precursor comum, o colesterol no córtex adrenal. A primeira etapa enzimática é a conversão do colesterol em pregnenolona, catalisada pelo citocromo P450scc. Para produzir o cortisol, a enzima P450c17 converte a pregnenolona em 17-OH pregnenolona, e, a seguir, a enzima 3β-hidroxiesteroide desidrogenase converte a 17OH-pregnenolona em 17OH-progesterona. Esta última é convertida em 11-desoxicortisol pela ação da enzima P450c21, e o 11-desoxicortisol sofre a ação da P450c11, que o converte em cortisol (Fig. 2-1).[1]

A síntese do cortisol é regulada por um *feedback* negativo, em que altas concentrações de cortisol inibem a liberação de hormônio adrenocorticotrófico (ACTH) pela hipófise, bem como baixas concentrações do mesmo estimulam a liberação de ACTH. A esteroidogênese também é regulada por fatores intracelulares que influenciam as atividades enzimáticas, como a *steroidogenic acute regulatory protein* (STAR), que aumenta a oferta de colesterol para a enzima P450scc, sendo responsável pela resposta aguda ao ACTH e à angiotensina II, agindo através da membrana mitocondrial. Outro fator regulador do processo esteroidogênico é a eficiência catalítica das enzimas, que é regulada pela transferência de elétrons a partir do NADPH.[1]

A hiperplasia adrenal congênita (HAC) consiste em um grupo de doenças autossômicas recessivas, resultantes da deficiência de uma das enzimas envolvidas na síntese de cortisol. Outro defeito foi descrito como causador de HAC, a deficiência da P450-oxidorredutase (POR), doador de elétrons obrigatório para a atividade catalítica das enzimas 21-hidroxilase e da 17α-hidroxilase/17,20-liase.[1]

HIPERPLASIA ADRENAL POR DEFICIÊNCIA DA 21-HIDROXILASE

A enzima 21-hidroxilase (21OH), também denominada P450c21, pertencente à família dos citocromos P450, é localizada no retículo endoplasmático e catalisa a conversão da 17OH-progesterona em 11-desoxicortisol, um precursor do cortisol, e da progesterona em desoxicorticosterona, um precursor da aldosterona. Sua atividade é dependente da doação de elétrons a partir do NADPH, que é mediada pela POR.[1]

A deficiência da 21-hidroxilase é a causa mais comum de HAC, ocorrendo em aproximadamente 90% a 95% dos casos.[2,3] O comprometimento da síntese de cortisol é variável, o que determina diminuição do *feedback* negativo sobre o ACTH, levando ao aumento das concentrações dos esteroides precursores do cortisol. Alguns desses precursores fazem parte da biossíntese dos esteroides sexuais, que determinam sinais clínicos de excesso de andrógenos, como genitália atípica em fetos do sexo feminino e rápido crescimento no período pós-natal com sinais de virilização em ambos os sexos. Concomitantemente, a deficiência de aldosterona pode levar à perda de sal com consequente hipovolemia e choque nas primeiras semanas de vida. As manifestações clínicas da HAC-21OH incluem um amplo espectro de sintomas, e a doença é tradicionalmente dividida em quatro grupos fenotípicos principais – *a forma clássica*, que se caracteriza pela genitália atípica nas meninas e pseudopuberdade precoce em ambos os sexos, com ou sem perda de sal, inclui as *formas perdedora de sal e virilizante simples*. A *forma não clássica* resulta em sinais de hiperandrogenismo de início mais tardio, podendo manifestar-se como pubarca precoce ou como quadro clínico semelhante à síndrome dos ovários policísticos (SOP) e inclui as *formas sintomática e críptica*.

FORMAS CLÁSSICAS

A forma clássica da HAC-21OH é detectada em aproximadamente 1:10.000 a 1:20.000 nascimentos na maioria das populações caucasianas, sendo mais prevalente em alguns grupos étnicos.[1,4-6] Na população brasileira, dados do Programa de Triagem Neonatal do Estado de Goiás identificaram incidência de aproximadamente 1:10.300,[7] de forma similar a resultados preliminares do Programa de Triagem Neonatal no Estado de São Paulo.[8]

Forma Virilizante Simples

A forma clássica virilizante simples (VS) da HAC-21OH caracteriza-se por virilização pré-natal da genitália externa no feto feminino. As concentrações elevadas dos andrógenos adrenais na vida intrauterina resultam em clitoromegalia, impedem a formação separada dos canais vaginal e uretral e promovem fusão variável das pregas labioescrotais. Este grau de virilização da genitália pode ser tão importante a ponto de predispor a erros na identificação do sexo ao nascimento.[9] O grau de virilização da genitália externa é classificado na prática clínico segundo *scores* de Prader,[10] que variam desde Prader 1 (clitoromegalia isolada) a Prader 5 (clitoromegalia

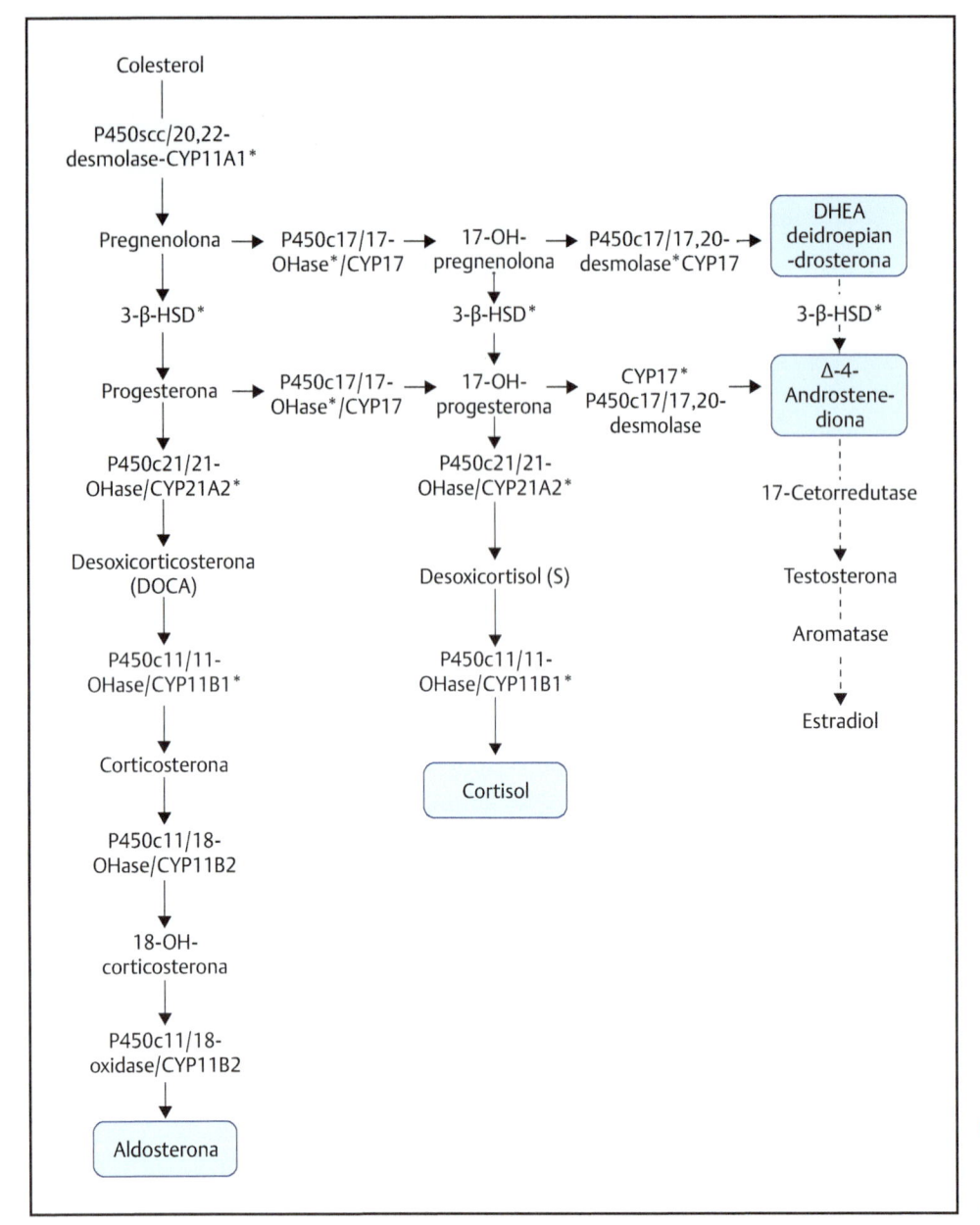

Fig. 2-1. Principais vias da biossíntese dos esteroides adrenais e gonadais. *Deficiências enzimáticas envolvidas na etiologia da HAC.

com fusão completa das pregas labioescrotais e abertura do seio urogenital na glande, assemelhando-se à genitália masculina) (Fig. 2-2).

No sexo masculino com as formas clássicas não ocorrem malformações da genitália, mas pode ser observada macrogenitossomia ao nascimento. Na vida pós-natal, nos pacientes sem tratamento, os sinais de virilização progridem em ambos os sexos, causando aumento do clitóris ou do pênis, pubarca precoce, aumento de massa muscular, aumento da velocidade de crescimento e fechamento precoce das epífises ósseas, resultando em uma estatura final baixa.

Forma Perdedora de Sal

A forma clássica perdedora de sal (PS) da HAC-21OH é a forma mais grave, em que os sintomas de excesso de andrógenos estão associados à perda de sal no período neonatal consequente à deficiência na secreção de mineralocorticoides. A crise de perda de sal, caracterizada por desidratação com hiponatremia e hiperpotassemia, raramente, ocorre antes dos 7 dias de vida. Na maioria dos recém-nascidos ocorre entre o 7º e o 14º dia de vida e, infelizmente, está relacionada com a significativa taxa de mortalidade neonatal, especialmente em meninos, por conta da ausência de sinais clínicos evidentes ao nascimento que chamem a atenção para este diagnóstico. Esses dados são ratificados pela casuística acompanhada no serviço de Endocrinologia do HC-FMUSP, em que é possível observar que a forma PS corresponde a apenas 50% dos casos de forma clássica, e o sexo masculino representa apenas 20% dos casos de forma PS, enquanto que o esperado seria igual proporção de afetados entre os sexos, já que se trata de uma doença com herança autossômica recessiva[11]. Esta forma clínica ocorre em cerca de 75% dos pacientes portadores da forma clássica nos países em que a triagem neonatal é realizada.[1]

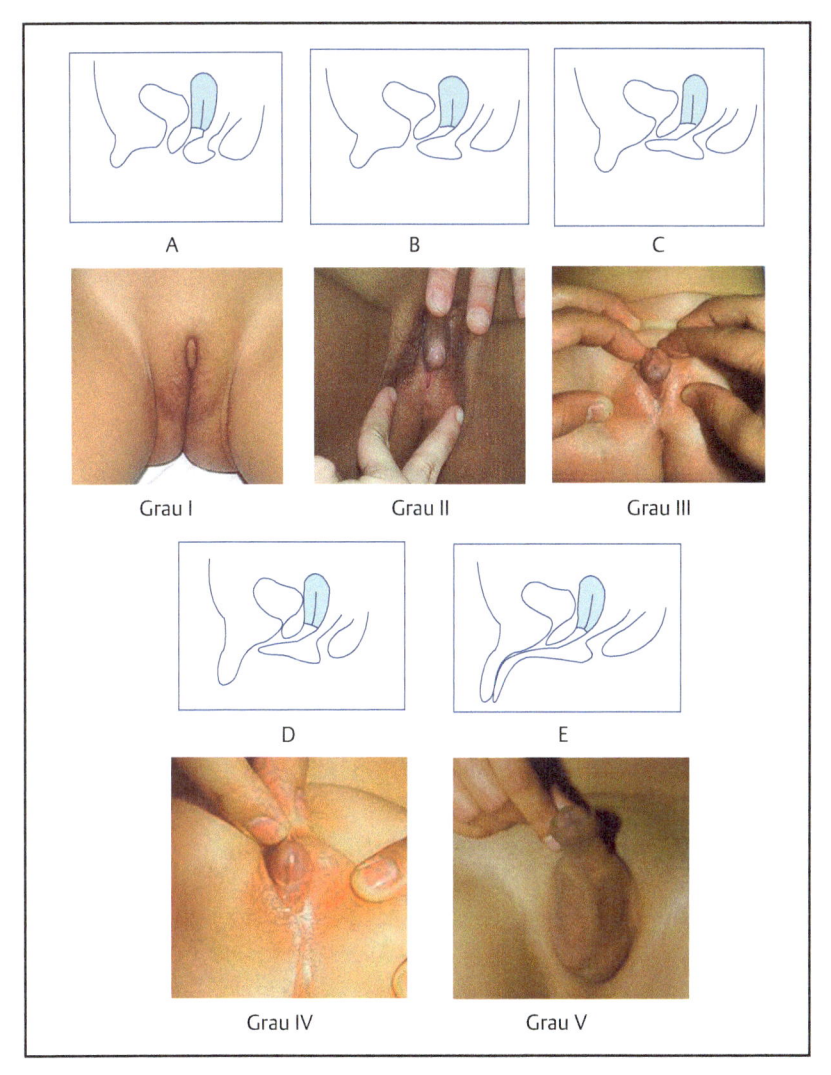

Fig. 2-2. Diferentes graus de virilização da genitália externa em meninas portadoras de hiperplasia adrenal congênita por deficiência da 21-hidroxilase: (**a**) Grau I de Prader. (**b**) Grau II de Prader. (**c**) Grau III de Prader. (**d**) Grau IV de Prader. (**e**) Grau V de Prader.

FORMA NÃO CLÁSSICA

A forma não clássica (NC) da HAC-21OH apresenta frequência mais elevada do que a forma clássica, ocorrendo em aproximadamente 1 a cada 1.000 indivíduos, sendo subdividida nas formas sintomática e críptica.[12]

Mulheres portadoras da forma sintomática apresentam sintomas tardios de hiperandrogenismo, que podem iniciar na infância, adolescência ou idade adulta. A atipia genital não está presente ao nascimento, no entanto, uma discreta clitoromegalia pode ocorrer em aproximadamente 5% dos casos. Na infância, o quadro caracteriza-se por pubarca precoce e avanço da maturação óssea, podendo resultar em comprometimento da estatura final; porém, menos importante do que aquele causado pela forma clássica. Na adolescência ou na vida adulta, o quadro clínico pode compreender uma ampla variabilidade de manifestações, como amenorreia primária ou secundária, irregularidade menstrual, hirsutismo, acne, calvície e infertilidade. O quadro clínico da forma NC pode ser muito semelhante ao da síndrome dos ovários policísticos (SOP), podendo levar à confusão diagnóstica.[13] Vale a pena ressaltar que o diagnóstico de SOP só pode ser realizado após a exclusão da presença de forma NC.

Os homens afetados, quando não apresentam pubarca precoce na infância, geralmente são assintomáticos na idade adulta, sendo a maioria diagnosticada pela investigação familiar de um caso índex.

Na forma NC assintomática ou críptica, o defeito enzimático é semelhante ao da forma sintomática, mas os sinais clínicos de hiperandrogenismo estão ausentes. Na prática, observa-se que estes indivíduos embora apresentem concentrações basais e/ou pós-estímulo elevadas da 17OH-progesterona (17OHP), os valores séricos de androstenediona e de testosterona são normais para o sexo e a idade. Esses indivíduos são, geralmente, diagnosticados por meio de rastreamento familiar de um afetado.

A presença de incidentaloma adrenal uni ou bilateral é outra condição em que o diagnóstico da forma NC deve ser considerado. Nesses casos, uma adequada reposição com glicocorticoides determina a involução dos nódulos, tornando-se desnecessária a intervenção cirúrgica.[14] Mielolipomas adrenais são frequentemente descritos em pacientes com HAC, particularmente naqueles não tratados ou que interromperam o tratamento. O tratamento cirúrgico é recomendado quando os tumores adrenais forem maiores do que 6 cm, por causa do risco de ruptura.[15]

DIAGNÓSTICO

O diagnóstico hormonal da HAC-21OH baseia-se na dosagem dos valores séricos da 17OHP pela manhã.[16] Na forma clássica, as concentrações basais estão muito elevadas, geralmente maiores do que 50 ng/mL.[17] O teste de estímulo agudo com ACTH sintético na forma clássica, com obtenção do perfil hormonal adrenocortical completo, teria indicação apenas nos casos com concentrações basais menores da 17OHP e teria como objetivo excluir outros defeitos enzimáticos, como a deficiência da 11-hidroxilase e da P450-oxidorredutase em bebês e crianças com atipia genital. Embora esses defeitos enzimáticos sejam pouco frequentes em nossa população, a literatura descreve que ambas as deficiências enzimáticas podem ter concentrações basais da 17OHP pouco elevadas, geralmente entre 10 e 20 ng/mL.[16] Na forma clássica PS, os valores da atividade plasmática de renina (APR) ou da renina estão muito elevados, sendo também observada hiponatremia e hipercalemia.[18] Vale a pena ressaltar que recém-nascidos normais também podem ter valores séricos elevados de renina.

Na forma NC, qual valor basal define seu diagnóstico tem sido muito discutido na literatura. Recentemente, nosso grupo realizou uma curva ROC com os valores séricos basais da 17OHP de pacientes adultos e pediátricos com forma não clássica e portadores de manifestações hiperandrogênicas, mas com valores normais da 17OHP no teste com ACTH sintético. O valor basal da 17OHP ≥ 5,4 ng/mL apresenta 100% de especificidade para o diagnóstico da forma não clássica, sendo que pacientes com valores menores devem ser submetidos ao teste de estímulo com ACTH sintético.[19]

No teste de estímulo com ACTH sintético, o critério diagnóstico é o valor sérico da 17OHP >10 ng/mL;[16] entretanto, esse valor foi definido antes dos estudos moleculares do gene da 21-hidroxilase. Com o advento dos estudos genéticos, confirma-se o diagnóstico molecular de forma NC na maioria dos indivíduos com valores da 17OHP pós-ACTH ≥ 15 ng/mL,[20] e observa-se que valores pós-estímulo entre 10 e 15 ng/mL são encontrados tanto em indivíduos heterozigotos, como naqueles afetados pela forma NC.[21] Para esses casos, ou seja, em indivíduos com manifestações hiperandrogênicas e valores da 17OHP pós-ACTH entre 10 e 15 ng/mL, temos indicado o estudo molecular para a confirmação do diagnóstico de forma NC. Outros hormônios que também estão elevados são androstenediona, testosterona e 21-desoxicortisol. Ressaltamos que as dosagens hormonais devem sempre ser realizadas durante a fase folicular do ciclo menstrual.

O amplo espectro fenotípico e hormonal da HAC-21OH deve-se a diferentes graus de comprometimento da atividade enzimática, causados por várias mutações no gene que codifica esta enzima, gene CYP21A2.[22] De acordo com o Consenso de 2018 da Endocrine Society, o diagnóstico molecular é recomendado apenas quando existe dúvida diagnóstica após as avaliações clínica e hormonal ou com o propósito de aconselhamento genético.[16]

Diagnóstico Neonatal

A forma clássica da HAC-21OH é caracterizada por concentrações séricas de 17OHP acentuadamente elevadas em pacientes sintomáticos. Os valores basais, geralmente, são superiores a 100 ng/mL em lactentes afetados, enquanto que os valores de recém-nascidos normais são inferiores a 10 ng/mL. Isso torna possível o rastreamento de recém-nascidos para esta doença em sangue seco de papel filtro ("teste do pezinho"), que foi introduzido no Brasil, a partir de 2012, para a HAC. A triagem neonatal minimiza atrasos no diagnóstico, especialmente nos meninos, e reduz a morbidade e a mortalidade por crises de insuficiência adrenal, bem como permite a correção precoce dos erros de registro de sexo em bebês com atipia genital.[23]

É importante ressaltar que crianças com doenças intercorrentes, pequenas para idade gestacional ou prematuras, podem ter valores elevados de 17OHP neonatal, mesmo as não portadoras de erros inatos na biossíntese de esteroides. Nosso grupo, em conjunto com o Instituto Jô Clemente, analisou os valores da 17OHP neonatal de recém-nascidos, com amostras coletadas entre 2 a 7 dias de vida. Concluímos que quando os valores de referência para a 17OHP neonatal são ajustados para o peso ao nascimento e para o tempo de vida no momento da coleta, há uma importante melhora na precisão dos resultados, com redução dos testes com resultados falso-positivos.[24]

> **IMPORTANTE**
>
> O padrão ouro para se diferenciar a deficiência da 21-hidroxilase de outras deficiências enzimáticas é o teste de estímulo com ACTH sintético. No entanto, o tratamento de urgência não deve ser adiado para realizar este teste em recém-nascido que apresente hipotensão/desidratação com anormalidades eletrolíticas ou com risco de vida.

A análise do genótipo pode confirmar o diagnóstico e auxiliar na diferenciação entre as formas clínicas, sendo usada em alguns programas de triagem neonatal.[25,26] Encontra-se disponível comercialmente no nosso meio, mas é dispendiosa e muitas vezes não completamente coberta por seguradoras.

Genética Molecular

O gene que codifica a enzima 21-hidroxilase (CYP21A2) está localizado no braço curto do cromossomo 6, na região dos genes que codificam o HLA classe III (6p21.3), bem como o pseudogene (CYP21A1P), que não codifica uma enzima por causa da presença de várias mutações. Ambos os genes são compostos por 10 exons e apresentam alta homologia entre si, 98% na região exônica e 96% na região intrônica.[27] Os genes CYP21 alternam-se com os genes duplicados, C4 e TNX, e por causa da alta homologia das regiões de repetições dos genes C4/CYP21/TNX, essa região é alvo de grandes rearranjos e conversões gênicas, que são as principais fontes de mutações causadoras da deficiência da 21-hidroxilase (Fig. 2-3). Essas mutações basicamente consistem em deleções, grandes conversões ou mutações de ponto no gene CYP21A2. A frequência das mutações no gene CYP21A2 varia de acordo com a etnia; deleções e grandes conversões são encontradas principalmente em pacientes com as formas clássicas e são identificadas em 20% a 33% dos alelos afetados em populações caucasianas,[28] apresentando baixa frequência na população latino-americana.[29,30]

Até o momento, mais de 300 mutações de ponto já foram descritas (www.hgmd.cf.ac.uk), e nove delas são as mais prevalentes em vários estudos populacionais. Essas mutações são, normalmente, identificadas no pseudogene, sugerindo

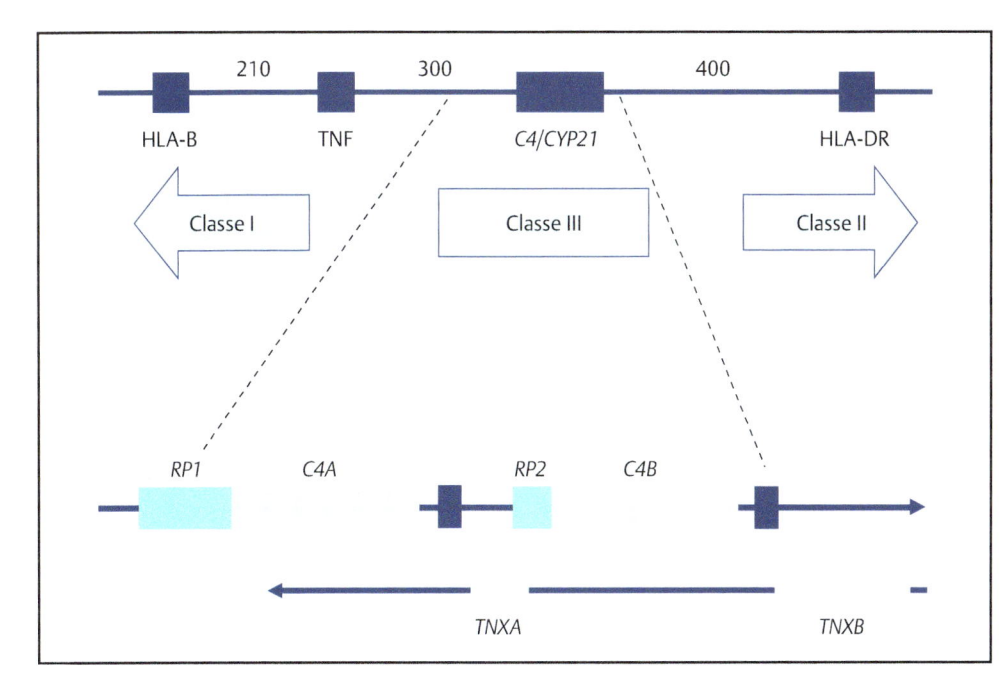

Fig. 2-3. Os genes da 21-hidroxilase (*CYP21A1P* e *CYP21A2*) estendem-se sobre uma região de aproximadamente 30 kB, no braço curto do cromossomo 6 (6p21.3), dentro do complexo HLA, especificamente dentro da região que codifica o HLA classe III. Os números indicam as distâncias entre os genes em quilobase; *CYP21A1P* = pseudogene; *CYP21A2* = gene ativo; *C4* e *C4B* = genes do quarto componente do complemento sérico (fator 4); *RP1* = gene de uma proteína quinase nuclear; *RP2* = cópia truncada do gene *RP1*; *TNXB* = gene da tenascina-X; *TNXA* = cópia truncada do gene *TNXB*. Os genes *TNX* estão em fitas cromossômicas opostas, e as setas indicam o sentido da transcrição.

que elas são transferidas do pseudogene para o gene ativo por eventos de microconversões. Alelos mutados podem carrear microconversões de tamanhos variáveis, que envolvam duas ou mais mutações de ponto em exons consecutivos.[28,31,32] Esses eventos exemplificam que para adequado diagnóstico molecular torna-se necessário se rastrear no gene ativo todas as mutações que possam ser derivadas de pseudogene, como também se realizar análise de segregação de mutações do caso índex em amostra do DNA dos pais.

As mutações não provenientes do pseudogene, representando eventos mutagênicos casuais, geralmente são encontradas em casos isolados. No entanto, para alguns deles tem sido descrito efeito de gene fundador, como para as mutações G424S, R408C, 1003 ^ 1004 InsA, IVS2 -2 A > G.[33,34]

Tem sido observado uma boa correlação do genótipo com o fenótipo na HAC-21OH. As mutações, que criam códons prematuros de parada de leitura, alteram as regiões de sítios de *splice* ou a estrutura de leitura da proteína, estão associadas à forma clássica perdedora de sal, enquanto que as mutações *missense* podem estar associadas a qualquer forma clínica. A mutação mais frequente identificada na forma perdedora de sal é I2 *splice*; na forma virilizante simples a I172N e na forma não clássica a V281L.[1,20]

De acordo com o comprometimento da atividade enzimática causado pelas mutações, estas são divididas em grupos, conforme sua atividade residual e, em seguida, correlacionados com as formas clínicas (Quadro 2-1).[35] O grupo A incluiu mutações que determinam menos do que 2% de atividade enzimática residual e estão relacionadas com a forma perdedora de sal. O grupo B incluiu mutações que codificam uma enzima com atividade enzimática residual de 3% a 7% e estão relacionadas com a forma virilizante simples. O grupo C incluiu mutações que determinam uma atividade residual enzimática de 18% a 60% e estão relacionadas com a forma não clássica. A maioria dos pacientes portadores da HAC-21OH é heterozigoto composto, e a forma clínica está correlacionada com o alelo que apresenta maior atividade residual enzimática (Quadro 2-2).[28,31,36,37]

Na maioria dos casos de HAC-21OH há uma boa correlação entre o genótipo, a forma clínica, os valores séricos de 17OHP e de testosterona;[20,36,37] porém, em alguns pacientes as formas clínicas não correspondem às previstas pelos genótipos. Essa ausência de correlação pode ser decorrente da presença de mutações adicionais que não foram detectadas

Quadro 2-1. Classificação das mutações no gene *CYP21A2*, respectivas localizações e atividades enzimáticas residuais

Mutações	Sítio	Atividade enzimática (%)
Grupo A		
Deleção/conversão	Exons 1-8	0
Del 8nt	Exon 3	0
Cluster	Exon 6	0
Inserção T	Exon 7	0
G291S	Exon 7	
Q318X	Exon 8	0
R356W	Exon 8	0-2
A ou C G (I2 splice)	Intron 2	Mínima
Grupo B		
I172N	Exon 4	3-7
Grupo C		
P30L	Exon 1	30-60
V281L	Exon 7	18 ± 9
P453S	Exon 10	20-66

Adaptado de Speiser PW, et al.[36]

Quadro 2-2. Diferentes genótipos e fenótipos de pacientes portadoras de HAC-21OH

Mutações	Grupo genotípico	Possíveis combinações	Forma clínica
CONV/DEL	A1	A1/A1	PS
Cluster		A1/A2	VS
Ins T		A2/A2	VS ou PS
Q318X			
R356W			
G291S			
I2 Splice	A2		
I172N	B	A/B	VS
		B/B	NC
P30L	C	A/C	
V281L		B/C	NC
P453S		C/C	

A1: mutações que conferem menos do que 2% de atividade enzimática residual; A2: entre 3 a 7%; C: mutações com atividade enzimática residual acima de 18%. Adaptado de Speiser et al., 1992.[36]

nos estudos genéticos ou que estejam em regiões reguladoras do *CYP21A2*, que não são frequentemente rastreadas em estudos genéticos,[38,39] ou, ainda, por conta da presença de uma atividade de 21-hidroxilação extra-adrenal.[40]

Apesar das divergências entre genótipo e fenótipo, a determinação de mutações na HAC21OH é amplamente utilizada na prática clínica, por exemplo, para o diagnóstico diferencial entre a forma virilizante simples e a não clássica nos meninos, na triagem neonatal para diferenciar resultados positivos de falso-positivos no sexo masculino, no diagnóstico pré-natal nas gestações de risco e para o aconselhamento genético.[1]

TRATAMENTO

O tratamento baseia-se na reposição de glicocorticoide e mineralocorticoide em doses fisiológicas, com o objetivo de repor as necessidades hormonais e bloquear o hiperandrogenismo adrenal, sem causar efeitos adversos advindos do hipercortisolismo. Vale notar que as prioridades do tratamento mudam de acordo com a faixa etária. Na infância, o foco é evitar a desidratação, identificação correta do gênero, otimização do crescimento e desenvolvimento e realização da genitoplastia feminilizante. No adulto, os objetivos são assegurar a fertilidade e prevenir efeitos adversos associados ao hipercortisolismo, como obesidade, síndrome metabólica (SM) e osteoporose.

Nos pacientes em fase de crescimento, a medicação de escolha é o acetato de hidrocortisona na dose de 10 a 15 mg/m^2/dia ou o acetato de cortisona 18 a 20 mg/m^2/dia, ambos divididos em 3 tomadas.[16] A meia-vida curta desses glicocorticoides minimiza a supressão do crescimento e outros efeitos colaterais que são frequentemente observados com glicocorticoides mais potentes, como a prednisona e a dexametasona.[41,42]

Para fins didáticos, o tratamento será dividido entre períodos neonatal, infância e pós-puberal.

Tratamento na Fase Neonatal

O tratamento da crise de perda de sal consiste na hidratação com reposição de sódio e na administração endovenosa de hidrocortisona na dose inicial de 50 a 100 mg/m^2, seguida de manutenção com 25 a 50 mg/m^2 a cada 8 horas até o recomeço da alimentação.[43] Compensada a fase aguda, inicia-se o uso do acetato de hidrocortisona ou acetato de cortisona nas doses descritas anteriormente. Os dados ainda são controversos na determinação se a maior dose deve ser diurna ou noturna.[44] Porém, na nossa experiência, nos parece haver melhor controle do hiperandrogenismo com a utilização da dose noturna 20% maior do que as demais.

Na forma PS associa-se o uso de 9α-flúor-hidrocortisona, 150 a 250 µg por via oral (VO), em dose única pela manhã. Existe uma ampla variação da necessidade de dose de reposição entre os recém-nascidos, mas dados da casuística do Serviço de Endocrinologia do HC-FMUSP mostram que a dose média inicial até o 6º mês de vida é de aproximadamente 200 µg/dia. A necessidade de mineralocorticoide tende a diminuir rapidamente nos primeiros meses de vida em razão do aumento da maturidade renal com a idade (Fig. 2-4).[45] Nas crianças portadoras da forma PS e em aleitamento materno exclusivo, é fundamental a associação de cloreto de sódio 1 a 2 g/dia diluídos em água, pois a quantidade de sódio no leite materno é insuficiente para suprir a demanda desses pacientes.[43]

O acompanhamento das crianças portadoras da forma PS deve ser semanal nos dois primeiros meses de vida e, a seguir, a cada 2 ou 3 semanas para adequação das doses do glico e mineralocorticoide. O exame clínico deve avaliar peso, altura, velocidade de crescimento e pressão arterial (PA). Os exames bioquímicos de sódio e potássio são realizados se-

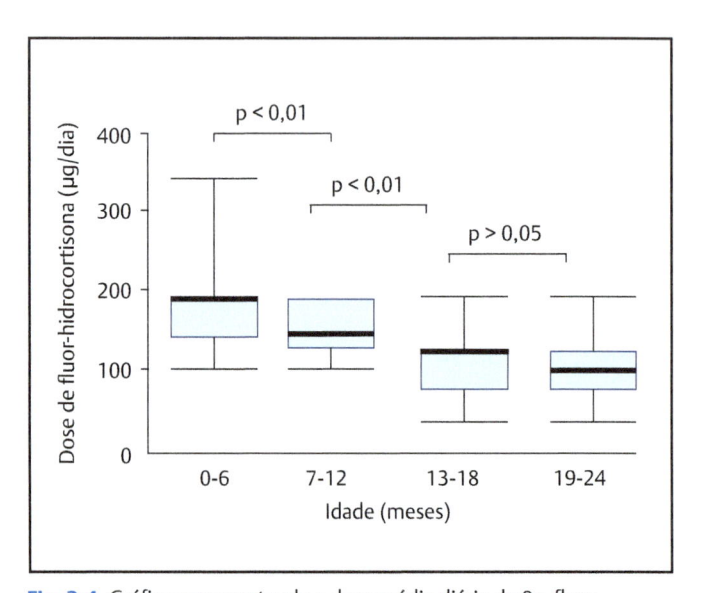

Fig. 2-4. Gráfico representando a dose média diária de 9α-fluor-hidrocortisona de 23 pacientes portadores da forma PS durante os primeiros 2 anos de vida acompanhados no Ambulatório de Endocrinologia do Desenvolvimento do HC-FMUSP. A dose média utilizada entre 0 e 6 meses foi de 200 µg/dia (100-350), entre 7 e 18 meses foi de 150 µg/dia, e entre 19 e 24 meses foi de 125 µg/dia. (Fonte: dados dos pacientes acompanhados no Ambulatório de Hiperplasia Adrenal Congênita da Unidade de Adrenal do HC-FMUSP.)

manalmente nas primeiras semanas para ajuste da dose do mineralocorticoide e, uma vez atingida a estabilização hidroeletrolítica, as dosagens passam a ser trimestrais a partir do segundo mês de vida.

Tratamento na Infância

A dose inicial de reposição de acetato de hidrocortisona ou de cortisona é a mesma do neonato, 10 a 15 mg/m^2 e 18 a 20 mg/m^2, respectivamente. Na nossa experiência não houve diferença na dose de acetato de cortisona ao longo da infância nos pacientes com a forma clássica (Fig. 2-5). No entanto, outros autores demonstraram aumento da necessidade da dose de hidrocortisona na puberdade e sugerem que isso seja decorrente do aumento do *clearance* de cortisol.[46,47] Por outro lado, com o crescimento, observa-se uma diminuição da necessidade de 9∝-flúor-hidrocortisona. Por isso, a dose varia geralmente de 150 a 200 μg/dia no 1º ano de vida, de 100 a 150 μg/dia após os 2 anos, e se estabiliza em 50 μg/dia após os 4 anos, até o final do período de crescimento. As crianças devem ser acompanhadas a cada 3 meses.

É considerado bom controle clínico quando ocorrer ausência de sinais de virilização ou de Cushing, valores normais de pressão arterial, velocidade de crescimento entre os percentis 25 e 90 de Tanner, controle do avanço da idade óssea, normalização dos valores de androstenediona e testosterona para sexo e idade.

As dosagens hormonais são obtidas trimestralmente pela manhã, antes do recebimento das medicações. É importante observar que as concentrações de 17OHP podem permanecer elevadas nos casos de forma clássica, mesmo entre os pacientes com bom controle hormonal. Em nossa experiência, a tentativa de normalização da 17OHP e/ou sua redução para valores abaixo de 10 ng/mL geralmente associa-se ao aparecimento dos efeitos metabólicos adversos do glicocorticoide, além da redução da velocidade do crescimento. Similarmente, um estudo de nosso meio demonstrou que apesar do bom controle hormonal, doses mais elevadas de glicocorticoide possuem influência negativa no potencial de altura final.[48]

A análise de 30 pacientes do sexo feminino com a forma clássica acompanhadas em nosso ambulatório, que foram tratadas com acetato de cortisona desde o diagnóstico, demonstrou que aquelas com bom controle hormonal alcançaram estatura final (EF) sem diferença significativa em relação à estatura-alvo (EA). O bom controle hormonal foi caracterizado apenas pela normalização dos valores de androstenediona e de testosterona para o sexo e idade. Entretanto, as pacientes com controle hormonal inadequado estavam em média -1,2 DP abaixo da estatura-alvo (Fig. 2-6). Nas crianças que fazem uso de mineralocorticoide, os valores de sódio, potássio, renina ou de atividade plasmática de renina (APR) devem ser monitorados. A grande maioria dos casos, apesar de ter valores normais de sódio, potássio e PA, mantém valores alterados da APR (4 a 7 ng/mL/h).[18,49]

As crianças com a forma NC sintomática, evoluindo com pubarca precoce, com ou sem avanço de idade óssea, devem ser tratadas com acetato de hidrocortisona ou cortisona.[16] Nas pacientes acompanhadas em nosso ambulatório, a dose de acetato de cortisona necessária para o controle do hiperandrogenismo foi menor do que a necessária na forma clássica (15 mg/m^2/dia, entre 7 e 10 anos, e 16 mg/m^2/dia, entre 11 e 14 anos). Nas adolescentes com queixa de irregularidade menstrual e acne, as manifestações geralmente se revertem após 3 meses do uso de glicocorticoide. No entanto, a melhora do hirsutismo é mais lenta e ocorre, no mínimo, em 6 meses.[50] Sugerimos ser utilizada a menor dose de glicocorticoide capaz de normalizar as concentrações de andrógenos (testosterona e androstenediona) para idade e sexo.

Fig. 2-5. O gráfico mostra que a dose média de acetato de cortisona utilizada ao longo da infância de 30 pacientes com forma clássica acompanhados no Ambulatório de Endocrinologia do Desenvolvimento do HC-FMUSP foi semelhante, variando de 18-20 mg/m^2/dia. (Fonte: dados dos pacientes acompanhados no Ambulatório de Hiperplasia Adrenal Congênita da Unidade de Adrenal do HC-FMUSP.)

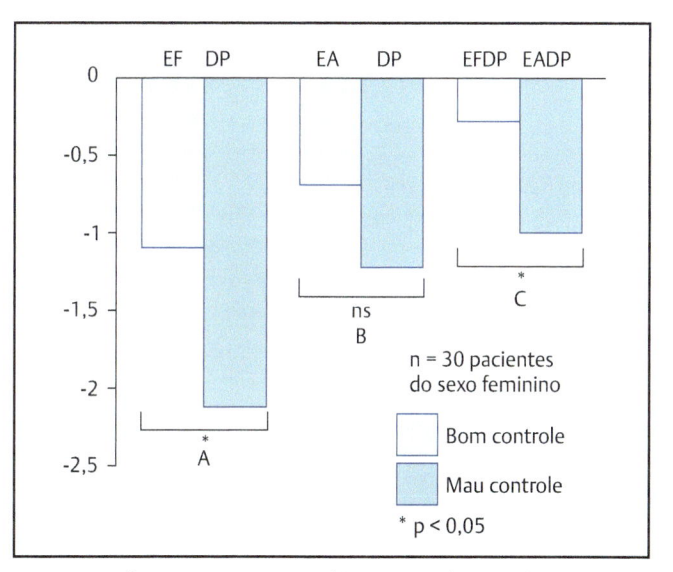

Fig. 2-6. *A.* Observa-se importante diferença na altura final entre o grupo de pacientes com bom e mau controle hormonal. *B.* A estatura-alvo foi semelhante entre os grupos de bom e mau controle. *C.* A diferença entre altura final e a estatura-alvo foi maior no grupo com mau controle EF: altura final; DP: desvio padrão. (Fonte: dados dos pacientes acompanhados no Ambulatório de HAC da Unidade de Endocrinologia do Desenvolvimento do HC-FMUSP.)

Os indivíduos com forma NC críptica não devem ser tratados, mas acompanhados anualmente.[16] Aproximadamente metade desses pacientes desenvolve alguma sintomatologia durante o acompanhamento.[13]

Tratamento na Idade Pós-Puberal

Depois de cessado o crescimento, o tratamento com glicocorticoide pode ser substituído por baixas doses de prednisona (5 a 7,5 mg/dia divididos em 2 doses) ou dexametasona (0,2 a 0,375 mg/dia em dose única ao deitar), para facilitar a posologia. Em nosso serviço, utilizamos a dexametasona, por ter maior meia-vida. A dose média utilizada para as formas clínicas NC e clássica é de 0,2 mg/dia e 0,3 mg/dia, respectivamente. Para esta posologia a melhor forma farmacêutica é o elixir de dexametasona, que contém 0,1 mg/mL.

Os pacientes devem ser monitorados quanto à presença de sinais de síndrome de Cushing iatrogênica, como ganho de peso, hipertensão arterial, estrias violáceas e osteopenia. O controle hormonal é avaliado semestralmente com dosagens de androstenediona no sexo masculino e de androstenediona e testosterona no sexo feminino, lembrando que, nas mulheres, essas dosagens são realizadas durante a fase folicular do ciclo menstrual.

Nos pacientes com a forma PS, a reposição de 9α-flúor-hidrocortisona é mantida na dose máxima de 50 µg/dia. Entretanto, nos pacientes que apresentam valores normais da APR, avalia-se a possibilidade de suspendê-la gradativamente. Em aproximadamente 8% de nossos casos, nota-se melhora da capacidade de retenção de sal ao longo da vida, sugerindo que o mecanismo responsável possa ser uma 21-hidroxilação extra-adrenal.[40]

Com relação aos efeitos da reposição crônica de glicocorticoide, alguns estudos demonstraram aumento da prevalência de obesidade, hipertensão arterial, intolerância à glicose e dislipidemia em adultos com HAC-21OH.[51-53] Na casuística do serviço de Endocrinologia do HC-FMUSP, apenas o sexo masculino com forma PS apresentou uma maior incidência de obesidade. Porém, nesses pacientes, a presença de obesidade esteve fortemente associada à história familiar.[54,55] Essas divergências nos achados podem estar relacionadas com a heterogeneidade das casuísticas e com as diferenças nos protocolos de tratamento e acompanhamento.

Com relação aos efeitos de longo prazo do glicocorticoide na massa óssea, não existem evidências da diminuição da massa óssea com as doses de reposição de glicocorticoide de curta ação, preconizadas atualmente para crianças e adolescentes.[56,57] Porém, estudo que incluiu um grupo de mulheres adultas com a forma clássica, em idades de 18 até 67 anos, encontrou frequência significativamente maior de osteopenia/osteoporose em relação ao grupo controle.[58] Logo, esses dados evidenciam que os pacientes devem ser orientados a ter uma boa ingesta de cálcio e vitamina D e a praticar atividade física regularmente, recomendando-se a monitorização da massa óssea.

A pesquisa de massas adrenais somente é preconizada aos pacientes com controle hormonal ruim ou evolução clínica atípica, isto é, dificuldade de normalização das concentrações de andrógenos não associada à falta de adesão. Nesses casos, o superestímulo crônico das adrenais aumenta a prevalência de tumores adrenais, incluindo mielolipomas.[15]

A avaliação da fertilidade em homens e mulheres com HAC tem sido de grande interesse. Tem-se demonstrado aumento de infertilidade em homens com as formas clássicas ao longo da vida, que estaria associada principalmente ao crescimento de restos adrenais nos testículos.[59] Nos pacientes acompanhados em nosso serviço, foram identificados restos adrenais testiculares, uni ou bilaterais, em aproximadamente 40% dos homens com a forma clássica. Em dois pacientes, após a otimização do controle hormonal por 6 a 12 meses, houve a regressão completa dos nódulos. A literatura também confirma a regressão dos restos adrenais após a otimização do tratamento com glicocorticoide.[16,59] Não há um consenso quando se deve iniciar a realização da ultrassonografia testicular, temos solicitado anualmente a partir do início da puberdade, espermograma é recomendado para todos os pacientes no final da puberdade e para aqueles com inadequado controle hormonal. Contudo, ainda não existem protocolos indicando com qual frequência esses exames deveriam ser repetidos. Em contrapartida, a análise de 106 pacientes do sexo feminino com a forma clássica da HAC e de 25 pacientes com a forma NC, todas com adequado controle hormonal, encontrou que ambos os grupos apresentaram uma taxa normal de gestação de 91,3%.[60] Entretanto, os autores ressaltaram a menor intenção de maternidade nas pacientes com forma clássica, o que pode ser decorrente da virilização cerebral fetal e/ou de traumas relacionados com a inadequação da reconstrução da genitália externa.

É imprescindível que todos os pacientes recebam um relatório médico contendo o diagnóstico, o tratamento habitual e a orientação frente a situações de emergência. Os familiares devem estar esclarecidos para a importância de se dobrar a dose do glicocorticoide em situações de estresse, febre ou infecções. Em caso de vômitos, desidratação ou cirurgias deverá ser administrada a hidrocortisona por via parenteral, além da hidratação necessária.[43]

Genitoplastia

A criança passa a ter noção de seu sexo a partir de 2 anos de vida e, portanto, a genitoplastia deve ser realizada antes dessa idade, por cirurgião com experiência em correção de atipia genital[16]. A genitoplastia tem como objetivos proporcionar uma genitália com um aspecto mais próximo do normal e permitir a sua funcionalidade.

A cirurgia consiste na clitoroplastia, com manutenção da glande clitoriana tópica, ressecção do tecido fálico erétil, preservação do feixe vasculonervoso, abertura do seio urogenital e ampliação do introito vaginal. A abertura do seio urogenital e a sua ampliação por meio de um retalho em forma de V invertido asseguram nas pacientes um introito vaginal sem estenose, dispensando a necessidade de cirurgia ou mesmo do uso de moldes para dilatação na idade adulta.[61] Nenhuma de nossas pacientes operadas na infância e que se mantiveram em acompanhamento clínico teve mudanças de identidade de gênero na idade adulta.

Avaliação Psicológica

É fundamental o acompanhamento psicológico para auxiliar na aceitação da doença pelo paciente e seus familiares, na aderência à terapia e na adequação do sexo social com a identidade de gênero. Na forma clássica da HAC-21OH, descreve-se maior frequência de agressividade e funções de trabalho mais próximas do sexo masculino.[62] Porém, esses estudos não correlacionaram tais achados com o grau de controle hormonal pós-natal.

No Serviço de Endocrinologia do HC-FMUSP, 98% das pacientes com a forma clássica tratadas desde a infância e com bom controle hormonal apresentam orientação sexual heterossexual.[63] Todas as pacientes que mudaram do sexo social feminino para o masculino tiveram diagnóstico de forma virilizante muito tardio e tratamento iniciado apenas a partir da adolescência. Portanto, os dados sugerem um papel importante das concentrações muito elevadas de andrógenos na vida pós-natal, atuando no comportamento sexual cerebral.

TRATAMENTO DA PUBERDADE PRECOCE CENTRAL

Os pacientes com HAC, nas formas clássica e NC, estão sujeitos ao desenvolvimento de puberdade precoce central. Dentre os pacientes acompanhados em nosso serviço, 25% dos portadores da forma clássica e 19% dos casos de forma NC desenvolveram puberdade precoce central. Esse quadro ocorre nos pacientes com importante avanço da idade óssea ao diagnóstico e/ou inadequado controle hormonal.

O uso de agonista do GnRH para o tratamento da puberdade precoce central secundária em pacientes com HAC demonstrou melhora da estatura final.[64] Em nosso serviço temos utilizado o acetato de ciproterona 75-100 mg/m^2/dia em substituição ao análogo do GnRH; entretanto, com o uso dessa medicação é necessária a redução da dose de acetato de cortisona para 10 mg/m^2/dia. A média da estatura final dos pacientes tratados com acetato de ciproterona e baixas doses de acetato de cortisona foi compatível com a média da estatura-alvo.

TRATAMENTOS ADICIONAIS

Apesar do tratamento adequado de substituição com glicocorticoide e/ou mineralocorticoide, a estatura final pode não atingir a estatura-alvo. Dados de metanálise de 18 centros demonstraram que a média da estatura final dos pacientes com a forma clássica da HAC foi de -1,37 DP, ou 10 cm abaixo da média populacional. Os pacientes que tiveram o diagnóstico antes de 1 ano de vida tiveram melhor prognóstico de altura.[65] Sugere-se que a utilização de doses excessivas de glicocorticoide ou o uso de glicocorticoide de meia-vida longa durante o período de crescimento podem comprometer a altura final.[41,49]

Nos pacientes com previsão de altura final abaixo de -2,0 DP têm sido propostas algumas alternativas terapêuticas experimentais e, portanto, devem ser conduzidas em centros acadêmicos de excelência. A associação de hidrocortisona em baixa dose, fludrocortisona, flutamida (inibidor da 5 alfa-redutase tipo 2) e testolactona (inibidor da aromatase) – mostra resultados promissores após 2 anos de tratamento com raros efeitos colaterais.[65] Porém, não há resultados de longo prazo confirmando a segurança e a eficácia dessa terapia.

Outra opção terapêutica para esses casos é a utilização de hormônio de crescimento (GH) recombinante, isolado ou em associação a agonista do GnRH, que mostrou melhora da velocidade de crescimento e da previsão de altura final em +1,1 DP.[66,67]

CONSIDERAÇÕES FINAIS

A hiperplasia adrenal congênita é uma doença frequente e potencialmente fatal; o diagnóstico precoce promovido pela triagem neonatal evita a instalação de comorbidades, muitos países já adotaram esta medida de prevenção em saúde. A introdução da terapia com glico e mineralocorticoides tem permitido expectativa de vida normal aos pacientes; entretanto, a adequada titulação das respectivas doses é necessária para se otimizar o potencial de altura final e para se minimizar as consequências da exposição crônica aos esteroides, como: obesidade, resistência insulínica e baixa densidade mineral óssea. O bom controle hormonal na idade adulta, a avaliação dos aspectos funcionais da genitália feminina e o rastreio de tumores testiculares de restos adrenais são importantes para a preservação da fertilidade. Para que os objetivos do tratamento sejam atingidos, com melhora na qualidade de vida dos pacientes, estes devem ser seguidos por equipe multidisciplinar.

REFERÊNCIAS BIBLIOGRÁFICAS

1. Merke DP, Auchus RJ. Congenital Adrenal Hyperplasia Due to 21-Hydroxylase Deficiency. N Engl J Med. 2020, 24;383(13):1248-61.
2. Miller WL. Molecular biology of steroid hormone synthesis. Endocr Rev.1988;9(3):295-318.
3. Speiser PW, White PC. Congenital adrenal hyperplasia. N Engl J Med. 2003 Aug 21;349(8):776-88.
4. Nordenstrom A, Ahmed S, Jones J, Coleman M, Price DA, Clayton PE, et al. Female preponderance in congenital adrenal hyperplasia due to CYP21 deficiency in England: implications for neonatal screening. Horm Res. 2005;63(1):22-8.
5. Pang S, Shook MK. Current status of neonatal screening for congenital adrenal hyperplasia. Curr Opin Pediatr. 1997;9(4):419-23.
6. Therrell BL. Newborn screening for congenital adrenal hyperplasia. Endocrinol Metab Clin North Am. 2001;30(1):15-30.
7. Silveira EL, dos Santos EP, Bachega TA, van der Linden Nader I, Gross JL, Elnecave RH. The actual incidence of congenital adrenal hyperplasia in Brazil may not be as high as inferred: an estimate based on a public neonatal screening program in the state of Goias. J Pediatr Endocrinol Metab. 2008;21(5):455-60.
8. Hayashi G, Faure C, Brondi MF, Vallejos C, Soares D, Oliveira E, et al. Weight-adjusted neonatal 17OH-progesterone cutoff levels improve the efficiency of newborn screening for congenital adrenal hyperplasia. Arq Bras Endocrinol Metabol. 2011;55(8):632-7.
9. Witchel SF.Disorders of sex development. Best Pract Res Clin Obstet Gynaecol. 2018;48:90-102.
10. Prader VA, Vollkommen MA: Geni taletwicklung und salzverlustsyndrom bei madchen mit kongnitalem androgenitalem syndrom. Helv Paediatr Acta. 1958;13:5-14.
11. Miranda MC, Haddad LBP, Madureira G, Mendonca BB, Bachega TASS. Adverse Outcomes and Economic Burden of Congenital Adrenal Hyperplasia Late Diagnosis in the Newborn Screening Absence. J Endocr Soc. 2019; 21;4(2):bvz013.

12. Moura-Massari VO, Bugano DD, Marcondes JA, Gomes LG, Mendonca BB, Bachega TA. CYP21A2 genotypes do not predict the severity of hyperandrogenic manifestations in the nonclassical form of congenital adrenal hyperplasia. Horm Metab Res. 2013;45(4):301-7.
13. Carmina E, Dewailly D, Escobar-Morreale HF, Kelestimur F, Moran C, Oberfield S, et al. Non-classic congenital adrenal hyperplasia due to 21-hydroxylase deficiency revisited: an update with a special focus on adolescent and adult women. Hum Reprod Update. 2017;23(5):580-99.
14. Giacaglia LR, Mendonca BB, Madureira G, et al. Adrenal nodules in patients with congenital adrenal hyperplasia due to 21-hydroxylase deficiency: regression after adequate hormonal control. J Pediatr Endocrinol Metab. 2001;14:415-19.
15. Almeida MQ, Kaupert LC, Brito LP, Lerario AM, Mariani BM, Ribeiro M, et al. Increased expression of ACTH (MC2R) and androgen (AR) receptors in giant bilateral adrenal myelolipomas from patients with congenital adrenal hyperplasia. BMC Endocr Disord. 2014 May 12;14:42.
16. Speiser PW, Arlt W, Auchus RJ, Baskin LS, Conway GS, Merke DP, et al. Congenital Adrenal Hyperplasia Due to Steroid 21-Hydroxylase Deficiency: An Endocrine Society Clinical Practice Guideline. J Clin Endocrinol Metab. 2018;103(11):4043-88.
17. Bachega TA, Billerbeck AE, Parente EB, Lemos-Marini SH, Baptista MT, Mello MP, et al. [Multicentric study of Brazilian patients with 21-hydroxylase deficiency: a genotype-phenotype correlation]. Arq Bras Endocrinol Metabol. 2004;48(5):697-704.
18. Neumann U, van der Linde A, Krone RE, Krone NP, Guven A, Guran T, et al. Treatment of congenital adrenal hyperplasia in children aged 0-3 years: a retrospective multicenter analysis of salt supplementation, glucocorticoid and mineralocorticoid medication, growth and blood pressure. Eur J Endocrinol. 2022;186(5):587-96.
19. Maffazioli GDN, Bachega TASS, Hayashida SAY, Gomes LG, Valassi HPL, Marcondes JAM, et al. Steroid Screening Tools Differentiating Nonclassical Congenital Adrenal Hyperplasia and Polycystic Ovary Syndrome. J Clin Endocrinol Metab. 2020;105(8):dgaa369.
20. de Carvalho DF, Miranda MC, Gomes LG, Madureira G, Marcondes JA, Billerbeck AE, et al. Molecular CYP21A2 diagnosis in 480 Brazilian patients with congenital adrenal hyperplasia before newborn screening introduction. Eur J Endocrinol. 2016;175(2):107-16.
21. Bachega TASS, Brenlha EM, Billerbeck AE, Marcondes JA, Madureira G, Arnhold IJ, et al. Variable ACTH-stimulated 17-hydroxyprogesterone values in 21-hydroxylase deficiency carriers are not related to the different CYP21 gene mutations. J Clin Endocrinol Metab. 2002;87(2):786-90.
22. Higashi Y, Hiromasa T, Yanae A, et al. Effects of individual mutations in the P450(c21) pseudogene on the P450(c21) activity and their distribution in the patient genomes of congenital steroid 21-hydroxylase deficiency. J Biochem. 1991; 109:638-44.
23. de Miranda MC, Haddad LBP, Trindade E, Cassenote A, Hayashi GY, Damiani D, et al. The Cost-Effectiveness of Congenital Adrenal Hyperplasia Newborn Screening in Brazil: A Comparison Between Screened and Unscreened Cohorts. Front Pediatr. 2021;9:659492.
24. Hayashi GY, Carvalho DF, de Miranda MC, Faure C, Vallejos C, Brito VN, et al. Neonatal 17-hydroxyprogesterone levels adjusted according to age at sample collection and birth weight improve the efficacy of congenital adrenal hyperplasia newborn screening. Clin Endocrinol (Oxf). 2017;86(4):480-7.
25. Nordenstrom A, Thilen A, Hagenfeldt L, Larsson A, Wedell A. Genotyping is a valuable diagnostic complement to neonatal screening for congenital adrenal hyperplasia due to steroid 21-hydroxylase deficiency [see comments]. J Clin Endocrinol Metab. 1999;84(5):1505-9.
26. Silveira EL, Elnecave RH, dos Santos EP, Moura V, Pinto EM, van der LN, I et al. Molecular analysis of CYP21A2 can optimize the follow-up of positive results in newborn screening for congenital adrenal hyperplasia. Clin Genet. 2009;76(6):503-10.
27. Hannah-Shmouni F, Chen W, Merke DP. Genetics of Congenital Adrenal Hyperplasia. Endocrinol Metab Clin North Am. 2017;46(2):435-58.
28. Ezquieta B, Oliver A, Garcia R, Gancedo PG. Analysis of steroid 21-hydroxylase gene mutations in the Spanish population. Hum Genet. 1995; 96:198-204.
29. Tusié-Luna MT, Ramírez-Jiménez S, Ordóñez-Sánchez ML, et al. Low frequency of deletion alleles in patients with steroid 21-hydroxylase deficiency in a Mexican population. Human Genet 1996; 98:376-9.
30. Bachega TASS, Billerbeck AEC, Madureira G, et al. Low frequency of CYP21B deletions in Brazilian patients with congenital adrenal hyperplasia due to 21-hydroxylase deficiency. Hum Hered. 1999; 49:9-14.
31. Bachega TASS, Billerbeck AEC, Madureira G, et al. Molecular genotype in Brazilian patients with classical and nonclassical forms of 21-hydroxylase deficiency. J Clin Endocrinol Metab. 1998; 83:4416-4419.
32. Ezquieta B, Cueva E, Oyarzábal M, et al. Gene conversion (655G splicing mutation) and the founder effect (Gln3218stop) contribute to the most frequent severe point mutations in congenital adrenal hyperplasia (21-hydroxylase deficiency) in the Spanish population. Clin Genet. 2002; 62:181-8.
33. Billerbeck AEC, Mendonça BB, Pinto EM, et al. Three novel mutations in CYP21 gene in Brazilian patients with the classical form of 21-hydroxylase deficiency due to a founder effect. J Clin Endocrinol Metab. 2002; 87:4314-17.
34. Lau IF, Soardi FC, Lemos-Marini SH, Guerra G Jr, Baptista MT, De Mello MP. H28+C insertion in the CYP21 gene: a novel frame shift mutation in a Brazilian patient with the classical form of 21-hydroxylase deficiency. J Clin Endocrinol Metab. 2001 Dec;86(12):5877-80.
35. Paulino LC, Araujo M, Guerra G Jr, Marini SH, De Mello MP. Mutation distribution and CYP21/C4 locus variability in Brazilian families with the classical form of the 21-hydroxylase deficiency. Acta Paediatr. 1999;88(3):275-83.
36. Speiser PW, Dupont J, Zhu D, et al: Disease expression and molecular genotype in congenital adrenal hyperplasia due to 21-hydroxylase deficiency. J Clin Invest. 1992; 90:584-95.
37. Wedell A, Thilén A, Ritzén EM, et al. Mutational spectrum of the steroid 21-hydroxylase gene in Sweden: implications for genetic diagnosis and association with disease manifestation. J Clin Endocrinol Metab. 1994; 78:1145-52.
38. Araujo RS, Billerbeck AEC, Madureira G, et a. Substitutions in the CYP21A2 promoter explain the simple-virilizing form of 21-hydroxylase deficiency in patients harboring P30L mutation. Clin Endocinol. 2005; 62:132-6.
39. Araújo RS, Mendonca BB, Barbosa AS, et al. Microconversion between CYP21A2 and CYP21A1P promoter regions causes the nonclassical form of 21-hydroxylase deficiency. J Clin Endocrinol Metab. 2007; 92:4028-34.
40. Gomes LG, Huang N, Agrawal V, Mendonça BB, Bachega TA, Miller WL. Extra-adrenal 21-hydroxylation by CYP2C19 and CYP3A4: effect on 21-hydroxylase deficiency. J Clin Endocrinol Metab. 2009;94(1):89-95.
41. Bonfig W, Bechtold S, Schmidt H, Knorr D, Schwarz HP. Reduced final height outcome in congenital adrenal hyperplasia under prednisone treatment: deceleration of growth velocity during puberty. J Clin Endocrinol Metab. 2007;92(5):1635-9.

42. Rivkees SA, Crawford JD. Dexamethasone treatment of virilizing congenital adrenal hyperplasia: the ability to achieve normal growth. Pediatrics. 2000;106(4):767-73.
43. Lousada LM, Mendonca BB, Bachega TASS. Adrenal crisis and mortality rate in adrenal insufficiency and congenital adrenal hyperplasia. Arch Endocrinol Metab. 2021; 65(4):488-94.
44. Merke DP, Cho D, Calis KA, Keil MF, Chrousos GP. Hydrocortisone suspension and hydrocortisone tablets are not bioequivalent in the treatment of children with congenital adrenal hyperplasia. J Clin Endocrinol Metab. 2001 Jan;86(1):441-5.
45. Gomes LG, Madureira G, Mendonca BB, Bachega TA. Mineralocorticoid replacement during infancy for salt wasting congenital adrenal hyperplasia due to 21-hydroxylase deficiency. Clinics (São Paulo). 2013;68(2):147-52.
46. Al-Dahhan J, Haycock GB, Chantler C, Stimmler L. Sodium homeostasis in term and preterm neonates. II. Gastrointestinal aspects. Arch Dis Child. 1983;58(5):343-5.
47. Mullis PE, Hindmarsh PC, Brook CG. Sodium chloride supplement at diagnosis and during infancy in children with salt-losing 21-hydroxylase deficiency. Eur J Pediatr. 1990;150(1):22-5.
48. Cordeiro GV, Silva IN, Goulart EM, Chagas AJ, Kater CE. Final height in congenital adrenal hyperplasia: the dilemma of hypercortisolism versus hyperandrogenism.. Arq Bras Endocrinol Metabol. 2013 Mar;57(2):126-31.
49. Charmandari E, Hindmarsh PC, Johnston A, Brook CG. Congenital adrenal hyperplasia due to 21-hydroxylase deficiency: alterations in cortisol pharmacokinetics at puberty. J Clin Endocrinol Metab. 2001;86(6):2701-8.
50. Forest MG. Recent advances in the diagnosis and management of congenital adrenal hyperplasia due to 21-hydroxylase deficiency. Hum Reprod Update. 2004;10(6):469-85.
51. Arlt W, Willis DS, Wild SH, Krone N, Doherty EJ, Hahner S, et al., United Kingdom Congenital Adrenal Hyperplasia Adult Study Executive (CaHASE). Health status of adults with congenital adrenal hyperplasia: a cohort study of 203 patients. J Clin Endocrinol Metab. 2010;95(11):5110-21
52. de Vries L, Lebenthal Y, Phillip M, Shalitin S, Tenenbaum A, Bello R. Obesity and Cardiometabolic Risk Factors in Children and Young Adults With Non-classical 21-Hydroxylase Deficiency. Front Endocrinol (Lausanne). 2019;10:698.
53. Volkl TM, Simm D, Korner A, Rascher W, Kiess W, Kratzsch J, et al. Does an altered leptin axis play a role in obesity among children and adolescents with classical congenital adrenal hyperplasia due to 21-hydroxylase deficiency? Eur J Endocrinol. 2009;160(2):239-47.
54. Seraphim CE, Frassei JS, Pessoa BS, Scalco RC, Miranda MC, Madureira G, et al. Impact of Long-Term Dexamethasone Therapy on the Metabolic Profile of Patients With 21-Hydroxylase Deficiency. J Endocr Soc. 2019;3(8):1574-82.
55. Moreira RP, Gomes LG, Madureira G, Mendonca BB, Bachega TS. Tratamento crônico com glicocorticoides não está associado ao desenvolvimento de obesidade e síndrome metabólica em pacientes com a forma clássica da deficiência da 21-hidroxilase. Horm Research Peds. 2010;74(1):12.
56. Girgis R, Winter JS. The effects of glucocorticoid replacement therapy on growth, bone mineral density and bone turnover markers in children with congenital adrenal hyperplasia. J Clin Endocrinol Metab. 1997;82(12):3926-9.
57. Iervolino LL, Ferraz-de-Souza B, Martin RM, Costa FC, Miranda MC, Mendonça BB, Bachega TS. Real-world impact of glucocorticoid replacement therapy on bone mineral density: retrospective experience of a large single-center CAH co-hort spanning 24 years. Osteoporos Int. 2020;31(5):905-12.
58. Falhammar H, Filipsson H, Holmdahl G, Janson PO, Nordenskjöld A, Hagenfeldt K, Thorén M. Fractures and bone mineral density in adult women with 21-hydroxylase deficiency. J Clin Endocrinol Metab. 2007; 92:4643-9.
59. Claahsen-van der Grinten HL, Otten BJ, Stikkelbroeck MM, Sweep FC, Hermus AR. Testicular adrenal rest tumours in congenital adrenal hyperplasia. Best Pract Res Clin Endocrinol Metab. 2009;23(2):209-20.
60. Casteras A, De Silva P, Rumsby G, Conway GS. Reassessing fecundity in women with classical congenital adrenal hyperplasia (CAH): normal pregnancy rate but reduced fertility rate. Clin Endocrinol (Oxf). 2009;70(6):833-7.
61. Sircili MH, de Mendonca BB, Denes FT, Madureira G, Bachega TA, Silva FA. Anatomical and functional outcomes of feminizing genitoplasty for ambiguous genitalia in patients with virilizing congenital adrenal hyperplasia. Clinics (São Paulo). 2006;61(3):209-14.
62. Meyer-Bahlburg HF, Dolezal C, Baker SW, New MI. Sexual orientation in women with classical or non-classical congenital adrenal hyperplasia as a function of degree of prenatal androgen excess. Arch Sex Behav. 2008;37(1):85-99.
63. Inacio M, Mendonca BB, Madureira G, Gomes LG, Verduguez E, Arnhold IJ, et al. Effects of prenatal and post natal androgen excess in gender identity and sexual orientation in adult female patients with classical 21-hydroxylase deficiency. Arq Bras Endocrinolo Metab. 2008;52(6):S787.
64. Dacou-Voutetakis C, Karidis N. Congenital adrenal hyperplasia complicated by central precocious puberty: treatment with LHRH-agonist analogue. Ann N Y Acad Sci. 1993;28,687:250-4.
65. Laue L, Merke DP, Jones JV, Barnes KM, Hill S, Cutler GB Jr. A preliminary study of flutamide, testolactone and reduced hydrocortisone dose in the treatment of congenital adrenal hyperplasia. J Clin Endocrinol Metab. 1996;81(10):3535-9.
66. Lin-Su K, Vogiatzi MG, Marshall I, Harbison MD, Macapagal MC, Betensky B, et al. Treatment with growth hormone and luteinizing hormone releasing hormone analog improves final adult height in children with congenital adrenal hyperplasia. J Clin Endocrinol Metab. 2005;90(6):3318-25.
67. Longui CA, Kochi C, Calliari LE, Modkovski MB, Soares M, Alves EF, et al. Near-final height in patients with congenital adrenal hyperplasia treated with combined therapy using GH and GnRHa. Arq Bras Endocrinol Metabol. 2011;55(8):661-4.

PUBERDADE NORMAL

Juliana Elmor Mainczyk • Paulo Ferrez Collett-Solberg

INTRODUÇÃO

A puberdade compreende o período de transição da infância para a vida adulta e cursa com alterações hormonais específicas para idade que promovem o desenvolvimento dos caracteres sexuais secundários, a aceleração da velocidade de crescimento e prepara o corpo para a fertilidade. Além das modificações físicas, essa fase é acompanhada de importantes modificações psicológicas e comportamentais.

A idade normal de início da puberdade ainda é bastante discutida, e sabe-se que pode ser influenciada por diversos fatores, incluindo os genéticos, étnicos, sociais e ambientais. Com isso, pode-se ter uma variação de 4 a 5 anos de indivíduo para indivíduo.

Estudos populacionais na década de 1960 definiram a idade normal para início da puberdade, variando em meninas, entre 8 e 13 anos, e em meninos, entre 9 e 14 anos.[1,2] Estudos mais recentes sugerem uma tendência à antecipação do início da puberdade, observada principalmente entre as meninas. Entretanto, existe um consenso para manter a definição de puberdade precoce como aquela que se inicia antes dos 8 anos em meninas e antes dos 9 anos em meninos, e puberdade atrasada, a que se inicia após os 13 anos na menina e após os 14 anos no menino.[3]

> **IMPORTANTE**
>
> O entendimento, por parte dos médicos, da fisiologia da puberdade normal e de suas variantes é de extrema importância para evitar investigações extensas e dispendiosas em crianças saudáveis, assim como impedir que crianças com distúrbios puberais passassem despercebidas, sem investigação e tratamento, acarretando importante impacto na progressão puberal, estatura adulta, função reprodutiva e saúde mental.

Neste capítulo faremos uma revisão a respeito de fisiologia da puberdade, variantes da normalidade, tendência atual no mundo moderno e seus fatores determinantes.

FISIOLOGIA

O início da puberdade é marcado pela secreção pulsátil do hormônio estimulador das gonadotrofinas (GnRH) pelo hipotálamo, que é liberado dos terminais axônicos na hipófise e estimula a síntese das gonadotrofinas (hormônio luteinizante – LH – e hormônio folículo estimulante – FSH), que por sua vez, estimulam as gônadas a produzirem os esteroides sexuais e a gametogênese. O eixo hipotálamo-hipófise-gonadal (HHG) está sob controle de uma complexa rede de fatores estimulatórios e inibitórios que o mantém ativo nos períodos intrauterino e perinatal, praticamente inativo durante a infância e é reativado na puberdade.[4]

No período intrauterino, os níveis de LH e FSH estão elevados e atingem o pico máximo por volta da vigésima semana. Com o decorrer da gestação as concentrações de estrógeno na unidade fetoplacentária se elevam, e ocorre a retroalimentação negativa com consequente redução dos níveis de gonadotrofinas.[5] A ativação do eixo HHG nesta fase pré-natal é importante para a formação da genitália externa masculina, incluindo os crescimentos testicular e peniano e a descida testicular. Após o parto, há uma queda abrupta dos níveis de estrógeno circulante no recém-nascido, podendo, inclusive, acarretar sangramento vaginal no segundo ou terceiro dias de vida. Nas semanas seguintes, os níveis de LH e FSH voltam a subir, estimulando as gônadas a produzirem estradiol e testosterona. Essa fase é conhecida como minipuberdade. Nos meninos, essa fase tem seu pico entre 4 e 10 semanas de vida, termina por volta dos 6 meses e guarda íntima relação com a espermatogênese e fertilidade na vida adulta.[6] Nas meninas, a minipuberdade tem um curso mais longo, podendo durar até 2 a 3 anos de idade e é importante no processo de maturação dos folículos ovarianos.

Durante a infância, os principais fatores envolvidos no bloqueio do eixo HHG são a maior sensibilidade dos receptores hipotálamo-hipofisários à inibição dos estrógenos, o aumento da produção de gonadotrofinas com menor atividade biológica e a secreção de outros neurotransmissores inibitórios do GnRH, que mantêm o eixo suprimido até o início da puberdade. Dentre os neurotransmissores inibitórios, podemos citar o ácido gama-aminobutírico (GABA), o neuropeptídeo Y e a melatonina.[7]

Aproximadamente um ano antes do surgimento dos primeiros caracteres sexuais, ocorre a reativação do eixo HHG, com redução dos fatores inibitórios e predomínio dos fatores estimulatórios, como o glutamato, a norepinefrina, a serotonina e a dopamina.[7] O evento que marca o início da puberdade é o aumento da amplitude dos pulsos do GnRH secretados pelos neurônios hipotalâmicos. Inicialmente, há um aumento da pulsatilidade noturna das gonadotrofinas, com predomínio do LH sobre o FSH, e progressivamente os picos de LH aumentam de amplitude e passam a ocorrer com maior frequência durante o dia.[8]

Nas meninas, o LH age diretamente na teca ovariana, levando à produção de andrógenos, que serão aromatizados em estrógenos, por ação do FSH, nas células da granulosa. Já nos meninos, o LH atua nas células de Leydig, ocasionando a produção e liberação de testosterona, enquanto o FSH vai atuar nas células de Sertoli, com ação primordial na espermatogênese.[4]

A determinação do início da puberdade é multifatorial e ainda não foi completamente elucidada, mas sabe-se que o despertar dos pulsos de GnRH está relacionado com a secreção de neuropeptídeos específicos por neurônios localizados no hipotálamo, denominados KNDy. Estes neurônios secretam kisspeptina e neurocinina B, que atuam estimulando a liberação de GnRH. A dinorfina A, que também é secretada por esse grupo de neurônios, tem ação inibitória sobre a secreção do GnRH.[9] Os neurônios KNDy podem ser regulados diretamente pelo estradiol e testosterona, indicando que expressam receptores para os esteroides sexuais. Recentemente, antagonistas da kisspeptina e neurocinina B tornaram-se alvo de pesquisa para tratamento da puberdade precoce central.[10]

IDADE DE INÍCIO DA PUBERDADE

A idade de início da menarca vem sendo estudada desde o século 19. Estudos realizados entre os anos de 1850 e 1950, em diversos países da Europa e América do Norte, demostraram uma marcante antecipação da idade da menarca, de 17 para 13 anos, atribuída à melhoria nas condições gerais de saúde, saneamento e nutricionais. Este período foi seguido por uma fase de platô. Entretanto, nova antecipação na idade de início da puberdade, principalmente em meninas, tem sido observada em estudos mais recentes. A obesidade e a exposição aos disruptores endócrinos são os principais fatores apontados como responsáveis por esta tendência atual.[8]

Em 1997, um estudo foi realizado em 65 clínicas localizadas nos subúrbios de vários estados norte-americanos (PROS Study), com aproximadamente 17 mil meninas entre 3 e 12 anos. Nele, mostrou-se que o estágio II descrito por Tanner para as mamas foi observado 1 ano mais cedo para meninas caucasianas e 2 anos mais cedo para as afro-americanas quando comparado a idades anteriormente aceitas, entretanto, não foi observada nenhuma mudança na idade média da menarca. Os autores concluíram que, utilizando as definições atuais de puberdade precoce, haveria uma grande proporção de meninas potencialmente normais sendo investigadas e testadas sem necessidade, então propuseram a redução da idade de início da puberdade em meninas.[11]

Em 2002, Sun *et al.* e Wu *et al.*, com base em dados da população americana do National Health and Nutrition Examination Survey III (NHANES III), publicaram resultados que também mostravam antecipação da idade da telarca em meninas brancas e negras, mas de uma forma menos pronunciada que a apresentada no estudo PROS.[12,13] Em 2009, um estudo dinamarquês avaliou mais de 2 mil meninas com idade entre 5 e 20 anos, em 2 períodos distintos de tempo (entre 1991 e 1993 e entre 2006 e 2008), e constatou a antecipação da idade média da telarca em 1 ano, confirmando essa tendência na Europa. Nesse estudo, também não foi observada mudança importante na idade da menarca.[14]

Em 2008, um painel de pesquisadores concluiu que existem evidências suficientes da atual tendência da antecipação da puberdade em meninas, entretanto, não propuseram a alteração da definição de puberdade precoce porque faltam grandes estudos prospectivos que confirmem esses achados e a segurança de se diminuir a idade limite da normalidade.[15]

Midyett *et al.*, estudando 223 meninas com início de puberdade entre 6 e 8 anos, diagnosticaram, em 12,3% delas, uma causa patológica para a puberdade precoce.[16] Isso enfatiza a necessidade de individualização do acompanhamento de meninas dessa faixa etária, ponderando a necessidade ou não de realização de testes e investigação de puberdade precoce, de acordo com a velocidade de progressão da maturação óssea e sexual.

Até o momento, poucos estudos avaliaram o desenvolvimento puberal em meninos, mas, assim como relatado nas meninas, parece haver uma real antecipação na idade do início da puberdade. Estudos maiores são necessários para confirmar esta tendência.

ALTERAÇÕES FÍSICAS DA PUBERDADE

A cronologia do aparecimento dos caracteres sexuais secundários, em meninas e meninos, foi demonstrada por Marshall e Tanner, em 1969 e 1970,[1,2] e está sintetizada na Figura 3-1. O marco clínico inicial da puberdade, em meninas, é o surgimento do broto mamário (M2), enquanto nos meninos, é o aumento do volume testicular acima de 4 mL e o afinamento da parede escrotal (G2). Em média, o intervalo entre dois estágios puberais é de 1 ano, devendo ser visto como anormais intervalos menores que 6 meses. Na menina, a menarca ocorre geralmente quando as mamas atingem o estágio IV de Tanner, variando de 2 a 4 anos e meio após a telarca.[17]

Os principais hormônios responsáveis pelo desenvolvimento de caracteres sexuais secundários são os estrógenos e os andrógenos, presentes em menor ou maior proporção de acordo com o sexo. Nas meninas, o estrógeno é o principal hormônio sexual, proveniente quase integralmente da produção ovariana, e leva ao desenvolvimento mamário e uterino, assim como o fechamento das epífises de crescimento e alterações na composição corporal, favorecendo o acúmulo de gordura. Já os andrógenos, provenientes da adrenal e em menor proporção dos ovários, provocam o desenvolvimento de pelos axilares e pubianos, odor axilar e acne. Nos meninos, os andrógenos produzidos pelos testículos e adrenais são responsáveis pelas alterações fenotípicas da puberdade que incluem crescimento peniano, aumento do volume testicular, desenvolvimento de pelos pubianos e faciais, acne, alteração no timbre da voz e aumento da massa magra. Uma pequena quantidade de estrógeno é produzida pela conversão periférica de testosterona pela enzima aromatase presente no adipócito e é responsável pelo fechamento da placa epifisária nos meninos. Este início da produção de esteroides sexuais pelas gônadas é denominado gonadarca (Quadro 3-1). Nas adrenais, o aumento da proliferação das células da zona reticular do córtex com consequente aumento na produção de andrógenos é denominada adrenarca. Esse é um fenômeno independente da maturação do eixo HHG e pode, inclusive, antecedê-lo.[7]

Outra característica marcante da puberdade é o aumento da velocidade de crescimento, conhecido como estirão puberal, que pode ser precedido por uma diminuição da velocidade de crescimento, denominado o "dip" pré-puberal. Em paralelo à aceleração do crescimento ocorre o avanço da maturação óssea,

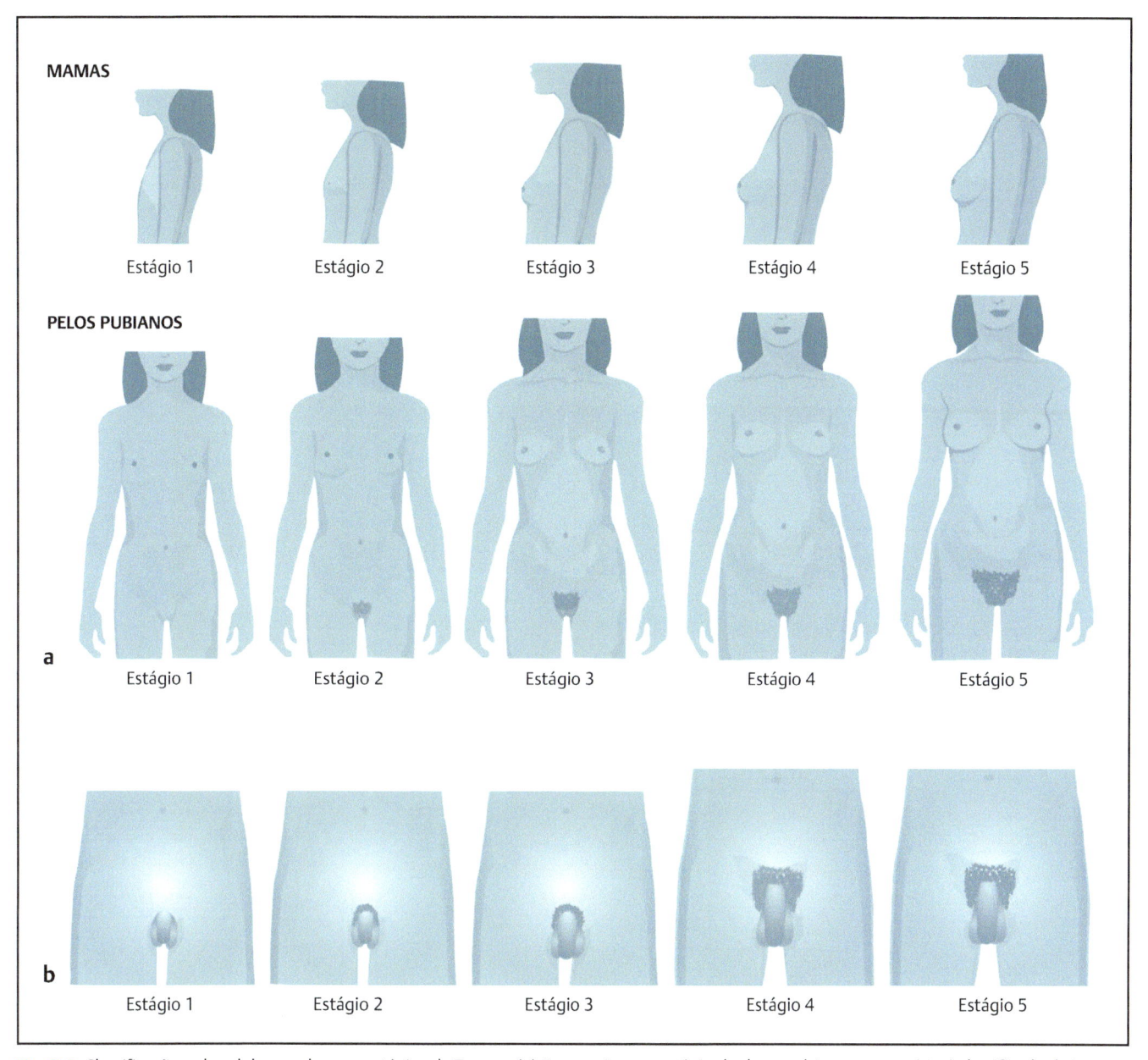

Fig. 3-1. Classificação puberal de acordo com estágios de Tanner. (a) Em meninas, o estágio do desenvolvimento mamário é classificado de I (pré-adolescente) a V (adulta), e o estágio II (aparecimento do broto mamário) marca o início do desenvolvimento puberal. O estágio dos pelos pubianos é classificado de I (pré-adolescente, ausência de pelos pubianos) a V (adulta), e o estágio II marca o início do desenvolvimento dos pelos pubianos. (b) Em meninos, o estágio do desenvolvimento da genitália é classificado de I (pré-adolescente) a V (adulto), e o estágio II marca o início do desenvolvimento puberal, caracterizado pelo aumento do testículo e por alterações na textura e cor da pele da bolsa escrotal. O estágio dos pelos pubianos varia de I (pré-adolescente, ausência de pelos pubianos) a V (adulta), e o estágio II marca o início do desenvolvimento dos pelos pubianos. Apesar de os desenvolvimentos puberal e genital ou mamário estarem representados como sincrônicos, eles não caminham necessariamente juntos e devem ser pontuados separadamente. Em meninos normais, o estágio II dos pelos pubianos surge, em média, 12 a 20 meses após o estágio II do desenvolvimento genital.

Quadro 3-1. Nomenclatura

Adrenarca precoce

Maturação da zona reticular da adrenal, com elevação da atividade da 17,20 liase levando a um aumento da produção de andrógenos adrenais em idade considerada dois desvios-padrão abaixo da esperada para o mesmo sexo e etnia.

Contrassexual

Mudanças no desenvolvimento sexual discordantes do sexo fenotípico.

Desenvolvimento sexual

Mudanças físicas pós-natais induzidas por esteroides sexuais.

Diferenciação sexual

Formação pré-natal dos órgãos genitais internos e externos.

Espermarca

Início da espermatogênese completa com aparecimento de espermatozoides na urina ou no ejaculado.

Ginecomastia pré-puberal

Desenvolvimento de tecido mamário em homens antes da puberdade. Frequentemente assimétrica.

Gonadarca

Maturação das gônadas.

Hipertricose

Excesso de crescimento de pelos sem um padrão sexual. Não é causada por excesso de andrógenos (apesar de a hiperandrogenemia poder agravar esse quadro).

Hirsutismo

Excesso de pelos terminais que aparecem em padrão masculino em mulheres.

Isossexual

Mudanças no desenvolvimento sexual de acordo com o sexo fenotípico.

Menarca precoce isolada

Sangramento vaginal periódico sem outros sinais de desenvolvimento sexual.

Menarca

Primeira menstruação.

Precocidade sexual

Aparecimento de caracteres sexuais secundários em idade considerada dois desvios-padrão abaixo da esperada para mesmo sexo e etnia, independentemente do mecanismo.

Pubarca prematura

Desenvolvimento de pelos pubianos em idade considerada dois desvios-padrão abaixo da esperada para o mesmo sexo e etnia.

Puberdade precoce

Maturação do eixo HHG em idade considerada dois desvios-padrão abaixo da esperada para mesmo sexo e etnia.

Telarca infantil isolada

Telarca que ocorre frequentemente entre os 6 meses e 3 anos de idade, sem outros sinais de puberdade.

Telarca prematura

Desenvolvimento de tecido mamário em meninas em idade considerada dois desvios-padrão abaixo da esperada para a mesma etnia.

Virilização

Desenvolvimento de caracteres sexuais secundários masculinos.

com consequente fechamento da placa epifisária e parada do crescimento, que determinará a altura adulta. Esse processo é determinado pela interação dos hormônios sexuais, em especial o estrógeno, com o hormônio do crescimento (GH) e com o fator de crescimento do tipo insulina 1 (IGF1), que chegam a aumentar até 3 vezes em relação aos níveis pré-puberais.[18] Nas meninas o estirão é mais precoce, ocorrendo no início da puberdade, em média 2 anos antes dos meninos, podendo preceder a telarca e alcançando velocidade de crescimento de até 9 cm/ano. Nos meninos o estirão é mais tardio, geralmente no estágio gonadal 4 de Tanner, chegando a atingir velocidade de crescimento de 10 cm/ano.[19]

Outro parâmetro que podemos utilizar para a avaliação da puberdade, em meninas, são as alterações ultrassonográficas do útero e dos ovários. O útero infantil tem o colo maior que o corpo ou uma relação corpo e colo de 1:1 e, com o avançar da puberdade, vai adquirindo sua forma adulta com o corpo maior que o colo e aumento de volume. Os ovários também sofrem alterações na puberdade, aumentando de volume e mudando sua textura. No período pré-puberal, os ovários apresentam textura homogênea e, com o evoluir da puberdade, torna-se microcística, multicística e folicular próximo da menarca. Teixeira *et al.* avaliaram 140 meninas em idades entre 2 e 18 anos e concluíram que volumes uterinos maiores que 4 mL e ovarianos maiores que 3 mL podem ser considerados de puberdade.[20]

VARIANTES DA NORMALIDADE

Telarca Precoce Isolada

A telarca precoce representa o surgimento do tecido mamário uni ou bilateralmente antes dos 8 anos de idade na menina e sinaliza o início da produção de estrógenos. A telarca precoce isolada é uma condição benigna, que pode estar presente desde o nascimento ou iniciar nos primeiros 3 anos de vida. É autolimitada, podendo regredir espontaneamente ou permanecer estabilizada até o desenvolvimento puberal em idade normal. Como o próprio nome diz, a telarca precoce isolada não pode estar acompanhada de pubarca, menarca, aumento da velocidade de crescimento ou avanço da maturação óssea. Sua fisiopatologia ainda não está totalmente esclarecida, mas acredita-se que haja um aumento da secreção de FSH nessas meninas, estimulando o desenvolvimento de um ou mais folículos ovarianos, e uma discreta produção de estrógenos, além de um provável aumento na sensibilidade do tecido mamário aos baixos níveis circulantes de estrógenos.[3]

Os exames laboratoriais mostram LH, FSH e estradiol basais com níveis pré-puberais. A ultrassonografia pélvica também evidencia útero e ovários com volumes pré-puberais e relação corpo/colo uterinos equivalente a 1:1. Os ovários podem apresentar padrão micropolicístico. A radiografia de mão e punho para avaliação de idade óssea não apresenta um grande avanço com relação à idade cronológica. Com esses dados em mãos, o teste de estímulo com hormônio liberador de gonadotrofinas (GnRH) não está indicado, mas quando realizado, mostra uma resposta maior do FSH ao estímulo do GnRH, diferentemente do observado em meninas com puberdade precoce, que apresentam uma resposta maior do LH.

Feito o diagnóstico, essas meninas devem ser sempre acompanhadas, uma vez que em 14% dos casos, pode haver progressão para um quadro de puberdade precoce com necessidade de intervenção e tratamento.[21] O acompanhamento de meninas com telarca precoce isolada mostrou que não houve prejuízo na estatura adulta, na idade da menarca ou na função reprodutiva.

Pubarca Precoce Isolada

A pubarca precoce isolada consiste no aparecimento de pelos pubianos antes dos 8 anos nas meninas e 9 anos nos meninos, sem outros sinais de puberdade. Os andrógenos de-hidroepiandrosterona (DHEA) e sulfato de DHEA (SDHEA) podem estar elevados para a idade cronológica, compatíveis com valores para crianças em estágio puberal II de Tanner. Entretanto, existem pacientes com valores de andrógenos normais com pubarca precoce isolada. Nesse caso, a explicação seria um aumento da sensibilidade, na unidade pilossebácea, aos andrógenos, levando ao surgimento dos pelos pubianos. Essas crianças também podem apresentar pelos axilares, discreto avanço da idade óssea e da velocidade de crescimento, principalmente nos primeiros 2 anos do quadro, sem haver comprometimento da estatura adulta.

O diagnóstico diferencial com hiperplasia adrenal congênita na forma não clássica é feito pela dosagem basal de andrógenos e 17-hidroxiprogesterona (17-OHP) e quando indicado, complementado com teste de estímulo com hormônio adrenocorticotrófico (ACTH) exógeno. Crianças nascidas prematuras e pequenas para a idade gestacional (PIG) apresentam maior chance de evolução com pubarca precoce.[3]

Menarca Precoce Isolada

A menarca precoce isolada é um fenômeno raro e ainda pouco esclarecido. Representa episódios de sangramento vaginal esporádicos, sem associação a outros sinais de puberdade, antes dos 8 anos, nas meninas. Os valores de LH, FSH e estradiol basais são pré-puberais. Não há avanço da idade óssea ou aumento da velocidade de crescimento. A estatura adulta e o desenvolvimento puberal não são afetados. Anamnese e exame físico detalhados devem ser sempre realizados, com objetivo de excluir ingestão de estrógenos, trauma, corpo estranho ou manipulação da genitália externa.[3]

Aceleração Constitucional do Crescimento e Puberdade/Retardo Constitucional do Crescimento e Puberdade

A aceleração constitucional do crescimento e puberdade (ACCP) e o retardo constitucional do crescimento e puberdade (RCCP) representam os extremos do intervalo de normalidade para o início da puberdade. Na ACCP, a puberdade tem início em idade limítrofe, mas com ritmo de progressão normal. Essa condição não causa prejuízo na estatura adulta. A idade óssea pode estar avançada com relação à cronológica, mas compatível com a idade estatural. Como mecanismo compensatório, esses pacientes apresentam um pico de velocidade de crescimento maior durante o estirão puberal quando comparados aos pacientes que iniciam a puberdade na idade considerada próxima de mediana.[22]

O RCCP é mais comum em meninos e é a principal causa de atraso puberal. Na maioria dos casos, há história familiar de atraso no início da puberdade. Essas crianças apresentam

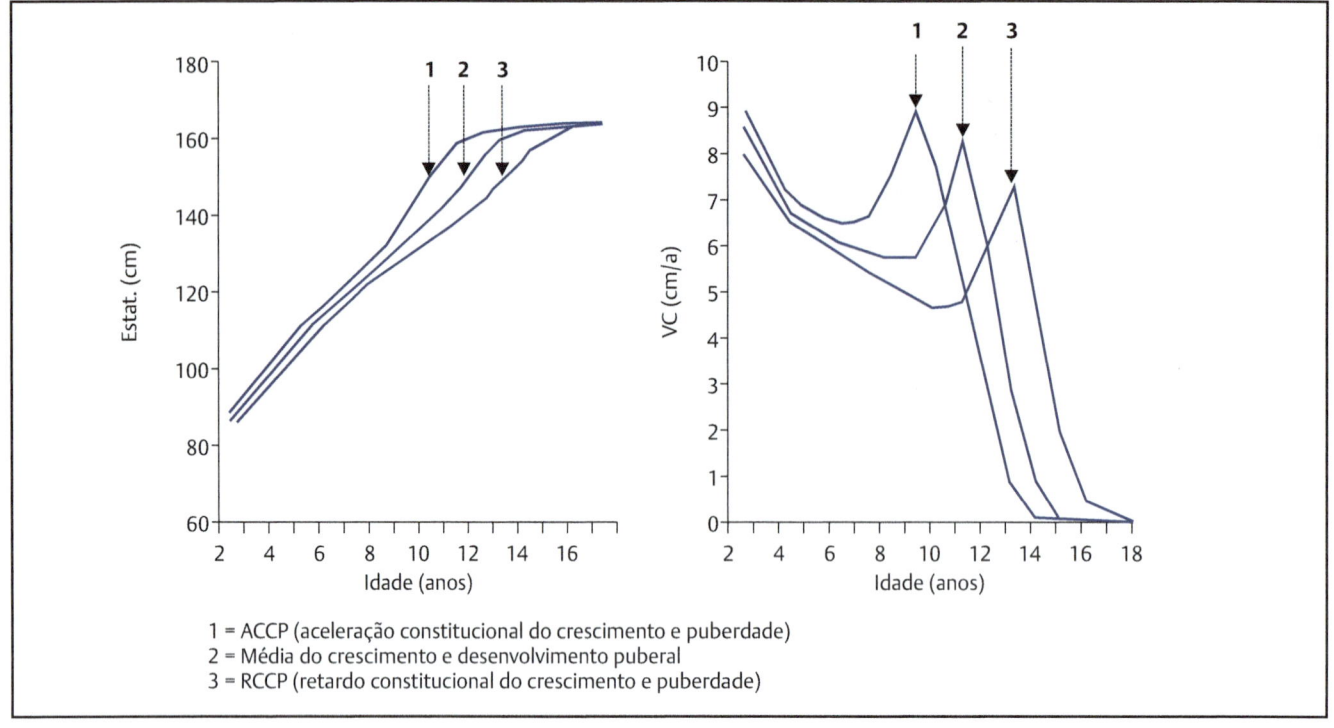

Fig. 3-2. Variações normais do crescimento estatural durante o desenvolvimento puberal. Valores de estatura média correspondentes aos maturadores rápidos, médios e lentos, referidos por Marshall e Tanner.

1 = ACCP (aceleração constitucional do crescimento e puberdade)
2 = Média do crescimento e desenvolvimento puberal
3 = RCCP (retardo constitucional do crescimento e puberdade)

estatura abaixo da média para a idade cronológica, mas compatível com a idade óssea. O pico de velocidade de crescimento no estirão puberal é reduzido, mas a altura adulta está dentro do alvo genético, sendo normalmente mais perto do limite inferior do alvo. A Figura 3-2 exemplifica o caso.

Como representam variações do normal, o tratamento medicamentoso geralmente não está indicado, mas essas crianças devem ser acompanhadas e orientadas quanto à evolução do quadro. Entretanto, algumas vezes, o comprometimento psicossocial do atraso puberal é tamanho que a indução da puberdade pode ser considerada. No menino com idade óssea acima de 14 anos, podem-se fazer 4 a 6 aplicações mensais de testosterona em dose baixa. Na menina, deve-se ter mais cuidado, pois mesmo doses baixas de estrógeno podem levar ao fechamento das placas epifisárias e prejudicar o crescimento/estatura final.[23]

Neste capítulo, abordamos apenas o desenvolvimento puberal isossexual, que compreende o surgimento dos caracteres sexuais de acordo com o sexo fenotípico, ou seja, meninas desenvolvem caracteres de mulheres e meninos, de homens. Entretanto, existe a puberdade contrassexual, que é aquela em que os caracteres sexuais são discordantes do sexo genotípico e devem sempre ser investigados. Exceção deve ser concedida aos meninos que cursam com a ginecomastia fisiológica da puberdade. Nestes casos o surgimento da característica contrassexual é decorrente da maior produção de estrógenos em relação aos andrógenos no início do processo puberal, com consequente crescimento do tecido mamário. Em 95% dos casos, com a progressão da puberdade e aumento progressivo da produção de andrógenos, ocorrerá a involução do tecido glandular.[24]

FATORES QUE INFLUENCIAM O INÍCIO DA PUBERDADE

Além dos fatores hormonais envolvidos no início do processo puberal, fatores ambientais, nutricionais e genéticos também estão implicados e interligados. Estudos sugerem que 50%-80% das variações relativas ao início da puberdade são geneticamente determinadas. Esta associação pode ser vista na semelhança entre a idade de puberdade materna com a de seus filhos e entre gêmeos monozigóticos, assim como entre indivíduos de um mesmo grupo étnico.[8]

Diversas mutações já foram descritas em crianças com distúrbio do desenvolvimento puberal, sendo a primeira delas descrita no gene da kisspeptina, em 2003, relacionando a mutação inativadora com hipogonadismo hipogonadotrófico. Em 2013, Abreu *et al.* identificaram mutações inativadoras no gene *MKRN3* (*makorin ring finger* 3) em cinco das 15 famílias com puberdade precoce central, estudadas por sequenciamento exômico global. Este fato sustenta a hipótese de ação inibitória do gene *MKRN3* sobre a liberação de GnRH, entretanto o mecanismo exato pelo qual sua inativação leva ao início da puberdade ainda não é conhecido. O gene *LIN28B* também está relacionado com a idade da menarca e com a altura final, mas seu mecanismo de controle sobre a secreção de GnRH permanece desconhecido.[8]

O *status* metabólico e nutricional do indivíduo, sinalizado ao sistema nervoso central através de hormônios, como leptina, insulina e grelina, indicam se o organismo encontra-se apto para reprodução. A leptina é secretada pelos adipócitos, assim quanto maior a massa gorda, maiores seus níveis. Ela tem um papel permissivo na secreção de GnRH, e concentrações apropriadas são indispensáveis para maturação do eixo

HHG, progressão da puberdade e manutenção da fertilidade.[25] A insulina também parece estar envolvida na secreção de GnRH, diretamente junto aos neurônios hipotalâmicos e indiretamente através do estímulo à secreção de leptina. A grelina é produzida pelas células parietais em resposta à insuficiência energética, assim níveis elevados de grelina suprimem a liberação de GnRH, indicando que o organismo não está pronto para as funções reprodutivas.[8]

A exposição crônica a produtos químicos ambientais é outro importante fator envolvido na variação da idade de início puberal.[14,26] Muito tem-se falado sobre os disruptores endócrinos, substâncias que interferem na síntese, secreção, transporte, recepção, ação ou eliminação dos hormônios em nosso corpo, causando alteração na função endócrina, principalmente nas funções sexual e reprodutiva. Atualmente, sabemos que essas substâncias se acumulam nas células gordurosas e demoram a serem eliminadas, assim, pequenas exposições por longos períodos causam danos em longo prazo. A exposição aos disruptores endócrinos pode ser precoce, ainda na vida fetal, fazendo com que os efeitos se manifestem no indivíduo exposto e em sua prole.

Esses compostos são amplamente utilizados pela sociedade moderna, sendo os mais conhecidos e estudados o bisfenol A (BPA), presente no revestimento interno de latas e resinas epóxi, os ftalatos, presentes em cosméticos, como esmaltes de unhas, vernizes e inseticidas, o estireno, presente em copos de plástico descartáveis, DDT, metiran, dieldrin e paration, presentes em pesticidas, herbicidas e fungicidas, o chumbo e cádmio, presente em baterias, tintas e pigmentos, e o benzeno, presente em gasolina e removedores.[27]

O mecanismo exato do dano causado por estas substâncias ainda não é totalmente compreendido, uma vez que a maioria dos estudos seja retrospectiva, realizada em animais e humanos contaminados acidentalmente. Estudos epidemiológicos prospectivos, principalmente em locais onde a exposição a esses agentes é maior, e estudos de metabolismo hormonal usando animais de laboratório e linhagens celulares são importantes para investigar produtos em que se suspeita de interferência endócrina e nortear medidas de saúde pública.

CONCLUSÃO

A puberdade compreende uma fase de importantes mudanças na vida de meninos e meninas, tanto no aspecto físico, quanto no psicológico. O médico deve conhecer a fisiologia normal da puberdade e saber reconhecer as variantes da normalidade, com intuito de tranquilizar pacientes e familiares ansiosos diante de quadros de evolução normal, assim como diagnosticar corretamente formas patológicas de puberdade que necessitam de intervenção medicamentosa. Muitos avanços ocorreram no entendimento da fisiologia e modulação da ação do GnRH, entretanto, novos estudos são importantes para descoberta de modalidades terapêuticas que auxiliem na regulação do início puberdade e função reprodutiva.

REFERÊNCIAS BIBLIOGRÁFICAS

1. Marshall WA, Tanner JM. Variations in pattern of pubertal changes in girls. Arch Dis Child. 1969; 44:291-303.
2. Marshall WA, Tanner JM. Variations in the pattern of pubertal changes in boys. Arch Dis Child. 1970;45:13-23.
3. Brito VN, Latronico AC, Arnhold IJP, Mendonça BB. Update on the etiology, diagnosis and therapeutic management of sexual precocity. Arq Bras Endocrinol Metab. 2008;52(1):18-31.
4. Oerter KE, Uriarte MM, Rose SR, et al. Gonadotropin secretory dynamics during puberty in normal girls and boys. J Clin Endocrinol Metab. 1990;71:1251-8.
5. Kaplan SL, Grumbach MM, Aubert ML. The ontogenesis of pituitary hormones and hypothalamic factors in the human fetus: maturation of central nervous system regulation of anterior pituitary function. Recent Prog Horm Res. 1976;32:161-243.
6. Grumbach MM. A window of opportunity: the diagnosis of gonadotropin deficiency in the male infant. J Clin Endocrinol Metab. 2005;90(5):3122-7.
7. Divall SA, Radovick S. Pubertal development and menarche. Ann NY Acad Sci. 2008;1135:19-28.
8. Abreu AP, Kaiser UB. Pubertal development and regulation. Lancet Diabetes Endocrinol. 2016; 4: 254-64.
9. Hameed S, Jayasena CN, Dhillo WS. Kisspeptin and fertility. Journal of Endocrinology. 2011;208:97-105.
10. Alotaibi MF. Physiology of puberty in boys and girls and pathological disorders affecting its onset. J Adolesc. 2019;71:63-71.
11. Herman-Giddens ME, Slora EJ, Wasserman RC, et al. Secondary sexual characteristics and menses in young girls seen in office practice: a study from the pediatric research in office settings network. Pediatrics. 1997;99:505-12.
12. Sun SS, Schubert CM, Chumlea WC, et al. National estimates of the timing of sexual maturation and racial differences among US children. Pediatrics. 2002;110:911-9.
13. Wu T, Mendola P, Buck G. Ethnic differences in the presence of secondary sex characteristics and menarche among US girls: the Third National Health and Nutrition Examination Survey, 1988-1994. Pediatrics. 2002;110:752-7.
14. Buck LGM, Gray L Jr, Marcus M, et al. Environmental factors and puberty timing: expert panel research needs. Pediatrics. 2008;121(suppl 3):192-207.
15. Aksglaede L, Sorensen K, Petersen JH, et al. Recent decline in age at breast development: the Copenhagen puberty study. Pediatrics. 2009;123:932-9.
16. Midyett LK, Moore WV, Jacobson JD. Are pubertal changes in girls before age 8 benign? Pediatrics. 2003;111:47-51.
17. Carel JC, Leger J. Precocious puberty. N Engl J Med. 2008;358:2366-77.
18. Wood CL, Lane LC, Cheetham T. Puberty: Normal physiology (brief overview). Best Pract Res Clin Endocrinol Metab. 2019;33(3):101265.
19. Castilho SD, Barros Filho AA. Crescimento pós-menarca. Arq Bras Endocrinol Metab. 2000;44:195-204.
20. Teixeira RJ, Silva VCG, Freitas JR, et al. Ultrassonografia pélvica em 140 meninas normais pré e pós-puberais. Arq Bras Endocrinol Metab. 1999;43(3):210-16.
21. Pasquino AM, Pucarelli I, Passeri F, et al. Progression of premature thelarche to central precocious puberty. J Pediatr. 1995;126:11-4.
22. Monte O, Longui CA, Calliari LEP. Puberdade precoce: dilemas no diagnóstico e tratamento. Arq Bras Endocrinol Metab. 2001;45:321-30.
23. Pozo J, Argente J. Ascertainment and treatment of delayed puberty. Horm Res. 2003;60:35-48.
24. Blondell RD, Foster MB, Dave KC. Disorders of puberty. Am Fam Physician. 1999;60(1):209-18.
25. Blum W, Englaro P, Hanitsch S. Plasma leptin levels in healthy children and adolescents: De- pendence on body mass index, body fatmass, gender, pubertal stage, and testosterone. J Clin Endocrinol Metab. 1997;82:2904-10.
26. Parent AS, Teilmann G, Juul A, et al. The timing of normal puberty and the age limits of sexual precocity: variations around the world, secular trends, and changes after migration. Endocr Rev. 2003;24(5):668-93.
27. Departamento Científico de Endocrinologia (2019-2021). Desreguladores Endócrinos: Informações para o Pediatra. Sociedade Brasileira de Pediatria. 2021;10.

PUBERDADE PRECOCE: INVESTIGAÇÃO E CAUSA IDIOPÁTICA

Marise Tinoco • Rita Vasconcellos Weiss

INTRODUÇÃO

A Puberdade Precoce (PP) é definida como o início dos sinais físicos da puberdade antes dos 8 anos nas meninas e 9 nos meninos. Esse intervalo normal para idade de início da puberdade corresponde ao período em que 95% das crianças iniciaram o desenvolvimento dos caracteres sexuais.[1]

O desenvolvimento sexual prematuro resulta da ação dos esteroides sexuais ou compostos com atividade de esteroides sexuais nos órgãos-alvo. A PP leva ao desenvolvimento progressivo dos caracteres sexuais secundários, incluindo crescimento mamário em meninas e aumento testicular em meninos, juntamente com os pelos pubianos, aceleração da velocidade de crescimento e maturação óssea (Quadro 4-1).[2]

A fusão prematura das placas de crescimento pode levar ao déficit de altura desses indivíduos quando adultos.

A heterogeneidade da PP, em termos de sua apresentação clínica e definição, pode ser em parte explicada pela natureza gradual da transição para a puberdade.[1,2]

Cerca de 5% da população em geral entra na puberdade antes ou depois do período *normal*. Um evento crucial no início da puberdade em mamíferos é a ativação da liberação pulsátil do Hormônio Liberador de Gonadotrofinas (GnRH) dos neurônios do hipotálamo.[1,3]

As influências conhecidas no momento do início da puberdade em mamíferos incluem o fotoperíodo, os níveis de leptina e o aumento da expressão de neuroquinina B, kisspeptina e seus receptores (NK3R e KISS1R), respectivamente.[4-6]

O gênero e a origem étnica influenciam no desencadeamento da precocidade puberal. A prevalência nas meninas é cerca de 5 vezes maior do que nos meninos, e os afrodescendentes tendem a se tornar púberes mais antecipadamente.

IMPORTANTE

Diante do quadro de puberdade precoce, é imprescindível proceder a uma investigação cuidadosa de sua etiologia, em ambos os sexos, mesmo que 75%-90% dos casos de PP de origem central nas meninas e 25%-60% em meninos sejam idiopáticos (Quadro 4-1).[3] As doenças do sistema nervoso central são responsáveis por cerca de 10% dos casos de PP central. Na prática clínica, quanto mais cedo houver a presença de manifestações clínicas da puberdade precoce, maior a chance de existirem alterações orgânicas associadas.[3]

ETIOLOGIA DO DESENVOLVIMENTO SEXUAL PREMATURO

A Puberdade Precoce é categorizada como mencionado a seguir.

Quadro 4-1. Características de puberdade em meninas e meninos

Característica de puberdade nas meninas	Característica de puberdade nos meninos
Telarca (principal sinal para suspeitar de puberdade)	Aumento dos testículos (3 mL): o principal sinal para suspeitar do início da puberdade. Deve ser determinado se apenas um ou ambos os testículos são afetados. Aumento peniano
Estirão de crescimento: máximo antes da menarca. O crescimento total do início ao fim da puberdade varia entre 20 e 25 cm	Estirão de crescimento: o crescimento total do início ao fim da puberdade varia entre 25 e 30 cm
Avanço da idade óssea	Avanço da idade óssea Voz mais grave
A menarca geralmente aparece dois anos após o início da telarca	Outros: acne, aumento da massa muscular

Puberdade Precoce Central (PPC) ou Dependente de Gonadotrofina (PPDG)

A Puberdade Precoce nesse caso resulta da ativação prematura do eixo Hipotálamo-Hipófise-Gonadal (HPG), com padrão hormonal semelhante à da puberdade fisiológica. A progressão puberal na PPC é simétrica, e os eventos endócrinos e físicos têm uma consonância com a puberdade normal.[2]

A PPC é considerada *idiopática* ou de causa desconhecida, quando se excluem lesões congênitas ou adquiridas no sistema nervoso central e defeitos monogênicos.

Puberdade Precoce Periférica (PPP) ou Independente de Gonadotrofina (PPIG)

Na Puberdade Precoce Periférica, os eventos puberais ocorrem independentemente da ativação do eixo gonadotrófico, e a produção de esteroides pode ser por autonomia gonadal (Síndrome de McCune Albright, testotoxicose), patologias da adrenal (tumores, hiperplasia congenita da adrenal) ou externa, pela exposição indevida a andrógenos ou estrógenos (Fig. 4-1).[7,8]

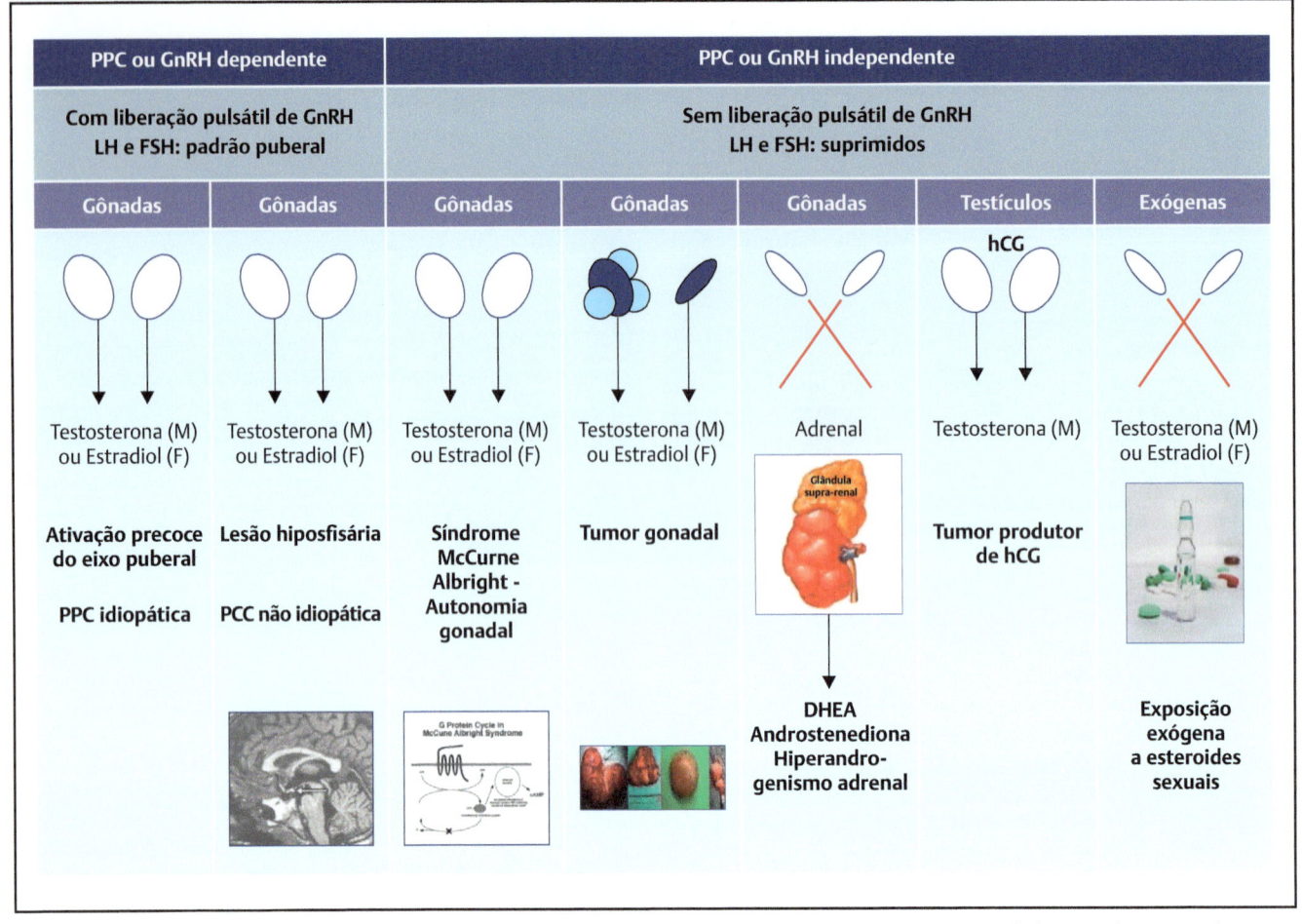

PPC ou GnRH dependente	PPC ou GnRH independente
Com liberação pulsátil de GnRH — LH e FSH: padrão puberal	Sem liberação pulsátil de GnRH — LH e FSH: suprimidos

Gônadas	Gônadas	Gônadas	Gônadas	Gônadas	Testículos	Exógenas
Testosterona (M) ou Estradiol (F)	Testosterona (M) ou Estradiol (F)	Testosterona (M) ou Estradiol (F)	Testosterona (M) ou Estradiol (F)	Adrenal	Testosterona (M) (hCG)	Testosterona (M) ou Estradiol (F)
Ativação precoce do eixo puberal — PPC idiopática	Lesão hipofisária — PCC não idiopática	Síndrome McCune Albright - Autonomia gonadal	Tumor gonadal	DHEA / Androstenediona / Hiperandrogenismo adrenal	Tumor produtor de hCG	Exposição exógena a esteroides sexuais

Fig. 4-1. Classificação da puberdade precoce quanto à etiologia hCG: Gonadotrofina Coriônica Humana; DHEA: De-hidroepiandrosterona. (Fonte: Adaptado de Howard, SR et al., 2020.)[2]

GENÉTICA NA PUBERDADE PRECOCE CENTRAL

A frequência da PPC idiopática varia de acordo com os registros populacionais. Em meninas americanas, a incidência foi estimada em 1 em 5.000 a 10.000; no entanto, em meninas dinamarquesas, a prevalência foi de 1 em 500.[3,9]

Independentemente da coorte, a prevalência de PPC é sexualmente dimórfica, sendo maior nas meninas do que nos meninos.[10]

Num estudo europeu que se estendeu por 9 anos, pode-se observar essa prevalência maior nas meninas com 0,2% dos casos, enquanto em meninos, foi somente 0,05%.[9]

As razões para essa diferença de gênero não são claras, parece que o eixo Hipotálamo- Hipófise-Gonadal na menina tende a ser mais sensível a fatores ambientais, como, por exemplo, aumento da massa gorda, em comparação ao menino.[11] Esse fato é visto, também, em populações com hipogonadismo funcional, quando decorrente da perda de peso ou exercícios excessivos, as mulheres são mais afetadas que os homens.[12]

Um fato importante foi a descoberta de mutações no gene MKRN3 em humanos e de um papel sugerido para seu ortólogo de camundongo. Esse gene é responsável por inibir a secreção do GnRH e, dessa maneira, bloquear o desenvolvimento puberal.

Esse evento parece consolidar a ideia de que a puberdade começa apenas com a liberação de um mecanismo de restrição no gerador de pulso de GnRH, que por sua vez libera o freio na puberdade.[3]

O Makorin Ring Finger Protein 3 (MKRN3) é o primeiro gene imprintado associado a distúrbios puberais em humanos e localiza-se na região da Síndrome de Prader-Willi (PWS) no cromossomo 15q11.2. Em estudos realizados com cinco famílias apresentando membros com PPC e, através da análise de sequenciamento do exoma, verificou-se a presença de mutações de perda de função do MKRN3, confirmando que sua deficiência leva ao desenvolvimento sexual precoce em meninas e meninos de várias etnias.[13]

Atualmente, presença de mutações no MKRN3 é a etiologia genética conhecida mais comum da PPC e é mais comum na PPC familiar (33%-46% dos casos) em comparação à esporádica (3,9% dos casos).[14]

Os pacientes com mutações detectadas, ou seja, puberdade precoce familiar, apresentam o exame de ressonância magnética (RM) hipotalâmica normal, assim sendo, a investigação de rotina com esse método de imagem não parece útil em crianças com história familiar evidente de PPC. Nesses casos, o estudo genético pode preceder a RM, levando em consideração que este exame precisa com frequência de sedação.[15] Dessa forma, uma história familiar precisa é determinante para a opção de realizar a RM ou um teste genético em primeiro lugar (Fig. 4-2).

DIAGNÓSTICO

A PP manifesta-se pelo aparecimento progressivo de características sexuais nas meninas, como desenvolvimento mamário, pelos pubianos e menarca.

No menino, ocorre aumento do volume testicular (volume testicular > 3 mL), desenvolvimento dos pelos penianos e pubianos. Em ambos os sexos, ocorre aceleração da velocidade de crescimento, e a idade óssea é frequentemente muito avançada (mais de dois anos em relação à idade cronológica).[2]

Anamnese

A anamnese é usada para especificar a idade de início e a taxa de progressão dos sinais puberais. Procurar saber sobre os parâmetros neonatais (idade gestacional e medidas de nascimento).

Se a criança foi adotada, devem-se procurar quaisquer evidências sugerindo um possível distúrbio do SNC, como dor de cabeça, distúrbios visuais ou sinais neurológicos (convulsões gelásticas). Procurar possibilidade de alguma deficiência hipofisária, como letargia, poliúria, polidipsia e a existência de doença crônica conhecida ou história de radioterapia cerebral.[15]

A avaliação também inclui alturas e idades puberais de pais e irmãos e história familiar de puberdade avançada

Exame Físico

O exame físico deve ser bem detalhado, avaliando: peso, altura, velocidade de crescimento, Índice de Massa Corporal (IMC) e estadiamento puberal de Tanner. Observar as características faciais (oleosidade da pele, acne, presença de comedões e estigmas sindrômicos), presença de odor e pelos axilares, palpação abdominal e desenvolvimento muscular.[16]

Nas meninas, verificar estrogenização da vulva e procurar por lesões cutâneas sugestivas de neurofibromatose ou Síndrome de McCune Albright, sinais de distúrbios neurológicos (macrocefalia, nistagmo, alteração visual ou defeitos de campo visual, déficit neurológico).[3]

O estado neuropsicológico da criança também deve ser avaliado, pois pode ser grande a preocupação da criança, bem como dos pais, que procuram ajuda para puberdade precoce.

É importante reconhecer clinicamente as variantes benignas do desenvolvimento puberal precoce (telarca precoce isolada e pubarca precoce), geralmente envolvendo o aparecimento isolado e não progressivo de características sexuais secundárias (mama ou pelos pubianos), velocidade de crescimento normal ou pouco aumentada, sem avanço da idade óssea.[3,17]

Após essa avaliação optar como estratégia um acompanhamento cuidadoso ou investigação complementar (Quadro 4-2).

Laboratório

Para a investigação laboratorial, devem ser dosados Hormônios Luteinizante (LH), Folículo Estimulante (FSH) além de Testosterona, nos meninos, e Estradiol (E2), nas meninas.

A gonadotrofina que indica que o eixo puberal está liberado é o LH, analisado pelos métodos imunofluorométrico (IFMA), quimioluminométrico (ICMA) e eletroquimioluminométrico

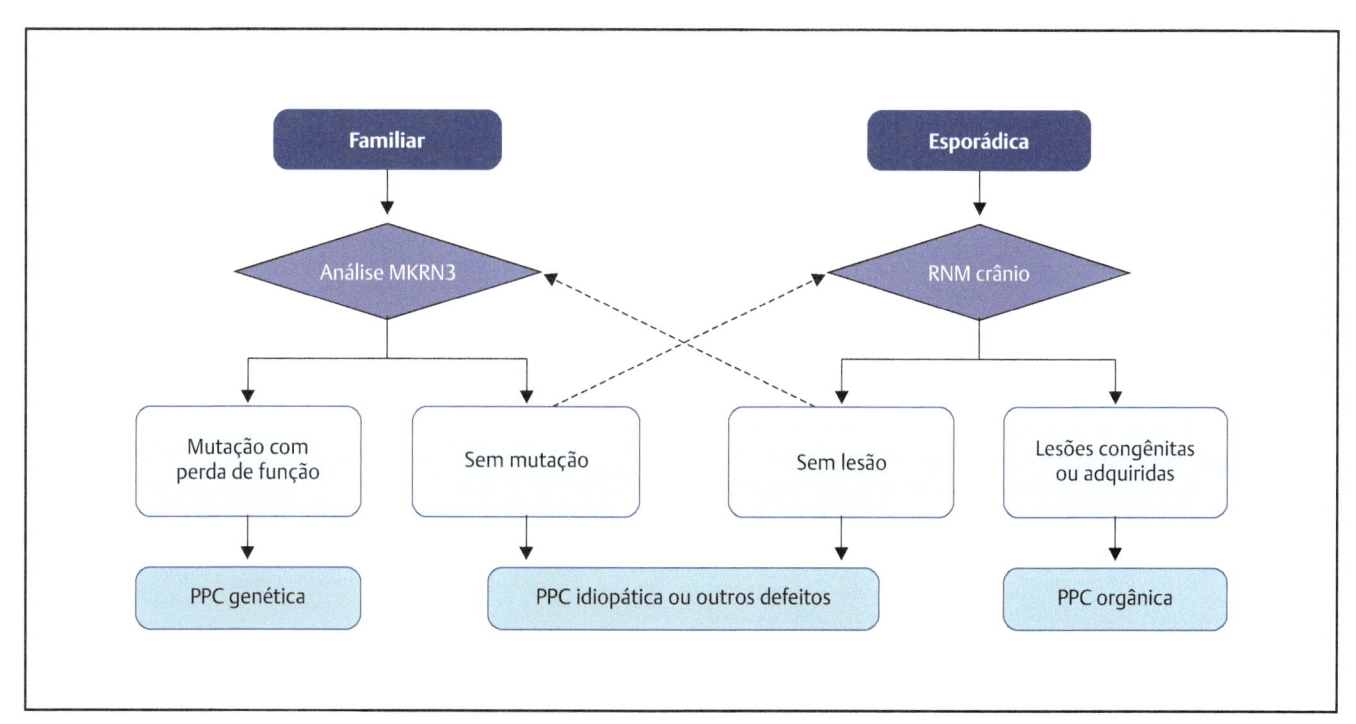

Fig. 4-2. Ressonância Magnética (RM) e testes genéticos no diagnóstico da PPC. MKRN3: Makorin Ring Finger Protein 3; PPC: Puberdade Precoce Central.

Quadro 4-2. Critérios para investigação complementar[2]

Meninas	Meninos
Desenvolvimento das mamas antes dos 8 anos	Aumento do volume testicular antes dos 9 anos
Pelos pubianos < 8 anos	Pelos pubianos < 9 anos
Se a mama desenvolver entre 8 e 9 anos Investigar quando:	*Se desenvolvimento puberal começar em torno dos 10 anos, investigar quando:*
Desenvolvimento puberal iniciado antes dos 8 anos	Desenvolvimento puberal iniciado antes dos 9 anos
Velocidade de Crescimento maior que 6 cm por ano Projeção de estatura final menor que a alvo	Velocidade de Crescimento maior que 6 cm por ano Projeção de estatura final menor que a alvo
Progressão rápida dos estágios puberais, com mudança de estágio com menos de 6 meses	Progressão rápida dos estágios puberais, com mudança de estágio com menos de 6 meses
Evidência clínica para causa neurogênica	Evidência clínica para causa neurogênica
Evidência clínica para puberdade precoce periférica	Evidência clínica para puberdade precoce periférica
Menarca < 10 anos	

(ECLIA). Existe uma boa correlação entre os valores de LH entre as metodologias ECLIA e IFMA.[18-20]

Considera-se que um valor de LH > 0,3 UI/L (ECLIA, sensibilidade funcional de 0,2) sinaliza um eixo puberal ativo.[19]

Quando se encontra um valor de LH basal pré-púbere, ou seja, < 0,3 UI/L, com quadro clínico de puberdade precoce, deve-se realizar o teste do GnRH ou, na impossibilidade deste, apenas em meninas, o teste com agonista de GnRH *depot*.

No teste do GnRH, aplicam-se 100 mcg em *bolus* e coleta-se sangue para dosagem de LH e FSH nos tempos basal e após 15, 30 e 60 minutos da aplicação.

No nosso meio, um valor de LH superior a 6,9 UI/L (IFMA) ou 4,1 UI/L (ECLIA), nas meninas, e superior a 9,6 UI/L (IFMA) ou 3,3 UI/L (ECLIA), nos meninos, indica eixo puberal ativado.[19]

Na literatura, considera-se em geral um valor puberal de LH maior que 5 UI/L após teste de GnRH.[18,19,21]

O teste com o agonista de GnRH *depot* 3,75 mg, aplicado por via intramuscular e um valor de LH superior a 8 UI/L 2 horas após aplicação do agonista, indica eixo puberal ativo no sexo feminino. Essa é uma forma de aproveitar a terapêutica, para confirmar diagnóstico (na impossibilidade de se realizar o teste GnRH) e acompanhar o tratamento.[22]

A medida de FSH, tanto em condição basal quanto após estímulo com GnRH, não distingue a PPC da PPP, porém um valor de FSH basal suprimido sugere PPP.[23]

A concentração do FSH varia pouco durante a puberdade e, por isso, sua avaliação é menos importante que a do LH, porém, a relação LH/FSH > 0,66, após estímulo com agonista de GnRH *depot*, pode ser útil no diagnóstico diferencial com as formas incompletas ou não progressivas de puberdade precoce.[2]

Futuramente, a Testosterona deverá ser dosada preferencialmente por Cromatografia Líquida de Alta *Performance* (HPLC), por ser um melhor marcador de precocidade sexual em meninos, tanto na PPC quanto na PPP por precisar melhor valores de Testosterona abaixo da referência do homem adulto (Fig. 4-3).[24]

Com relação ao E2, concentrações pré-púberes não afastam puberdade precoce, uma vez que podem estar dentro da normalidade em 40% dos casos. Tendo uma dosagem de E2 elevada e gonadotrofinas suprimidas, estabelece-se o diagnóstico de PPP.[2] No diagnóstico diferencial da PP, outras avaliações podem ser feitas como a medida da gonadotrofina coriônica humana (hCG) na investigação de tumores gonadais e extragonadais em meninos. Uma dosagem de TSH tem relevância para a avaliação de hipotireoidismo primário, assim como a dosagem dos andrógenos adrenais (17-OH-progesterona, androstenediona, sulfato de deidroepiandrosterona, 11-desoxicortisol e 21-desoxicortisol) na investigação de hiperplasia adrenal congênita e tumores adrenais.[25,26]

Determinação de Idade Óssea

Para determinação da idade óssea, deve ser solicitado um RX de mãos e punho esquerdo. A imagem geralmente é analisada pelo método de Greulich e Pyle, que se baseia na sequência de aparecimento e na morfologia dos núcleos de ossificação de falanges, metacarpos, ossos do carpo, rádio e ulna.[27,28]

Atenção para a presença de puberdade precoce com atraso de idade óssea e crescimento deficiente, pois é compatível com hipotireoidismo.[2]

Ultrassonografia Pélvica

Nas meninas, a ultrassonografia pélvica é o exame indicado para a pesquisa de sinais de estímulo hormonal no útero e nos ovários, bem como de cistos. Existem valores padronizados para limite superior do tamanho uterino, volume uterino e volume ovariano. O aumento desses valores configura ação estrogênica.[29,30]

Um comprimento uterino ≥ 3,5 cm é o primeiro sinal de exposição ao estrógeno. As características morfológicas também são importantes, como o estado pré-puberal é marcado por um útero tubular, que se torna mais semelhante a uma pera (corpo > cérvix) Volume Uterino > 2 cm³.

A avaliação endometrial ao ultrassom fornece uma segunda linha de evidência. A menarca geralmente requer um endométrio de cerca de 8 mm.[2,3]

Nos meninos, a ultrassonografia testicular deve ser realizada se os testículos forem assimétricos ou se houver suspeita de puberdade precoce periférica.[2]

Ressonância Magnética

Se a suspeita for de PPC, a ressonância magnética da região hipotálamo-hipofisária é considerada o método de imagem mais apropriado para afastar as causas orgânicas de puberdade precoce relacionadas com o sistema nervoso central.

O melhor corte para visualização de hamartomas é em T2, e o uso de contraste é indispensável para afastar e/ou definir tumoração. Na presença de virilização, quando existe suspeita de tumor adrenal, a tomografia de abdome ou RM é o melhor exame.[31]

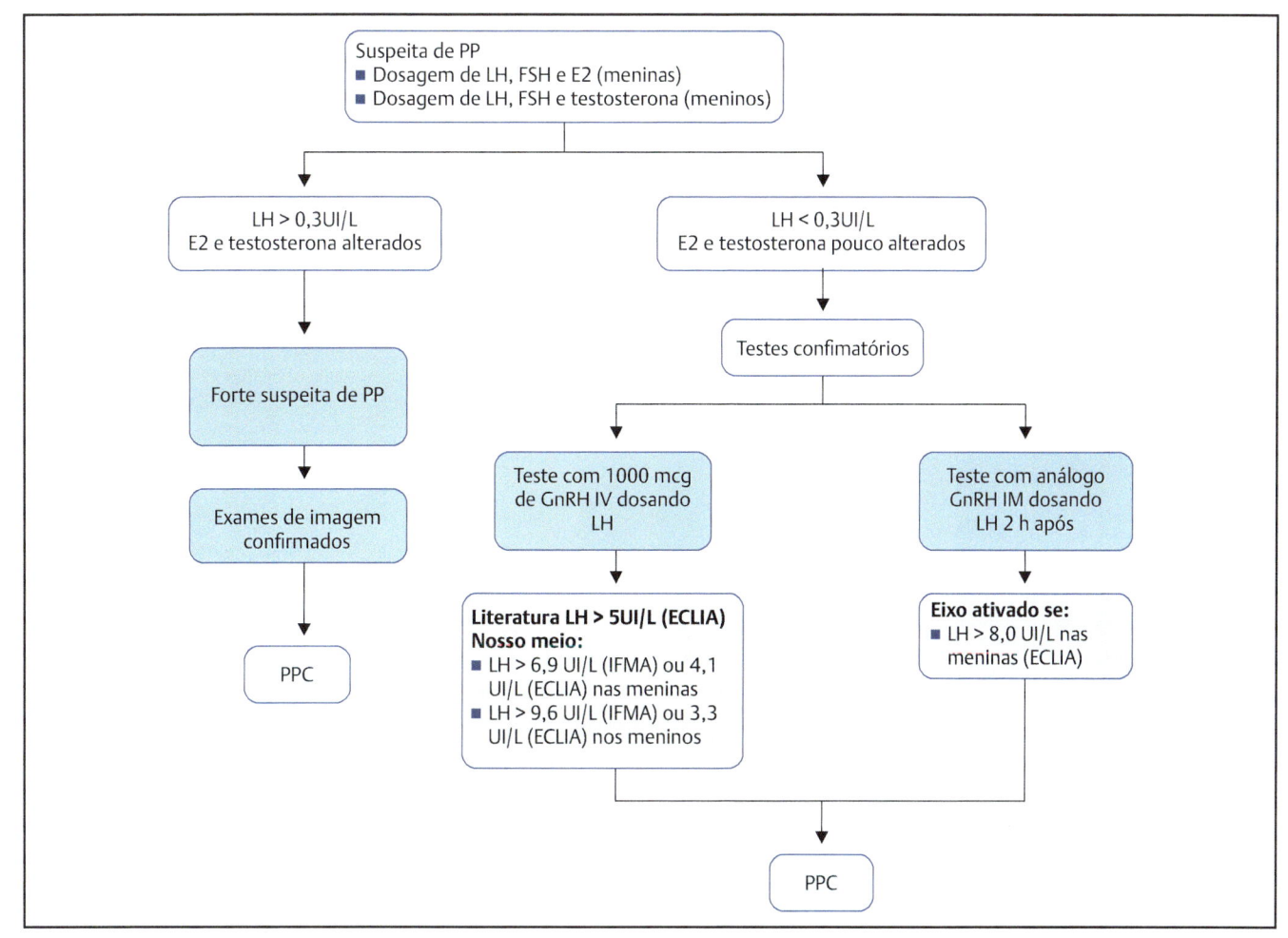

Fig. 4-3. Diagnóstico laboratorial da PP. Métodos Laboratoriais – IFMA: Imunofluorimetria; ECLIA: eletroquimioluminescência. (Fonte: Brito NV J Clin Endocrinol Metab 1999; 84: 3539–44.[19]; Freire Av Clin Endocrinol (Oxf). 2013 Mar;78(3):398-404.[22])

CONSEQUÊNCIAS DA PUBERDADE PRECOCE

Perda de Altura

A perda da altura causada pelo rápido avanço da maturação esquelética é a consequência prevalente da PP. Essa perda se correlaciona inversamente com a idade do início da puberdade. Atualmente, os pacientes tratados parecem ter um início de puberdade mais tardio que os das séries históricas.

Nessas séries, a perda de altura costumava ser de 20 cm nos meninos e 12 cm nas meninas, relativas à altura-alvo.[32]

Problemas Psicológicos e Comportamentais

Várias são as questões emocionais de uma criança que atinge a puberdade em uma idade imprópria para sua sociedade e/ou cultura, situação preocupante para seus pais ou cuidadores.[2]

O risco de abuso sexual parece ser maior em meninas com maturação sexual prematura.[33,34]

Risco de Câncer

Parece haver uma relação entre a idade precoce da menarca e o câncer de mama documentado por estudos epidemiológicos.

Não temos dados suficientes para extrapolar esses resultados para mulheres com histórico de PPC. Da mesma forma, uma distinção deve ser feita entre pacientes com PPC que foram tratados com análogos de GnRH em comparação àquelas que não receberam esse tratamento.[35]

Obesidade e Risco Cardiovascular

As comorbidades metabólicas e puberdade precoce podem ser diferentes expressões clínicas da mesma síndrome genética. A este respeito, a recente descoberta de mutações *DLK1* tem sido muito relevante. Essas mutações têm sido relacionadas com casos familiares de PPC, mas também com o aparecimento posterior de obesidade e complicações metabólicas, como diabetes tipo 2.[36]

CONSIDERAÇÕES FINAIS

A puberdade é um processo complexo que marca a transição da infância à idade adulta, e seus mecanismos não são totalmente compreendidos.

A expressão clínica da puberdade precoce é heterogênea e além da forma típica central, que ocorre abaixo dos 8 anos de idade, existem outras formas clínicas de puberdade precoce, como a puberdade incompleta (telarca precoce, pubarca precoce) e puberdade precoce periférica.

> **IMPORTANTE**
>
> O conhecimento dessas diferentes formas de puberdade precoce é essencial para determinar se existe outra patologia envolvida, como um tumor (intracraniano, gonadal ou adrenal), a Síndrome de McCune-Albright ou hiperplasia adrenal congênita. A importância do diagnóstico correto faz-se necessária para estabelecer um tratamento medicamentoso ou não, além de minimizar os efeitos que essa precocidade sexual possa vir a se expressar, no futuro dessa criança.

REFERÊNCIAS BIBLIOGRÁFICAS

1. Grumbach MM. The neuroendocrinology of human puberty revisited. Horm Res. 2002;57(2):2-14.
2. Howard SR, Roux N, Leger J.3, Carel JC. Puberty and Its Disorders. In: Brook's Clinical Pediatric Endocrinology. 7. ed. EUA: John Wiley & Sons. 2020. p. 235-87.
3. Cheuiche AV, da Silveira LG, de Paula LCP, et al. Diagnosis and management of precocious sexual maturation: an updated review. Eur J Pediatr. 2021;180(10):3073-87.
4. Tena-Sempere M. Kisspeptin signaling in the brain: recent developments and future challenges. Mol Cell Endocrinol. 2010;314:164-9.
5. Pinilla L, Aguilar E, Dieguez C, et al. Kisspeptins and reproduction: physiological roles and regulatory mechanisms. Physiol Rev. 2012;92(3):1235-316.
6. Hughes IA. Releasing the brake on puberty. N Engl J Med. 2013;368(26):2513-5.
7. Haddad NG, Eugster EA. Peripheral precocious puberty including congenital adrenal hyperplasia: causes, consequences, management and outcomes. Best Pract Res Clin Endocrinol Metab. 2019;33(3):101273.
8. Eugster EA. Peripheral precocious puberty: causes and current management. Horm Res. 2009;71(1):64-7.
9. Teilmann G, Pedersen CB, Jensen TK, et al. Prevalence and incidence of precocious pubertal development in Denmark: an epidemiologic study based on national registries. Pediatrics. 2005;116:1323-8.
10. Carel JC, Leger J. Clinical practice. Precocious puberty. N Engl. J. Med. 2008;358:2366-77.
11. He Q, Karlberg J. BMI in childhood and its association with height gain, timing of puberty, and final height. Pediatr Res. 2001,49:244-51.
12. Boutari C, Pappas PD, Mintziori G, et al. The effect of underweight on female and male reproduction. Metabolism. 2020;107:154229.
13. Abreu AP, Dauber A, Macedo DB, et al. Central precocious puberty caused by mutations in the imprinted gene MKRN3. N Engl J Med. 2013;368:2467-75.
14. Valadares LP, Meireles CG, De Toledo IP, et al. Mutações MKRN3 na puberdade precoce central: uma revisão sistemática e metanálise. J Endocr Soc. 2019;3:979-95.
15. Soriano-Guillén L, Argente J. Central precocious puberty, functional and tumor-related. Best Pract Res Clin Endocrinol Metab. 2019;33(3):101262.
16. Macedo DB, Cukier P, Mendonça BB, et al. Advances in the etiology, diagnosis and treatment of central precocious puberty. Arq Bras Endocrinol Metabol. 2014;58(2):108-17.
17. Novello L, Speiser PW. Premature adrenarche. Pediatr Ann. 2018;47:e7-e11.
18. Latronico AC, Brito VN, Carel JC. Causes, diagnosis, and treatment of central precocious puberty. Lancet Diabetes Endocrinol. 2016;4(3):265-74.
19. Brito VN, Batista MC, Borges MF, et al. Diagnostic value of fluorometric assays in the evaluation of precocious puberty. J Clin Endocrinol Metab. 1999;84:3539-44.
20. Neely EK, Hintz RL, Wilson DM, et al. Normal ranges for immunochemiluminometric gonadotropin assays. J Pediatr. 1995;127:40-6.
21. Pasternak Y, Friger M, Loewenthal N, et al. The utility of basal serum LH in prediction of central precocious puberty in girls. Eur J Endocrino.l 2012;166:295-99.
22. Freire AV, Escobar ME, Gryngarten MG, et al. High diagnostic accuracy of subcutaneous Triptorelin test compared with GnRH test for diagnosing central precocious puberty in girls. Clin Endocrinol (Oxf). 2013;78(3):398-404.
23. Brito VN, Spinola-Castro AM, Kochi C, et al. Central precocious puberty: revisiting the diagnosis and therapeutic management. Arch Endocrinol Metab. 2016;60(4):407.
24. Dufour-Rainfray D, Moal V, Cloix L, et al. Mass spectrometry for steroid assays. Ann Biol Clin. 2015;73(1):70-8.
25. Klein DA, Emerick JE, Sylvester JE, Vogt KS. Disorders of Puberty: An Approach to Diagnosis and Management. Am Fam Physician. 2017;96(9):590-9.
26. Rodriguez H. Pescovitz precocious puberty. In: Radovick S, ed. Contemporary Endocrinology. Pediatric Endocrinology: a practical guide. Totowa: Humana Press Inc. 2013.
27. Greulich WW, Pyle SI. Radiographic atlas of skeletal development of the hand and wrist. 2nd. ed. Stanford, CA, USA: Stanford University Press. 1959. p. 72.
28. Prokop-Piotrkowska M, Marszałek-Dziuba K, Moszczyńska E, et al. Traditional and New Methods of Bone Age Assessment-An Overview. J Clin Res Pediatr Endocrinol. 2021;13(3):251-262.
29. Vasconcellos R, Póvoa LC, Rotstein S, Tourinho EK. Puberdade Precoce sensibilidade e especificidade no diagnóstico Ultrassonográfico. Femina. 1994;22(5): 323-32.
30. Vasconcellos R, Lustosa E, Pinto EM, et al. A menstruarão uterina no diagnóstico das precocidades sexuais. JMB. 1990;59(2):26-32.
31. Grumbach MM, Styne DM. Puberty: Ontogeny, neuroencocrinology, physiology, and disorders. In: Wilson JD, Foster DW. Williams Textbook of endocrinology.10. ed. Philadelphia: WB Saunders. 2011. p. 1108-201.
32. Carel JC, Lahlou N, Roger M, Chaussain JL. Precocious puberty and statural growth. Hum Reprod Update. 2004;10:135-47.
33. López-Miralles M, Lacomba-Trejo L, Valero-Moreno S, et al. Psychological aspects of pre-adolescents or adolescents with precocious puberty: A systematic review. J Pediatr Nurs. 2022;S0882-5963(22)00013-6.
34. Mouridsen SE, Larsen FW. Psychological aspects of precocious puberty. An overview. Acta Paedopsychiatr. 1992;55(1):45-9.
35. Biro FM, Huang B, Wasserman H, et al. Pubertal Growth, IGF-1, and Windows of Susceptibility: Puberty and Future Breast Cancer Risk. J Adolesc Health. 2021;68(3):517-22.
36. Gomes LG, Cunha-Silva M, Crespo RP, et al. DLK1 Is a Novel Link Between Reproduction and Metabolism. J Clin Endocrinol Metab. 2019;104(6):2112-20.

PUBERDADE PRECOCE CENTRAL: CAUSAS ORGÂNICAS

Vinicius Nahime Brito • Ana Claudia Latronico

INTRODUÇÃO

A puberdade precoce de origem periférica cursa com gonadotrofinas suprimidas e induz a busca por patologias de origem geralmente gonadal ou adrenal. Já a puberdade precoce central (PPC) resulta da mesma reativação do eixo hipotálamo-hipófise-gonadal que ocorre na puberdade normal, porém de forma prematura, antes dos 8 anos nas meninas e antes dos 9 anos nos meninos.[1] A PPC é mais prevalente no sexo feminino (10-20 meninas:1 menino). Múltiplas causas estão associadas atualmente ao diagnóstico etiológico da PPC, incluindo causas congênitas e adquiridas com e sem alterações estruturais no sistema nervoso central (SNC).[2] A presença de lesões no SNC reconhecidamente causais da ativação prematura da secreção de GnRH caracteriza a forma orgânica de PPC.[2]

A PPC também é classificada em esporádica ou familial, o que auxilia na suspeita e investigação de causas genéticas (monogênicas), mais prevalentes na PPC familial.[1] Além disso, a PPC pode ser classificada em forma não sindrômica (isolada) ou sindrômica (presença de estigmas físicos e anomalias adicionais).[3]

Todos os pacientes com diagnóstico clínico e laboratorial de PPC devem ser submetidos preferencialmente ao exame de ressonância magnética (RM) do SNC para avaliação de lesões estruturais.[1] Na literatura, é consenso que todos os meninos com PPC e meninas abaixo de 6 anos devem ser submetidos ao exame de RM.[4,5] Nas meninas entre 6 e 8 anos sem manifestações neurológicas ou oftalmológicas e presença de história familiar de puberdade precoce, a necessidade do exame é discutível pela baixa prevalência de lesões orgânicas neste subgrupo.[1,4]

Fatores preditivos de PPC de causa orgânica incluem idade precoce de início dos caracteres sexuais secundários, geralmente abaixo dos 4 anos, sinais e sintomas neuro-oftalmológicos, e sexo masculino.[2] Neste capítulo serão apresentadas as causas orgânicas de PPC, que incluem lesões congênitas ou adquiridas do SNC.

EPIDEMIOLOGIA

A prevalência geral de patologia intracraniana (congênita ou adquirida) associada à PPC em meninas é 9%, variando de 0% a 24,3%. Em meninos, a prevalência de PPC orgânica pode atingir até 74%, sendo as causas congênitas mais frequentes em ambos os sexos.[6] Se considerarmos apenas meninas com idade < 6 anos, a prevalência de patologia intracraniana aumenta (29%).[6] A prevalência de lesões do SNC em meninos com PPC foi revisada em grupos étnicos distintos. Dois estudos em pacientes orientais (chineses e tailandeses) demonstraram baixa prevalência de lesões do SNC em coortes masculinas de PPC (16,3% e 7%, respectivamente).[7,8]

DIAGNÓSTICO CLÍNICO

A anamnese detalhada, incluindo tempo e extensão do desenvolvimento puberal, história familiar e sintomas neurológicos associados (cefaleia, crises convulsivas, vômitos, alterações comportamentais e cognitivas, distúrbios visuais), além de um exame físico abrangente (incluindo dados antropométricos, velocidade de crescimento, maturação sexual pelos critérios de Marshall & Tanner, perímetro cefálico, manchas cutâneas, pressão arterial, exame físico geral), são essenciais e auxiliam no diagnóstico de puberdade precoce.[1,2,9]

Nos meninos, o aumento bilateral do volume testicular é o primeiro sinal de puberdade, enquanto nas meninas, a telarca (que pode ser precedida pela aceleração de crescimento) é indicativa de ação estrogênica. Em ambos os sexos, a aceleração do crescimento é um sinal clínico relevante, e a pubarca pode ou não estar presente. De nota, a PPC de causa orgânica pode cursar sem qualquer sintoma neuro-oftalmológico ou sinal sugestivo no exame físico. Em geral, a suspeita de causas orgânicas de PPC emerge quando o início dos sinais e sintomas é muito precoce, abaixo dos 4 anos de idade cronológica em ambos os sexos. O sexo masculino também é um fator preditivo de PPC de causa orgânica. Fatores preditivos de lesões do SNC em meninas com PPC incluem idade < 6 anos, estradiol > 100 pmol/L e ausência de pelos pubianos.[2] É fundamental diferenciar PPC ou puberdade precoce periférica progressiva das variantes puberais, como telarca ou pubarca precoce isoladas, ou sangramento vaginal isolado, que cursam sem ativação do eixo hipotálamo-hipófise-gonadal.[1]

DIAGNÓSTICO LABORATORIAL E IMAGEM

O LH, basal ou após estímulo com GnRH exógeno ou análogo de GnRH (aGnRH), é o melhor parâmetro bioquímico usado para diagnosticar PPC.[10] Quando medido em ensaios ultrassensíveis, como eletroquimioluminescência ou quimioluminescência, as concentrações séricas de LH obtidas aleatoriamente dentro da faixa puberal confirmam o diagnóstico de PPC. As análises mais recentes sugerem que um valor de LH basal > 0,3 UI/L pode ser considerado um valor puberal.[4,10]

Com o teste de GnRH/aGnRH, os pontos de corte específicos para as concentrações de LH que indicam a ativação do eixo HPG dependem do uso de GnRH ou GnRHa como estímulo, do tempo de coleta e do ensaio laboratorial. Pico de LH > 5 UI/L indica PPC quando o GnRH exógeno é utilizado, enquanto valores de pico de LH > 8 UI/L, dosados entre 1 e 3 horas após aGnRH, confirmam o diagnóstico de PPC.[1,4] Valores entre 5 e 8 UI/L devem ser interpretados em conjunto com o quadro clínico, enquanto valores de LH < 5 UI/L indicam concentrações dentro da faixa pré-púbere. Deve-se ter cuidado ao interpretar as concentrações de gonadotrofinas em crianças menores de 2 anos, uma vez que as concentrações de LH basal e após estímulo são mais elevadas e podem levar a um diagnóstico errôneo de PPC.[2] Concentrações aleatórias de estradiol podem não indicar a ativação puberal, mas podem melhorar a sensibilidade do teste de estímulo se obtido 18-24 h após a administração de aGnRH.[11] Nos meninos com PPC, a testosterona basal é um bom marcador de início da puberdade, e os valores puberais de LH confirmam o diagnóstico de PPC. Alguns estudos demonstraram que pacientes com PPC de causa orgânica apresentam valores maiores de gonadotrofinas hipofisárias em condição basal ou após estímulo com GnRH, assim como da relação LH/FSH e de esteroides sexuais, principalmente estradiol nas meninas, quando comparados a valores de pacientes com PPC idiopática.[12]

Nas meninas, a ultrassonografia pélvica realizada por profissional experiente é útil e complementa o diagnóstico de puberdade, sendo que comprimento uterino > 3,5 – 4,0 cm e volume ovariano > 2 cm³ são compatíveis com a entrada na puberdade.[1,2] A idade óssea avaliada pelos Raios X de mão e punho (não dominante) e interpretada pelos métodos disponíveis, como atlas de Greulich & Pyle, Tanner - Whitehouse, é um exame fundamental na avaliação de crianças com puberdade precoce e nos casos progressivos encontra-se pelo menos um ano ou dois desvios-padrão acima da idade cronológica.[10]

Em crianças com diagnósticos clínico e laboratorial de PPC, a RM do SNC deve ser realizada em todos os meninos e pelo menos em todas as meninas com 6 anos ou menos para excluir patologia intracraniana.[4,5] Em meninas entre 6 e 8 anos, embora não haja consenso, a RM deve ser realizada em todas que apresentam sinais e sintomas neuro-oftalmológicos ou história familiar negativa.[1] Achados patológicos causativos de PPC foram identificados em alguns estudos que incluíram meninas entre 6 e 8 anos, justificando a realização do exame neste subgrupo.[13,14] Há limitações para realização de RM na faixa pediátrica principalmente pela necessidade de administração de agentes de contraste (gadolínio), bem como sedação intravenosa.[2] Além disso, o exame pode gerar ansiedade em crianças e em seus familiares. A identificação de uma lesão incidental sem papel na fisiopatologia da PPC pode ocasionar preocupação, realização de RM repetidas e consultas de acompanhamento desnecessárias.[4]

DIAGNÓSTICO ETIOLÓGICO

As lesões do SNC associadas à PPC podem ser congênitas ou adquiridas. As principais causas orgânicas de PPC estão listadas no Quadro 5-1.

Quadro 5-1. Causas orgânicas de puberdade precoce central

Congênitas	Adquiridas
■ Hamartoma hipotalâmico	■ Tumores do SNC
■ Glioma de vias ópticas associado a NF1	• Glioma de baixo grau/astrocitoma pilocítico juvenil
■ Meningomielocele	• Ependimoma
■ Cisto aracnoide suprasselar	• Craniofaringioma
■ Hidrocefalia	• Pinealoma
■ Displasia septo-óptica	• Germinomas
■ Duplicação hipofisária	■ Irradiação do SNC
■ Esclerose tuberosa	■ Infecções do SNC
■ Malformação de Chiari tipos I e II	■ Doenças granulomatosas do SNC
	■ Paralisia cerebral secundária à encefalopatia hipóxica-isquêmica perinatal

NF-1: neurofibromatose tipo 1; SNC: sistema nervoso central.

CAUSAS CONGÊNITAS DE PPC ORGÂNICA

Hamartoma Hipotalâmico (HH)

O HH é uma malformação congênita, benigna, não neoplásica, constituída por tecido hipotalâmico ectópico, geralmente na base do terceiro ventrículo, ocupando a cisterna suprasselar.[15,16] O HH pode ser assintomático. Quando sintomático, dois fenótipos clássicos são associados ao HH, que incluem PPC e epilepsia gelástica, caracterizada por crises de riso imotivado. Ambas as manifestações podem coexistir em cerca de 40% dos casos.[15] Outras alterações neurológicas, como epilepsia focal ou generalizada de difícil controle clínico, comprometimento neurocognitivo, alterações comportamentais e distúrbios psiquiátricos, podem estar presentes.[17]

A fisiopatologia da PPC causada por HH baseia-se em algumas hipóteses: (I) O HH pode funcionar como um gerador ectópico de pulsos de GnRH; (II) O HH pode exercer pressão física no hipotálamo normal adjacente, contribuindo para diminuir a ação de fatores inibitórios da secreção de GnRH; (III) HH pode secretar fatores excitatórios de GnRH, como TGF-alfa, identificado na imuno-histoquímica de alguns HH.[16]

No entanto, a localização anatômica do HH tem sido considerada o fator crucial para a manifestação clínica de PPC.[15] HH conectados ao hipotálamo anterior estão associados à PPC, enquanto aqueles de localização posterior manifestam-se principalmente com alterações neurológicas. Lesões em localização intermediária podem apresentar ambos, PPC e epilepsia.[15] A forma e tamanho do HH, avaliado na RM, são considerados preditivos da manifestação clínica. Quanto à forma, HH para-hipotalâmicos ou pedunculados, conectados à superfície inferior do hipotálamo por uma fina haste na região do tuber cinéreo, são associados à PPC, enquanto HH intra-hipotalâmicos ou sésseis, com base de fixação dentro do terceiro ventrículo, resultando em um plano vertical de fixação acima do assoalho do terceiro ventrículo, estão mais relacionados com as alterações neurológicas.[17] Quanto ao tamanho, HH com diâmetros maiores estão associados a manifestações neurológicas. Alterações neurocognitivas estão associadas à presença de epilepsia e possível efeito das drogas anti-epilépticas.[17]

A PPC causada pelo HH tipicamente tem início em idade muito precoce, geralmente abaixo dos 4 anos de idade cronológica. Manifesta-se pelo aparecimento dos caracteres sexuais secundários, principalmente telarca e menarca no sexo feminino, e aumento do volume testicular no sexo masculino, aceleração de crescimento em ambos os sexos e avanço da idade óssea. Pelos pubianos podem ou não estar presentes. O diagnóstico laboratorial de PPC é estabelecido pelos valores puberais de LH em condição basal ou após estímulo com GnRH exógeno ou análogo de GnRH associado a valores puberais de testosterona no sexo masculino, e valores pré-puberais ou puberais de estradiol no sexo feminino.[10] A RM é o exame de imagem de escolha para confirmar o diagnóstico de HH, exigindo sedação em alguns pacientes.

O HH tipicamente é uma lesão isointensa e homogênea em T1, e iso ou discretamente hiperintensa em T2 na RM, não apresentando realce após gadolínio.[15,17] As imagens de RM de dois pacientes com PPC causada por HH estão representadas na Figura 5.1. Na tomografia computadorizada, HH de pequeno tamanho podem não ser visualizados. O diagnóstico diferencial com outras lesões do SNC, como gliomas e outros tumores, deve ser considerado quando houver crescimento ou aspecto heterogêneo da lesão na RM.

Os HH são tipicamente esporádicos, mas podem estar associados à síndrome de Pallister-Hall (SPH), uma doença autossômica dominante que inclui anomalias hipofisárias

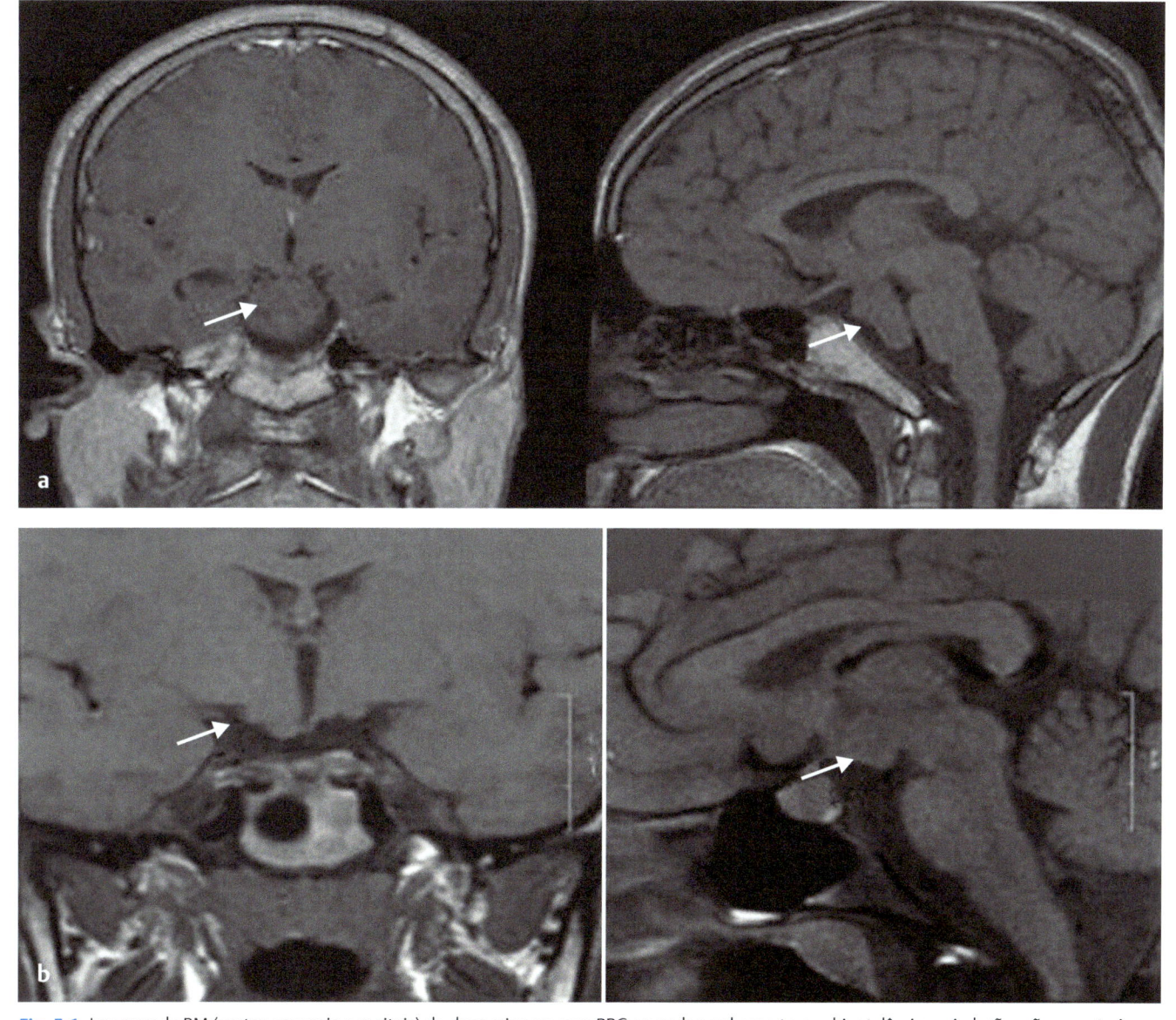

Fig. 5-1. Imagens de RM (cortes coronais e sagitais) de duas crianças com PPC causada por hamartomas hipotalâmicos. As lesões são caracterizadas por uma massa ectópica sólida sem realce após contraste, isointensa à substância cinzenta, localizada no tuber cinéreo. (a). Hamartoma pedunculado - cortes coronal e sagital revelam grande massa envolvendo corpos mamilares e infundíbulo, ocupando a cisterna suprasselar. (b). Hamartoma séssil – lesão contígua ao corpo mamilar direito, poupando o lado esquerdo.

(aplasia/hipoplasia), hipopituitarismo, polidactilia, ânus imperfurado e hamartomas. A SPH é causada por mutações no gene *Gli3*, gene codificador de um fator de transcrição associado à via *sonic hedgehog*, localizado no cromossomo 7p13.[18]

O tratamento de escolha da PPC causada pelo HH é clínico, constituído pela administração dos análogos de GnRH de usos mensal, trimestral ou semestral.[19] A resposta clínica e laboratorial é satisfatória, e o acompanhamento de longo prazo destes pacientes demonstram eficácia na preservação da estatura adulta, sem efeitos negativos nos aspectos metabólicos e reprodutivos.[20] O tratamento cirúrgico é reservado para os casos de epilepsia refratária ao tratamento medicamentoso.

Cisto Aracnoide Suprasselar

Dentre os cistos intracranianos, o cisto aracnoide (CA) é o mais comum e corresponde a 1% de todas as lesões intracranianas. Na faixa pediátrica, a prevalência de cisto aracnoide é de 1,7% a 2,6%. Podem ser classificados em congênitos ou secundários a traumatismo, infecção ou lesões não neoplásicas, como hamartomas.[21] CA intracranianos são cavidades benignas que contêm secreções claras de natureza semelhante ao líquido cefalorraquidiano (LCR) e estão totalmente situadas dentro da membrana aracnoide.[21] As manifestações neurológicas comuns dos CA são cefaleia, convulsões, hidrocefalia, atraso no desenvolvimento, sinais específicos resultantes de compressão de tecidos neuronais ou pressão intracraniana elevada e macrocefalia. Os CA podem causar um amplo espectro de distúrbios endocrinológicos, sendo a PPC a manifestação mais comum, embora o mecanismo intrínseco seja desconhecido (Fig. 5-2). A deficiência isolada de GH também é um achado comum, embora raramente PPC e deficiência de GH coexistam.[22]

Meningomielocele

A meningomielocele representa o tipo mais comum de espinha bífida e decorre de alterações de desenvolvimento do tubo neural que se manifestam como falha na fusão completa dos arcos da coluna vertebral, levando ao crescimento displásico da medula espinal e das meninges. Crianças com meningomielocele têm uma incidência aumentada de PPC.[23] Estudos epidemiológicos relataram que a prevalência de PPC em meninas com meningomielocele é em torno de 50% e varia de 10% a 30% em meninos. Enquanto o mecanismo causal exato da PPC nesta condição é desconhecido, vários estudos demonstraram associação à hidrocefalia, o que pode reativar o eixo hipófise-gonadal. Além disso, evidências mostram que o aumento da pressão intracraniana perinatal e malformações do tronco cerebral, como as malformações de Chiari II, que envolvem tanto o cerebelo e tecido do tronco cerebral comprimidos para dentro do forame magno, são fatores agravantes para PPC.[23]

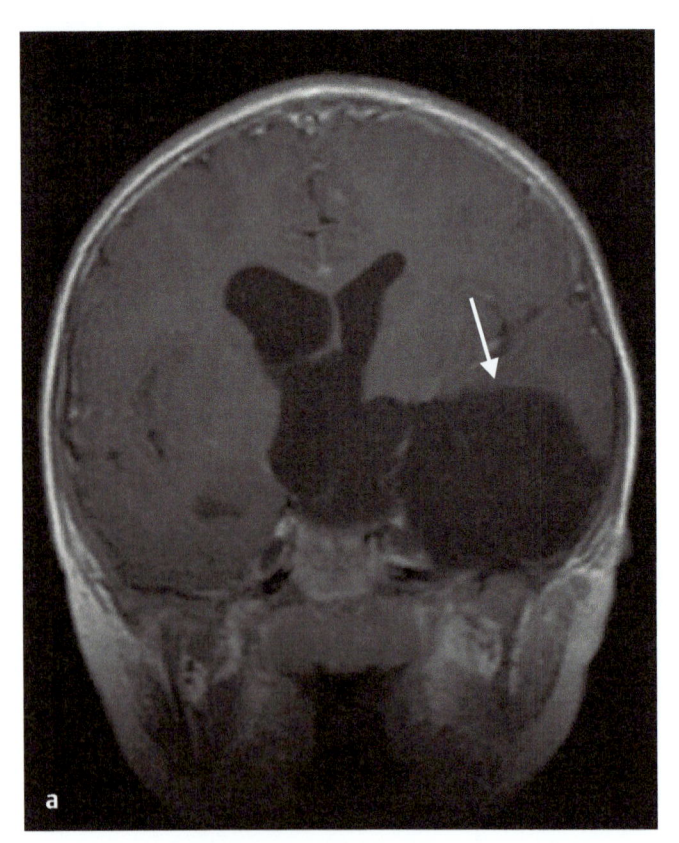

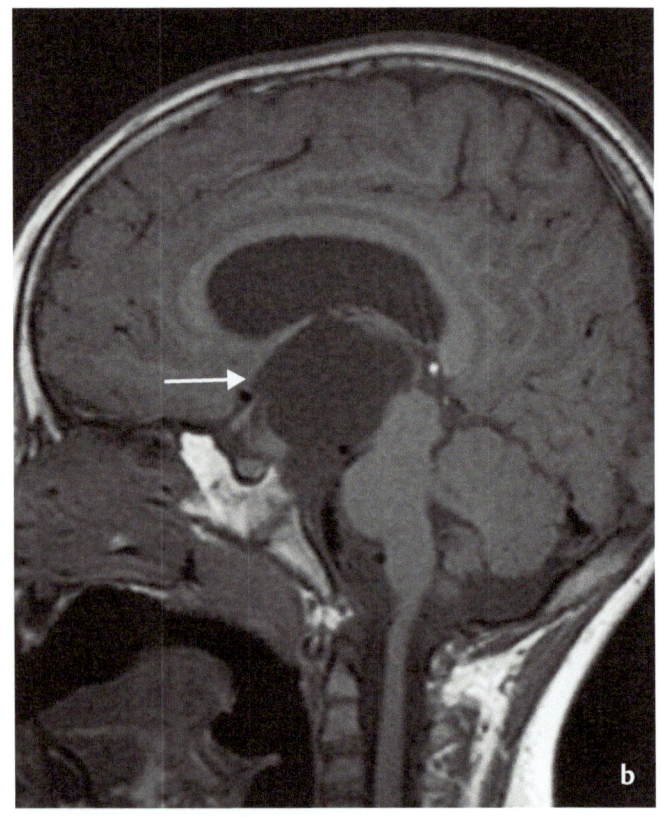

Fig. 5-2. Imagem de RM de pacientes com PPC orgânica. (**a**) Cisto aracnoide gigante em região temporal esquerda e III ventrículo com dilatação do sistema ventricular - corte coronal. (**b**) Cisto aracnoide – corte sagital.

Duplicação Hipofisária

É uma anomalia de desenvolvimento extremamente rara. Pode estar associada a outras malformações da linha média, como anomalias faciais (lábio leporino mediano, síndromes da face fendida mediana e hipertelorismo), malformações, teratoma nasofaríngeo e outras anormalidades do SNC, como agenesia do corpo caloso, anormalidades da fossa posterior, ausência de bulbos e tratos olfatórios, a ausência da comissura anterior e variações do círculo de Willis.[24] O comprometimento hipotálamo-hipofisário pode estar associado a distúrbios puberais, como puberdade precoce ou atrasada por mecanismo desconhecido.

Esclerose Tuberosa

É uma doença autossômica dominante relativamente rara causada por mutações nos genes supressores tumoral, *TSC1* ou *TSC2*, que codificam as proteínas supressoras de tumor hamartina e tuberina, respectivamente.[25] A tríade clássica desta doença complexa inclui convulsões, deficiência intelectual e angiofibroma facial. Além disso, pacientes com esclerose tuberosa podem desenvolver múltiplos tumores benignos e malignos em vários sistemas orgânicos (pele, cérebro/sistema nervoso, rins, coração e pulmão), resultando em aumento da morbidade e mortalidade. PPC raramente ocorre nesta condição, e raros casos foram descritos associados a tumores do SNC, como astrocitoma de células gigantes, e com hamartoma hipotalâmico e lesões calcificadas periventriculares.

CAUSAS ADQUIRIDAS DE PPC

Lesões Tumorais

Os tumores do SNC raramente se manifestam com PPC. Em uma revisão sistemática incluindo 15 estudos e 1.853 meninas com PPC, a incidência de tumores do SNC foi de 1,6%.[6] Astrocitomas, gliomas, craniofaringiomas, tumores suprasselares, tumores hipotalâmicos, tumor pontino, pinealoma e tumor do 4º ventrículo foram incluídos. Um estudo envolvendo RM cerebral de meninas com PPC revelou 13,5% com lesões do SNC, com apenas 2 tumores (0,25%), um glioma de baixo grau e um meningioma. A apresentação clínica dos tumores do SNC está relacionada com a velocidade de expansão do tumor, sua localização e a idade da criança.[26] Os achados clínicos podem ser bastante variados, desde sinais de aumento da pressão intracraniana até sinais e sintomas neurológicos localizados. Tumores infratentoriais podem ocorrer na fossa posterior (meduloblastomas, astrocitomas cerebelares, gliomas e ependimomas), e suas apresentações clínicas consistem em sinais de aumento da pressão intracraniana, cefaleia, vômitos, emagrecimento, ataxia e neuropatia.[26] Se a PPC se apresentar nesse cenário, provavelmente é secundária ao aumento da pressão intracraniana, causando interferência na região hipotalâmica. Os tumores supratentoriais (craniofaringiomas, gliomas, germinomas, tumores pineais, ependimomas) manifestam-se com distúrbios visuais, sinais de aumento da pressão intracraniana, macrocefalia e disfunção neuroendócrina, como falha de crescimento ou diabetes *insipidus*.[26]

Glioma de Baixo Grau/ Astrocitoma Pilocítico Juvenil (APJ)

A maioria dos gliomas de baixo grau em crianças são astrocitoma pilocítico juvenil (APJ) ou astrocitoma fibrilar difuso. Oligodendrogliomas, oligoastrocitomas e gliomas mistos são mais raros. Os APJ representam o tumor mais frequente no SNC correspondendo a cerca de 50%-60% das lesões, com grande predomínio na infância (75%).[26] Podem estar localizados na região cerebelar, hipotálamo, vias ópticas e cordão espinhal. Embora os APJ sejam circunscritos e de crescimento lento, podem apresentar alta morbidade. Raramente os APJ apresentam metástases. Cefaleia, convulsões e PPC podem ser as manifestações iniciais. A RM de um paciente com PPC causada por astrocitoma pilocítico está demonstrada na Figura 5-3.

Os gliomas associados às vias ópticas são comumente encontrados em pacientes com neurofibromatose tipo 1 (NF-1) ou doença de von Recklinghausen.[27] Cerca de 15% dos pacientes com NF-1 desenvolvem gliomas de vias ópticas, enquanto um terço dos pacientes com gliomas de vias ópticas é portador de NF-1. A NF-1 é uma doença neurocutânea autossômica dominante, caracterizada por manchas hipercrômicas (*café-au-lait*) de bordas lisas, sardas nas bordas cutâneas, neurofibromas cutâneos e hamartoma de íris.[28] A base molecular da NF-1 é a inativação do gene supressor tumoral *NF1* localizado no braço longo do cromossomo 17 (17q11.2) que codifica a neurofibromina.[29] As mutações germinativas estão distribuídas por todo o gene. A frequência de mutações *de novo* é particularmente alta, e quase metade dos casos é esporádica. A *NF1* é caracterizada por uma grande variabilidade da sua expressão clínica, mesmo dentro de cada família.[29] Os gliomas de vias ópticas associados a NF-1 são identificados na RM e podem contribuir para o quadro de PPC pelo efeito de massa (Fig. 5-4). O diagnóstico de glioma de baixo grau é confirmado por biópsia e classificação histopatológica. O tratamento deve ser individualizado e inclui ressecção cirúrgica, quimioterapia ou radioterapia.[29]

Ependimoma

Correspondem a cerca de 10% dos tumores de SNC em crianças. Os ependimomas tendem a surgir de forma insidiosa e, apesar de sua predileção pela fossa lateral posterior, frequentemente causam hidrocefalia obstrutiva, que podem ter efeitos distintos no hipotálamo, incluindo PPC. Há predomínio no sexo masculino. Geralmente são de crescimentos lento e bem circunscritos. A ressecção cirúrgica é o tratamento de escolha, embora radioterapia adjuvante possa ser útil em crianças acima de 3 anos. Os ependimomas são resistentes à quimioterapia.[26,30]

Craniofaringiomas

Correspondem a 5% dos tumores de SNC e a maioria dos tumores selares diagnosticados na infância. São tumores de crescimento lento e ao diagnóstico apresentam sinais e sintomas endócrinos e neurológicos decorrentes de disfunção hipotálamo-hipofisária, hipertensão intracraniana e efeito de massa. As manifestações endócrinas envolvem graus variados de hipopituitarismo, e PPC pode raramente ocorrer. A ressecção cirúrgica é acompanhada de risco significativo de

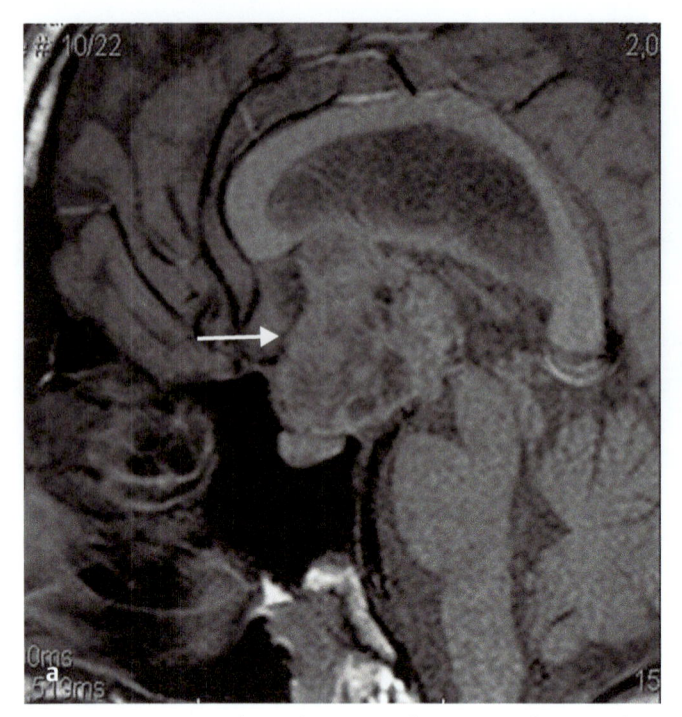

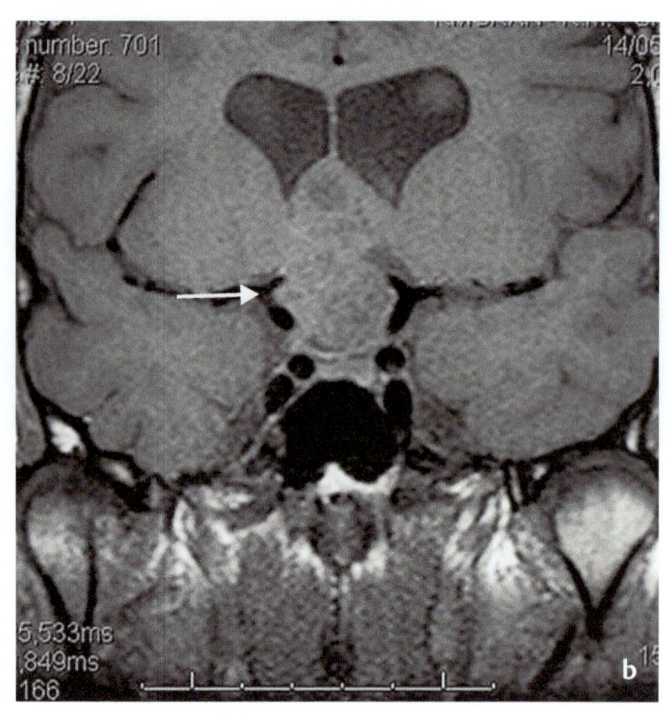

Fig. 5-3. (a,b) Imagem de RM de paciente do sexo masculino com diagnóstico PPC aos 4 anos de idade cronológica. Lesão expansiva heterogênea compatível com astrocitoma pilocítico.

morbidade (obesidade hipotalâmica, perfil metabólico alterado, distúrbios neuropsiquiátricos, diabetes *insipidus*, hipopituitarismo) e mortalidade (até 10%). Recorrência tumoral ocorre em até 15% dos pacientes. Ressecção do tecido tumoral e radioterapia adjuvante podem ser opções terapêuticas na faixa pediátrica.[26]

Fig. 5-4. RM de paciente portador de neurofibromatose tipo 1 com PPC causada por glioma de vias ópticas.

Pinealomas

Representam cerca de 7% dos tumores de SNC na faixa pediátrica. Podem ser tumores de células germinativas (germinomas), tumores parenquimatosos ou gliais. A glândula pineal está localizada adjacente ao tronco encefálico e ao aqueduto cerebral, e tumores que emergem neste local podem causar hidrocefalia obstrutiva.[31]

Outros Insultos no SNC

Vários insultos, como infecções neonatais, acidentes vasculares encefálicos, hidrocefalia, traumatismo cranioencefálico, irradiação craniana e encefalopatias, podem estar associados à PPC.[1,2] Um aumento da pressão na área hipotálamo-hipofisária com a perda da inibição hipotalâmica normal da infância das gonadotrofinas hipofisárias pode ser um dos fatores responsáveis pela PPC.

A *radiação craniana* amplamente empregada para o tratamento de tumores primários do SNC pode resultar em PPC pelos efeitos diretos na secreção de GnRH hipotalâmico.[32] A radioterapia para neoplasia infantil representa uma causa de reativação precoce da secreção de GnRH. Doses mais baixas (18-24 Gray) de radioterapia foram associadas à puberdade precoce em meninas, enquanto doses superiores a 25 Gray afetaram ambos os sexos.[26] A idade mais precoce na radioterapia confere um risco maior de PPC. Essa modalidade de tratamento pode causar danos aos neurônios GABAérgicos, o que pode levar à ativação prematura dos neurônios GnRH.

Paralisia Cerebral Secundária à Encefalopatia Hipóxia-Isquêmica Perinatal

As crianças afetadas por deficiências do desenvolvimento neurológico podem apresentar puberdade precoce, sendo 20 vezes mais frequente do que a população em geral. Um estudo transversal multicêntrico, incluindo 207 crianças (84 meninas e 123 meninos de 3 a 18 anos) com paralisia cerebral de comprometimento motor moderado a grave, demonstrou que a puberdade ocorreu mais cedo, mas terminou mais tarde em crianças com paralisia cerebral, em comparação a crianças da população em geral.[33] Além disso, a menarca ocorre mais tarde em meninas com paralisia cerebral, com maturação sexual mais avançada associada à presença de maior gordura corporal nas meninas, mas menos gordura corporal nos meninos. Essas observações clínicas sugerem que a ativação precoce do eixo reprodutivo em pacientes com paralisia cerebral decorre da perda da inibição hipotalâmica da secreção de GnRH durante a infância.[33] Além disso, danos cerebrais graves e drogas antiepilépticas podem afetar algumas vias de neurotransmissores envolvidas no controle das gonadotrofinas.

ACHADOS INCIDENTAIS NÃO ASSOCIADOS À PPC

A prevalência de achados incidentais em estudos de RM de pacientes com PPC é bastante variável (2,7% a 9,6%) e incluem: cistos pineais, microadenomas hipofisários, hiperplasia hipofisária, assimetria da hipófise, ausência de septo pelúcido, variação de espaço perivascular (normal), lesão inespecífica da substância branca e lesão talâmica hiperintensa.[6,14] Destaca-se o cisto pineal, classificado como achado incidental em pacientes com PPC em vários estudos, geralmente são assintomáticos com prevalência de 1,9% na população infantil e sem associação à disfunção endócrina.[21] Os cistos de bolsa de Rathke são resquícios ectodérmicos do ducto craniofaríngeo que se localizam entre a adeno-hipófise e a neuro-hipófise.[21] As apresentações clínicas mais comuns associadas ao cisto de bolsa de Rathke sintomático incluem cefaleia, perda visual e insuficiência endócrina. Alguns achados incidentais na RM de pacientes com PPC são apresentados na Figura 5-5.

Não é consenso que algumas anomalias congênitas, como cistos de bolsa de Rathke, malformação de Chiari, cistos de pineal e cisto aracnoide, são causas definitivas da PPC. Alguns investigadores os consideraram como achados incidentais, enquanto outros como potenciais causas de PPC com base em evidências epidemiológicas.[6,7,13] Lesões do SNC com associação questionável à PPC foram incluídas nos dados de prevalência de PPC de causa orgânica de alguns estudos, prejudicando a estimativa da real prevalência de lesões patológicas do SNC associadas à PPC.

TRATAMENTO DA PPC

O tratamento clínico da PPC com análogos agonistas de GnRH (aGnRH) está indicado em todos os casos de PPC progressiva independente da etiologia.[1] Os aGnRH suprimem a síntese e secreção de gonadotrofinas hipofisárias por mecanismo competitivo ao GnRH endógeno. Os aGnRH são decapeptídeos modificados nas posições 6 e 10, com alta afinidade pelos receptores hipofisários de GnRH e com maior meia-vida. Desta forma, administrados cronicamente, promovem redução do número (*down regulation*) dos receptores de GnRH e bloqueiam a síntese de gonadotrofinas.[10] Podem ser aplicados por via subcutânea ou intramuscular. No Brasil, os aGnRH mais utilizados são o acetato de leuprorrelina e a triptorrelina disponíveis nas apresentações mensal (3,75 mg e 7,5 mg), trimestral (acetato de leuprorrelina 11,25 mg) e semestral (triptorrelina 22,5 mg e acetato de leuprorrelina 45 mg).[4,10,34,35] A monitorização do tratamento da PPC é realizada pelo exame clínico detalhado, incluindo os parâmetros antropométricos (altura, peso, velocidade de crescimento), regressão ou estabilização dos caracteres sexuais secundários (mamas em meninas e tamanho testicular nos meninos), exame do local de aplicação do aGnRH para detectar possível reação alérgica local, bem como os parâmetros laboratoriais, LH < 4 U/L após análogo de GnRH e esteroides sexuais (estradiol nas meninas e testosterona nos meninos) suprimidos.[10] A idade óssea deve ser avaliada anualmente, e a predição da estatura final deve ser feita com cautela, visto que as tabelas de Bayley Pinneau, mais utilizadas na prática clínica, apresentam baixa acurácia. A suspensão do bloqueio puberal é em geral indicada na idade cronológica entre 10,5 e 11 anos em ambos os sexos, e idade óssea entre 12 e 12,5 anos nas meninas e 13 e 13,5 anos nos meninos.[1,10]

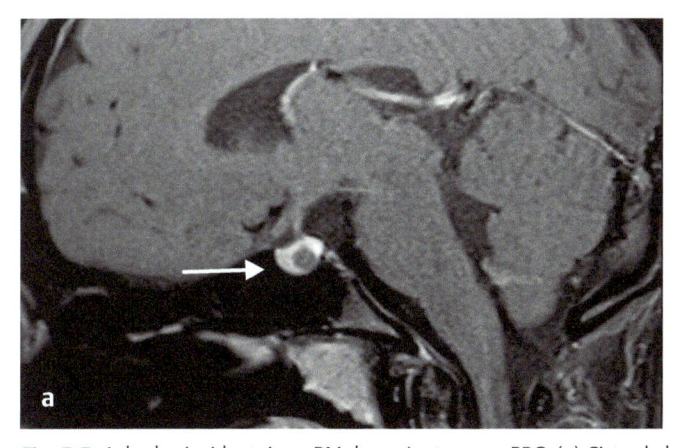

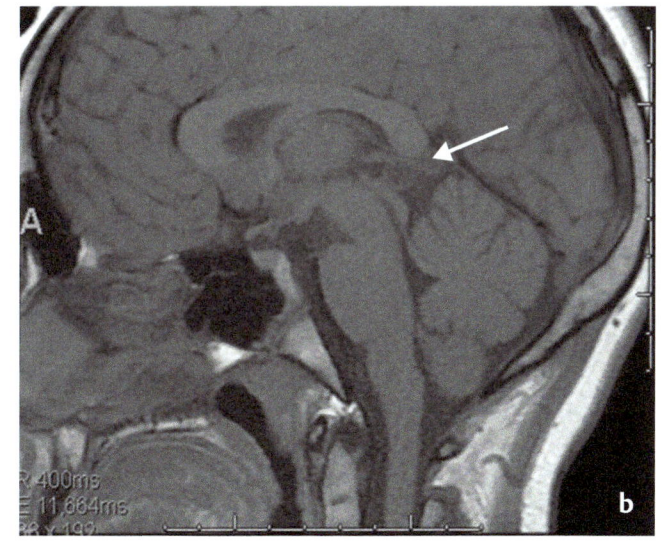

Fig. 5-5. Achados incidentais na RM de pacientes com PPC: (a) Cisto de bolsa de Rathke. (b) Cisto de pineal.

Algumas causas orgânicas de PPC exigem tratamento cirúrgico associado ou não à radioterapia ou quimioterapia adjuvantes.[26] Diante de cada patologia associada à PPC, a equipe interdisciplinar (neurocirurgião, oncologista, neurologista, oftalmologista e endocrinologista) deve analisar individualmente o tratamento mais eficaz e seguro, considerando tipo, tamanho e localização da lesão, bem como idade do paciente, comorbidades e fatores prognósticos.[26] O manejo das manifestações neurológicas e oftalmológicas deve ser instituído pelos especialistas.

É importante ressaltar que nos casos de PPC orgânica, o endocrinologista deve avaliar cuidadosamente a função hipofisária global antes da terapia definitiva e regularmente após a conclusão do tratamento. O tratamento das deficiências hormonais hipofisárias deve ser realizado, reconhecendo que o diagnóstico de endocrinopatias clinicamente importantes, como hipotireoidismo central e hipocortisolismo, é mandatório.[26]

REFERÊNCIAS BIBLIOGRÁFICAS

1. Latronico AC, Brito VN, Carel JC. Causes, diagnosis, and treatment of central precocious puberty. Lancet Diabetes Endocrinol. 2016;4(3):265-74.
2. Soriano-Guillén L, Argente J. Central precocious puberty, functional and tumor-related. Best Pract Res Clin Endocrinol Metab. 2019;33(3):101262.
3. Canton APM, Krepischi ACV, Montenegro LR, et al. Insights from the genetic characterization of central precocious puberty associated with multiple anomalies. Hum Reprod. 2021;36(2):506-18.
4. Bangalore Krishna K, Fuqua JS, Rogol AD, et al. Use of Gonadotropin-Releasing Hormone Analogs in Children: Update by an International Consortium. Horm Res Paediatr. 2019;91(6):357-72.
5. Carel JC, Eugster EA, Rogol A, et al. Consensus statement on the use of gonadotropin-releasing hormone analogs in children. Pediatrics. 2009;123(4):e752-62.
6. Cantas-Orsdemir S, Garb JL, Allen HF. Prevalence of cranial MRI findings in girls with central precocious puberty: a systematic review and meta-analysis. J Pediatr Endocrinol Metab. 2018;31(7):701-10.
7. Chiu CF, Wang CJ, Chen YP, Lo FS. Pathological and Incidental Findings in 403 Taiwanese Girls With Central Precocious Puberty at Initial Diagnosis. Front Endocrinol (Lausanne). 2020;11:256.
8. Wang J, Zhan S, Yuan J, et al. The incidence of brain lesions in central precocious puberty: The main cause for Chinese boys was idiopathic. Clin Endocrinol (Oxf). 2021;95(2):303-7.
9. Carel JC, Léger J. Clinical practice. Precocious puberty. N Engl J Med. 2008;358(22):2366-77.
10. Brito VN, Spinola-Castro AM, Kochi C, et al. Central precocious puberty: revisiting the diagnosis and therapeutic management. Arch Endocrinol Metab. 2016;60(2):163-72.
11. Freire AV, Gryngarten MG, Ballerini MG, et al. Assessment of Estradiol Response after Depot Triptorelin Administration in Girls with Central Precocious Puberty. Horm Res Paediatr. 2016;85(1):58-64.
12. Trivin C, Couto-Silva AC, Sainte-Rose C, et al. Presentation and evolution of organic central precocious puberty according to the type of CNS lesion. Clin Endocrinol (Oxf). 2006;65(2):239-45.
13. Helvacıoğlu D, Demircioğlu Turan S, Güran T, et al. Cranial MRI Abnormalities and Long-term Follow-up of the Lesions in 770 Girls With Central Precocious Puberty. J Clin Endocrinol Metab. 2021;106(7):e2557-e66.
14. Mogensen SS, Aksglaede L, Mouritsen A, et al. Pathological and incidental findings on brain MRI in a single-center study of 229 consecutive girls with early or precocious puberty. PLoS One. 2012;7(1):e29829.
15. Harrison VS, Oatman O, Kerrigan JF. Hypothalamic hamartoma with epilepsy: Review of endocrine comorbidity. Epilepsia. 2017;58(2):50-9.
16. Jung H, Parent AS, Ojeda SR. Hypothalamic hamartoma: a paradigm/model for studying the onset of puberty. Endocr Dev. 2005;8:81-93.
17. Cukier P, Castro LH, Banaskiwitz N, et al. The benign spectrum of hypothalamic hamartomas: infrequent epilepsy and normal cognition in patients presenting with central precocious puberty. Seizure. 2013;22(1):28-32.
18. Hildebrand MS, Griffin NG, Damiano JA, et al. Mutations of the Sonic Hedgehog Pathway Underlie Hypothalamic Hamartoma with Gelastic Epilepsy. Am J Hum Genet. 2016;99(2):423-9.
19. de Brito VN, Latronico AC, Arnhold IJP, et al. Treatment of gonadotropin dependent precocious puberty due to hypothalamic hamartoma with gonadotropin releasing hormone agonist depot. Archives of Disease in Childhood. 1999;80(3):231-4.
20. Ramos CO, Latronico AC, Cukier P, et al. Long-Term Outcomes of Patients with Central Precocious Puberty due to Hypothalamic Hamartoma after GnRHa Treatment: Anthropometric, Metabolic, and Reproductive Aspects. Neuroendocrinology. 2018;106(3):203-10.
21. Savas Erdeve S, Ocal G, Berberoglu M, et al. The endocrine spectrum of intracranial cysts in childhood and review of the literature. J Pediatr Endocrinol Metab. 2011;24(11-12):867-75.
22. Starzyk J, Kwiatkowski S, Urbanowicz W, et al. Suprasellar arachnoidal cyst as a cause of precocious puberty--report of three patients and literature overview. J Pediatr Endocrinol Metab. 2003;16(3):447-55.
23. Almutlaq N, O'Neil J, Fuqua JS. Central precocious puberty in spina bifida children: Guidelines for the care of people with spina bifida. J Pediatr Rehabil Med. 2020;13(4):557-63.
24. de Penna GC, Pimenta MP, Drummond JB, et al. Duplication of the hypophysis associated with precocious puberty: presentation of two cases and review of pituitary embryogenesis. Arq Bras Endocrinol Metabol. 2005;49(2):323-7.
25. Wang MX, Segaran N, Bhalla S, et al. Tuberous Sclerosis: Current Update. Radiographics. 2021:210103.
26. Stephen MD, Zage PE, Waguespack SG. Gonadotropin-dependent precocious puberty: neoplastic causes and endocrine considerations. Int J Pediatr Endocrinol. 2011;2011:184502.
27. Listernick R, Charrow J, Greenwald M, Mets M. Natural history of optic pathway tumors in children with neurofibromatosis type 1: a longitudinal study. J Pediatr. 1994;125(1):63-6.
28. Cnossen MH, Stam EN, Cooiman LC, et al. Endocrinologic disorders and optic pathway gliomas in children with neurofibromatosis type 1. Pediatrics. 1997;100(4):667-70.
29. Bizzarri C, Bottaro G. Endocrine implications of neurofibromatosis 1 in childhood. Horm Res Paediatr. 2015;83(4):232-41.
30. Santoro C, Perrotta S, Picariello S, et al. Pretreatment Endocrine Disorders Due to Optic Pathway Gliomas in Pediatric Neurofibromatosis Type 1: Multicenter Study. J Clin Endocrinol Metab. 2020;105(6).
31. Rivarola, Belgorosky A, Mendilaharzu H, Vidal G. Precocious puberty in children with tumours of the suprasellar and pineal areas: organic central precocious puberty. Acta Paediatr. 2001;90(7):751-6.

32. Chemaitilly W, Merchant TE, Li Z, Barnes N, et al. Central precocious puberty following the diagnosis and treatment of paediatric cancer and central nervous system tumours: presentation and long-term outcomes. Clin Endocrinol (Oxf). 2016;84(3):361-71.
33. Worley G, Houlihan CM, Herman-Giddens ME, et al. Secondary sexual characteristics in children with cerebral palsy and moderate to severe motor impairment: a cross-sectional survey. Pediatrics. 2002;110(5):897-902.
34. Klein K, Yang J, Aisenberg J, et al. Efficacy and safety of triptorelin 6-month formulation in patients with central precocious puberty. J Pediatr Endocrinol Metab. 2016;29(11):1241-8.
35. Klein KO, Freire A, Gryngarten MG, et al. Phase 3 Trial of a Small-volume Subcutaneous 6-Month Duration Leuprolide Acetate Treatment for Central Precocious Puberty. J Clin Endocrinol Metab. 2020;105(10).

PUBERDADE ATRASADA

Wellington Santana da Silva Júnior • Carmen Regina Leal de Assumpção

INTRODUÇÃO

O termo puberdade define uma série complexa de transições biológicas previsíveis, relacionada com a maturação sexual e a fertilidade em ambos os sexos. Portanto, abrange o desenvolvimento dos caracteres sexuais secundários, o crescimento esquelético e as mudanças na composição corporal. Essas manifestações dependem de fatores genéticos, hormonais, ambientais e psicossociais, que por sua vez são influenciados por mecanismos epigenéticos e por desreguladores endócrinos.[1]

A puberdade tem início em função da gonadarca, ou seja, da ativação das gônadas pelos hormônios hipofisários folículo estimulante (FSH) e luteinizante (LH), que são secretados em resposta à reativação da liberação pulsátil do hormônio liberador de gonadotropinas (GnRH) pelo hipotálamo. Nos meninos, o LH estimula a produção de testosterona pelas células de Leydig, enquanto o FSH estimula a maturação das células germinativas e a espermatogênese nos túbulos seminíferos, resultando em aumento do volume testicular. Nas meninas, o LH e o FSH estimulam o desenvolvimento dos folículos ovarianos e a produção de estrógenos, promovendo o desenvolvimento mamário e a maturação uterina e, posteriormente, a ovulação.[1]

O início da puberdade é controlado por muito fatores ainda não completamente elucidados, mas que certamente envolvem a participação do sistema kisspeptina, responsável pela regulação dos neurônios secretores de GnRH.[1] O estímulo hipotalâmico para a puberdade é inibido a partir dos 6 meses de vida pós-natal nos meninos e dos 2 primeiros anos de vida nas meninas (quando ocorre a minipuberdade), permanecendo quiescente até a idade usual de início da puberdade.[2] A obtenção de um peso corporal (ou de uma composição corporal) crítico parece desempenhar um importante papel no desencadeamento e na manutenção da puberdade, especialmente nas meninas. Embora isso possa estar associado à secreção de leptina,[3] já foram identificados alguns *loci* gênicos relacionados tanto com o aumento da massa corporal, quanto com o processo de maturação sexual.[4]

Tipicamente, o início da puberdade é precedido pela adrenarca, termo que define a ativação do córtex adrenal para a síntese de andrógenos adrenais. Essa ativação é resultante de uma mudança no desenvolvimento do padrão de resposta secretória adrenal ao hormônio adrenocorticotrófico (ACTH), que se torna bioquimicamente aparente em torno de 6 anos de idade em meninos e meninas.[5] A adrenarca parece não estar relacionada com a maturação puberal do eixo hipotálamo-hipófise-gonadal e, embora geralmente acompanhe de perto a puberdade, os dois fenômenos podem ser dissociados, como se observa na presença de hipogonadismo.[6]

A maturação sexual durante a puberdade consiste em uma série previsível de eventos. O desenvolvimento dos caracteres sexuais secundários pode ser utilizado para o estadiamento clínico da puberdade com base nos critérios estabelecidos por James Tanner.[7]

> **IMPORTANTE**
>
> Define-se por pubarca o surgimento de pelos na região púbica em ambos os sexos e, por telarca, o aparecimento de tecido mamário em meninas. Outras definições importantes são a menarca, ou seja, a idade de início da primeira menstruação, e a espermarca, que corresponde à idade de surgimento da primeira ejaculação (evidenciada pelas emissões noturnas de esperma e pela presença de esperma na urina).

O desenvolvimento puberal normal tem início geralmente entre os 8,5 e 13 anos, nas meninas, e entre os 9 e 13,5 anos, nos meninos. O intervalo de tempo entre o início da puberdade e o estágio adulto varia bastante em ambos os sexos.[8,9] Estima-se em 3 anos o período médio de desenvolvimento do estágio 2 ao 5 (estadiamento de Tanner) de genitais e de pelos pubianos no sexo masculino.[8,10] No sexo feminino, a estimativa é de 3 a 4 anos entre os estágios 2 ao 5 de mamas e de pelos pubianos.[8] Em média, cada estágio puberal tem a duração de cerca de 6 a 9 meses.

Variações na idade de início ou na progressão do desenvolvimento puberal compreendem a puberdade precoce e a puberdade atrasada.

CONCEITO DE PUBERDADE ATRASADA

A puberdade atrasada é definida clinicamente como a ausência de sinais de maturação sexual em idade superior a 2-2,5 desvios-padrão (DP) acima da idade média para o início da puberdade em uma determinada população. Em termos práticos, nos meninos, corresponde a um volume testicular inferior a 4 mL (equivalente a um comprimento testicular de aproximadamente 2,5 cm) a partir de 14 anos ou a um atraso superior a 5 anos entre o aumento testicular e o final do processo de puberdade. Nas meninas, corresponde à ausência de desenvolvimento mamário a partir de 13 anos, ou à ausência de menarca aos 16 anos ou a um atraso superior a 4 anos entre a telarca e a puberdade completa.[1,9,11]

ETIOLOGIA E CLASSIFICAÇÃO

A etiologia da puberdade atrasada em ambos os sexos é variada. As causas podem ser transitórias ou permanentes, assim como podem afetar o desenvolvimento puberal desde o seu início ou interrompê-lo durante a sua progressão (Quadro 6-1).

Assim se definem, de acordo com a fase de desenvolvimento puberal relacionada com a puberdade atrasada:

- Puberdade Ausente ou Infantilismo Sexual
Ocorre quando não se observam, de forma permanente, sinais de maturação sexual espontânea.
- Puberdade Incompleta ou Interrompida
Caracterizada quando os sinais de maturação sexual têm início, mas não progridem adequadamente (intervalo maior que 2 anos entre 2 estágios puberais consecutivos ou ausência de volume testicular adulto no sexo masculino ou de menarca no sexo feminino após 5 anos de início da puberdade).

A puberdade atrasada pode ser classificada em transitória ou permanente, admitindo as seguintes causas:

Atraso Constitucional do Crescimento e da Puberdade (ACCP)

Causa transitória de puberdade atrasada que acomete indivíduos saudáveis com estatura reduzida para a idade cronológica, mas geralmente apropriada para a idade óssea e para o estado de desenvolvimento puberal, uma vez que ambos estão frequentemente atrasados. Constitui a principal causa de puberdade atrasada (53% dos casos)[1] em ambos os sexos. Embora o ACCP seja mais frequentemente detectado no sexo masculino, evidências mais recentes sugerem que a prevalência talvez não seja tão diferente entre os sexos.[1] É considerada uma variante normal do desenvolvimento humano, já que o desenvolvimento sexual se completa geralmente 2 a 4 anos mais tarde que a média populacional. A história de atraso puberal em um dos genitores é comum.

Atraso Puberal Secundário (Funcional)

Causa transitória de puberdade atrasada que ocorre em indivíduos acometidos por doenças crônicas descompensadas, em desnutridos, em usuários crônicos de glicocorticoides ou naqueles que apresentam outros fatores que podem transitoriamente comprometer o desenvolvimento dos caracteres sexuais secundários.[12] Corresponde a 19% dos casos de puberdade atrasada.[1]

Nas jovens com anorexia nervosa, ocorre amenorreia hipotalâmica que pode suceder ou ser concomitante à perda de peso.[13] Um percentual de gordura corporal acima de 17% é um fator importante para a menarca e, por isso, sugere-se a possibilidade de que a leptina seja o elo entre o tecido adiposo e o eixo gonadal.[14] Regressão dos ovários para estágios pré-puberais, regressão do tamanho das mamas e perda parcial dos pelos pubianos também podem ocorrer. Nos meninos, observa-se a diminuição do LH, do FSH e da testosterona, associada à redução do volume testicular, oligo ou azoospermia.[13]

Quadro 6-1. Lista de causas de puberdade atrasada

Atraso puberal	Hipogonadismo hipogonadotrópico	Hipogonadismo hipergonadotrópico
Primário: Atraso constitucional do crescimento e da puberdade (ACCP)	Tumores no sistema nervoso central/Doenças infiltrativas	Síndromes genéticas
	Astrocitoma	Síndrome de Turner
	Germinoma	Síndrome de Noonan e transtornos relacionados
Secundário: Doenças/Condições sistêmicas	Glioma	Pré-mutação do X frágil
Fibrose cística	Craniofaringioma	Criptorquidismo
Asma	Prolactinoma	Disgenesia gonadal
Doença inflamatória intestinal	Histiocitose de células de Langerhans	Síndrome dos testículos evanescentes
Doença celíaca	Cisto da bolsa de Rathke	Trauma/Torção testicular
Artrite reumatoide juvenil	Defeitos genéticos	Quimioterapia/Radioterapia
Anorexia nervosa/bulimia	Síndrome de Kallman (KAL1, FGFR1, PROK2, PROKR2, FGF8, HS6ST1 e CHD7)	Infecção gonadal
Doença falciforme		Caxumba, *Coxsackie*
Hemossiderose	Hipogonadismo hipogonadotrópico isolado (KAL1, GNRHR, GNRH1, GPR54, FGFR1, FGF8, PROK2, PROKR2, TAC3, TACR3, HS6ST1, NELF e CHD7)	Galactosemia
Talassemia		Ooforite autoimune
Doença renal crônica		Orquite autoimune
SIDA		Defeitos na esteroidogênese
Endocrinopatias	Desenvolvimento do eixo hipotálamo-hipófise-gonadal (DAX1, SF-1, HESX-1, LHX3 e PROP-1)	Deficiência de 5-alfa-redutase
Diabetes melito		Deficiência de 17,20 liase
Hipotireoidismo	Obesidade e hipogonadismo hipogonadotrópico (LEP, LEPR e PC1)	Hiperplasia adrenal lipoídica congênita
Hiperprolactinemia	Síndromes	Insensibilidade androgênica
Deficiência de hormônio do crescimento	Prader-Willi	Síndrome das células de Sertoli isoladas (Síndrome de Del Castillo)
Síndrome de Cushing	Bardet-Biedl	
Exercícios físicos excessivos	CHARGE	
Desnutrição	Doença de Gaucher	
	Pós-infecção do sistema nervoso central	
	Defeitos da linha média	
	Displasia septo-óptica	
	Hipopituitarismo congênito	
	Quimioterapia/Radioterapia	
	Trauma	

Adaptado de Palmert MR, Dunkel L.[12]

Hipogonadismo Hipogonadotrópico

Ocorre em virtude de falência hipotálamo-hipofisária permanente e, consequentemente, cursa com gonadotropinas baixas. Ocorre em aproximadamente 12% dos casos de puberdade atrasada.[1]

A deficiência congênita de GnRH é essencialmente uma doença de meninos, com relação entre os sexos de aproximadamente 5:1. A deficiência de GnRH pode manifestar-se em qualquer idade.[15] Quanto ao padrão de herança, essas formas congênitas, com ou sem anosmia, podem ser autossômicas recessivas, autossômicas dominantes ou ligadas ao X. No entanto, a herança oligogênica tem sido cada vez mais reconhecida e manifesta-se por penetrância incompleta e expressividade variável dentro da mesma família, partilhando, pelo menos, uma mutação em um gene reconhecido como essencial para a secreção de GnRH.[16] O diagnóstico definitivo da deficiência congênita de GnRH geralmente não é feito antes dos 18 anos de idade, a menos que outras características sugestivas estejam presentes (hipospadia e/ou criptorquidia, anosmia, agenesia renal, defeitos esqueléticos etc.).[15]

Um exemplo clássico de hipogonadismo hipogonadotrópico congênito é a Síndrome de Kallman, condição incomum com padrão de herança geralmente ligado ao X (Xp22.3). É 4 vezes mais frequente no sexo masculino. Decorre de mutações no gene *KAL*, que codifica uma molécula de adesão denominada anosmina, responsável pela migração dos neurônios secretores de GnRH da placa olfatória para o hipotálamo durante a vida fetal. Classicamente, cursa com hipogonadismo hipogonadotrópico e anosmia ou hiposmia. A anosmia é secundária à disgenesia dos lobos olfatórios e pode ser a única manifestação da síndrome. Os indivíduos com a síndrome de Kallman geralmente apresentam estatura normal na infância, mas falham em progredir com o estirão de crescimento puberal. Atualmente, acredita-se que a síndrome de Kallman não seja necessariamente um transtorno que requeira terapia permanente. A reversão do hipogonadismo hipogonadotrópico já foi relatada em cerca de 10% dos pacientes do sexo masculino após a descontinuação da terapia hormonal.[17,18]

Outras doenças genéticas com padrões de herança variados também representam formas congênitas de puberdade atrasada decorrentes de hipogonadismo hipogonadotrópico. São exemplos algumas formas sindrômicas de obesidade associadas a retardo mental, como as síndromes de Prader-Willi e de Bardet-Biedl. Dentre as formas adquiridas, destacam-se os tumores da região hipotálamo-hipofisária, em especial o craniofaringioma.

As doenças infiltrativas da região hipotálamo-hipofisária (p. ex., linfoma, histiocitose de células de Langerhans, sarcoidose) podem resultar em diminuição da secreção de GnRH, concentrações séricas baixas ou normais de gonadotropinas e amenorreia. Essas lesões são raras e podem estar acompanhadas de sintomas neurológicos, como cefaleia intensa, alterações da personalidade ou transtornos do humor.[19]

Hipogonadismo Hipergonadotrópico

Cursa com falência gonadal primária permanente, o que resulta em secreção aumentada de gonadotropinas. As causas mais comuns são as genéticas, como as Síndromes de Turner e a de Klinefelter e representa 13% dos casos de puberdade atrasada.[1]

A síndrome de Turner (45,X) e suas variantes são a causa mais comum de hipogonadismo hipergonadotrópico no sexo feminino, com incidência estimada de 59:100.000 mulheres.[20] Na sua forma mais comum (40%-50% dos casos), um dos cromossomos X é completamente ausente (cariótipo 45,X). Nas formas de mosaico, existe uma linhagem de células com monossomia do X e outra linhagem 46,XX (45,X/46,XX; 15%-25%) ou linhagem 46,XY (45,X/46,XY; 10%-12%) ou ainda linhagem com trissomia do X (3%).[21] Aberrações estruturais do segundo cromossomo X podem estar presentes, como o cromossomo X em anel.[21] As características fenotípicas típicas incluem baixa estatura (95%-100%), dismorfismos faciais e esqueléticos característicos, cardiopatia congênita (50%) e anormalidades renais. Fenótipos mais brandos são evidenciados nas formas mosaicas.[21] Nesses casos, em virtude da atenuação das características dismórficas, o diagnóstico pode ocorrer apenas na puberdade, em função da baixa estatura e da puberdade atrasada.[20,21]

A síndrome de Klinefelter, ou disgenesia dos túbulos seminíferos, é a causa mais frequente de hipogonadismo hipergonadotrópico no sexo masculino,[1,4] ocorrendo em aproximadamente 57:100.000 homens.[20] Poucos casos são diagnosticados antes da puberdade e não é infrequente a ausência de diagnóstico até a vida adulta. O genótipo é tipicamente 47,XXY, embora variações e mosaicismos possam ocorrer. O início da puberdade nem sempre está atrasado, mas a virilização inadequada resulta da diminuição da síntese de testosterona pelas células de Leydig. A disgenesia dos túbulos seminíferos resulta em infertilidade por comprometimento da espermatogênese. O volume testicular destes pacientes raramente ultrapassa 5 mL.

Aproximadamente 3% das causas de puberdade atrasada ainda permanecem sem uma classificação específica.[1]

AVALIAÇÃO CLÍNICA

O objetivo da avaliação clínica inicial é excluir transtornos subjacentes causando puberdade atrasada.[11] Anamnese detalhada e exame físico minucioso devem preceder qualquer investigação laboratorial ou exames de imagem.

A anamnese deve incluir informações sobre crescimento e desenvolvimento neuropsicomotor da criança, surgimento de algum evento puberal e sua evolução cronológica, bem como etnia, hábitos nutricionais, exercícios físicos, história psicossocial, estado de saúde atual, antecedentes mórbidos pessoais e uso de medicações, antecedente de criptorquidia, orquidopexia e irradiação gonadal ou central, exposição ambiental a desreguladores endócrinos, alterações olfativas, sintomas neurológicos e história familiar de consanguinidade ou de atraso puberal, incluindo a menarca materna.

O exame físico deve incluir aferições antropométricas cuidadosas, incluindo altura, peso, envergadura e relação entre os segmentos superior e inferior. Outro aspecto fundamental é a avaliação dos caracteres sexuais secundários e o estadiamento do grau de desenvolvimento sexual pela escala de Tanner.

> **IMPORTANTE**
>
> A localização, o tamanho e a consistência dos testículos, bem como a presença de pigmentação e de enrugamento da pele da bolsa escrotal, sempre devem ser verificados. Particular atenção deve ser dada à simetria dos testículos, uma vez que tumores gonadais podem ocorrer em vários distúrbios intersexuais.

Aferições seriadas da altura e do volume testicular durante 1 ou 2 anos frequentemente ajudam a esclarecer o diagnóstico da puberdade atrasada. Micropênis, associado ou não à criptorquidia, pode ser resultante de deficiência de GnRH. Em alguns casos de hipogonadismo hipergonadotrópico, a genitália ambígua pode ser resultado de virilização parcial.

A pesquisa de dismorfismos e de síndromes relacionadas com doenças ou condições sistêmicas deve ser realizada, e a antropometria dos pais e irmãos também deve ser obtida.

A altura é um parâmetro importante a ser considerado para elucidação diagnóstica dos casos de insuficiência do desenvolvimento puberal. Em pacientes com falência gonadal primária, excetuando-se algumas síndromes dismórficas, a altura é geralmente normal.

Nos casos de falência hipotálamo-hipofisária, quando o envolvimento hipofisário for somente do setor gonadotrópico, o paciente poderá apresentar estatura normal ou acima da média e proporções eunucoides em virtude do atraso na fusão epifisária. Nesses pacientes, deve-se avaliar também a presença de defeitos da linha média (lábio leporino, fenda palatina), sindactilia, agenesia renal unilateral e criptorquidia uni ou bilateral, o que pode sugerir a presença de alterações genéticas específicas, como as mutações do receptor do fator de crescimento do fibroblasto tipo 1 (FGFR1).[22]

Notas Práticas

Devem-se investigar meninos que têm volume testicular inferior a 4 mL a partir dos 14 anos quanto aos seguintes aspectos:

Hábito Eunucoide

Pode ocorrer em pacientes cujo hipogonadismo se deu antes do início da puberdade, manifestando-se como membros superiores e inferiores longos em relação ao tórax. Nesses casos, a relação do segmento superior com o inferior é menor que 1,0, e a envergadura é maior que a estatura em mais de 5 cm, sugerindo atraso no fechamento epifisário.

Comprimento Peniano

Abaixo de -2 DP da média esperada para a idade cronológica caracteriza o micropênis. Deve-se tomar cuidado especial com a medida do comprimento peniano em meninos com obesidade, a fim de evitar o falso diagnóstico de micropênis em virtude do aumento do coxim gorduroso suprapúbico.

> Nenhum teste distingue eficazmente pacientes com ACCP (que terão evolução espontânea da puberdade) daqueles com outras causas de puberdade atrasada, particularmente hipogonadismo hipogonadotrópico. O aumento progressivo do volume testicular é um indicador de atividade gonadotrópica e pode auxiliar na distinção entre ACCP e hipogonadismo hipogonadotrópico nos meninos.[1]

Questões a Serem Esclarecidas para o Diagnóstico

- Há sintomas, como cefaleia, distúrbios visuais, anosmia, discinesia, convulsões, deficiência mental, fadiga, poliúria e/ou polidipsia, sugerindo a necessidade de investigação do sistema nervoso central?
- Há uso de drogas, como heroína e metadona, que podem alterar a secreção de GnRH?
- Existe história familiar de puberdade atrasada ou ausente?
- O período neonatal e a infância evoluíram de forma saudável?
- Houve mudanças recentes nos hábitos de vida, no peso, dieta ou exercício, ou ainda estresse emocional ou doenças que possam resultar em amenorreia hipotalâmica?

INVESTIGAÇÃO LABORATORIAL E GENÉTICA

A partir da avaliação clínica do paciente com puberdade atrasada, alguns exames laboratoriais poderão ser úteis para elucidação diagnóstica:

- Dosagens de FSH, e de LH basais e sob estímulo com 100 μg de GnRH;
- Dosagem de estradiol (meninas) ou testosterona (meninos);
- Dosagem de inibina B nos meninos (marcador de atividade das células de Sertoli);[9]
- Dosagem de hormônio antimulleriano. Níveis indetectáveis de hormônio antimulleriano e inibina B em meninos indicam anorquia; níveis muito baixos podem indicar formas graves de hipogonadismo hipogonadotrópico;[9]
- Dosagem de testosterona sob estímulo com gonadotropina coriônica humana (hCG) nos meninos. A dosagem sob estímulo deverá ser realizada na presença de níveis baixos de gonadotropinas, criptorquidia ou outros distúrbios testiculares;
- Cariótipo, avaliado a partir do DNA de linfócitos no sangue periférico. Deve ser obtido em todas as meninas com puberdade atrasada e gonadotropinas elevadas para a exclusão da síndrome de Turner, uma vez que os sinais clínicos possam ser sutis nos casos de mosaicismo;
- Avaliação de outras deficiências hormonais, na suspeita de deficiência hipofisária múltipla: TSH e T4 livre, cortisol, GH sob estímulo farmacológico, IGF-1 e proteína carreadora do IGF (IGFBP3);
- Exames gerais, solicitados de acordo com a suspeita clínica de uma determinada doença ou condição sistêmica que esteja atuando como causa secundária de atraso puberal: hemograma, glicemia, ferritina, ureia, creatinina, eletrólitos, função hepática, fosfatase alcalina, urina tipo I, urinocultura, níveis séricos de IgA, antigliadina IgA e antitransglutaminase IgA, teste do suor etc.

Tanto no ACCP quanto no hipogonadismo hipogonadotrópico os níveis de gonadotropinas basais encontram-se baixos.[11,20] O diagnóstico diferencial pode ser obtido de forma pouco específica com a dosagem de sulfato de de-hidroepiandrosterona (S-DHEA), um marcador da adrenarca. Pacientes com hipogonadismo hipogonadotrópico tendem a apresentar maturação adrenal normal e, portanto, níveis normais de S-DHEA, o que é infrequente nos pacientes com ACCP.[20] Em meninos, o nível basal de inibina B isoladamente apresenta utilidade limitada para distinguir essas duas condições.[24] Entretanto, nesses pacientes, o nível basal de inibina B, o volume testicular (cut-off de 1,1 mL) e o pico de LH induzido pelo GnRH (cut-off de 4,3 IU/mL) tomados em conjunto consistem na forma mais efetiva de discriminação entre ACCP e hipogonadismo hipogonadotrópico.[9]

O hipogonadismo hipergonadotrópico é sempre patológico e impõe a realização de cariótipo para investigação das disgenesias gonadais, mesmo na ausência de outros estigmas clínicos com elas relacionados. Em meninas com síndrome de Turner e cromossomo Y, a gonadectomia é recomendada em virtude do risco aumentado de tumores malignos de células germinativas.[23]

EXAMES DE IMAGEM

A radiografia de mão e punho esquerdos (para avaliação da idade óssea) deve ser solicitada em todos os pacientes sob investigação de puberdade atrasada. Outros exames de imagem que se podem fazer necessários são:

- Radiografia simples de crânio. Calcificações supra e intrasselares sugerem a presença de um craniofaringioma;
- Ultrassonografia pélvica ou da bolsa escrotal para avaliação das gônadas, da presença ou ausência de útero e da sua integridade e investigação das massas ovarianas ou testiculares identificadas ao exame físico;
- Ressonância magnética (RM) do crânio ou da sela turca (na presença de sintomas neurológicos, de sinais sugestivos de processos expansivos no sistema nervoso central ou se os testes laboratoriais forem compatíveis com transtornos hipotalâmicos ou hipofisários);
- Laparoscopia (pode ser necessária quando as gônadas não são localizadas pelos métodos de imagem não invasivos ou nos casos de disgenesia gonadal com cromossomo Y total ou parcialmente presente, quando se deve proceder com a extirpação gonadal, em virtude do risco de degeneração maligna para gonadoblastoma).

Um algoritmo para avaliação de pacientes com puberdade atrasada é proposto na Figura 6.1.

TRATAMENTO

Após avaliação clínica e investigação com exames complementares, deve-se estabelecer o tratamento da puberdade atrasada com base em sua etiologia. Se uma determinada doença ou condição sistêmica responsável pelo atraso puberal for identificada, o tratamento específico deverá ser direcionado, visando à correção do transtorno (reposição de hormônio tireoidiano no hipotireoidismo, utilização de agonista dopaminérgico no tratamento de prolactinoma, excisão de craniofaringioma etc.). Excetuando-se alguns poucos casos, o tratamento deve ser restrito a meninos com idade cronológica acima de 14 anos e meninas acima de 13 anos que exibam pouco ou nenhum sinal de puberdade e que expressem ansiedade considerável em virtude do atraso. Em meninas com síndrome de Turner, níveis de FSH > 10 UI/L aos 10 anos de idade são considerados um sinal de falência ovariana e indicam a necessidade de indução puberal a partir de 11-12 anos.[23] Em meninas com estatura muito baixa, o início da indução pode ser atrasado, mas não deve ultrapassar os 14 anos.[23]

As metas de curto prazo do tratamento da puberdade atrasada incluem:

- Obtenção de caracteres sexuais secundários apropriados para a idade, a fim de melhorar a ansiedade do paciente sobre a própria aparência em relação aos seus pares. Isso é um problema que acomete em algum grau ambos os sexos, especialmente quando necessitam se despir em ambientes públicos, como chuveiros comunitários ou aulas de ginástica;
- Indução de um pico de crescimento sem que se promova o fechamento prematuro das epífises ósseas. Essa meta requer um acompanhamento frequente (p. ex., a cada 6 meses) da idade óssea durante o tratamento;
- As metas terapêuticas em longo prazo nos casos de puberdade atrasada secundária à deficiência isolada de GnRH são:
  - Manutenção das concentrações séricas de esteroides sexuais dentro dos valores de referência para adultos;
  - Eventualmente, indução da fertilidade, se e quando o paciente desejar.

Em pacientes com ACCP, as opções de tratamento incluem conduta expectante ou terapia de baixa dose com testosterona (em meninos) ou estrógeno (em meninas). A família deve ser orientada sobre o diagnóstico e a evolução, para evitar ansiedade.

A reposição de esteroides sexuais em baixas doses mostrou-se benéfica em meninos e meninas, promovendo o aumento da velocidade de crescimento e da maturação sexual, o que afetou positivamente os aspectos psicossociais, como a autoestima e o bem-estar.[11]

Em meninos, a terapia com testosterona pode ser realizada por diversas vias, e a escolha deve considerar a preferência do paciente. A ausência de resposta (ou seja, de indução puberal) após 3 ciclos de testosterona em meninos com suposto ACCP pode sugerir hipogonadismo hipogonadotrópico permanente.[11] As doses iniciais para tratamento do hipogonadismo hipogonadotrópico, em geral, são as mesmas das utilizadas no tratamento do ACCP, mas são aumentadas gradativamente, ao longo de aproximadamente 3 anos, até que as doses de reposição no adulto sejam atingidas.[11,12]

Outra potencial estratégia terapêutica para meninos com ACCP e baixa estatura são os inibidores da aromatase.[11,24,25] Esses medicamentos bloqueiam a conversão de andrógenos em estrógenos, os principais hormônios responsáveis pelo fechamento das epífises ósseas. Por isso, já se mostraram capazes de prolongar o crescimento linear e de aumentar a estatura final em meninos. Ainda há carência de informações sobre o melhor momento para iniciar o tratamento, a dose apropriada e a duração da terapia. Além disso, alguns potenciais efeitos colaterais devem ser considerados, como alterações no desenvolvimento do osso trabecular e deformidades nos corpos vertebrais. Mais estudos ainda são necessários antes que os inibidores da aromatase sejam incorporados na prática rotineira.[11,24,25]

Alguns esquemas terapêuticos para indução de puberdade no ACCP e no hipogonadismo em meninos encontram-se disponíveis no Quadro 6-2.

A indução da puberdade com estrógeno em meninas pode ser realizada pelas vias oral ou transdérmica, inicialmente em doses menores do que as utilizadas em adultos. Não se

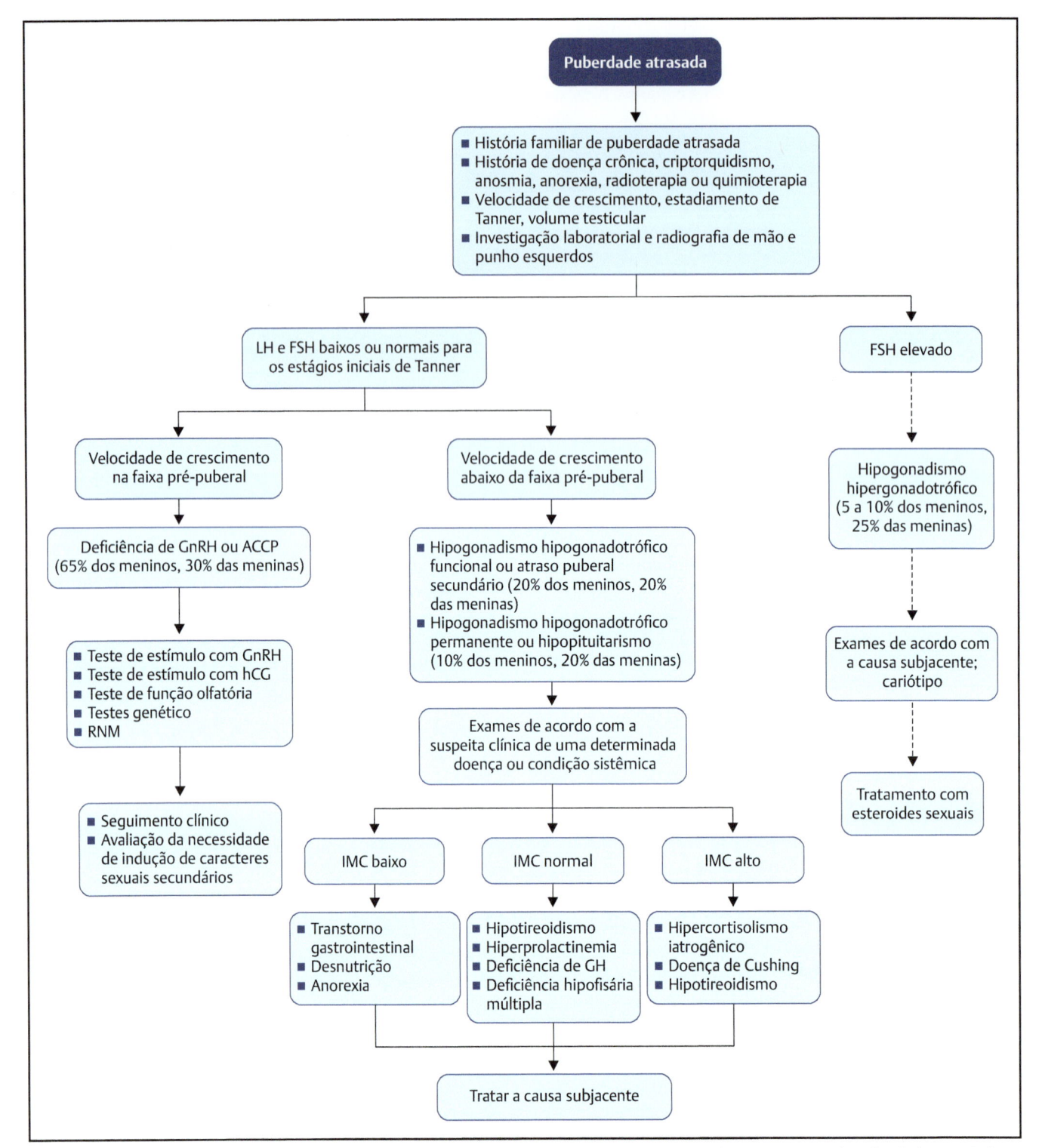

```
                              ┌─────────────────────┐
                              │  Puberdade atrasada │
                              └──────────┬──────────┘
                                         ▼
            ┌────────────────────────────────────────────────────────┐
            │ ■ História familiar de puberdade atrasada              │
            │ ■ História de doença crônica, criptorquidismo,         │
            │   anosmia, anorexia, radioterapia ou quimioterapia     │
            │ ■ Velocidade de crescimento, estadiamento de           │
            │   Tanner, volume testicular                            │
            │ ■ Investigação laboratorial e radiografia de mão e     │
            │   punho esquerdos                                      │
            └────────────────────────────────────────────────────────┘
```

Fig. 6-1. Algoritmo para avaliação de pacientes com puberdade atrasada. ACCP: atraso constitucional do crescimento e da puberdade; IMC: índice de massa corporal; RM: ressonância magnética. (Adaptado de Palmert MR, Dunkel L.)[12]

Ramo esquerdo: LH e FSH baixos ou normais para os estágios iniciais de Tanner

Velocidade de crescimento na faixa pré-puberal
- Deficiência de GnRH ou ACCP (65% dos meninos, 30% das meninas)
  - Teste de estímulo com GnRH
  - Teste de estímulo com hCG
  - Teste de função olfatória
  - Testes genético
  - RNM
  - Seguimento clínico
  - Avaliação da necessidade de indução de caracteres sexuais secundários

Velocidade de crescimento abaixo da faixa pré-puberal
- Hipogonadismo hipogonadotrófico funcional ou atraso puberal secundário (20% dos meninos, 20% das meninas)
- Hipogonadismo hipogonadotrófico permanente ou hipopituitarismo (10% dos meninos, 20% das meninas)

Exames de acordo com a suspeita clínica de uma determinada doença ou condição sistêmica:

- **IMC baixo**
  - Transtorno gastrointestinal
  - Desnutrição
  - Anorexia
- **IMC normal**
  - Hipotireoidismo
  - Hiperprolactinemia
  - Deficiência de GH
  - Deficiência hipofisária múltipla
- **IMC alto**
  - Hipercortisolismo iatrogênico
  - Doença de Cushing
  - Hipotireoidismo

Tratar a causa subjacente

Ramo direito: FSH elevado

Hipogonadismo hipergonadotrófico (5 a 10% dos meninos, 25% das meninas)

Exames de acordo com a causa subjacente; cariótipo

Tratamento com esteroides sexuais

Quadro 6-2. Medicamentos utilizados para o tratamento do ACCP e do hipogonadismo permanente em meninos

Medicamento e formulação	Doses recomendadas		Efeitos colaterais e cuidados
	ACCP	Hipogonadismo	
Testosterona Eritrocitose, ganho de peso. Altas doses podem promover fechamento prematuro das epífises. Não deve ser utilizada em meninos com idade óssea inferior a 10 anos.			
Enantato, cipionato e propionato de testosterona IM Enantato de testosterona apresenta uma duração de ação mais prolongada do que o propionato de testosterona	▪ Não recomendadas antes dos 14 anos ▪ Doses iniciais de 50 a 100 mg a cada 4 semanas por 3 a 6 meses ▪ Tratamento repetido com incrementos de 25 a 50 mg na dose (não exceder 100 mg)	▪ Pode-se iniciar após os 12 anos de idade com 50 mg a cada 4 semanas ▪ Aumentar a dose em 50 mg a cada 6-12 meses ▪ Após atingir 100 a 150 mg mensalmente, diminuir o intervalo para 2/2 semanas ▪ Dose de adulto: 200 mg a cada 2 semanas	▪ Todas as preparações IM: efeitos locais (dor, eritema, reação inflamatória e abscesso estéril) ▪ Priapismo pode ocorrer em pacientes com doença falciforme
Undecanoato de testosterona IM	Sem informações disponíveis	▪ Dose de adulto: 1.000 mg a cada 10-14 semanas.	
Gel de testosterona 2% Preparações transdérmicas para uso tópico à noite	Sem informações disponíveis	▪ Pode-se iniciar com 10 a 20 mg diariamente ▪ Aumentar a dose em 10 mg a cada 6 meses ▪ Doses de adulto: 50 a 75 mg diariamente	▪ Irritação local ▪ Após o uso, evitar o contato de pele com outras pessoas
Inibidores da aromatase Ainda não aprovados para esta indicação. Após o início da puberdade, podem aumentar a secreção de gonadotropinas e os níveis circulantes de testosterona			
Letrozol VO	2,5 mg diários	Não recomendado	Diminuição dos níveis de HDL colesterol, eritrocitose e deformidades vertebrais foram relatadas
Anastrozol VO	1 mg diário	Não recomendado	Menos potente que o letrozol
Bomba de infusão			
SC pulsátil DE GnRH	Não recomendada rotineiramente	▪ Iniciar com 5-25 ng/kg/pulso a cada 90 min a 120 min ▪ Aumentar para 25-600 ng/kg/pulso	▪ Requer maior experiência ▪ É a forma mais fisiológica de reposição
HCG SC ou IM +			
FSH recombinante SC	Não recomendados rotineiramente	▪ HCG: doses de 500 a 3.000 UI duas vezes por semana, aumentadas a cada 2 dias ▪ Doses ajustadas de acordo com os níveis séricos de testosterona ▪ FSH recombinante: doses de 75 a 225 UI, 2-3 vezes por semana	▪ HCG: inflamação testicular, podendo induzir apoptose das células germinativas ▪ No início pré-puberal em pacientes com hipogonadismo hipogonadotrópico é necessário adicionar o FSH para induzir o crescimento testicular e a espermatogênese. Não há dados sobre efeitos futuros na fertilidade

VO: via oral, SC: via subcutânea, IM: via intramuscular.
Adaptado de Wei C, Crowne EC1 e Palmert MR, Dunkel L.[12]

deve adicionar um progestógeno até que se observe um desenvolvimento mamário substancial e não apenas limitado à aréola, uma vez que o início precoce do progestógeno possa comprometer o crescimento mamário.

O tratamento com estrógeno deve ser combinado com um progestógeno nas meninas com hipogonadismo hipogonadotrópico permanente e, a princípio, naquelas em uso isolado de estrógeno há mais de 2 anos, visando promover a ciclicidade endometrial. O mesmo deve ocorrer nos casos em que se observa sangramento espontâneo com o uso isolado do estrógeno.

Alguns esquemas terapêuticos para indução de puberdade no ACCP e no hipogonadismo em meninas encontram-se disponíveis no Quadro 6-3.

> **IMPORTANTE**
>
> Nos casos de hipogonadismo hipogonadotrópico em ambos os sexos, a reposição de esteroides sexuais não é capaz de restabelecer a fertilidade. A testosterona exógena não induz o crescimento testicular ou a espermatogênese, e o estrógeno exógeno não induz a ovulação. A indução da fertilidade nesses casos requer tratamento com GnRH, gonadotrofinas e hCG.[11]

CONCLUSÕES

Todos os meninos a partir de 14 anos e meninas a partir de 13 anos sem sinais de puberdade devem ser investigados.

Hipogonadismo primário ou hipergonadotrópico é caracterizado por altos níveis de LH e FSH. É uma condição sempre

Quadro 6-3. Medicamentos utilizados para o tratamento do ACCP e do hipogonadismo permanente em meninas

Medicamento e formulação	Doses recomendadas		Efeitos colaterais e cuidados
	ACCP	Hipogonadismo	
Estrógenos			
Etinilestradiol Componente das pílulas contraceptivas. Preparações de baixa dose estão disponíveis na Europa	Dose inicial de 2 µg diariamente Aumentar após 6 a 12 meses para 5 µg diariamente	Dose inicial de 2 µg diariamente Aumentar a cada 6 a 12 meses para 5, 10 e 20 µg diariamente (dose de adulto)	Toxicidade hepática, níveis aumentados de algumas proteínas de ligação plasmáticas Potencialmente, maior risco de tromboembolismo e hipertensão arterial do que os estrógenos naturais
17β-estradiol Comprimidos orais	Dose inicial de 5 µg/kg VO diariamente Aumentar após 6 a 12 meses para 10 µg/kg diariamente	Dose inicial de 5 µg/kg VO diariamente Aumentar a cada 6 a 12 meses para 10, 15 e 20 µg diariamente Dose de adulto: 1 a 2 mg diariamente	Estrógenos naturais podem ser preferíveis aos estrógenos sintéticos
17β-estradiol Adesivo ou gel transdérmico de uso diário	Adesivo: iniciar com 3,1-6,2 µg/24 h (1/8-1/4 de um adesivo de 25 µg/24 h) Aumentar em 3,1-6,2 µg/24 h a cada 6 meses	Adesivo: iniciar com 3,1-6,2 µg/24 h (1/8-1/4 de um adesivo de 25 µg/24 h) Aumentar em 3,1- 6,2 µg/24 h a cada 6 meses Dose de adulto: 50-100 µg/24 h	A via transdérmica pode apresentar vantagens em relação à administração oral. Não há dados disponíveis em pacientes mais jovens sobre equivalência de doses entre o adesivo e o gel
Estrógenos equinos conjugados Comprimidos orais	Dose inicial de 0,1625 mg diariamente por 6-12 meses e depois titular para 0,325 mg diariamente. Dosagem depende da formulação	Dose inicial de 0,1625 mg por 6-12 meses Aumentar a cada 6-12 meses para 0,325, 0,45 e 0,625 mg diariamente Dose habitual de adulto: 0,625 mg	Estrógenos equinos conjugados são diferentes dos naturais na mulher. Seu uso é questionado como uma forma não fisiológica de reposição
Progestógenos			
Várias opções disponíveis, geralmente por via oral	Geralmente necessários apenas se o tratamento for durar mais do que 12 meses	5 a 10 mg de acetato de medroxiprogesterona diariamente durante os últimos 12-14 dias do ciclo menstrual. Alternativa: progesterona micronizada na dose de 200 mg	Progesterona é adicionada para induzir ciclicidade endometrial após 12-18 meses de terapia estrogênica (mais tardiamente se a dose de estrógeno tiver sido aumentada de forma lenta e gradativa; mais precocemente se ocorrer sangramento espontâneo)

VO: via oral.
Adaptado de Palmert MR, Dunkel L.[12]

patológica e impõe a realização de cariótipo para investigação das disgenesias gonadais.

O hipogonadismo secundário ou hipogonadotrópico e o ACCP são caracterizados por baixas concentrações de LH e FSH, e a distinção entre ambos não é simples. Os componentes mais valiosos para diferençar as duas condições são a história detalhada, o exame físico minucioso e o acompanhamento clínico regular.

O exame físico deve incluir o estadiamento puberal pela escala de Tanner, aferições seriadas de peso, altura e volume testicular nos meninos. A velocidade de crescimento deve ser calculada a partir de avaliações consecutivas ao longo de, no mínimo, 6 meses.

Devem estar presentes na avaliação laboratorial inicial: LH e FSH, prolactina, função tireoidiana, estradiol (nas meninas) ou testosterona total e fração livre (nos meninos). Exames adicionais devem ser solicitados de acordo com a suspeita clínica e com os resultados dos exames iniciais. Em pacientes selecionados, a dosagem de andrógenos adrenais e o cariótipo são apropriados.

A radiografia de mão e punho esquerdos para determinação da idade óssea, já na avaliação inicial, fornece informações valiosas sobre a relação entre a idade cronológica e a maturação esquelética. Outros estudos de imagem que são úteis em pacientes selecionados incluem a ultrassonografia pélvica ou testicular e a RM de sela turca.

Se um transtorno específico (doença ou condição sistêmica) for identificado como a causa do atraso puberal, a terapia deve ser direcionada para o respectivo transtorno.

A reposição de esteroides sexuais por um curto período em pacientes com ACCP pode ser apropriada quando o atraso puberal é grave, ou quando as implicações na esfera psicossocial do paciente são proeminentes, não podendo ser solucionadas eficazmente com medidas educativas isoladas. A orientação dos familiares também é importante para evitar angústias.

Apesar de as alterações no início ou na progressão do desenvolvimento puberal serem prevalentes, ainda há uma lacuna de informações a respeito dos eventos deflagradores da puberdade, da existência de métodos de boa acurácia para diagnóstico diferencial entre ACCP e hipogonadismo hipogonadotrópico e dos melhores esquemas terapêuticos para indução puberal e da preservação da fertilidade futura, quando possível. Dessa maneira, ainda são necessários avanços que possibilitem melhor abordagem da puberdade atrasada, tema tão impactante sobre aspectos biológicos e psicossociais.

REFERÊNCIAS BIBLIOGRÁFICAS

1. Wei C, Crowne EC. Recent advances in the understanding and management of delayed puberty. Arch Dis Child. 2016;101(5):481-8.
2. Kuiri-Hänninen T, Sankilampi U, Dunkel L. Activation of the hypothalamic-pituitary-gonadal axis in infancy: minipuberty. Horm Res Paediatr. 2014;82(2):73-80.
3. Kaplowitz PB. Link between body fat and the timing of puberty. Pediatrics. 2008;121(3):S208-17.
4. Cousminer DL, Stergiakouli E, Berry DJ, et al. Early Growth Genetics Consortium. Genome-wide association study of sexual maturation in males and females highlights a role for body mass and menarche loci in male puberty. Hum Mol Genet. 2014;23(16):4452-64.
5. Rich BH, Rosenfield RL, Lucky AW, et al. Adrenarche: changing adrenal response to adrenocorticotropin. J Clin Endocrinol Metab. 1981;52:1129-36.
6. Ibanez L, Dimartino-Nardi J, Potau N, Saenger P. Premature adrenarche – normal variant or forerunner of adult disease? Endocr Rev. 2000;21(6):671-96.
7. Tanner JM. Growth at adolescence. 2 ed. Oxford: Blackwell. 1962.
8. Marshall WA, Tanner SM. Variations in the pattern of puberal changes in boys. Arch Dis Child. 1970;45:13-23.
9. Howard SR, Dunkel L. Delayed puberty-phenotypic diversity, molecular genetic mechanisms, and recent discoveries. Endocr Rev. 2019;40(5):1285-317.
10. Lee PA. Normal ages of pubertal events among american males and females. J Adolesc Health Care. 1980;1:26-9.
11. Palmert MR, Dunkel L. Delayed puberty. N Engl J Med. 2012;366(5):443-53.
12. Palmert MR, Dunkel L. Delayed puberty. N Engl J Med. 2012;366(5-1).
13. Assumpção CRL. Diagnóstico e manejo das condições clínicas associadas aos transtornos alimentares. In: Nunes MA, Appolinario JC, Galvão AL, Coutinho W (Eds.). Transtornos alimentares e obesidade. 2. ed. Porto Alegre: Artmed. 2006. p. 196-207.
14. Assumpção CL, Cabral MD. Complicações clínicas da anorexia e bulimia nervosa. Rev Bras Psiquiatr. 2002;24(III):29-33.
15. Pralong FP, Crowley Jr WF. Congenital gonadotropin-releasing hormone deficiency (idiopathic hypogonadotropic hypogonadism). In: UpToDate, Basow DS (Ed.), UpToDate. Waltham: MA. 2012.
16. Wang C, Berman N, Longstreth JA, et al. Pharmacokinetics of transdermal testosterone gel in hypogonadal men: application of gel at one site versus four sites: a General Clinical Research Center Study. J Clin Endocrinol Metab. 2000;85(3):964-9.
17. Quinton R, Cheow HK, Tymms DJ, et al. Kallmann's syndrome: is it always for life? Clin Endocrinol. 1999;50(4):481-5.
18. Raivio T, Falardeau J, Dwyer A, et al. Reversal of idiopathic hypogonadotropic hypogonadism. N Engl J Med. 2007;357:863.
19. Welt CK, Barbieri RL. Etiology, diagnosis, and treatment of primary amenorrhea. In: UpToDate, Basow DS (Ed.). UpToDate. Waltham: MA. 2012.
20. Berglund A, Viuff MH, Skakkebæk A, et al. Changes in the co-hort composition of turner syndrome and severe non-diagnosis of Klinefelter, 47,XXX and 47,XYY syndrome: a nationwide co-hort study. Orphanet J Rare Dis. 2019;14(1):16.
21. Dabrowski E, Jensen R, Johnson EK, et al. Turner Syndrome Systematic Review: Spontaneous Thelarche and Menarche Stratified by Karyotype. Horm Res Paediatr. 2019;92(3):143-9.
22. Pitteloud N, Acierno JS, Meysing A, et al. Mutations in fibroblast growth factor receptor 1 cause both Kallmann syndrome and normosmic idiopathic hypogonadotropic hypogonadism. Proc Natl Acad Sci (U S A). 2006;103(16):6281-6.
23. Seppä S, Kuiri-Hänninen T, Holopainen E, Voutilainen R. Management of endocrine disease: diagnosis and management of primary amenorrhea and female delayed puberty. Eur J Endocrinol. 2021;184(6):R225-R242.
24. Coutant R, Biette-Demeneix E, Bouvattier C, et al. Baseline inhibin B and anti-Mullerian hormone measurements for diagnosis of hypogonadotropic hypogonadism (HH) in boys with delayed puberty. J Clin Endocrinol Metab. 2010;95:5225-32.
25. Hero M, Varimo T, Raivio T. Aromatase inhibitors in puberty. Curr Opin Endocr Metab Res. 2020;14:37-41.

ANOREXIA NERVOSA, BULIMIA E SEUS EFEITOS NO SISTEMA REPRODUTIVO

Manoel R. A. Martins ▪ Rachel Teixeira ▪ Ana Rosa P. Quidute

INTRODUÇÃO

Os transtornos alimentares são distúrbios do comportamento alimentar que prejudicam o funcionamento físico e psicossocial. A prevalência de transtornos alimentares na população varia entre 0,5% a 3,5% para mulheres e 0,1% a 0,2% nos homens. Estima-se que esses números estejam subestimados. A importância clínica dos transtornos alimentares decorre do prejuízo de curto e longo prazo na saúde física e mental, com significativa morbidade e aumento da mortalidade por complicações médicas e suicídio.[1-3]

Novos critérios diagnósticos de transtornos alimentares foram apresentados com a recente publicação do DSM-V (Diagnostic and Statistical Manual of Mental Disorders-Fifth Edition) e devem aumentar o conhecimento do espectro de transtornos alimentares. Na edição anterior (DSM-IV) apenas dois transtornos específicos estavam definidos: anorexia nervosa e bulimia nervosa. No DSM-V, os critérios diagnósticos para anorexia nervosa e bulimia nervosa foram revisados, e dois novos diagnósticos foram incluídos: *binge-eating disorder* (BED) e *avoidant/restrictive food intake disorder* (ARFID) (Quadro 7-1).[4]

Além do aumento de mortalidade associada, os transtornos alimentares estão associados a complicações relacionadas com a desnutrição e alterações de comportamento, incluindo distúrbios cardiovasculares, neurológicos, reprodutivos e no sistema esquelético. A apresentação de sintomas psiquiátricos pode refletir um transtorno alimentar ainda não diagnosticado que pode variar enormemente desde um descontrole do diabetes por omissão deliberada de insulina a refluxo gastroesofágico como resultado de comportamento purgativo crônico. Por esse motivo, é importante que os médicos em geral, e não apenas os psiquiatras, se familiarizem com os sinais e critérios dos transtornos alimentares.[5,6]

IMPORTANTE

A grave restrição de energia característica desses transtornos pode levar a diversas alterações nos eixos endocrinológicos, sendo a maioria adaptações para estimular a ingestão alimentar, ajudar a manter a glicemia e transferir o gasto energético para as funções vitais do organismo. Oligoamenorreia hipotalâmica no contexto de transtorno alimentar pode ser uma causa de infertilidade reversível com o restabelecimento de um peso estável e saudável. As alterações hormonais ainda contribuem para baixa massa óssea e aumento do risco de fraturas. Comorbidades psiquiátricas, como sintomas de ansiedade e depressão, podem também estar associadas a alterações hormonais semelhantes àquelas encontradas na anorexia nervosa.[6]

Apesar de 50% dos adultos com anorexia nervosa recuperarem-se com terapia comportamental, tratamentos médico e psiquiátrico, cerca de 30% demonstram apenas recuperação parcial e os outros 20% caracterizam-se por períodos de remissão e recaída ou mesmo doença crônica.[1,2]

O objetivo deste capítulo é descrever essas alterações hormonais e suas repercussões na função reprodutiva das pacientes com transtornos alimentares.

ALTERAÇÕES ENDOCRINOLÓGICAS – MECANISMOS E QUADRO CLÍNICO/LABORATORIAL

As alterações endocrinológicas resultantes desses distúrbios alimentares são semelhantes, mais severas quanto menor for o peso corporal e ocorrem em múltiplos eixos hormonais. Atenção especial será dada neste texto ao eixo gonadotrófico, porém citamos as principais alterações em outros eixos por causa da inter-relação entre eles.

Eixo Gonadotrófico

Mulheres

As pacientes com anorexia nervosa (AN) tipicamente apresentam amenorreia ou irregularidade menstrual. Essa amenorreia, de origem hipotalâmica, é provavelmente secundária à redução da disponibilidade energética.[7]

Mulheres com AN apresentam pulsatilidade de LH semelhante a de crianças pré-púberes ou no início da puberdade.[8] Essa alteração de secreção de LH tem sido associada à redução da massa magra, um reflexo das reservas energéticas diminuídas e alterações dos hormônios secretados pelos adipócitos (leptina e adiponectina) ou regulados pelas reservas de energia/gordura (grelina, PYY e cortisol).[6] Níveis normais de leptina são necessários para a puberdade e facilitam a secreção normal de gonadotropina.[9]

A menstruação tende a se regularizar após o ganho de peso e o aumento da massa adiposa, sendo que o ganho de massa adiposa parece ser o fator mais importante para o retorno da normalidade da menstruação. Em um estudo em adolescentes com AN, todas as pacientes com percentual de massa adiposa superior a 24% normalizaram a menstruação, ao passo que nenhuma com percentual menor que 18% apresentou esse desfecho.[10]

A normalização da menstruação após o ganho de peso costuma ocorrer em até seis meses.[6] Se seis meses após o

Quadro 7-1. Critérios diagnósticos e apresentação clínica dos transtornos alimentares – adaptado de DSM-V

Característica	Anorexia nervosa	Bulimia nervosa	Distúrbio de *binge eating*	*Avoidant/restrictive food intake disorder*	Anorexia nervosa atípica
Apresentação clínica clássica	• Restrição à ingestão energética levando a baixo peso considerável (definido como IMC abaixo de 20 kg/m² em adultos e abaixo do esperado para crianças e adolescentes) no contexto de idade, trajetória de desenvolvimento sexual e saúde física • Intenso medo de ganhar peso ou de "ficar gordo", ou comportamento persistente para evitar ganhar peso, apesar de estar com peso consideravelmente baixo • Distúrbio de como o peso corporal é experimentado, sob forte influência da forma do corpo ou peso na autoavaliação ou persistência da falta de reconhecimento da gravidade do baixo peso atual	• Episódios recorrentes de *binge eating* acompanhados de comportamentos compensatórios inapropriados recorrentes para prevenir ganho de peso, como indução de vômitos; abuso de laxativos e diuréticos ou outras medicações; jejum prolongado ou excesso de exercícios • O *binge eating* e os comportamentos compensatórios inapropriados ocorrem, em média, pelo menos 1 vez por semana por 3 meses • A autoavaliação é fortemente influenciada pela forma do corpo ou peso corporal	• Episódios recorrentes de binge eating não associados a comportamentos compensatórios inapropriados recorrentes • Os episódios de binge eating são associados a ≥ 3 dos seguintes: (1) comer mais rapidamente que o normal, (2) comer até se sentir desconfortavelmente cheio, (3) comer grandes porções de comida sem estar com sensação física de fome, (4) comer sozinho por se sentir envergonhado da quantidade que come e (5) sentir-se enojado de si, deprimido ou muito culpado após o episódio • Os episódios de *binge eating* ocorrem pelo menos 1 vez por semana por 3 meses	• Aparente falta de interesse em comida ou em comer, aversão baseada em características sensoriais da comida, preocupações sobre consequências aversivas do comer • Persistente falha em atingir necessidades nutricionais e/ou energéticas associada a ≥ 1 dos seguintes: (1) perda de peso considerável (ou falha em atingir ganho de peso esperado ou redução do crescimento em crianças), (2) considerável deficiência nutricional, (3) dependência de nutrição enteral ou suplementos orais, e (4) marcada interferência com funcionamento psicossocial • O distúrbio não seria explicado por falta de acesso ao alimento ou por prática culturalmente sancionada • Não ocorre exclusivamente durante o curso de anorexia nervosa ou bulimia nervosa e não há evidência de alteração na forma como peso ou forma do corpo são experimentados • Não se pode atribuir o transtorno alimentar à condição médica nem explicado por outra doença mental	Todos os critérios para anorexia nervosa estão presentes, no entanto, apesar da perda considerável de peso, o IMC está normal ou acima do limite superior
Peso corporal	Marcadamente baixo	Geralmente normal	Normal ou acima do normal	Baixo	Normal ou acima do normal
Preocupação com o peso e a forma do corpo	Marcadamente presente	Presente	Presente	Ausente	Marcadamente presente

ganho de peso não ocorrer regularização da menstruação, é necessário pesquisar outros distúrbios associados, como a síndrome de ovários policísticos.[11]

A amenorreia hipotalâmica leva tanto a hipoestrogenismo, quanto à redução da secreção ovariana de testosterona.[12]

A infertilidade está frequentemente associada aos distúrbios menstruais. A infertilidade associada ao hipogonadismo hipogonadotrófico também costuma reverter após o ganho de peso.[13] Nos casos de associação de AN com Bulimia pode ocorrer uma maior demora para se restabelecer a fertilidade.[14] Havendo persistência da infertilidade é possível se atingir a concepção com técnicas de indução ovulatória.[13]

Mulheres com história de anorexia nervosa parecem apresentar risco aumentado de abortos, partos cesarianos, prematuridade e letalidade perinatal.[15] Dessa forma está indicada uma atenção médica mais cuidadosa para essas mulheres e seus filhos durante a gravidez e após o parto.

Homens

Em homens também foram relatados níveis matinais baixos de leptina, gonadotrofinas e testosterona antes do tratamento e aumento desses níveis após o ganho de peso.[16] Níveis de inibina B foram normais em um estudo.[17] O hipogonadismo em homens jovens diminui a massa óssea e piora a composição corporal.[18] Além disso, a fertilidade em homens pode ser ainda mais prejudicada que em mulheres.[15]

Eixo Somatotrófico (GH-IGF-1)

O perfil do eixo somatotrófico em pacientes com AN é compatível com um quadro de resistência adquirida ao GH. Os pacientes apresentam níveis de GH aumentados em relação aos controles.[19] Esses níveis mais altos de GH estão associados a IMC e massa adiposa mais baixos. O aumento do GH provavelmente é secundário aos níveis mais baixos de IGF-1 e aos níveis elevados de grelina.[20] Esses níveis reduzidos de IGF-1 reforçam o diagnóstico de resistência adquirida à ação do GH.[19] Outro achado que reforça a presença da resistência adquirida ao GH é a de que a administração de GH em doses suprafisiológicas em mulheres com anorexia nervosa leva a uma resposta diminuída nos níveis de IGF-1.[21] Essa resistência provavelmente é secundária a uma *down-regulation* da expressão do receptor de GH.[19]

A alteração do eixo somatotrófico tem várias consequências. Um dos prejuízos dessa alteração é no metabolismo ósseo, contribuindo com a redução da densidade mineral óssea.[22] A combinação de estrógeno oral com IGF-1 durante 9 meses se demonstrou superior ao uso isolado de estrógeno ou IGF-1 isolados para o aumento de densidade mineral óssea em adultos com anorexia nervosa.[23]

Já em relação ao metabolismo de carboidratos e na lipólise os efeitos do GH são diretos, não dependendo da ação do IGF-1. O aumento do GH favorece a manutenção da euglicemia em um estado de restrição calórica através da gliconeogênese. A administração de GH em mulheres com anorexia nervosa reduz a massa adiposa, apesar de não haver mudança dos níveis de IGF-1.[21]

O ganho de peso normaliza a secreção de GH, confirmando que essas mudanças são adaptativas ao estado nutricional.[19]

Eixo Corticotrófico

A anorexia nervosa está associada a um estado de hipercortisolemia.[6,24] Os níveis de cortisol geralmente não ultrapassam valores duas vezes o limite superior da normalidade e não são associados a sinais e sintomas compatíveis com síndrome de Cushing.

A hipercortisolemia é secundária tanto ao estímulo da secreção de ACTH pelo CRH quanto pelo estímulo da secreção aumentada de grelina para a liberação de CRH, ACTH e Cortisol.[25] Essas alterações provavelmente são parte da resposta adaptativa para manter a euglicemia em um estado de baixa disponibilidade energética, uma vez que os pacientes que apresentem menor IMC, menor massa adiposa, menores glicemia de jejum e níveis de insulina apresentam os maiores níveis de cortisol.[26]

Uma das consequências deletérias do hipercortisolismo nessas pacientes é o prejuízo da massa óssea. Pacientes com os níveis mais altos de cortisol geralmente apresentam menor massa magra e menor densidade mineral óssea.[26]

Eixo Tireotrófico

As mudanças observadas no eixo tireotrófico são semelhantes às encontradas na síndrome do eutireoidiano doente. Essas alterações são consistentes com uma adaptação à deprivação calórica, levando à menor taxa de consumo energético e conservação de energia para funções vitais. Os níveis de T3 total são baixos e associados a menor IMC e menores níveis de leptina e níveis mais altos de grelina e cortisol.[6] Os níveis de T4 livre podem ser normais ou baixos dependendo da gravidade da anorexia nervosa, enquanto os níveis de TSH são normais ou no limite inferior de normalidade.[20,26] A resposta do TSH ao estímulo com TRH está prejudicada.[27] Via de regra não se deve fornecer hormônio tireoidiano a pacientes ambulatoriais com AN cujos níveis estejam baixos, pois trata-se de uma resposta compensatória do organismo, e o aumento do metabolismo pode aumentar seu gasto energético e piorar o quadro.

Insulina, Peptídeos Intestinais e Adipocinas

Os níveis baixos de glicose associados a baixo peso estão associados à insulinemia mais baixa, o que permite a ativação de mecanismos contrarregulatórios, como glicogenólise, lipólise e gliconeogênese.[28] Os níveis de amilina, GLP-1 e GIP também se encontram diminuídos e associados a IMC e massa adiposa mais baixos.[29] Apesar de os níveis de insulina e amilina mais baixos serem favoráveis à manutenção da euglicemia, podem contribuir com a redução da massa óssea.

Uma das interações desse sistema metabólico e os demais eixos endócrinos ocorrem através da grelina. A grelina estimula a secreção de GH e ACTH[25] e inibe a secreção de gonadotrofinas.[30] As concentrações mais altas de grelina predizem secreção maior de GH e cortisol e secreção menor de LH e estradiol em pacientes com AN[20] O ganho de peso está associado à redução dos níveis de grelina.

Metabolismo Mineral Ósseo

Várias das alterações hormonais descritas anteriormente impactam negativamente na massa óssea. A redução da massa óssea é uma das complicações mais importantes da anorexia nervosa, pode persistir após a recuperação do peso[31] e está também associada à microarquitetura óssea alterada e redução da força estimada do osso.[32] Mulheres com anorexia nervosa apresentam maior prevalência de fraturas.[33] Após a recuperação de peso, a melhora óssea ocorre preferencialmente no quadril, enquanto que com a normalização da menstruação a melhora ocorre mais na coluna.[31]

A estratégia mais importante para recuperação da massa óssea é a recuperação do peso e da menstruação.

O hipogonadismo é um fator contribuinte importante para o prejuízo da densidade mineral óssea nessas pacientes. A administração de estrógeno oral em monoterapia não parece ser efetiva para o aumento da densidade óssea em pacientes com AN.[34] A reposição fisiológica com estrógeno transdérmico e progesterona cíclica aumenta a densidade óssea em coluna e quadril em adolescentes com AN,[35] porém a normalização não ocorre, provavelmente secundário a alterações persistentes em outros hormônios que afetam o osso. O tratamento com testosterona transdérmica também não aumenta a densidade óssea em mulheres com AN.[36] Não há dados sobre o impacto no metabolismo ósseo da reposição de testosterona em homens com AN.

Outros determinantes da baixa massa óssea são os níveis aumentados de cortisol e PYY e os baixos níveis de leptina, insulina e amilina.[6]

O tratamento com estrógeno transdérmico e progesterona cíclica pode ser considerado em adolescentes que já atingiram sua altura final e com história de fraturas ou com densidade óssea muito baixa e piora progressiva.[35] O impacto da reposição estrogênica nesses pacientes em relação ao risco de fraturas ainda não está bem estabelecido.

Os bisfosfonatos se mostraram efetivos em aumentar a densidade óssea em adultos,[36] mas não em adolescentes.[37,38]

Um resumo das principais alterações endócrinas associadas à Anorexia Nervosa encontra-se no Quadro 7-2.

Quadro 7-2. Resumo das alterações endócrinas associadas à Anorexia Nervosa

1. Hormônios que regulam o apetite/ingesta alimentar
■ Orexígenos: ↑Grelina
■ Anorexígenos: ↑PYY, ↓Leptina
2. Eixo Gonadotrófico
■ Redução da Pulsatilidade do LH
■ Redução de Estradiol e Testosterona
3. Eixo Somatotrófico
■ Resistência adquirida ao GH: ↓GHBP, ↓IGF-1, ↑GH
4. Eixo Corticotrófico
■ ↑CRH, ↑ACTH
■ Hipercortisolemia relativa
5. Eixo tireotrófico
■ TSH normal ou ↓
■ ↓T3 total
■ T4 livre normal ou normal ↓
6. Adiponectinas, incretinas, insulina
■ ↑Adiponectina
■ ↓GLP-1, ↓GIP
■ ↓Insulina, ↓Amilina
7. Outros
■ ↓Ocitocina

Aadaptado da referência[6]

TRATAMENTO DOS DISTÚRBIOS ALIMENTARES

A base da terapia para a anorexia nervosa é uma abordagem de equipe multidisciplinar composta por um psicólogo e/ou psiquiatra, nutricionista e médico generalista, com o objetivo terapêutico de restauração da saúde psicológica e do ganho de peso. Raramente nos casos mais graves, com risco de vida, é indicada a hospitalização.

A psicoterapia é parte importante da estratégia terapêutica em crianças e adolescentes em que existe a forte recomendação para a necessidade do envolvimento dos pais ou cuidadores em todos os ambientes de tratamento.[39] As diferentes abordagens psicoterapêuticas estão resumidas no Quadro 7-3.

O tratamento farmacológico não deve ser o de primeira linha.[39,40] O uso de farmacoterapia é na maioria das vezes recusado pelos portadores de AN, principalmente por causa dos efeitos adversos de ganho de peso e surgimento de síndrome metabólica. A presença de baixo peso também favorece o surgimento de efeitos adversos e superdosagens, e a desnutrição proteica favorece o aumento da fração livre dos fármacos no plasma, e a redução da gordura corporal leva à diminuição dos seus volumes de distribuição.[39] Os tratamentos, que têm graus variados de sucesso, concentram-se em medicamentos ou aconselhamento supervisionado, às vezes em ambiente hospitalar.

Na anorexia nervosa são encontradas várias características psicológicas e comportamentais comuns aos usuários de substâncias viciantes, fazendo com que fármacos utilizados

Quadro 7-3. Tipos de abordagens de tratamento psicoterápico que foram avaliadas em ensaios de alta qualidade

Modelo Maudsley de Tratamento da Anorexia Nervosa para Adultos (MANTRA)
Terapia Focal Psicodinâmica (TPF)
Terapia Cognitiva Comportamental Aprimorada (TCC-E)
Especialista em Gerenciamento Clínico de Suporte para adultos (SSCM)
Tratamento com base na família para adolescentes (FBT)

MANTRA: Maudsley Model of Anorexia Nervosa Treatment for Adults; TPF: Focal Psychodynamic Therapy; TCC-E: Enhanced Cognitive Behaviour Therapy; SSCM: Specialist Supportive Clinical Management for adults; FBT: family-based treatment for adolescents.
Fonte: Faje AT, et al.; 2013.[31]

nesta situação clínica apresentem potencial uso terapêutico.[41] Porém, em razão do próprio perfil psicológico dos pacientes, existe muita dificuldade em conduzir *trials* clínicos randomizados com um número expressivo de participantes decorrente da alta frequência de descontinuidade de tratamento após inclusão nos estudos. Entre esses fármacos temos o uso potencial da N-acetilcisteína que tem papel nas alterações da homeostase do glutamato.[41] Existem evidências consideráveis de que o N-acetilcisteína seja útil no tratamento de diversos tipos de comportamento viciante apesar dos trabalhos com pequeno número amostral.[41] O uso da olanzapina na anorexia nervosa é *off label* existindo a possibilidade do seu uso em situações de hiperatividade não controlada com pensamento de fobia alimentar e não ganho de peso, após falha na reabilitação nutricional e psicoterapêutica.[42] É bem tolerada, e foi estudada em *trials* clínicos que evidenciaram resposta positiva com ganho de peso superior e mais rápido quando comparado ao placebo em doses médias de 8 mg/dia em adultos.[42] Outros antipsicóticos, como a risperidona e a quetiapina, foram estudados em *trials* randomizados com pequeno número de participantes e não demonstraram benefícios nos portadores de anorexia nervosa.[40]

O uso de antidepressivos requer especial atenção para a possibilidade de efeitos adversos. Não existem dados convincentes de que os tricíclicos e os inibidores seletivos de recaptação da serotonina tenham importância para promover o ganho de peso. Os portadores de anorexia nervosa já são suscetíveis à hipotensão, bradicardia e alterações no intervalo QT pela desnutrição intensa, favorecendo a ocorrência de efeitos adversos cardiovasculares, não sendo recomendado o uso de antidepressivos tricíclicos.[39] O uso de bupropiona foi associado a aumento de episódios convulsivos.

O uso de ansiolíticos em baixas doses poderia ser tentado, visando diminuir a ansiedade antes do contato com a alimentação, em pacientes estabilizados, porém um *trial* de *crossover* comparando dose única de alprazolam pré-refeição a placebo, não demonstrou diferença entre a quantidade de caloria ingerida e nível de ansiedade. No mesmo estudo, no grupo em uso de alprazolam foi observado aumento de queixas de fadiga.[43]

CONCLUSÃO

As distorções na imagem corporal, pensamentos obsessivos quanto aos alimentos não respondem bem aos tratamentos farmacológicos.

A presença de distúrbios de ansiedade, depressão e transtorno obsessivo compulsivo são comorbidades frequentemente observadas em portadoras de anorexia nervosa e que devem ser abordadas no tratamento. O tratamento direcionado para esses distúrbios psiquiátricos dependerá da sua gravidade e da persistência de quadros de depressão e ansiedade após o restabelecimento do peso. O uso de inibidores seletivos de recaptação de serotonina, como a sertralina, pode ser utilizado e é normalmente bem tolerado nessas situações.[40] Os antidepressivos tricíclicos devem ser evitados pelas razões já mencionadas. A olanzapina não se mostrou eficaz no tratamento de quadros depressivos e de ansiedade.

REFERÊNCIAS BIBLIOGRÁFICAS

1. van Eeden AE, van Hoeken D, Hoek HW. Incidence, prevalence and mortality of anorexia nervosa and bulimia nervosa. Curr Opin Psychiatry. 2021;34(6):515-24.
2. Wade TD, Bergin JL, Tiggemann M, et al. Prevalence and Long-Term Course of Lifetime Eating Disorders in an Adult Australian Twin Cohort [Internet]. Australian & New Zealand Journal of Psychiatry. 2006;40:121-8.
3. DSM-5 Diagnostic Classification [Internet]. Diagnostic and Statistical Manual of Mental Disorders. 2013.
4. Peebles R, Sieke EH. Medical Complications of Eating Disorders in Youth. Child Adolesc Psychiatr Clin N Am. 2019 Oct;28(4):593-615.
5. Misra M, Klibanski A. Endocrine consequences of anorexia nervosa. Lancet Diabetes Endocrinol. 2014;2(7):581-92.
6. Gordon CM, Ackerman KE, Berga SL, et al. Functional Hypothalamic Amenorrhea: An Endocrine Society Clinical Practice Guideline [Internet]. The Journal of Clinical Endocrinology & Metabolism. 2017; 102:1413-39.
7. Boyar RM, Katz J, Finkelstein JW, et al. Anorexia nervosa. Immaturity of the 24-hour luteinizing hormone secretory pattern. N Engl J Med. 1974;291(17):861-5.
8. Welt CK, Chan JL, Bullen J, et al. Recombinant human leptin in women with hypothalamic amenorrhea. N Engl J Med. 2004;351(10):987-97.
9. Misra M, Prabhakaran R, Miller KK, et al. Role of cortisol in menstrual recovery in adolescent girls with anorexia nervosa. Pediatr Res. 2006;59(4 Pt 1):598-603.
10. Sum M, Warren MP. Hypothalamic amenorrhea in young women with underlying polycystic ovary syndrome. Fertil Steril. 2009;92(6):2106-8.
11. Miller KK, Lawson EA, Mathur V, et al. Androgens in women with anorexia nervosa and normal-weight women with hypothalamic amenorrhea. J Clin Endocrinol Metab. 2007;92(4):1334-9.
12. Perkins RB, Hall JE, Martin KA. Aetiology, previous menstrual function and patterns of neuroendocrine disturbance as prognostic indicators in hypothalamic amenorrhoea. Hum Reprod. 2001;16(10):2198-205.
13. Easter A, Treasure J, Micali N. Fertility and prenatal attitudes towards pregnancy in women with eating disorders: results from the Avon Longitudinal Study of Parents and Children. BJOG. 2011;118(12):1491-8.
14. Brinch M, Isager T, Tolstrup K. Anorexia nervosa and motherhood: reproduction pattern and mothering behavior of 50 women. Acta Psychiatr Scand. 1988;77(5):611-7.
15. Wabitsch M, Ballauff A, Holl R, et al. Serum leptin, gonadotropin, and testosterone concentrations in male patients with anorexia nervosa during weight gain. J Clin Endocrinol Metab. 2001;86(7):2982-8.
16. Galusca B, Leca V, Germain N, et al. Normal inhibin B levels suggest partial preservation of gonadal function in adult male patients with anorexia nervosa. J Sex Med. 2012;9(5):1442-7.
17. Misra M, Katzman DK, Cord J, et al. Bone metabolism in adolescent boys with anorexia nervosa. J Clin Endocrinol Metab. 2008;93(8):3029-36.
18. Argente J, Caballo N, Barrios V. Multiple endocrine abnormalities of the growth hormone and insulin-like growth factor axis in patients with anorexia nervosa: effect of short- and long-term weight. The Journal of [Internet]. 1997.
19. Misra M, Miller KK, Kuo K, et al. Secretory dynamics of ghrelin in adolescent girls with anorexia nervosa and healthy adolescents. Am J Physiol Endocrinol Metab. 2005;289(2):E347-56.
20. Fazeli PK, Lawson EA, Prabhakaran R, et al. Effects of recombinant human growth hormone in anorexia nervosa: a randomized, placebo-controlled study. J Clin Endocrinol Metab. 2010;95(11):4889-97.
21. Soyka LA, Misra M, Frenchman A, et al. Abnormal bone mineral accrual in adolescent girls with anorexia nervosa. J Clin Endocrinol Metab. 2002;87(9):4177-85.
22. Grinspoon S, Thomas L, Miller K, et al. Effects of recombinant human IGF-I and oral contraceptive administration on bone density in anorexia nervosa. J Clin Endocrinol Metab. 2002;87(6):2883-91.
23. Lawson EA, Donoho D, Miller KK, et al. Hypercortisolemia is associated with severity of bone loss and depression in hypothalamic amenorrhea and anorexia nervosa. J Clin Endocrinol Metab. 2009;94(12):4710-6.
24. Arvat E, Maccario M, Di Vito L, et al. Endocrine activities of ghrelin, a natural growth hormone secretagogue (GHS), in humans: comparison and interactions with hexarelin, a nonnatural peptidyl GHS, and GH-releasing hormone. J Clin Endocrinol Metab. 2001;86(3):1169-74.
25. Misra M, Miller KK, Almazan C, et al. Alterations in cortisol secretory dynamics in adolescent girls with anorexia nervosa and effects on bone metabolism. J Clin Endocrinol Metab. 2004;89(10):4972-80.
26. Leslie RD, Isaacs AJ, Gomez J, et al. Hypothalamo-pituitary-thyroid function in anorexia nervosa: influence of weight gain. Br Med J. 1978;2(6136):526-8.
27. Misra M, Miller KK, Cord J, et al. Relationships between serum adipokines, insulin levels, and bone density in girls with anorexia nervosa. J Clin Endocrinol Metab. 2007;92(6):2046-52.
28. Wojcik MH, Meenaghan E, Lawson EA, et al. Reduced amylin levels are associated with low bone mineral density in women with anorexia nervosa. Bone. 2010;46(3):796-800.
29. Kluge M, Uhr M, Bleninger P, et al. Ghrelin suppresses secretion of FSH in males. Clin Endocrinol. 2009;70(6):920-3.
30. Miller KK, Lee EE, Lawson EA, et al. Determinants of skeletal loss and recovery in anorexia nervosa. J Clin Endocrinol Metab. 2006;91(8):2931-7.
31. Faje AT, Karim L, Taylor A, et al. Adolescent girls with anorexia nervosa have impaired cortical and trabecular microarchitecture and lower estimated bone strength at the distal radius. J Clin Endocrinol Metab. 2013;98(5):1923-9.
32. Vestergaard P, Emborg C, Støving RK, et al. Fractures in patients with anorexia nervosa, bulimia nervosa, and other eating disorders-A nationwide register study [Internet]. International Journal of Eating Disorders. 2002;32:301-8.
33. Strokosch GR, Friedman AJ, Wu S-C, Kamin M. Effects of an Oral Contraceptive (Norgestimate/Ethinyl Estradiol) on Bone

Mineral Density in Adolescent Females with Anorexia Nervosa: A Double-Blind, Placebo-Controlled Study [Internet]. Journal of Adolescent Health. 2006;39:819-27.
34. Misra M, Katzman D, Miller KK, et al. Physiological Estrogen Replacement Increases Bone Density in Adolescent Girls with Anorexia Nervosa [Internet]. CLINICAL – Metabolic Bone Disease: Clinical Trials. 2011:OR29-2.
35. Miller KK, Meenaghan E, Lawson EA, et al. Effects of risedronate and low-dose transdermal testosterone on bone mineral density in women with anorexia nervosa: a randomized, placebo-controlled study. J Clin Endocrinol Metab. 2011;96(7):2081-8.
36. Divasta AD, Feldman HA, Giancaterino C, et al. The effect of gonadal and adrenal steroid therapy on skeletal health in adolescents and young women with anorexia nervosa. Metabolism. 2012;61(7):1010-20.
37. Golden NH, Iglesias EA, Jacobson MS, et al. Alendronate for the treatment of osteopenia in anorexia nervosa: a randomized, double-blind, placebo-controlled trial. J Clin Endocrinol Metab. 2005;90(6):3179-85.
38. Neale J, Hudson LD. Anorexia nervosa in adolescents. Br J Hosp Med. 2020;81(6):1-8.
39. Resmark G, Herpertz S, Herpertz-Dahlmann B, Zeeck A. Treatment of Anorexia Nervosa-New Evidence-Based Guidelines. J Clin Med Res [Internet]. 2019;8(2).
40. Engeli EJE, Zoelch N, Hock A, et al. Impaired glutamate homeostasis in the nucleus accumbens in human cocaine addiction. Mol Psychiatry. 2021;26(9):5277-85.
41. Han R, Bian Q, Chen H. Effectiveness of olanzapine in the treatment of anorexia nervosa: A systematic review and meta-analysis. Brain Behav. 2022;12(2):e2498.
42. Steinglass JE, Kaplan SC, Liu Y, et al. The (lack of) effect of alprazolam on eating behavior in anorexia nervosa: a preliminary report. Int J Eat Disord. 2014;47(8):901-4.

OBESIDADE E SEUS EFEITOS NO SISTEMA REPRODUTIVO

Diogo Guarnieri Panazzolo • Lucia Henriques Alves da Silva
Luiz Guilherme Kraemer de Aguiar

INTRODUÇÃO

A obesidade, definida como o excesso de gordura corporal resultante de um desequilíbrio energético secundário a elementos comportamentais, ambientais e genéticos, classifica-se, segundo a Organização Mundial de Saúde (OMS), pelo cálculo do índice de massa corporal (IMC; Quadro 8-1).

Apesar de útil e facilmente reprodutível, o IMC não deve ser utilizado de forma isolada na avaliação clínica, já que não distingue massa gorda de massa magra e tampouco a distribuição da gordura corporal. Por exemplo, um indivíduo com grande quantidade de massa muscular ou se estiver edemaciado pode apresentar elevado IMC sem estar obeso; da mesma forma, um paciente com IMC normal pode apresentar significativo acúmulo de gordura abdominal (avaliado pela medida da circunferência abdominal), o que se constitui fator de risco cardiovascular. Estudos vêm sendo feitos no sentido de se validarem novos índices para essa diferenciação como o índice de adiposidade corporal (BAI – da sigla, em inglês, *Body Adiposity Index*).[1] Além disso, ferramentas, como a bioimpedância elétrica e a absortometria radiológica de dupla energia (DEXA), podem ser utilizadas de forma complementar.

Diversos pontos de corte para definição de anormalidade da circunferência abdominal foram definidos; de consenso, sabe-se que ela se correlaciona positivamente com a gordura visceral. Uma das propostas mais utilizadas atualmente, por contemplar indivíduos de etnias distintas, é a da International Diabetes Federation (IDF; Quadro 8-2),[2] que recomenda pontos de corte de 80 e 90 cm, respectivamente, para mulheres e homens em nossa população.

FISIOLOGIA DO SISTEMA REPRODUTOR

O sistema reprodutor feminino é responsável pela produção de óvulos, pela preparação de um ambiente com condições adequadas para implantação daqueles fertilizados pelos espermatozoides e ainda pelo desenvolvimento do embrião até o nascimento. As principais funções do aparelho reprodutor masculino são a produção de espermatozoides e a síntese de testosterona, que asseguram ao homem a fertilidade, a virilidade e a manutenção dos caracteres sexuais masculinos. Para tal, é necessária a ação coordenada de diversas estruturas – hipotálamo, hipófise, ovários e útero/testículos – que, por meio da síntese e da secreção de hormônios e peptídeos, regulam o processo fisiológico.

O hipotálamo, por meio de neurônios cujos axônios se projetam na circulação porto-hipofisária, produz e secreta, de forma pulsátil, dentro de frequência e amplitude específicas, o hormônio liberador de gonadotrofinas (GnRH). Este, por sua vez, estimula os gonadotrofos da hipófise anterior a sintetizarem e secretarem os hormônios folículo estimulante (FSH) e o luteinizante (LH). Diversos sinais centrais e periféricos modulam a atividade neuronal e permitem ou não a liberação do GnRH pelo hipotálamo. Alguns desses sinais são estimuladores, como a norepinefrina (NE), o neuropeptídeo Y (NPY) e a leptina, enquanto outros são inibitórios,

Quadro 8-1. Classificação dos indivíduos quanto ao seu IMC

IMC	Classificação	Grau
18 a 24,9	Peso normal	
25 a 29,9	Sobrepeso	
30 a 34,9	Obesidade leve	Grau I
35 a 39,9	Obesidade moderada	Grau II
≥ 40	Obesidade grave	Grau III

IMC: índice de massa corporal.

Quadro 8-2. Valores étnico-específicos de circunferência abdominal

País/etnia	Sexo	CA (cm)
Europeus (nos EUA, as medidas para homens 102 cm e mulheres 88 cm possivelmente continuarão a ser usadas para fins clínicos)	Homens	94
	Mulheres	80
Sul-asiáticos	Homens	90
	Mulheres	80
Chineses	Homens	90
	Mulheres	80
Japoneses	Homens	90
	Mulheres	80
Americanos do Sul e do Centro	Utilizar valores dos sul-asiáticos*	
Africanos Subsaarianos	Utilizar valores dos europeus*	
Mediterrâneos Orientais e Árabes	Utilizar valores dos europeus*	

* Até que medidas específicas estejam disponíveis. CA: circunferência abdominal.
Fonte: Molina PE; 2007.[3]

como a β-endorfina, o ácido gama-aminobutírico (GABA) e a interleucina-1.

Há ainda a ocorrência de determinados sinais com ação tanto estimulatória, quanto inibitória, como o 17-β-estradiol. A amplitude e a frequência dos pulsos de secreção do GnRH pelo hipotálamo regulam na adeno-hipófise a síntese de gonadotrofos. Nesse contexto, a síntese do FSH é maior em resposta a pulsos de baixa frequência, enquanto pulsos com maior frequência e amplitude aumentam a síntese do LH.

Na mulher, o FSH tem o papel de recrutar os folículos primordiais e estimular seu crescimento e sua maturação. Além disso, induz a expressão de receptores de LH, a atividade da enzima aromatase capaz de converter a androstenediona, produzida nas células da teca, em 17-β-estradiol nas células da granulosa e ainda a síntese de inibina B.

Já o LH induz a ovulação, a manutenção da produção do estradiol pelas células da granulosa e da progesterona pelo corpo lúteo, a produção de andrógenos pelas células da teca e ainda o estímulo à secreção de inibina A. Os peptídeos, ativina e folistatina, juntamente com os subtipos de inibina, além dos hormônios ovarianos, contribuem para a regulação da secreção das gonadotrofinas (Fig. 8-1) por meio de mecanismos contrarregulatórios.

No endométrio, o estradiol produzido pelas células da granulosa ovarianas estimula a proliferação das células epiteliais, enquanto a progesterona promove a diferenciação dessas células, contrapondo-se ao efeito estrogênico. Havendo fertilização do óvulo, o embrião se implanta; não havendo, ocorrem isquemia e proteólise endometrial com posterior descamação, culminando com o sangramento menstrual.

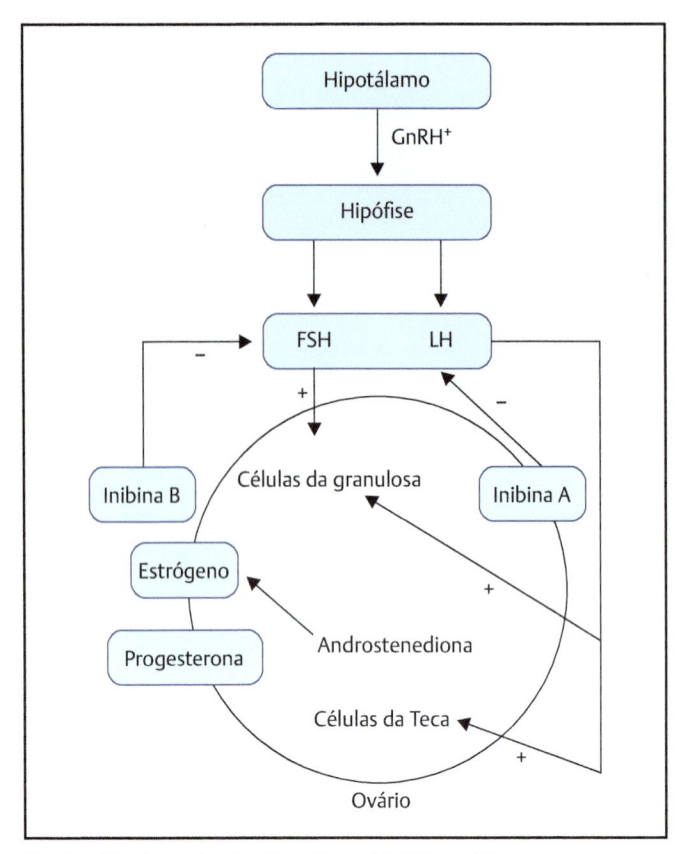

Fig. 8-1. Fisiologia do eixo hipotálamo-hipófise-ovário.

Os testículos são constituídos de túbulos seminíferos sustentados por tecido conjuntivo frouxo. As células de Leydig, imersas no tecido intersticial, são estimuladas pelo LH a produzirem testosterona, enquanto o FSH controla a proliferação e a manutenção das células de Sertoli, além de estimular a produção local de inibina B. Estas células fornecem suporte estrutural e metabólico necessário para a espermatogênese e, juntamente com as células germinativas, fazem parte do epitélio que reveste os túbulos seminíferos (Fig. 8-2). No homem, os pulsos de GnRH e a liberação de LH e FSH são regulados por testosterona e inibina B, assim como por fatores produzidos localmente na hipófise, como a ativina. Níveis aumentados de testosterona inibem tanto a secreção de LH, quanto a de GnRH. É importante ressaltar que a maior parte do efeito inibitório é mediada pelo 17-β-estradiol, um metabólito da aromatização da testosterona produzido localmente. A secreção de inibina B pelas células de Sertoli exerce efeito inibitório na liberação de FSH, no entanto, a ativina, um peptídeo produzido na hipófise com ação local, antagoniza a ação da inibina B, apresentando ação estimulatória indireta para a secreção do FSH. A testosterona exerce efeitos diretos nas células-alvo pelo receptor de andrógeno. Além disso, este hormônio pode ser metabolizado pela 5-alfa-redutase em um andrógeno ainda mais potente, a di-hidrotestosterona, ou ainda ser convertido em 17-β-estradiol pela ação da aromatase, expressa principalmente nas células de Leydig.

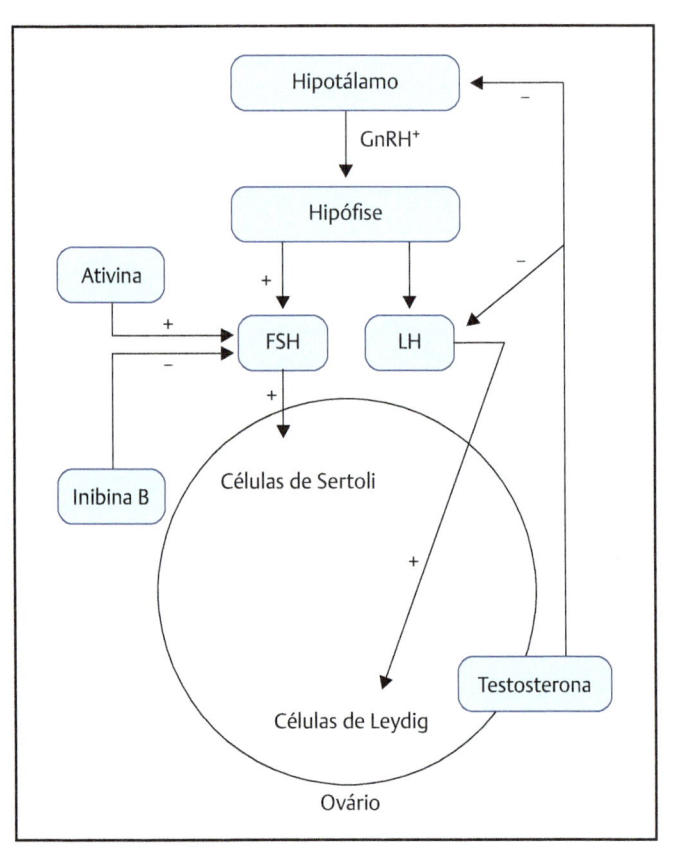

Fig. 8-2. Fisiologia do eixo hipotálamo-hipófise-testículo.

> **IMPORTANTE**
>
> É importante ressaltar que a aromatase está também expressa no tecido adiposo,[1] sendo a maior parte do estradiol nos homens produzida pela conversão periférica da testosterona em estradiol no tecido adiposo e estando seus níveis diretamente relacionados com o grau de adiposidade.[3]

A insulina, produto das células β pancreáticas, aumenta a sensibilidade dos gonadotrofos à ação do GnRH, amplifica a ação do LH sobre o ovário e regula a síntese de globulina ligadora de hormônios sexuais ou *sex hormone binding globulin* (SHBG), no fígado e, consequentemente, interfere de forma indireta na biodisponibilidade dos esteroides sexuais. Adipocinas sintetizadas especificamente pelo tecido adiposo, como a leptina e a adiponectina, também interferem na secreção de GnRH e gonadotrofinas.[3,4] Consequentemente, em condições patológicas como aquela relacionada com o excesso de adiposidade corporal, em especial visceral, a interferência pode ser mais proeminente.

EFEITO DA OBESIDADE NO SISTEMA REPRODUTOR

Feminino

O excesso de gordura corporal, especialmente no abdome, está relacionado com a ocorrência de resistência insulínica, inflamação e disfunção vascular, além de alterações no metabolismo de carboidratos e lipídios.[5,6] Essas anormalidades interferem na dinâmica do sistema reprodutor feminino em níveis central (hipotálamo-hipofisário) e periférico (ovários e endométrio), levando a alterações no ciclo menstrual (oligoamenorreia) e na fertilidade, além de aumento no risco de abortamento (Fig. 8-3).[7-9]

A resistência insulínica, com consequente hiperinsulinemia, causa hiperandrogenismo pelo incremento na ação do LH e pela redução da SHBG, com aumento secundário da disponibilidade da fração livre de andrógenos. Caracteristicamente, indivíduos com obesidade têm, em sua maioria, elevação dos níveis de leptina e redução de adiponectina. Essas alterações fisiopatológicas levam à desregulação da secreção pulsátil de GnRH, alterações na esteroidogênese e foliculogênese ovarianas, mudanças na irrigação sanguínea próxima ao folículo e prejuízo no desenvolvimento endometrial.

Além disso, na obesidade, o aumento de citocinas inflamatórias, como a interleucina-6 (IL-6) e o fator de necrose tumoral alfa (TNF-α), amplifica a resistência à insulina, reduz a secreção de GnRH e induz a regressão do corpo lúteo. A obesidade e a resistência insulínica favorecem um estado de hipercoagulabilidade, e observa-se com frequência elevação nos níveis do inibidor do ativador de plasminogênio do tipo 1(PAI-1), e esses níveis correlacionam-se com elevada ocorrência de abortamentos.[10]

Um exemplo útil é o impacto da obesidade na síndrome dos ovários policísticos (SOP), condição bastante prevalente em mulheres em idade fértil.

> **IMPORTANTE**
>
> A SOP, em sua fisiopatologia, cursa com alterações endócrino-metabólicas, como resistência insulínica, dislipidemia e intolerância à glicose associadas à disfunção menstrual, que podem ser precipitadas ou exacerbadas pelo excesso de peso corporal. Diversos estudos já demostram desfechos positivos sobre fertilidade, ciclos menstruais e sinais e sintomas clínicos da SOP quando há perda de peso.[11-12]

Durante a gestação, mulheres com obesidade tendem a realizar mais consultas, exames laboratoriais, ultrassonografias, a necessitar de um maior número de medicamentos e de permanecer mais tempo no hospital após o parto do que gestantes sem obesidade, além disso o número de eventos indesejáveis é mais frequente no grupo de gestantes com obesidade (Quadro 8-3).[13] Para a gestante, há maior risco de diabetes gestacional, hipertensão arterial, pré-eclâmpsia e eclâmpsia, trombose venosa profunda, embolia pulmonar, complicações anestésico-cirúrgicas e óbito. Naquelas mulheres com passado de diabetes gestacional, o risco estimado está em cerca de 70% para desenvolverem diabetes melito tipo 2, no prazo de 15 anos após o parto, se nenhuma intervenção preventiva for feita. Para o feto, há riscos de macrossomia com resultante risco de trauma no parto, malformações, além do risco de desenvolvimento de síndrome metabólica no futuro e óbito.[14]

Masculino

A obesidade está relacionada com as alterações em diversos parâmetros seminais,[15] com a disfunção erétil[16] e com a infertilidade.[17] O homem obeso apresenta redução dos níveis de testosterona total e livre e dos níveis de FSH e LH, além de aumento dos estrógenos circulantes, o que caracteriza o estado de hipoandrogenemia hiperestrogênica hipogonadotrófica (ver Capítulo Hipogonadismo masculino associado à obesidade). Pela maior adiposidade corporal, há aumento da expressão da aromatase e consequente aumento dos níveis de estradiol e estrona.[18] A elevação desses estrógenos no nível do hipotálamo masculino afeta os pulsos de GnRH, enquanto na hipófise regula negativamente a secreção de FSH e LH.[19] A diminuição dos níveis de andrógeno é proporcional ao grau de obesidade,[20] e a diminuição da relação testosterona/estradiol está associada à infertilidade.[21]

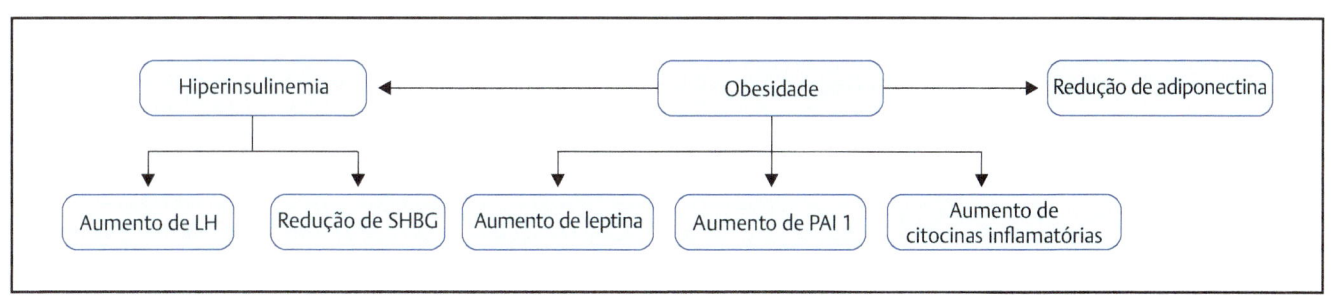

Fig. 8-3. Alterações endócrino-inflamatórias induzidas pela obesidade.

Quadro 8-3. Complicações obstétricas segundo o índice de massa corporal (IMC) materno

Desfecho (%)	Controle	IMC 30 - 34,9 kg/m²	IMC ≥ 35 kg/m²
Hipertensão gestacional	4,8	10,2	12,3
Pré-eclâmpsia	2,1	3,0	6,3
Diabetes gestacional	2,3	6,3	9,5
Ruptura prematura de membranas	1,7	2,1	2,2
Parto prematuro	3,3	4,0	5,5
Restrição de crescimento fetal	1,1	1,0	0,8
Peso ao nascimento > 4.000 g	8,3	13,3	14,6
Peso ao nascimento > 4.500 g	1,0	2,1	2,6
Placenta prévia	0,6	0,8	0,5
Descolamento de placenta	0,8	0,8	0,8
Parto vaginal operatório	10,5	8,5	11,1

Controle (n = 13.752); IMC 30-34,9 kg/m² (n = 1.473); IMC ≥ 35 kg/m² (n = 877). Modificado de Weiss JL, et al.[13]

A SHBG encontra-se reduzida na obesidade, alteração mediada pela hiperinsulinemia associada à resistência insulínica.[22] No homem este fenômeno atenua, em parte, os baixos níveis de testosterona total, já que proporciona aumento relativo da testosterona livre. Apesar disso, é possível observar, em muitos casos, baixos níveis de testosterona livre, principalmente naqueles com IMC superior a 35 kg/m².[23]

Outras alterações que também podem contribuir para o distúrbio do eixo hipotálamo-hipófise-gonadal, seriam o aumento de opioides endógenos encontrados na obesidade severa, que poderia estar envolvido com a supressão da liberação de LH.[24] Além disso, a inibina B, um marcador de função das células de Sertoli associada à atividade espermatogênica, pode encontrar-se diminuída na obesidade severa.[25]

Há correlação negativa entre os níveis séricos de leptina com os de testosterona.[26] A leptina é significativamente mais alta em homens com obesidade inférteis quando comparados aos férteis, o que sugere que a leptina deve causar alterações seminais. Entretanto, os mecanismos responsáveis por essas alterações são ainda desconhecidos.

Há outras patologias que podem cursar com hipogonadismo hipoganodotrófico, assim devemos considerar, como diagnóstico diferencial, alterações estruturais do sistema nervoso central (SNC), como tumores ou doenças infiltrativas do hipotálamo ou hipófise, uso de fármacos (corticoides, esteroides anabolizantes e analgésicos narcóticos), hiperprolactinemia e, ainda, alguns casos em que há história de restrição dietética grave ou esforço físico extenuante.

O Quadro 8-4 expõe, de forma didática, os principais achados nos hormônios sexuais e na SHBG de homens e mulheres com obesidade.

TRATAMENTO DA OBESIDADE

Uma perda mantida de 5% do peso corporal é considerada um critério mínimo de sucesso no tratamento clínico da obesidade. Para isso, a primeira recomendação sempre é a modificação do estilo de vida mediante a incorporação de atividade física associada à orientação alimentar. Se essas medidas não se mostrarem suficientes, pode-se optar pelo tratamento medicamentoso e, se este também falhar, pode-se cogitar o tratamento cirúrgico como opção terapêutica somente em alguns casos.

Para elaborar um plano alimentar, o passo inicial é o cálculo do gasto energético total (GET). De forma simplificada, o GET pode ser calculado multiplicando-se o peso em quilos do indivíduo pelo número de calorias por quilo que melhor represente seu grau de atividade física atual. O número de calorias por quilo varia de 30, para um indivíduo sedentário, até 35, para aquele com atividades leves, e 40, naqueles com atividades moderadas. A partir do cálculo do GET, calcula-se o valor calórico total da dieta, que deve ser igual ao GET, quando o objetivo é manter o peso, ou reduzido em 500 a 1.000 calorias por dia, quando o objetivo é perder de 0,5 kg a 1 kg por semana.

O tipo de exercício recomendado deve ser adequado à idade, ao grau de obesidade, à preferência pessoal e às condições clínicas associadas. Aqueles com obesidade devem ser incentivados a realizar pelo menos 30 min de caminhada rápida 5 vezes por semana. Para aqueles com obesidade extrema uma atividade sem impacto como natação ou hidroginástica pode ser preferível.

O Instituto Nacional de Saúde Americano recomenda a terapia farmacológica em conjunto com mudanças no estilo de vida para todos os indivíduos com obesidade[27] ou para aqueles com IMC de 27 a 30 kg/m² na presença de, pelo menos, uma comorbidade relacionada com o excesso de peso, como diabetes melito tipo 2, hipertensão, dislipidemia ou apneia obstrutiva do sono. Os medicamentos listados no Quadro 8-5 são os mais utilizados na prática clínica para perda de peso disponíveis no Brasil. Entretanto, somente os três primeiros têm esta indicação em bula. A fluoxetina, a bupropiona e o topiramato, usados com outras indicações, agem na redução de episódios compulsivos em alguns casos específicos e podem também proporcionar redução ponderal.

Quadro 8-4. Alterações hormonais encontradas na obesidade

Hormônios	Mulher	Homem
FSH	Normal ou ↓	Normal ou ↓
LH	↑	Normal ou ↓
SHBG	↓	↓
Testosterona total	↑	↓
Estradiol	↑	↑
Progesterona	↓	—

FSH: hormônio folículo estimulante; LH: hormônio luteinizante; SHBG: globulina ligadora de hormônios sexuais.

Quadro 8-5. Principais medicações utilizadas para o tratamento da obesidade

Medicação	Mecanismo de ação	Dose habitual	Efeitos colaterais mais comuns
Sibutramina	Inibe a recaptação de serotonina e da noradrenalina	10 a 15 mg/dia	Boca seca, aumento da pressão arterial e frequência cardíaca, constipação
Orlistate	Reduz a absorção de gordura no intestino (em torno de 30%)	120 a 360 mg/dia	Diarreia, flatulência, dispepsia
Liraglutida, Dulaglutida* e Semaglutida SC	Análogos do GLP-1	1,8 a 3,0 mg/dia; 0,75 a 1,5 mg/sem e 1,0 a 2,4 mg/sem	Náuseas, vômitos, diarreia, constipação, hipoglicemia, reações no local da injeção, aumento da lipase, aumento da frequência cardíaca
Fluoxetina*	Inibe a recaptação de serotonina	10 a 60 mg/dia	Nervosismo, náuseas, redução da libido
Topiramato*	Atua na modulação de receptores do ácido gama-aminobutírico	75 a 200 mg/dia	Problemas de coordenação, dificuldade de concentração, tontura, parestesias
Bupropiona*	Inibe recaptação de dopamina e noradrenalina	150 a 300 mg/dia	Convulsões, insônia, tremor, distúrbios de concentração

* Não é considerado agente antiobesidade. GLP-1: peptídeo semelhante a glucagon 1; SC: subcutâneo.

EFEITOS DA PERDA DE PESO NO SISTEMA REPRODUTIVO

A perda ponderal constitui-se medida fundamental para o restabelecimento da função reprodutiva em ambos os sexos. A intensidade dos efeitos depende do grau de obesidade e do montante de peso perdido. Isso ocorre em virtude da melhora do perfil hormonal, da amplificação da sensibilidade à ação da insulina e ainda da redução dos níveis de leptina e citocinas inflamatórias.

No sexo feminino, diversos estudos mostraram efeitos positivos da redução ponderal sobre o ciclo menstrual e a fertilidade, mesmo com perdas da ordem de 5% a 10% do peso inicial. Esses trabalhos contemplaram diferentes modalidades de tratamento para obesidade, como dieta hipocalórica, atividade física regular, uso de medicamentos específicos e cirurgia bariátrica.[28-30]

O perfil hormonal dos homens com obesidade que perdem peso também melhora, pois há aumento dos níveis de LH, SHBG, testosterona total e livre com diminuição dos níveis de estradiol.[31]

No que se refere à contracepção feminina, a obesidade aumenta a depuração hepática e a absorção pelo tecido adiposo dos anticoncepcionais orais, assim, nas mulheres portadoras de obesidade, o nível terapêutico dos hormônios contraceptivos pode levar a um maior tempo para ser alcançado, quando comparado a mulheres de peso normal.

Na prática clínica isto se manifesta com ausência de bloqueio do ciclo menstrual ou ainda com sangramentos de escape recidivantes em mulheres com obesidade em uso do anticoncepcional oral combinado de baixa dosagem hormonal. Nestes casos, excluídas outras possíveis causas funcionais ou patológicas, seria necessário aumentar a dosagem hormonal do anticoncepcional oral combinado para se obter o efeito desejado, o que aumentaria o risco de trombose, que já é maior na obesidade. Assim, o método para contracepção em mulheres com obesidade preferencialmente não deve conter estrógenos. O progestógeno isolado em pílula ou em formas não orais apresenta um melhor perfil de segurança nessas mulheres com relação ao risco de eventos cardiovasculares do que os contraceptivos combinados (Quadro 8-6) bem como o DIU de cobre.[32]

Antes de iniciar uma medicação antiobesidade, certifique-se de que o método contraceptivo esteja adequado, contudo, caso as mulheres tratadas engravidem, a ingestão de qualquer um dos agentes antiobesidade deve ser prontamente interrompida. Outra recomendação importante é que, se a perda de peso foi obtida por meio de cirurgia bariátrica, a prevenção e/ou o tratamento de possíveis deficiências nutricionais associadas são necessários e fundamentais, a fim de evitar eventos adversos materno-fetais, sendo aconselhável evitar-se uma gestação após 12 a 24 meses da cirurgia. Caso o procedimento bariátrico realizado tenha sido disabsortivo (derivação gástrica em Y de Roux ou derivação biliopancreática), deve-se evitar o contraceptivo por via oral para estas mulheres em razão da diminuição de sua eficácia.

Em homens com obesidade tanto após perda de peso por dieta hipocalórica,[31] quanto por cirurgia bariátrica,[33] ocorrem mudanças positivas no eixo gonadal. Evidências indicam que também pode ocorrer aumento nos níveis de inibina B[25], sugerindo possível melhora da espermatogênese. Outro efeito importante da perda de peso é sobre a disfunção erétil, pois homens que perdem 10% ou mais do seu peso apresentaram melhora da disfunção.[34]

CONCLUSÃO

O sistema reprodutor da mulher e do homem com obesidade sofre impactos importantes em sua regulação. Independentemente do gênero, há consequências clínicas que estão diretamente relacionadas com o grau de adiposidade corporal. A recomendação ideal para a reversão da comorbidade é o estímulo à redução ponderal.

Quadro 8-6. Métodos contraceptivos preconizados conforme o grau de obesidade

	DIU cobre	SIU-LNG	Implante liberador de ENG	Injetável trimestral (AMPD)	COCs	PP
IMC 30-34 Kg/m²	A	A	A	A	B	A
IMC ≥ 35 Kg/m²	A	A	A	A	C	A

DIU: dispositivo intrauterino; SIU-LNG: sistema intrauterino de levonorgestrel; ENG: etonogestrel; AMPD: acetato de medroxiprogesterona de depósito; COCs: contraceptivos orais combinados; PP: pílula de progestógeno.
Recomendação - A: use o método em qualquer circunstância; B: use o método de maneira geral; C: não se recomenda o uso do método, a menos que outros métodos mais adequados não estejam disponíveis ou não sejam aceitáveis.
Adaptado de WHO. Medical eligibility criteria for contraceptive use. 5. ed. World Health Organization, Geneva. 2015.

Perdas de 5% a 10% do peso inicial já resultam em melhora na função reprodutiva e devem ser estimuladas como primeira medida terapêutica nos portadores de obesidade, a fim de restabelecer a função do sistema reprodutivo.

REFERÊNCIAS BIBLIOGRÁFICAS

1. Bergman RN, Stefanovski D, Buchanan TA, Sumner AE, Reynolds JC, Sebring NG, et al. A better index of body adiposity. Obesity (Silver Spring). 2011;19(5):1083-9.
2. The IDF consensus worldwide definition of the metabolic syndrome. International Diabetes Federation [Internet]. 2006.
3. Molina PE. LANGE Fisiologia Endócrina. 2. ed. McGraw-Hill Interamericana Editores. 2007.
4. Mancini MC. Tratado de Obesidade. Rio de Janeiro: Guanabara Koogan. 2010.
5. Jonk AM, Houben AJ, de Jongh RT, Serne EH, Schaper NC, Stehouwer CD. Microvascular dysfunction in obesity: a potential mechanism in the pathogenesis of obesity-associated insulin resistance and hypertension. Physiology (Bethesda). 2007;22:252-60.
6. Kraemer-Aguiar LG, Laflor CM, Bouskela E. Skin microcirculatory dysfunction. In: Brazil CK, Nakajima ST, Coutifaris C, et al. Sperm morphology, motility, and concentration in fertile and infertile men. N Engl J Med. 2001;345(19):1388-93.
7. Pettigrew R, Hamilton-Fairley D. Obesity and female reproductive function. Br Med Bull. 1997;53(2):341-58.
8. Brewer CJ, Balen AH. The adverse effects of obesity on conception and implantation. Reproduction. 2010;140(3):347-64.
9. Yeung EH, Zhang C, Albert PS, Mumford SL, Ye A, Perkins NJ, et al. Adiposity and sex hormones across the menstrual cycle: the BioCycle Study. Int J Obes (Lond). 2012.
10. Mitchell M, Armstrong DT, Robker RL, Norman RJ. Adipokines: implications for female fertility and obesity. Reproduction. 2005;130(5):583-97.
11. Kiddy DS, Hamilton-Fairley D, Bush A, Short F, Anyaoku V, Reed MJ, et al. Improvement in endocrine and ovarian function during dietary treatment of obese women with polycystic ovary syndrome. Clin Endocrinol (Oxf). 1992;36(1):105-11.
12. Escobar-Morreale HF, Botella-Carretero JI, Alvarez-Blasco F, Sancho J, San Millan JL. The polycystic ovary syndrome associated with morbid obesity may resolve after weight loss induced by bariatric surgery. J Clin Endocrinol Metab. 2005;90(12):6364-9.
13. Weiss JL, Malone FD, Emig D, et al. Obesity, obstetric complications, and cesarean delivery rate: A population-based screening study. Am J Obstet Gynecol 2004; 190:1091.
14. Guelinckx I, Devlieger R, Beckers K, Vansant G. Maternal obesity: pregnancy complications, gestational weight gain and nutrition. Obes. Rev. 2008;9(2):140-50.
15. Guzick DS, Overstreet JW, Factor-Litvak P, Brazil CK, Nakajima ST, Coutifaris C, et al. Sperm morphology, motility, and concentration in fertile and infertile men. N Engl J Med. 2001;345(19):1388-93.
16. Bacon CG, Mittleman MA, Kawachi I, Giovannucci E, Glasser DB, Rimm EB. Sexual function in men older than 50 years of age: results from the health professionals follow-up study. Ann Intern Med. 2003;139(3):161-8.
17. Sallmen M, Sandler DP, Hoppin JA, Blair A, Baird DD. Reduced fertility among overweight and obese men. Epidemiology. 2006;17(5):520-3.
18. Schneider G, Kirschner MA, Berkowitz R, Ertel NH. Increased estrogen production in obese men. J Clin Endocrinol Metab. 1979;48(4):633-8.
19. Akingbemi BT. Estrogen regulation of testicular function. Reprod Biol Endocrinol. 2005;3:51.
20. Tchernof A, Despres JP, Dupont A, Belanger A, Nadeau A, Prud'homme D, et al. Relation of steroid hormones to glucose tolerance and plasma insulin levels in men. Importance of visceral adipose tissue. Diabetes Care. 1995;18(3):292-9.
21. Pavlovich CP, King P, Goldstein M, Schlegel PN. Evidence of a treatable endocrinopathy in infertile men. J Urol. 2001;165(3):837-41.
22. Stellato RK, Feldman HA, Hamdy O, Horton ES, McKinlay JB. Testosterone, sex hormonebinding globulin, and the development of type 2 diabetes in middle-aged men: prospective results from the Massachusetts male aging study. Diabetes Care. 2000;23(4):490-4.
23. Wu FC, Tajar A, Pye SR, Silman AJ, Finn JD, O'Neill TW, et al. Hypothalamic-pituitarytesticular axis disruptions in older men are differentially linked to age and modifiable risk factors: the European Male Aging Study. J Clin Endocrinol Metab. 2008;93(7):2737-45.
24. Blank DM, Clark RV, Heymsfield SB, Rudman DR, Blank MS. Endogenous opioids and hypogonadism in human obesity. Brain Res Bull. 1994;34(6):571-4.
25. Globerman H, Shen-Orr Z, Karnieli E, Aloni Y, Charuzi I. Inhibin B in men with severe obesity and after weight reduction following gastro plasty. Endocr Res. 2005;31(1):17-26.
26. Ma Y, Chen B, Wang H, Hu K, Huang Y. Prediction of sperm retrieval in men with nonobstructive azoospermia using artificial neural networks: leptin is a good assistant diagnostic marker. Hum Reprod. 2011;26(2):294-8.
27. Clinical guidelines on the identification, evaluation and treatment of overwheight and obesity in adults. The Evidence Report. National Institute of Health. Obesity research. 1998;6(S2):51S-209S.
28. Norman RJ, Noakes M, Wu R, Davies MJ, Moran L, Wang JX. Improving reproductive performance in overweight/obese women with effective weight management. Hum Reprod Update. 2004;10(3):267-80.

29. Hamilton-Fairley D, Kiddy D, Anyaoku V, Koistinen R, Seppala M, Franks S. Response of sex hormone binding globulin and insulinlike growth factor binding protein-1 to an oral glucose tolerance test in obese women with polycystic ovary syndrome before and after calorie restriction. Clin Endocrinol (Oxf). 1993;39(3):363-7.
30. Teitelman M, Grotegut CA, Williams NN, Lewis JD. The impact of bariatric surgery on menstrual patterns. Obes Surg. 2006;16(11): 1457-63.
31. Kaukua J, Pekkarinen T, Sane T, Mustajoki P. Sex hormones and sexual function in obese men losing weight. Obes Res. 2003;11(6): 689-94.
32. WHO (2015) Medical eligibility criteria for contraceptive use. 5th edn. World Health Organization. In: Geneva Hammoud A, Gibson M, Hunt SC, Adams TD, Carrell DT, Kolotkin RL, et al. Effect of Rouxen-Y gastric bypass surgery on the sex steroids and quality of life in obese men. J Clin Endocrinol Metab. 2009;94(4):1329-32.
33. Hammoud A, Gibson M, Hunt SC, Adams TD, Carrell DT, Kolotkin RL, et al. Effect of Rouxen-Y gastric bypass surgery on the sex steroids and quality of life in obese men. J Clin Endocrinol Metab. 2009;94(4):1329-32.
34. Chambers TJG, Anderson RA. The impact of obesity on male fertility. Hormones. 2015;14(4):563-8.

VIGOREXIA E EXCESSO DE EXERCÍCIO FÍSICO: EFEITOS NO SISTEMA REPRODUTIVO

CAPÍTULO 9

Andréa Messias Britto Fioretti • Clayton Luiz Dornelles Macedo

INTRODUÇÃO

Atualmente, a busca frenética por um corpo perfeito vem provocando um excesso de treinamento físico, a adoção de dietas extremamente restritivas e até mesmo distúrbios psíquicos graves, como a vigorexia.

A *vigorexia* ou *dismorfia muscular* é uma forma de transtorno dismórfico corporal (um subtipo de transtorno obsessivo-compulsivo) caracterizado pela crença de que a estrutura corporal do indivíduo é muito pequena e insuficientemente musculosa. Os portadores dessa afecção, na verdade, têm uma aparência corporal normal ou apresentam uma massa muscular bastante avantajada. A maioria segue uma dieta extremamente rigorosa, geralmente à base de proteínas e dedica muitas e muitas horas à prática de exercícios físicos extenuantes. Além disso, esses indivíduos apresentam total desinteresse por atividades que não estejam diretamente ligadas ao objetivo de obter um corpo ideal.[1,2]

Segundo Egan *et al.*, o perfeccionismo característico dos indivíduos portadores de vigorexia exerce um efeito direto no desenvolvimento de transtornos alimentares e um efeito indireto através do comportamento compulsivo do excesso de treinamento.[3]

Alguns indivíduos, atletas profissionais ou amadores, não apresentam vigorexia, mas podem-se envolver em treinamentos muito extenuantes e passam a apresentar, como os vigoréxicos, alterações substanciais no organismo, especialmente no sistema reprodutor, como veremos nesse capítulo. Os portadores de vigorexia se exercitam excessivamente, entretanto nem todos os indivíduos que se exercitam excessivamente são necessariamente vigoréxicos.

Em busca da perfeição, seja na composição corporal seja no condicionamento físico (na verdade, inatingível), esses indivíduos não se recuperam adequadamente após treinamentos extenuantes, desenvolvem quadros de fadiga intensa e podem progredir para quadros de *overreaching* (com decréscimos de desempenho de curto prazo – dias a semanas) e de *overtraining* (com decréscimos de desempenho de semanas a meses).

Além disso, ao adotar dietas hipocalóricas restritivas com baixas concentrações de carboidratos, podem evoluir para a síndrome de deficiência energética relativa (RED-S) caracterizada por um quadro multissistêmico grave, envolvendo a saúde esquelética (apresentando, por exemplo, fraturas por estresse), doenças cardiovasculares e deficiências imunológicas entre outros distúrbios, e causada pela inadequação entre o consumo e o gasto energético. Sendo assim, o diagnóstico de RED-S se baseia na avaliação da disponibilidade energética, ou seja, na quantidade de energia que resta após o gasto de energia na prática do exercício para a manutenção de funções vitais do organismo. É calculada pela razão entre a diferença entre o consumo calórico total e o gasto energético da atividade física e a massa livre de gordura.[4]

> **IMPORTANTE**
>
> Disponibilidade energética (kcal/kg massa livre de gordura/dia) = ingestão de energia − gasto energético do exercício/massa livre de gordura.
>
> Mulheres ativas saudáveis com um balanço energético adequado apresentam uma disponibilidade de energia ideal superior ou igual a 45 kcal/kg de massa livre de gordura por dia. Uma disponibilidade de energia inferior ou igual a 30 kcal/kg massa livre de gordura/dia é considerada o limiar abaixo do qual diversas condições fisiológicas desfavoráveis passam a aparecer, caracterizando RED-S. Na faixa entre 30 a 45 kcal/massa livre de gordura por dia, aumenta-se o risco de desenvolvimento de RED-S. Para os homens, entretanto, tais pontos de corte ainda não foram definitivamente estabelecidos.[4]

Na prática clínica, essas duas síndromes (overtraining e RED-S) se imbricam e apresentam, como base fisiopatológica comum, a baixa disponibilidade energética.[5]

Somando-se a esse quadro clínico, especialmente os portadores de vigorexia recorrem ao abuso de esteroides anabolizantes, o que agrava ainda mais as repercussões orgânicas dessa afecção, especialmente no sistema reprodutor.

O exercício físico é um fator de estresse endógeno que desencadeia respostas endócrinas capazes de assegurar um suprimento energético adequado para a contração muscular, através da elevação de hormônios hiperglicemiantes, como cortisol, catecolaminas, hormônio do crescimento e glucagon.[6]

Nos quadros de deficiência energética desencadeados pela vigorexia e/ou excesso de exercício, as respostas endócrinas tornam-se deletérias, e o indivíduo passa a não apresentar ganhos nas *performance*s musculares e cardiorrespiratórias compatíveis com o esforço físico. Ocorre elevação substancial do CRH e do cortisol que reduzem a pulsatilidade de GnRH e consequentemente as concentrações e as funções normais dos hormônios sexuais. Na verdade, esse é um mecanismo de conservação de energia para processos mais vitais e imprescindíveis do que a procriação.[6]

Na literatura científica, existem grandes inconsistências com relação ao nível de alterações de hormônios sexuais por causa da diversidade de protocolos usados nos estudos: diferenças no tempo e frequência da coleta de sangue, nos métodos de análise dos dados coletados, nas populações e nas modalidades esportivas estudadas.

Nesse capítulo, discutiremos as repercussões da vigorexia e/ou do excesso de exercício nos sistemas reprodutores feminino e masculino.

REPERCUSSÕES DA VIGOREXIA E DO EXCESSO DE EXERCÍCIO FÍSICO NO SISTEMA REPRODUTOR FEMININO

Há mais de 25 anos, o *termo tríade da mulher atleta* vem sendo utilizado para descrever a inter-relação de três componentes: déficit nutricional, disfunção menstrual e baixa massa óssea. A etiologia dessa síndrome é atribuída à deficiência de consumo de energia em relação ao gasto energético necessária para a saúde, função e vida diárias (Fig. 9-1).[7] Entretanto, percebeu-se que havia a necessidade de se ampliar esse termo, já que esse transtorno não se restringia apenas aos três problemas anteriormente citados, mas abrangia um amplo espectro de distúrbios fisiológicos e também podia estar presente nos homens.[8] Diante dessa demanda, o Comitê Olímpico Internacional introduziu um termo mais abrangente e inclusivo para descrever as consequências da baixa disponibilidade energética: síndrome da deficiência energética relativa ou RED-S. A Figura 9-2 apresenta as repercussões da RED-S no rendimento do atleta e nas diversas funções orgânicas.[4,9]

Nas mulheres a vigorexia e/ou o excesso de treinamento, especialmente quando associados à RED-S, podem desencadear hipercortisolismo, bloqueio da pulsatilidade do GnRH e redução de gonadotrofinas. Consequentemente, as mulheres apresentam irregularidades menstruais como o encurtamento de fase lútea, anovulação, oligomenorreia e, em última instância, um quadro de amenorreia secundária a hipogonadismo hipotalâmico funcional.[8,10] Lembremos que, segundo a Endocrine Society e a European Society of Endocrinology, os principais fatores que desencadeiam um quadro de amenorreia funcional são o estresse psicológico, a inadequação nutricional e a prática de exercícios extenuantes; todos eles presentes nas mulheres em questão.[11]

Em um quadro de hipogonadismo hipotalâmico funcional decorrente da baixa disponibilidade energética como esse, as gonadotrofinas, o estradiol e a progesterona encontram-se reduzidos. A resposta das gonadotrofinas ao estímulo com GnRH mantém-se inalterada.

A pulsatilidade do LH é alterada (com redução da frequência de pulsos), e a probabilidade de desenvolvimento de distúrbios menstruais aumenta significativamente a partir de um limiar de disponibilidade energética inferior a 30 kcal/kg de massa livre de gordura/dia, razão pela qual este é o ponto de corte geralmente adotado para avaliar se atletas do sexo feminino estão em risco para o desenvolvimento de RED-S. No entanto, deve-se ressaltar que alguns dados, como os de Liberman *et al.*, não suportam a ideia de um valor específico para o limiar, mas sugerem que a possibilidade de alterações menstruais caia em 9% à medida que a disponibilidade energética aumente em 1 unidade. Sendo assim, existe um *continuum* entre a deficiência energética e os distúrbios menstruais: à medida que ela cai, a probabilidade de distúrbios menstruais aumenta. Um déficit energético abaixo de 30 kcal/kg de massa livre de gordura ao dia está mais relacionado com a frequência e não com a severidade de distúrbios menstruais. O limiar de disponibilidade energética não deve ser usado como único parâmetro determinante do distúrbio menstrual. Devem-se considerar outros fatores, como, por exemplo, a idade ginecológica.[12-17]

Essas alterações na pulsatilidade do LH, em combinação com a supressão na elevação do FSH, podem resultar em distúrbios ovulatórios e redução da produção de estradiol no ovário, como citamos anteriormente.[12,13]

A frequência de pulsos de LH (em comparação à amplitude de pulso e à secreção total de LH) tem-se mostrado mais eficaz na

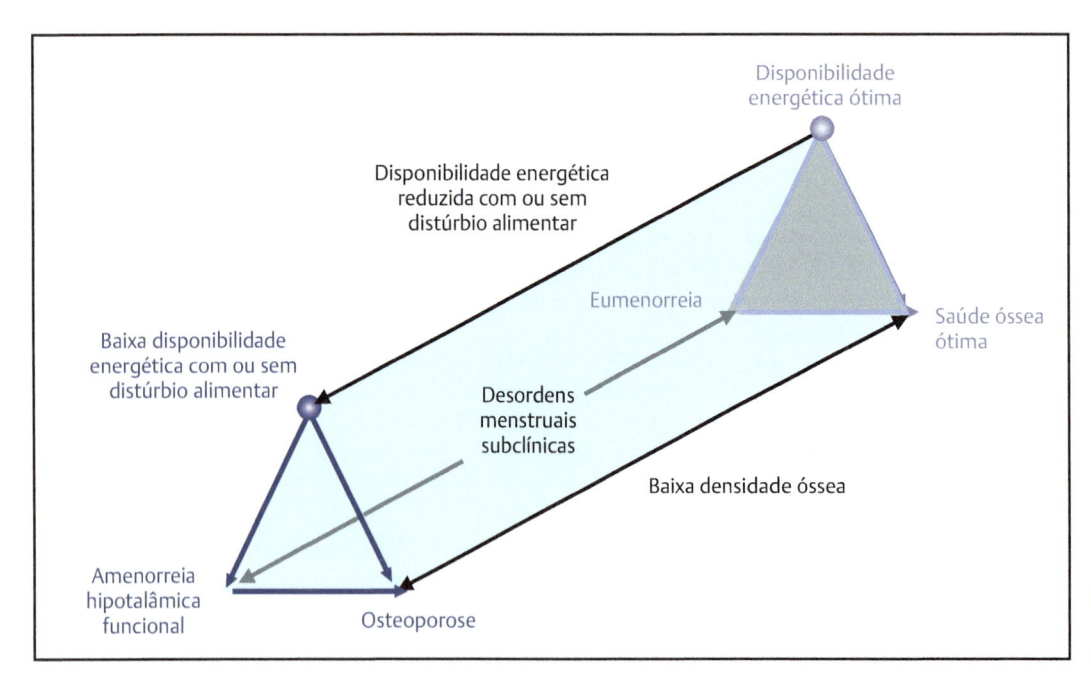

Fig. 9-1. Fatores implicados na etiologia da **síndrome da mulher atleta**.[7]

discriminação entre mulheres atletas eumenorreicas e amenorreicas, ainda que existam grandes inconsistências na literatura.[6]

Segundo Loucks *et al.*, na fase lútea as atletas eumenorreicas apresentam níveis normais de progesterona, apesar de inferiores aos níveis encontrados em eumenorreicas não atletas.[12,13]

Christo *et al.* também constataram níveis mais baixos de leptina em atletas amenorreicas em comparação a atletas eumenorreicas e controles sedentárias, e uma correlação com esteroides gonadais, sugerindo que essas alterações endócrinas estão associadas ao hipogonadismo em alguns atletas.[18]

A grelina, um hormônio orexígeno inversamente relacionado com a deficiência energética, possivelmente serve como um recurso fisiológico para restaurar o equilíbrio energético. Provavelmente esse mecanismo explique por que atletas amenorreicas apresentam maior secreção pulsátil de grelina em relação a mulheres não atletas.[19] Além disso, altos níveis de grelina também foram encontrados em adultos que se exercitam excessivamente e em atletas adolescentes amenorreicas em comparação a atletas eumenorreicas e não atletas.[20]

A deficiência energética é mais prevalente em mulheres envolvidas em esportes que exigem a manutenção de um peso baixo, embora a probabilidade de sua existência não se limite a tais esportes.

A ignorância com relação ao significado da amenorreia como um dos componentes da RED-S e a errônea percepção de melhora da *performance* ao evitar os inconvenientes da menstruação impedem uma abordagem terapêutica adequada. Sendo assim, é de fundamental importância a disseminação do conhecimento sobre essa síndrome para a população em geral, para os médicos e para os treinadores.

REPERCUSSÕES DA VIGOREXIA E DO EXCESSO DE EXERCÍCIO FÍSICO NO SISTEMA REPRODUTOR MASCULINO

A disponibilidade calórica reduzida decorrente de distúrbios alimentares induzidas pela vigorexia ou pelo excesso de exercício também provoca um quadro de RED-S em homens (Figura 9-2A). Nessa síndrome, observa-se um quadro de hipogonadismo hipotalâmico funcional, caracterizado por redução na pulsatilidade do LH, queda da testosterona, oligoespermia e baixa qualidade do sêmen.[21]

Em decorrência da ausência de um sinal clínico evidente, como a irregularidade menstrual, a avaliação da supressão do eixo gonadal torna-se mais difícil nos homens. Sendo assim, a queda da libido, relacionada com o nível sérico de testosterona em homens, pode então ser uma estratégia eficaz para identificar a supressão desse eixo, embora seja inespecífico.

Em geral, os homens atletas apresentam taxas mais altas de transtornos alimentares do que a população em geral, especialmente nos esportes que exigem a manutenção de um peso baixo. Entretanto, existe uma diferença considerável entre a frequência desses transtornos entre homens e mulheres atletas. Segundo uma avaliação de corredores de longa distância, 46% das mulheres foram identificadas como em risco para um transtorno alimentar em comparação a apenas 14% dos homens. Em uma avaliação de vários esportes, constatou-se uma prevalência de transtorno alimentar de 20% nas mulheres e de 8% nos homens. Alguns estudos ressaltam a possibilidade de que esta taxa esteja subestimada em homens. No entanto, o transtorno alimentar pode não ser demonstrado necessariamente pelo baixo peso. Na vigorexia, em especial, podem ocorrer comportamentos alimentares desordenados para ganho de peso e de massa muscular.[21]

O arsenal científico que avalia a disfunção endócrina reprodutiva induzida pelo excesso de exercício físico em homens é limitado em comparação às mulheres. Sendo assim, os mecanismos exatos para o desenvolvimento do hipogonadismo masculino ainda não estão totalmente esclarecidos. Além disso, a determinação com precisão e confiabilidade dos níveis de testosterona como um indicador potencial de baixa disponibilidade energética ou RED-S e o impacto dos baixos níveis de testosterona em outros processos fisiológicos merecem investigações mais completas.[22]

Quando o indivíduo recorre ao abuso de esteroides anabolizantes, o quadro de hipogonadismo se agrava com as repercussões nos sistemas cardiovascular e hepático especialmente. Associadamente, constata-se aumento nos níveis de LDL-colesterol, queda de HDL-colesterol e elevação substancial de transaminases.[23]

TRATAMENTO

A base de tratamento do hipogonadismo hipotalâmico secundário à vigorexia e/ou excesso de treinamento é a restauração da disponibilidade energética através do aumento do consumo e redução no gasto de calorias. Para tanto, o ideal é a abordagem multidisciplinar do indivíduo.[4]

A reposição hormonal *não é recomendada* como tratamento de primeira linha porque apenas mascara o impacto da baixa disponibilidade energética e/ou do excesso de treinamento na integridade do eixo gonadal. Entretanto, deve ser considerada em alguns casos, especialmente nas atletas que desejam contracepção.

Tratamento Nutricional

Durante anos, admitia-se que o fator mais crítico no desenvolvimento da amenorreia funcional era o peso corporal insuficiente. No entanto, o parâmetro diagnóstico mais relevante, logicamente associado à baixa disponibilidade energética, parece ser o conteúdo de tecido adiposo. Em atletas reconhece-se que, como resultado do desenvolvimento de uma massa muscular avantajada e acima dos limites habituais, o peso corporal pode ser superior aos limites normais. No entanto, os níveis de gordura podem estar bem abaixo do mínimo recomendado. Apesar de a determinação de padrões de peso e porcentual de gordura ideais ser altamente discutível e depender de fatores individuais, eles necessariamente devem ser restaurados aos valores habitualmente considerados como normais.[17]

Sendo assim, o tratamento nutricional baseia-se nos seguintes pontos:

- Aporte calórico total diário com concentrações adequadas de carboidratos, especialmente;
- Inclusão de alimentos de alta densidade energética;
- Distribuição das calorias ao longo do dia com o intuito de evitar longos períodos de escassez de alimentos e consequentemente um esgotamento dos depósitos de energia ou a queda na taxa de metabolismo basal;

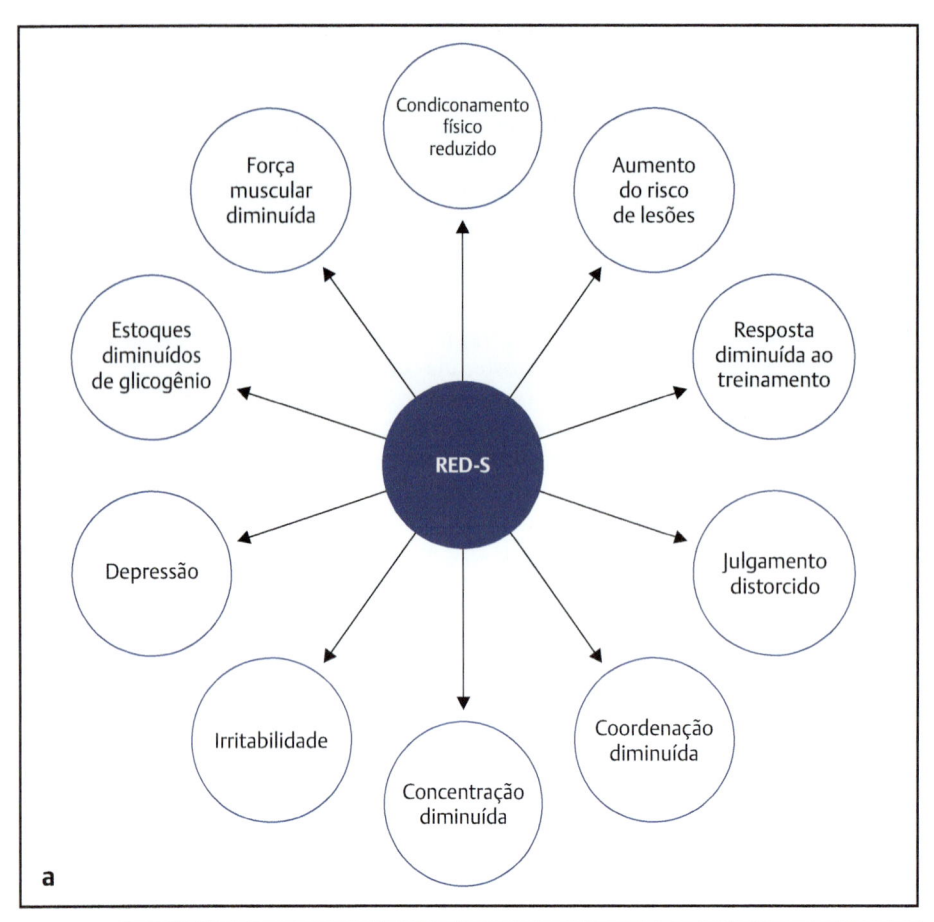

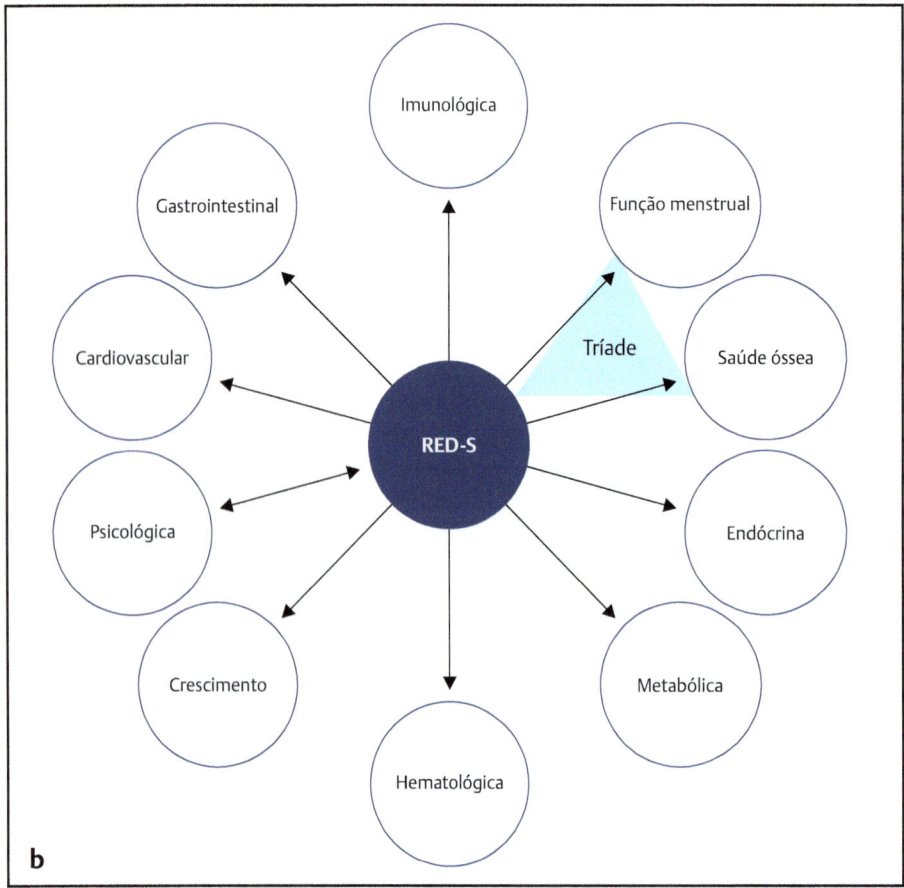

Fig. 9-2. (a) Repercussões no Treinamento Induzidas pela Red-S. **(b)** Repercussões Sistêmicas Induzidas pela Red-S.[9]

- Aporte de vitaminas, especialmente da vitamina D, e de cálcio tendo em vista a possibilidade de perda de massa óssea associada ao hipoestrogenismo e aos baixos níveis de testosterona;
- Aporte adequado de ferro. Mesmo que ocorra redução da perda de ferro com a redução dos ciclos menstruais, constata-se um consumo insuficiente de ferro e/ou a presença de ingredientes que limitam a absorção desse elemento, como excesso de fibra e ácido na dieta adotada por algumas mulheres. Além disso, o quadro inflamatório produzido pelo excesso de exercício aumenta a hepcidina e consequentemente reduz a absorção desse mineral.
- Aporte adequado de folato independente do desejo de procriação
- Hidratação.[17]

Redução do Ritmo de Treinamento

Uma revisão sistemática, conduzida por Hakimi *et al.*, concluiu que o exercício de alta intensidade pode em algumas situações afetar a integridade do sistema reprodutivo, independente da presença da baixa disponibilidade energética.[22] Segundo essa revisão, exercícios vigorosos e excessivos praticados diariamente durante 60 minutos podem ser prejudiciais para a ovulação, em particular em mulheres com baixo peso. Sendo assim, é premente a necessidade de ajuste no protocolo de treinamento e do tempo de recuperação para a restauração da função reprodutiva.[24]

Tratamento Psiquiátrico

Atualmente, recomenda-se a inclusão de terapia cognitiva comportamental fundamental para a abordagem do comportamento perfeccionista, especialmente para os portadores de vigorexia associada à prescrição de antidepressivos em algumas situações.

CONSIDERAÇÕES FINAIS

O conhecimento sobre o risco da vigorexia e do excesso de exercício físico na saúde global do indivíduo, especialmente no bloqueio do eixo gonadal, é fundamental para a adoção de medidas preventivas que assegurem um aporte energético adequado para as funções vitais do organismo.

REFERÊNCIAS BIBLIOGRÁFICAS

1. American Psychiatric Association. Transtorno Obsessivo-compulsivo e Transtornos Relacionados. In: Manual diagnóstico e Estatístico de Transtornos Mentais DSM. Porto Alegre: Artmed. 2014;5(5). p. 235-65.
2. Lichtenstein MB, Hinze CJ, Emborg B, et al. Compulsive exercise: links, risks and challenges faced. Psychol Res Behav Manag. 2017;30(10):85-95.
3. Egan SJ, Bodill K, Watson HJ, et al. Compulsive exercise as a mediator between clinical perfectionism and eating pathology. Eat Behav. 2017;24:11-16.
4. Mountjoy M, Sundgot-Borgen JK, Burke LM, et al. IOC consensus statement on relative energy deficiency in sport (RED-S): 2018 update. Br. J. Sports Med. 2018;52(11):687-97.
5. Stellingwerff T, Heikura IA, Meeusen R, et al. Overtraining Syndrome (OTS) and Relative Energy Deficiency in Sport (RED-S): Shared Pathways, Symptoms and Complexities. Sports Med. 2021;51(11):2251-80.
6. Elliott-Sale KJ, Tenforde AS, Parziale AL, et al. Endocrine Effects of Relative Energy Deficiency in Sport. Int J Sport Nutr Exerc Metab. 2018;28(4):335-49.
7. De Souza MJ, Nattiv A, Joy E, et al. Expert Panel. 2014 Female Athlete Triad Coalition Consensus Statement on Treatment and Return to Play of the Female Athlete Triad: 1st International Conference held in San Francisco, California, May 2012 and 2nd International Conference held in Indianapolis, Indiana, May 2013. Br J Sports Med. 2014;48(4):289.
8. Dipla K, Kraemer RR, Constantini NW, Hackney AC. Relative energy deficiency in sports (RED-S): elucidation of endocrine changes affecting the health of males and females. Hormones (Athens). 2021;20(1):35-47.
9. Vena W, Paschou SA. Sports and the menstrual cycle. Case Rep Women's Health. 2021;3(33):e00367.
10. Mountjoy M, Sundgot-Borgen JK, Burke LM, et al. IOC consensus statement on relative energy deficiency in sport (RED-S): 2018 update. Br J Sports Med. 2018;52(11):687-697.
11. Gordon CM, Ackerman KE, Berga SL, et al. Functional hypothalamic amenorrhea: an endocrine society clinical practice guideline. J Clin Endocrinol Metab. 2017;102(5):1413-39.
12. Loucks AB, Mortola JF, Girton L, Yen SS. Alterations in the hypothalamic-pituitary-ovarian and the hypothalamic-pituitary adrenal axes in athletic women. The Journal of Clinical Endocrinology and Metabolism. 1989;68(2):402-11.
13. Loucks AB, Thuma JR. Luteinizing hormone pulsatility is disrupted at a threshold of energy availability in regularly menstruating women. J Clin Endocrinol Metab. 2003;88:297-311.
14. Koltun KJ, De Souza MJ, Scheid JL, Williams NI. Energy Availability Is Associated With Luteinizing Hormone Pulse Frequency and Induction of Luteal Phase Defects. J Clin Endocrinol Metab. 2020;105(1):185-93.
15. Lieberman JL, De Souza MJ, Wagstaff DA, Williams NI. Menstrual Disruption with Exercise Is Not Linked to an Energy Availability Threshold. Medicine & Science in Sports & Exercise: March. 2018;50(3):551-61.
16. Lania A, Gianotti L, Gagliardi I, et al. Functional Hypothalamic and Drug-Induced Amenorrhea: An Overview. J Endocrinol Investig. 2019;42:1001-10.
17. Ryterska K, Kordek A, Załęska P. Has Menstruation Disappeared? Functional Hypothalamic Amenorrhea-What Is This Story about? Nutrients. 2021;13(8):2827.
18. Christo K, Cord J, Mendes N, et al. Acylated ghrelin and leptin in adolescent athletes with amenorrhea, eumenorrheic athletes and controls: a cross-sectional study. Clin Endocrinol. 2008;69(4):628-33.
19. Ackerman KE, Slusarz K, Guereca G, et al. Higher ghrelin and lower leptin secretionare associated with lower LH secretion in young amenorrheic athletes compared with eumenorrheic athletes and controls. Am J Physiol Endocrinol Metab. 2012;302:E800-E806.
20. De Souza MJ, Leidy HJ, O'Donnell E, et al. Fasting ghrelin levels in physically active women: relationship with menstrual disturbances and metabolic hormones. J Clin Endocrinol Metab. 2004;89:3536-42.
21. De Souza MJ, Koltun KJ, Williams NI. The Role of Energy Availability in Reproductive Function in the Female Athlete Triad and Extension of its Effects to Men: An Initial Working Model of a Similar Syndrome in Male Athletes. Sports Med. 2019;49(2):125-37.
22. Logue DM, Madigan SM, Melin A, et al. Low Energy Availability in Athletes 2020: An Updated Narrative Review of Prevalence, Risk, Within-Day Energy Balance, Knowledge, and Impact on Sports Performance. Nutrients. 2020;20;12(3):835.
23. Rahnema CD, Lipshultz LI, Crosnoe LE, et al. Anabolic steroid-induced hypogonadism: diagnosis and treatment. Fertil Steril. 2014;101(5):1271-9.
24. Hakimi O, Cameron LC. Effect of Exercise on Ovulation: A Systematic Review. Sports Med. 2017;47(8):1555-67.

DESREGULADORES ENDÓCRINOS E EIXO GONADAL

Rosalina Jorge Koifman ▪ Carmen Freire Warden ▪ Sergio Koifman *(In Memorian)*

INTRODUÇÃO

O ciclo reprodutivo constitui o mecanismo desenvolvido ao longo da evolução que possibilita a formação e o desenvolvimento de novos seres aptos à procriação, e garante, assim, a perpetuação da espécie. Consiste em uma série de etapas que se iniciam antes da concepção, perpassam o período da embriogênese, a infância, a puberdade, a adolescência e a vida adulta e viabilizando a formação de novos indivíduos que possam reiniciar com êxito o mesmo ciclo sucessivamente ao longo do tempo.

Nesse processo, os hormônios esteroides desempenham um papel primordial, garantindo que as diferentes etapas do ciclo reprodutivo se desenrolem adequadamente. A partir das moléculas de colesterol, predecessor dos hormônios esteroides, realiza-se sua transformação sob ação enzimática, levando à produção, por exemplo, de cortisol e aldosterona na glândula adrenal e do estradiol no ovário. Sob a ação dos hormônios esteroides distribuídos pela corrente sanguínea, irão ocorrer os mecanismos de homeostase endócrina entre o hipotálamo, a hipófise e os testículos ou ovários, constituindo-se, assim, o eixo gonadal. As etapas desse processo de transformações irão desenvolver-se tanto no organismo materno, como na placenta e no feto, ressaltando a importância do período intrauterino para as etapas cruciais do início do ciclo reprodutivo. Neste capítulo, será analisado o papel de algumas exposições exógenas que irão afetar os sensíveis mecanismos de homeostase de todo o sistema endócrino, acarretando modificações na fisiologia reprodutiva do indivíduo ao longo de todas as etapas da vida.

DESREGULADORES ENDÓCRINOS: CONCEITO E EFEITOS BIOLÓGICOS

Denominam-se desreguladores ou interferentes endócrinos (*endocrine disrupters* ou *endocrine disruptors*, em inglês) as substâncias químicas exógenas que apresentam atividade hormonal e podem alterar a homeostase do sistema endócrino. Essas substâncias podem também afetar órgãos que respondem aos estímulos hormonais. Os efeitos dos desreguladores endócrinos resultam de sua semelhança com hormônios endógenos, da capacidade de serem agonistas ou antagonistas dos efeitos dos hormônios, de alterar o padrão de síntese e o metabolismo dos mesmos, ou modificar a atuação dos receptores hormonais.[1]

Substâncias químicas com estrutura molecular compreendendo anéis aromáticos similares aos de hormônios esteroides podem apresentar ação de desregulador endócrino (Fig. 10-1). Entre estas se incluem diferentes substâncias químicas que apresentam efeitos estrogênicos, antiestrogênicos, antiandrogênicos, ou com capacidade de agir como inibidores de enzimas esteroidogênicas, como a aromatase, entre as quais se encontram descritas na literatura as seguintes:

- *Pesticidas organoclorados*: substâncias que contêm átomos de cloro em suas moléculas, como o dicloro-difenil-tricloro-etano (DDT) e seus metabólitos, como DDE, indicador de exposição crônica a este pesticida. Foi empregado no controle de vetores a partir da década de 1940 e como inseticida de uso agrícola até o início de seu banimento em vários países a partir da década de 1970. Além do DDT, incluem-se nesta categoria hexaclorocicloexano (HCH), hexaclorobenzeno (HCB), heptacloro, mirex, endosulfan, aldrin, dieldrin, clordano e diversas outras substâncias utilizadas como pesticidas. Embora a comercialização dos pesticidas organoclorados esteja proibida, eles ainda são detectados porque se depositam no tecido adiposo, persistindo por décadas no organismo;
- *Bifenilas policloradas (PCBs)*: utilizadas no passado como isolantes térmicos nos transformadores elétricos, plastificantes em tintas e produtos de borracha;
- *Bisfenol A (BPA) e seus derivados*: utilizados na fabricação de numerosos produtos de uso cotidiano, como plásticos do tipo policarbonato, tintas, colas, embalagens alimentares, material cirúrgico, diversos materiais dentários, como resinas e selantes, e retardante de chamas (tetrabromo-BPA). São empregados na manufatura de diversos recipientes plásticos, incluindo mamadeiras e outros materiais em contato com alimentos, que, aquecidos, podem liberar suas moléculas. Como consequência das restrições ao uso de BPA, o bisfenol S (BPS) e o bisfenol F (BPF) são tipos de bisfenol usados atualmente como alternativa ao BPA;
- *Dibenzo-p-dioxinas policloradas (PCDDS ou dioxinas) e dibezofuranos policlorados (PCDFs ou furanos)*: substâncias produzidas pela combustão de plásticos e outros materiais, sendo carcinogênicas. A substância 2,3,7,8 tetraclorodibenzo-p-dioxina (TCDD) é uma das mais intensas substâncias

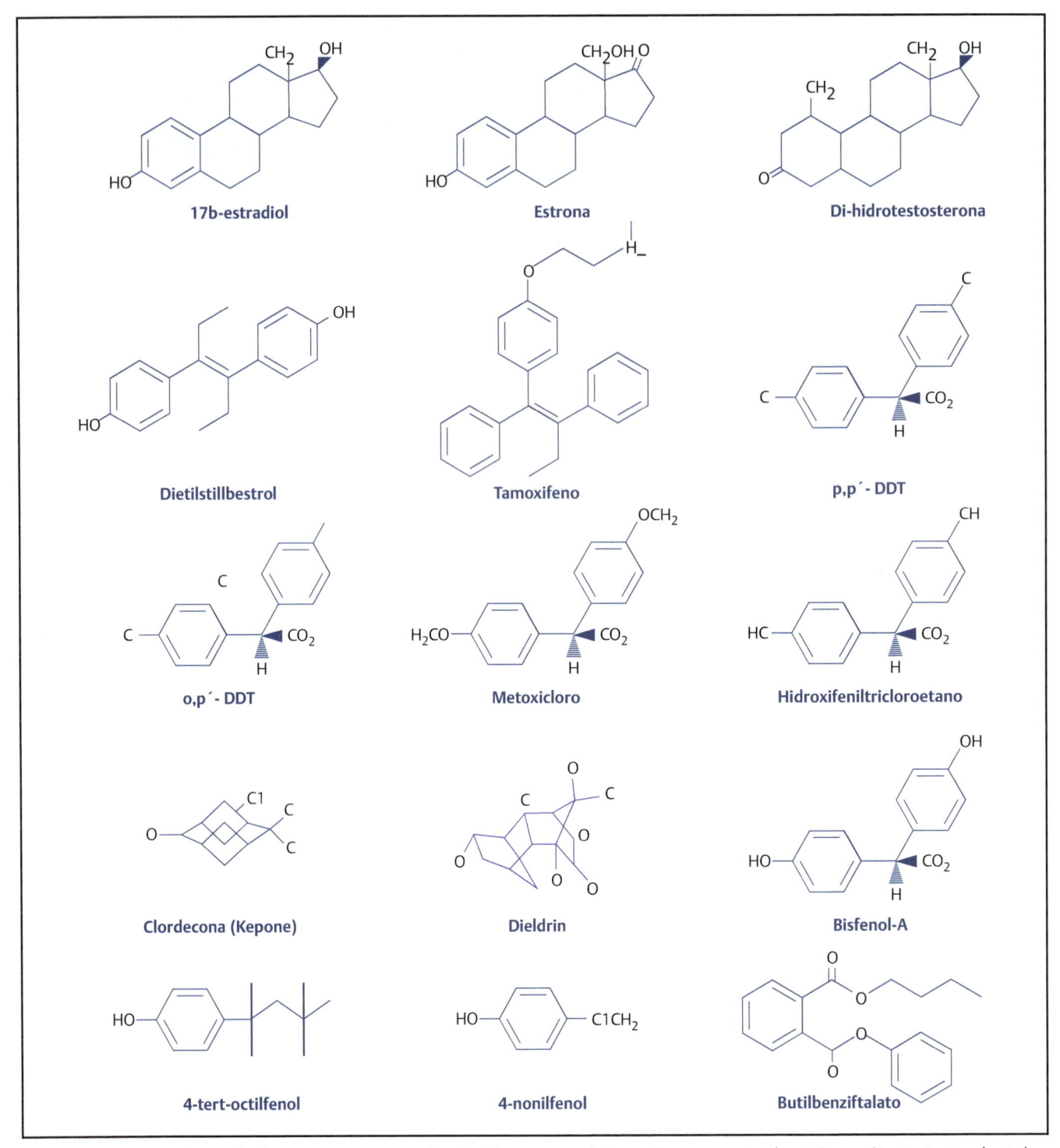

Fig. 10-1. Estruturas químicas de alguns compostos naturais e sintéticos capazes de interagir com receptor de estrógeno. (Fonte: Fontenele et al., 2010.)[2]

tóxicas conhecidas, usada como desfolhante (agente laranja) na guerra do Vietnã;
- *Alquifenois*: empregados na produção de detergentes industriais e espermicidas;
- *Ftalatos e outros plastificantes, como Hexamoll® DINCH*: utilizados desde a década de 1930 como conservantes na fabricação de fragrâncias e como plastificantes na fabricação de recipientes de alimentos e outros plásticos, sendo empregados para dar consistência e flexibilidade, incluindo chupetas, brinquedos, garrafas de plástico e outros;
- *Bifenilas polibromadas (PBBs)*: difenil éteres polibromados (PBDEs) e retardantes de chamas organofosforados (OPFR): empregados como retardantes de chamas na fabricação de materiais têxteis, mobiliário e equipamentos elétricos;
- *Parabenos*: utilizados como agentes antimicrobianos na fabricação de perfumes e fragrâncias, cosméticos e produtos farmacêuticos;
- *Benzofenonas e cânfenos*: empregados na fabricação de cosméticos e filtros solares.
- *Triclosan e triclocarban*: empregados também como agentes antimicrobianos na fabricação de cosméticos e produtos de cuidado pessoal;
- *Sustâncias perfluoroalquiladas e polifluoroalquiladas (PFAS) como ácido perfluorooctano sulfônico (PFOS) e ácido perfluorooctanoico (PFOA)*: compostos usados em diversas aplicações, principalmente na produção de materiais antiaderentes e resistentes ao óleo e à água, como materiais têxteis, recipientes de alimentos e utensílios de cozinha;
- *Vinclozolin*: fungicida que foi empregado na agricultura, como na cultura de uva e de outras frutas;
- *Tributil-estanho*: utilizado na pintura dos cascos de embarcações como substância antimoluscos e antialgas.
- *Metais pesados*: metais tóxicos, como cádmio e mercúrio, são contaminantes universais que podem agir como desreguladores endócrinos. As principais fontes de exposição são a dieta (peixes, marisco, cereais) e o tabagismo;
- *Pesticidas modernos (não persistentes)*: substâncias usadas atualmente na agricultura, silvicultura, saúde pública e em ambientes domésticos. Incluem-se neste grupo numerosos compostos orgânicos hormonalmente ativos, como os inseticidas organofosforados, piretroides e neonicotinoides, fungicidas ditiocarbamatos e herbicidas, como o glifosato amplamente utilizado na cultura de soja entre outros.

Alguns desreguladores endócrinos são classificados como poluentes orgânicos persistentes (POPs), concretamente os organoalogenados (pesticidas organoclorados, PCBs, dioxinas, furanos, PBBs, PBDEs, PFAS e metais pesados), pois são compostos altamente estáveis e persistentes no ambiente e com capacidade de bioacumulação no organismo e biomagnificação na cadeia alimentar. A população em geral sem exposição ocupacional está exposta aos desreguladores endócrinos principalmente através da dieta, mas também por inalação de ar interior e exterior, inalação e ingestão de poeira contaminada e por contato dérmico.

O interesse nesse amplo conjunto de produtos decorre de seus efeitos endócrinos de importância crescente na literatura enquanto substâncias químicas capazes de interagir com o eixo gonadal. Por exemplo, a exposição de animais ao BPA é capaz de reduzir a contagem e a motilidade de espermatozoides e causar alterações no tecido mamário,[3,4] refletindo seu potencial de interferir nos mecanismos fisiológicos do sistema endócrino. Nesse sentido, um mesmo desregulador endócrino, como o BPA, pode apresentar ações diversas órgão-específicas, dependendo da dose de exposição, entre outros fatores, sendo antiandrogênico, com efeitos antagonistas no testículo, e agonista, com efeitos estrogênicos na mama.

Como o fenômeno da homeostase endócrina é específico para cada indivíduo, e os níveis hormonais variam segundo o sexo, a idade e o momento em que se realiza sua aferição, a caracterização da ação de um desregulador endócrino também o é. Assim, as nuances advindas dessa especificidade geram dificuldades no estabelecimento de padrões que tipifiquem a partir de qual nível de exposição a uma dessas substâncias passará a ocorrer um efeito modificador do equilíbrio endócrino.[5] Por outro lado, o ser humano está exposto a numerosos compostos químicos de forma simultânea, incluindo misturas complexas de desreguladores endócrinos que podem interagir entre si de forma aditiva, antagônica ou sinérgica. No entanto, ainda há um conhecimento limitado sobre o efeito combinado (chamado também efeito *coquetel*) da exposição a misturas de desreguladores endócrinos na ocorrência de efeitos adversos à saúde.

DESREGULADORES ENDÓCRINOS: DESFECHOS REPRODUTIVOS

A ação dos diferentes desreguladores endócrinos na esfera reprodutiva é múltipla, atinge ambos os sexos e pode manifestar-se em diversas faixas etárias.

Entre estas, podem-se citar modificações na qualidade dos espermas humano e animal, mortalidade fetal, Apgar insatisfatório, baixo peso ao nascer, prematuridade, alterações na proporção de nascimentos de sexo masculino, puberdade precoce, infertilidade, disfunção erétil, malformações congênitas, síndrome dos ovários policísticos, endometriose, alterações na duração do ciclo menstrual, alteração dos níveis de hormônios sexuais, distúrbios da função tireoidiana e câncer de testículo,[2,6-12] existindo evidências sugestivas em relação a sua associação causal ao câncer de mama, aparição de malformações urogenitais em varões e redução da qualidade seminal, e crescimento retardado intrauterino e prematuridade, particularmente para compostos organoclorados, como o DDT e os PCBs[13-15] e compostos perfluorados.[11,12]

Uma das características demográficas marcantes da espécie humana é a maior frequência de nascimentos masculinos, a qual é da ordem de 56% a 57% do total de nascimentos. Ao longo da vida, a mortalidade no sexo masculino é superior que no feminino em todas as faixas etárias, acreditando-se que a maior frequência de nascimentos de varões tenha sido uma alternativa evolutiva compensatória. Em episódios de elevada contaminação ambiental, como o acidente em uma fábrica de dioxinas em Seveso, Itália, no ano de 1976, foi verificado declínio na proporção de nascimentos masculinos.[16] Tendência similar foi observada nos municípios agrícolas do estado do Paraná, com grande produção agrícola e uso de pesticidas, verificando-se queda na proporção de nascimentos masculinos, que variam entre 40%-50%.[17]

O efeito de interferência endócrina das substâncias químicas não é exclusivo para a espécie humana. Nos Estados

Unidos, foi observado que sapos que vivem em lagos próximos a áreas agrícolas com uso intensivo do herbicida atrazina passaram a apresentar disgenesia gonadal com hermafroditismo e oogênese testicular, o que caracteriza um fenômeno de feminização quimicamente induzido da espécie.[18] Um fenômeno oposto vem sendo descrito em ostras, cracas, algas, mexilhões e outros organismos marinhos expostos à substância química tributil-estanho, observando-se a masculinização da genitália feminina em caramujos marinhos com a formação de pênis e *vas deferens*, fenômeno denominado como *imposex*.[19]

Os dois exemplos retratam que os impactos da exposição aos desreguladores endócrinos na saúde humana e na vida animal refletem um fenômeno comum, alcançando o conjunto de seres vivos, e que a análise de exposições isoladas de cada uma das exposições ou das espécies atingidas seria insuficiente para uma abordagem abrangente do problema. Os projetos, *Endocrine Disruption Research*, 2007 (EDEN)[20] e *Contaminant mixtures and human reproductive health – novel strategies for health impact and risk assessment of endocrine disrupters* (CONTAMED), 2008-2012, consistiram em iniciativas de cientistas da União Europeia para analisar, de forma integrada, os efeitos dos desreguladores endócrinos nas vidas humana e animal, explorando seus mecanismos de ação em misturas de substâncias e baixas dosagens de exposição. No projeto EDEN, cerca de 150 diferentes desreguladores endócrinos foram analisados, e os resultados do projeto apontam para as evidências de que a exposição simultânea a diferentes desreguladores endócrinos tenha um padrão acumulativo. Os estudos experimentais evidenciam que desreguladores endócrinos de baixa potência e em níveis reduzidos de exposição podem interagir, produzindo efeitos combinados quando presentes em quantidade suficiente. Nesse sentido, o Relatório Final aponta para a necessidade premente no desenvolvimento de biomarcadores da exposição acumulada aos desreguladores endócrinos. O conjunto de trabalhos analisados confirma o papel do eixo hipotálamo-hipofisário como extremamente sensível aos efeitos dos desreguladores endócrinos, que afetam diretamente o desenvolvimento sexual precoce observado após a exposição àquelas substâncias. O impacto acarretado na síntese de hormônios esteroides inclui a diferenciação sexual, a reprodução e outros processos não reprodutivos, como a neurodiferenciação.[20] O projeto CONTAMED investigou a associação entre a exposição a diversos desreguladores endócrinos e o risco de distúrbios reprodutivos em varões, como criptorquidia e hipospádia, identificando substâncias com atividade antiandrogênica e desenvolvendo biomarcadores de efeito antiandrogênico combinado.

PROGRAMAÇÃO INTRAUTERINA

A partir da década de 1980, começaram a ser publicadas investigações que relatavam maior ocorrência de desfechos crônicos, como a mortalidade por doença coronariana, em localidades na Inglaterra caracterizadas por baixas condições de vida no início do século 20.[21] Os indicadores de saúde nessas regiões, na década de 1920, revelavam percentual elevado de nascidos com baixo peso, ou que apresentavam importante déficit ponderal nos primeiros anos de vida. Os resultados foram considerados surpreendentes, pois, com a descoberta dos fatores de risco associados às doenças cardiovasculares (hipertensão arterial, dislipidemia, diabetes tipo 2, tabagismo, sedentarismo entre outros), a partir da década de 1960, esperava-se que as doenças cardiovasculares impactassem, sobretudo, nas áreas de alto nível socioeconômico, e não nos grupos populacionais que viviam os primeiros anos de vida em condições de privação econômica. Com o passar do tempo, evidências do mesmo tipo de associação passaram a ser descritas em relação à intolerância à glicose, ao *diabetes melito*, à obesidade, à insuficiência renal e a diversos outros desfechos crônicos.

As observações contribuíram para o surgimento da hipótese de que o feto tenderia a moldar o padrão de desempenho funcional de seus órgãos em função do microambiente em que se desenvolve. Dessa maneira, frente às condições de restrição no aporte calórico (p. ex., fome materna, diabetes entre outros), os órgãos do feto enfrentariam as condições restritivas em um processo adaptativo para sobreviver em condições de desempenho de acordo com o microambiente circundante. Nesse sentido, o pâncreas desenvolveria menor quantidade de células beta, o coração teria menor quantidade de miócitos, os rins desenvolveriam menor quantidade de néfrons, entre outras alterações que privilegiem o desenvolvimento do cérebro. Esse conjunto de modificações recebeu a denominação de hipótese de Barker, pela qual existiria uma plasticidade do desenvolvimento fetal, em que o desempenho funcional de todo o organismo seria programado durante o período intrauterino.[22]

A modulação no organismo do feto em condições de restrição seria mediada pelo eixo endócrino hipotálamo-hipófise-adrenal, o qual estabeleceria a alocação de nutrientes segundo três esferas prioritárias no desenvolvimento fetal: crescimento, manutenção e reprodução. Os efeitos se caracterizariam pela redução no crescimento, exemplificado por baixo peso ao nascer, menor massa muscular, crescimento reduzido do esqueleto e dos órgãos (menor número de néfrons e células beta no pâncreas) e aumento na deposição de tecido adiposo. As alterações nas funções de manutenção ocorreriam com a supressão da imunidade, a redução da capacidade de reparo dos tecidos e na sobrevida. Finalmente, em termos de alterações na estratégia reprodutiva, o feto seria programado para apresentar menarca precoce – possibilitando a precocidade da vida reprodutiva – e menor investimento na futura prole, com redução do peso ao nascer e na idade gestacional.[23]

Nesse sentido, o surgimento de um novo ambiente na vida pós-natal (maiores demandas endócrinas frente a um maior aporte calórico, condições de estresse metabólico e psíquico etc.) poderia levar à incapacidade metabólica de um indivíduo modulado para viver em condições de restrição. A programação intrauterina consiste, assim, em um processo pelo qual um estímulo ou um dano ocorrido em período crítico venha a repercutir de forma irreversível, com efeitos de longa duração no desenvolvimento do indivíduo afetado.[24] O conjunto dessas concepções é interpretado como constituindo o campo científico relativo às origens desenvolvimentistas da saúde e do adoecimento humano – *Developmental Origins of Health and Disease* (DOHaD).[25]

Uma das contribuições mais importantes de apoio às concepções da programação intrauterina no processo de adoecimento humano foi possibilitada por um conjunto de estudos epidemiológicos desenvolvidos a partir do episódio conhecido como o *Inverno da Fome (The Hunger Winter)*. No ano de 1944, a Resistência Holandesa à ocupação do país pelas tropas alemãs desenvolveu diversas atividades de sabotagem, às quais se sucedeu intensa represália, incluindo o corte na distribuição de alimentos naquele país. Assim, o inverno de 1944-45 caracterizou-se como um período de fome intensa, com cerca de 20 mil mortos, afetando particularmente a região sudoeste do país (http://www.verzetsmuseum.org/tweede-wereldoorlog/en/kingdomofthenetherlands/thenetherlands,june_1944_-_may_1945/the_hunger_winter).[26] Após o término da guerra, iniciou-se um estudo epidemiológico, em que se buscou reconstruir a coorte de nascidos vivos na Holanda naquele período para acompanhamento. Com base nos registros de nascimentos e arquivos paroquiais, foi possível identificar o exato período (trimestre da gravidez) em que os indivíduos se encontravam no período intrauterino em relação aos meses do inverno de 1944-45.[23,27] Essa coorte vem sendo desde então acompanhada e, graças ao monitoramento, observou-se que os indivíduos que se encontravam no primeiro trimestre da gravidez durante o inverno de 1944-45 apresentaram riscos mais elevados ao longo da vida de desenvolverem alterações na tolerância à glicose, perfil lipídico aterogênico, obesidade, doença coronariana, microalbuminúria, esquizofrenia, distúrbios afetivos, personalidade antissocial e câncer de mama.[28] Em conjunto, os resultados deram consistência à plausibilidade para a ocorrência dos efeitos descritos como associados à programação intrauterina.

DESREGULADORES ENDÓCRINOS E PROGRAMAÇÃO INTRAUTERINA

A capacidade de os desreguladores endócrinos provocarem alterações na programação intrauterina, com efeitos de longo prazo na prole de gestantes a eles expostas, vem igualmente sendo documentada. Um exemplo clássico de relevância dos desreguladores endócrinos na programação intrauterina foi a identificação de um agrupamento de oito casos de *câncer de vagina* em mulheres com menos de 30 anos na região de Boston, Estados Unidos, em meados da década de 1980.[29] Sendo uma neoplasia rara, e com distribuição característica nas mulheres idosas, a concentração no tempo (alguns poucos anos) e no espaço (mesma região geográfica) da doença em uma faixa etária atípica (adolescentes e adultas jovens) levantava a hipótese de alguma mudança ambiental relativamente recente como a possível explicação para o agrupamento da doença em mulheres jovens. Realizou-se um estudo epidemiológico caso-controle, no qual foram entrevistadas aquelas 8 pacientes e suas mães, bem como 32 pacientes sem câncer de mesma faixa etária e suas respectivas mães. Os antecedentes de diversas exposições das pacientes ao longo da vida e de suas mães durante a gestação (radiação ionizante, fumo, contato com animais domésticos, exposições ocupacionais entre outros) foram analisados e, dessa maneira, foi possível observar que, durante a gestação relativa a 7 das 8 mulheres jovens com câncer de vagina, suas mães haviam feito uso do medicamento dietilestilbestrol (DES). A investigação evidenciou que essa terapêutica, adotada nas décadas de 1950 a 1960 no tratamento de ameaça de abortamento espontâneo, era a responsável pelas alterações ocorridas durante o período intrauterino daquelas pacientes, ocorridas cerca de 2 décadas ou mais antes do início da doença. Estudos epidemiológicos posteriores evidenciaram incremento no risco de câncer de mama nas mães que usaram o DES durante a gestação,[30] maior risco de obesidade e câncer de mama nas filhas[31] e maior risco de malformações geniturinárias e câncer testicular nos respectivos filhos,[32,33] entre outras patologias reprodutivas.

Desde então, é crescente na literatura a identificação de substâncias químicas exógenas que atuam como desreguladores endócrinos ao longo da vida, e inclusive durante o período pré-natal, possibilitando, assim, sua ação na programação intrauterina. Uma dessas substâncias é o BPA, cuja semelhança estrutural com o DES é maior que a existente com o estradiol. O fato tem sido apontado como uma evidência de que substâncias químicas com estrutura variável podem ligar-se aos receptores de estrógeno, desencadeando efeitos semelhantes àqueles que ocorreriam sob a ação de hormônios endógenos[34]. No caso do BPA, a ação estrogênica tem sido associada, entre outros, a alterações precursoras na *carcinogênese mamária* (hiperplasia ductal e carcinoma *in situ*) em animais,[3] bem como em uma esfera ampla de efeitos associados à exposição.[34] Estudos *in vivo* sugerem que o BPA é capaz de impactar na plasticidade do desenvolvimento, de forma que a exposição a doses relativamente baixas do composto durante o período intrauterino ou a infância poderia predispor os indivíduos ao câncer de mama e de próstata.[4] A exposição intrauterina ao BPA também tem sido associada a maior risco de obesidade[35] e alterações na idade de início da puberdade.[36,37]

A *modificação nos padrões de qualidade do esperma*, incluindo redução em sua contagem e motilidade, vem igualmente sendo descrita em países industrializados.[38] Já no início dos anos 1990 se observava declínio importante na contagem espermática ao longo das 5 décadas anteriores.[39] Embora a natureza da tendência seja ainda considerada controversa,[40] a infertilidade consiste em problema de saúde igualmente crescente e relacionado com a qualidade do esperma, cujos fatores causais incluem a exposição intrauterina aos desreguladores endócrinos. Uma investigação que analisou a correlação entre vendas de pesticidas, em 1985, em diferentes estados do Brasil e a realização de espermograma pelo Sistema Único de Saúde (SUS) em homens de 20 a 59 anos, durante o período de outubro de 1999 a setembro de 2000, observou correlação positiva (r = 0,60) entre ambas as distribuições.[41] Em um estudo descritivo sobre a qualidade do esperma, realizado em 127 adolescentes não fumantes de 14 a 17 anos considerados saudáveis em uma escola técnica de São Paulo, observou-se que 17,7% apresentavam motilidade < 50%; oligospermia (concentração menor que 5 milhões/mL) estava presente em 7,3%, e azoospermia, em 1,8%.[42] Em inquérito realizado em homens de 18-23 anos residentes do município de Farroupilha, em Rio Grande do Sul, foram evidenciadas menor morfologia e motilidade espermática em jovens de áreas agrícolas quando comparados a jovens residentes na área urbana do município.[43] O tempo e a frequência de uso de agrotóxicos, assim como a exposição cumulativa a fungicidas, herbicidas, inseticidas, organofosforados e ditiocarbamatos, mostraram-se associados à redução da morfologia do esperma dos jovens. Além dos parâmetros clássicos do espermograma, o impacto da exposição a desreguladores endócrinos na integridade do DNA do sêmen tem sido alvo de um crescente número de estudos epidemiológicos.[44] Embora o conjunto da evidência científica ainda seja limitado, estudos epidemiológicos sugerem existência de associação entre exposição intrauterina ou pós-natal a desreguladores endócrinos e modificação da qualidade do esperma, particularmente para poluentes orgânicos persistentes, como o DDT e outros não persistentes, como os ftalatos e o BPA.[11,45]

Outro impacto relevante relacionado com a ação antiandrogênica de alguns desreguladores endócrinos diz respeito à incidência de malformações congênitas em homens, sobretudo *criptorquidia e hipospádia*. A maturação sexual e a função reprodutiva são dependentes da homeostase de hormônios esteroides, e a exposição do feto a substâncias com ação estrogênica ou antiadrogênica pode modificar sutilmente a relação entre estrógenos (endógenos ou exógenos) e andrógenos, afetando a diferenciação sexual dos fetos do sexo masculino. De acordo com essa hipótese, diversos estudos caso-controle realizados na Europa e nos Estados Unidos têm mostrado evidências de associação entre o risco de criptorquidia e/ou hipospádia e a exposição intrauterina a poluentes orgânicos persistentes, como pesticidas organoclorados, dioxinas, PCBs e retardantes de chamas.[11]

Durante a embriogênese, as gônadas se desenvolvem inicialmente a partir do tubérculo genital, originado ao redor do 34º dia após a ovulação e localizado nas adjacências dos rins embrionários a partir do mesmo tecido. Sob a ação hormonal, as gônadas embrionárias começam a migrar pelo abdome, alojando-se nas fossas ilíacas para formar os ovários e, sob a ação da testosterona no homem, a migração persiste, prosseguindo até a bolsa escrotal. A ação antiandrogênica de desreguladores endócrinos consiste em um dos fatores para a interrupção do processo, interrompendo o descenso dos testículos e conduzindo à anomalia congênita denominada criptorquidia. A hipospadia pode resultar de um fenômeno de fusão incompleta das pregas uretrais e ser também decorrente da exposição a agentes antiandrogênicos. Em coorte de filhos de trabalhadoras de estufas na Dinamarca, meninos expostos a pesticidas durante o período intrauterino apresentaram menor tamanho do pênis e volume testicular aos 3 meses e aos 6-11 anos de idade, além de maior frequência de malformações genitais e micropênis.[46,47] No Brasil, em uma investigação realizada em uma coorte de 27.100 recém-nascidos ao longo de 2 anos em área de uso intensivo de pesticidas em Campina Grande, PB, foi observada prevalência ao nascimento de 2,1% de anomalias genitais, incluindo 0,85% de criptorquidia, 0,55% de hipospádia e 0,66% de micropênis.[48] Os autores observaram que cerca de 80,4% dos pais e 58,6% das mães relataram uso de pesticidas e/ou outros desreguladores endócrinos antes ou durante a respectiva gestação.

O *câncer de testículo* apresenta taxas de incidência mais elevadas nos países desenvolvidos,[49] sendo observado aumento de sua incidência em diversos países industrializados, embora as razões para essa tendência permaneçam em debate.[50] A distribuição epidemiológica de sua incidência apresenta um padrão característico de elevação na faixa etária de 20 a 44 anos, com lento declínio em grupos etários de maior idade. Entretanto, em países, como a Dinamarca, a magnitude da incidência de câncer de testículo vem aumentando sucessivamente nas coortes mais jovens.[51] Estes autores relataram que as taxas mais elevadas da doença nos homens nascidos em 1938 na Dinamarca (cerca de 16/100 mil), apresentavam magnitude cerca de 50% menor que aquelas observadas nos nascidos 25 anos depois, em 1963.

A observação da concomitância de homens apresentando riscos elevados de infertilidade, malformações reprodutivas (criptorquidia e hipospádia) e câncer de testículo levou à definição de uma entidade nosológica denominada Síndrome de Disgenesia Testicular (SDT),[52] a qual está associada à ação de desreguladores endócrinos em sua etiologia.[53,54] A deficiência na produção/ação de hormônios androgênicos durante o desenvolvimento testicular do feto desempenha um papel central na etiologia da SDT, sendo um dos fatores determinantes da saúde reprodutiva do homem adulto.[55] A existência da síndrome, posteriormente confirmada por outras investigações,[38] contribuiu para que a observação de seus componentes (*espermatogênese comprometida, criptorquidia, hipospádia e/ou câncer de testículo*) não fosse mais analisada como eventos independentes e isolados, mas sim enquanto diferentes etapas na história natural de adoecimento desencadeada pelos desreguladores endócrinos.[56] Dessa maneira, a SDT foi classificada de acordo com sua apresentação clínica, em que a presença de sintomas varia de acordo com a gravidade da síndrome: SDT leve, com predomínio das alterações espermáticas; SDT moderada, em que a presença de criptorquidia pode acoplar-se à espermatogênese comprometida; e a SDT severa, em que há maior frequência de sintomas, como espermatogênese alterada, criptorquidia ou hipospádia (Fig. 10-2). Nas apresentações mais leves da síndrome, com predomínio do comprometimento da espermatogênese, a incidência de câncer de testículo é reduzida, elevando-se à medida que a gravidade da síndrome torna-se mais evidente.[52]

Segundo o Relatório Final do projeto EDEN, a exposição aos ftalatos na gravidez pode alterar o desenvolvimento sexual masculino por retardar a diferenciação celular no embrião e outros efeitos moleculares decisivos na indução da SDT, incluindo a supressão de células de Leydig ou a migração dos testículos para a bolsa escrotal. Uma quantidade substancial de evidências tem indicado o papel de outros compostos sintéticos com atividade hormonal, incluindo BPA, PCBs e pesticidas organoclorados, como o DDT, na etiologia da SDT.[44]

Alguns estudos também têm observado declínio secular nos níveis de testosterona,[57,58] compatível com a perda de qualidade do esperma e o aumento na incidência de câncer de testículo. Essa tendência de declínio parece estar relacionada com a crescente exposição humana a desreguladores endócrinos,[55,59] que podem alterar os níveis de hormônios endógenos interferindo na sua produção, secreção, ligação a transportadores, metabolismo e excreção.[60] A exposição a determinados ftalatos, como o di(2-etilhexil) ftalato (DEHP) tem sido associada de forma consistente à redução nos níveis séricos de testosterona em homens adultos.[61] Outros desreguladores endócrinos, como pesticidas organoclorados e BPA, também têm mostrado associação à redução nos níveis de testosterona. Por exemplo, em estudo seccional que examinou a relação entre a dosagem sanguínea de pesticidas organoclorados e os níveis de hormônios reprodutivos de 304 homens e 300 mulheres residentes de uma área intensamente contaminada por organoclorados no estado do Rio de Janeiro, foi observada associação entre as concentrações de vários pesticidas e redução dos níveis de testosterona em homens e de LH e FSH em mulheres na pós-menopausa, achado que pode

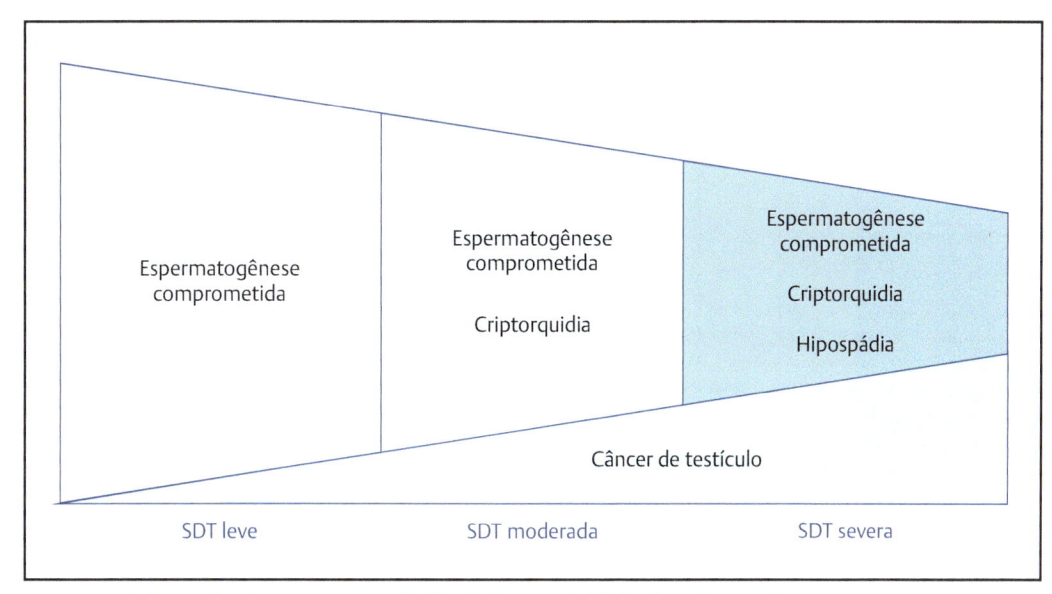

Fig. 10-2. Síndrome de Disgenesia Testicular (SDT). (Fonte: Skakkebaek et al., 2001.)[52]

ser explicado pelo potencial antiandrogênico e estrogênico dessas substâncias.[62]

Além dos efeitos das exposições químicas descritos no sexo masculino, outros efeitos das exposições ambientais têm sido também descritos na antecipação da puberdade feminina. Em um estudo realizado na Dinamarca, foi relatado que a curva de distribuição do início da puberdade (estágio Tanner 2 do desenvolvimento mamário) apresentou uma média de 9,86 anos com base em uma amostra de 995 adolescentes no período de 2006 a 2008. Esses valores representam redução de cerca de 12 meses comparativamente aos resultados verificados em outra amostra de 1.100 adolescentes examinadas de 1991 a 93, em que a média daquele parâmetro foi de 10,88 anos.[63] Nos Estados Unidos, dois estudos epidemiológicos (*Pediatric Research in Office Settings* –PROS– e *National Health and Nutrition Examination Survey* III –NHANES III–) observaram uma antecipação inesperada da maturação sexual em meninas.[64-66] Nesses estudos, a idade média da telarca (desenvolvimento mamário) foi 8,87 e 9,48 anos, respectivamente, em meninas afro-americanas e 9,96 e 10,38 anos, respectivamente, em meninas brancas. Em comparação a investigações prévias sobre o início de puberdade em adolescentes americanas, em que a idade da telarca foi estimada em 10,8-11,2 anos,[67,68] a idade da puberdade foi significativamente menor. A adoção de metodologia similar nos estudos realizados em um intervalo de tempo reduzido, em população relativamente homogênea, revela a importância de modificações ambientais recentes como possível explicação para as diferenças observadas.[69] Nesse sentido, vários estudos têm apontado o aumento da exposição a desreguladores endócrinos, particularmente substâncias com atividade estrogênica direta, como uma das causas da diminuição da idade da menarca e de início da puberdade em meninas em países desenvolvidos,[9,70-73] assim como da diminuição da idade de início da puberdade em meninos observada mais recentemente.[74,75] Por exemplo, em coorte de nascimento na Califórnia, Estados Unidos, foi observado que o aumento da concentração urinária de triclosan e determinados ftalatos e parabenos durante a gestação estava associado à menarca, telarca e/ou pubarca adiantada nas filhas.[76,77]

DESREGULADORES ENDÓCRINOS NA PRÁTICA CLÍNICA

Anamnese Ambiental

As exposições ambientais representam um acessório importante na atividade profissional, e a anamnese ambiental deve ser incorporada na prática clínica.

Marcadores de Exposição

Um marcador dos efeitos da ação antiandrogênica de desreguladores endócrinos porventura presentes no período intrauterino que vem atraindo recentemente a atenção de pesquisadores é a distância anogenital aferida nos recém-nascidos com o emprego de um paquímetro (Fig. 10-3). Esse parâmetro antropométrico consiste na medida do comprimento entre o centro do ânus e a primeira dobra da bolsa escrotal, ou até a comissura posterior dos lábios na vulva. Uma medida alternativa desse parâmetro consiste no comprimento da distância entre o centro do ânus e a inserção cefálica do pênis ou do clitóris. A distância anogenital é maior nos homens, e o interesse científico decorre da observação em alguns estudos de que o parâmetro encontra-se diminuído em homens expostos no útero a agentes antiandrogênicos. A distância anogenital tem-se revelado um indicador sensível dos efeitos da exposição a desreguladores endócrinos na gestação, como os ftalatos e o DDE, substâncias químicas antiandrogênicas. Em estudo realizado nos Estados Unidos, foi observado que os meninos menores de 3 anos de gestantes com maior exposição a ftalatos mensurados na urina durante o pré-natal apresentaram diminuição da distância anogenital.[78] Em outro estudo realizado no México, a concentração de DDE no soro de gestantes se associou à redução da distância anogenital dos filhos.[79] Recentemente, a exposição ao herbicida glifosato durante a gestação tem sido relacionada com aumento da distância anogenital em meninas recém-nascidas,[80,81] sugerindo

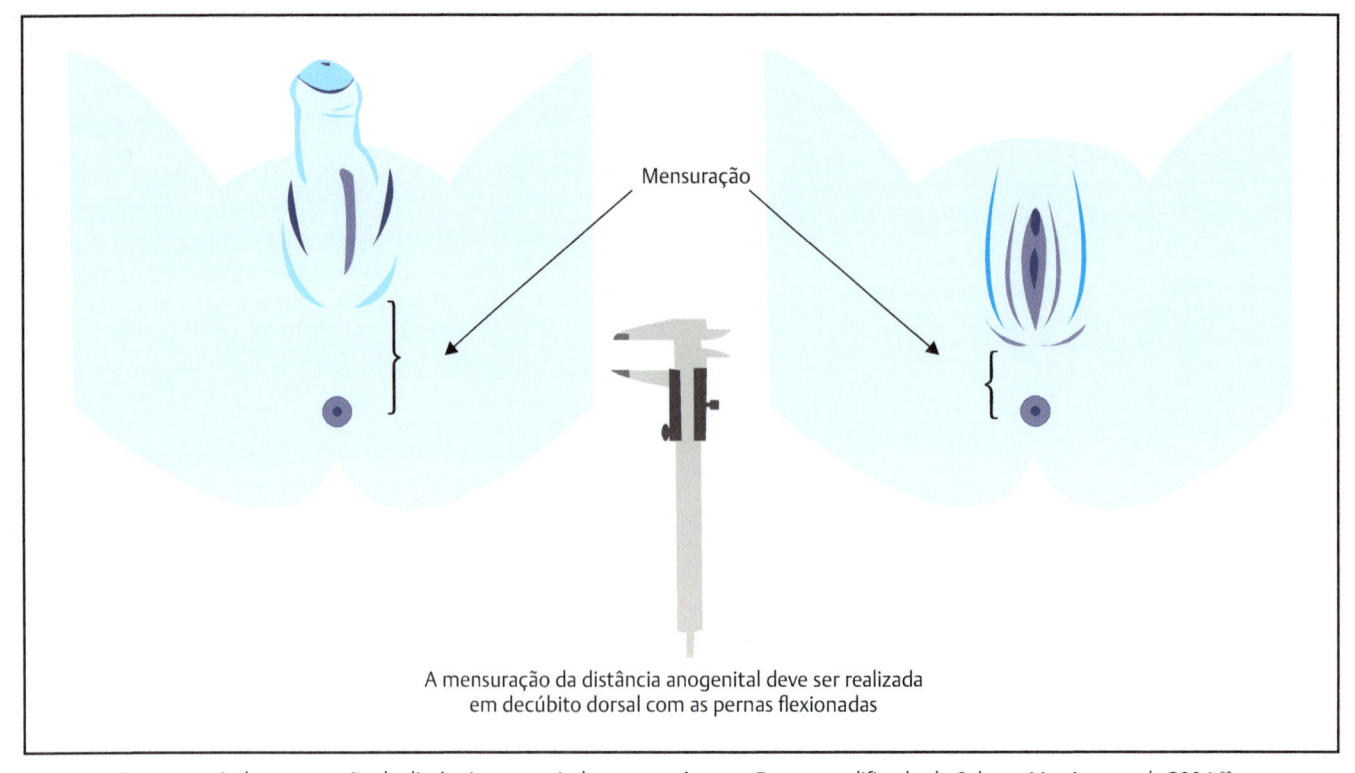

Fig. 10-3. Exame genital: mensuração da distância anogenital com paquímetro. Fonte: modificado de Salazar-Martinez et al., 2004.[83]

possível efeito androgênico do glifosato.[82] A diminuição da distância anogenital foi também relatada em homens apresentando diminuição da fertilidade, bem como naqueles submetidos à cirurgia urológica para correção de hipospádia ou criptorquidia,[18] sugerindo o uso da distância anogenital como indicador da SDT.

Janelas de Exposição

Os diferentes períodos do desenvolvimento humano são suscetíveis à ação de agentes químicos, sendo denominados de janelas críticas de exposição a essas substâncias. Esses períodos caracterizam-se pela regulação hormonal da proliferação celular nos órgãos, da migração celular e do desenvolvimento de funções especializadas no organismo. Assim, por exemplo, o período entre a 10ª e a 16ª semana da gravidez constitui uma janela crítica para o desenvolvimento do trato genital masculino enquanto, para o desenvolvimento da mama feminina, incluem-se os períodos entre o início da gravidez até a 9ª semana, aquele compreendido entre a 35ª e a 39ª semana e também dos 9 aos 16 anos. Dessa maneira, a identificação das janelas críticas de tempo sensíveis à ação das substâncias químicas é de grande importância na avaliação dos efeitos dos agentes químicos tóxicos, incluindo os desreguladores endócrinos.

O conjunto de evidências descritas aponta para a necessidade de que os profissionais de saúde reflitam sobre o fato de que muitas enfermidades de seus pacientes talvez não constituam fenômenos puramente biológicos e isolados. Nessa perspectiva, muitas patologias são resultado de um amplo processo de diversas exposições ambientais ocorridas no passado, incluindo os primeiros anos de vida, o período intrauterino, ou mesmo prévias à sua concepção. Dessa maneira, a atividade clínica no âmbito da esfera reprodutiva deveria talvez passar igualmente a considerar a incorporação de uma exploração mais ampla das exposições ambientais e ocupacionais, incluindo aquelas de natureza química, tanto no paciente quanto em seus pais, e mesmo seus avós, por causa da persistência de modificações genéticas e epigenéticas, ao longo de gerações, decorrentes de exposições ambientais.[84]

A exposição materna a diversas substâncias químicas ocorridas durante a gestação de um paciente adulto com transtornos reprodutivos – como aquelas veiculadas pelo fumo (inclusive o tabagismo passivo), pelas tinturas de cabelo, pelo uso de filtros solares, pelos resíduos de pesticidas nos alimentos, pela inalação de poluentes do ar em moradias localizadas nas proximidades de áreas industriais ou áreas de queima de lixo, em decorrência da contaminação dos pais no exercício de suas atividades ocupacionais ao longo da vida entre outros exemplos –, são assim igualmente relevantes na prática clínica voltada para os pacientes com doenças reprodutivas, quanto às demais análises exploratórias de suas enfermidades. Nesse contexto, nos últimos anos tem ganhado importância crescente o conceito de *exposoma*, termo que faz referência ao conjunto de exposições ambientais na vida de um indivíduo, desde a concepção até a vida adulta.[85] O *exposoma* inclui todos os fatores ambientais (não genéticos) que podem condicionar o processo de saúde-doença, e seu estudo é crucial para o planejamento de ações preventivas, diagnósticas e terapêuticas.

PERSPECTIVAS NO CONTROLE DOS DESREGULADORES ENDÓCRINOS

Embora existam alguns mecanismos de controle individual da exposição aos desreguladores endócrinos (p. ex., em relação ao tabagismo), tal controle só é possível de ser efetivo por meio de políticas públicas que possam abolir – ou limitar – a exposição das populações a essas substâncias nocivas à saúde. Nesse sentido, a participação dos profissionais de saúde, cientistas e da sociedade civil demandando a adoção de políticas de controle daquelas exposições tem desempenhado um papel historicamente importante, embora ainda incipiente, no avanço destas iniciativas.

Foi graças às evidências científicas que o uso do DDT começou a ser banido a partir da década de 1970, embora, no Brasil, a plena proibição de sua fabricação, importação, exportação, estocagem e comercialização somente tenha se efetivado, em 2009. A partir de 1989, outros pesticidas organoclorados foram banidos no Brasil, porém, alguns deles não foram totalmente proibidos até vários anos depois. Tal é o caso do endosulfan, retirado do mercado brasileiro, em 2013. É importante destacar que os organoclorados ainda estão presentes nos compartimentos ambientais decorrente de sua meia-vida longa e do uso continuado em alguns países não industrializados para o controle de vetores de doenças infecciosas, como a malária.

Em relação aos pesticidas modernos, não persistentes, a regulação do uso de agrotóxicos precisa melhorar muito, particularmente nos países em desenvolvimento. O Brasil é o maior consumidor de agrotóxicos no mundo, e a falta de mecanismos de controle e fiscalização mais efetivos representa um sério problema de saúde pública. Tanto assim que a lista de produtos químicos permitidos no país inclui numerosas substâncias já banidas em Estados Unidos e Europa.

A utilização do tributil-estanho foi proibida inicialmente pela marinha americana, em 1980, pela França, em 1982, pela Inglaterra, em 1986, e posteriormente pelos demais países da Comunidade Europeia, na década de 1990.

Já em relação ao BPA, ainda produzido em fábricas na Espanha, na China e utilizado na manufatura de diversos materiais plásticos, o amplo conjunto de evidências sobre os efeitos estrogênicos decorrentes de sua exposição levou o governo canadense a proibir a fabricação e a importação de mamadeiras contendo BPA, o que estimulou sua substituição por similares de vidro.[86] (http://query.nytimes.com/gst/fullpage.html?res=9907E4DA103EF937A25753C1A9669D8B63&ref=-bisphenola). A União Europeia também tem aplicado restrições no uso de BPA em diversos produtos, incluindo materiais em contato com alimentos, brinquedos e papel térmico (https://www.efsa.europa.eu/en/topics/topic/bisphenol). Recentemente, em final de 2021, a Autoridade Europeia de Segurança Alimentar (EFSA) propôs uma redução considerável na ingestão diária tolerável (*Tolerable Daily Intake*–TDI) do BPA como resultado da reavaliação dos riscos à saúde humana decorrentes da exposição alimentar ao BPA (https://www.efsa.europa.eu/en/news/bisphenol-efsa-draft-opinion-proposes-lowering-tolerable-daily-intake). Outros desreguladores endócrinos, como os PFAS e os ftalatos, também têm sido objeto de regulação na União Europeia e outros países, como Estados Unidos. Na União Europeia, por exemplo, os compostos perfluorados PFOS e PFOA, altamente persistentes no ambiente, foram banidos, em 2008; o uso de ftalatos, tais como DEHP, BBzP e DiBP em produtos de consumo, é totalmente proibido, outros, como DiNP e DiDP, foram proibidos em brinquedos, enquanto não é permitido o uso de ftalatos classificados como tóxicos para a reprodução em cosméticos.[87]

Para o conjunto de desreguladores endócrinos, os cientistas participantes do projeto EDEN lançaram, em 2005, um documento (*The Prague Declaration on Endocrine Disruption*) manifestando sua preocupação com a exposição da população aos desreguladores endócrinos e, particularmente, com os efeitos em longo prazo na fertilidade masculina na Europa (http://old.env-health.org/a/1821).[88] Nesse sentido, o crescimento da reprodução assistida para casais jovens observado em diferentes países industrializados, incluindo o Brasil, como referido no Relatório Final do Projeto EDEN, poderia ser considerado um indicador da ampliação de um grave problema de saúde pública quanto à qualidade seminal, bem como de outros problemas na esfera reprodutiva existentes atualmente nas populações daqueles países.

Esses passos representam, contudo, apenas o início de uma larga caminhada para as mudanças necessárias nos hábitos e estilos de vida das populações dos países industrializados. Neste percurso, será primordial o esclarecimento da população sobre a natureza destas exposições, muitas das quais são desconhecidas, assim como seus efeitos.

Mesmo considerando-se as inconsistências e lacunas no conhecimento científico ainda presentes sobre a associação entre muitas substâncias químicas e seu potencial de atuarem como desreguladores endócrinos, a postura preconizada por diversas entidades científicas é a da adoção do Princípio da Precaução. O princípio postula que, frente à incerteza sobre os efeitos da exposição a um agente desconhecido, se devem buscar alternativas conhecidas e seguras.

CONCLUSÃO

Para finalizar, podemos resumidamente afirmar que a exposição aos desreguladores endócrinos tem sido evidenciada como danosa à saúde humana e à saúde reprodutiva, em particular. Esta não se trata, entretanto, de apenas uma questão acadêmica. A mudança no padrão de exposição a essas substâncias pode ser alcançada, mas exigirá ampla atividade de esclarecimento das populações afetadas. Para que isso ocorra, será necessária a adoção de opções de mudança substanciais na forma de viver das sociedades contemporâneas, as quais sejam capazes de pressionar coletivamente pela implantação de políticas públicas capazes de controlar ou limitar a exposição aos desreguladores endócrinos.

REFERÊNCIAS BIBLIOGRÁFICAS

1. Colborn T, Clement C. Chemically-induced alterations in sexual and functional development: The Wildlife/Human Connection. US: Princeton Scientific Publishing Co. 1992. p. 1-8.
2. Fontenele EGP, Martins MRA, Quidute ARP, Montenegro Junior RM. Contaminantes ambi- entais e os interferentes endócrinos. Arq Bras Endocrinol Metab. 2010;54(1):6-16.
3. Murray TJ, Maffini MV, Ucci AA, et al. Induction of mammary gland ductal hyperplasias and carcinoma in situ following fetal bisphenol A exposure. Reprod Toxicol. 2007;23(3):383-90.

4. Seachrist DD, Bonk KW, Ho SM, et al. A review of the carcinogenic potential of bisphenol A. Reprod Toxicol. 2016;59:167-82.
5. Olea-Serrano N, Fernández-Cabrera MF, et al. Endocrine disrupting chemicals: harmful substances and how to test them. Cad Saude Publica. 2002;18(2):489-94.
6. Buck Louis GM, Gray LE Jr, Marcus M, et al. Environ-mental factors and puberty timing: expert panel research needs. Pediatrics. 2008;121(3):S192-S207.
7. Crain DA, Janssen SJ, Edwards TM, et al. Female reproductive disorders: the roles of endocrine disrupting compounds and developmental timing. Fertil Steril. 2008;90(4):911-40.
8. Govarts E, Nieuwenhuijsen M, Schoeters G, et al. Birth weight and prenatal exposure to polychlorinated biphenyls (PCBs) and dichlorodiphenyldichloroethylene (DDE): a meta-analysis within 12 European Birth Cohorts. Environ Health Perspect. 2012;120(2):162-70.
9. Toppari J, Juul A. Trends in puberty timing in humans and environmental modifiers. Mol Cell Endocrinol. 2010;324(1-2):39-44.
10. Hunt PA, Sathyanarayana S, Fowler PA, Trasande L. Female Reproductive Disorders, Diseases, and Costs of Exposure to Endocrine Disrupting Chemicals in the European Union. J Clin Endocrinol Metab. 2016;101(4):1562-70.
11. Rodprasert W, Toppari J, Virtanen HE. Endocrine Disrupting Chemicals and Reproductive Health in Boys and Men. Front Endocrinol (Lausanne). 202;12:706532.
12. Vrijheid M, Casas M, Gascon M, et al. Environmental pollutants and child health—A review of recent concerns. Int J Hyg Environ Health. 2016;219:331-42.
13. Cohn BA, Wolff MS, Cirillo PM, Sholtz RI. DDT and breast cancer in young women: new data on the significance of age at exposure. Environ Health Perspect. 2007;115(10):1406-14.
14. Soto AM, Vandenberg LN, Maffini MV, Sonnenschein C. Does breast cancer start in the womb? Basic Clin Pharmacol Toxicol. 2008;102(2):125-33.
15. Perry MJ. Effects of environmental and occupational pesticide exposure on human sperm: a systematic review. Hum Reprod Update. 2008;14(3):233-42.
16. Eskenazi B, Mocarelli P, Warner M, et al. Maternal serum dioxin levels and birth outcomes in women of Seveso, Italy. Environ Health Perspect. 2003;111(7):947-53.
17. Gibson G, Koifman S. Consumo de agrotóxicos e distribuição temporal da proporção de nasci- mentos masculinos no Estado do Paraná, Brasil. Rev Panam Salud Publica. 2008;4(4):240-7.
18. Hsieh MH, Breyer BN, Eisenberg ML, Baskin LS. Associations among hypospadias, cryptor- chidism, anogenital distance, and endocrine disruption. Curr Urol Rep. 2008;9(2):137-42.
19. Horiguchi T. Masculinization of female gastropod mollusks induced by organotin com- pounds, focusing on mechanism of actions of tributyltin and triphenyltin for development of imposex. Environ Sci. 2006;13(2):77-87.
20. Endocrine Disruption Research – EDEN Report. Exploring novel endpoints, exposure, low dose and mixture effects in humans, aquatic wildlife and laboratory animals, final report, 99 pgs, September [Internet]. 2007.
21. Barker DJ, Osmond C. Infant mortality, childhood nutrition, and ischaemic heart disease in England and Wales. Lancet. 1986;1(8489):1077-81.
22. Barker DJ. In utero programming of chronic disease. Clin Sci (Lond). 1998;95(2):115-28.
23. Phillips DI. Programming of the stress response: a fundamental mechanism underlying the long term effects of the fetal environment? J Intern Med. 2007;261(5):453-60.
24. de Boo HA, Harding JE. The developmental origins of adult disease (Barker) hypothesis. Aust N Z J Obstet Gynaecol. 2006;46(1):4-14.
25. Silveira PP, Portella AK, Goldani MZ, Barbieri MA. Origens desenvolvimentistas da saúde e da doença (DOHaD). J Pediatr (Rio J). 2007;83(6):494-504.
26. Dutch Resistance Museum. The hunger winter. Disponível em http://www.verzetsmuseum.org/ tweede-wereldoorlog/en/kingdomofthenether- lands/thenetherlands,june_1944_-_may_1945/the_hunger_winter. 2016.
27. Lumey LH, Stein AD, Kahn HS, et al. Cohort profile: the Dutch Hunger Winter families study. Int J Epidemiol. 2007;36(6):1196-204.
28. Kyle UG, Pichard C.The Dutch Famine of 1944-1945: a pathophysiological model of long-term consequences of wasting disease. Curr Opin Clin Nutr Metab Care. 2006;9(4):388-94.
29. Herbst AL, Ulfelder H, Poskanzer DC. Adenocarcinoma of the vagina. Association of maternal stilbestrol therapy with tumor appearance in young women. N Engl J Med. 1971;284(15):878-81.
30. Titus-Ernstoff L, Hatch EE, Hoover RN, et al. Long-term cancer risk in women given diethylstilbestrol (DES) during pregnancy. Br J Cancer. 2001;84(1):126-33.
31. Hatch EE, Troisi R, Palmer JR, et al. Prenatal diethylstilbestrol exposure and risk of obesity in adult women. J Dev Orig Health Dis. 2015;6(3):201-7.
32. Strohsnitter WC, Hyer M, Bertrand KA, et al. Prenatal Diethylstilbestrol Exposure and Cancer Risk in Males. Cancer Epidemiol Biomarkers Prev. 2021;30(10):1826-33.
33. Palmer JR, Herbst AL, Noller KL, et al. Urogenital abnormalities in men exposed to diethylstilbestrol in utero: a cohort study. Environ Health. 2009;8:37.
34. Vandenberg LN, Maffini MV, Sonnenschein C, et al. Bisphenol-A and the great divide: a review of controversies in the field of endocrine disruption. Endocr Rev. 2009;30(1):75-95.
35. Kim KY, Lee E, Kim Y. The Association between Bisphenol A Exposure and Obesity in Children-A Systematic Review with Meta-Analysis. Int J Environ Res Public Health. 2019;16(14):2521.
36. Berger, Kimberly, Brenda Eskenazi, et al. In: Lustig L, Greenspan C, Holland N, Calafat AM, Xiaoyun Ye, Harley KG. Association of Prenatal Urinary Concentrations of Phthalates and Bisphenol A and Pubertal Timing in Boys and Girls. Environ Health Perspect. 2018;126 (9): 097004.
37. Ferguson KK, Peterson KE, Lee JM, et al. Prenatal and peripubertal phthalates and bisphenol A in relation to sex hormones and puberty in boys. Reprod Toxicol. 2014;47:70-6.
38. Jørgensen N, Vierula M, Jacobsen R, et al. Recent adverse trends in semen quality and testis cancer incidence among finnish men. Int J Androl. 2011;34(4 Pt 2):e37-48.
39. Carlsen E, Giwercman A, Keiding N, Skakkebaek NE. Evidence for decreasing quality of semen during past 50 years. BMJ. 1992;305(6854):609-13.
40. Merzenich H, Zeeb H, Blettner M. Decreasing sperm quality: a global problem? BMC Public Health. 2010;10:24.
41. Koifman S, Koifman RJ, Meyer A. Human reproductive system disturbances and pesticide exposure in Brazil. Cad Saude Publica. 2002;18(2):435-45.
42. Mori MM, Cedenho AP, Koifman S, Srougi M. Sperm characteristics in a sample of healthy adolescents in São Paulo, Brazil. Cad Saude Publica. 2002;18(2):525-30.
43. Cremonese C. Exposição a agrotóxicos e distúrbios reprodutivos: estudo em trabalhadores rurais, seus familiares e jovens do município de Farroupilha – RS. 2014. Tese (Doutorado em Ciências) – Escola Nacional de Saúde Pública, FIOCRUZ, Rio de Janeiro, Rio de Janeiro. 2014.
44. Jeng HA. Exposure to endocrine disrupting chemicals and male reproductive health. Front Public Health. 2014;2:55.

45. Bonde JP, Flachs EM, Rimborg S, et al. The epidemiologic evidence linking prenatal and postnatal exposure to endocrine disrupting chemicals with male reproductive disorders: a systematic review and meta-analysis. Hum Reprod Update. 2016;23(1):104-25.
46. Andersen HR, Schmidt IM, Grandjean P et al. Impaired reproductive development in sons of women occupationally exposed to pesticides during pregnancy. Environ Health Perspect. 2008;116(4):566-72.
47. Wohlfahrt-Veje C, Andersen HR, Jensen TK, et al. Smaller genitals at school age in boys whose mothers were exposed to non-persistent pesticides in early pregnancy. Int J Androl. 2012;35(3):265-72.
48. Gaspari L, Sampaio DR, Paris F, et al. High prevalence of mi cropenis in 2710 male newborns from an intensive use pesticide area of Northeastern Brazil. Int J Androl. 2012;35(3):253-64.
49. Rosen A, Jayram G, Drazer M, Eggener SE. Global trends in testicular cancer incidence and mortality. Eur Urol. 2011;60(2):374-9.
50. Purdue MP, Devesa SS, Sigurdson AJ, McGlynn KA. International patterns and trends in testis cancer incidence. Int J Cancer. 2005;115(5):822-7.
51. Jacobsen R, Møller H, Thoresen SØ, et al. Trends in testicular cancer incidence in the Nordic countries, focusing on the recent decrease in Denmark. Int J Androl. 2006;29(1):199-204.
52. Skakkebaek NE, Rajpert-De Meyts E, Main KM. Testicular dysgenesis syndrome: an in- creasingly common developmental disorder with environmental aspects. Hum Reprod. 2001;16(5):972-8.
53. Main KM, Skakkebaek NE, Toppari J. Cryptor- chidism as part of the testicular dysgenesis syn- drome: the environmental connection. Endocr Dev. 2009;14:167-73.
54. Juul A, Almstrup K, Andersson AM, et al. Possible fetal determinants of male infertility. Nat Rev Endocrinol. 2014;10(9):553-62.
55. Sharpe RM, Skakkebaek NE. Testicular dysgenesis syndrome: mechanistic insights and potential new downstream effects. Fertil Steril. 2008;89(2):e33-8.
56. Olesen IA, Sonne SB, Hoei-Hansen CE, et al. Environment, testicular dysgenesis and carcinoma in situ testis. Best Pract Res Clin Endocrinol Metab. 2007;21(3):462-78.
57. Andersson AM, Jensen TK, Juul A, et al. Secular decline in male testosterone and sex hormone binding globulin serum levels in Danish population surveys. J Clin Endocrinol Metab. 2007;92(12):4696-705.
58. Travison TG, Araujo AB, O'Donnell AB, et al. A population level decline in serum testosterone levels in American men. J Clin Endocrinol Metab. 2007;92(1):196-202.
59. Jørgensen N, Rajpert-De Meyts E, Main KM, Skakkebaek NE. Testicular dysgenesis syndrome comprises some but not all cases of hypospadias and impaired spermatogenesis. Int J Androl. 2010;33(2):298-303.
60. Toppari J, Larsen JC, Christiansen P, et al. Male reproductive health and environmental xenoestrogens. Environ Health Perspect. 1996;104(4):741-803.
61. Radke EG, Joseph M, et al. 2018. Phthalate Exposure and Male Reproductive Outcomes: A Systematic Review of the Human Epidemiological Evidence. Environ Int. 2018;121:764-793.
62. Freire C, Koifman RJ, Sarcinelli PN, et al. Association between serum levels of organochlorine pesticides and sex hormones in adults living in a heavily contaminated area in Brazil. Int J Hyg Environ Health. 2014;217(2-3):370-8.
63. Parent AS, Teilmann G, Juul A, et al. The timing of normal puberty and the age limits of sexual precocity: variations around the world, secular trends, and changes after migration. Endocr Rev. 2003;24(5):668-93.
64. Herman-Giddens ME, Wang L, Koch G. Secondary sexual characteristics in boys: estimates from the national health and nutrition examination survey III, 1988-94. Arch Pediatr Adolesc Med. 2001;155:1022-8.
65. Sun SS, Schubert CM, Chumlea WC, et al. National estimates of the timing of sexual maturation and racial differences among US children. Pediatrics. 2002;110:911-9.
66. Wu T, Mendola P, Buck GM. Ethnic differences in the presence of secondary sex characteristics and menarche among US girls: the Third National Health and Nutrition Examination Survey, 1988-94. Pediatrics. 2002;110:752-7.
67. Foster TA, Voors AW, Webber LS, et al. Anthropometric and maturation measurements of children, ages 5–14 years, in a biracial community – the Bogalusa Heart Study. Am J Clin Nutr. 1977;30:582-91.
68. Lee PA. Normal ages of pubertal events among American males and females. J Adolesc Health Care. 1980;1:26-9.
69. Choi JH, Yoo HW. Control of puberty: genetics, endocrinology, and environment. Curr Opin Endocrinol Diabetes Obes. 2013;20(1):62-8.
70. Buttke DE, Sircar K, Martin C. Exposures to endocrine disrupting chemicals and age of menarche in adolescent girls in NHANES (2003-2008). Environ Health Perspect. 2012;120(11):1613-8.
71. Chen A, Chung E, DeFranco EA, et al. Serum PBDEs and age at menarche in adolescent girls: analysis of the Nation- al Health and Nutrition Examination Survey 2003-2004. Environ Res. 2011;111(6):831-7.
72. Ozen S, Darcan S, Bayindir P, et al. Effects of pesticides used in agriculture on the development of precocious puberty. Environ Monit Assess. 2012;184(7):4223-32.
73. Schell LM, Gallo MV. Relationships of putative endocrine disruptors to human sexual maturation and thyroid activity in youth. Physiol Behav. 2010;99(2):246-53.
74. Brix N, Ernst A, Lauridsen LLB, et al. Timing of puberty in boys and girls: A population-based study. Paediatr Perinat Epidemiol. 2019;33(1):70-8.
75. Herman-Giddens ME, Steffes J, Harris D, et al. Secondary sexual characteristics in boys: data from the Pediatric Research in Office Settings Network. Pediatrics. 2012;130(5):e1058-68.
76. Harley KG, Kimberly P, Berger, et al. Association of Phthalates, Parabens and Phenols Found in Personal Care Products with Pubertal Timing in Girls and Boys. Human Reproduction. 2019;34(1):109-17.
77. Muttineni J, Karmaus W. In utero exposure to organochlorines and age at menarche. Hum Reprod. 2004;19(7):1506-12.
78. Swan SH, Main KM, Liu F, et al. Study for Future Families Research Team. Decrease in anogenital distance among male infants with prenatal phthalate exposure. Environ Health Perspect. 2005;113(8):1056-61.
79. Torres-Sanchez L, Zepeda M, Cebrián ME, et al. Dichlorodiphenyldi-chloroethylene exposure during the first trimes ter of pregnancy alters the anal position in male infants. Ann N Y Acad Sci. 2008;1140:155-162.
80. Mendiola J, Stahlhut RW, Jørgensen N, et al. Shoster anogenital distance predicts poorer semen quality in young men in Rochester. New York Environ Health Perspect. 2011;119(7):958-63.
81. Eisenberg ML, Hsieh MH, Walters RC, et al. The relationship between anogenital distance, fatherhood, and fertility in adult men. PLoS One. 2011;6:e18973.
82. Lesseur C, Pirrotte P, Pathak KV, et al. Maternal urinary levels of glyphosate during pregnancy and anogenital distance in newborns in a US multicenter pregnancy cohort. Environ Pollut. 2021;280:117002.

83. Salazar-Martinez E, Romano-Riquer P, Yanez-Marquez E, et al. Anogenital distance in human male and female newborns: a descriptive, cross-sectional study. Environ Health. 2004;3(1):8.
84. Anway MD, Skinner MK. Epigenetic programming of the germ line: effects of endocrine disruptors on the development of transgenerational disease. Reprod Biomed Online. 2008;16(1):23.
85. Rappaport SM, Smith MT. Epidemiology. Environment and disease risks. Science. 2010;330(6003):460-1.
86. The New York Times. Canada declares BPA, a chemical in plastics, to be toxic [Internet]. 2008.
87. Tranfo G, Caporossi L, Pigini D, et al. Temporal Trends of Urinary Phthalate Concentrations in Two Populations: Effects of REACH Authorization after Five Years. Int J Environ Res Public Health. 2018;15(9):1950.
88. Health and Environment Alliance. Prague Declaration on endocrine disrupters calls for precautionary approach [Internet]. 2011.

HIPERPROLACTINEMIAS

CAPÍTULO 11

Andrea Glezer • Marcello D. Bronstein

INTRODUÇÃO

A prolactina (PRL) é um hormônio polipeptídico com mais de 300 ações em diferentes espécies, porém, sua principal função nos seres humanos se refere aos cuidados com o recém-nato, por meio da promoção do crescimento adicional e do desenvolvimento das glândulas mamárias na gestação e na lactação, garantindo a galactopoiese, bem como a indução fisiológica do hipogonadismo no puerpério. O papel fisiológico da PRL, no que se refere à reprodução no sexo masculino, não é bem-estabelecido.[1]

FISIOLOGIA E FISIOPATOLOGIA

A PRL é secretada por células especializadas da adeno-hipófise, os lactotrofos e, diferentemente dos outros hormônios hipofisários, sua principal regulação é inibitória pela dopamina. Este neurotransmissor é secretado pelo hipotálamo, e sua ação sobre os lactotrofos depende da integridade da haste hipofisária, que une o hipotálamo à hipófise. Tumores das regiões selar e suprasselar que comprimam a haste hipofisária impedem o aporte de dopamina aos lactotrofos e, portanto, a secreção de PRL se encontrará elevada. Essa situação é denominada desconexão de haste. Por outro lado, há diversos fatores liberadores da secreção de PRL, como a serotonina, o hormônio estimulador da tireotrofina (TRH) e o peptídeo vasoativo intestinal (VIP).[1]

A hiperprolactinemia pode ser secundária a diversas causas, como condições fisiológicas (gestação, amamentação, estresse); farmacológicas e patológicas, como insuficiência renal e hepática, hipotireoidismo, adenomas hipofisários, outros tumores ou processos inflamatórios da região hipotálamo-hipofisária; e macroprolactinemia. Os prolactinomas, adenomas com secreção autônoma de PRL, são os tumores hipofisários mais comuns, com prevalência de 100 casos por milhão, que atingem mais frequentemente mulheres jovens, sendo 10 vezes mais frequentes no sexo feminino, na faixa etária dos 20 aos 50 anos. Em adultos com mais de 60 anos, a prevalência entre os gêneros é similar.[1] A identificação da etiologia da hiperprolactinemia é importante para que seja instituído o tratamento adequado.

A hiperprolactinemia, definida pela elevação dos níveis da PRL sérica acima dos limites normais, é a disfunção hipotálamo-hipofisária mais comum e causa importante de hipogonadismo e infertilidade. A inibição da pulsatilidade do GnRH decorrente da hiperprolactinemia ocorre via kiss-peptina.[2] Souter *et al.*[3] avaliaram 1.705 mulheres com queixa de infertilidade, sendo hiperprolactinemia diagnosticada em 12,1% dos casos e confirmada, após segunda dosagem de PRL, em 5,2% do total. A irregularidade menstrual foi relatada em 22% das pacientes, e 4% dessas mulheres eram portadoras de hiperprolactinemia. Porém, a elevação dos níveis de PRL também foi diagnosticada em 5,6% daquelas com ciclos regulares, sem diferença nos níveis de PRL entre os grupos. No entanto, a presença de macroprolactinemia não foi avaliada no estudo, o que poderia ser a causa de hiperprolactinemia nas pacientes com ciclos regulares.

MANIFESTAÇÕES CLÍNICAS

Na hiperprolactinemia, a pulsatilidade da secreção do hormônio liberador de gonadotrofinas (GnRH), das gonadotrofinas e a resposta gonadal ao estímulo gonadotrófico estão alteradas, levando ao hipogonadismo e às suas manifestações clássicas, em ambos os sexos: disfunção sexual, infertilidade, irregularidades menstruais e perda de massa óssea.[1] A galactorreia, considerada um marco no quadro clínico da hiperprolactinemia, não é um sinal obrigatório, tampouco específico. Outros distúrbios, como obesidade e síndrome metabólica,[4] especialmente em homens, e alterações na qualidade de vida, têm sido atribuídos à hiperprolactinemia.[5] Finalmente, nos casos relacionados com macroprolactinomas e outros tumores da região hipotálamo-hipofisária, efeitos de massa, como cefaleia e distúrbios visuais, são frequentemente encontrados.[1]

DIAGNÓSTICO E DIAGNÓSTICO DIFERENCIAL

O diagnóstico de hiperprolactinemia é realizado quando a dosagem de PRL sérica encontra-se acima do valor normal de referência (20 a 25 ng/mL em mulheres; 15 a 20 ng/mL em homens).[6] O estresse da punção venosa pode aumentar a secreção de PRL, em geral, em níveis pouco acima do valor normal. Há dois estudos[7,8] que avaliaram se nova coleta de PRL após repouso de 30 min seria útil na identificação de pacientes com hiperprolactinemia leve relacionadas com o estresse, e em ambos 25% a 30% dos casos de hiperprolactinemia leve foram ligados ao estresse.

> **IMPORTANTE**
>
> Isso significa que pacientes com hiperprolactinemia discreta, assintomáticos, com pesquisa de macroprolactina negativa, devem ser reavaliados após nova coleta em repouso. No entanto, como rotina, o repouso para dosagem de PRL não é indicado.

A dosagem de PRL deve ser realizada apenas quando indicada, ou seja, em indivíduos com sintomas possivelmente relacionados com hiperprolactinemia, uma vez que a macroprolactinemia é frequente na prática clínica. As indicações para dosagem de PRL sérica são presença de tumor hipofisário, ginecomastia, galactorreia e hipogonadismo hipogonadotrófico, que, no sexo feminino, caracteriza-se clinicamente por irregularidade menstrual ou amenorreia e, nos homens, disfunção sexual e infertilidade.[1]

Após confirmação do diagnóstico de hiperprolactinemia, as seguintes possibilidades etiológicas devem ser investigadas:

- Fisiológicas: gestação e lactação, estimulação mamária;
- Farmacológicas: medicações antipsicóticas, antidepressivos, opiáceos, cocaína, medicações anti-hipertensivas (verapamil, metildopa), medicações que atuem no trato gastrointestinal (metoclopramida, domperidona), inibidores de protease usados no tratamento da síndrome da imunodeficiência adquirida no adulto (AIDS) e uso de estrógenos;
- Associadas às doenças sistêmicas: insuficiência renal, insuficiência hepática;
- Associadas às doenças endocrinológicas: hipotireoidismo primário, síndrome de ovários policísticos (SOP), doença de Addison e doença de Cushing;
- Secundária à secreção autônoma de PRL por adenomas hipofisários: prolactinomas, tumores de secreção mista de PRL e de hormônio de crescimento (GH);
- Secundária a outros tumores da região hipotálamo-hipofisária ou a doenças infecciosas ou infiltrativas que acometam a haste hipofisária, levando à desconexão de haste, como macroadenomas hipofisários não funcionantes, craniofaringiomas, metástases, hipofisite linfocítica, sarcoidose, tuberculose, pós-cirurgia ou radioterapia entre outros;
- Estimulação dos nervos intercostais por cirurgia mamária ou torácica, trauma da parede torácica;
- Macroprolactinemia;
- Idiopática.

Para identificar a causa da hiperprolactinemia, pode-se seguir o fluxograma da Figura 11-1. Entre as medicações que mais frequentemente causam hiperprolactinemia, por ação antagonista dopaminérgica, estão os antipsicóticos e neurolépticos, como a risperidona, o haloperidol e a sulpirida; e drogas de efeito no trato gastrointestinal, como o metoclopramida e a domperidona. Idealmente deve-se dosar a PRL sérica antes do início do uso dessas medicações cronicamente. Se for possível a suspensão da droga, nova dosagem de PRL sérica poderá ser realizada a partir de 3 dias. Do contrário, deve-se realizar ressonância magnética (RM) de hipófise para afastar causa patológica associada.[9]

> **IMPORTANTE**
>
> No hipotireoidismo primário, o principal mecanismo do aumento da secreção de PRL é a elevação dos níveis do TRH. Os níveis séricos de PRL normalizam após reposição adequada com levotiroxina.[10]

Com relação à SOP, em contradição a dados prévios que demonstraram hiperprolactinemia em até 30% dos pacientes, estudos mais recentes não confirmaram qualquer relação fisiopatológica entre as duas condições, podendo ser apenas uma associação ao acaso.[11,12] Por isso, em pacientes que permanecem com sintomas de irregularidade menstrual após normalização da PRL, se o tratamento específico estiver indicado, será necessária a investigação de outras causas que justifiquem os sintomas, como SOP.

A estimulação mamária em mulheres não gestantes pode levar ao aumento dos níveis de PRL por causa de reflexo neurogênico. Por esse mecanismo, afecções na parede torácica, como herpes-zóster, traumas mecânicos ou químicos, podem estar relacionadas com a hiperprolactinemia.[13] A estimulação mamária no exame clínico, na ultrassonografia e na mamografia tem um efeito mínimo sobre os níveis de PRL.[14]

A PRL pode ser classificada de acordo com seu peso molecular em formas monomérica, dimérica e macroprolactina. Esta última apresenta alto peso molecular e baixa atividade biológica.[15] Em pacientes normo e hiperprolactinêmicos, a principal isoforma circulante é a monomérica, porém, em cerca de 25% dos indivíduos com hiperprolactinemia,[16] a principal isoforma é a macroprolactina, situação denominada por macroprolactinemia. A macroprolactina causa hiperprolactinemia por redução do *clearance* renal e do estímulo do tônus dopaminérgico. Em um indivíduo com macroprolactinemia verdadeira, ou seja, cujas concentrações séricas de PRL monomérica estão dentro do limite da normalidade, não se esperam sintomas relacionados com a hiperprolactinemia. Portanto, essa é uma situação de dissociação entre o quadro clínico e o laboratorial, e sua pesquisa deve ser realizada em indivíduos hiperprolactinêmicos assintomáticos, em que a solicitação da dosagem de PRL inicial é discutível. A macroprolactinemia é uma situação benigna quanto à fertilidade. Vallette-Kasic et al.[17] avaliaram 106 indivíduos com macroprolactinemia, e 7 mulheres engravidaram durante o acompanhamento, com partos sem complicações. Nos casos de macroprolactinemia com níveis elevados de PRL monomérica, sintomas relacionados com a hiperprolactinemia podem estar presentes, e a investigação etiológica deve ser realizada. Por outro lado, em pacientes com macroprolactinemia verdadeira e infertilidade, outras causas de infertilidade podem coexistir e devem ser pesquisadas.[18]

Frente a um paciente com hiperprolactinemia sintomática, após exclusão de gestação, uso de medicações que possam causar hiperprolactinemia, insuficiência renal, insuficiência hepática e hipotireoidismo, deve-se proceder com a realização de RM da região selar, a fim de identificar se a causa é um tumor hipofisário com secreção autônoma de PRL (prolactinoma), ou se outros tumores hipofisários ou da região, bem como doenças infiltrativas ou infecciosas, são a causa da hiperprolactinemia por desconexão de haste. Nos prolactinomas, em geral, o nível de PRL sérico é proporcional ao tamanho tumoral. Portanto, em microprolactinomas, esperam-se níveis de PRL séricos de até 200 ng/mL e, em geral, macroprolactinomas acima desses níveis.[19] Karavitaki et al.[20] avaliaram os níveis de PRL em pacientes com tumores hipofisários não funcionantes com desconexão de haste e, em 98,7%, os níveis foram menores que 95 ng/mL. Dessa forma, embora haja exceções, nos adenomas hipofisários não secretores, o nível de PRL não ultrapassa 100 ng/mL. A diferenciação entre um prolactinoma e a hiperprolactinemia por desconexão de haste é fundamental, pois a terapêutica, em especial quando há compressão das vias ópticas e deficiência visual, é completamente diferente.

```
HiperPRL ──┬──► Anamnese ──┬──► Uso de medicações
           │                └──► História/sintomas de insuficiência renal, hepática e hipotireoidismo
           │
           ├──► Avaliação laboratorial ──┬──► Se ausência de sintomas, pesquisar macroprolactina
           │                             └──► Beta – HCG, TSH Função renal e hepática
           │
           └──► Avaliação por imagem ──► Descartadas as causas de HiperPRL relacionadas anteriormente ──┬──► Microadenoma ──► PRL < 150 ng/mL = microprolactinoma
                                                                                                        ├──► Macroadenoma ──┬──► PRL > 150 ng/mL = macroprolactinoma
                                                                                                        │                   └──► PRL < 100 ng/mL = desconexão de haste
                                                                                                        └──► RM normal e macroprolactina negativa ──► HiperPRL idiopática
```

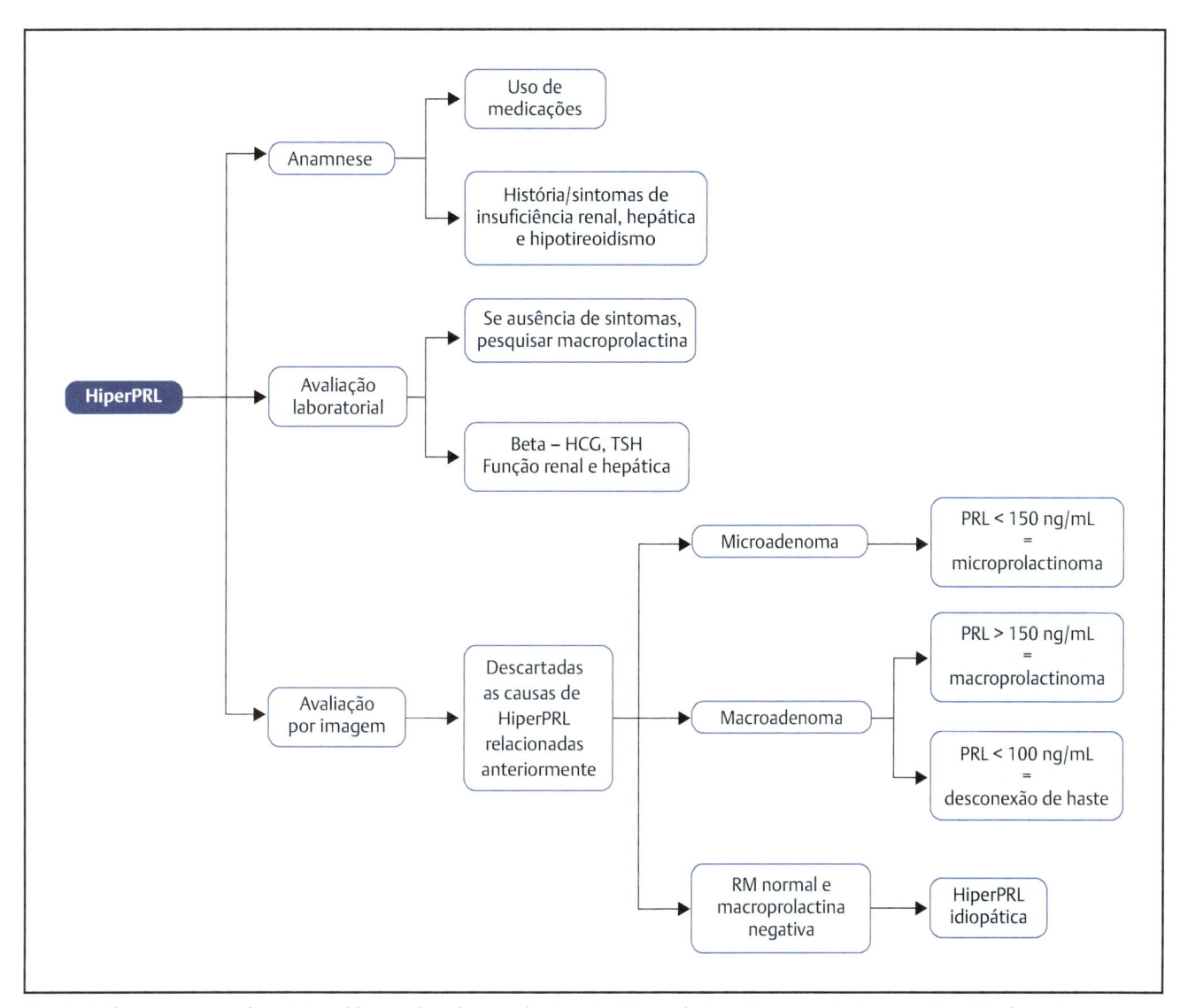

Fig. 11-1. Fluxograma para diagnóstico diferencial em hiperprolactinemia. PRL: prolactina; RM: ressonância magnética; TSH: hormônio estimulador da tireoide.

IMPORTANTE

Quando todas as etiologias mencionadas foram excluídas e a RM selar é normal, faz-se o diagnóstico de hiperprolactinemia idiopática, embora a presença de microadenomas não detectáveis na imagem não possa ser ignorada.

ABORDAGEM TERAPÊUTICA

O tratamento da hiperprolactinemia tem por objetivos cessar a galactorreia e restaurar o estado de eugonadismo e, portanto, a disfunção sexual e a fertilidade. Se a causa for tumoral, o tratamento também buscará controlar o seu crescimento e restaurar a função hipofisária quando esta é prejudicada. As modalidades terapêuticas disponíveis para os prolactinomas são tratamentos clínico, cirúrgico e por irradiação.

Tratamento Clínico

Os agonistas dopaminérgicos (AD) são padrão ouro para o tratamento dos prolactinomas e, em nosso meio, estão disponíveis os derivados de ergotamina: bromocriptina (BRC) e cabergolina (CAB). Essa classe de drogas promove redução da secreção hormonal, inibição da transcrição do gene da PRL, bem como a redução do prolactinoma. A CAB é a droga de escolha, uma vez que apresente melhor tolerabilidade e maior eficácia que a BRC. A dose inicial da CAB é, em geral, de um comprimido de 0,5 mg duas vezes por semana, e a titulação é realizada em função da resposta.[21] O uso da CAB promove normalização dos níveis séricos de PRL em mais de 85% dos casos e redução tumoral em mais de 80% dos casos, enquanto a BRC promove normalização dos níveis de PRL em 80% dos microprolactinomas e em 70% dos macroprolactinomas.[22]

Os principais efeitos colaterais dos AD são náuseas, vômitos e hipotensão postural, enquanto congestão nasal, cãibras e distúrbios psiquiátricos estão entre efeitos mais raros. A CAB foi relacionada com a valvopatia em pacientes portadores de doença de Parkinson, utilizando doses muito elevadas de CAB e em que há maior prevalência de outros fatores de risco para valvopatia. A CAB, e não a BRC, tem ação agonista no receptor de serotonina 5HT2B, fato que pode promover proliferação de fibroblastos e insuficiência valvar, em especial nas valvas tricúspide e pulmonar. Nos pacientes em uso de CAB para o tratamento de hiperprolactinemia, a valvopatia pela medicação ainda é assunto controverso. Em metanálise recente incluindo 13 estudos publicados a esse respeito, totalizando 836 usuários de CAB e 1.388 controles, houve aumento de insuficiência tricúspide em algum grau.[23] De qualquer forma, até a obtenção de dados mais consistentes, a monitorização individualizada com ecocardiograma é desejável, especialmente em doses acima de 2 mg semanais de CAB.[24]

Apesar de crônico, o tratamento com AD pode se associar à remissão da hiperprolactinemia, havendo pacientes que permanecem normoprolactinêmicos mesmo após suspensão da droga. Passos et al.[25] obtiveram em 20,6% dos pacientes tratados com BRC (25,8% em microprolactinomas e 15,9% em macroprolactinomas), normoprolactinemia após suspensão da droga em tempo mediano de 44 meses. Taxas ainda maiores de remissão foram verificadas com CAB por Colao et al.,[26] 69% em microprolactinomas e 64% em macroprolactinomas, em um tempo mediano de uso em torno de 40 meses. Há três metanálises, incluindo 743 pacientes, 637 e 1.106 pacientes em uso de BRC e/ou CAB, com taxas de remissão de 21%, 35% e 36,6%, respectivamente.[27-29] Embora as *guidelines da Endocrine Society*[20] sugiram que a suspensão dos AD deva ser realizada de forma gradual, em pacientes tratados por pelo menos 2 anos, consideramos que a retirada de AD deva ser individualizada.

Tratamento Cirúrgico

As indicações para o tratamento cirúrgico dos prolactinomas incluem: inadequada redução nos níveis de PRL e/ou não redução/crescimento tumoral em vigência de altas doses de AD; prolactinomas com compressão de vias ópticas, promovendo deficiência visual que não reverta com o uso de AD em curto prazo; apoplexia tumoral sintomática e fístula liquórica pela redução tumoral com uso de AD. A evolução cirúrgica depende da experiência e da habilidade do neurocirurgião, bem como dos níveis de PRL, e das dimensões e do grau de invasão do tumor. Gillam et al.,[30] avaliando 50 séries cirúrgicas, mostraram remissão em 74,7% dos microprolactinomas e em 33,9% dos macroprolactinomas. A taxa de recorrência na mesma análise foi de 18,2%, em micro, e de 22,8%, em macroprolactinomas, o que reduz a eficácia do tratamento em longo prazo.

Radioterapia

Entre os tumores hipofisários, os prolactinomas são os mais radiorresistentes e, portanto, a indicação da radioterapia se restringe aos tumores resistentes às terapêuticas habituais com crescimento tumoral apesar do uso de AD e da cirurgia. A normalização média dos níveis de PRL com a radioterapia foi de 31,4% nos estudos compilados por Gillam et al.,[30] número que não difere ao analisarem-se o tipo de radioterapia e uso de AD ou de cirurgia como tratamentos combinados. Os efeitos colaterais incluem lesão do trato óptico; 50% de risco de hipopituitarismo em 10 a 20 anos, alterações neuropsicológicas, bem como o aparecimento de tumores secundários e acidentes vasculares encefálicos (AVE).

FERTILIDADE E GRAVIDEZ

Em pacientes do sexo feminino, o tratamento com AD restaura a fertilidade na maioria dos casos. Na falta de resposta ao tratamento medicamentoso, e nos casos de microprolactinomas, a indução da ovulação com citrato de clomifeno ou gonadotrofinas recombinantes pode ser indicada.[31]

Em pacientes portadoras de microadenomas, o risco de crescimento tumoral com repercussão clínica na gestação é de até 2,5% e, portanto, logo após a confirmação da gestação, o uso de AD é suspenso. A paciente deve ser acompanhada clinicamente a cada trimestre da gestação, e a dosagem sistemática de PRL não é indicada. Na vigência de cefaleia importante ou queixa visual com alteração em exame neuroftalmológico, a realização de RM sem contraste está indicada, preferencialmente após o primeiro trimestre. Se houver crescimento tumoral importante, o uso de AD deverá ser reintroduzido. Já para pacientes com macroadenomas, o risco de crescimento tumoral com repercussão clínica é de 18%. Assim, em paciente com macroprolactinoma expansivo, devemos aguardar a redução tumoral para dentro dos limites da sela túrcica por, pelo menos, 1 ano de tratamento com AD antes de autorizar a gestação. Em estudo multicêntrico brasileiro, incluímos 233 gestações induzidas por CAB, e os desfechos materno-fetais foram semelhantes aos da literatura, exceto pelo aumento da taxa de abortamento nas pacientes que não suspenderam a CAB pós a confirmação da gestação (38% vs. 7,5%).[32] Portanto, idealmente deve-se realizar o tratamento clínico com AD para que haja redução tumoral para as dimensões da sela antes da gestação, a fim de suspender-se o AD após a confirmação da gestação.[33] Quando a redução tumoral não ocorre, o tratamento cirúrgico está indicado. A manutenção ou não dos AD durante toda a gestação fica a critério do especialista. A avaliação neuroftalmológica deve ser realizada periodicamente. Nos casos em que a suspensão do AD resultou em crescimento tumoral, a conduta inicial é reintrodução do medicamento. Se este não for eficaz, o tratamento cirúrgico está indicado, preferencialmente no segundo trimestre.[34]

Em homens, além da disfunção sexual, o hipogonadismo por hiperprolactinemia pode promover alterações no espermograma, principalmente no que se refere à motilidade. Colao et al.[22] demonstraram que a qualidade do esperma aproximou-se do encontrado em controles apenas após 24 meses de tratamento com CAB. Portanto, deve-se reavaliar o paciente com queixa de infertilidade por um período mais prolongado que o necessário para restaurar os níveis normais de testosterona.

Em pacientes portadores de prolactinoma que permaneçam hipogonádicos apesar do tratamento clínico, o uso do citrato de clomifeno tem se mostrado útil na elevação dos níveis de testosterona, mesmo na ausência de normalização dos níveis de PRL. Esta abordagem apresenta vantagens sobre a reposição de testosterona por restaurar a fertilidade.[30]

PROLACTINOMAS AGRESSIVOS

Tumores hipofisários agressivos são definidos pela presença de expansão ou invasão extensa de estruturas vizinhas, pelo rápido crescimento tumoral e/ou pela presença de tumores gigantes, com mais de 4 cm em seu maior diâmetro.

O diagnóstico de carcinoma hipofisário é realizado na presença de metástases. Carcinomas hipofisários são extremamente raros, porém, o tipo mais frequente entre eles é o prolactinoma. Os prolactinomas agressivos são mais comuns em pacientes jovens do sexo masculino. A prevalência de resistência aos AD em prolactinomas ocorre em cerca de 10% dos microprolactinomas e em 18% dos macroprolactinomas.[1] O principal mecanismo da resistência é relacionado com a redução dos receptores dopaminérgicos dos prolactinomas.[36,37]

A estratégia inicial para tratar os pacientes resistentes parcialmente aos AD é o aumento escalonado da dose da medicação. Ono et al.[38] obtiveram normalização dos níveis de PRL em 96,2% dos pacientes com dose de até 12 mg por semana de CAB. Vale lembrar que a dose máxima de CAB em bula é de 2 mg semanais. A temozolamida, agente alquilante oral, tem sido indicada em tumores hipofisários agressivos/invasivos não responsivos às terapêuticas habituais. Uma revisão[39] constatou que essa quimioterapia foi eficaz em 15 de 20 casos de prolactinomas.

Outras estratégias ainda em fase de estudos clínicos são o uso de análogos de somatostatina, de moléculas quiméricas na ligação entre receptores D2 e de somatostatina, o uso de moduladores do receptor de estrógenos, de antagonistas do receptor de PRL e de drogas antiblásticas, além da temozolamida como os inibidores de mTor ou de tirosina quinase.

CONCLUSÃO

A hiperprolactinemia é uma importante causa de hipogonadismo e infertilidade, especialmente entre mulheres jovens. Diagnosticar a causa dessa condição é fundamental para a indicação do tratamento adequado. Nas hiperprolactinemias idiopáticas e nos prolactinomas, o tratamento de escolha é o uso de AD. O tratamento cirúrgico e por irradiação são opções para os casos de resistência e intolerância aos AD.

REFERÊNCIAS BIBLIOGRÁFICAS

1. Bronstein MD. Disorders of prolactin secretion and prolactinomas. In: DeGroot LJ & Jameson JL (Eds). Endocrinology. 6. ed. Philadelphia: Saunders/Elsevier. 2010. p. 333-57.
2. Sonigo C, Bouilly J, Carré N, et al. Hyperprolactinemia-induced ovarian acyclicity is reversed by kisspeptin administration. J Clin Invest. 2012;122(10):3791-5.
3. Souter I, Baltagi LM, Toth TL, Petrozza JC. Prevalence of hyperprolactinemia and abnormal magnetic resonance imaging findings in a population with infertility. Fertil Steril. 2010;94(3):1159-62.
4. Paraíba DB, Glezer A, Bronstein MD. Eixo dopaminérgico na síndrome metabólica. In: Giacaglia LR, da Silva MER, dos Santos RF (Orgs.). Tratado de Síndrome Metabólica. São Paulo: Roca; 2010. p. 159-66.
5. Kars M, van der Klaauw AA, Onstein CS, et al. Quality of life is decreased in female patients treated for microprolactinomas. Pituitary. 2008;11(3):247-54.
6. Colao A. Pituitary tumours: the prolactinoma. Best Pract Res Clin Endocrinol Metab. 2009;23(5):575-96.
7. Muneyyirci DO, Goldstein D, Reyes FI. Diagnosis of stress-related hyperprolactinemia. Evaluation of hyperprolactinemia with rest test. N Y State J Med. 1989;89:205-8.
8. Vieira JGHV, Oliveira JH, Tachibana T, et al. Avaliação dos níveis de prolactina sérica: é necessário repouso antes da coleta? Arq Bras Endocrinol Metab. 2006;50(3):569.
9. Molitch ME. Drugs and prolactin. Pituitary. 2008;11:209-18.
10. Hekimsoy Z, Kafesçiler S, Guçlu F, Özmen B. The prevalence of hyperprolactinemia in overt and subclinical hypothyroidism. Endocrine Journal. 2010;57(12):1011-15.
11. Filho RB, Domingues L, Naves L, et al. Polycystic ovary syndrome and hyperprolactinemia are distinct entities. Gyneco Endocrinol. 2007;23(5):267-72.
12. Robin G, Catteau-Jonard S, Young J, Dewailly D. Physiopathological link between polycystic ovary syndrome and hyperprolactinemia: myth or reality? Gynecol Obstet Fertil. 2011;39(3):141-5.
13. Faubion WA, Nader S. Spinal cord surgery and galactorrhea: a case report. Am J Obstet Gynecol. 1997;177:465-6.
14. Saraç F, Tutuncuoğlu P, Ozgen AG, et al. Prolactin levels and examination with breast ultrasound or mammography. AdvTher. 2008;25(1):59-66.
15. Glezer A, Soares CR, Vieira JG, et al. Human macroprolactin displays low biological activity via its homologous receptor in a new sensitive bioassay. J Clin Endocrinol Metab. 2006;91(3):1048-55.
16. Gibney J, Smith TP, McKenna TJ. Clinical relevance of macroprolactin. Clin Endocrinol. 2005;62:633-43.
17. Vallette-Kasic S, Morange-Ramos I, Selim A, et al. Macroprolactinemia revisited: a study on 106 patients. J Clin Endocrinol Metab. 2002;87(2): 581-8.
18. Khandwala HM. Macroprolactinemia in a patient with infertility and hyperprolactinemia. South Med J. 2006;99(11):1282-4.
19. Vilar L, Freitas MC, Naves LA, et al. Diagnosis and management of hyperprolactinemia: results of a brazilian multicenter study with 1234 patients. J Endocrinol Invest. 2008;31:436-44.
20. Karavitaki N, Thanabalasingham G, Shore HC, et al. Do the limits of serum prolactin in disconnection hyperprolactinaemia need re-definition? A study of 226 patients with histologically verified non-functioning pituitary macroadenoma. Clin Endocrinol (Oxf). 2006;65(4):524-9.
21. Webster J, Piscitelli G, Polli A, et al. A comparison of cabergoline and bromocriptine in the treatment of hyperprolactinemic amenorrhea. Cabergoline Comparative Study Group. N Engl J Med. 1994;331:904-9.
22. Colao A, Savastano S. Medical treatment of prolactinomas. Nat Rev Endocrinol. 2011;7(5):267-78.
23. Colao A, Galderisi M, Di Sarno A, et al. Increased prevalence of tricuspid regurgitation in patients with prolactinomas chronically treated with cabergoline. J Clin Endocrinol Metab. 2008;93(10):3777-84.
24. Steeds R, et al. Echocardiography and monitoring patients receiving dopaine agonist therapy for hyperprolactinaemia: A joint position statement of the British Society of Echocardiography, the British Heart Valve Society and the Society for Endocrinology. Clin Endocrinol (Oxf). 2019;90(5):662-9.
25. Passos VQ, Souza JJ, Musolino NR, Bronstein MD. Long-term follow-up of prolactinomas: normoprolactinemia after bromocriptine withdrawal. J Clin Endocrinol Metab. 2002;87(8):3578-82.
26. Colao A, Di Sarno A, Cappabianca P, et al. Withdrawal of long-term cabergoline therapy for tumoral and nontumoral hyperprolactinemia. N Engl J Med. 2003;349(21):2023-33.
27. Dekkers OM, Lagro J, Burman P, et al. Recurrence of hyperprolactinemia after withdrawal of dopamine agonists: systematic review and meta-analysis. J Clin Endocrinol Metab. 2010;95(1):43-51.
28. Hu J, et al. Current drug withdrawal strategy in prolactinoma patients treated with cabergoline: a systematic review and meta-analysis. Pituitary. 2015;18(5):745-51.

29. Xia M Y, et al. Optimal timing of dopamine agonist withdrawal in patients with hyperprolactinemia: a systematic review and meta-analysis. Endocrine. 2018;59(1):50-61.
30. Gillam MP, Molitch ME, Lombardi G, *et al*. Advances in the treatment of prolactinomas. Endocrine Reviews. 2006;27:485-534.
31. Serafini P, Motta ELA, White JS. Restoration of ovarian cyclicity and ovulation induction in hypopituitary women. In: Bronstein MD (Ed.). Pituitary Tumors in Pregnancy. Kluver Academic Publishers. 2001:173-94.
32. Sant' Anna BG, Musolino NRC, Gadelha MR, et al. A Brazilian multicentre study evaluating pregnancies induced by cabergoline in patients harboring prolactinomas. Pituitary. 2020;23(2):120-8.
33. Glezer A, Bronstein MD. Prolactinomas in pregnancy: considerations before conception and during pregnancy. Pituitary. 2020;23(1):65-9.
34. Bronstein MD, Paraiba DB, Jallad RS. Management of pituitary tumors in pregnancy. Nat Rev Endocrinol. 2011;7(5):301-10.
35. De Rosa M, Ciccarelli A, Zarrilli S, *et al*. The treatment with cabergoline for 24 month normalizes the quality of seminal fluid in hyperprolactinaemic males. Clin Endocrinol (Oxf). 2006;64(3):307-13.
36. Ribeiro RS, Abucham J. Recovery of persistente hypogonadism by clomiphene in males with prolactinomas under dopamine agonist treatment. Eur J Endocrinol. 2009;161(1):163-9.
37. Passos VQ, Fortes MA, Giannella-Neto D, Bronstein MD. Genes differentially expressed in prolactinomas responsive and resistant to dopamine agonists. Neuroendocrinology. 2009;89(2):163-70.
38. Ono M, Miki N, Kawamata T, *et al*. Prospective study of high dose cabergoline treatment of prolactinomas in 150 patients. J Clin Endocrinol Metab. 2008;93(12):4721-7.
39. Whitelaw BC, Dworakowska D, Thomas NW, *et al*. Temozolomide in the management of dopamine agonist-resistant prolactinomas. Clin Endocrinol (Oxf). 2012;76(6):877-86.

ASSOCIAÇÕES ENTRE DOENÇAS DA TIREOIDE E DISTÚRBIOS REPRODUTIVOS

Gláucia Márcia Ferreira da Silva Mazeto • Laura S. Ward

INTRODUÇÃO

A ligação entre a tireoide e o sistema reprodutivo vem, há muito tempo, sendo relatada.[1] Na verdade, desde a primeira descrição de um caso de puberdade precoce relacionada com hipotireoidismo grave,[2] o interesse pela interação entre as disfunções da tireoide e as alterações reprodutivas tem sido crescente. Evidências derivadas de estudos experimentais e clínicos sugerem que os eixos hipotálamo-hipófise-tireoide (HHT) e hipotálamo-hipófise-gônadas (HHG) são fisiologicamente relacionados e agem em conjunto, como um sistema unificado, em várias condições patológicas. A constatação da presença de receptores específicos para o hormônio tireoidiano (HT) no ovário, que poderiam regular a função reprodutiva, bem como da influência dos estrógenos no eixo HHT, conduz à ideia de uma relação recíproca entre as duas grandes vias endócrinas.[3] Por muito tempo, foi considerado que apenas o sistema reprodutor feminino (SRF) se relacionava com o HHT. Contudo, posteriormente, inter-relações entre este e o sistema reprodutor masculino (SRM) foram evidenciadas.[4] Assim, alterações estruturais ou funcionais, em qualquer nível de um eixo, poderiam implicar em manifestações clínicas atribuíveis ao outro, em ambos os sexos. Em decorrência da elevada frequência e das repercussões que causam, neste capítulo serão abordadas, principalmente, as associações entre as disfunções tireoidianas, hiper e hipotireoidismo, e as alterações da função reprodutiva.

FISIOLOGIA DA INTERAÇÃO ENTRE AS FUNÇÕES TIREOIDIANA E REPRODUTIVA

Os HT exercem efeito sobre praticamente todos os níveis do eixo HHG, influenciando na síntese e na secreção de praticamente todos os hormônios relacionados e no funcionamento de vários órgãos. Podem ainda agir sobre as concentrações séricas de globulina ligadora de hormônios sexuais (SHBG),[5] impactando nas concentrações dos hormônios livres.

Em homens, os HT podem influenciar nas concentrações séricas de gonadotrofinas, por exemplo, agindo sobre a secreção de hormônio luteinizante (LH), nas de esteroides sexuais, alterando a testosterona biodisponível[5] e nas de prolactina (PRL).

Quanto às gônadas propriamente ditas, as duas principais funções testiculares, a produção de espermatozoides, pelas células de Sertoli, e a síntese de andrógenos, pelas células de Leydig, sofrem a ação dos HT. Embora muitos fatores influenciem na proliferação e maturação das células de Sertoli, o HT parece representar um sinal hormonal importante para sua proliferação durante o desenvolvimento testicular, afetando a população celular final e, consequentemente, o volume testicular e a produção de espermatozoides na vida adulta.[6] Os HT podem estimular as células de Sertoli de forma clássica, por meio de receptores específicos localizados no núcleo,[7] ou de forma mais rápida, sugerindo ação não genômica.[8] Os HT também influenciam na diferenciação, na proliferação e na função das células de Leydig, com ação direta sobre a síntese de esteroides por estas células, apresentando, assim, papel na produção androgênica.[6] Além de receptores para HT, os testículos também apresentam receptores para hormônio estimulador da tireoide (TSH), cujo exato papel fisiológico nessas estruturas ainda carece de definição mais clara.[9]

Os receptores para HT são ainda expressos em células penianas e de músculo liso do corpo cavernoso, o que sugere ação direta desses hormônios também sobre o pênis.[10]

Em mulheres, a exemplo do que ocorre nos homens, os HT influenciam nas concentrações séricas dos hormônios gonadotróficos, dos esteroides sexuais[11] e da PRL.

As células ovarianas expressam receptores para HT,[12] com indícios de que esses hormônios sejam importantes para a manutenção do ciclo ovariano,[13] e para TSH, sugerindo que o envolvimento entre os eixos tireoidiano e reprodutivo possa ser ainda maior.[9] O endométrio também apresenta receptores para HT e para TSH, que parecem funcionais,[14] sendo que os HT apresentam efeitos relevantes sobre o desenvolvimento endometrial e do corno uterino,[15] indicando que o eixo HHT encontra-se diretamente envolvido com a fisiologia do útero.[14]

Mas é particularmente durante a gravidez que a interação entre a tireoide e o sistema reprodutor feminino se torna mais evidente, com diversas mudanças ocorrendo na função tireoidiana, resumidas no Quadro 12-1.

A tiroxina (T4) circula no sangue, ligada a proteínas séricas. Porém, é a sua forma livre, T4 livre (T4L), que apresenta ação hormonal. O hiperestrogenismo, tanto endógeno (gravidez) quanto exógeno, é acompanhado por um aumento da globulina transportadora de T4 (TBG), que é a principal proteína carreadora do hormônio. Durante a gravidez, a concentração de TBG dobra, com aumento no número de sítios de ligação para a T4.[16] O processo resulta em elevação das concentrações séricas de T4 total (T4T), com as de T4L se mantendo normais. Ocorre ainda aumento no fluxo sanguíneo renal e na filtração glomerular, levando à depuração aumentada de iodo, e o metabolismo periférico dos hormônios da tireoide é modificado, essencialmente sob a influência da iodotironina deiodinase

Quadro 12-1. Alterações fisiológicas características da gravidez e sua influência sobre as dosagens hormonais e a função tireoidiana

Alteração fisiológica	Alteração de teste de função tireoidiana
↑ TBG e proteínas carregadoras	↑ T4 total e ↑ T3 total
↑ hCG no primeiro trimestre	↑ T4 livre e ↓ TSH
↑ volume plasmático	↑ *pool* orgânico de T4 e T3
↑ desiodase (da placenta- tipo III)	↑ degradação de T4 e T3 requerendo maior produção hormonal
↑ volume glandular	↑ Tg
↑ depuração de iodo	↓ produção hormonal em áreas com déficit de iodo

hCG: gonadotrofina coriônica; TBG: globulina carreadora de hormônio tireoidiano; Tg: tireoglobulina; T3: triiodotironina; T4: tiroxina; TSH: hormônio estimulador da tireoide.

do *tipo 3* placentária.[16] Finalmente, os HT também podem ser transitoriamente aumentados durante o 1º trimestre de gestação por causa dos efeitos tireotróficos das elevadas concentrações séricas de gonadotrofina coriônica (hCG). No caso de tireoide com função ameaçada (quer seja por baixa ingestão de iodo na dieta e/ou doença autoimune e/ou tireoidectomia), os requisitos aumentados de HT podem não ser satisfeitos, e essa condição resulta, por sua vez, na diminuição das concentrações de T4L e no aumento compensatório nas de TSH.[16]

DOENÇAS DA TIREOIDE E DISTÚRBIOS DO SISTEMA REPRODUTIVO FEMININO

Hiper e hipotireoidismo são os principais distúrbios da tireoide que podem exercer efeitos adversos sobre a reprodução feminina,[11] com todo o eixo HHG podendo ser afetado. No hipertireoidismo, podem ser observadas elevações das concentrações séricas de LH e de hormônio folículo estimulante (FSH; os quais podem, todavia, não sofrer alteração), estradiol total (com o estradiol livre se mantendo inalterado), estrona, SHBG, testosterona, delta-4-androstenediona e di-hidroepiandrosterona (DHEA); bem como redução das concentrações de progesterona.[11] No hipotireoidismo, podem ser observadas reduções das concentrações de estradiol total (com o estradiol livre se mantendo normal), estrona, SHBG, testosterona (com a testosterona livre se mantendo normal), delta-4-androstenediona e progesterona, com LH e FSH se mantendo normais.[11] Além disso, hiperprolactinemia, com galactorreia, pode ocorrer em pacientes com hipotireoidismo primário,[17] provavelmente pela estimulação da PRL provocada pelas elevadas concentrações de hormônio liberador do TSH (TRH).

A maturação sexual pode ser comprometida pela disfunção tireoidiana, com o hipotireoidismo podendo causar alterações no processo puberal, geralmente atraso, mas, ocasionalmente, resultando em pseudopuberdade precoce.[2,3]

Em mulheres adultas, as disfunções tireoidianas podem ser associadas a distúrbios menstruais. No hipertireoidismo, as manifestações mais comuns são a hipo e a oligomenorreia, embora aumento de sangramento também possa ocorrer.[3,11] O padrão menstrual pode ser alterado por ação direta dos HTs sobre os ovários, ou por ação indireta sobre a secreção de PRL e hormônio liberador de gonadotrofina (GnRH) e sobre a produção de SHBG e de fatores de coagulação.[16] O hipotireoidismo, geralmente, está associado a ciclos menstruais anormais, com polimenorreia[3] e hipermenorreia.

Uma das alterações mais dramáticas do eixo HHG, provocada pelos distúrbios tireoidianos, em mulheres, é a infertilidade. Tanto a tireotoxicose como o hipotireoidismo, manifesto ou subclínico, têm sido associados à redução da fertilidade,[11] com ciclos anovulatórios ocorrendo frequentemente nas disfunções tireoidianas.[3]

Além das disfunções hormonais, também as doenças autoimunes da tireoide (DAIT) têm sido associadas à infertilidade feminina.[11] De fato, em mulheres inférteis, a prevalência de DAIT é significativamente maior, especialmente na presença de endometriose ou síndrome dos ovários policísticos (SOP). Porém, as DAIT não parecem interferir com a implantação fetal normal.[16]

Além das alterações hormonais do sistema reprodutor feminino, anteriormente citadas, várias outras são associadas às doenças tireoidianas, como os tumores uterinos. A associação entre tumores fibroides e nódulos de tireoide foi relatada, sugerindo um papel do estrógeno em ambas as alterações.[18] Além disso, maior risco para alguns tumores malignos, particularmente sarcomas uterinos, na presença de doenças tireoidianas, principalmente bócio e hipertireoidismo de longa evolução, foi relatado em mulheres dinamarquesas, resultados que necessitariam ser confirmados por outros estudos.[19]

Lesões císticas ovarianas volumosas, consequentes à hiperestimulação gonadal, podem ocorrer em casos de hipotireoidismo grave, podendo levar à hemorragia intra-abdominal e sinal de Cullen. Nesses casos, a sequência de eventos que resulta em hiperestimulação ovariana não é clara. Ela poderia ser o resultado da interação das elevadas concentrações de TSH com o receptor de FSH. Poderia ainda ser decorrente do estímulo das gonadotrofinas por concentrações elevadas de TRH,[20] apesar de, aparentemente, as concentrações de FSH não se encontrarem particularmente elevadas no hipotireoidismo primário de longa evolução, mesmo com a intensidade de estimulação gonadal.[21]

DOENÇAS DA TIREOIDE E REPRODUÇÃO ASSISTIDA

O resultado final das técnicas de reprodução assistida (TRA) pode ser influenciado por uma série de fatores. Nesse contexto, tanto a presença de disfunções quanto de autoimunidade tireoidianas inspiram preocupação.

O hipotireoidismo, pela sua elevada frequência em mulheres na faixa etária reprodutiva e pela associação a resultados gestacionais adversos,[22] é a disfunção mais preocupante, gerando ainda algumas controvérsias. Um dos pontos a ser esclarecido seria qual a concentração sérica pré-concepcional ideal de TSH neste grupo específico de pacientes.

> **IMPORTANTE**
>
> Por algum tempo, a concentração de TSH de 2,5 mUI/L foi considerada como o limite superior para o primeiro trimestre da gestação.[22] Porém, os guidelines mais recentes da American Thyroid Association (ATA), abordando doenças tireoidianas na gravidez, recomendaram que, quando valores de referência trimestre-específicos locais não estiverem disponíveis, esse limite equivaleria ao resultado da subtração de aproximadamente 0,5 mUI/L do limite superior de normalidade, o que, na gestante típica no início da gravidez, corresponderia a um limite superior de referência de 4,0 mUI/L.[23]

Michalakis *et al.*, avaliando uma coorte de 1.231 mulheres submetidas à TRA, relataram que 23% apresentavam concentrações de TSH entre 2,5 e 4,0 mUI/L. Nessas pacientes, os autores observaram que as concentrações pré-concepcionais mais elevadas de TSH foram associadas à reserva ovariana diminuída, mas não a resultados adversos de TRA ou da gravidez.[24] Reh *et al.* (2010), avaliando pacientes submetidas à fertilização *in vitro*, não encontraram diferenças nas taxas de gestações clínicas, partos ou abortos, comparando-se os *cutoffs* de TSH de 2,5 e 4,5 mUI/L.[25] Por outro lado, os resultados de outros estudos, em que mulheres com hipotireoidismo subclínico foram randomizadas para placebo ou baixa dose de levotiroxina, mostraram melhores resultados da TRA no grupo tratado.

> **IMPORTANTE**
>
> Com base nesses estudos os guidelines da ATA recomendam o tratamento com levotiroxina em mulheres com hipotireoidismo subclínico em que a fertilização *in vitro* (FIV) ou injeção citoplasmática de espermatozoides (ICSI) esteja programada, objetivando TSH < 2,5 mUI/L.[23]

A autoimunidade tireoidiana *per se* também tem sido associada a resultados insatisfatórios de TRA, com maiores taxas de abortamento espontâneo no primeiro trimestre tendo sido relatadas.[16] Porém, metanálise recente, que incluiu quatro estudos com dados de 1.855 pacientes, não encontrou diferenças nas taxas de gestações clínicas, abortos ou partos, entre pacientes eutireoidianas com ou sem anticorpos antitireoidianos.[26]

Sob outra perspectiva, a hiperestimulação ovariana controlada (HOC) e a consequente e significativa elevação das concentrações séricas de estrógeno,[11] que ocorrem no preparo para a TRA, têm impacto significativo sobre a função da tireoide, particularmente em mulheres com DAIT.[16] O aumento estrogênico é dependente do processo de HOC utilizado, tornando-se particularmente significativo na sua maior complicação, a síndrome da hiperestimulação ovariana (SHO). Quando DAIT está presente inicialmente, o impacto da HOC sobre a função tireóidea é evidente, com aumento do TSH e diminuição da T4L, e sua magnitude depende das concentrações de TSH e T4L prévios à HOC. Nesses casos, pode ocorrer hipotireoidismo subclínico, o que poderia alterar o resultado da gravidez. Por outro lado, mulheres com suficiência de iodo e sem doença tireoidiana, geralmente são capazes de aumentar a produção de HT, em resposta ao estímulo adicional induzido pela HOC.[11]

Quanto ao hipertireoidismo, os estudos que avaliam a influência dessa disfunção sobre a TRA são escassos. Porém, considerando-se as repercussões do hipertireoidismo franco sobre a gestação e que o eutireoidismo deve ser atingido antes da concepção,[22] parece prudente proceder-se à resolução do mesmo antes da realização da TRA.

DOENÇAS DA TIREOIDE E GESTAÇÃO

As doenças tireoidianas acometem, principalmente, as mulheres, e as disfunções e a autoimunidade da glândula ocorrem particularmente naquelas em idade reprodutiva. De modo geral, tanto o hipo quanto o hipertireoidismo podem complicar a gestação, sendo o primeiro a disfunção mais frequentemente observada.[11]

Na gestação, assim como fora dela, as principais causas de hipotireoidismo, na presença de suficiência de iodo, são as DAIT, que podem, contudo, manifestar-se na forma de tireoidite crônica assintomática em 5% a 20% das grávidas.[11] Apesar da elevada prevalência das DAIT, um problema que não pode ser esquecido é a insuficiência de iodo nas gestantes. Gestantes com deficiência de iodo leve a moderada têm risco aumentado para o desenvolvimento de bócio, efeitos adversos sobre a função cognitiva da prole, com déficit de atenção e distúrbios de hiperatividade.[22] Os guidelines da ATA recomendam que grávidas e lactantes deveriam ingerir um mínimo de 250 µg de iodo por dia.[23] Para tal, nos Estados Unidos, mulheres nessas condições ou que planejam engravidar em breve deveriam complementar sua dieta com suplementos diários, por via oral, contendo 150 µg de iodo, na forma de iodeto de potássio.[23] Essa suplementação seria iniciada, idealmente, três meses antes da gravidez planejada.[23] Já no caso de gestantes em tratamento para hipo ou hipertireoidismo, não haveria necessidade de realização de suplementação iódica.[23]

> **IMPORTANTE**
>
> É importante ressaltar que, no Brasil, nem todos os polivitamínicos, normalmente indicados para as gestantes, contêm iodo em sua composição.[27]

As consequências da hipofunção tireóidea materna sobre o resultado da gravidez podem ser diversas. O hipotireoidismo se associa a aumento da incidência de perda fetal[3] e outras morbidades, tanto gestacionais quanto para o concepto, como: aborto, doença hipertensiva da gestação, parto prematuro, anemia, descolamento prematuro de placenta, hemorragia pós-parto e complicações fetais. Além do aborto espontâneo, o hipotireoidismo manifesto tem sido associado a aumento das taxas de parto prematuro e/ou baixo peso ao nascer, sofrimento fetal durante o parto e, talvez, também hipertensão induzida por gestação, descolamento placentário e morte fetal.[22] Apesar das complicações citadas, ainda persistem algumas controvérsias na literatura.[11]

Além do hipotireoidismo clássico, existe a possibilidade de hipotiroxinemia isolada, cujas causas ainda não estão completamente elucidadas, a qual poderia acometer aproximadamente 2% das gestantes. Seu papel não deve ser negligenciado, uma vez que existem relatos de associação com resultados gestacionais insatisfatórios.[11]

Quanto à tireotoxicose, as duas principais causas, na gravidez, são a doença de Graves (DG), que é relativamente rara, mas potencialmente prejudicial, e a tireotoxicose gestacional transitória (TGT), relativamente mais comum, mas geralmente mais branda. A história natural da DG é alterada na gravidez, com tendência de exacerbação no primeiro trimestre, melhora espontânea no segundo e terceiro trimestres e risco de rebote no período pós-parto.[11]

Caso a tireotoxicose se mantenha descontrolada, particularmente durante o segundo e terceiro trimestres, várias complicações maternas e fetais podem ocorrer. Entre as complicações maternas, são relatadas maiores incidências de eclâmpsia, insuficiência cardíaca congestiva, edema agudo de pulmão, arritmias cardíacas e crise tireotóxica.[28] Como complicações para o concepto, são referidas maiores taxas de abortamento, natimortalidade, prematuridade, baixo peso ao nascer, malformações fetais,[28] restrição de crescimento intrauterino e oligoâmnio.[29] Hipertireoidismo fetal/neonatal pode ocorrer como consequência da passagem transplacentária de anticorpo antirreceptor de TSH (TRAb) estimulante materno. Pode tanto ocorrer em recém-nascidos de mulheres com DG em atividade quanto naquelas que obtiveram cura definitiva da doença – por cirurgia ou iodo radioativo (^{131}I) –, mas que mantiveram elevados títulos de TRAb. Seu diagnóstico é, geralmente, com base na presença de taquicardia fetal, idade óssea acelerada e retardo do crescimento intrauterino.[11]

DOENÇAS DA TIREOIDE E DISTÚRBIOS DO SISTEMA REPRODUTIVO MASCULINO

Como nas mulheres, hiper e hipotireoidismo também podem afetar a função reprodutiva masculina, provocando alterações tanto nas concentrações hormonais, quanto nos vários componentes e processos do SRM. A tireotoxicose pode estar associada a elevações das concentrações séricas de LH e FSH (os quais podem, porém, estar inalterados), testosterona (total e biodisponível, com a livre se mantendo inalterada), DHEA, SHBG e estradiol (total e livre).[11] Pode ainda ser observada redução da resposta da PRL ao TRH e da variação da testosterona após estímulo com hCG.[5] No hipotireoidismo, são relatadas diminuições nas concentrações séricas de testosterona (total e livre), SHBG (a qual pode, porém, encontrar-se inalterada), delta 4-androstenediona e DHEA, com as de LH e FSH mantendo-se dentro da faixa de normalidade.[11]

A fertilidade também pode ser comprometida em homens com disfunção tireoidiana. Pacientes com hipertireoidismo podem apresentar anormalidades nos parâmetros seminais, como astenospermia,[5,11] hipospermia, oligospermia, necrospermia[5] e teratospermia (anormalidades na morfologia espermática).[5,11]

Além da redução na fertilidade, pacientes com hipertireoidismo podem apresentar outras manifestações clínicas de hipogonadismo, como ginecomastia e redução do volume testicular.[5]

A alteração nas concentrações de HT pode ainda repercutir, direta ou indiretamente, sobre a função sexual masculina. Tanto o hipo quanto o hipertireoidismo têm sido associados à disfunção erétil.[11]

DIAGNÓSTICO DAS DISFUNÇÕES TIREOIDIANAS

O diagnóstico das disfunções tireoidianas é com base na presença de suspeita clínica, que é confirmada pelos resultados de exames laboratoriais, ou pela realização de rastreamento em grupos específicos de pacientes.

O quadro clínico clássico do *hipotireoidismo* é de cansaço, sonolência, perda de concentração, diminuição da memória, intolerância ao frio, constipação, depressão, ganho de peso, aumento de volume da tireoide, menstruações irregulares, síndrome do túnel do carpo, déficit de audição, pele seca, unhas quebradiças, tendência ao edema, particularmente ao palpebral e pré-tibial não compressível, bradicardia, pressão alta e alteração do reflexo aquileu. Embora o quadro clínico possa sugerir o diagnóstico, como grande parte das manifestações citadas se constitui em queixas comuns na prática clínica, este deveria ser confirmado pela detecção de concentrações séricas reduzidas de T4L e elevadas de TSH. Caso as concentrações de T4L estejam normais e as de TSH elevadas, configura-se o quadro de hipotireoidismo subclínico.[30] Os valores de referência do TSH podem variar discretamente, dependendo do laboratório e dos *kits* comerciais utilizados. Quando a dosagem é realizada pelo método de ensaio imunométrico não isotópico (IMA), a faixa de normalidade do TSH fica em torno de 0,2 a 4,5 mUI/L,[31] sendo que grande parte dos *kits* apresenta, em geral, limites de referência inferiores em torno de 0,3 a 0,5 mUI/mL e superiores em torno de 4 a 4,5 mUI/L. No Brasil, concentrações do hormônio maiores ou iguais a 4,5 mUI/mL têm sido consideradas elevadas.[32] A investigação da etiologia do hipotireoidismo pode ser realizada pela dosagem sérica do anticorpo contra a tireoperoxidase (anti-TPO), uma vez que a causa mais frequente do distúrbio é a tireoidite de Hashimoto.

Como, mesmo na ausência de sinais e sintomas típicos da disfunção tireóidea, o hipotireoidismo pode ser associado a distúrbios do sistema reprodutivo, conforme já relatado anteriormente, justifica-se, em algumas situações, a realização de rastreamento laboratorial. Enquanto o diagnóstico propriamente dito pode ser realizado, de forma custo-efetiva, pela dosagem de T4L e TSH, o rastreamento poderia ser feito, inicialmente, apenas pela dosagem do TSH.[30]

Em mulheres, o diagnóstico precoce da disfunção tireoidiana e, consequentemente, seu tratamento reduzem a incidência de alterações do sistema reprodutor feminino, como as menstruais.[11] Assim, mulheres em idade fértil, que apresentem distúrbios menstruais, infertilidade e/ou galactorreia,[30] bem como meninas com puberdade precoce[2] ou atrasada deveriam ser investigadas bioquimicamente para hipotireoidismo. Além disso, é aconselhável avaliar a função e a presença de autoimunidade tireoidiana em mulheres inférteis que serão submetidas à TRA, previamente ao procedimento e, nos casos em que for detectada DAIT, o acompanhamento da função tireoidiana após hiperestimulação ovariana controlada e durante a gravidez.[16] Os *guidelines* da ATA recomendam que investigação tireoidiana deve ser realizada nessas mulheres antes ou 1-2 semanas após a hiperestimulação, uma vez que os resultados obtidos durante o procedimento podem ser de difícil interpretação.[23] Uma vez que o diagnóstico de tireoidite de Hashimoto tenha sido instituído, não haveria a necessidade do acompanhamento laboratorial das concentrações séricas de anticorpos antitireoidianos.

Quanto à detecção de hipotireoidismo na gestação, seria importante que fossem utilizados intervalos de referência do TSH específicos para a gravidez por causa das alterações hormonais fisiológicas representadas nas Figuras 12-1 e 12-2.[33,34] Porém, no Brasil, estes ainda não se encontram defini-

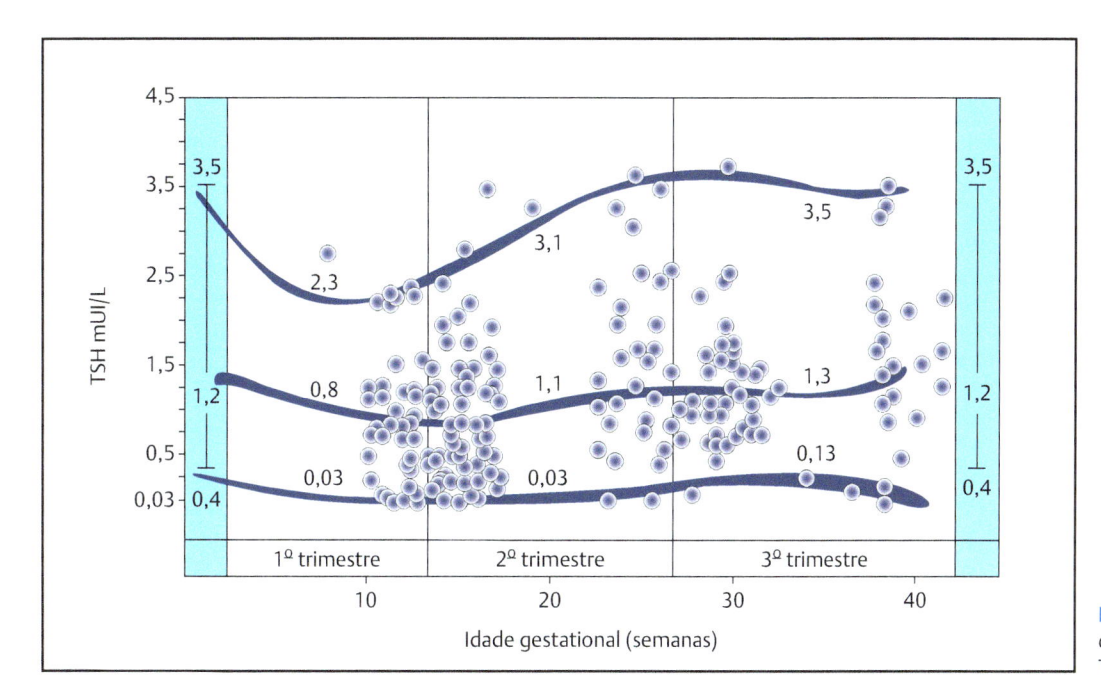

Fig. 12-1. Evolução das concentrações séricas de TSH durante a gestação.[33]

dos. Nessa situação, conforme citado anteriormente, a ATA recomenda que, para obtenção do limite superior do TSH no início da gestação, seja subtraído 0,5 mUI/L do limite superior da normalidade para não grávidas, o que resultaria no nível de 4 mUI/L.[23]

Dessa forma, o hipotireoidismo materno seria definido pela constatação de concentrações séricas de TSH acima de limite superior específico, estabelecido para gestantes da mesma população ou, na indisponibilidade desse dado, para gestantes de populações semelhantes.[23] Caso nenhuma dessas faixas de referência esteja disponível, o limite superior de 4 mUI/L poderia ser utilizado.[23] Caso as concentrações de T4L estejam reduzidas e as de TSH inapropriadamente normais, as possibilidades de hipotireoidismo central ou hipotiroxinemia isolada devem ser lembradas. Grande parte das mulheres com hipotireoidismo manifesto sabe de seu problema e se encontra em tratamento com levotiroxina. Por outro lado, no caso do hipotireoidismo subclínico, que é mais frequente que o manifesto, a maioria das pacientes não tem o diagnóstico e não será facilmente diagnosticada, a menos que um procedimento de rastreamento seja realizado.[11] Apesar disso, a ATA, em seus *guidelines* de 2017, concluiu que ainda não há evidências suficientes para recomendar contra ou a favor do rastreamento universal por meio do TSH no início da gestação.[23] A sociedade recomenda que todas as gestantes sejam inqueridas, na primeira consulta de pré-natal, sobre histórico de doença tireoidiana e/ou uso de levotiroxina ou drogas antitireoidianas, indicando a investigação laboratorial apenas para mulheres com elevado risco de hipotireoidismo manifesto. Esse grupo inclui aquelas com: história de disfunção ou de cirurgia de tireoide prévia, idade maior que 30 anos, sintomas de disfunção da tireoide ou a presença de bócio, positividade para anti-TPO, diabetes do tipo 1 ou outros distúrbios autoimunes, história de parto prematuro ou aborto espontâneo, história de radiação de cabeça ou pescoço, história familiar de disfunção tireoidiana, obesidade mórbida, uso de amiodarona ou lítio, história de administração recente de contraste radiológico iodado, infertilidade ou residência em uma área de conhecida insuficiência, de moderada a grave, de iodo.[22,23] Porém, o rastreamento de alterações tireoidianas apenas em gestantes de risco ainda é controverso, com dúvidas, inclusive, sobre qual seria o exame de escolha para a avaliação.

O quadro clínico clássico do *hipertireoidismo* é de ansiedade, nervosismo, irritabilidade, fadiga, fraqueza muscular, bócio, emagrecimento, insônia, sudorese excessiva, palpitação, taquicardia, taquiarritmias atriais, intolerância ao calor, pele quente e sedosa, tremores, pressão arterial divergente, hiper-reflexia, retração palpebral, alterações menstruais, hiperfagia e hiperdefecação.[35] A presença de exoftalmia, mixedema pré-tibial e acropaquia indica que o hipertireoidismo é causado pela DG. O diagnóstico da tireotoxicose é confirmado pelas concentrações séricas reduzidas de TSH e elevadas de T4L ou triiodotironina (T3). O hipertireoidismo subclínico se caracteriza por concentrações suprimidas de TSH e normais de HT. Caso não haja evidências clínicas de DG, a captação elevada de ^{131}I confirmará que a tireotoxicose é decorrente da hiperfunção tireoidiana, cuja principal causa é a DG. Além disso, a dosagem de TRAb, que poderia ser particularmente útil em situações em que a captação de ^{131}I não possa ser utilizada, como na gestação e durante o aleitamento,[36] poderia confirmar a natureza autoimune da tireotoxicose.

Apesar de o quadro clínico do hipertireoidismo parecer dramático, algumas vezes ele se mostra frustro. Além disso, as manifestações clínicas podem ser confundidas com outras morbidades, não tireoidianas. Assim, ao investigar-se a função tireoidiana em situações de alterações da maturação sexual, menstruais e infertilidade, previamente ou não à TRA, pode-se chegar à conclusão de que existe hipertireoidismo associado ao distúrbio do sistema reprodutor feminino.

Na gestação, a história e/ou o quadro clínico de tireotoxicose, a presença de hiperêmese gravídica, ou ainda as indicações para o rastreamento de disfunção tireoidiana, citadas anteriormente, devem resultar em investigação da função da

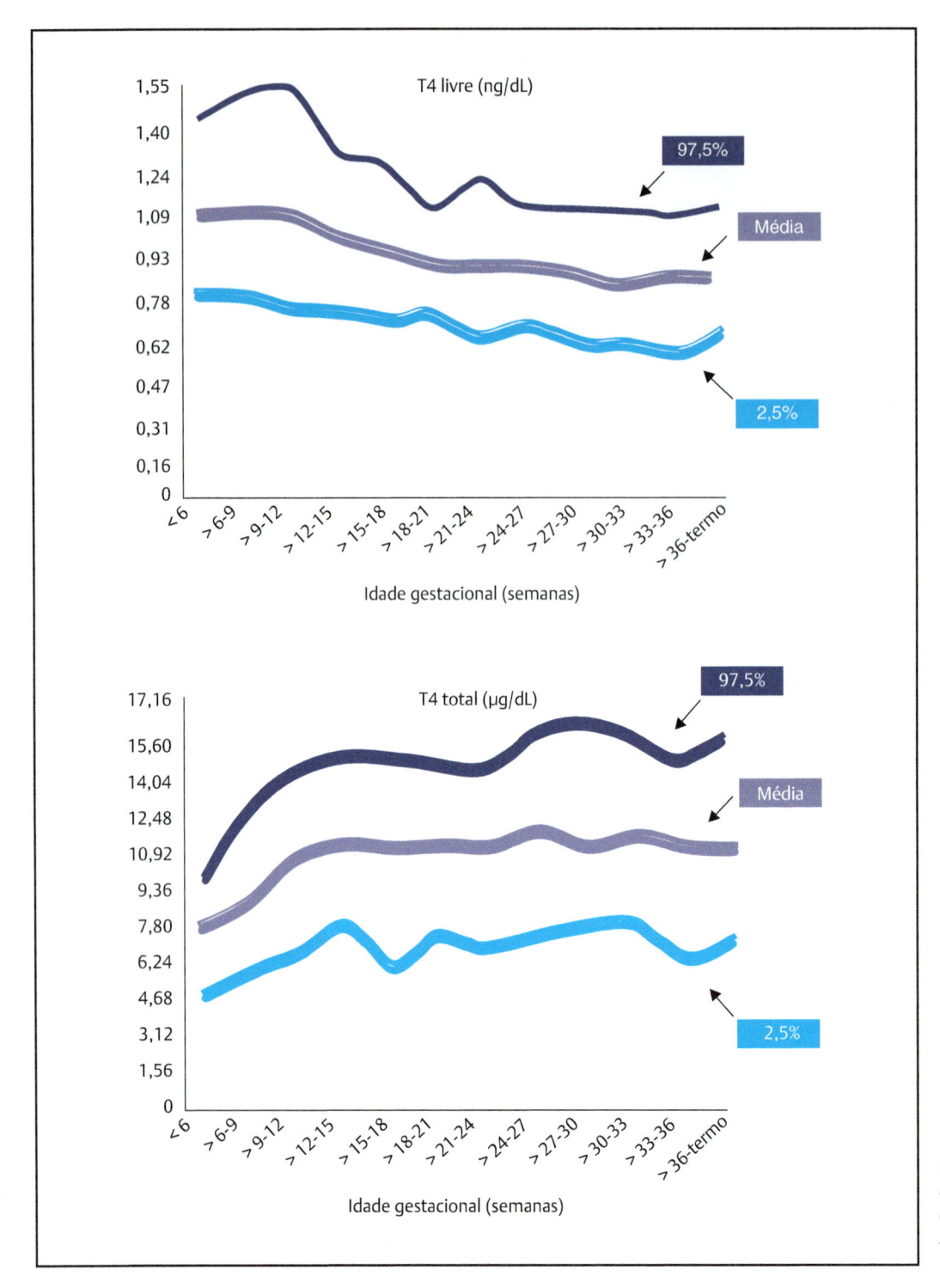

Fig. 12-2. Evolução das concentrações séricas de T4L e T4T durante a gestação. Adaptada de Stricker et al., 2007.[34]

glândula. No primeiro trimestre, a presença de concentrações suprimidas de TSH pode indicar tanto a presença de tireotoxicose gestacional transitória (TGT), quadro normalmente brando e autolimitado, quanto de outras causas mais graves de hipertireoidismo, como a DG. A realização de exame físico e anamnese cuidadosos, com dosagens de T4L e, eventualmente, de T3, além da avaliação do TRAb, pode auxiliar no diagnóstico diferencial. Exames com [131]I não devem ser solicitados na gestação.[22] Os casos de gestantes com DG, mesmo que já tratadas de forma definitiva e em eutireoidismo atual, devem ser submetidos à dosagem de TRAb,[37] no início da gestação. Caso as concentrações deste anticorpo estejam elevadas, ou a paciente esteja sob tratamento com drogas antitireoidianas até o meio da gravidez, a dosagem deve ser repetida em torno da 18ª-22ª semanas. Caso se mantenham elevadas nessa fase, ou a gestante esteja recebendo drogas antitireoidianas no 3º trimestre, o exame deve ser novamente solicitado com 30-34 semanas de gestação.[23] A presença de títulos maternos elevados de TRAb é relacionada com a ocorrência de DG fetal e neonatal.[22,23]

Em homens, considerando-se as alterações do sistema reprodutor masculino associadas às disfunções tireoidianas, relatadas anteriormente, a função tireoidiana deveria ser avaliada nos casos com infertilidade, disfunção erétil e ginecomastia.

INDICAÇÃO DE TRATAMENTO DAS DISFUNÇÕES TIREOIDIANAS

O hipotireoidismo franco, clínico e/ou laboratorial, em homens e mulheres, em geral, deve ser tratado. Se a disfunção tireoidiana for associada a distúrbios reprodutivos, estes poderiam apresentar regressão. Em mulheres com hipotireoidismo e alterações menstruais e/ou dificuldade para conceber, por exemplo, o tratamento da disfunção tireoidiana pode reverter as alterações menstruais e melhorar a fertilidade.[16]

Em mulheres inférteis que serão submetidas à reprodução assistida, o hipotireoidismo franco deve ser tratado antes da realização do procedimento. Além disso, como já citado, pacientes com hipotireoidismo subclínico, que recebem tratamento com levotiroxina previamente à TRA, podem apresentar maior viabilidade dos embriões,[38] com maiores taxas de parto e menores de aborto do que as não tratadas,[39] sugerindo que a suplementação com levotiroxina deveria ser recomendada também nestes casos.[40] Na reprodução assistida, na presença de DAIT (em pacientes que já se encontram ou não em tratamento com levotiroxina), antes de iniciar o procedimento de hiperestímulo ovariano, é aconselhável manter as concentrações séricas de TSH abaixo de 2,5 mUI/L e monitorar rigorosamente os testes de função da tireoide.[11] Os guidelines da ATA recomendam que o tratamento de mulheres com anti-TPO positivo, em que o procedimento esteja programado, pode ser considerado, considerando-se os potenciais benefícios e os riscos mínimos.[23] Na presença de DAIT, bem como no hipotireoidismo subclínico a administração de levotiroxina seria iniciada em caso de TSH acima de 2,5 mUI/L com o objetivo de levar o TSH a < 2,5 mUI/L.[23] Além disso, aumento na dose de levotiroxina deve ser considerado nas mulheres que já estão em terapia de substituição, com o objetivo de obter concentração de TSH abaixo de 2,5 mUI/L, antes da HOC, pois esse procedimento aumenta as exigências de HT. Em mulheres com concentrações séricas de TSH entre 2,5 e 4 mUI/L, sem doença tireoidiana prévia, tireoidectomia ou DAIT, propõe-se a monitorização da função tireóidea após o hiperestímulo.

Na gestação, como na TRA, as indicações para o tratamento do hipotireoidismo costumam ter como base a positividade para o anti-TPO e o nível do TSH (Quadro 12-2). Assim, segundo os últimos guidelines da ATA, publicados em 2017, na presença do anticorpo positivo, o tratamento seria recomendado quando o TSH estivesse acima dos limites de referência trimestre-específicos, devendo ser considerado quando abaixo destes, mas acima de 2,5 mUI/L. Já com o anticorpo negativo, o tratamento seria fortemente recomendado na presença de TSH acima de 10 mUI/L, devendo ser considerado quando abaixo desse nível e acima dos limites de referência trimestre-específicos. Conforme citado anteriormente, a ATA ressalta que, quando valores de referência trimestre-específicos locais não estiverem disponíveis, o nível de 4,0 mUI/L pode ser considerado como o limite superior da normalidade entre a 7ª e a 12ª semana de gestação.[23]

É importante lembrar que o hipotireoidismo materno está associado a profundas alterações de desenvolvimento de sistema nervoso central (SNC) e rebaixamento de nível de inteligência do concepto, o qual depende fundamentalmente dos níveis hormonais maternos para seu desenvolvimento durante as críticas primeiras semanas de gestação, como resume a Figura 12-3.[41]

Permanece controverso se a medicação deveria ser introduzida, durante a gestação, em mulheres eutireoidianas com DAIT, em decorrência da falta de ensaios clínicos adequadamente desenhados e randomizados.[16] Os guidelines da ATA colocam que, em mulheres com histórico de perda gestacional prévia, embora haja evidências insuficientes de que o tratamento com levotiroxina reduziria o risco de nova perda, essa terapia poderia ser considerada, levando-se em conta seus potenciais benefícios e mínimos riscos.[23]

Quadro 12-2. Recomendações para o tratamento do hipotireoidismo na gestação, de acordo com a American Thyroid Association*

Anti-TPO	TSH*	Força da recomendação/ Qualidade da evidência
POSITIVO	Tratar se TSH > 4 mUI/L	R: forte E: moderada qualidade
	Considerar tratar se TSH entre 2,5 mUI/L e 4 mUI/L	R: fraca E: moderada qualidade
NEGATIVO	Tratar se TSH > 10 mUI/L	R: forte E: baixa qualidade
	Considerar tratar se TSH entre 4 mUI/L e 10 mUI/L	R: fraca E: baixa qualidade

*Segundo a American Thyroid Association, quando valores de referência trimestre-específicos locais para o TSH não estiverem disponíveis, o nível de 4,0 mUI/L pode ser considerado como o limite superior da normalidade entre a 7ª e a 12ª semanas de gestação. Fontes: Alexander et al., 2017;[23] modificado de Dickens et al., 2019.[46] Anti-TPO: anticorpo contra a tireoperoxidase; E: evidência; R: recomendação; TSH: hormônio estimulador da tireoide.

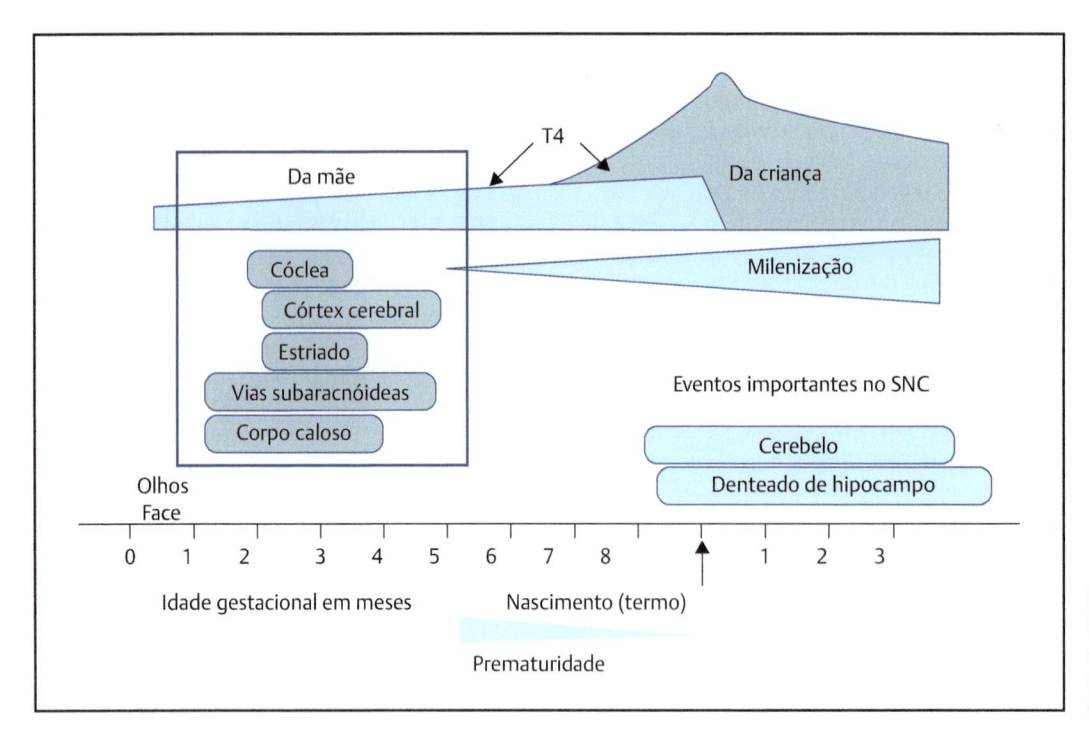

Fig. 12-3. Influência dos hormônios tireoidianos da mãe e da criança na maturação das estruturas cerebrais fetais.⁴¹

Homens com distúrbios reprodutivos e hipotireoidismo, quando tratados com levotiroxina, também apresentam melhora das queixas relativas ao sistema reprodutor. As anormalidades na morfologia espermática e a disfunção erétil melhoram ou normalizam quando o eutireoidismo é restaurado.[11]

O tratamento do hipotireoidismo não costuma apresentar contraindicações na faixa etária reprodutiva. Porém, recomendam-se cuidados específicos na instituição do tratamento em casos associados à insuficiência adrenal, coronariopatia e em pacientes idosos, que deveriam ser abordados por profissionais com *expertise* na área.

O hipertireoidismo franco, clínico e/ou laboratorial, decorrente das morbidades que acarreta, certamente deve ser tratado. Com relação ao hipertireoidismo subclínico, os *guidelines* da ATA, publicados em 2016, recomendam o tratamento para os indivíduos que apresentem TSH persistentemente abaixo de 0,1 mUI/L, nas seguintes situações: com 65 anos ou mais de idade, mulheres na pós-menopausa que não estão em uso de estrógenos ou bisfosfonatos, em pacientes com fatores de risco cardíaco, doenças do coração ou osteoporose e em indivíduos com sintomas de hipertireoidismo.[42] Com esse nível de TSH, inclusive, o tratamento deveria ser considerado mesmo fora das situações citadas.[42] Quando o TSH permanecer persistentemente abaixo do limite inferior do normal, mas ≥ 0,1 mUI/L, o tratamento deveria ser considerado em indivíduos com 65 anos de idade ou mais e em pacientes com doença cardíaca, sintomas de hipertireoidismo,[36,43] ou osteoporose.[42] Pacientes com esse nível de TSH, mas na ausência das condições clínicas citadas, poderiam ser apenas observados.[42]

A abordagem terapêutica de mulheres com hipertireoidismo gestacional depende da gravidade dos sintomas. A tireotoxicose gestacional transitória não demandaria tratamento específico. Já a DG, quando com hipertireoidismo franco, deveria ser tratada. Por outro lado, o tratamento não é indicado no hipertireoidismo subclínico, uma vez que esta condição não tenha sido associada à evolução gestacional desfavorável.[22]

Em homens com hipertireoidismo e alterações do sistema reprodutor, a correção do hipertireoidismo com o tratamento pode restabelecer vários aspectos da função reprodutiva, como a função erétil.[11]

Quanto às contraindicações para o tratamento do hipertireoidismo, estas podem existir em relação à determinada modalidade terapêutica em particular. Assim, a utilização do ¹³¹I é contraindicada na gravidez, na lactação, no câncer de tireoide coexistente ou na suspeita de câncer de tireoide, em indivíduos incapazes de cumprir as diretrizes de segurança de radiação e em mulheres que planejam gestação dentro de 4 a 6 meses.[36] As drogas antitireoidianas são contraindicadas em pacientes que já apresentaram reações adversas graves com as mesmas.[36] Na gestação, o propiltiouracil (PTU) é a droga antitireoidiana recomendada até a 16ª semana de gestação.[23] Quanto à tireoidectomia, a contraindicação é a associação a comorbidades graves, como doença cardiopulmonar, fase terminal de câncer ou outras doenças debilitantes. A gravidez é uma contraindicação relativa. Nessa situação, a tireoidectomia só deve ser realizada quando o controle rápido do hipertireoidismo é necessário, e as medicações antitireoidianas não podem ser usadas. Caso necessário, o período ideal para sua realização é o segundo trimestre,[23] em razão dos efeitos teratogênicos associados aos agentes anestésicos e ao aumento do risco de perda fetal, no primeiro, e de parto prematuro, no terceiro trimestre.[36]

O hipertireoidismo representa uma situação clínica potencialmente grave, e sua abordagem demanda conhecimento profundo das causas e consequências do quadro, bem como das características evolutivas e dos riscos e benefícios dos tratamentos disponíveis. Assim, pacientes com essa disfunção devem ser acompanhados por profissionais com experiência na área.

ABORDAGEM TERAPÊUTICA DO PACIENTE COM DISFUNÇÃO TIREOIDIANA

O tratamento do hipotireoidismo deve ser realizado com levotiroxina sódica por via oral, em doses que variam, no adulto jovem, entre 1,2 e 1,7 μg/kg de peso/dia. No caso do hipotireoidismo subclínico, doses diárias totais em torno de 25 a 50 μg poderiam ser suficientes. A tomada da medicação deve ser pela manhã, em jejum, pelo menos 30 min antes do café da manhã, com água. Vitaminas, suplementos e outros medicamentos não devem ser ingeridos conjuntamente ou próximos da tomada da levotiroxina. Nos pacientes com antecedentes cardiovasculares, o tratamento deve ser instituído com cautela, iniciando-se com doses entre 12,5 e 25 μg por dia, aumentando 12,5 a 25 μg a cada 4 semanas, até a dose suficiente para normalização do TSH.[44] É importante ressaltar que a decisão quanto à dose inicial de levotiroxina deve levar em consideração vários fatores, como o peso, a idade e as comorbidades do paciente, assim como a etiologia do hipotireoidismo e as concentrações iniciais e alvo do TSH.[45]

A avaliação laboratorial deve ser realizada em 6 a 8 semanas após atingir-se a dose plena da levotiroxina. O objetivo do tratamento é normalizar as concentrações séricas de TSH. Alterações nas dosagens da medicação devem ser seguidas de novas avaliações das concentrações hormonais séricas em 4 a 6 semanas.[45] Na gestação, segundo os *guidelines* da ATA, o alvo do tratamento deveria levar em consideração os intervalos de referência trimestre-específicos e, quando estes não forem disponíveis, seria razoável a manutenção do TSH materno abaixo de 2,5 mUI/L.[23] O Quadro 12-3 sugere doses para início de tratamento e para ajuste de dose.[46]

Pacientes não gestantes com hipertireoidismo manifesto por DG podem ser tratados com ^{131}I, tireoidectomia ou drogas antitireoidianas (DAT), de preferência em um serviço especializado nesse tipo de distúrbio. A opção por uma ou outra modalidade de tratamento vai depender do paciente, da presença de comorbidades, da disponibilidade e da resposta ao método terapêutico. O [131]I é o tratamento inicial preferido nos Estados Unidos,[42] apresentando boa resposta com relação ao controle do hipertireoidismo, com elevada taxa de evolução para hipotireoidismo. Porém, exige um período posterior à aplicação em que se deve evitar gravidez (6 meses). A tireoidectomia é preferencialmente indicada nos casos de bócios volumosos e na suspeita de neoplasia associada.

No Brasil, em geral, as drogas antitireoidianas são indicadas para o tratamento inicial da DG, principalmente nos casos de bócios pequenos, na gestação e em crianças e adolescentes.[35] Existem duas drogas antitireoidianas disponíveis no Brasil, o metimazol (Mz) e o PTU. Se as DAT forem escolhidas para a terapia, o Mz deve ser a droga de escolha, exceto no primeiro trimestre da gestação, na crise tireotóxica e nas reações menores ao Mz (em pacientes que recusam o [131]I e a cirurgia),[42] uma vez que o PTU tem sido associado à grave hepatotoxicidade.[36] As doses iniciais para o tratamento podem variar de 5 a 40 mg/dia de Mz (em uma única tomada) ou 100 a 450 mg/dia de PTU (divididos em três tomadas), dependendo da gravidade do caso.[36,42] Com o controle da tireotoxicose, estas podem ser regredidas para doses de manutenção de 5 a 10 mg/dia de Mz ou 50 a 100 mg/dia de PTU. A droga antitireoidiana deve ser mantida por 12 a 18 meses e, então, ser regredida ou retirada,[36] caso TSH e TRAb estejam normais.[42]

Quando as manifestações clínicas da tireotoxicose apresentam-se muito intensas, o tratamento sintomático com betabloqueadores poderia minimizá-las. Assim, drogas, como o propranolol, em doses de 10 a 40 mg a cada 6, 8 ou 12 h, ou atenolol 25 a 100 mg 1 a 2 vezes ao dia,[36] poderiam ser utilizadas.

Em grávidas, a abordagem mais adequada do hipertireoidismo gestacional associado à hiperêmese gravídica inclui terapia de suporte com controle dos vômitos, manejo da desidratação e, se necessário, hospitalização. As drogas antitireoidianas não são recomendadas em casos de TGT.[22] Quanto às outras causas de tireotoxicose, o ideal é que as mulheres estejam em eutireoidismo antes de tentar a gravidez. Em pacientes com DG que se encontram controladas do hipertireoidismo com o uso de baixas doses de drogas antitireoidianas e que engravidam, a retirada dessas medicações deve ser considerada, dependendo de uma série de fatores clínico-laboratoriais.[23] Durante a gestação, o PTU é a DAT preferida até a 16ª semana de gestação, de modo que, se a paciente estiver em uso de Mz, a medicação deverá ser mudada para PTU nessa fase.[23] Após a 16ª semana, considerando-se os efeitos colaterais relacionados com o PTU, a mudança para o Mz deve ser realizada.[23] As doses da medicação dependem da gravidade dos sintomas e da intensidade da hipertiroxinemia. Em geral, as doses iniciais de Mz ficam em torno de 5 a 30 mg/dia e as de PTU em 100 a 600 mg/dia, mais tipicamente em torno de 10-20 mg/dia e 200-400 mg/dia, respectivamente.[23] O propranolol, em doses de 10 a 40 mg cada 6 a 8 h[23] ou 40 mg cada 12 h, poderia ser utilizado para o controle das manifestações adrenérgicas. Porém, esta droga deveria ser utilizada pelo menor tempo possível, por causa das possíveis consequências fetais e neonatais, particularmente a restrição de crescimento intrauterino, a bradicardia fetal e a hipoglicemia neonatal.[47] Durante o acompanhamento, a T4L e o TSH devem ser monitorados a cada 2 a 6 semanas, com a T4L sendo mantida no limite superior ou moderadamente acima da faixa de normalidade,[22] com a utilização da menor dose possível de DAT.[23] Mais estudos são necessários para avaliar a validade das recomendações feitas pelas várias sociedades médicas americanas, para minimizar potenciais efeitos teratogênicos e colaterais do uso de tais drogas.[11] A tireoidectomia, para tratamento do hipertireoidismo por DG, é raramente indicada na gestação. Porém, a cirurgia poderia

Quadro 12-3. Sugestão de parâmetros para a dose plena inicial e para posteriores reajustes de levotiroxina para a gestante. Notar que o reajuste é feito pelo peso medido no momento desse reajuste[46]

TSH	Dose plena inicial*	Dose de reajuste
< 10 mUI/L	1 μg/kg de peso atual/dia ou 50 μg/dia	25 a 50 μg/dia
Entre 10 e 20 mUI/L	1,5 μg/kg de peso atual/dia ou 100 μg/dia	50 a 75 μg/dia
> 20 mUI/L	2 μg/kg de peso atual/dia ou 125 a 150 μg/dia	75 a 100 μg/dia

*Escolher a forma que implique menor dose diária de levotiroxina.

ser necessária em casos de alergias graves ao Mz e ao PTU, em pacientes necessitando de doses extremamente elevadas de DAT e naquelas que não aderem à terapia medicamentosa. Embora o segundo trimestre seja o momento mais adequado, ainda existe risco de parto prematuro.[36] O tratamento do hipertireoidismo com [131]I é contraindicado na gestação.[22] Em razão da potencial gravidade do quadro, o hipertireoidismo em gestantes deve ser acompanhado por profissionais com experiência nessa condição.

EFEITOS ADVERSOS DO TRATAMENTO

O tratamento do hipotireoidismo com levotiroxina por via oral, em homens e mulheres adultos, não costuma ser acompanhado por efeitos adversos, desde que sejam respeitadas as indicações e doses preconizadas. As doses de levotiroxina devem ser cuidadosamente tituladas, evitando-se a indução de tireotoxicose iatrogênica que, mesmo que subclínica, pode estar associada a alterações cardiovasculares, particularmente arritmias, em idosos, e aumento da perda óssea em mulheres menopáusicas.[48]

A terapia do hipertireoidismo, por outro lado, pode ser acompanhada de alguns efeitos bastante deletérios. As DAT podem ser associadas a efeitos colaterais, como erupção cutânea, anemia, artralgia, intolerância gástrica, neutropenia, febre, queda de cabelos e diminuição do paladar. Reações mais graves, como agranulocitose, trombocitopenia, aplasia de medula, necrose hepatocelular, hepatite colestática, hipoglicemia, vasculite, poliartrite e glomerulonefrite, também podem ocorrer.[49] As reações mais leves são mais frequentes, enquanto as mais graves são mais raras. A erupção cutânea, por exemplo, pode ocorrer em cerca de 5% dos pacientes, enquanto a agranulocitose ocorre em 0,2% a 0,5% dos casos.[36]

Antes de se iniciar a terapia com DAT para DG, deveriam ser solicitados hemograma completo, incluindo contagem de glóbulos brancos, com diferencial, e um perfil de enzimas hepáticas, incluindo bilirrubinas e transaminases.[36] Os pacientes deveriam ser informados dos possíveis efeitos colaterais das DAT e da necessidade de informar o médico imediatamente, caso ocorram erupção cutânea pruriginosa, icterícia, fezes acólicas ou urina escura, artralgias, dor abdominal, fadiga, náusea, febre ou faringite. Antes de iniciar as DAT e em cada visita posterior, o paciente deve ser alertado para *interromper a medicação* e consultar o médico imediatamente quando houver sintomas sugestivos de agranulocitose ou lesão hepática. Além disso, um hemograma deve ser solicitado em todo paciente em uso de DAT que apresente episódio febril e faringite.[36] Em nosso serviço, um cartão identificado com os dados pessoais e com a DAT em uso, informando sobre a possibilidade de agranulocitose ou hepatotoxicidade e sobre as condutas imediatas necessárias, é fornecido a todos os pacientes em uso de DAT. Eles são orientados a procurar o serviço médico, caso surjam as alterações descritas, e a apresentar o cartão, para auxiliar na primeira abordagem do caso. No caso de agranulocitose, a avaliação por hematologista é necessária, e a internação em esquema de isolamento reverso pode ser indicada. Dependendo do caso, antibióticos de largo espectro e fator estimulador de colônias de granulócitos humanos recombinantes poderiam ser prescritos. Na suspeita de toxicidade hepática, uma criteriosa avaliação da função do fígado deve ser realizada. Os efeitos adversos graves devem receber tratamento médico especializado na área e a tireotoxicose abordada com outra modalidade terapêutica. Efeitos adversos menores, como as reações alérgicas cutâneas, poderiam ser controlados com o uso de anti-histamínicos, enquanto a intolerância gástrica poderia ser tratada com antieméticos e/ou protetores gástricos. Caso persistam, a interrupção da DAT é indicada, e a escolha por tratamento definitivo, com ^{131}I ou cirurgia, seria a melhor opção. Na impossibilidade destas, a troca por outra droga antitireoidiana poderia ser tentada.[36] No caso de manifestações mais graves, a utilização de outra droga não é indicada,[36] e o tratamento definitivo deve ser realizado.

Em mulheres, o tratamento da tireotoxicose com ^{131}I poderia suscitar preocupações quanto à possibilidade de concepção futura e eventual teratogenia. Porém, nesses casos, o [131]I não parece apresentar efeitos prejudiciais[11] quando respeitado o intervalo de 6 meses após sua administração. Quando o [131]I é utilizado em doses maiores, para tratar o câncer de tireoide, podem ocorrer alterações transitórias da função ovariana, com amenorreia e elevações das concentrações séricas de FSH, mesmo em pacientes mais jovens e naquelas tratadas com doses não muito elevadas.[50] Assim, de qualquer forma, por razões profiláticas, é habitualmente recomendado evitar-se a concepção por pelo menos 6 meses após a administração da terapia com ^{131}I para a DG.[11]

Em gestantes, o ^{131}I está contraindicado, e o tratamento com DAT deve ser acompanhado de forma particularmente cautelosa, por causa de seus efeitos adversos e do fato de que todas as DAT atravessam a placenta e podem afetar a função tireoidiana fetal.[11] Dessa forma, a menor dose possível de DAT deveria ser utilizada. Os efeitos adversos ocorrem em 3% a 5% das gestantes que tomam esses medicamentos. Felizmente, em sua maioria, trata-se de reações alérgicas, como erupção cutânea.[51] Porém, quadros graves, com agranulocitose e óbito podem ocorrer. Uma grande preocupação com o uso de DAT na gravidez está relacionada com os possíveis efeitos teratogênicos. O Mz foi associado a malformações congênitas, principalmente *aplasia cútis* e síndrome de "Embriopatia pelo Mz", que inclui atresia coanal ou esofágica e fácies dismórfica.[22] Um relatório da Food and Drug Administration (FDA), dos Estados Unidos, chamou a atenção para o risco de hepatotoxicidade em pacientes expostos a PTU, com a possibilidade de danos fatais ao fígado.[52] A hepatotoxicidade pode ocorrer a qualquer momento durante o tratamento com PTU, e a monitorização das enzimas hepáticas durante o uso da droga deve ser considerada, embora não existam dados que indiquem que esta seja eficaz em prevenir hepatotoxicidade fulminante.[22]

Em homens, o tratamento do hipertireoidismo com [131]I não parece causar lesões graves ou irreversíveis,[11] porém, a utilização de doses maiores, como aquelas direcionadas à terapia do carcinoma diferenciado da tireoide, tem sido relacionada com alterações significativas no sistema reprodutor masculino. Efeitos deletérios do ^{131}I sobre os testículos, que estão diretamente relacionados com o fracionamento da dose do radioisótopo e a dose acumulada absorvida pelas gônadas, têm sido relatados.[11,53] Diminuição transitória da função testicular e, mais especificamente, supressão transitória da espermatogênese, com oligospermia[54] ou mesmo completa azoospermia, têm sido observadas por até 3 anos após o ^{131}I, em pacientes que receberam doses mais elevadas.[11] Nesses casos, uma elevação transitória do FSH é comum e geralmente regride dentro de 18 meses.[54] A criopreservação de esperma, antes da terapia com ^{131}I para o câncer da tireoide, poderia ser considerada em homens jovens, especialmente aqueles propensos a receber doses maiores e/ou mais numerosas de radioiodo.[11]

CONCLUSÃO

A função tireoidiana influencia no sistema reprodutor de várias maneiras, sendo a sua normalidade fundamental para a reprodução. Tanto o hiper quanto o hipotireoidismo podem afetar adversamente os sistemas reprodutor feminino e masculino. Essas disfunções podem provocar distúrbios nos esteroides sexuais e em sua proteína carreadora. Em homens, podem, ainda, acarretar alterações na morfologia e na motilidade espermática e na função erétil, com diminuição da fertilidade. Em mulheres, podem provocar distúrbios menstruais e infertilidade, que também tem sido associada à própria autoimunidade tireoidiana.

Na gestação, o hipotireoidismo é a disfunção tireoidiana mais comum e é frequentemente causado por doença autoimune tireoidiana. Tem sido reconhecido como uma causa de aborto espontâneo, parto prematuro e/ou baixo peso ao nascer, sofrimento fetal durante o parto e, talvez, também de hipertensão induzida por gestação e descolamento placentário. Embora os programas de rastreamento para detecção do hipotireoidismo na gestação sejam extremamente necessários, não existe consenso sobre quais seriam os melhores critérios e os exames mais adequados para a investigação.

O hipertireoidismo clínico, durante a gravidez, é muito menos comum do que o hipotireoidismo, e é causado, principalmente pela Doença de Graves. Esta pode acarretar complicações maternas, como eclâmpsia, insuficiência cardíaca congestiva, edema agudo de pulmão, arritmias cardíacas e crise tireotóxica, além de complicações para o concepto, como abortamento, natimortalidade, prematuridade, baixo peso ao nascer, malformações fetais, restrição de crescimento intrauterino e oligoâmnio, bem como hipertireoidismo fetal/neonatal.

Assim, o conhecimento das disfunções tireoidianas e de seu potencial risco para o sistema reprodutor deve alertar os profissionais de saúde sobre a necessidade de investigação das mesmas na presença de distúrbios reprodutivos.

REFERÊNCIAS BIBLIOGRÁFICAS

1. Broster LR. The thyroid in relation to other endocrine glands. Postgrad Med J. 1945;21(231):52-4.
2. Kendle F. Case of precocious puberty in a female cretin. Br Med J. 1905;1:246.
3. Doufas AG, Mastorakos G. The hypothalamic pituitary-thyroid axis and the female reproductive system. Ann N Y Acad Sci. 2000;900:65-76.
4. Jannini EA, Ulisse S, D'Armiento M. Thyroid hormone and male gonadal function. Endocr Ver. 1995;16(4):443-59.
5. Abalovich M, Levalle O, Hermes R, et al. Hypothalamic pituitary-testicular axis and seminal parameters in hyperthyroid males. Thyroid. 1999;9(9):857-63.
6. Wajner SM, Wagner MS, Maia AL. Clinical implications of altered thyroid status in male testicular function. Arq Bras Endocrinol Metabol. 2009;53(8):976-82.
7. Palmero S, Maggiani S, Fugassa E. Nuclear triiodothyronine receptors in rat Sertoli cells. Mol Cell Endocrinol. 1988;58(2-3):253-6.
8. Menegaz D, Zamoner A, Royer C, Leite LD, Bortolotto ZA, Silva FR. Rapid responses to thyroxine in the testis: active protein synthesis independent pathway. Mol Cell Endocrinol. 2006;246(1-2):128-34.
9. Williams GR. Extra thyroidal expression of TSH receptor. Ann Endocrinol. 2011;72(2):68-73.
10. Carosa E, Di Sante S, Rossi S, et al. Ontogenetic profile of the expression of thyroid hormone receptors in rat and human corpora cavernosa of the penis. J Sex Med. 2010;7(4 Pt 1):1381-90.
11. Krassas GE, Poppe K, Glinoer D. Thyroid function and human reproductive health. Endocr Rev. 2010;31(5):702-55.
12. Wakim AN, Paljug WR, Jasnosz KM, et al. Thyroid hormone receptor messenger ribonucleic acid in human granulosa and ovarian stromal cells. Fertil Steril. 1994;62(3):531-4.
13. Hapon MB, Gamarra-Luques C, Jahn GA. Short term hypothyroidism affects ovarian function in the cycling rat. Reprod Biol Endocrinol. 2010;8:14.
14. Aghajanova L, Stavreus-Evers A, Lindeberg M, et al. Thyroid stimulating hormone receptor and thyroid hormone receptors are involved in human endometrial physiology. Fertil Steril. 2011;95(1):230-7.
15. Inuwa I, Williams MA. Morphometric study on the uterine horn and thyroid gland in hypothyroid, and thyroxine treated hypothyroid rats. J Anat. 1996;188(Pt 2):383-93.
16. Poppe K, Velkeniers B, Glinoer D. Thyroid disease and female reproduction. Clin Endocrinol (Oxf). 2007;66(3):309-21.
17. Davajan V, Kletzky O. Symposium on Adolescent Gynecology and Endocrinology. Part II: Secondary amenorrhea, hirsutism in adolescents and the clinical consequences of stilbestrol exposure in utero. Secondary amenorrhea. West J Med. 1979;131(6):516-22.
18. Kim MH, Park YR, Lim DJ, et al. The relationship between thyroid nodules and uterine fibroids. Endocrine Journal. 2010;57(7):615-21.
19. Brinton LA, Sakoda LC, Frederiksen K, et al. Relationships of uterine and ovarian tumors to preexisting chronic conditions. Gynecol Oncol. 2007;107(3):487-94.
20. Sultan A, Velaga MR, Fleet M, Cheetham T. Cullen's sign and massive ovarian enlargement secondary to primary hypothyroidism in a patient with a normal FSH receptor. Arch Dis Child. 2006;91(6): 509-10.
21. Anasti JN, Flack MR, Froehlich J, et al. A potential novel mechanism for precocious puberty in juvenile hypothyroidism. J Clin Endocrinol Metab. 1995;80(1):276-9.
22. Stagnaro-Green A, Abalovich M, Alexander E, et al. Guidelines of the American Thyroid Association for the diagnosis and management of thyroid disease during pregnancy and postpartum. Thyroid. 2011;21(10):1081-125.
23. Alexander EK, Pearce EN, Brent GA, et al. 2017 Guidelines of the American Thyroid Association for the Diagnosis and Management of Thyroid Disease During Pregnancy and the Postpartum. Thyroid. 2017;27(3):315-89.
24. Michalakis KG, Mesen TB, Brayboy LM, et al. Subclinical elevations of thyroid-stimulating hormone and assisted reproductive technology outcomes. Fertil Steril. 2011;95(8):2634-7.
25. Reh A, Grifo J, Danoff A. What is a normal thyroid-stimulating hormone (TSH) level? Effects of stricter TSH thresholds on pregnancy outcomes after in vitro fertilization. Fertil Steril. 2010;94(7):2920-2.
26. He H, Jing S, Gong F, Tan YQ, Lu GX, Lin G. Effect of thyroid autoimmunity per se on assisted reproduction treatment

26. outcomes: a meta-analysis. Taiwan J Obstet Gynecol. 2016;55(2):159-65.
27. Villagelin D, Romaldini JH, Comarella AP, et al. Prenatal Vitamin Compounds Available in Brazil are not Suitable for Adequate Iodine Supplementation of Pregnant Women. Thyroid. 2016 Feb;26(2):322.
28. Chan GW, Mandel SJ. Therapy insight: management of Graves's disease during pregnancy. Nat Clin Pract Endocrinol Metab. 2007;3(6):470-8.
29. Pinheiro AT, Costa RA, Abbade JF, et al. Hyperthyroidism during pregnancy: maternal-fetal outcomes. Rev Bras Ginecol Obstet. 2008;30(9):452-8.
30. Nogueira CR, Kimura ET, Carvalho GA, et al. Hipotireoidismo: diagnóstico. In: Diretrizes Clínicas na Saúde Suplementar. Associação Médica Brasileira e Agência Nacional de Saúde Suplementar. Sociedade Brasileira de Endocrinologia e Metabologia, Sociedade Brasileira de Medicina de Família e Comunidade Associação Brasileira de Psiquiatria. 31 de janeiro de 2011 [Internet]. 2011.
31. Spencer CA, Takeuchi M, Kazarosyan M. Current status and performance goals for serum thyrotropin (TSH) assays. Clin Chem.1996;42:140-5.
32. Sgarbi JA, Teixeira PF, Maciel LM, et al. The Brazilian consensus for the clinical approach and treatment of subclinical hypothyroidism in adults: recommendations of the thyroid Department of the Brazilian Society of Endocrinology and Metabolism. Arq Bras Endocrinol Metabol. 2013;57(3):166-83.
33. Panesar NS, Li CY, Rogers MS. Reference intervals for thyroid hormones in pregnant Chinese women. Ann Clin Biochem. 2001;38(Pt 4):329-32.
34. Stricker R, Echenard M, Eberhart R, et al. Evaluation of maternal thyroid function during pregnancy: the importance of using gestational age-specific reference intervals. Eur J Endocrinol. 2007;157(4):509-14.
35. Maia AL, Vaisman M. Hipertireoidismo: diagnóstico. In: Projeto Diretrizes. Associação Médica Brasileira e Conselho Federal de Medicina. Sociedade Brasileira de Endocrinologia e Metabologia. 23 de junho de 2006 [Internet]. 2006.
36. Bahn RS, Burch HB, Cooper DS, et al. Hyperthyroidism and other causes of thyrotoxicosis: management guidelines of the American Thyroid Association and American Association of Clinical Endocrinologists. Thyroid. 2011;21(6):593-646.
37. Maia AL, Scheffel RS, Meyer EL, et al. The Brazilian consensus for the diagnosis and treatment of hyperthyroidism: recommendations by the Thyroid Department of the Brazilian Society of Endocrinology and Metabolism. Arq Bras Endocrinol Metabol. 2013;57(3):205-32.
38. Kim CH, Ahn JW, Kang SP, et al. Effect of levothyroxine treatment on in vitro fertilization and pregnancy outcome in infertile women with subclinical hypothyroidism undergoing in vitro fertilization/intracytoplasmic sperm injection. Fertil Steril. 2011;95(5):1650-4.
39. Velkeniers B, Van Meerhaeghe A, Poppe K, et al. Levothyroxine treatment and pregnancy outcome in women with subclinical hypothyroidism undergoing assisted reproduction technologies: systematic review and meta-analysis of RCTs. Hum Reprod Update. 2013;19(3):251-8.
40. Abdel Rahman AH, Aly Abbassy H, Abbassy AA. Improved in vitro fertilization outcomes after treatment of subclinical hypothyroidism in infertile women. Endocr Pract. 2010;16(5):792-7.
41. Morreale de Escobar G, Obregón MJ, Escobar del Rey F. Is neuropsychological development related to maternal hypothyroidism or to maternal hypothyroxinemia? J Clin Endocrinol Metab. 2000;85(11):3975-87.
42. Ross DS, Burch HB, Cooper DS, et al. American Thyroid Association Guidelines for Diagnosis and Management of Hyperthyroidism and Other Causes of Thyrotoxicosis. Thyroid. 2016;26(10):1343-1421.
43. Biondi B, Bartalena L, Cooper DS, et al. The 2015 European Thyroid Association guidelines on diagnosis and treatment of endogenous subclinical hyperthyroidism. Eur Thyroid J. 2015;4(3):149-63.
44. Nogueira CR, Kimura ET, Carvalho GA, et al. Hipotireoidismo: tratamento. In: Diretrizes Clínicas na Saúde Suplementar. Associação Médica Brasileira e Agência Nacional de Saúde Suplementar. Sociedade Brasileira de Endocrinologia e Metabologia, Sociedade Brasileira de Medicina de Família e Comunidade, Associação Brasileira de Psiquiatria. 31 de janeiro de 2011 [Internet]. 2011.
45. Jonklaas J, Bianco AC, Bauer AJ, et al. American Thyroid Association Task Force on Thyroid Hormone Replacement. Guidelines for the treatment of hypothyroidism: prepared by the american thyroid association task force on thyroid hormone replacement. Thyroid. 2014;24(12):1670-751.
46. Dickens LT, Cifu AS, Cohen RN. Diagnosis and Management of Thyroid Disease during Pregnancy and the Postpartum Period. JAMA. 2019;321(19):1928-1929.
47. Rubin PC. Current concepts: beta-blockers in pregnancy. N Engl J Med. 1981;305:1323-6.
48. Wiersinga WM. Should we treat mild subclinical/mild hyperthyroidism? Yes. Eur J Intern Med. 2011;22(4):324-9.
49. Azizi F, Amouzegar A. Management of hyperthyroidism during pregnancy and lactation. Eur J Endocrinol. 2011;164(6):871-6.
50. Rosário PW, Alvarenga Fagundes T, Villas-Boas Fagundes AS, et al. Apy in patients with thyroid cancer. Exp Clin Endocrinol Diabetes. 2005;113(6):331-3.
51. Mandel SJ, Cooper DS. The use of antithyroid drugs in pregnancy and lactation. J Clin Endocrinol Metab. 2001;86(6):2354-9.
52. Bahn RS, Burch HS, Cooper DS, et al. The Role of Propylthiouracil in the Management of Graves' Disease in Adults: report of a meeting jointly sponsored by the American Thyroid Association and the Food and Drug Administration. Thyroid. 2009;19(7):673-4.
53. Ahmed SR, Shalet SM. Gonadal damage due to radioactive iodine (I131) treatment for thyroid carcinoma. Postgrad Med J. 1985;61(714):361-2.
54. Rosário PW, Barroso AL, Rezende LL, et al. Testicular function after radioiodine therapy in patients with thyroid cancer. Thyroid. 2006;16(7):667-70.

INFERTILIDADE: INVESTIGAÇÃO

Maria do Carmo Borges de Souza • Roberto de Azevedo Antunes

INTRODUÇÃO

A Organização Mundial de Saúde (OMS) estabeleceu cuidados a se buscar para a Saúde Reprodutiva, como controle da fertilidade (ou seja, como ter ou não ter filhos e quando), atendimento adequado às gestantes, assistência ao parto e prevenção de doenças sexualmente transmissíveis. Em uma visão mais ampla, devem-se considerar as pessoas individualmente e em conjunto, pensar e orientar também sobre os cuidados com o meio ambiente, com nossos hábitos e condições de vida.

Pensa-se que, na hora de se ter filhos, as coisas acontecerão naturalmente, como respirar ou piscar os olhos. Questões, como idade da mulher, dificuldades de engravidar, problemas de infertilidade, parecem distantes, coisas que que só acontecem com os outros. Poucos param para pensar e decidir que também devem planejar a parada da pílula ou dos métodos que evitam a gravidez e que, de preferência, isso deve ocorrer antes dos 35 anos da mulher (ou dos 40 anos do homem). As questões relacionadas com a dificuldade de engravidar podem-se constituir em um problema sério a afetar a vida de mulheres, homens e casais, gerando muita ansiedade, tensão e frustração.[1]

A própria intenção de gestar, de constituir uma família, está presente na história da humanidade desde relatos bíblicos, como os de Abraão e Sara ou da continuidade da representação familiar, como na situação de Ruth e Boaz. E, se existem estes registros relacionados com a fertilidade, não se conhece nenhuma divindade à qual se atribua um culto à infertilidade. O conceito de família se estendeu, envolvendo não apenas um casal hetero que interrompe a utilização de um método contraceptivo, mas também os casais homoafetivos e uma pessoa individualmente.[2]

Mesmo hoje, com a evolução das técnicas e com o conhecimento e a tecnologia médica, as diversas possibilidades da reprodução chamada assistida, como a fertilização *in vitro*, a microinjeção intracitoplasmática do espermatozoide (ICSI), os diagnósticos genéticos pré-implantação dos embriões, a criopreservação de espermatozoides, óvulos ou embriões podem não ser a garantia de sucesso.

É necessário que haja, então, plena informação para as pessoas quanto à sua saúde em geral, como e quando planejar sua família, suas ideias sobre filhos, o cuidado biológico com o tempo que passa e a necessidade de ter seu médico como um aliado nas ações de saúde.

As escolhas que definem a pesquisa e o tratamento da infertilidade fazem parte, portanto, do desenvolvimento sistemático de procedimentos, a fim de reduzir tempo e custos na avaliação, como também minimizar os desgastes emocionais. As melhores condutas provêm das publicações clássicas, são com base em dados robustos ou, mais simples e frequentemente, são os melhores dados disponíveis, em um universo de educação continuada.[3]

O objetivo deste capítulo é apontar as principais causas de infertilidade e como investigá-las.

DEFINIÇÕES

A *Fertilidade* diz respeito ao número de filhos vivos de um casal. *Fecundabilidade* é a probabilidade de ocorrer uma gravidez por ciclo de exposição, enquanto a *fecundidade* se define pela probabilidade de se chegar a nascido vivo a cada ciclo de exposição. Em um casal normal, a taxa de fecundidade varia entre 15% e 20%.[4] A média de relações de 2 a 3 vezes por semana parece otimizar a possibilidade.

A padronização e a comparação dos procedimentos em reprodução levados a cabo em diferentes países e regiões visam, principalmente, harmonizar dados de coletas internacionais, ajudando a monitorização da viabilidade, da eficácia e da segurança da tecnologia reprodutiva assistida praticada em todo o mundo. Assim, 72 clínicos, cientistas de áreas básicas, epidemiologistas e cientistas sociais se reuniram na sede da OMS, em Genebra, em dezembro de 2008, para criar um novo glossário da terminologia reprodutiva.[5] Entre os termos avaliados, especial ênfase devemos atribuir à definição da *infertilidade*.

> **IMPORTANTE**
>
> Infertilidade (definição clínica) é a doença do sistema reprodutivo definida pela falha de se obter gravidez clínica após 12 meses ou mais de coito regular desprotegido.

Essa dificuldade afeta aproximadamente 10% dos casais em idade reprodutiva. Pode ser secundária, quando o casal já conseguiu gravidez mesmo que não tenha chegado ao termo, ou primária, quando não houve gravidez. Há a possibilidade de se aguardar por 2 anos, pois metade das mulheres que não estão grávidas ao final do primeiro ano atingirá esse objetivo em até 24 meses (taxa cumulativa de 92%). Em 3 anos de espera, a taxa cumulativa se resume a 93%. Da mesma forma, quando a mulher tem idade ≥ 35 anos, o tempo pode ser reduzido para 6 meses. A pesquisa deve ser imediata quando na presença de antecedentes sugestivos de problemas ou em mulheres ≥ 40 anos.

Uma observação cabe quanto ao conceito de infertilidade social e novas constituições familiares.[6] A Resolução nº 2.294/2021 do Conselho Federal de Medicina[7] passou a permitir o acesso às técnicas de Reprodução Assistida, antes restritas a *toda mulher capaz, a todas as pessoas capazes*, heterossexuais, homoafetivos e transgêneros. Este avanço reconhece que casais homoafetivos femininos vão precisar do gameta masculino (espermatozoides), os masculinos necessitarão de gametas femininos (óvulos) e de um útero que possa acolher o embrião, propiciar a gravidez e o parto, assim como pessoas solteiras também precisarão da complementação biológica que lhes falta. Os indivíduos transgêneros vão necessitar orientações mais individualizadas, desde antes de sua transição.

PRINCÍPIOS BÁSICOS DO ATENDIMENTO

A investigação da infertilidade visa identificar situações causais, levando à adequada prescrição de tratamento. A avaliação começa com a anamnese detalhada[8] e o exame físico completo. A OMS preconiza a consulta conjunta, posto que ambos os interessados são afetados pelas decisões e pelos tratamentos. A primeira consulta deve incluir avaliação de como a mulher/casal entende a sua própria fertilidade. História sexual, contracepção, gravidezes, filhos vivos, história ocupacional, hábitos (inclui fumo, álcool, drogas lícitas e ilícitas) e cirurgias (principalmente sobre o aparelho reprodutor) devem ser investigados, bem como tratamentos anteriores, hormonais e em geral e datas.

O rastreio do colo do útero deve ser preconizado, assim como a prevenção da rubéola. Deve-se iniciar investigação precocemente se estiverem presentes na história pregressa fatores como doença inflamatória pélvica e criptorquidia, e em mulheres acima de 35 anos.

A suplementação com ácido fólico deve ser sugerida quando a mulher deseja gestar, na dose de 0,4 mg/dia, para a prevenção de defeitos do tubo neural, mantida até a 12ª semana de gravidez. Quando na presença de história prévia de criança portadora de defeito neural, a dose é de 5 mg/dia (nível de evidência A). Doenças crônicas, como infecções virais, hepatite B ou C, soropositividade para HIV, demandam encaminhamento direto a um especialista para redução nos riscos da investigação e do tratamento. Algumas vezes, esses casais não são inférteis, mas necessitam de aconselhamento e condução do processo reprodutivo. Casais com história anterior de tratamento para câncer ou com diagnóstico recente, em preparo para tratamento oncológico, devem ser referidos diretamente a um especialista.

ETIOLOGIA

A OMS reconhece na infertilidade um problema de saúde pública.[9] Embora principalmente nos países em desenvolvimento a mulher seja o foco maior da propedêutica e da *culpa* social, o homem contribui igualmente nas causas relacionadas. Estima-se que cerca de 35% das causas estão associadas a fatores femininos, 30% a fatores masculinos, 15% são de causa desconhecida e que 20% dos casais inférteis apresentam uma associação de fatores. A prevalência das alterações etiológicas pode diferir de acordo com a região geográfica estudada ou com os grupos sociais.

Dados a Considerar

Idade

O declínio da fertilidade começa muitos anos antes da menopausa, mais pronunciado a partir dos 35 anos apesar da persistência de ciclos ovulatórios. Níveis de hormônio folículo estimulante (FSH) > 15 UI/L no terceiro dia do ciclo menstrual significam chances de gestação declinando significativamente. São raras as gestações quando FSH > 25 UI/L. Ainda, mulheres com má resposta à indução de ovulação e com FSH basal aumentado tendem à menopausa antes de 45 anos, comparadas a outras normorrespondedoras.

O risco de aborto espontâneo também aumenta com a idade materna: representa 14% nas pacientes com menos de 35 anos, 19% nas pacientes de 35 a 37 anos, 25% nas de 38 a 40 anos e 40% após 40 anos. Tanto a diminuição da fertilidade quanto o aumento das taxas de abortos estão associados à maior frequência de aneuploidias (alterações do número ou formas cromossômicas), na maior parte das vezes relacionadas com os óvulos. São descritos efeitos da idade do homem > 40 anos na qualidade do sêmen, o que pode acentuar o dano à fertilidade de um casal quando se associa o risco de ambos.

Obesidade

Pode causar impacto na função reprodutiva, resultando em disfunção ovulatória. A perda de peso, incluindo exercício e dieta, melhora as taxas de gravidez (nível de evidência A). Persiste a discussão sobre um índice de massa corporal (IMC) mínimo para se conduzir um tratamento, estimado em 30 kg/m², para outros 35 ou, ao menos, a perda de 10% do peso inicial. Nos homens[10] há forte evidência de que IMC aumentado cursa com redução nos níveis de testosterona, globulina ligadora de esteroides sexuais (SHBG) e testosterona livre, porém, não se observou evidência significativa de associação entre alterações espermáticas e IMC elevado até o presente momento.[10]

Álcool

Não existe evidência consistente entre o uso de álcool e a infertilidade feminina. No entanto, o consumo excessivo de álcool pode afetar, de forma reversível, a qualidade seminal.

Tabagismo

Tabagismo tem sido associado a efeitos adversos sobre a fertilidade. Nos homens, afeta negativamente vários parâmetros seminais: concentração, motilidade e morfologia. Essas alterações parecem associadas ao aumento do risco de dano ao DNA do espermatozoide.

Nas mulheres, os componentes do tabaco podem afetar o microambiente folicular, acelerando a depleção folicular e a perda da função reprodutiva, além de alterar os níveis hormonais na fase lútea. O nível basal de FSH é significativamente maior em mulheres jovens fumantes quando comparado ao das não fumantes. Estudos têm demonstrado que o número de ciclos de fertilização in vitro necessários para conseguir gravidez em fumantes é o dobro quando comparado às não fumantes.

IMPORTANTE
Mulheres com problemas de fertilidade devem ser informadas de que o tabaco diminui a fertilidade e devem ser orientadas a suspender seu uso.

Cafeína

A cafeína (presente no café, chá, chocolate e refrigerantes cola) não se correlaciona com a infertilidade feminina. O mesmo ocorre quanto às bebidas descafeinadas. Entretanto, em homens, a associação cafeína-fumo diminui a motilidade dos espermatozoides, assim como aumenta a proporção de gametas mortos.

Marijuana

Das drogas mais consumidas no mundo, de forma recreacional ou não, há evidências sugerindo associação à infertilidade masculina e feminina. Deve ser questionado o uso e orientada esta possibilidade, com a orientação de parar. A dificuldade de obter a precisão do uso e a tendência à minimização por parte dos consumidores recreacionais dificulta uma avaliação mais precisa dos efeitos sobre a fertilidade. Entretanto sugere-se, por exemplo, nos homens uma diminuição significativa dos níveis de estradiol, com aumento das concentrações de prolactina.[11]

INVESTIGAÇÃO DA DE INFERTILIDADE: CAUSAS FEMININAS

Fator Cervical

Questões do colo uterino são responsáveis por uma pequena parcela da infertilidade feminina (cerca de 5%). Estão incluídas malformações, alterações anatômicas decorrentes de procedimentos cirúrgicos, neoplasias malignas ou benignas, pólipos, infecções e fatores imunológicos. Contudo, o teste pós-coito, anteriormente usado para sua avaliação, hoje é desconsiderado por causa de seu baixo valor preditivo nas taxas de gravidez (nível de evidência A).

Fator ovariano

Cerca de 20% das pacientes inférteis apresentam disfunções ovulatórias, classificadas pela OMS em três grupos:

1. Insuficiência hipotalâmica-hipofisária (hipogonadismo hipogonadotrófico) – 10%;
2. Disfunção hipotalâmica – 80 a 90%, com níveis de estrógeno normal. Resulta em anovulação (expressa por oligomenorreia/amenorreia), predominando o achado de ovários do tipo micropolicísticos (associados a distúrbios menstruais, obesidade, hiperandrogenismo). Tais mulheres são definidas como portadoras da Síndrome dos Ovários Policísticos (SOP), embora 30% apresentem peso normal;
3. Insuficiência ovariana (hipogonadismo hipergonadotrófico) – 4% a 5%.

Exames Utilizados para Avaliar o Perfil Hormonal das Pacientes

Avaliação da Reserva Ovariana

Dosagem sérica de FSH e estradiol na fase folicular precoce, entre 3º e 5º dias do ciclo, a contagem dos folículos antrais (CFA) e a avaliação do hormônio antimulleriano (AMH). Os dois últimos são considerados atualmente o padrão ouro para a pesquisa de reserva ovariana.

O AMH pode ser dosado em qualquer época ou momento do ciclo menstrual, pois a variabilidade intra e interciclo é pequena, principalmente para os *kits* de dosagens mais modernos que utilizam eletroquimioluminescência. No entanto, seus valores podem ser influenciados negativamente em pacientes em uso de anticoncepcionais hormonais combinados (recomenda-se a suspensão por 8 semanas antes da dosagem) e também suplementos com biotina (recomenda-se a suspensão 48 h antes da realização do teste). Consideram-se níveis normais entre 1,0 – 3,0 ng/mL.[12]

Já a CFA deve ser realizada por meio de ultrassonografia transvaginal entre os dias 2 e 4 do ciclo menstrual, quando são contados todos os folículos entre 2 mm e 10 mm.[13]

Apesar de não predizerem o sucesso de um determinado tratamento de infertilidade, conseguem estimar a resposta ovariana em ciclos de FIV/ICSI. Tal fato ajuda no aconselhamento pré-tratamento, permitindo a programação de protocolos medicamentosos mais ou menos agressivos de acordo com os valores encontrados.

Além disso, ambos conseguem inferir os riscos de uma hiper-resposta ovariana e as chances de desenvolvimento de uma síndrome de hiperestímulo ovariano com sensibilidade e especificidade de 82% a 90,5% e 76% a 81,3% para o AMH e sensibilidade de 80% e 82% para a CFA.

Por fim, o AMH ainda está sendo avaliado na determinação de reserva ovariana após quimioterapia ou cirurgias ovarianas e na determinação da idade da menopausa, bem como no diagnóstico da SOP.

Valores de AMH menores que 1 ng/mL estão relacionados com uma baixa reserva, assim como com um CFA total abaixo de 3 a 5 folículos. Já valores acima de 3 ng/mL sugerem maior atenção quando de estímulo ovariano pela possibilidade de síndrome de hiperestimulação.

Avaliação de Ovulação e Fase Lútea

Se o ciclo for irregular, dosar progesterona no 21º dia ou mais tarde (quando ciclos de mais de 28 dias, tentar programar cerca de 7 dias antes da provável menstruação), para confirmar ovulação. Quando dosada adequadamente, níveis séricos de progesterona abaixo de 3 ng/mL sugerem anovulação. O suporte de fase lútea é fundamental nas pacientes que realizam ciclos de FIV/ICSI, a principal posologia nesses casos é a utilização de progesterona natural micronizada 200 mg 8/8 h via vaginal que deve ser mantida ao menos até o dia do beta-gonadotrofina coriônica humana (beta-HCG). Nos casos em que realizamos tratamentos de baixa complexidade, como quando utilizamos citrato de clomifeno para indução de ovulação, o suporte de fase lútea é controverso, entretanto, como existe a possibilidade da ocorrência de um quadro de insuficiência lútea nessas situações, pode ser realizado o suporte de fase lútea com doses mais baixas, p. ex., com protocolos de progesterona natural micronizada na dose de 200 a 400 mg por dia, via vaginal, por, pelo menos 14 a 21 dias, até o HCG produzido pelo embrião conseguir sustentar o corpo lúteo.

Recentemente testes urinários para detecção dos níveis de estradiol e do pico de LH estão disponíveis para uso domiciliar, facilitando o rastreamento do período fértil. Vale lembrar, contudo, que o exame padrão ouro para avaliar ovulação é a ultrassonografia transvaginal seriada (ver a seguir).

Dosagem Sérica de Prolactina

Deve ser reservada a pacientes com irregularidade menstrual e galactorreia.

Dosagens séricas de Hormônios Tireoidianos
Devem ser realizadas apenas em pacientes com suspeita de tireoidopatia.

Teste do Clomifeno (CC)
Tem como objetivo avaliar a reserva ovariana. É realizado por meio da administração de 100 mg/dia de CC do 5º ao 9º dia do ciclo e dosagem de FSH no 3º e no 9º dia do ciclo. Dosagem de FSH no 3º dia inferior a 10 mUI/mL pressupõe boa reserva ovariana. O valor normal do teste corresponde a valor inferior a 26 mUI/mL no somatório das dosagens do ciclo.[13]

Avaliação de Glicose e Insulina
A resistência insulínica já pode ser sugerida clinicamente quando da presença da acantose *nigricans*. No caso de SOP, principalmente quando IMC ≥ 26 kg/m^2, deve-se avaliar o índice de HOMA IR (glicose basal × insulina/405), alterado quando ≥ 2,17 ou fazer diretamente um teste de tolerância oral à glicose.

Ultrassonografia Transvaginal Seriada
Permite a documentação de todo desenvolvimento folicular, a avaliação endometrial (aspecto e espessura) e possibilita a contagem de CFA. Um exame único avalia a possibilidade de cistos ovarianos ou endometriomas, assim como das patologias anexiais em geral. Faz parte dos critérios diagnósticos da SOP.

Biópsia Endometrial
É um método de alta acurácia, porém, invasivo. Não deve ser realizado rotineiramente, pois não existem evidências de que o tratamento medicamentoso para insuficiência lútea aumenta as taxas de gravidez.

Temperatura Basal
Baseia-se na ação termogênica da progesterona na segunda fase do ciclo. No entanto, cerca de 20% dos ciclos ovulatórios podem ocorrer sem a curva bifásica da temperatura corporal basal. Não é um bom preditor de ovulação.

Análise do Muco Cervical
O muco cervical apresenta alterações durante o ciclo menstrual. Na fase estrogênica, é abundante, de aspecto cristalino e filante. Cristaliza-se sob aspecto arboriforme à visualização microscópica. Na segunda fase, é espesso, sem filância, opaco e perde a capacidade de cristalizar.

Fator Tuboperitoneal
De incidência aumentada nas últimas décadas em razão da alta prevalência de infecções causada por germes de transmissão sexual, como *Chlamydia* e gonococo, é a principal causa de infertilidade feminina em nosso meio, correspondendo a cerca de 30% a 40% do total. A presença prévia de salpingite dobra o risco relativo de infertilidade. O diagnóstico deve ser realizado por meio de histerossalpingografia (HSG), que possibilita a avaliação da permeabilidade tubária. Como infecções assintomáticas por clamídia podem ser reativadas ou introduzidas no sistema genital superior a partir da manipulação uterina, a utilização de doxiciclina 100 mg 12/12 h por 5 dias,[14] iniciada 1 a 2 dias antes do exame ou azitromicina 1 g no dia do exame são métodos profiláticos efetivos ou terapêuticos previamente à HSG. Na presença de alterações tubárias à HSG, deve-se realizar a videolaparoscopia para confirmação diagnóstica e, quando necessário, salpingoplastia. A presença de hidrossalpinge está associada à diminuição estatisticamente significativa das taxas de implantação. Essa redução pode estar associada a um efeito tóxico direto no endométrio e/ou a um fluxo contínuo de *lavagem* do embrião da cavidade uterina. Pacientes com hidrossalpinge devem ser submetidas à salpingectomia prévia ao tratamento de reprodução assistida.

Fator Uterino
São leiomiomas (associação controversa), malformações, pólipos e sinéquias.[15] A HSG pode mostrar falhas de enchimento da cavidade uterina, bem como levantar a suspeita de malformações uterinas. A ultrassonografia permite identificação mais acurada das anormalidades uterinas. A histeroscopia é o exame padrão ouro no diagnóstico de pólipos e sinéquias, entretanto, seu emprego inicial na paciente infértil não deve ser rotina, já que não aumenta as taxas de gravidez.

Endometriose ocorre em 20% a 40% das mulheres inférteis, e 30% a 50% das mulheres com endometriose são inférteis, com vários mecanismos implicados nessa associação, como distorção da anatomia pélvica, alteração peritoneal com aumento da concentração de macrófagos ativados, prostaglandinas, interleucinas, proteases e fator de necrose tumoral (TNF), alterações da resposta imunológica e alterações na implantação, síndrome do folículo luteinizado não roto, disfunção de fase lútea, crescimento folicular anormal e secreção anormal de hormônio luteinizante (LH).

O diagnóstico da endometriose pode ser realizado por ultrassonografia, ressonância magnética (RM) e laparoscopia. Os biomarcadores, como a CA 125, não têm indicação clínica para o diagnóstico. A ultrassonografia não tem valor diagnóstico da endometriose peritoneal, mas é útil no diagnóstico de endometrioma (nível de evidência A). A laparoscopia, outrora considerada o exame padrão ouro no diagnóstico de endometriose, tem tido questionamentos face ao refinamento dos métodos de imagem, tipos da doença e qualidade do especialista cirúrgico (ESHRE- *Guideline Endometriosis*, 2022[16]). Nos estádios I/II, a ablação dos focos de endometriose e a realização de lise de aderências têm sido associadas ao aumento das taxas de gravidez quando comparados à laparoscopia apenas. O tratamento hormonal após o tratamento cirúrgico não aumenta as taxas de gravidez, enquanto o tratamento com inseminação intrauterina (IIU) associada à estimulação ovariana, sim (nível de evidência A). Nos estágios III/IV, a realização de tratamento cirúrgico deve ser pesada em relação à indicação maior, como dor ou acometimento de estrutura pélvica intestinal ou ureteres, por exemplo. Pacientes inférteis com grave comprometimento devem ser orientadas para preservação de óvulos ou reprodução assistida (FIV/ICSI). Maiores detalhes no capítulo deste livro sobre Endometriose.

INVESTIGAÇÃO DE INFERTILIDADE: CAUSAS MASCULINAS
Qualquer condição que altere a qualidade e/ou a quantidade do esperma pode levar à infertilidade. A causa mais comum

de infertilidade masculina é a idiopática. A avaliação da infertilidade masculina deve incluir anamnese, exame físico e exames complementares.

A anamnese deve incluir idade, profissão, gestações anteriores com a parceira atual ou anterior, tratamentos prévios, avaliação da fertilidade da parceira, história sexual (frequência do coito, ereção e ejaculação), história de infecções e doenças sexualmente transmissíveis, criptoquidia, trauma ou torção testicular, diabetes, antecedentes cirúrgicos, uso de drogas com efeito sobre a espermatogênese e história de doenças familiares.

O exame físico deve incluir o exame físico geral e dos genitais e deve ser realizado por profissional treinado e capaz de identificar alterações associadas à infertilidade.

Exames Complementares

Espermograma

A avaliação seminal é a base da avaliação da infertilidade masculina. O espermograma é um teste sensível (89,6%), mas pouco específico. Os parâmetros seminais podem variar entre diferentes amostras do mesmo indivíduo, sendo necessária a realização de, pelo menos, dois exames. A repetição do exame aumenta a especificidade, reduzindo os falso-positivos de 10% para 2%. Em caso de análise seminal normal, não há necessidade de repetição.

O sêmen é colhido por masturbação, com abstinência de 2 a 5 dias, em local próximo ou no próprio laboratório, com intervalo de tempo mínimo para o início da avaliação. Os principais valores de referência encontram-se no Quadro 13-1.[17] Denomina-se normozoospermia aos valores de um ejaculado normal, enquanto azospermia é a ausência de espermatozoides no ejaculado. A concentração diminuída é a oligozoospermia.

A falência testicular primária é a causa mais comum da azospermia não obstrutiva. Pode ser decorrente de criptorquidismo, torção ou trauma, orquite, alterações cromossômicas, doenças sistêmicas, radioterapia ou quimioterapia. Há redução do volume testicular e níveis de FSH elevados. As causas de hipogonadismo masculino hipergonadotrófico, ou hipogonadotrófico são discutidas em maior detalhe em diferentes capítulos da seção de Andrologia deste livro.

Na azospermia obstrutiva, que compreende menos que 2% dos casos, os testículos são normais, FSH, idem. Nessas condições, há associação a mutações do gene da fibrose cística e alterações renais. Inclui a ausência bilateral dos deferentes.

Bioquímica Seminal

Dosagem de ácido cítrico e zinco avaliam a secreção prostática e a dosagem de frutose a secreção das vesículas seminais. A diminuição ou a ausência da dosagem de frutose pode ser causada pela ausência das vesículas seminais ou dos ductos deferentes.

Espermocultura

Avalia a presença de doenças sexualmente transmissíveis.

Fragmentação do DNA do Espermatozoide

Dados recentes da literatura têm demonstrado que a pesquisa de Fragmentação do DNA nos espermatozoides, quando aumentada, pode estar associada a piores desfechos reprodutivos e embrionários. Ainda, parece haver relação entre altas taxas de fragmentação e abortamentos recorrentes.[18] Esse teste pode ser realizado por três técnicas: TUNEL, SCSA ou SCD, sem que pareça haver superioridade de alguma. Em geral, valores superiores a 20%-30% indicam uma fragmentação elevada.

Testes Imunológicos

Determinam a presença de anticorpos na superfície do espermatozoide (MAR test e Immunobead test). Não há evidências para serem incluídos como rotina.

Teste de Penetração Espermática

Teste de migração espermática, avaliação da capacitação espermática, avaliação da reação acrossômica e avaliação da ligação do espermatozoide.

Ultrassonografia de Bolsa Escrotal

Permite avaliar o volume dos testículos, a presença de varicocele e de tumores. A varicocele está presente em 11,7% dos homens com sêmen normal e em 25% daqueles com sêmen alterado. Cabe a observação de que o melhor método diagnóstico de varicocele ainda é o exame físico. Quando da utilização da ultrassonografia, esta deve ser realizada com o paciente em pé.

A cirurgia da varicocele, como tratamento da infertilidade, é objeto de grande controvérsia em relação aos índices de gestação, segundo Szamatowicz & Szamatowicz, 2019.[19] Essa cirurgia deve ser considerada apenas em casos selecionados, principalmente se o paciente em questão apresentar vasos varicosos palpáveis e um tempo pequeno de infertilidade.

Biópsia Testicular

Indicada apenas em pacientes azoospérmicos. Permite a diferenciação entre azoospermia secretória e obstrutiva.

Análises Genéticas e Cromossômicas

Cariótipo, microdeleção de cromossomo Y, teste de mutação para o gene da fibrose cística.

Quadro 13-1. Valores de referência para avaliação seminal[17]

Critério	Valores
Volume	≥ 1,5 mL
Liquefação	60 min
pH	≥ 7,2
Concentração espermática	≥ 15 milhões/mL
Número total de espermatozoides	≥ 39 milhões
Motilidade	≥ 40% A + B ou ≥ 32% de A
Vitalidade	≥ 58%
Leucócitos	< 1 milhão/mL
Morfologia	≥30% (Papanicolaou modificado) ≥ 4% (morfologia estrita, Kruger)

ESTERILIDADE SEM CAUSA APARENTE

Em aproximadamente 15% dos casais inférteis, não encontramos causa para infertilidade. É possível que existam causas não detectadas pelos exames atualmente disponíveis. Esperar ou agir? A idade e o tempo da infertilidade serão os maiores determinantes.

Fator Psicológico

Tema complexo, desde que a resposta ao estresse é variável. Há associação entre estresse, trabalho e menor probabilidade de concepção em mulheres. O estresse pode afetar o relacionamento do casal, diminuindo também a libido e, assim, interferindo na concepção. Em homens, maior frequência de relatos de perda da libido e diminuição na frequência do coito tem sido observada durante procedimentos diagnósticos e terapêuticos. Pelo menos dois estudos randomizados demonstraram que intervenções psicológicas melhoraram índices de gravidez em mulheres com menos de 2 anos de infertilidade. Relatos têm evidenciado que um número razoável de pacientes deixa tratamento de reprodução assistida por decisão própria,[20] mesmo quando ele é totalmente assegurado pelo sistema de saúde, independentemente de motivação financeira.[20]

CONCLUSÃO

Ainda que ocorram causas orgânicas bastante bem definidas, pode ocorrer desacerto entre o que é esperado e o resultado,[21] com reações de grande intensidade emocional, no sucesso ou no fracasso do tratamento. Contribuir no atendimento à infertilidade deve significar estar disposto a estabelecer uma diferença. E isso se torna ainda mais importante na América Latina, onde a desigualdade ou falta de equidade é condição frequente e atinge homens e mulheres. Mas, a mulher é o elo mais frágil no que diz respeito à formação de uma família.[22]

REFERÊNCIAS BIBLIOGRÁFICAS

1. Souza MCB. Infertilidade e reprodução assistida. Esse tal desejo de ter um filho. In: Souza MCB, Moura MD, Grynszpan D(Orgs.). Vivências em tempo de reprodução assistida: o dito e o não dito. Rio de Janeiro: Revinter. 2008.
2. Souza MCB. Saúde mental no tratamento da gravidez | Macetes de Mãe (macetesdemae.com).
3. https://www.macetesdemae.com/saude-mental-no-tratamento-da-gravidez. 2022.
4. Cooke I. Standard references for natural fertility and ART. JBRA Assist Reprod. 2011;15(4):41-3.
5. Kamrava M. Ectopic Pregnancy: Modern Diagnosis and Management. Royal College of Obstetricians and Gynaecologists. 2004.
6. Zegers-Hochschild F, Adamson GD, de Mouzon J, et al. Glossário revisado da Terminologia das Técnicas de Reprodução Assistida (TRA), 2009, Comitê Internacional para Monitorização da Tecnologia Reprodutiva Assistida (ICMART) e Organização Mundial da Saúde (OMS). JBRA Assist Reprod. 2010;14(2):19-23.
7. Loyola MA. As novas famílias, medicina e religião. JBRA Assist Reprod. 2011;15(6):17-19.
8. RESOLUÇÃO CFM Nº 2.294, de 27 de maio de 2021 – RESOLUÇÃO CFM Nº 2.294, de 27 de maio de 2021 – DOU – Imprensa Nacional (in.gov.br) [Internet]. 2022
9. ASRM. Practice Committee Guidelines, [Internet]. 2006;86(5):S129-S130.
10. Abdallah SD, Merali Z. Infertility and social suffering: the case of art in developing countries. In: Vayena E, Rowe PJ, Griffin PD Eds,). Current practice and controversies in assisted reproduction. Geneva: WHO. 2002:15-21.
11. MacDonald AA, Herbison GP, Showell M. The impact of body mass index on semen parameters and reproductive hormones in human males: a systematic review with meta-analysis. Hum Reprod Update. 2010;16(3):293-311.
12. Teixeira TA, Iori I, Andrade G, et al. Marijuana is associated with a hormonal imbalance among several habits related to male infertility: a retrospective study. Front. Reprod. Health. 2022.
13. Jamil Z, Syeda S F, Khalid A, Rabia M. Anti-Mullerian Hormone: Above and Beyond Conventional Ovarian Reserve Markers. Disease Markers. 2016:5246217.
14. Broekmans FJ, de Ziegler D, Howles CM, et al. The antral follicle count: practical recommendations for better standardization. Fertil Steril. 2010;94:1044-51.
15. Navot D, Rosenwaks E, Margalioth EJ. Prognostic assessment of female fertility. Lancet. 1987;2(8560):645-7.
16. Penzias A, Azziz R, Bendikson K, Cedars M, et al. Fertility Evaluation of Infertile Women: A Committee Opinion. Fertility and Sterility. 2021;116(5):1255-65.
17. Becker CM, Bokor A, Heikinheimo O, Horne A. ESHRE Guideline Endometriosis. Endometriosis guideline (ESHRE.EU). Human Reproduction Open. 2022(2):009.
18. Borges Jr. E, Zanetti BF, Setti AS, et al. Sperm DNA fragmentation is correlated with poor embryo development, lower implantation rate, and higher miscarriage rate in reproductive cycles of non-male factor infertility. Fertil Steril. 2019;112(3):483-490.
19. World Health Organization, Department of Reproductive Health and Research. WHO Laboratory Manual for the examination and processing of human semen. 6. ed. WHO. 2021.
20. Szamatowicz M, Szamatowicz J. Proven and unproven methods for diagnosis and treatment of infertility. Adv Med Sci. 2020;65(1):93-96.
21. Domar A, Smith K, Conboy L, et al. A prospective investigation into the reasons why insured United States patients drop out of in vitro fertilization treatment. Fertil Steril. 2010;94(4):1457-9.
22. Souza MCB, Moura MD, Henriques CA, et al. Interação equipe-casal em infertilidade: a construção do diálogo. JBRA Assist Reprod. 2008;(12):33.
23. Souza MCB, López GE. Aspectos legais da reprodução assistida na América Latina. In: Peña EP. Manual de Procedimentos Clinicos em Reproduccion Asistida. REDLARA; [Internet]. 2015.

REPRODUÇÃO ASSISTIDA – TÉCNICAS DE BAIXA E ALTA COMPLEXIDADE

CAPÍTULO 14

Alessandra Viviane Evangelista Demôro ▪ George Queiroz Vaz ▪ Marcelo Marinho de Souza

INTRODUÇÃO

A infertilidade conjugal é uma condição definida pela incapacidade de se conseguir a gestação após 1 ano de tentativa, com relações sexuais desprotegidas e regulares. Sua faixa de prevalência global encontra-se entre 50 e 70 milhões de casais, abrangendo uma ampla quantidade de fatores causais, sejam masculinos, femininos ou de ambos os parceiros.[1] Inevitável pensar no agravamento dessa realidade face ao crescimento populacional no mundo, que ocorre à uma razão de 1,2% ao ano, algo em torno de 80 milhões de pessoas. Nesse ritmo, segundo essa estimativa, a população mundial passará de 7,5 bilhões, em 2017, para 9,8 bilhões, em 2050.[2] É possível afirmar que, também, a população infértil aumenta de modo considerável, tendo como um de seus pontos determinantes a tendência atual de se postergar a gravidez, uma das conhecidas expressões da sociedade moderna.[3] Com base nos dados do Instituto Brasileiro de Geografia e Estatística (IBGE) de 2018, a projeção atual da população brasileira, em 2022, passa de 214 milhões de pessoas, presumindo-se que, apenas em nosso país, o número de casais inférteis seja de 6 a 8 milhões.[4]

Nesse contexto, a Reprodução Humana assumiu incrível importância no cenário mundial, como agente na realização de um desejo tão essencial e que faz parte da natureza desde sempre, ter filhos e constituir família. Mais ainda, as últimas décadas são marcadas pelo aumento crescente da busca da gestação, não apenas por casais tradicionais, heteroafetivos, como também pelos diversos, atuais e legítimos modelos de constituição familiar que se veem conduzidos aos serviços dessa área médica, já tão consolidada. Precisamente, em julho de 1978, um acontecimento marcou de vez o mundo da reprodução humana, o nascimento de Louise Brown, a primeira bebê concebida em laboratório após diversas tentativas frustradas, pela técnica de Fertilização *in vitro* (FIV), fruto da perseverança de dois pesquisadores britânicos, Robert Edward e Pactrick Steptoe.[5] Desde então, constatamos um caminho virtuoso, marcado por importantes evoluções nas técnicas, indo de encontro aos diferentes anseios de tantas pessoas pelo mundo.

Neste capítulo, temos como objetivo abordar o estado atual das principais condutas consideradas de baixa e de alta complexidade frente aos diversos diagnósticos de infertilidade.

INDUÇÃO DA OVULAÇÃO

Embora estejamos na era da fertilização *in vitro*, a indução da ovulação continua sendo recomendada, e muitas vezes sendo a primeira linha no tratamento da infertilidade em mulheres com distúrbios anovulatórios.

O grupo de pacientes com ciclos anovulatórios como o único fator de infertilidade apresenta bom prognóstico reprodutivo, quando tratadas. O termo indução da ovulação é comumente usado para descrever o tratamento medicamentoso que estimula a ovulação em mulheres com ou sem disfunção ovariana, promovendo o desenvolvimento e a ruptura folicular.[6]

As principais drogas indutoras da ovulação incluem os moduladores seletivos do receptor estrogênico (do inglês: *Selective Estrogen Receptor Modulators* – SERM), sendo o citrato de clomifeno (CC) o mais prescrito. Outro grupo de indutores muito utilizados são os inibidores da Aromatase (IA), tendo no letrozol o mais prescrito. As gonadotrofinas também podem ser usadas para o tratamento de indução da ovulação, sendo de uso mais complexo e de custo mais elevado. Estão associadas a um maior risco de síndrome de hiperestímulo ovariano e gestações múltiplas. Raramente são utilizadas apenas como tratamento de indução da ovulação simples. Seu uso é mais empregado em outros tratamentos, como o coito programado, inseminação intrauterina e a FIV.[6,7]

Quando a indução da ovulação é indicada, documenta-se geralmente a ovulação com a ultrassonografia seriada ou com a dosagem de progesterona e do LH. Identificadas condições favoráveis, com a presença de um folículo pré-ovulatório adequado, a paciente deve ser orientada a ter relações sexuais regulares semanais de 2 a 3 vezes, recomendando-se a observação dos sinais ovulatórios, principalmente pela percepção da secreção vaginal de conteúdo claro e viscoso, semelhante à clara de ovo, que aumenta consideravelmente próximo à ovulação, fruto da ação estrogênica máxima.[6,7]

> **IMPORTANTE**
>
> Ao indicar um tratamento, alguns pontos devem ser considerados como pré-requisitos, como:
> - Avaliação da cavidade uterina;
> - Avaliação do estado funcional dos ovários;
> - Comprovação da funcionalidade anatômica de ao menos uma das tubas;
> - Conhecimento da quantidade adequada de espermatozoides com qualidade normal.

É importante que além dos pré-requisitos, o médico também tenha em mente fatores que podem reduzir a chance de sucesso, como:

- Idade maior que 35 anos da mulher;
- Tempo de infertilidade maior que 3 anos;
- Baixa reserva ovariana;
- Endometriose.

Citrato de Clomifeno

O CC é a droga indutora da ovulação mais antiga e amplamente utilizada. É um derivado do trifeniletileno não esteroidal, que é estruturalmente semelhante a estrógeno, permitindo que se ligue competitivamente ao seu receptor, tendo propriedades agonistas e antagonistas, sendo chamado de modulador seletivo de receptor de estrógeno.[6-8]

Sua molécula se liga competitivamente aos receptores por períodos mais longos do que o estrógeno endógeno, esgotando assim a disponibilidade do receptor, fazendo com que o hipotálamo tenha uma falsa percepção de hipoestrogenismo. Desta forma, através dos mecanismos de retroalimentação hipotálamo-hipófise-ovário, a secreção pulsátil do hormônio liberador de gonadotrofina (GnRH) é alterada, o que aumenta a liberação do hormônio folículo estimulante (FSH), impulsionando a foliculogênese.[6,7]

O CC é administrado por via oral, começando 2 a 5 dias após o início da menstruação espontânea ou induzida por progestógenos. As taxas de ovulação e gravidez são semelhantes, independentemente do dia iniciado neste período. A dose usual começa com 50 mg diariamente por 5 dias, e a ovulação é esperada 5 a 10 dias após a última dose. É importante monitorar a ovulação em pacientes que estão usando clomifeno para orientar os ajustes de dosagem. Se a paciente permanecer anovulatória com 50 mg/d, a dosagem diária deve ser aumentada em 50 mg/d a cada ciclo até a dose 150 mg/dia.[6,7,9]

Cinquenta e dois por cento das mulheres irão ovular em resposta a 50 mg de CC, e 22% adicionais responderão a 100 mg.[10] Existem várias opiniões sobre sua dose máxima e, embora doses superiores a 100 mg/d não sejam aprovadas pela FDA, o American College of Obstetricians and Gynecologists suporta doses de até 150 mg/d antes de considerar outras alternativas e reconhece que algumas mulheres, particularmente aquelas com índices de massa corporal mais altos, precisarão de doses mais altas para atingir ovulação. Entre os pacientes que respondem ao CC, a fecundidade do ciclo se aproxima de 15%, e as taxas cumulativas de gravidez podem chegar a 75% ao longo de 6 ciclos de tratamento, segundo alguns autores.[11] Semelhante às mulheres ovulatórias, a taxa de fecundidade para mulheres em uso de CC diminui com a idade. A terapia por mais de 6 ciclos não é recomendada, pois o aumento da duração da infertilidade também está associada à falha do tratamento.[9]

A combinação de metformina e clomifeno em pacientes com síndrome dos ovários policísticos e resistência à insulina tem resultados interessantes. Alguns ensaios clínicos randomizados e controlados encontraram benefícios na adição de metformina a um regime de CC em pacientes com SOP que anteriormente não responderam ao CC sozinho em termos de ovulação e gravidez.[12-14] Uma revisão recente da Cochrane não demonstra claramente que a metformina associada ao CC melhora as taxas de nascidos vivos em comparação ao CC sozinho. Quando a metformina foi comparada ao CC, os dados de nascidos vivos foram inconclusivos, e os resultados foram limitados pela falta de evidências.[15] Já as diretrizes internacionais com base em evidências para a avaliação e tratamento da síndrome dos ovários policísticos recomendam que a metformina pode ser combinada ao citrato de clomifeno, em vez de persistir apenas com citrato de clomifeno, em mulheres com SOP que são clomifeno resistentes, com infertilidade anovulatória e sem outros fatores de infertilidade, para melhorar as taxas de ovulação e gravidez. Recomenda-se a dose de 1.000 a 2.500 mg por dia, que pode ser titulada a partir de uma dose inicial de 500 mg por dia.[16]

Inibidor da Aromatase

Os inibidores de aromatase usados para indução da ovulação são derivados de triazol (antifúngicos) que funcionam como inibidores competitivos não esteroides da aromatase. Quando a aromatase é bloqueada, a conversão de andrógenos a estrógenos é bastante limitada, criando assim um estado de hipoestrogenismo verdadeiro. Assim, o hipotálamo libera GnRH pulsátil compensatório, que induz a liberação de FSH hipofisário, que impulsiona a atividade folicular ovariana.[17]

Embora tanto o CC, quanto o letrozol levem a um aumento da secreção de GnRH pelas vias de retroalimentação, seus distintos mecanismos de ação têm importância funcional e clínica. Especificamente, após a interrupção do tratamento com letrozol, os níveis de estrógenos aumentam imediatamente, o que leva a uma diminuição mais abrupta do FSH. Essa diminuição torna menos provável o estímulo multifolicular, e o aumento associado de estrógeno permite a produção de muco cervical e proliferação endometrial. Estas características do inibidor da aromatase vêm fazendo com que muitos especialistas o prefiram ao CC. Em 2018, um grande consenso já instituiu o letrozol como primeira linha na indução da ovulação em pacientes com SOP.[16,17]

O letrozol é tipicamente administrado na dose de 2,5 a 7,5 mg por dia, e a dose pode ser ajustada em incrementos de 2,5 mg. O anastrozol é administrado na dose de 1 mg por dia. Ambos os medicamentos são administrados em um regime muito semelhante ao do CC (por 5 dias por via oral, geralmente começando do 2º ao 5º dia do ciclo).[17,18]

De fato, espera-se uma maior probabilidade de ovulação em pacientes inférteis anovulatórias tratadas com letrozol em comparação a CC. Em metanálise envolvendo 4.168 pacientes submetidas a 8.310 ciclos de indução da ovulação, os autores encontraram uma probabilidade de ovulação significativamente maior no grupo do letrozol em comparação aos ciclos de CC.[19]

Três estudos que usaram desfechos substitutos compararam inibidores de aromatase com CC em mulheres anovulatórias virgens de tratamento em um esforço para discernir se os IA podem ser considerados tratamento de primeira linha. O consenso com base nesses estudos foi que os inibidores de aromatase podem ser tão eficazes, mas não mais eficazes, do que CC como agentes de indução da ovulação.[20,21]

Um outro estudo duplo-cego e multicêntrico, comparando letrozol a CC, descobriu que o letrozol estava associado a taxas cumulativas de nascidos vivos significativamente mais altas do que CC (27,5% vs. 19,1%, p 5.007) sem maior incidência de anomalias congênitas, perda gestacional ou gravidez gemelar.[22] O letrozol claramente é um agente oral melhor do que citrato de clomifeno para mulheres anovulatórias, produzindo melhores taxas de ovulação e gestação com menor risco de gemelaridade.

Gonadotrofinas

As gonadotrofinas exógenas têm ação semelhante aos seus homólogos naturais, são prescritas pela via subcutânea, atuando diretamente no ovário, no processo de foliculogênese. Para uso humano derivam de extratos da urina de mulheres menopausadas ou da tecnologia recombinante, possuindo eficácia e segurança comprovada.[23]

A terapia com gonadotrofina tem mais riscos e é mais cara do que com os agentes de indução da ovulação orais e, portanto, deve ser usada por médicos com a formação e experiência necessárias. O FSH exógeno estimula a proliferação das células da granulosa e o crescimento folicular e junto com o LH estimula a produção de estradiol. O LH estimula a produção de andrógenos nas células tecais que são posteriormente aromatizadas ao estrógeno pelas células da granulosa. O objetivo da indução da ovulação é promover o crescimento e o desenvolvimento de um único folículo maduro.[23]

Mulheres anovulatórias, consequentemente com ciclos irregulares e amenorreicos, podem iniciar a indução da ovulação após uma menstruação induzida por tratamento breve com um progestógeno ou anticoncepcional combinado oral. Ultrassonografia de linha de base deve ser realizada para excluir cistos ovarianos que podem confundir e atrapalhar o crescimento folicular. Não há vantagem significativa em usar qualquer preparação específica de gonadotrofina. Uma metanálise concluiu que os resultados do tratamento alcançados com a gonadotrofina menopáusica humana (hMG) e com FSH sozinho foram semelhantes.[24] A abordagem recomendada no primeiro ciclo pode variar de 37,5-75 UI/dia ou em dias alternados, com pequenos incrementos após 7 dias ou mais se nenhum folículo > 10 mm tiver se desenvolvido. Os dispositivos de caneta permitem dosagem facilmente ajustada. Nos ciclos subsequentes, o tratamento geralmente começa no limiar de resposta, anteriormente determinado. Embora 7 a 12 dias totais de tratamento sejam típicos, podem ser necessárias durações mais longas de tratamento. Quando o folículo atinge tamanho em torno de 18 a 20 mm, o hCG exógeno é administrado para estimular a ovulação.[23]

Antes de iniciar as gonadotrofinas, a paciente deve compreender o custo potencial do seu uso e o compromisso necessário para monitorar os efeitos dos medicamentos. Monitorização cuidadosa dos níveis séricos de estradiol e do crescimento folicular com ultrassonografia se faz obrigatória para minimizar o risco de síndrome de hiperestímulo e gravidez múltipla. A dose e a duração do tratamento com gonadotrofinas necessárias para induzir a ovulação variam e devem ser determinadas por critérios clínicos definidos, como idade e reserva folicular ovariana, por exemplo. O limiar de resposta de cada paciente é imprevisível. Quando utilizadas na baixa complexidade, as gonadotrofinas são usadas em tratamentos de coito programado, sendo realizado o *trigger* ovariano e orientando o casal a ter relações em data programada.

TÉCNICAS DE BAIXA COMPLEXIDADE

Coito Programado

O coito programado ou relação sexual programada é um tratamento de baixa complexidade em que o casal é orientado sobre o período adequado para ter relações sexuais, visando à gravidez. O diagnóstico de infertilidade conjugal, como citado no capítulo anterior, se faz após ausência de gravidez em 12 meses de relações sexuais desprotegidas. A maioria dos casais engravida nos primeiros seis meses de tentativas. Aproximadamente 80% dos casais atingem o objetivo da gravidez nesse período. É importante sempre relembrar que o fator de maior impacto nessa equação é a idade materna, pois, à medida que o tempo passa, as mulheres têm redução de sua reserva folicular em número e qualidade.

O coito programado possui taxa de gravidez semelhante às tentativas naturais, respeitando a idade materna (Quadro 14-1),[25] com alguns autores referindo os benefícios da hiperovulação aliada ao processo de orientação para o melhor período das relações sexuais.[26]

Faz parte da orientação que o coito programado pode ser medicado ou não. O tratamento não medicado pode ser oferecido a pacientes que, embora ovulem, queiram apenas acompanhar o período fértil e otimizar suas tentativas. Em pacientes anovulatórias e com diagnóstico de infertilidade sem causa aparente, o tratamento medicamentoso deve ser indicado. O tratamento inicia-se com o primeiro dia da menstruação, que também é o primeiro dia do ciclo. O ideal ao se indicar a indução de ovulação é o acompanhamento ultrassonográfico. A primeira ultrassonografia identifica o número de folículos antrais em ambos os ovários e com base nessa contagem, idade da paciente e marcadores de reserva ovariana, o médico institui o protocolo de estimulação.

Em recente publicação, o Comitê Prático da Sociedade Americana de Medicina Reprodutiva (ASRM) indicou que a janela de fertilidade ideal compreende o dia da ovulação e os cinco dias que o precedem.[27] Para cálculo dessa janela utiliza-se o valor de 14 dias de fase lútea que se inicia na ovulação. Sendo assim, diminui-se 14 do número total de dias de ciclo para calcular o dia da ovulação. E estabelece o período de 5 dias anterior a esse dia para definir o período fértil.

Durante o tratamento de coito programado, esse cálculo do período fértil perde sua importância em razão do acompanhamento ultrassonográfico para identificar o momento da ovulação. A primeira ultrassonografia é realizada até o quinto dia do ciclo para verificar que não existem cistos ovarianos que possam dificultar o tratamento, e quantificar o número

Quadro 14-1. Taxa de fecundidade por ciclo conforme a idade [25]

Idade da Mulher	Tx de gestação natural por ciclo
Até 35 a	20%
36-37 a	15%
38 a	10%
39 a	8%
40 a	5%
> 40 a	< 5%

de folículos antrais. Estando tudo adequado, o tratamento de indução se inicia. Após cinco dias de uso de medicações orais, nova ultrassonografia é feita em 2 a 3 dias após término das medicações. Nesse momento já pode ocorrer dominância com folículos entre 12 a 14 mm. O acompanhamento então passa a ser a cada dois a três dias visando acompanhar essa dominância (Fig. 14-1). O folículo cresce em média 2 mm ao dia, podendo-se calcular o retorno da paciente para que o gatilho da ovulação seja feito com folículos entre 18 e 22 mm. A partir da chegada do folículo a 15 mm, o casal pode ser orientado a ter relações sexuais mais frequentes e após o gatilho o oócito será liberado entre 12 a 36 horas do uso da medicação. A monitorização ultrassonográfica auxilia nesse acompanhamento e na orientação, caso a paciente tenha apenas uma trompa, por exemplo. Neste caso a dominância folicular ipsilateral à trompa aumenta a chance de gravidez. Além disso é de suma importância acompanhar o número de folículos produzidos, pois a gravidez múltipla incorre em risco gestacional, e acima de três folículos o tratamento deve ser cancelado.

A orientação do número de relações sexuais e frequência no período é uma dúvida muito comum dos casais. Por causa de inúmeros estudos relacionados com a análise seminal, já é sabido que a abstinência acima de 5 dias interfere negativamente na quantidade de espermatozoides. Porém intervalos de 2 dias ou menos não reduzem a concentração podendo haver redução do intervalo entre as relações.[28] A qualidade não é impactada pelo intervalo menor de ejaculação, muito pelo contrário. Estudos evidenciam que pacientes com oligozoospermia têm benefícios com ejaculações diárias. Sendo assim os casais devem ser informados de que a eficiência reprodutiva aumenta com a frequência da relação sexual e é maior quando a relação sexual ocorre a cada 1 a 2 dias durante a janela fértil, mas estando ciente de que a frequência ideal de relações sexuais é mais bem definida por sua própria preferência dentro desse contexto. A relação sexual mais frequente não está associada a uma fecundidade mais baixa. Sendo assim, não há orientação de limitação do número máximo de relações nesse período, inclusive obrigando a intercalar dias, sob risco de estresse ao casal.[27]

Outra questão mencionada nas consultas é a posição do coito e o período após a relação sexual com vários mitos ligados a esse momento. Não há evidências de que a posição coital afete a fecundidade. O esperma pode ser encontrado no canal cervical segundos após ejaculação, independentemente da posição do coito.[29] Embora o orgasmo feminino possa promover o transporte de esperma, não há relação conhecida entre orgasmo e fertilidade.[30]

Inseminação Artificial Intrauterina (IIU)

A base teórica da IIU reside no aumento da densidade dos espermatozoides, após um preparo específico em laboratório, para selecionar as melhores formas, preservando suas propriedades funcionais, com o mínimo de dano de DNA, seguido de sua deposição no interior da cavidade uterina e um suposto favorecimento da fertilização. Na última década, porém, diversos trabalhos têm questionado seus resultados, sob uma abordagem de custo-efetividade para melhorar os resultados de um procedimento reconhecidamente mais simples, seguro e com menores custos de realização.[31]

Apesar da carência de registros em muitos países, é possível assegurar que a IIU é uma das técnicas mais populares em todo o mundo por diferentes razões, uma vez que se trata de método simples e pouco invasivo, podendo ser realizado sem uma infraestrutura complexa.[31] Muitos fatores interferem diretamente nos resultados de IIU, como os diferentes diagnósticos de infertilidade, os parâmetros seminais entre outros.[32]

Indicações das Técnicas de Baixa Complexidade

A IIU, junto com a programação de coito (PC), tem como condição principal para se atingir resultados mais satisfatórios a individualização criteriosa dos casos. Feita a classificação inicial da baixa complexidade, um casal poderá ser beneficiado com a técnica de IIU, desde que bem indicada. Para tal, é obrigatória uma comprovação de requisitos mínimos, que passam pela avaliação da permeabilidade tubária, assim como de um sêmen com quantidade adequada de espermatozoides móveis para fecundar o óvulo de modo natural. Já, em 1985, Allen *et al.* defendiam o importante papel da IIU para casais inférteis, destacando as disfunções fisiológicas e psicológicas, como a hipospádia severa, vaginismo, ejaculação retrógrada, assim como as alterações nos parâmetros seminais, no muco cervical e possíveis disfunções imunológicas.[33] Com o passar do tempo, as indicações ainda permanecem mal definidas, com outros autores assinalando o uso da técnica para tratar a infertilidade induzida por fator masculino leve a moderado, endometriose, falhas ovulatórias e a infertilidade sem causa aparente (ISCA).[34]

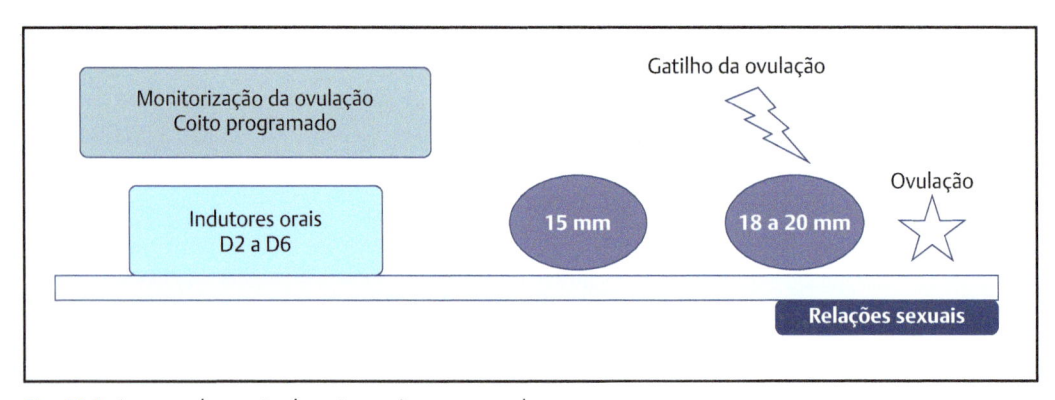

Fig. 14-1. Acompanhamento durante o coito programado.

Como já dito, a IIU é considerada uma técnica de baixo custo e de primeira linha para casais inférteis sem causa aparente e com fator masculino leve a moderado, além de outras situações em que se enquadrem para tal.[35] O tratamento é com base na premissa de que o aumento do número de oócitos, liberados em um ciclo com posterior IIU, represente um aumento das chances de concepção.[35] Para isso, faz-se necessária a devida monitorização do crescimento folicular ovariano, após o que, uma vez identificada a ovulação, realiza-se o procedimento propriamente dito.

Dependendo da utilização de sêmen do próprio parceiro ou de um doador, temos a inseminação homóloga (IH) e a inseminação heteróloga ou de doador (ID), respectivamente. Nas últimas décadas, diferentes tipos de constituição familiar, como os casais homoafetivos femininos, além das mulheres desejosas pela maternidade independente, tornaram a prática do uso de sêmen de doador bastante usual nas clínicas de reprodução.[36]

Outro grupo de especial atenção são os casais sorodiscordantes para HIV. Especialmente por causa do aumento da sobrevida, com o advento de protocolos mais eficazes dos antirretrovirais, entre outras recomendações, a prevalência aumentou de 31 milhões, em 2002, para 36,9 milhões, em 2014, sendo que 80% das pessoas acometidas estão em idade reprodutiva (15 a 44 anos de idade).[37] Especificamente nos casos de sorodiscordância em que o parceiro masculino é positivo para HIV, as técnicas de reprodução assistida (TRA) são o meio mais seguro de evitar a transmissão viral. Em uma revisão sistemática e metanálise, Zafer *et al.* (2016) confirmam a segurança da técnica de preparo com *lavagem* seminal em reduzir de modo importante o risco da transmissão viral para a parceira, também na IIU.[38]

Muito atual, já se atribui à infecção pelo SARS-CoV-2 efeitos prejudiciais na qualidade do sêmen. Os efeitos prolongados futuros ainda não são bem compreendidos, mas alguns estudos mostram que a COVID-19 pode produzir um impacto temporário e, por vezes, profundo na qualidade seminal, seja nos parâmetros de volume/concentração, aspectos funcionais de motilidade e no perfil de fragmentação de DNA espermático, nos casos mais sintomáticos e graves da doença em que a amostra do sêmen foi colhida até 30 dias após os sintomas.[39,40]

Detalhamento da Técnica

Indução da Ovulação

O procedimento de IIU pode ser feito em ciclo natural ovulatório (CNO) ou após estimulação ovariana controlada (EOC). Contudo, a *American Society for Reproductive Medicine* (ASRM), em recente *guideline* (2020) não recomenda a realização da IIU com CNO por ser menos efetiva do que a realizada com EOC e provavelmente não mais efetiva do que a pura conduta expectante.[35] Dentre as possibilidades de estímulos, temos:

Citrato de Clomifeno (CC): resulta em sucesso de ovulação em 60%-85% dos ciclos com doses diárias de 50 a 150 mg, do 2º ao 6º dia do ciclo, com trabalhos o associando a efeito adverso na receptividade endometrial e mucosa endocervical[41] por causa de sua conhecida ação antiestrogênica;

Inibidores da Aromatase (IA): grupo que inclui o Letrozol, uma substância de 3ª geração e já amplamente usada como indutor da ovulação (ainda *off label*), de uso simples, por via oral, em doses diárias de 2,5 a 7,5 mg, também do 2º ao 6º dia do ciclo, inicialmente em pacientes com Síndrome de Ovários Policísticos (SOP);[41,42] Alguns estudos mostram evidência de aumento nas taxas de nascimento (TN) em favor do Letrozol quando comparado ao CC em mulheres com SOP, dados confirmados por Roque *et al.*, que demonstraram melhores taxas de gravidez e de nascimento em favor dos IA (Fig. 14-2);[42,43]

Gonadotrofinas em baixa dose (Gon): para essa finalidade, como se deseja alcançar ciclos mono-ovulatórios, reduzindo as chances de gemelaridade, podem ser usadas baixas doses de modo seguro, geralmente de 37,5 a 75 UI diários ou em dias intercalados, não sendo recomendado o uso de doses convencionais, em razão do risco consideravelmente maior de gemelaridade.[44] Alguns estudos mostram resultados superiores da IIU com gonadotrofina quando comparada ao CC,[45] embora Danhof *et al.* (2018) argumentem que quando usados critérios rigorosos de cancelamento frente ao crescimento multifolicular, os resultados do estímulo com FSH não foram superiores aos com CC em termos de taxa cumulativa de gestação (Fig. 14-3);[46]

Uso de Antagonistas de GnRH (GnRH-ant): durante a estimulação ovariana, o aumento precoce de LH (> 10 UI/L) e consequente luteinização com elevação dos níveis de progesterona (PG) são fenômenos fisiológicos indesejáveis com possível interferência na janela de implantação embrionária. Tal fenômeno ocorre em 25% a 30% dos ciclos estimulados

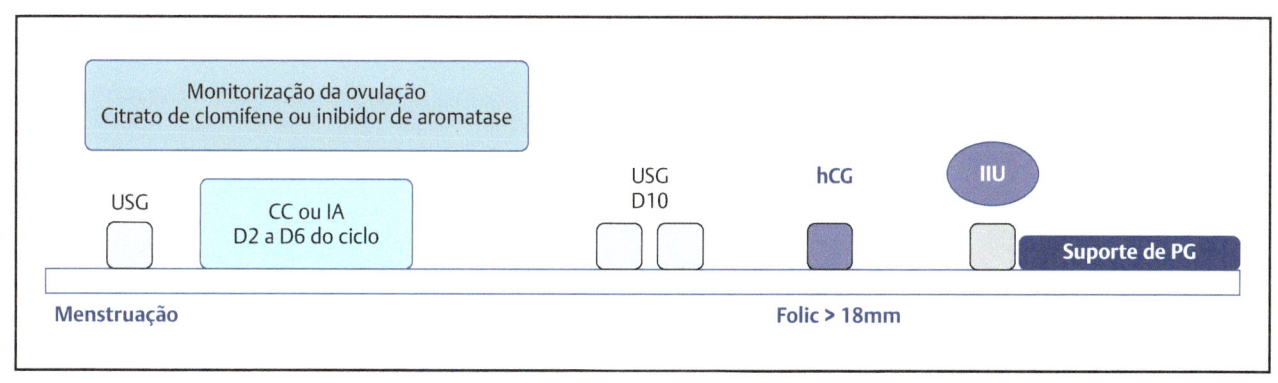

Fig. 14-2. Esquema de indução de ovulação com Citrato de Clomifeno ou Inibidor de Aromatase.

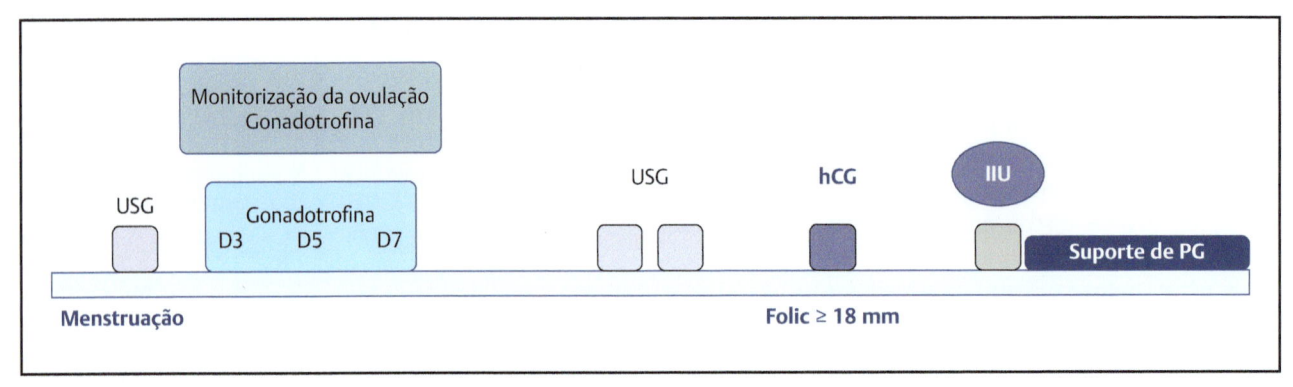

Fig. 14-3. Esquema de indução de ovulação com Gonadotrofinas.

de IIU, podendo interferir nos resultados ou mesmo levar ao cancelamento do ciclo. A administração de GnRH-ant elimina quase completamente a luteinização prematura, embora uma compilação de dados de ensaios randomizados tenha demonstrado um aumento nas taxas de gravidez em curso de apenas 5,3%.[47] No mesmo sentido, Wadhwa et al. (2016) concluem que o uso tardio de GnRH-ant em ciclos de IIU na presença de folículo acima de 16 mm é benéfico em evitar o pico prematuro de LH, mas não em aumentar as taxas de gestação.[48] Frente ao considerável aumento do custo, não se justifica seu uso para essa finalidade;

Ovulação medicamentosa: considerando-se as mulheres normo-ovulatórias, a IIU pode ser seguida por um pico espontâneo de LH, detectado pela medida do LH urinário, como pelo uso de Gonadotrofina Coriônica humana (hCG). A comparação dos diferentes protocolos, seja em ciclos naturais, como previamente estimulados com CC ou IA, demonstrou taxas comparáveis de gravidez, de nascimento e também de gravidez cumulativa após 3 ciclos.[32] Muitos centros têm como norma o uso do hCG rotineiro para a maturação folicular final na presença de 1 folículo dominante acima de 18 mm de diâmetro, seja com o hCG urinário (5.000 UI) ou o hCG recombinante (250 mcg), por via IM ou SC. A maioria dos autores não recomenda o uso do *trigger* de hCG em pacientes com mais de 3-4 folículos maduros, pelo risco evidente de gemelaridade, recomendando em tais condições o cancelamento do ciclo ou a conversão em FIV.[32]

Suporte de Fase Lútea

É bem conhecido que para uma implantação bem-sucedida é necessário sincronia entre um blastocisto de boa qualidade e um endométrio secretor receptivo. Após a ovulação, o corpo lúteo inicia a produção de progesterona (PG) que, por sua vez, induz a transformação endometrial na fase secretora até assumir seu melhor momento de receptividade para a implantação embrionária. Se os níveis de PG após a ovulação aumentarem, seria mesmo necessário o seu uso exógeno em adição? Alguns autores advogam que níveis suprafisiológicos de estradiol (E2) em ciclos de estimulação ovariana podem causar uma *down-regulation* hipofisária com prejuízo da secreção de LH na fase lútea,[49] conceito claramente reconhecido em estimulação ovariana com altas doses de gonadotrofinas, nos casos de ciclos de alta complexidade. Em IIU, embora não haja um nível de evidência tão claro, alguns trabalhos apontam o benefício do suporte de progesterona na fase lútea para melhores desfechos de gravidez e de nascimento em ciclos estimulados com gonadotrofinas, mesmo que sem significância estatística, apesar de não mostrarem benefício naquelas induzidas com CC.[49,50]

Monitorização da Ovulação

O objetivo do acompanhamento ultrassonográfico em ciclos estimulados é a redução dos riscos de gemelaridade, como também da síndrome de hiperestímulo ovariano (SHO), embora este último seja um fenômeno raro em ciclos de baixa complexidade. Além disso, é graças a ele que se identifica de modo preciso o surgimento de um folículo pré-ovulatório adequado. Com a evolução tecnológica das sondas transvaginais de alta frequência, o exame é feito por essa via, com avaliação de pequenas estruturas com maior resolução de imagem. De modo usual, deve ser iniciado já nos primeiros dias do ciclo, até o 3º dia, com o objetivo de uma adequada avaliação basal. Em ciclos de baixa complexidade, não é necessário acompanhamento de modo tão frequente, sendo os próximos exames realizados normalmente a partir do 8º dia. Em 2009, o *ESHRE Capri Workshop Group* destacou aspectos prognósticos com relação ao número de folículos maiores, pré-ovulatórios, na fase folicular tardia, principalmente no que diz respeito ao risco de gemelaridade.[47] Alguns autores ainda diferem na forma de mensurar os folículos, sendo mais comum o diâmetro folicular médio, considerando-se 2 medidas perpendiculares. Outro ponto de interesse é a espessura e morfologia endometrial e sua correlação com as chances de gravidez. Durante a fase folicular, o endométrio cresce sob influência estrogênica em uma forma trilaminar. Ainda hoje, não existe consenso quanto à espessura precisa e ideal do endométrio, que por sua vez também parece ter correlação com o estímulo escolhido (CC, IA, Gon ou associação delas). Hassan *et al.* (1993) já atribuíam piores resultados a endométrio < 7 mm,[51] diferente de Sher *et al.* (1991) que sinalizaram piores resultados frente a endométrio < 9 mm.[52] Recentemente, Danhof *et al.* (2020) relataram menores chances de gravidez clínica em pacientes com endométrio ≤7 mm em casos de subfertilidade sem causa aparente. Em uma revisão sistemática e metanálise, Weiss *et al.* (2017) relataram endométrio significativamente mais fino com estímulo com CC ou IA, quando comparados a Gonadotrofinas.[53] Assim, esses são os principais pontos de abordagem ultrassonográfica em ciclos de IIU.

Preparo do Sêmen

Existem três técnicas principais de preparo seminal, o gradiente de densidade, o lavado seminal e o *Swim up*. Sua realização é fundamental para evitar as infecções pélvicas e as contrações uterinas produzidas pelas prostaglandinas, o que é conseguido pela remoção do plasma seminal. O método mais comumente utilizado é a técnica de centrifugação por gradiente de densidade. Ou seja, o sêmen colhido por masturbação é depositado em frasco coletor livre de toxinas para ser processado, o que consiste na contagem e separação dos melhores espermatozoides. A amostra é depositada acima dos gradientes e centrifugada. Os melhores sptz conseguem ultrapassar, se depositando no fundo do tubo, sendo ao final adicionado meio específico e colocado 0,5 mL em cateter específico para a inseminação intrauterina. Há um consenso de que a técnica de *Swim up* resulta em menores taxas de recuperação dos parâmetros seminais, em comparação à centrifugação por gradiente de densidade, sendo adequada apenas nos casos de normozoospermia.[54]

Embora a recomendação da OMS de 2010 seja de uma abstinência ejaculatória de 2 a 7 dias, seja para diagnóstico ou preparo de IIU, é conhecido que períodos longos podem estar ligados a dano oxidativo nos espermatozoides ao nível de epidídimo, com prejuízo no potencial de fertilização. Tal fenômeno se traduz em maior percentual de fragmentação do DNA espermático. Assim, períodos mais curtos de abstinência ejaculatória resultam em melhores resultados de gravidez, tanto para ciclos naturais como para IIU, especialmente em homens subférteis.[54]

Procedimento/Melhor Momento

Feito o preparo, a suspensão de 0,5 mL de sêmen é depositada com uso de pequeno cateter flexível na cavidade uterina, com a paciente em posição ginecológica, geralmente sem guia ultrassonográfico e sem um preparo específico.[47] O cateter deve ser suave e flexível o suficiente para reduzir os danos possíveis e indesejáveis no endométrio. Após a IIU, um período curto (10 a 15 minutos) de repouso em posição deitada tem sido investigado. O *guideline* da OMS, de 2010, não prevê esta orientação. Um ensaio randomizado posterior mostrou maiores taxas de gravidez em curso (27% × 18%) e nascimento vivo (27% × 17%) em favor do grupo que fez repouso. Outro ensaio randomizado, porém, não reportou diferença nas taxas de gravidez cumulativas.[32]

O momento ideal para a realização da IIU é discutido, podendo ser seguida da identificação do pico endógeno de LH ou do emprego do hCG. Em ciclos induzidos, o uso de hCG é o método mais comum, quando o folículo dominante é maior de 18 mm. Em uma revisão sistemática Cochrane, Cantineau *et al.* (2007) não encontraram diferenças significativas nas taxas de nascimento comparando o uso de hCG ao acompanhamento do pico endógeno de LH, como também com o uso de hCG urinário ou recombinante. Após o uso de hCG, uma abordagem flexível recomenda a realização da IIU entre 24 e 40 horas. Já para ciclos naturais seguidos do pico de LH, o procedimento deve ser realizado após 1 dia de sua identificação, com taxas de gestação maiores do que as realizadas após 2 dias.[31,55]

Alguns autores têm sugerido que a realização de 2 IIU no mesmo ciclo de tratamento pode representar melhores chances de gravidez do que a sua realização única; tal possível superioridade foi defendida inicialmente por 2 revisões sistemáticas (2003 e 2013). Tais dados, porém, foram negados por Polyzos *et al.*, que não demonstraram diferença significativa entre as técnicas.[31] Assim, a recomendação mais atualizada é a de que as mulheres sejam submetidas a apenas 1 procedimento por ciclo.

Número de Ciclos

A maior parte dos trabalhos tem recomendado a realização de IIU por até 3 ou 4 ciclos, uma vez que até 95% dos casos de gravidez decorrentes dessa técnica com Gon ou CC/IA ocorrem nos 3 primeiros ciclos, com até 98% dentro dos 4 primeiros.[32] Em ampla revisão, Cohlen *et al.* (2018) recomendam a realização do procedimento em pelo menos 3 ciclos, com base em evidência de moderada qualidade. Segundo os autores, não há evidência suficiente para propor um número máximo de tentativas.[31]

Resultados/Relação Custo-Benefício

Segundo o relatório do Registro Europeu de 2020, referente aos anos de 2015 e 2016 (*European Monitoring Consortium – ESHRE*), com dados provenientes de 1.197 clínicas, de IIU com sêmen do parceiro/marido (IIU-H) e de IIU com sêmen de doador (IIU-D), as taxas de nascimento, em 2016, foram de 8,5% x 12%, respectivamente. A taxa geral de nascimento de gestação única foi de 91,3% para IIU-H e 92% para IIU-D. Gêmeos ou trigêmeos representaram 8,4% e 0,3%, respectivamente para IIU-H e 7,5% e 0,4% para IIU-D.[56]

A realidade da América Latina, segundo os dados do registro da Red Latino-americana de Reproducción Asistida (REDLARA) de 2013, igualmente relativos à IIU-H e IIU-D, mostra taxas de nascimento/ciclo de 14,9% e 23,3%, respectivamente. A avaliação por faixa etária, nos casos de IIU-H, evidencia esperada queda nas taxas de nascimento de 18,4% por ciclo em mulheres abaixo de 35 anos de idade, para 13,4%, em mulheres entre 35 e 39 anos. Em mulheres entre 40 e 42 anos, a taxa de nascimento foi de 7,1%, caindo para 3,5%, nas mulheres > 42 anos.[57]

Tem sido argumentado que os estudos envolvendo IIU contém, habitualmente, um risco substancial de viés, principalmente pela carência de ensaios controlados, randomizados, além de dados insuficientes de taxa de nascimento e períodos de *follow-up*.[58] A melhor escolha de tratamento deve ser criteriosamente avaliada caso a caso. Embora ainda não completamente claro e alguns autores recomendarem o início do tratamento com IIU em vez de FIV para infertilidade inexplicada e persistente, um estudo de custo-efetividade com base em modelos matemáticos conclui que o início do tratamento com FIV é menos custoso e mais custo-efetivo do que a estratégia de IIU seguida de FIV, em casos de infertilidade inexplicada e fator masculino leve.[47,59]

O peso custo-efetivo da IIU e FIV em relação à contagem de espermatozoides deve ser, igualmente, analisada; Bahadur *et al.* (2016) defendem que uma contagem total de espermatozoide móveis de 10 milhões deve ser um limite razoável na decisão do tratamento a recomendar.[60]

Muitos pontos ainda permanecem em aberto, sendo reconhecida pela maior parte dos trabalhos a necessidade de novos *guidelines* para ajudar os clínicos e seus pacientes na escolha da melhor estratégia de tratamento. Entretanto, alguns pontos relevantes devem ser lembrados:[35,47]

- A IIU é usada mediante diagnósticos de infertilidade que não sejam obstrução tubária bilateral, causa masculina severa e defeitos graves de ovulação;
- IIU com ciclos estimulados é mais efetiva principalmente em casos de infertilidade de longa duração, acima de 3 anos;
- Embora a IIU tenha menor custo, a FIV é mais custo efetiva, devendo ser considerada em um aconselhamento adequado e individualizado;
- Apesar de ainda *off label*, é reconhecida a eficácia dos IA como indutores em ciclos de IIU;
- Não há uma evidência suficiente para se afirmar que os tratamentos com baixas doses de gonadotrofinas sejam superiores ao estímulo oral com CC ou IA. As diferenças encontradas em alguns ensaios podem ser causadas por protocolos de diferentes doses, população estudada e outros critérios;
- Para os casais submetidos a 3 a 4 ciclos de IIU sem sucesso com estimulação ovariana com agentes orais, a FIV é recomendada como passo seguinte, em vez de nova IIU com gonadotrofinas;
- Não é recomendado o uso de IA ou CC em associação a gonadotrofinas em IIU decorrente do maior risco de gestação múltipla, apesar de melhores taxas de gravidez.

TÉCNICAS DE ALTA COMPLEXIDADE

As tecnologias de alta complexidade abrangem todas as técnicas de reprodução assistida (TRA) com manipulação de oócitos fora do corpo, a fertilização dos gametas, a cultura de embriões, assim como as biópsias embrionárias e a criopreservação. O termo tecnologias de reprodução assistida pode ser usado como sinônimo das técnicas de alta complexidade, tendo a fertilização *in vitro* (FIV) como a forma mais comum. O termo *in vitro* significa fora de um organismo vivo, pois, na fisiologia, os oócitos amadurecem *in vivo* no ovário, e os gametas são fertilizados, constituindo-se em embriões na tuba uterina. Na FIV, os oócitos são fertilizados, e os embriões cultivados em laboratórios especializados de reprodução assistida.[61,62]

Fertilização *In Vitro*

Nas últimas décadas ocorreram grandes avanços na área da medicina reprodutiva; a FIV é uma técnica de reprodução assistida que consiste na manipulação e fecundação dos gametas (óvulos e espermatozoides) em laboratório especializado, produzindo embriões que são cultivados e transferidos a fresco ou criopreservados para o organismo materno. Representa a etapa mais avançada e complexa e, muitas vezes, a única forma de se alcançar gravidez. Estima-se que 1% a 5% dos bebês nascidos em países desenvolvidos foram concebidos por FIV.[61-63]

Embora a fertilização *in vitro* tenha sido originalmente projetada para tratar doenças tubárias, agora é utilizada como um tratamento para muitas causas de infertilidade. Além da infertilidade por fator tubário, outras indicações incluem: endometriose, fator masculino, distúrbios ovulatórios, infertilidade sem causa aparente, insuficiência ovariana. Também permite que as mulheres, que não podem usar seus próprios oócitos por causa de insuficiência ovariana primária, distúrbios genéticos ou declínio relacionado com a idade no número e na qualidade do oócitos, possam engravidar utilizando oócitos doados. Do mesmo modo, útero de substituição é uma realidade para mulheres com ausência ou incapacidade de utilizar o seu próprio útero para gestar. Atualmente, alguns casos vão muito além da infertilidade em casais heterossexuais, como a concepção em casais homoafetivos e transgêneros, preservação da fertilidade e história de doenças hereditárias. As técnicas de alta complexidade também são utilizadas em mulheres que desejam preservar sua fertilidade. Mulheres com câncer ou outras doenças podem-se submeter a tratamentos gonadotóxicos com ameaça potencial à função ovariana. Frente a esses casos, contamos com a opção de criopreservar oócitos ou embriões antes da quimioterapia ou radiação, que podem ser transferidos posteriormente.

> **IMPORTANTE**
>
> A criopreservação de oócitos também é uma opção viável para mulheres que desejam retardar a gravidez. Está bem estabelecido que a fertilidade das mulheres diminui drasticamente na quarta década de vida. Essa queda na fecundidade é resultado de uma diminuição tanto na quantidade, quanto na qualidade do oócito. Mulheres que não estão interessadas em uma gravidez em um futuro próximo podem criopreservar oócitos para uso futuro.[61,64]

Pacientes com indicação de FIV passam por várias avaliações prévias. A reserva ovariana da mulher é avaliada usando as dosagens do hormônio folículo estimulante (FSH) do terceiro dia do ciclo, do hormônio antimulleriano (AMH) e a contagem de folículos antrais. Da mesma forma, a análise do sêmen é fundamental para a escolha da técnica, ICSI ou FIV convencional. O estudo da cavidade uterina identifica possíveis problemas anatômicos, incluindo pólipos ou miomas submucosos, aderências ou septos que possam interferir na implantação do embrião. A triagem de doenças infecciosas para HIV, HTLV, hepatites B e C, sífilis, clamídias e Zika vírus é recomendada, devendo sempre seguir as recomendações das autoridades sanitárias.[65,66]

A FIV envolve uma sequência de etapas altamente coordenadas, começando com a estimulação ovariana controlada, seguida da punção folicular guiada por ultrassonografia transvaginal para recuperação de oócitos, fertilização dos gametas, cultura embrionária em laboratório e transferência de embriões para o útero. As taxas de sucesso dependem principalmente da indicação, ou seja, qual doença está impactando na fertilidade do casal e assim como na fertilidade natural tem relação direta com a idade do óvulo (Quadro 14-2).[65,66]

Estimulação Ovariana Controlada

O regime ideal de estimulação ovariana para FIV deve ter uma baixa taxa de cancelamento; minimizar os custos, riscos e efeitos colaterais dos medicamentos, além de maximizar a taxa cumulativa de nascidos vivos por procedimento de recuperação de oócitos. Isto é, as chances cumulativas de um ou mais nascidos vivos após esgotar todos os embriões congelados e gerados a partir de uma única captação de oócitos.[67]

Quadro 14-2. Relação entre a idade da mulher e as taxas de sucesso na FIV, estratificado pela chance de gestações múltiplas

Idade da Mulher	< 35 a	35-37 a	38-40 a	41-42 a	42 a
Tx de nascidos vivos	47,6%	30,7%	21,7%	10,4%	3,1%
Gestação única (nascidos vivos)	89,4%	90,3%	90,9%	93,6%	94,9%
Gêmeos (nascidos vivos)	10,4%	9,5%	8,9%	6,3%	5,1%
Trigêmeos (nascidos vivos)	0,2%	0,2%	0,1%	0,2%	0%

Adaptado da Society for Assisted Reproductive Technology (2018) – www.sart.org.

A estimulação ovariana controlada visa estimular múltiplos folículos, possibilitando que um número adequado de oócitos seja obtido para criar embriões de alta qualidade. Um bom protocolo de estimulação ovariana controlada é fundamental tanto para a qualidade, quanto para o número de oócitos obtidos. A resposta ovariana à estimulação está diretamente associada à taxa de nascidos vivos, e um número de 8-14 oócitos resultante do estímulo é considerado como ideal para um tratamento. Mais de 15 oócitos aumenta significativamente o risco de síndrome de hiperestimulação ovariana sem aumentar a taxa de nascidos vivos. Vários parâmetros diferentes podem ser usados para prever a resposta de uma mulher à estimulação, principalmente os marcadores de reserva ovariana, com evidências crescentes de que eles podem ser usados para individualizar o protocolo de estímulo.

Os marcadores de reserva ovariana comumente usados para predizer a resposta ovariana são os níveis de hormônio antimulleriano, níveis de hormônio folículo estimulante ou contagem de folículos antrais, no entanto não refletem necessariamente a qualidade dos óvulos e dos embriões resultantes.[67,68]

Vários protocolos foram publicados na tentativa de melhorar a qualidade e a quantidade de oócitos, principalmente para aumentar a resposta ao estímulo em pacientes que produzem uma quantidade diminuída de óvulos e também para minimizar o risco da síndrome de hiperestímulo ovariano, entretanto não existe um protocolo que sirva para todas as pacientes, e o tratamento deve ser individualizado, levando em consideração a idade da mulher, reserva ovariana, estado endócrino e outras condições associadas, como endometriose, síndrome dos ovários policísticos (SOP) e cistos ovarianos.[69]

Existem três componentes de um protocolo típico de estimulação ovariana para fertilização *in vitro*: 1 – Bloqueio hipofisário com Análogos de GnRH (antagonista ou agonista) ou progesterona para prevenir a ovulação espontânea antes da recuperação de oócito; 2 – Foliculogênese com gonadotrofinas exógenas e/ou endógena para estimular o recrutamento e o crescimento multifolicular, e 3 – Gatilho ovulatório (*trigger*), simulando o pico de LH com uso da gonadotrofina coriônica humana (hCG) ou uso de análogos agonistas do GnRH para induzir a maturação do oócito. A fonte e o tipo de gonadotrofina, por exemplo, endógena ou exógena, gonadotrofina menopáusica humana ou recombinante, o tipo de análogo de GnRH, ou seja, agonista ou antagonista, variam de acordo com o protocolo escolhido.[67]

Bloqueio Hipofisário

Um protocolo de estímulo ovariano para FIV deve conter drogas que possam bloquear a função hipofisária, prevenindo um aumento prematuro do hormônio luteinizante endógeno. Sem regulação negativa, a ovulação prematura ocorre em torno de 35% dos ciclos, diminuindo as taxas de sucesso. As drogas mais classicamente utilizadas para este fim são os análogos do hormônio liberador de gonadotrofina, que podem ser tanto agonistas como antagonistas. Mais recentemente os progestógenos vêm ganhando espaço, por serem baratos e eficazes.[70,71]

A introdução de agonistas de GnRH de ação prolongada, no final da década de 1980, revolucionou a abordagem da estimulação ovariana, fornecendo os meios para prevenir um pico prematuro de LH durante estimulação com gonadotrofinas e eliminando a necessidade de medições frequentes de LH sérico. Entretanto possuem a desvantagem de atenuar a resposta à estimulação, aumentando a dose e duração da terapia com gonadotrofinas. Os análogos agonistas do GnRH podem ser iniciados na fase lútea média do ciclo anterior ao estímulo, sendo chamados de protocolo longo, ou no início do estímulo ovariano, o protocolo curto.[67,70]

Protocolo Longo com Agonista de GnRH

Neste protocolo, o agonista de GnRH é iniciado durante a fase lútea média, aproximadamente 1 semana após a ovulação (em torno do 21º dia do ciclo, assumindo um ciclo regular de aproximadamente 28 dias de duração), quando os níveis de gonadotrofinas endógenas estão altos, e a liberação aguda de gonadotrofinas hipofisárias em resposta ao agonista, conhecida como efeito *flare*, é menos provável de interferir e estimular um nova onda de desenvolvimento folicular. Em mulheres anovulatórias, os contraceptivos orais podem ser usados, iniciando o agonista de GnRH 1 semana antes de sua descontinuação. Dentre os agentes agonistas, temos o acetato de leuprolide (administrado por injeção SC), o acetato de buserelina (administrado por injeção SC ou *spray* intranasal) e a triptorelina (administrados por via subcutânea) como bastante utilizados na prática diária. Para leuprolide, a dose é de 1,0 mg por dia por aproximadamente 10 dias ou até o início da menstruação ou da estimulação de gonadotrofinas, diminuindo para 0,5 mg por dia até o desencadeamento da ovulação. Uma única dose na forma de depósito, de ação mais longa (leuprolide, goserelina), oferece maior conveniência, embora possa estar ligada à necessidade de maior dose total e duração de estímulo de gonadotrofinas de modo significativo (Fig. 14-4).[67,70,72]

Protocolo Curto com Agonista de GnRH

O protocolo curto é um protocolo de estimulação que explora o efeito *flare up* e a supressão hipofisária. O análogo agonista é administrado no segundo dia da menstruação, e a estimulação com gonadotrofina começa no dia 3 do ciclo. Estudos que comparam diferentes protocolos não encontraram diferença na taxa de nascidos vivos ou de gravidez ao comparar protocolos longos e curtos. Assim, a preferência entre os dois permanece pessoal, levando em consideração o número de injeções necessárias e custo da medicação (Fig. 14-5).[67,70,72]

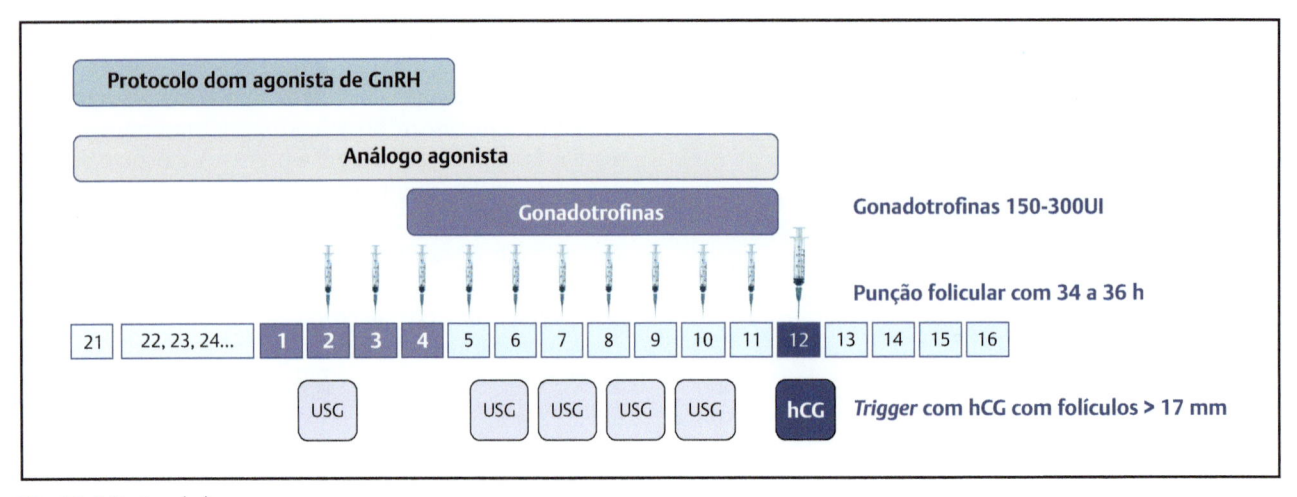

Fig. 14-4. Protocolo longo.

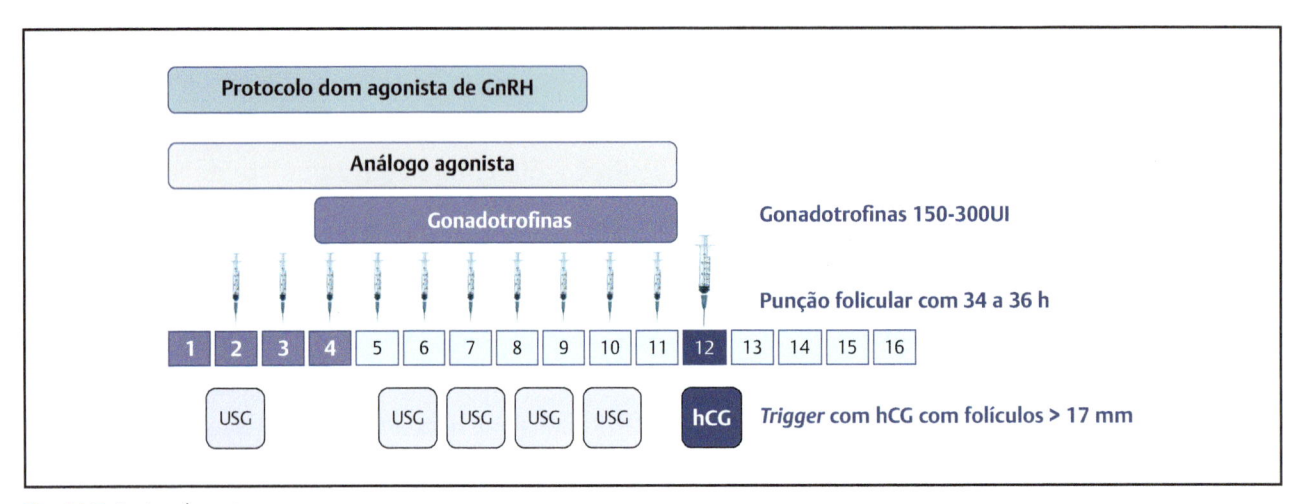

Fig. 14-5. Protocolo curto.

Protocolo com Antagonista de GnRH

A introdução de antagonistas de GnRH na prática clínica forneceu mais uma opção para estimulação ovariana. Em contraste com os agonistas de ação prolongada, que primeiro estimulam e posteriormente inibem a secreção de gonadotrofinas hipofisárias, os antagonistas só bloqueiam o receptor de GnRH e não têm efeito de *flare up*, iniciando a supressão quase imediata. Essa ação rápida significa que eles podem ser iniciados a qualquer momento na fase folicular (geralmente na fase folicular média), evitando pico prematuro de LH.[67,70,72]

Os antagonistas de GnRH oferecem algumas vantagens potenciais sobre os agonistas, como a duração do tratamento que é em média mais curta do que com agonista, e a dose total de gonadotrofina necessária é menor. A maior vantagem, e o que fez que o protocolo de antagonista ganhasse a preferência entre os clínicos, é o fato de poder ser utilizado como gatilho ovulatório um agonista de GnRH, o que diminui consideravelmente o risco de síndrome de hiperestímulo. Uma opção que não está disponível em protocolos de bloqueio hipofisário com análogos agonistas, pois os receptores já estão saturados. No geral, em razão de sua facilidade de uso e resultados comparáveis, protocolos antagonistas são usados mais comumente do que protocolos agonistas de GnRH no mundo todo. Os dois antagonistas de GnRH disponíveis para uso clínico, ganirelix e cetrorelix, são igualmente potentes e eficazes. Para ambos, a dose mínima eficaz para prevenir um pico prematuro de LH é de 0,25 mg por dia, administrado por via subcutânea. O antagonista pode ser iniciado em dia fixo do estímulo (5-6 dias de gonadotrofina) ou adaptado à resposta, iniciando quando o maior folículo atinge aproximadamente 13-14 mm de diâmetro (Fig. 14-6).[67,70,72]

Protocolo com Progesterona

Atualmente os progestógenos vêm sendo cada vez mais utilizados como bloqueadores da hipófise, principalmente pelos custos mais acessíveis e comodidade do uso oral. Inibem o pico de LH pelo efeito de *feedback* negativo, mas tem a inconveniência de não permitirem a transferência embrionária a fresco, sendo necessário o congelamento do embrião.[71]

Recrutamento e Crescimento Folicular

Em protocolos de FIV a estimulação ovariana é realizada com as gonadotrofinas com monitorização ultrassonográfica do crescimento multifolicular. Inicialmente, foram utilizadas

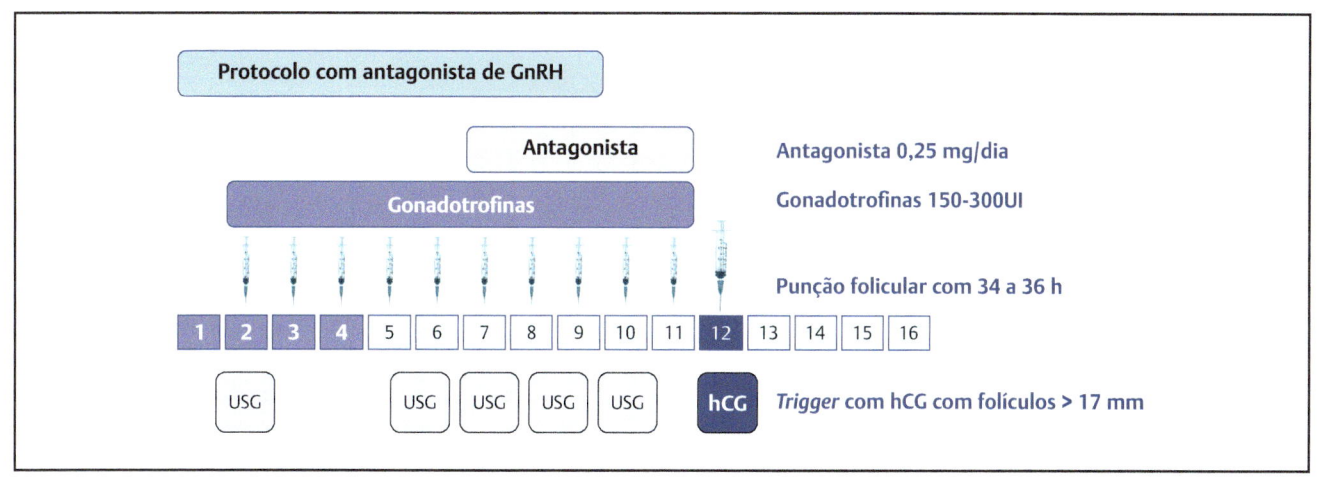

Fig. 14-6. Protocolo com antagonista.

gonadotrofinas menopáusicas humanas urinárias que contêm concentrações variáveis de hormônio luteinizante e hormônio folículo estimulante. Posteriormente, o hormônio folículo estimulante recombinante e o hormônio luteinizante recombinante foram desenvolvidos, fornecendo dosagem consistente e medicamentos amplamente disponíveis. A dose inicial de gonadotrofina geralmente é com base na idade, resultados anteriores de fertilização *in vitro* e reserva ovariana. O número de oócitos recuperados está associado à dose empregada de gonadotrofinas, mas isso pode variar entre mulheres. Doses de 75 a 450 unidades internacionais (UI) diárias são usadas, sendo a faixa entre 150 a 300 UI mais comumente prescrita inicialmente. Esta fase dura em média de 8 a 12 dias.[67] O controle ultrassonográfico transvaginal deve ser iniciado na fase folicular inicial, geralmente no segundo ou terceiro dias da menstruação para avaliação do endométrio e dos ovários. A partir da confirmação que o endométrio se encontra na fase proliferativa inicial, estando de aspecto fino e linear ao ultrassom e da quiescência dos ovários, inicia-se o protocolo de estimulação ovariana. Neste momento uma contagem de folículos antrais deve ser documentada, principalmente para decisão da posologia das drogas indutoras. Existem diversas rotinas adotadas para os intervalos entre as ultrassonografias seriadas e dependem do protocolo escolhido. Mas, via de regra, uma segunda ultrassonografia deve ser feita em torno do quinto dia de estímulo com as subsequentes, dependendo do tamanho dos folículos.[67]

Gatilho Ovulatório para Maturação do Oócito

O gatilho ovulatório, também chamado de *trigger* ovariano, mimetiza o pico de LH e desencadeia a retomada do processo de divisão meiótica dos oócitos primários, previamente parados na prófase I da primeira divisão meiótica do ciclo menstrual. É, então, necessário para a maturação final do oócito antes da recuperação por punção folicular. É administrado quando pelo menos três folículos atingem 18 mm de tamanho. Em um ciclo de FIV, geralmente é utilizada uma injeção de gonadotrofina coriônica humana (hCG), pois é estruturalmente semelhante ao LH. Uma alternativa muito utilizada em protocolos de antagonista, principalmente para reduzir as chances de uma síndrome de hiperestímulo, é o uso de um agonista do GnRH como gatilho. A administração do agonista supera rapidamente a supressão hipofisária, resultando em uma onda endógena de hormônio luteinizante e hormônio folículo estimulante (efeito *flare-up*) mimetizando o pico de LH. Um gatilho agonista reduz significativamente as taxas de síndrome de hiperestimulação ovariana, dada a meia-vida mais curta em comparação à gonadotrofina coriônica humana.[67]

Punção Folicular para Recuperação de Oócitos

A punção folicular ovariana é realizada sob sedação, guiada por ultrassonografia transvaginal com uma agulha de aspiração acoplada à sonda vaginal, aproximadamente 34 a 36 horas após a administração do *trigger* ovariano. Após a visualização dos ovários hiperestimulados pela ecografia, alinha-se a guia com cada folículo em seu maior diâmetro, e a agulha é projetada, puncionando o folículo. O líquido folicular e os oócitos são aspirados, e o material é entregue ao laboratório de reprodução assistida para que sejam contados e classificados a quantidade de óvulos recuperados. Em média, 20% a 30% dos oócitos podem ser imaturos no momento da recuperação, refletindo o tamanho variável e a maturidade dos folículos na coorte no momento em que o *trigger* é realizado. O oócito é classificado como maduro, quando se encontra na metáfase da segunda divisão meiótica, e o embriologista identifica o óvulo e um corpúsculo polar.[67]

Fertilização *In Vitro*

No Laboratório, a fertilização pode ser feita pelo modo convencional (FIV) ou por injeção intracitoplasmática de espermatozoide (ICSI). A opção entre uma ou outra depende da rotina do serviço ou quando um fator masculino é conhecido ou suspeito, existindo a preocupação com uma fertilização deficiente ou falha, nestes casos sendo indicada a ICSI. Uma amostra de sêmen, geralmente obtida por masturbação, é submetida a um preparo laboratorial para que haja a seleção de uma amostra com maior quantidade de espermatozoides de boa qualidade com morfologia e mobilidade adequadas, também chamado de capacitação espermática. Na técnica de FIV convencional, cada oócito é incubado com 50 a 100 mil espermatozoides móveis, permitindo que ocorra a reação acrossômica, mimetizando o processo de fertilização natural.

Normalmente, as taxas de fertilização variam entre 50% e 70%. Já a ICSI é um procedimento de fertilização *in vitro* através do qual o oócito pode ser fertilizado, independentemente da morfologia e/ou motilidade, com único espermatozoide injetado, permitindo também que sêmens, com concentrações baixíssimas de espermatozoides, possam ser utilizados. Na maioria dos casos, a ICSI atinge taxas de fertilização comparáveis às observadas com a fertilização *in vitro* convencional na ausência de fatores masculinos.[73]

Aproximadamente 18 horas após a inseminação um oócito fertilizado normalmente exibe dois pronúcleos distintos, um derivado do oócito e outro do espermatozoide, e dois corpos polares no espaço perivitelino. O processo de fertilização requer aproximadamente 24 horas e termina com a primeira divisão (clivagem). Após o embriologista checar a fertilização o embrião segue em cultura podendo ser transferido para útero ou criopreservado, quando existe algum impedimento para a transferência a fresco, como necessidade de fazer biópsia embrionária, risco de hiperestímulo ovariano, endométrio ou condições uterinas inadequadas, embriões excedentes e até mesmo rotina do serviço. Os embriões podem ser transferidos ou congelados em estágios diferentes (Fig. 14-7).[74]

Transferência Embrionária

Atualmente, a maioria dos centros de reprodução assistida opta por manter os embriões em cultura estendida, visando à transferência em estágio de blastocisto, que oferece várias vantagens potenciais sobre a transferência de embriões em fase de clivagem: melhor avaliação da viabilidade após ativação do genoma embrionário, que ocorre no estágio de 4 a 8 células em embriões humanos, melhor sincronização entre a fase de desenvolvimento embrionário e o ambiente endometrial, oportunidade de realizar biópsia embrionária para estudo genético, quando indicado, maiores taxas de implantação, permitindo a transferência de menos embriões, com menor risco para gravidez múltipla. A transferência de embriões é tipicamente um procedimento indolor, guiado por ultrassonografia transabdominal. A paciente é colocada em posição ginecológica, e um espéculo é usado para expor o colo do útero, sendo passado um cateter de transferência pela cérvix. O(s) embrião(ões) são colocados a 1 a 2 cm do fundo uterino. Após a transferência, o cateter é verificado ao microscópio para garantir que nenhum embrião esteja retido no cateter e que todos os embriões tenham sido colocados com sucesso no útero. Em suma, o objetivo da transferência é entregar embriões ao útero de maneira precisa e atraumática. O número de embriões transferidos dependerá do estágio do embrião, qualidade, idade materna e preferência do paciente, respeitando também os limites da resolução do conselho federal de medicina vigente.[74]

Quando se trata de uma transferência a fresco, a fase proliferativa uterina já foi realizada pelos estrógenos produzidos nas células da granulosa dos folículos estimulados, entretanto como ocorreu a punção folicular, e as células da granulosa luteinizadas, que produziriam progesterona, foram em grande parte aspiradas. Faz-se necessário o suporte de fase lútea com progesterona exógena, iniciado no dia da punção. Desta maneira, o endométrio estará sincronizado com o embrião no dia da transferência, garantindo uma janela implantacional satisfatória. No caso da transferência de embrião descongelado, faz-se referência ao estado em que se encontrava o embrião antes do congelamento. Pode ser realizada em ciclo natural monitorado, em mulheres com função ovulatória normal, ou pode ocorrer em um ciclo artificial, em que o desenvolvimento endometrial fisiológico é mimetizado. Os protocolos de preparo endometrial artificial consistem em uma programação sequencial com estrógeno exógeno (estradiol oral 4-6 mg ou estradiol transdérmico 0,2-0,4 mg por dia), iniciando logo após a menstruação. Pelo acompanhamento ultrassonográfico, quando o endométrio atinge uma espessura de pelo menos 7 mm, com aspecto trilaminar, pode ser iniciada a progesterona.

Suporte de Fase Lútea

Em um ciclo natural, o corpo lúteo produz progesterona, induzindo alterações endometriais em preparação para a implantação. Após a implantação, o tecido trofoblástico secreta gonadotrofina coriônica humana que sustenta o corpo lúteo até a placenta assumir o controle a partir de 7 semanas de gestação. A fertilização *in vitro* está associada a uma fase lútea deficiente, em razão de aspiração das células da granulosa luteinizadas, além do fato de que a estimulação ovariana com níveis hormonais suprafisiológicos resulta em *feedback* negativo sobre a liberação hipofisária do hormônio luteinizante. Sendo assim, é necessário um suporte lúteo adequado para apoiar a implantação e a gravidez. São mais utilizadas a progesterona micronizada por via vaginal de 600 a 800 mg/dia e o gel vaginal a 8% de 1 a 2 vezes.

Preservação da Fertilidade

Existem várias indicações para preservação da fertilidade, podendo ser divididas em condições oncológicas e não oncológicas (benignas), por motivos pessoais. A fertilidade feminina diminui gradualmente com a idade, mais significativamente após os 35 anos e, inevitavelmente, compromete a fertilidade ao longo do tempo. O declínio da fertilidade relacionado com a idade se tornou a principal indicação para a preservação da fertilidade nas últimas décadas. O maior grupo é representado por aquelas que desejam adiar a gravidez por vários motivos pessoais, também chamados de motivos sociais. A falta de um parceiro estável, razões financeiras, autorrealização e *status* de carreira são alguns dos fatores que influenciam a decisão de uma mulher a postergar a maternidade.[75]

Fig. 14-7. Estágios embrionários.

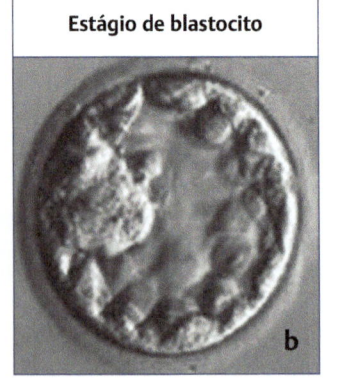

Grande parte dos tratamentos de câncer, como quimioterapia, radioterapia ou uma combinação de ambas, é altamente tóxica às gônadas, colocando meninas e mulheres em idade reprodutiva em risco de insuficiência ovariana prematura e subsequente infertilidade. Além disso, doenças não oncológicas, como doenças hematológicas (talassemia, anemia aplástica), doenças autoimunes (artrite reumatoide, lúpus eritematoso) e outras patologias ovarianas, muitas vezes requerem tratamentos gonadotóxicos que podem prejudicar a fertilidade futura, aumentando consideravelmente o risco de insuficiência ovariana ou menopausa iatrogênica. Outras situações benignas incluem as tumorações ovarianas, endometriose e a torção ovariana recorrente, além das síndromes genéticas, como a de Turner, do X frágil e história familiar de insuficiência ovariana prematura.[76]

A preservação da fertilidade pode ser feita pela criopreservação de gametas, embriões ou tecidos germinativos, sendo a mais utilizada atualmente a criopreservação de óvulos. Semelhante à FIV, o congelamento de óvulos requer um estímulo ovariano, seguido de punção folicular para recuperação dos óvulos. O número de óvulos a ser congelados para garantir uma taxa satisfatória de gestação deve ser discutido com a paciente, estando também relacionados com a idade da mulher.[75]

Avaliação Genética

No campo da genética, na década de 1950, predominava a ideia de que relativamente poucos distúrbios médicos eram verdadeiramente determinados por alterações nos genes, como a Hemofilia e a Anemia Falciforme, além de, por exemplo, alguns erros inatos do metabolismo. Era pouco conhecido o impacto que os transtornos genéticos desempenhavam e sua importância nos cuidados clínicos. Não era raro se pensar que, dado à complexidade dos organismos humanos, alterações genéticas não seriam capazes de alterar o fenótipo com alguma frequência.[77] A década de 1960 marcou o início das mudanças com a cultura bem-sucedida de células do líquido amniótico para o diagnóstico pré-natal. Desde então, longo caminho foi percorrido, potencializado pelo advento da FIV e desenvolvimento embrionário em laboratório, gerando inúmeras aplicações clínicas.[77]

Em 1990, foram descritos os nascimentos de crianças após o estudo embrionário pré-implantacional com a determinação do sexo pela amplificação de DNA de casais que estavam sob risco de transmissão de doenças recessivas ligadas ao cromossomo X, incluindo o retardo mental ligado ao cromossomo X, síndrome de Lesch-Nyhan e distrofia muscular de Duchenne.[78] Dois anos após, o mesmo autor informa o nascimento de uma menina normal após FIV com avaliação pré-implantacional para Fibrose Cística pela técnica de amplificação de DNA (PCR) de 1 blastômero.[79]

Desde então, diversas modificações aconteceram, aperfeiçoando tanto o procedimento de biópsia embrionária em si, como também as técnicas citogenéticas. Até 1 a 2 décadas atrás, a biópsia era realizada em estágio de clivagem, no 3º dia de evolução embrionária e a principal limitação era o reduzido número de células/blastômeros o que, por sua vez, fornecia material mais escasso a ser avaliado. A consequência prática era que a biópsia de um único blastômero levava a um risco potencial de dano embrionário, além de maior possibilidade de erros diagnósticos. O estudo era possível com a *Fluorescent in situ Hybridization* (FISH), com o uso de sondas cromossomo-específicas. Mas havia uma limitação, apenas 5 a 9 cromossomos podiam ser investigados. Porém, com o passar do tempo, surgem novas tecnologias genômicas, como o *Comparative Genomic Hybridization array* (CGH-a) e depois o Next Generation Sequencing (NGS), que permitiram a análise de todos os 24 cromossomos. O desenvolvimento de plataformas de testes genéticos com algoritmos confiáveis trouxe a necessidade de evolução das técnicas de biópsia embrionária, passando a ser realizada não mais no 3º dia, mas no 5º dia, em estágio de blastocisto, quando é possível a abordagem de múltiplas células, fornecendo algo em torno de 5 a 7 vezes mais de conteúdo de DNA para amplificação. Do mesmo modo, a terminologia específica evoluiu e, atualmente, o *screening* genético pré-implantacional é reconhecido pelo termo *Preimplantation Genetic Testing for aneuploidy* (PGT-A); para alterações monogênicas, o PGT-M, e para rearranjos cromossômicos estruturais, o PGT-SR.[80]

Técnica da Biópsia

A biópsia do embrião passou, portanto, por modificações, podendo ser realizada de 4 formas:

- Do 1º corpúsculo polar, do oócito;
- Do 2º corpúsculo polar, do embrião com 2 pró-núcleos;
- De blastômero, célula obtida de embrião em fase de clivagem;
- De células do trofectoderma, de embrião em fase de blastocisto.

Esta última é amplamente usada em todo o mundo, justamente por permitir a análise de um número maior de células, geralmente de 5 a 7, representando maior número de cópias de DNA.[77,81]

Para a retirada das células do trofectoderma, é necessária cuidadosa abordagem à Zona Pelúcida (ZP), que reveste o embrião. Atualmente, o modo mais comum é com o uso do *laser*, produzindo uma pequena abertura na ZP do blastocisto no lado oposto ao da massa celular interna (MCI), permitindo a remoção com micropipeta das células do trofectoderma, após sua exteriorização espontânea, geralmente.[80] Nessa fase de desenvolvimento, o embrião se organiza como uma esfera limitada pela ZP. Em uma extremidade, tem-se um aglomerado de células que, posteriormente, darão origem ao embrião propriamente dito, cercado por fina camada de células em íntimo contato com a ZP, internamente, responsáveis pela implantação embrionária no endométrio. No meio, há uma cavidade líquida, a blastocele.

Impactos e Desafios

Na avaliação dos possíveis impactos do PGT nos desfechos obstétricos e neonatais, alguns pontos são de particular interesse, como o peso ao nascer, o tempo de duração da gravidez, a prematuridade, os defeitos congênitos, os transtornos clínicos da gravidez e as alterações da placenta. Em recente revisão sistemática e metanálise, Hou *et al.* (2021) descrevem resultados obstétricos e neonatais comparáveis entre o grupo de gestações com PGT e com FIV/ICSI sem PGT.[82]

Pacientes com perdas gestacionais recorrentes (PGR), definidas como 2 ou mais perdas até 20 semanas de evolução, representam em torno de 5% dos casos de FIV, que podem ser causadas por alterações genéticas/cromossômicas, endócrinas, anatômicas etc. Elas estão relacionadas com blastocistos aneuploides e, por isso, o PGT-A pode ser útil nos casos de perdas não explicadas. Em revisão sistemática, Musters *et al.* (2011), com foco nas taxas de nascimento e de abortamento após PGT-A, comparadas à concepção natural em casais com PGR inexplicadas, demonstraram menores taxas de abortamento no grupo com PGT-A (9% x 28%).[83] Do mesmo modo, as falhas repetidas de implantação (a falta de saco gestacional à USG com 5 ou mais semanas após 3 transferências embrionárias) são não apenas frustrantes para os casais, como também elevam consideravelmente os custos de tratamento. Embora outras causas concorram para tais eventos, em grande parte delas, o principal agente são as alterações cromossômicas, sendo claro para alguns autores que as aneuploidias embrionárias podem ser a principal causa, o que reforça a relevância do PGT em se abreviar o tempo até a gestação.[84]

Mais recentemente, destaca-se como promissora a modalidade não invasiva, onde se avalia o DNA disponível no meio de cultura dos embriões, o PGT não invasivo (niPGT), ainda em processo de validação clínica. Sua base é a liberação de DNA para o meio de cultura, em consequência de morte celular do embrião, a apoptose, associado à fragmentação de DNA. Tem sido observado um interesse crescente no potencial do niPGT, e alguns trabalhos tentam determinar a frequência e as possíveis causas de falhas de amplificação de DNA. Não obstante, resultados promissores, relatando uma alta proporção de amostras com acurácia de sequências genômicas na maioria dos casos, continuam despertando especial interesse, sendo ainda necessários novos estudos para concretizar tal expectativa.[85,86]

Questões desafiadoras têm merecido atenção especial, como o mosaicismo. Definido quando da presença de células cariotipicamente diferentes no mesmo indivíduo, sua origem primária está em erros da segregação cromossômica após a 1ª clivagem celular, como uma consequência da não disjunção mitótica, sendo outros mecanismos também considerados. Apesar de as aneuploidias meióticas serem uniformemente presentes em todas as células com uma penetrância clínica bem definida, no mosaicismo, as consequências clínicas podem depender de muitas variáveis, devendo ser interpretadas sob a condução de um geneticista experiente, para se estimar as chances de um embrião com células normais/anormais.[87,88]

Como se observa, as técnicas de alta complexidade resultam em esforços em se obter gravidez de um bebê normal, em transferência única. Evidentemente, todos os casos devem ser cuidadosamente individualizados. Quando necessários, os métodos de avaliação genética são extremamente úteis, representando um vasto e promissor campo a ser percorrido.

Testes Endometriais

Com o advento da fertilização *in vitro* e as tecnologias aliadas, as taxas de gestação aumentaram atingindo 60% de positividade em média, em embriões euploides. Aumentar as taxas de gestação e de nascido vivo exige uma pesquisa constante, e um dos itens a ser estudado, sem dúvida, é o útero, mais precisamente o endométrio.

A implantação do embrião ocorre durante um curto período de tempo, denominada janela de implantação, na fase secretora média do ciclo menstrual. O *bate-papo* entre o endométrio e o embrião, na fase de blastocisto, é uma condição necessária para o sucesso da implantação. Ao transferir o embrião o médico determina o tempo de progesterona necessário de acordo com o tempo de desenvolvimento embrionário. Sendo assim um blastocisto que se encontra no quinto dia de desenvolvimento é transferido para uma cavidade em que o endométrio recebeu 120 h de progesterona.

Levando em consideração que existem pacientes que passam por esse processo tão bem conduzido e por inúmeras vezes não há implantação, testes para estudo da receptividade endometrial foram propostos, acreditando na análise dessa sincronicidade endométrio-embrião. Nesta seção, abordaremos os testes atuais para o estudo do endométrio.

ERA (Endometrial Receptivity Analysis)

A análise da receptividade endometrial (ERA) foi publicada pela primeira vez, em 2011. Foi o primeiro teste transcriptômico desenvolvido para diagnosticar o estado de receptividade endometrial de pacientes inférteis, sendo criado como uma variável customizada contendo 238 genes diferencialmente expressos acoplados a um preditor capaz de identificar os perfis pré-receptivo, receptivo ou pós-receptivo em amostras endometriais, independentemente de sua aparência histológica.[89] A janela de implantação dura de 30 a 36 horas e, dependendo da paciente, ocorre após o pico de LH mais 6 a 9 dias em ciclos naturais ou do início da progesterona mais 4 a 7 dias em ciclos com suplementação hormonal.

O teste começa com a obtenção de uma amostra do endométrio natural ou artificialmente preparado no momento em que ele estaria recebendo o embrião. Essa amostra pode ser obtida por biópsia TD e pela técnica de raspado endometrial nos 4 quadrantes pelo cateter de Pipele ou através de biópsia guiado por histeroscopia. Os fragmentos são analisados pela técnica de Sequenciamento de Nova Geração (NGS), que pode ser caracterizado como um sequenciamento de DNA e RNA automatizado, paralelo e de alto rendimento. O resultado referenda se o endométrio está receptivo ou se precisa de ajustes com mais ou menos horas de uso de progesterona, personalizando o momento da transferência do blastocisto posteriormente.

EMMA (Metagenomic Analysis of the Endometrial Microbiome)

O teste de Análise Metagenômica do Microbioma Endometrial analisa a proporção de bactérias não patogênicas, através do NGS para identificar o ambiente microbiano favorável à implantação. Visa avaliar a proporção de Lactobacilos presentes e pode orientar a suplementação dos mesmos a fim de melhorar o ambiente e favorecer o desfecho obstétrico.

Entender a microbiota endometrial saudável e como as mudanças em sua composição podem afetar potencialmente a fertilidade permitiria o tratamento personalizado através do microbioma e o manejo durante as terapias de reprodução assistida, levando, em última análise, à melhora do quadro clínico e dos desfechos. A amostra endometrial também é obtida por biópsia, como descrito anteriormente no teste ERA.

ALICE *(Chronic Infectious Endometritis Analysis)*

O teste de Análise de Endometrite Crônica Infecciosa identifica a presença de bactérias patogênicas no endométrio e pode orientar o tratamento prévio a uma transferência embrionária na presença de endometrite. A endometrite crônica é uma inflamação persistente da mucosa endometrial causada por patógenos bacterianos, como *Enterobacteria, Enterococcus, Streptococcus, Staphylococcus, Mycoplasma* e *Ureaplasma*. Embora possa ser assintomática, é encontrada em até 40% das pacientes inférteis e é responsável por falhas repetidas de implantação e abortos recorrentes. O diagnóstico é com base, atualmente, na histeroscopia, em que o endométrio é biopsiado, sendo identificado histologicamente a presença de plasmócitos. O tratamento específico é feito de maneira empírica, pois na maioria das vezes a cultura não é realizada. Além disso, nem todos os microrganismos implicados são facilmente ou prontamente cultiváveis.[90] A amostra endometrial também é obtida por biópsia, como descrito anteriormente no teste ERA.

Os três testes podem ser feitos juntos pela obtenção do mesmo fragmento de endométrio. Ainda não há evidência suficiente que suporte seu uso de maneira rotineira para casais sem falhas de implantação ou aborto de repetição, havendo ainda um vasto campo a ser estudado até sua implementação de forma mais ampla.

Técnicas de Obtenção de Espermatozoides

A espermatogênese ocorre nos túbulos seminíferos, a cada 72 dias, aproximadamente. Nos testículos, por causa da ação hormonal da testosterona, as espermatogônias amadurecem gradativamente até sua maturação completa. Após sua formação, são armazenados no epidídimo, onde ganham mobilidade. Quando ocorre uma estimulação sexual, os espermatozoides saem do epidídimo, através do ducto deferente até as glândulas seminais e em seguida para a próstata, sendo então levados á uretra para serem expulsos em uma ejaculação.

A maioria dos homens consegue obter espermatozoides através da masturbação para o preparo seminal tanto para inseminação, quanto para fertilização *in vitro*. Quando na ejaculação não há expulsão do material seminal ou quando o sêmen não possui espermatozoides, outras técnicas serão propostas ao paciente.

Técnicas não Cirúrgicas

Vibroestimulação Peniana

Estimula o nervo dorsal do pênis para que seja possível um reflexo ejaculatório que existe, mas que está inerte. Indicada em casos de neuropatias periféricas, trauma raquimedular acima de T10 e homens incapazes de ejacular por masturbação. Este estímulo é feito com aparelhos que possuem frequência e amplitude ajustáveis.

Eletroejaculação

É induzida por eletrodos colocados na região retal que são direcionados à próstata e vesículas seminais. Utilizada em homens com trauma raquimedular.

Quadro 14-3. Técnicas cirúrgicas para obtenção de espermatozoides

Obtenção de sptz	Epidídimo	Testículo
Aberta	MESA	TESE
Aspiração percutânea	PESA	TESA

Técnicas Cirúrgicas

Existem dois tipos de obtenção cirúrgica dos espermatozoides, a cirurgia aberta e a aspiração percutânea. Ambas podem ser feitas no epidídimo e no testículo. A aberta pode ser aplicada à microcirurgia ou não. Não há nenhuma indicação específica para escolha de uma das técnicas, as taxas de gravidez e nascidos vivos se assemelham entre todas, sendo a escolha da técnica com base na preferência e experiência do andrologista. Alguns estudos evidenciaram que a microcirurgia torna o processo mais eficaz (Quadro 14-3).[91]

CONCLUSÃO

As técnicas de reprodução assistida vêm auxiliando inúmeras pessoas na obtenção de sua prole e também no planejamento reprodutivo. É importante que o médico esteja inteirado de todas as tecnologias existentes, nem sempre para executá-las, mas principalmente para orientar e dirimir dúvidas comuns que possam advir de pacientes que estejam precisando deste auxílio.

Neste capítulo, resumimos os principais tratamentos relacionados com a reprodução assistida em suas diferentes aplicações clínicas.

REFERÊNCIAS BIBLIOGRÁFICAS

1. Szamatowicz M, Szamatowicz J. Proven and unproven methods for diagnosis and treatment of infertility. Adv Med Sci. 2020;65(1):93-96.
2. World Population Data Sheet. With a Special Focus on Youthworld [Internet]. 2017.
3. Gleicher N, Kushnir VA, Weghofer A, Barad DH. The graying of infertility services: an impending revolution nobody is ready for. Reprod Biol Endocrinol RBE. 2014;12:63.
4. IBGE: Projeções da População do Brasil e Unidades da Federação por sexo e idade, [Internet]. 2018.
5. Steptoe PC, Edwards RG. Birth after the reimplantation of a human embryo. Lancet Lond Engl. 1978;2(8085):366.
6. Von Hofe J, Bates GW. Ovulation induction. Obstet Gynecol Clin North Am. 2015;42(1):27-37.
7. Quaas AM, Legro RS. Pharmacology of medications used for ovarian stimulation. Best Pract Res Clin Endocrinol Metab. 2019;33(1):21-33.
8. Use of clomiphene citrate in infertile women: a committee opinion. Fertil Steril. 2013;100(2):341-348.
9. Wu CH, Winkel CA. The effect of therapy initiation day on clomiphene citrate therapy. Fertil Steril. 1989;52(4):564-8.
10. Gorlitsky GA, Kase NG, Speroff L. Ovulation and pregnancy rates with clomiphene citrate. Obstet Gynecol. 1978;51(3):265-269.
11. American College of Obstetricians and Gynecologists. ACOG practice bulletin. Management of infertility caused by ovulatory dysfunction. Number 34, February 2002. American College of Obstetricians and Gynecologists. Int J Gynaecol Obstet Off Organ Int Fed Gynaecol Obstet. 2002;77(2):177-88.
12. Legro RS, Barnhart HX, Schlaff WD, et al. Clomiphene, metformin, or both for infertility in the polycystic ovary syndrome. N Engl J Med. 2007;356(6):551-66.

13. Hwu YM, Lin SY, Huang WY, et al. Ultrashort metformin pretreatment for clomiphene citrate-resistant polycystic ovary syndrome. Int J Gynaecol Obstet Off Organ Int Fed Gynaecol Obstet. 2005;90(1):39-43.
14. Vandermolen DT, Ratts VS, Evans WS, et al. Metformin increases the ovulatory rate and pregnancy rate from clomiphene citrate in patients with polycystic ovary syndrome who are resistant to clomiphene citrate alone. Fertil Steril. 2001;75(2):310-15.
15. Sharpe A, Morley LC, Tang T, et al. Metformin for ovulation induction (excluding gonadotrophins) in women with polycystic ovary syndrome. Cochrane Database Syst Rev. 2019;12:CD013505.
16. Teede HJ, Misso ML, Costello MF et al. Recommendations from the international evidence-based guideline for the assessment and management of polycystic ovary syndrome. Fertil Steril. 2018;110(3):364-79.
17. Holzer H, Casper R, Tulandi T. A new era in ovulation induction. Fertil Steril. 2006;85(2):277-284.
18. Badawy A, Mosbah A, Tharwat A, Eid M. Estended letrozole therapy for ovulation induction in clomiphene-resistant women with polycystic ovary syndrome: a novel protocol. Fertil Steril. 2009;92(1):236-9.
19. Tsiami AP, Goulis DG, Sotiriadis AI, Kolibianakis EM. Higher ovulation rate with letrozole as compared with clomiphene citrate in infertile women with polycystic ovary syndrome: a systematic review and meta-analysis. Horm Athens Greece. 2021;20(3):449-61.
20. Bayar U, Basaran M, Kiran S, et al. Use of an aromatase inhibitor in patients with polycystic ovary syndrome: a prospective randomized trial. Fertil Steril. 2006;86(5):1447-51.
21. Bansal S, Goyal M, Sharma C, Shekhar S. Letrozole versus clomiphene citrate for ovulation induction in anovulatory women with polycystic ovarian syndrome: A randomized controlled trial. Int J Gynaecol Obstet Off Organ Int Fed Gynaecol Obstet. 2021;152(3):345-50.
22. Legro RS, Brzyski RG, Diamond MP, et al. Letrozole versus clomiphene for infertility in the polycystic ovary syndrome. N Engl J Med. 2014;371(2):119-29.
23. Practice Committees of the American Society for Reproductive Medicine and Society for Reproductive Endocrinology and Infertility. Electronic address: asrm@asrm.org. Use of exogenous gonadotropins for ovulation induction in anovulatory women: a committee opinion. Fertil Steril. 2020;113(1):66-70.
24. Nugent D, Vandekerckhove P, Hughes E, et al. Gonadotrophin therapy for ovulation induction in subfertility associated with polycystic ovary syndrome. Cochrane Database Syst Rev. 2000;(4):CD000410.
25. Merviel P, Heraud MH, Grenier N, et al. Predictive factors for pregnancy after intrauterine insemination (IUI): an analysis of 1038 cycles and a review of the literature. Fertil Steril. 2010;93(1):79-88.
26. Ayeleke RO, Asseler JD, Cohlen BJ, Veltman-Verhulst SM. Intra-uterine insemination for unexplained subfertility. Cochrane Database Syst Rev. 2020;2020(3):CD001838.
27. Optimizing natural fertility: a Committee Opinion. Fertil Steril. 2022;117(1):53-63.
28. Elzanaty S, Malm J, Giwercman A. Duration of sexual abstinence: epididymal and accessory sex gland secretions and their relationship to sperm motility. Hum Reprod Oxf Engl. 2005;20(1):221-25.
29. Kunz G, Beil D, Deininger H, et al. The dynamics of rapid sperm transport through the female genital tract: evidence from vaginal sonography of uterine peristalsis and hysterosalpingoscintigraphy. Hum Reprod Oxf Engl. 1996;11(3):627-632.
30. King R, Dempsey M, Valentine KA. Measuring sperm backflow following female orgasm: a new method. Socioaffective Neurosci Psychol. 2016;6(1):31.927.
31. Cohlen B, Bijkerk A, Van der Poel S, Ombelet W. IUI: review and systematic assessment of the evidence that supports global recommendations. Hum Reprod Update. 2018;24(3):300-19.
32. Starosta A, Gordon CE, Hornstein MD. Predictive factors for intrauterine insemination outcomes: a review. Fertil Res Pract. 2020;6:23.
33. Wallach EE, Allen NC, Herbert CM, et al. Intrauterine insemination: a critical review. Fertil Steril. 1985;44(5):569-580.
34. Wang X, Zhang Y, Sun HL, et al. Factors Affecting Artificial Insemination Pregnancy Outcome. Int J Gen Med. 2021;14:3961-9.
35. Penzias A, Bendikson K, Falcone T, et al. Evidence-based treatments for couples with unexplained infertility: a guideline. Fertil Steril. 2020;113(2):305-22.
36. Johal JK, Gardner RM, Vaughn SJ, et al. Pregnancy success rates for lesbian women undergoing intrauterine insemination. FS Rep. 2021;2(3):275-81.
37. Marques C, Guerreiro C, Soares SR. Lights and Shadows about the Effectiveness of IVF in HIV Infected Women: A Systematic Review. Infect Dis Obstet Gynecol. 2015;2015:517208.
38. Zafer M, Horvath H, Mmeje O, et al. Effectiveness of semen washing to prevent HIV transmission and assist pregnancy in HIV-discordant couples: a systematic review and meta-analysis. Fertil Steril. 2016;105(3):645-655.e2.
39. Patel DP, Hsieh TC. Can fever alone alter sperm parameters after severe acute respiratory syndrome coronavirus 2 infection? Fertil Steril. 2022;117(2):297.
40. Batiha O, Al-Deeb T, Al-zoubi E, Alsharu E. Impact of COVID-19 and other viruses on reproductive health. Andrologia. Published online. 2020:e13791.
41. Pourali L, Ayati S, Tavakolizadeh S, et al. Clomiphene citrate versus letrozole with gonadotropins in intrauterine insemination cycles: A randomized trial. Int J Reprod Biomed. 2017;15(1):49-54.
42. Franik S, Eltrop SM, Kremer JA, et al. Aromatase inhibitors (letrozole) for subfertile women with polycystic ovary syndrome. Cochrane Database Syst Rev. 2018;(5):CD010287.
43. Roque M, Tostes AC, Valle M, et al. Letrozole versus clomiphene citrate in polycystic ovary syndrome: systematic review and meta-analysis: Gynecological Endocrinology, [Internet]. 2015;31(12):917-21.
44. Zolton JR, Lindner PG, Terry N, et al. Gonadotropins versus oral ovarian stimulation agents for unexplained infertility: a systematic review and meta-analysis. Fertil Steril. 2020;113(2):417-425.e1.
45. Peeraer K, Debrock S, De Loecker P, et al. Low-dose human menopausal gonadotrophin versus clomiphene citrate in subfertile couples treated with intrauterine insemination: a randomized controlled trial. Hum Reprod. 2015;30(5):1079-88.
46. Danhof NA, van Wely M, Repping S, et al. Follicle stimulating hormone versus clomiphene citrate in intrauterine insemination for unexplained subfertility: a randomized controlled trial. Hum Reprod. 2018;33(10):1866-1874.
47. The ESHRE Capri Workshop Group. Intrauterine insemination. Hum Reprod Update. 2009;15(3):265-77.
48. Wadhwa L, Khanna R, Gupta T, et al. Evaluation of Role of GnRH Antagonist in Intrauterine Insemination (IUI) Cycles with Mild Ovarian Hyperstimulation (MOH): A Prospective Randomised Study. J Obstet Gynaecol India. 2016;66(1):459-65.
49. Green KA, Zolton JR, Schermerhorn SMV, et al. Progesterone luteal support after ovulation induction and intrauterine insemination: an updated systematic review and meta-analysis. Fertil Steril. 2017;107(4):924-933.e5.

50. Peeraer K, D'Hooghe T, Laurent P, et al. Impact of luteal phase support with vaginal progesterone on the clinical pregnancy rate in intrauterine insemination cycles stimulated with gonadotropins: a randomized multicenter study. Fertil Steril. 2016;106(6):1490-5.
51. Hassan HA, Saleh HA. Endometrial unresponsiveness: a novel approach to assessment and prognosis in in vitro fertilization cycles. Fertil Steril. 1996;66(4):604-7.
52. Sher G, Herbert C, Maassarani G, Jacobs MH. Assessment of the late proliferative phase endometrium by ultrasonography in patients undergoing in-vitro fertilization and embryo transfer (IVF/ET). Hum Reprod. 1991;6(2):232-7.
53. Weiss NS, van Vliet MN, Limpens J, et al. Endometrial thickness in women undergoing IUI with ovarian stimulation. How thick is too thin? A systematic review and meta-analysis. Hum Reprod. 2017;32(5):1009-18.
54. Lemmens L, Kos S, Beijer C, et al. Techniques used for IUI: is it time for a change? Hum Reprod. 2017;32(9):1835-45.
55. Cantineau AE, Cohlen BJ. Ovarian stimulation protocols (antiestrogens, gonadotrophins with and without GnRH agonists/antagonists) for intrauterine insemination (IUI) in women with subfertility. Cochrane Database Syst Rev. 2007;(2).
56. Wyns C, Bergh C, Calhaz-Jorge C, et al. ART in Europe, 2016: results generated from European registries by ESHRE†. Hum Reprod Open. 2020;2020(3):hoaa032.
57. Zegers-Hochschild F, Schwarze JE, Crosby JA, et al. Latin American Network of Assisted Reproduction (REDLARA). Assisted reproductive techniques in Latin America: The Latin American Registry, 2013. JBRA Assist Reprod. 2016;20(2):49-58.
58. Pandian Z, Gibreel A, Bhattacharya S. In vitro fertilization for unexplained subfertility. Cochrane Database Syst Rev. 2015;2015(11):CD003357.
59. Pashayan N, Lyratzopoulos G, Mathur R. Cost-effectiveness of primary offer of IVF vs. primary offer of IUI followed by IVF (for IUI failures) in couples with unexplained or mild male factor subfertility. BMC Health Serv Res. 2006;6:80.
60. Bahadur G, Homburg R, Muneer A, et al. First line fertility treatment strategies regarding IUI and IVF require clinical evidence. Hum Reprod. 2016;31(6):1141-6.
61. Eskew AM, Jungheim ES. A History of Developments to Improve in vitro Fertilization. Mo Med. 2017;114(3):156-9.
62. Zhao Y, Brezina P, Hsu CC, et al. In vitro fertilization: four decades of reflections and promises. Biochim Biophys Acta. 2011;1810(9):843-852.
63. De Geyter C. Assisted reproductive technology: Impact on society and need for surveillance. Best Pract Res Clin Endocrinol Metab. 2019;33(1):3-8.
64. Infertility Workup for the Women's Health Specialist: ACOG Committee Opinion, Number 781. Obstet Gynecol. 2019;133(6):e377-e384.
65. Carson SA, Kallen AN. Diagnosis and Management of Infertility: A Review. JAMA. 2021;326(1):65-76.
66. Doody KJ. Infertility Treatment Now and in the Future. Obstet Gynecol Clin North Am. 2021;48(4):801-12.
67. Pacchiarotti A, Selman H, Valeri C, et al. Ovarian Stimulation Protocol in IVF: An Up-to-Date Review of the Literature. Curr Pharm Biotechnol. 2016;17(4):303-15.
68. Alper MM, Fauser BC. Ovarian stimulation protocols for IVF: is more better than less? Reprod Biomed Online. 2017;34(4):345-53.
69. La Marca A, Sunkara SK. Individualization of controlled ovarian stimulation in IVF using ovarian reserve markers: from theory to practice. Hum Reprod Update. 2014;20(1):124-40.
70. Lambalk CB, Banga FR, Huirne JÁ, et al. GnRH antagonist versus long agonist protocols in IVF: a systematic review and meta-analysis accounting for patient type. Hum Reprod Update. 2017;23(5):560-79.
71. Massin N. New stimulation regimens: endogenous and exogenous progesterone use to block the LH surge during ovarian stimulation for IVF. Hum Reprod Update, [online]. 2017.
72. Shrestha D, La X, Feng HL. Comparison of different stimulation protocols used in in vitro fertilization: a review. Ann Transl Med. 2015;3(10):137.
73. Dang VQ, Vuong LN, Ho TM, et al. The effectiveness of ICSI versus conventional IVF in couples with non-male factor infertility: study protocol for a randomised controlled trial. Hum Reprod Open. 2019;2019(2):hoz006.
74. Glujovsky D, Farquhar C, Quinteiro Retamar AM, et al. Cleavage stage versus blastocyst stage embryo transfer in assisted reproductive technology. Cochrane Database Syst Rev. 2016;(6):CD002118.
75. Donnez J, Dolmans MM. Fertility Preservation in Women. N Engl J Med. 2017;377(17):1657-65.
76. Vuković P, Kasum M, Raguž J, et al. Fertility Preservation In Young Women With Early-Stage Breast Cancer. Acta Clin Croat. 2019;58(1):147-56.
77. Niederberger C, Pellicer A, Cohen J, et al. Forty years of IVF. Fertil Steril. 2018;110(2):185-324.e5.
78. Handyside AH, Kontogianni EH, Hardy K, Winston RML. Pregnancies from biopsied human preimplantation embryos sexed by Y-specific DNA amplification. Nature. 1990;344(6268):768-70.
79. Handyside AH, Lesko JG, Tarín JJ, et al. Birth of a Normal Girl after in vitro Fertilization and Preimplantation Diagnostic Testing for Cystic Fibrosis. N Engl J Med. 1992;327(13):905-9.
80. Harris BS, Bishop KC, Kuller JA, et al. Preimplantation genetic testing: a review of current modalities. FS Rev. 2021;2(1):43-56.
81. Scott KL, Hong KH, Scott RT. Selecting the optimal time to perform biopsy for preimplantation genetic testing. Fertil Steril. 2013;100(3):608-14.
82. Hou W, Shi G, Ma Y, et al. Impact of preimplantation genetic testing on obstetric and neonatal outcomes: a systematic review and meta-analysis. Fertil Steril. 2021;116(4):990-1000.
83. Musters AM, Repping S, Korevaar JC, et al. Pregnancy outcome after preimplantation genetic screening or natural conception in couples with unexplained recurrent miscarriage: a systematic review of the best available evidence. Fertil Steril. 2011;95(6):2153-2157.e3.
84. Greco E, Litwicka K, Minasi MG, et al. Preimplantation Genetic Testing: Where We Are Today. Int J Mol Sci. 2020;21(12):4381.
85. Hanson BM, Tao X, Hong KH, et al. Noninvasive preimplantation genetic testing for aneuploidy exhibits high rates of deoxyribonucleic acid amplification failure and poor correlation with results obtained using trophectoderm biopsy. Fertil Steril. 2021;115(6):1461-70.
86. Leaver M, Wells D. Non-invasive preimplantation genetic testing (niPGT): the next revolution in reproductive genetics? Hum Reprod Update. 2020;26(1):16-42.
87. Capalbo A, Rienzi L. Mosaicism between trophectoderm and inner cell mass. Fertil Steril. 2017;107(5):1098-106.
88. Capalbo A, Ubaldi FM, Rienzi L, et al. Detecting mosaicism in trophectoderm biopsies: current challenges and future possibilities. Hum Reprod Oxf Engl. 2017;32(3):492-8.

89. Díaz-Gimeno P, Horcajadas JA, Martínez-Conejero JÁ, et al. A genomic diagnostic tool for human endometrial receptivity based on the transcriptomic signature. Fertil Steril. 2011;95(1):50-60.e15.
90. Moreno I, Cicinelli E, Garcia-Grau I, et al. The diagnosis of chronic endometritis in infertile asymptomatic women: a comparative study of histology, microbial cultures, hysteroscopy, and molecular microbiology. Am J Obstet Gynecol. 2018;218(6):602.e1-602.e16.
91. Esteves SC, Prudencio C, Seol B, et al. Comparison of sperm retrieval and reproductive outcome in azoospermic men with testicular failure and obstructive azoospermia treated for infertility. Asian J Androl. 2014;16(4):602-6.

Parte II

Endocrinologia Feminina

HIPOGONADISMO FEMININO

Eveline Gadelha Pereira Fontenele ▪ Ana Rosa P. Quidute ▪ Manoel R. A. Martins

INTRODUÇÃO

O desenvolvimento sexual feminino, que culmina com a menarca e a aquisição da função reprodutiva, depende de uma estreita coordenação das funções do hipotálamo, hipófise, ovários e endométrio, além do funcionamento adequado de outras glândulas endócrinas, como tireoide e adrenais. O presente capítulo tem por objetivo apresentar uma breve revisão da fisiologia do eixo hipotálamo-hipófise-ovariano (HHO) e habilitar o leitor a compreender aspectos do diagnóstico e do tratamento das principais causas de hipogonadismo feminino.

FISIOLOGIA DO EIXO HIPOTÁLAMO-HIPÓFISE-OVARIANO

Durante a embriogênese, os neurônios produtores do hormônio liberador de gonadotrofinas (GnRH) se originam da área olfatória e migram para o núcleo arqueado na região médio basal do hipotálamo. A secreção de GnRH no sistema porta-hipofisário é pulsátil e regulada pelos hormônios esteroides produzidos pelos ovários, por mecanismos de *feedback* cujo ritmo é modulado por vários hormônios e neurotransmissores. O estrógeno aumenta a frequência de pulsos de GnRH, enquanto a progesterona reduz a pulsatilidade. A norepinefrina estimula a secreção de GnRH, enquanto a dopamina, a beta-endorfina e outros opioides podem suprimir sua liberação.

O eixo hipotálamo-hipófise-ovariano (HHO) está ativo na vida intrauterina e durante a minipuberdade da infância. Em resposta ao GnRH, os gonadotrofos na adeno-hipófise secretam os hormônios foliculoestimulante (FSH) e luteinizante (LH). A produção de esteroides sexuais pelos ovários é resultante do estímulo combinado de FSH e LH sobre as células da granulosa e da teca. Ao nascimento, as meninas têm um número fixo de folículos primordiais (cerca de 100.000), que diminui progressivamente ao longo da vida, até cerca de 1.000 aos 50 anos de idade.

Após a minipuberdade da infância, os ovários permanecem quiescentes em decorrência de sinais intracerebrais inibitórios (ácido gama-aminobutírico, GABA e *makorin ring finger protein 3*, MKRN3) sobre a secreção de GnRH e, desse modo, os níveis de FSH e LH em crianças pré-púberes permanecem muito baixos. A perda gradual dessa inibição leva à reativação da secreção de GnRH na puberdade. A visão atual é que neurônios KNDy (neurônios que coexpressam kisspeptina, neurocinina B e dinorfina) no núcleo arqueado formam o pulso gerador GnRH em homens e mulheres.[1] Neurônios KNDy localizados no núcleo arqueado e na área pré-óptica/anteroventricular e periventricular são, atualmente, considerados como pontos centrais para o *feedback* positivo e negativo de E (Fig. 15-1).

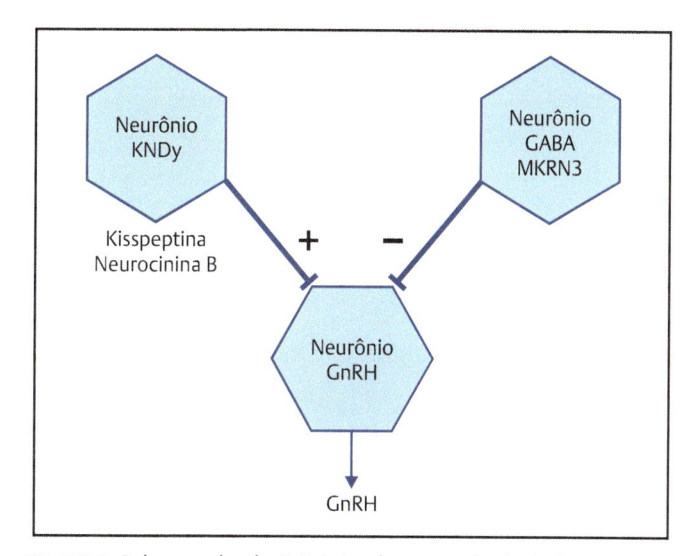

Fig. 15-1. Pulso gerador de GnRH. A rede neuronal gabaérgica e seu neurotransmissor ácido gama-aminobutírico desempenham o papel inibitório principal sobre o pulso gerador de GnRH na fase pré-puberal. A supressão dessa via inibitória (via inibição de MKRN3?) e a ativação da via excitatória pela secreção de kisspeptina, independente de esteroides sexuais, leva à ativação do pulso gerador, amplificando a secreção de GnRH pelo hipotálamo e consequente elevação da secreção de gonadotrofinas com indução da puberdade. GABA: ácido gama-aminobutírico; GnRH: hormônio liberador de gonadotrofinas; KNDy: neurônios da kisspeptina, neurocinina B e dinorfina; MKRN3: *makorin ring finger protein 3*.

Antes da primeira ovulação, os oócitos se encontram na fase de repouso da primeira divisão meiótica, e o crescimento folicular é mediado pela ação do FSH sobre os folículos ovarianos. Em baixas concentrações, o estrógeno inibe a secreção de LH, mas à medida que suas concentrações se elevam, ocorre estímulo para maior secreção de LH. A ovulação depende desse pico de LH no meio do ciclo. Após a ovulação, o folículo se transforma em corpo lúteo, tornando-se capaz de secretar E e P sob o controle de FSH e LH.

O endométrio é a camada mucosa da cavidade uterina que possui elevadas concentrações de receptores nucleares para E e P. O E induz a proliferação endometrial, enquanto a P limita seu crescimento e aumenta sua diferenciação. A descamação da camada funcional do endométrio ocorre após a queda nos níveis de E e P. A camada basal remanescente é capaz de se regenerar completamente em resposta ao E. As ações coordenadas do hipotálamo, da hipófise, dos ovários e do endométrio resultam em menstruações regulares a cada 24 a 35 dias.

Após a menopausa, a função reprodutiva e a maior parte da função endócrina dos ovários cessam, pois, nessa fase da vida, os ovários estão depletados de oócitos e de células esteroidogênicas, resultando em hipoestrogenismo e amenorreia.[2]

Em resumo, o eixo HHO desempenha um papel central no desenvolvimento do sistema reprodutor feminino por estimular a gametogênese, a esteroidogênese ovariana, o desenvolvimento dos caracteres sexuais secundários e por permitir a reprodução sexual.

DEFINIÇÃO E CLASSIFICAÇÃO

O hipogonadismo feminino é uma condição caracterizada por falência na produção de esteroides sexuais ovarianos. No hipogonadismo primário ou hipergonadotrófico, níveis baixos de estrógeno estão associados a concentrações elevadas de LH e FSH, enquanto no hipogonadismo secundário ou hipogonadotrófico, os níveis de LH e FSH são baixos ou inapropriadamente normais. A Quadro 15-1 apresenta as principais causas de hipogonadismo feminino.

DIAGNÓSTICO

A apresentação clínica pode variar de acordo com a fase da vida em que se instalou o hipogonadismo. Na infância e na adolescência, pode manifestar-se como atraso/parada do crescimento e do desenvolvimento puberal, infantilismo sexual e amenorreia primária. Na vida adulta, a amenorreia secundária, a infertilidade e a insuficiência ovariana precoce são as manifestações principais. Outros sinais e sintomas podem compor o quadro clínico que, aliados aos exames complementares, auxiliam no diagnóstico etiológico. Descreveremos a seguir, aspectos principais do quadro clínico de algumas causas de hipogonadismo feminino.

A Figura 15-2 apresenta um algoritmo de investigação diagnóstica para o hipogonadismo feminino.

DIAGNÓSTICO DIFERENCIAL

Hipogonadismo Hipergonadotrófico

Síndrome de Turner

Com incidência estimada em 25-50:100.000 nascidos vivos do sexo feminino, a síndrome de Turner (ST) caracteriza-se por ausência parcial ou completa do cromossomo X.[3] Ao nascimento, a presença de linfedema de mãos e pés, pescoço alado, baixa implantação de orelhas e implantação baixa dos cabelos na região da nuca, e em tridente sugerem o diagnóstico. Na infância e adolescência, palato ogival, cúbito valgo, deformidade de Madelung e quarto metacarpo podem ser observados. Malformações cardíacas de câmaras esquerdas, notadamente válvula aórtica bicúspide e malformações renais podem estar presentes. Entretanto, a baixa estatura (95-100%) em decorrência da haploinsuficiência do gene *short stature homeobox* (*SHOX*) e o hipogonadismo por disgenesia gonadal ou insuficiência ovariana prematura podem ser as únicas manifestações. A síndrome também está associada ao maior risco de otites e perda auditiva, osteoporose e fraturas, doenças autoimunes, dislipidemia, diabetes melito, hepatopatia, hipertensão arterial, insuficiência coronariana e cerebrovascular e necessita de uma abordagem interdisciplinar.

O diagnóstico é realizado pela análise do cariótipo que requer, no mínimo, 30 células. No entanto, os achados citogenéticos são bem variáveis (Quadro 15-2). A maioria (40-50%) das pacientes apresenta monossomia do cromossomo X (45,X). Nas formas mosaico, há uma linhagem celular com monossomia de X e uma linhagem 46, XX (45,X/46,XX; 15-25%), uma linhagem 46,XY (45,X/46,XY; 10-12%) ou uma linhagem com três cromossomos X (45,X/47,XXX; 3%). Aberrações estruturais no X remanescente podem estar presentes, como X em anel [46,X,r(X)], perda do braço curto (46,XXp2) ou isocromossomo do braço longo (46,X i(Xq)).[3,4]

Quadro 15-1. Causas de hipogonadismo feminino

Tipo	Causas
Hipergonadotrófico	ST; disgenesia gonadal (46,XX por deficiência de aromatase, deficiência de 17-hidroxilase; ou 46,XY por defeitos nos genes *SOX9*, *SRY*, *WT1*, *NR5A1*); mutações no *FSHR*; mutações no *LHR*; outras etiologias genéticas; ooforite autoimune; síndrome poliglandular autoimune; relacionada com o tratamento de câncer (radioterapia ou quimioterapia); infecção
Hipogonadotrófico	Amenorreia hipotalâmica funcional (anorexia nervosa, bulimia, estresse, doença psiquiátrica; doença crônica (doença celíaca, doença inflamatória intestinal); SK; HHIn; hipogonadismo hipogonadotrófico congênito sindrômico (p. ex., síndrome de CHARGE, síndrome de Waardenburg, síndrome de Hatsfield, hipoplasia adrenal congênita, displasia septo-óptica; holoprosencefalia; encefalocele; SPW; síndrome de Laurence Moon; síndrome de Gordon Holmes; síndrome de Bardet-Biedl) Tumores hipofisários (prolactinoma, doença de Cushing, germinoma, craniofaringioma); cistos (da bolsa de Rathke, aracnoide, dermoide, epidermoide, suprasselar, mucocele) Doenças infiltrativas (hipofisite autoimune, hemocromatose e hemoglobinopatias, sarcoidose, histiocitose de Langerhans, doenças granulomatosas); trauma, cirurgia; apoplexia hipofisária (p. ex, pós-parto ou síndrome de Sheehan); sela vazia, aneurismas, radioterapia; hipo ou hipertireoidismo Hiperprolactinemia induzida por drogas (metoclopramida, domperidona, ranitidina, antipsicóticos, anticonvulsivantes, anestésicos, opiáceos, inibidores seletivos da recaptação de serotonina), abuso de álcool ou drogas ilícitas; glicocorticoides em altas doses, anabolizantes (abuso)

FSH: hormônio foliculoestimulante; HHIn: hipogonadismo hipogonadotrófico isolado normósmico; LH: hormônio luteinizante; SK: síndrome de Kallman; ST: síndrome de Turner.

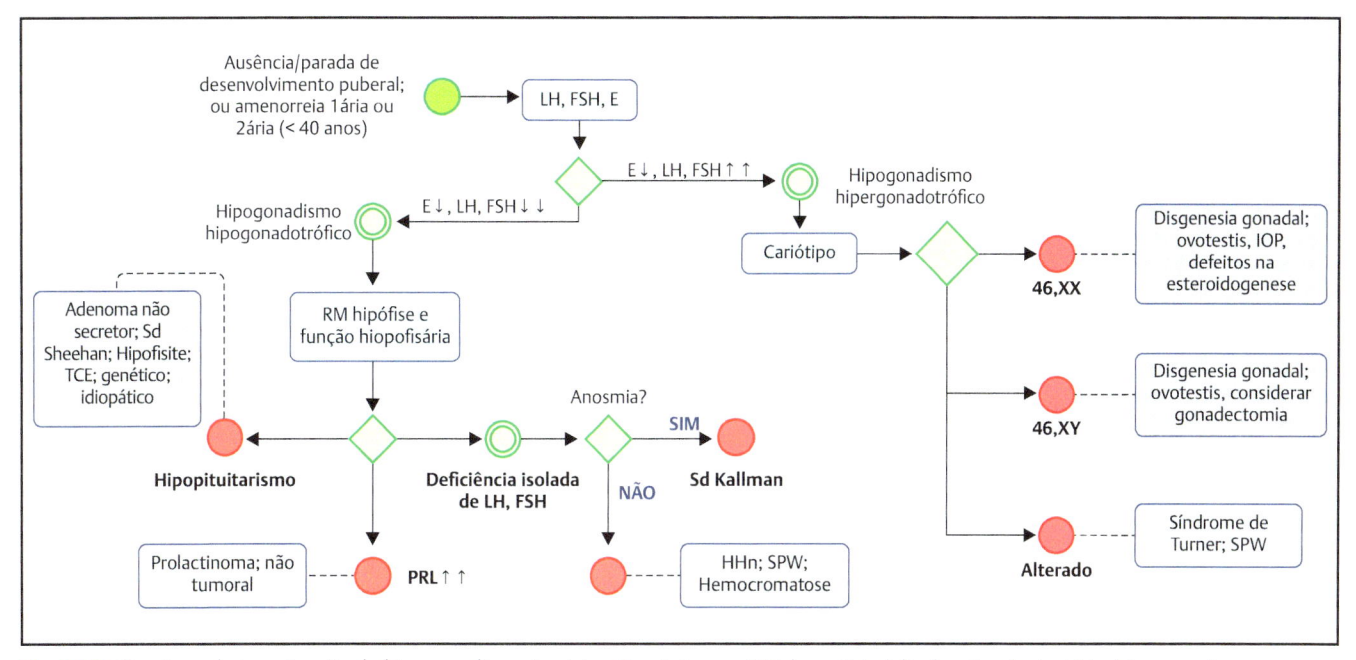

Fig. 15-2. Algoritmo de investigação do hipogonadismo feminino. E, estrógeno; FSH, hormônio foliculoestimulante; HHn, hipogonadismo hipogonadotrófico normósmico; IOP, insuficiência ovariana prematura; LH, hormônio luteinizante; PRL, prolactina; SPW, síndrome de Prader-Willi; TCE, traumatismo craniencefálico.

Quadro 15-2. Tipo e frequência de alterações cromossômicas numéricas e/ou estruturais observadas na síndrome de Turner.[3]

Cariótipo	%	Descrição
45,X	40-50	Monossomia de X
45,X/46,XX	15-25	Mosaicismo
45,X/47,XXX; 45,X/46,XX/47,XXX	3	Mosaicismo com triplo X
45,X/46,XY	10-12	Disgenesia gonadal mista
46,XX, del (p22.3); 46, X,r(X)/46,XX	??	Deleção Xp22.3 Cromossomo X em anel
46,X i(Xq); 46,X,idic(Xp)	10	Isocromossomo Xq, Xp isodicêntrico
X-translocação autossômica, não balanceada	Raro	Várias

A perda acelerada de células germinativas na ST inicia-se na vida intrauterina e a depleção do *pool* de folículos ovarianos resulta em insuficiência ovariana prematura pré-puberal ou durante a adolescência. Em uma revisão sistemática recente,[5] a telarca espontânea foi reportada em 32% aos 12,3 anos de idade, e a menarca espontânea em 20,8% aos 13,2 anos de idade, em média. Casos raros de gestações espontâneas em mulheres com ST têm sido descritos,[6] mas a frequência de aborto nessas gestações espontâneas é alta (30,8-45,1%). A maioria das mulheres com ST apresenta amenorreia primária (85%) e infertilidade (98%).[3]

Disgenesia Gonadal 46,XX

Na ausência de aberrações cromossômicas, o hipogonadismo hipergonadotrófico pode ser causado por mutações em genes envolvidos no desenvolvimento gonadal (disgenesia gonadal) ou na produção de estrógeno. As pacientes apresentam o fenótipo feminino, desenvolvimento puberal ausente ou incompleto, presença de trompas, útero, colo e vagina e gônadas em fita. É uma desordem heterogênea, com várias etiologias distintas. Em muitos casos, exibe um padrão de herança autossômica recessiva, sendo esporádica nos demais. Em algumas pacientes o defeito pode estar restrito às gônadas, mas, em outras, pode estar associado à perda auditiva sensorioneural (síndrome de Perrault).[4,7]

Disgenesia Gonadal 46,XY

Algumas meninas com hipogonadismo hipergonadotrófico podem apresentar um cariótipo 46,XY. Como o desenvolvimento embrionário de genitália interna e externa masculina típica requer a produção hormonal testicular ativa, a presença de mutações em genes que afetam o desenvolvimento (p. ex., *WT1*, *NR5A1*) ou a diferenciação gonadal (p. ex., *SRY*, *SOX9*) podem levar ao hipogonadismo hipergonadotrófico e fenótipo feminino por ausência de desenvolvimento testicular. Assim, a genitália se desenvolve como feminina e as gônadas se desenvolvem como ovário, ovotestis ou em fita. Pelo menos 16 genes têm sido descritos em associação à disgenesia gonadal completa 46,XY, algumas vezes associada a defeitos no desenvolvimento renal e adrenal. A prevalência estimada é de 1,5:100.000 e em razão do risco de tumor de células germinativas, a diretriz mais recente recomenda a realização de gonadectomia por ocasião do diagnóstico.[4,8,9]

Defeitos na Esteroidogênese

Em alguns casos a produção de estrógeno ovariano pode estar bloqueada por resistência às gonadotrofinas (p. ex., mutações no receptor de FSH) ou mutações em enzimas da esteroidogênese (p. ex., *CYP17A1, CYP19A1*). A deficiência de 17-hidroxilase (mutação no *CYP17A1*) bloqueia a produção de C19 esteroides nas gônadas e adrenais, e pode se apresentar com hipogonadismo, hipertensão com renina baixa e hipopotassemia. O tratamento com glicocorticoides previne a crise adrenal. A deficiência de aromatase (mutação no *CYP19A1*) usualmente é detectada ao nascimento em razão da virilização, que se acentua na puberdade e se associa à ausência de telarca. Cistos ovarianos podem estar presentes em ambas as condições por conta da estimulação pelas gonadotrofinas elevadas. Por outro lado, os ovários das portadoras de mutações no receptor de FSH são pequenos e o desenvolvimento folicular está suspenso no primeiro estágio por conta do bloqueio na ação de FSH.[4]

Mutações no gene do receptor de LH ou da subunidade β do LH estão relacionadas, geralmente, com oligomenorreia e infertilidade, porém, o desenvolvimento de amenorreia secundária, embora raro, tem sido relatado.[10] Nessas pacientes o desenvolvimento genital e puberal, bem como as concentrações de FSH, são normais, mas os níveis de LH podem ser baixos (deficiência de subunidade-β do LH) ou elevados (deficiência do receptor de LH).[11]

Insuficiência Ovariana Prematura (IOP)

A IOP atualmente é definida como amenorreia secundária ou irregularidade menstrual com baixos níveis de E e níveis elevados de LH e FSH em duas ocasiões separadas por um intervalo mínimo de 4 semanas, e antes dos 40 anos de idade. IOP na adolescência ou apresentando-se como amenorreia primária é rara e mais comumente associada a aberrações cromossômicas ou causas iatrogênicas como tratamento citotóxico (quimio ou radioterapia). Outras etiologias menos comuns incluem autoimunidade ovariana, infecções, cirurgia pélvica e mutações em um único gene levando à IOP sindrômica ou não sindrômica. A base genética é diversa e mutações em mais de 75 genes têm sido encontradas em associação à IOP.[12-14]

A investigação de IOP deve incluir a análise do cariótipo para descartar síndrome de Turner e disgenesia gonadal 46,XY. Se o cariótipo é normal, deve-se considerar o rastreio de anticorpos anti-21-hidroxilase (ou anticorpos adrenocorticais) e antitireoperoxidase (Capítulo 26).

Hipogonadismo Hipogonadotrófico

Hipogonadismo Hipogonadotrófico Isolado e Síndrome de Kallman

Os neurônios secretores de GnRH originam-se na placa olfatória e migram para o hipotálamo médio basal. Uma migração deficiente desses neurônios leva ao desenvolvimento de hipogonadismo hipogonadotrófico, associado ou não a distúrbios olfatórios, caracterizando, assim, a síndrome de Kallman (SK) ou o hipogonadismo hipogonadotrófico isolado normósmico (HHIn), respectivamente. Trata-se de uma desordem genética cuja prevalência, em torno de 1:8.000, é maior em pacientes do sexo masculino. Existem três padrões de herança: autossômica recessiva, autossômica dominante e recessiva ligada ao X; no entanto, muitos casos são esporádicos.[15]

As mulheres com SK geralmente apresentam atraso puberal ou amenorreia primária e estatura normal ou elevada com proporções eunucoides. A presença de história familiar e distúrbios olfatórios são a chave para o diagnóstico. Um defeito genético subjacente pode ser identificado em alguns pacientes. O gene *KAL1* é o sítio de mutação mais comum na síndrome de Kallman ligada ao X e codifica uma glicoproteína denominada anosmina. Geralmente apresenta o fenótipo mais severo, estando associado a contrações musculares involuntárias simétricas (sincinesia) em 75%, e agenesia renal unilateral em 30% dos pacientes. O Quadro 15-3 lista os principais genes relacionados com o hipogonadismo hipogonadotrófico isolado.[15]

Hipopituitarismo Congênito

A deficiência combinada de hormônios hipofisários (hipopituitarismo) é definida quando a produção de dois ou mais desses hormônios está ausente ou é insuficiente. A etiologia é multifatorial e pode ser secundária a um dano neurológico. Contudo, um subgrupo de pacientes desenvolve hipopituitarismo na infância e é classificado como idiopático. A etiologia genética para essas deficiências é então provável e envolve mutações em vários genes responsáveis pelo desenvolvimento hipofisário. Os fatores de transcrição HESX1, LHX3, LHX4, POU1F1, PROP1, SIX6, OTX2, PTX2, GLI2 e SOX3 desempenham um papel importante no desenvolvimento e na maturação da hipófise. Mutações nos respectivos genes estão relacionadas com o desenvolvimento de hipopituitarismo e defeitos na linha média, como fenda palatina e displasia septo-óptica. Embora a incidência de mutações nesses genes ainda seja baixa, as linhas de pesquisas atuais buscam definir a base molecular da deficiência hormonal nessa condição clínica.[16]

O quadro clínico é composto por sinais e sintomas de deficiência hormonal múltipla, sendo mais frequente a deficiência de GH, de TSH e de gonadotrofinas, o que acarreta baixa estatura, atraso do desenvolvimento psicomotor, infantilismo

Quadro 15-3. Genes associados à Síndrome de Kallmann (KS) e hipogonadismo hipogonadotrófico normossômico (nIHH) e suas características (adaptado)[15]

Genes	Fenótipo
KAL1, IL17RD, DUSP6, SEMA3A, TUBB3, SOX10, FEZF1	SK
NSMF, FGFR1, FGF17, SPRY4, GLCE, FLRT3, PROK2, HS6ST1, CHD7, WDR11, SEMA3E	SK e HHIn
FGF8, PROKR2	SK, HHIn e HHA
OTUD4, RNF216, POLR3A, POLR3B, PNPLA6, STUB1	HHIn e ataxia
DMXL2	HHIn e síndrome de poliendocrinopatia
GNRH1, KISS1, KISS1R, TAC3, TACR3, NR0B1	HHIn
GNRHR	HHIn e HHA
LEP, LEPR	HHIn e obesidade

HHA, hipogonadismo hipergonadotrófico de início na vida adulta; HHIn, hipogonadismo hipogonadotrófico isolado normossômico; SK, síndrome de Kallman.

sexual ou atraso puberal e déficit cognitivo. Além dos defeitos na linha média, algumas anormalidades oculares, como entropia, coloboma e distrofia pigmentar da retina, podem estar presentes.

A análise por ressonância magnética (RM) da região hipotálamo-hipofisária em pacientes portadores de hipopituitarismo congênito é uma ferramenta importante no diagnóstico, pois diversos achados, como hipoplasia do nervo óptico, hipoplasia hipofisária, ausência de haste, ausência de septo pelúcido e ausência ou hipoplasia do corpo caloso têm sido demonstrados.[17]

Hemocromatose e Hemoglobinopatias

A hemocromatose primária ou secundária se caracteriza pelo depósito de ferro em vários tecidos corporais e está associada ao desenvolvimento de algumas endocrinopatias, como hipotireoidismo, diabetes melito, hipogonadismo hipo ou hipergonadotrófico.

A talassemia refere-se a um grupo de hemoglobinopatias hereditárias caracterizado por síntese diminuída ou ausente de cadeias de globina que resulta em anemia por eritropoiese ineficaz e hemólise. O termo talassemia *major* refere-se à forma grave que muitas vezes é associada à anemia, com necessidade de múltiplas transfusões ao longo da vida, sendo a principal doença associada à hemossiderose secundária. Pacientes que iniciam a terapia de transfusão crônica apresentam níveis elevados de ferro hepático por volta dos 10 anos de idade.[18] A terapêutica transfusional resulta em depósitos de ferro nas gônadas, na hipófise ou em ambas. Assim, o hipogonadismo hipogonadotrófico resultante da deposição de ferro é o mais comumente encontrado e geralmente detectado durante a puberdade. O diagnóstico e o tratamento precoces são cruciais para o desenvolvimento puberal normal e para reduzir as complicações do hipogonadismo. As células gonadotróficas hipofisárias apresentam maior necessidade de ferro, o que explica sua maior ação lesiva nessas células, resultando em diminuição da síntese de LH e FSH. Outro mecanismo é a alteração nas concentrações de leptina encontrada em portadores de talassemia, que também atua na regulação hipotálamica hipofisária. Nas formas mais graves, como na talassemia *major*, as alterações hepáticas, a hipóxia crônica, a presença de diabetes e a deficiência de zinco também podem contribuir para o hipogonadismo. Uma avaliação hematológica, com dosagens de ferro sérico e ferritina, pode apontar para causas de hipopituitarismo relacionadas com o depósito de ferro.[18]

Hiperprolactinemia

A hiperprolactinemia pode ocorrer por causas fisiológicas ou patológicas. As fisiológicas incluem gestação, estimulação do mamilo e estresse. As principais causas de hiperprolactinemia patológica são os tumores da região selar e suprasselar, especialmente o prolactinoma, o uso de medicações como antidepressivos e antipsicóticos e o hipotireoidismo primário. Níveis de prolactina superiores a 150 a 200 ng/mL em mulheres não gestantes quase sempre ocorrem apenas em pacientes com prolactinomas. (Ver Capítulo 11).

Além de associados ao quadro de hipogonadismo, os prolactinomas > 10 mm podem induzir hipopituitarismo e sintomas neurológicos, principalmente cefaleia e diminuição do campo visual, por compressão dos tecidos adjacentes.

O aumento da prolactina sérica induz, progressivamente, encurtamento da fase lútea, redução dos níveis de FSH e LH, diminuição de função das células da granulosa, hipoestrogenemia e, eventualmente, amenorreia. Em homens ocorre redução dos níveis de testosterona, redução na contagem e na motilidade dos espermatozoides. A galactorreia pode ocorrer tanto em homens como em mulheres, porém, é muito mais comum no sexo feminino. A redução da libido é frequente.[19]

Tumores Hipofisários

A presença de lesões hipofisárias ou hipotalâmicas pode ocasionar hipopituitarismo por compressão do tecido hipofisário normal. Os adenomas clinicamente não funcionantes podem ter evolução lenta, manifestando-se por sintomas de hipopituitarismo, alterações visuais e cefaleia. Assim, torna-se necessária a avaliação da região hipotálamo-hipofisária com ressonância nuclear magnética (RNM) das pacientes com quadro clínico de hipogonadismo hipogonadotrófico para afastar causas tumorais. Lesões extensas da hipófise podem sofrer apoplexia.

Síndrome de Sheehan ou Apoplexia Pituitária Pós-Parto

Descrita inicialmente em 1946, como uma rara complicação de hemorragia pós-parto, nos dias atuais a síndrome de Sheehan (SS) é ainda considerada importante causa de hipopituitarismo adquirido em países subdesenvolvidos e em desenvolvimento. Os mecanismos fisiopatológicos envolvidos na necrose hipofisária pós-parto ainda não são totalmente conhecidos, mas alguns fatores têm sido apontados, como o hipofluxo no sistema porta-hipofisário por vasoespasmo, fenômenos trombóticos e presença de sela túrcica pequena. A glândula hipofisária, fisiologicamente hiperplasiada ao final da gestação, determina condição favorável para a hipoperfusão tecidual na presença de vasoconstrição severa, como a que ocorre durante hemorragia no peri e pós-parto, mesmo em partos hospitalares. Sheehan estimou que 41% das mulheres que sobreviveram à hemorragia pós-parto (HPP) grave e/ou choque hipovolêmico tiveram hipopituitarismo parcial ou grave em comparação com 15% das mulheres com quadro leve de HPP.[20,21] As melhorias nos cuidados obstétricos e a adequada assistência ao parto para prevenir sangramentos graves e choque hipovolêmico diminuíram consideravelmente a incidência da SS. Porém, a prática contínua de partos domiciliares e estrutura de saúde precária em alguns hospitais mantêm a SS como causa de hipopituitarismo evitável em mulheres de países desenvolvidos.

O desenvolvimento de autoimunidade e produção de anticorpos contra o tecido hipofisário é um mecanismo proposto para a perda da função da adeno-hipófise que ocorre ao longo do tempo nessas mulheres. Em nosso meio, bem como em outras regiões do mundo, as pacientes apresentam um quadro crônico de hipopituitarismo menos intenso. Anemia crônica, osteoporose e dislipidemia geralmente estão presentes por ocasião do diagnóstico nos casos diagnosticados tardiamente. Estudo realizado pelo nosso grupo demonstrou atraso de 10 anos no diagnóstico da SS, com média de idade durante a última gestação de 29 anos, sendo a presença de agalactia observada em 46%, amenorreia em 54% e adinamia em 61% dos casos.[22] Atraso semelhante no diagnóstico foi observado em uma casuística de 39 mulheres atendidas em unidades de saúde na França.[22,23]

As manifestações clínicas da deficiência de cortisol secundárias à deficiência de ACTH são insidiosas. A hipoglicemia pode estar presente em decorrência da gliconeogênese deficiente. Fadiga, letargia, anorexia, artralgia, mialgia e perda de peso são queixas frequentes. Entre os achados laboratoriais são comuns anemia normocítica e normocrômica, eosinofilia, hipoglicemia e hiponatremia. O quadro clínico é menos intenso do que o observado na insuficiência adrenal primária. É fundamental estabelecer o diagnóstico de deficiência de ACTH, pois situações de estresse podem precipitar uma crise de insuficiência adrenal, que, uma vez não diagnosticada, pode ser fatal.[21]

A deficiência de GH parcial ou total é a deficiência hipofisária mais comum. Em adultos pode resultar em diminuição da massa muscular e aumento da massa gorda, elevação dos níveis séricos de LDL colesterol, diminuição da densidade mineral óssea, diminuição do bem-estar, aumento do risco de doença cardiovascular em virtude de aumento dos marcadores inflamatórios de risco cardiovascular (proteína C reativa), do fibrinogênio e do fator inibidor do ativador plasminogênio (PAI-1). Estudo realizado com indivíduos portadores de hipopituitarismo demonstrou que a presença de deficiência de GH (DGH) seria um fator determinante para o aumento da mortalidade por todas as causas e por doença cardiovascular quando comparados a uma população de mesma idade e mesmo sexo. Os pacientes adultos com deficiência de GH apresentam uma frequência maior do que a população geral de fatores de risco de doença cardiovascular e um estado metabólico de resistência à insulina.[24]

Os sinais de deficiência de gonadotrofinas são marcantes na SS: amenorreia secundária de instalação precoce na história clínica das pacientes, queda de pelos corporais, ausência ou diminuição da libido, infertilidade, atrofia mamária, secura vaginal, dispareunia e desenvolvimento precoce de osteoporose. A deficiência de GH e gonadotrofinas contribui bastante para o desenvolvimento de osteoporose grave nessas pacientes. Portanto, o diagnóstico de SS deve ser considerado diante do quadro de osteoporose em mulheres jovens ou naquelas que não apresentem resposta adequada ao tratamento instituído para a perda óssea. Na mulher pós-menopausa com osteoporose associada a baixos níveis séricos de gonadotrofinas e IGF-I, deve-se suspeitar de hipogonadismo hipogonadotrófico e o diagnóstico de SS deve ser pensado na presença de história prévia de partos laboriosos, transfusões no intra e pós-parto. A agalactia ou hipogalactia em decorrência de deficiência de prolactina é um evento precoce e responsável pelo comprometimento da lactação.

A manifestação clínica da deficiência de hormônio tireoestimulante (TSH) é, em geral, mais tardia. A paciente pode apresentar bradicardia, fraqueza, dificuldade para perder peso, pele seca e infiltrada, cabelo ressecado, fala lenta, constipação intestinal, intolerância ao frio, mialgia, artralgia, parestesias e reflexos tendinosos lentos, mas o quadro clínico, em geral, é mais leve que na forma primária, em virtude de certa autonomia da tireoide e secreção residual de TSH. Anemia crônica normocítica e normocrômica é um achado laboratorial comum. A redução do *clearance* de água livre decorrente da associação do hipotireoidismo à deficiência de ACTH frequentemente induz à hiponatremia crônica. Na maioria das vezes a reposição hormonal adequada corrige esse distúrbio hidroeletrolítico. A reposição de levotiroxina somente deve ser iniciada após adequada reposição de corticoide para prevenir uma insuficiência adrenal aguda.[25,26]

Estudos de autópsia em pacientes portadoras de SS demonstraram a presença de atrofia na neuro-hipófise e núcleos hipotalâmicos. Achados de diabetes *insipidus* parcial, como a elevação de osmolalidade plasmática, têm sido relatados em pacientes portadoras de SS submetidas a testes para avaliar neuro-hipófise. A ressonância nuclear magnética (RNM) é o principal exame de imagem para avaliar a região hipotálamo-hipofisária, sendo indicada na SS com a finalidade de descartar o diagnóstico de outras causas de hipopituitarismo, como lesão tumoral ou hipofisite pós-parto. Os achados na RNM podem variar desde um exame normal até parênquima hipofisário reduzido ou sela vazia (secundário à perda de tecido hipofisário por necrose).[23,25,26]

Hipofisites

O hipopituitarismo secundário à hipofisite é uma condição heterogênea e rara que pode ser causada por doenças autoimunes, doenças inflamatórias, infecciosas e neoplásicas. A presença de infiltração linfocítica e o consequente processo inflamatório crônico associado à fibrose resulta em aumento do volume hipofisário e alterações anatômicas na região, definindo as três formas de apresentação: adeno-hipófise, infundíbulo neuro-hipofisite e pan-hipofisite.[27] Acomete, principalmente, o sexo feminino, sendo mais comum no final da gestação ou no período pós-parto, onde recebe o nome de hipofisite pós-parto. A hipofisite inclui várias formas com perfis imunológicos e histopatológicos distintos, incluindo hipofisite linfocítica, granulomatosa, xantomatosa, relacionada com IgG4 e necrosante. Alguns autores consideram-nas entidades distintas, enquanto outros as consideram expressões diferentes da mesma doença. Mais recentemente, o uso de inibidores de *checkpoint* imunológico, que são fármacos utilizados para tratamento de diferentes cânceres, está associado ao desenvolvimento de hipofisite, principalmente com o uso do Anti-CTLA-4 (Ipilimumab).[28] A presença de autoanticorpos tem sido demonstrada nestas condições, e outras endocrinopatias autoimunes podem estar associadas, principalmente, à tireoidite autoimune. As pacientes acometidas geralmente apresentam cefaleia e alterações visuais em mais de 50% dos casos. A deficiência de ACTH é a anormalidade hipofisária predominante em pacientes com hipofisite (20-75%), seguida por deficiências de LH e/ou FSH (15-60%) e deficiência de TSH (25-58%), enquanto as deficiências de GH e prolactina são menos frequentes (5-41% e 13-25%, respectivamente). Na RNM da região hipotálamo-hipofisária podem ser observados sinais de espessamento da haste hipofisária ou massa hipofisária homogênea, mimetizando um adenoma. Raramente pode ocorrer diabetes *insipidus*. O tratamento com corticoides endovenosos em doses elevadas não está recomendado rotineiramente nas hipofisites, exceto em caso de crise adrenal ou aumento marcado do volume da hipófise. Seu uso não aumenta a probabilidade de recuperação de função hipofisária nem a sobrevida global dos doentes.[27]

Trauma Cranioencefálico

O hipopituitarismo após traumatismo cranioencefálico (TCE) existe, mas é, provavelmente, menos frequente do que foi relatado nos últimos anos; no entanto, casos potencialmente fatais devem ser identificados. Durante situações de doenças graves e prolongadas existirão alterações hormonais que não devem ser confundidas com a presença de hipopituitarismo e poderão ser transitórias. Dessa forma, na suspeita de hipopituitarismo permanente pós-TCE, uma avaliação hipofisária com testes apropriados e específicos, para caracterizar a presença de insuficiência hormonal permanente, é preconizada. Os fatores de risco para o desenvolvimento de hipopituitarismo pós-trauma incluem gravidade da lesão, edema axonal difuso e choque. A causalidade entre TCE e hipopituitarismo ainda precisa ser demonstrada e a terapêutica de substituição deverá ser baseada em critérios clínicos e bioquímicos como qualquer outra forma de hipopituitarismo.[29]

Obesidade

A obesidade está associada à infertilidade e ao risco elevado de irregularidade menstrual e amenorreia, que não podem ser atribuídas tão somente à presença de Síndrome de Ovários Policísticos (SOP). Em face da epidemia atual de obesidade e da baixa prevalência de SOP na população, os efeitos da adiposidade sobre o eixo HHO vêm ganhando foco. As mulheres obesas têm risco duas vezes superior de terem menstruações irregulares quando comparadas com mulheres com peso normal.[30] A presença de obesidade contribui para alterações na esteroidogênese folicular, na qualidade dos ovócitos, no recrutamento ovocitário e/ou no desenvolvimento endometrial, contribuindo para diferentes graus de infertilidade. (Ver Capítulo 8).

Algumas hipóteses têm atribuído esse papel à resistência insulínica e também às adipocinas (leptina, adiponectina, peptídeo glucagon símile-1 e grelina) que, por ação central ou periférica, interferem na secreção hipotalâmica ou hipofisária. As concentrações plasmáticas de leptina se correlacionam diretamente com o volume de tecido adiposo. A leptina estimula a secreção pulsátil de GnRH através da ação da kisspeptina e, consequentemente, induz a produção da LH e da FSH. Assim, flutuações na concentração da leptina ou dos seus receptores levam a uma desregulação da secreção de GnRH. Esta desregulação pode ser outro mecanismo contribuindo para as alterações de fertilidade e no ciclo menstrual. A adiponectina encontra-se diminuída na obesidade e sua expressão dos receptores AdipoR1 e AdipoR2 no endométrio de doentes com abortos recorrentes sugere um papel da adiponectina na receptividade endometrial e uma possível explicação para a falha de implantação e aborto recorrente em doentes obesas.[30,31]

Amenorreia Hipotalâmica Funcional

Na amenorreia hipotalâmica funcional, o estado hipogonadotrófico ocorre na ausência de doença orgânica ou anatômica. As causas mais comuns estão associadas a três mecanismos principais: atividade física excessiva, estresse crônico e perda de peso (Capítulo 7). Esses fatores, isolados ou frequentemente em conjunto, levam à supressão da pulsatilidade do GnRH. Na atleta saudável, o aporte calórico é suficiente para a necessidade energética esportiva e para as funções fisiológicas corporais, permitindo um equilíbrio entre disponibilidade energética (DE), metabolismo ósseo e função menstrual. Por outro lado, um desequilíbrio causado pela baixa disponibilidade energética (BDE) por dieta restritiva, perturbações alimentares ou grandes períodos de gasto energético conduz a uma desregulação do eixo hipotálamo hipofisário, notadamente do gonadal e tireoidiano (Capítulo 9). Este fenômeno, definido inicialmente como tríade da mulher atleta pelo American College of Sports Medicine (ACSM) e, atualmente, como déficit energético relativo no esporte (RED-S, na sigla em inglês), tem como pilares a BDE, a disfunção menstrual e alterações na densidade mineral óssea (DMO). Como uma das formas de priorizar as funções essenciais do corpo, ocorre queda das concentrações de estradiol, oligomenorreia e amenorreia. A presença de hipoestrogenismo coloca as mulheres em risco de osteoporose e fraturas.[32] Nas situações de estresse crônico é comum a ocorrência de outros distúrbios endócrinos associados, como a hiperatividade do eixo corticotrófico e a hipoatividade do eixo tireotrófico. A leptina parece ser um mediador importante na amenorreia hipotalâmica funcional, sendo descrita, em publicação recente, a utilização da metreleptina, um análogo sintético do hormônio leptina em 3 pacientes portadoras de anorexia nervosa, onde foi observada melhora clínica com diminuição da hiperatividade, ganho de peso e volta dos ciclos menstruais.[33] É importante notar que a amenorreia hipotalâmica funcional é um diagnóstico de exclusão. Dessa forma, a propedêutica clínica e laboratorial deve pesquisar outras causas de amenorreia por hipogonadismo hipogonadotrófico.

Síndrome de Prader-Willi (SPW)

Desordem genética rara que resulta da ausência de expressão do cromossomo 15 paterno (15q11-q13). Caracteriza-se por deficiência intelectual, problemas de comportamento e uma disfunção hipotalâmica combinada com dismorfismos específicos. A disfunção hipotalâmica ocasiona deficiência de hormônio de crescimento (GH), hipogonadismo e desregulação do balanço energético, que associada à hipoatividade e à fome insaciável resulta em obesidade e baixa massa muscular. Afeta, igualmente, homens e mulheres, e sua incidência varia entre 1:10.000 a 1:20.000 nascidos vivos.

Muitas adolescentes e mulheres adultas portadoras de síndrome de Prader-Willi (SPW) têm puberdade espontânea, mas menarca espontânea é rara e tardia (em média aos 20 anos). Siemensma et al.[34] descreveram meninas com SPW de 6 meses a 22 anos. Os níveis de hormônio antimülleriano (HAM) são normais, indicando presença de folículos primordiais. Os níveis de E e LH são normais até os 10 anos de idade. Em seguida, os níveis de LH e FSH se elevam dentro da faixa de normalidade, embora os níveis de LH sejam relativamente baixos, considerando os baixos níveis de E. Após os 15 anos, os níveis de E estão abaixo do normal, LH normal e FSH discretamente elevado. Inibina A e inibina B encontram-se no limite inferior do normal, folículos antrais estão presentes, mas com sinais de parada de maturação dos folículos. Os autores interpretam essas alterações como hipogonadismo hipogonadotrófico parcial. Níveis normais de inibina B podem indicar potencial de fertilidade.

Além do controle da ingesta de nutrientes, o aumento da atividade física, o tratamento precoce com GH melhora a altura final e o ganho de massa muscular. A suplementação de hormônios sexuais parece ser efetiva e benéfica para melhorar a saúde e a qualidade de vida na SPW, no entanto, a idade apropriada para início da terapia hormonal de substituição ainda é um tema controverso.[35]

ABORDAGEM TERAPÊUTICA

Em condições ideais, o tratamento do hipogonadismo deve proporcionar níveis fisiológicos de estrógeno e progesterona adequados para a faixa etária da paciente, favorecendo o crescimento longitudinal e o desenvolvimento psicossocial das crianças, o desenvolvimento dos caracteres sexuais secundários das adolescentes, a libido e a atividade sexual satisfatória em mulheres adultas, e, em casos específicos, promover a fertilidade. Deve ser seguro, prevenir o desenvolvimento de osteoporose e não aumentar a mortalidade por outras causas.

A reposição hormonal está indicada para todas as pacientes em idade correspondente à menacme, ou seja, até os 50 anos. A partir daí a paciente pode ser avaliada e tratada como todas as pacientes na menopausa normal.

O tratamento da infertilidade pode ser oferecido para pacientes com ovários funcionantes que não apresentem contraindicações ou riscos elevados inerentes à gravidez e parto, ou seja, para mulheres com idade entre 18 e 39 anos, não obesas, sem anormalidades uterinas, tumores ou cistos ovarianos e que desejam engravidar.

As contraindicações são as mesmas da reposição hormonal da menopausa, especialmente câncer hormônio-dependente e história prévia de tromboembolismo.

No caso de doenças cardiovasculares e cerebrovasculares preexistentes e câncer de mama **curado**, é recomendável o parecer de outros profissionais e o consentimento por escrito da paciente para o tratamento.[36]

Apresentaremos a seguir a abordagem terapêutica do hipogonadismo hipergonadotrófico na síndrome de Turner e do hipogonadismo hipogonadotrófico na mulher adulta.

Tratamento do Hipogonadismo Hipergonadotrófico na Síndrome de Turner

Reposição Hormonal

A ausência de puberdade aos 10 anos de idade e os níveis de FSH elevados (> 10 UI/L) podem ser considerados sinal de falência ovariana em meninas com ST e uma indicação para indução puberal a partir da idade de 11-12 anos. Se existe potencial de crescimento, a reposição de estrógeno deve ser iniciada em doses baixas para permitir maior tempo de tratamento com GH. A indução puberal feita antes dos 14 anos contribui para um desenvolvimento físico e psicológico normal, de modo que o pico de massa óssea seja alcançado no início da vida adulta. Infelizmente, em virtude do diagnóstico tardio, a maioria das pacientes é tratada com estrógeno em época bem posterior ao desejável para não provocar a parada do crescimento.

Deve ser dada preferência às preparações transdérmicas para indução puberal, por serem mais fisiológicas (dispensação sistêmica do E), favorecerem maior fracionamento e menores doses e, assim, melhor resposta ao GH, quando comparada às formulações orais. Inicia-se o tratamento com baixas doses, aumentando gradualmente em 2-3 anos até a feminilização completa, sendo mantida a dose final até idade compatível com menopausa. A progesterona deve ser iniciada 2 anos após o início da estrogenoterapia ou após sangramentos transvaginais (Quadro 15-4).[3]

Tratamento da Infertilidade

A maioria das mulheres com ST é infértil. Várias tecnologias de reprodução assistida estão disponíveis hoje em dia para tratamento da infertilidade. As mulheres com ovários funcionantes, que tenham ciclos espontâneos, podem ser orientadas a criopreservar oócitos ou a não adiar a gravidez, pelo risco de falência ovariana prematura. O implante de oócitos criopreservados da própria paciente ou embriões doados pode ser uma alternativa para as mulheres com ovários não funcionantes que desejem engravidar. Nesse caso, atenção especial deve ser dada à preparação apropriada do útero. A paciente deve estar sob terapia de reposição hormonal adequada há pelo menos 1 a 2 anos antes da transferência de oócitos ou embriões, para garantir tamanho do endométrio e fluxo sanguíneo adequados ao útero. Nas condições ideais, apenas um embrião deve ser transferido para evitar o risco adicional de gestação múltipla (Capítulo 14).

A taxa de sucesso entre as pacientes com ST é semelhante à observado nos demais casos de infertilidade; no entanto, o risco de complicações maternas e fetais é maior nessa população. Elas apresentam maior frequência de parto cesariano (baixa estatura), de hipertensão arterial e diabetes, maiores riscos de dilatação e dissecção da aorta. Assim, antes de programar uma gravidez, as pacientes devem ser submetidas a uma avaliação cardiometabólica completa, incluindo ecocardiograma (ECG) e RNM do coração. Portadoras de bloqueio atrioventricular, dilatação aórtica ou antecedente de coarctação devem ser desaconselhadas a tentar engravidar. A glicemia e a função tireoidiana também devem ser monitoradas. Portanto, toda gestante deve ser acompanhada em um serviço terciário, por uma equipe multidisciplinar que envolva obstetra, endocrinologista e cardiologista especializados em gestação de alto risco. Em muitos países a adoção é uma opção para muitas mulheres com ST.[3]

Quadro 15-4. Esquema de reposição hormonal na síndrome de Turner[3]

Preparação	Dose inicial	Dose na mulher adulta
E2 transdérmico	3-7 mcg/dia*	25-100 mcg/dia
17ß E2 oral micronizado	0,25 mg/dia	1-4 mg/dia
EE**	2 mcg/dia	10-20 mcg/dia
E2 depot***	0,2 mg/mês	2 mg/mês

* Dose obtida pelo fracionamento do adesivo; ** não disponível em monoterapia; *** não comercializado no Brasil. E2, estradiol; EE, etinil-estradiol.

Tratamento do Hipogonadismo Hipogonadotrófico

Reposição Hormonal

A indução da puberdade segue os mesmos princípios da ST, com exceção da preocupação com a estatura final. A reposição hormonal na mulher adulta é realizada com combinação de estrógeno e progesterona (ou só estrógeno, em caso de pacientes histerectomizadas). A decisão de realizar esse tipo de terapia deve ser individualizada, levando-se em consideração os riscos e os benefícios para cada paciente, bem como as queixas clínicas. Pacientes mais jovens terão maior benefício com a reposição por diminuir os riscos de osteoporose e eventos cardiovasculares. A via transdérmica é preferível para mulheres tabagistas ou que apresentam cefaleia, hipertrigliceridemia, distúrbios hepatobiliares, antecedentes de tromboembolismo. As pacientes com SS frequentemente apresentam hipertrigliceridemia e HDL baixos, que podem ser agravados com as apresentações orais.[24]

Tratamento da Infertilidade

A administração de FSH e LH é necessária para promover estimulação folicular, ovulação e fertilidade em mulheres com hipogonadismo hipogonadotrófico elegíveis para o tratamento. Foi demonstrado que pacientes com níveis muito baixos de LH (< 1,2 UI/L) apresentam resposta melhor quando recebem a suplementação de ambos. Deficiências leves de LH podem apresentar resposta ao tratamento isolado com FSH.

O esquema consiste na administração diária por via subcutânea, de alfa-lutropina 75 UI em associação ao alfafolitropina 75-150 UI. A dose de alfafolitropina pode ser aumentada até 225 UI de acordo com os níveis de estrógeno e grau de maturação folicular monitorada por ultrassom. Os ajustes são semanais, mas a duração do tratamento não pode ser superior a 3 semanas. Quando a resposta folicular for satisfatória (pelo menos 1 folículo ≥ 17 mm e sem hiper-resposta ao tratamento), a ovulação pode ser induzida com dose única de hCG IM na dose de 10.000 UI e inseminação subsequente. Caso não ocorra gravidez, o ciclo de tratamento pode ser repetido até o total de 3 ciclos, desde que não ocorram efeitos adversos sérios, síndrome de hiperestímulo ovariano ou reação de hipersensibilidade às drogas.[37]

Tratamento do Hipogonadismo Secundário à Hiperprolactinemia

O tratamento de escolha na maioria dos pacientes com amenorreia secundária a prolactinomas é o uso de agonistas dopaminérgicos.[19] A cabergolina geralmente é o agonista preferido em razão de sua melhor tolerabilidade, comodidade posológica (uso 1 ou 2 vezes por semana) e resposta terapêutica em um subgrupo de pacientes resistentes à bromocriptina. Em pacientes que não desejam engravidar, ou que sejam intolerantes aos agonistas dopaminérgicos, a reposição hormonal, conforme descrita anteriormente, é uma opção adequada, especialmente nos microadenomas. Alternativas como a cirurgia transesfenoidal ou a radioterapia ficam reservadas a casos excepcionais.[19,38]

Pacientes com hiperprolactinemia de outras causas devem ser tratadas, geralmente, com a retirada do agente causador, quando possível, como a suspensão ou a substituição do antidepressivo ou antipsicótico, por exemplo. Não sendo clinicamente possível, a alternativa seguinte é a reposição hormonal, conforme descrita anteriormente. Em último caso, pode-se tentar o uso de agonista dopaminérgico, que está associado a risco de piora do quadro psiquiátrico (psicose).[38]

Tratamento da Amenorreia Hipotalâmica Funcional

O foco do tratamento dessa patologia é a redução das suas causas, ou seja, a normalização da carga de atividade física, da ingesta calórica e o tratamento de eventuais distúrbios psicológicos associados e grau de estresse. O tratamento hormonal de reposição e/ou indução da fertilidade pode ser realizado no caso de insucesso do tratamento específico. Experiência com uso de análogo de leptina em portadoras de anorexia nervosa foi publicado recentemente, evidenciando benefício com promoção de ganho de peso, diminuição da hiperatividade e melhora no humor, sem relatos de eventos adversos sérios.[33,37]

EFEITOS ADVERSOS E MANEJO

Uso de Esteroides Sexuais

A terapia de reposição hormonal com estrógenos está indicada no manejo do hipogonadismo hipo ou hipergonadotrófico, seja para a indução da puberdade (11-12 anos) ou para manter os níveis hormonais normais na vida adulta.[39] O monitoramento do tratamento não deve ser feito por dosagens de gonadotrofinas, pois no hipogonadismo hipergonadotrófico os níveis permanecem elevados. Os ajustes de dose devem ser baseados na avaliação clínica, idade e satisfação da paciente, e potencial de crescimento longitudinal. Quando a dose adulta é alcançada, progestógenos são associados para proteção endometrial. Estes podem ser combinados, sequencialmente, permitindo menstruações regulares ou, continuamente, para aquelas mulheres que não desejam sangramentos menstruais. O tratamento é mantido pelo menos até a idade de menopausa (50-51 anos), sendo mais ou menos alongado ao se considerar individualmente a relação dos riscos e benefícios.

A avaliação do risco e benefício é diferente da que é feita em mulheres jovens não hipogonádicas para a contracepção ou em mulheres na menopausa (com idade mais avançada), pois as mulheres hipogonádicas têm níveis endógenos de esteroides sexuais extremamente baixos.[39] Em geral, os riscos do não tratamento superam os riscos do tratamento para a maioria dos casos. Regimes de terapia estrogênica em baixa dose não parecem interferir com o crescimento, porém, nas crianças com baixa estatura (p. ex., na síndrome de Turner), a indução lenta e gradual da puberdade é importante para preservar o potencial de crescimento. A terapia transdérmica tem sido considerada mais fisiológica e, teoricamente, mais segura.

Embora existam mais razões teóricas para se preocupar acerca dos efeitos sistêmicos e hepáticos de estrógenos orais, não existem evidências de efeitos deletérios do tratamento.[40] Benefícios sobre o perfil lipídico têm sido demonstrados em mulheres com insuficiência ovariana prematura em terapia com estrógenos orais, e estes incluem a redução de LDL-colesterol e elevação de HDL-colesterol.

A manutenção da saúde óssea das pacientes é crucial, e atrasar a terapia de reposição hormonal é prejudicial. O uso de estrógenos transdérmicos em mulheres com IOP tem demonstrado ser mais favorável à densidade mineral óssea do que o uso de contraceptivos orais.[41,42]

O volume uterino é influenciado pela via, dose e idade de início e duração do tratamento. Quanto maior a duração e mais elevada a dose de E, melhores as chances de normalizar o tamanho uterino, o que é muito importante quando há desejo e potencial de gravidez.[42,43]

Vários estudos têm mostrado aumento do risco tromboembólico usando formulações orais comparadas às transdérmicas, especialmente em mulheres com outros fatores de risco, como a obesidade.[44] A terapia de reposição com estradiol (oral ou transdérmico) reduz os níveis pressóricos, mas o uso de etinilestradiol em contraceptivos eleva a pressão, exceto quando o progestógeno tem efeito antimineralocorticoide.

Publicações recentes demonstraram não haver aumento do risco de acidente vascular cerebral com progesterona, derivados de pregnano ou nortestosterona. Entretanto, derivados de norpregano têm sido associados a aumento de risco.[45]

Uso de Gonadotrofinas

A síndrome de hiperestímulo ovariano é uma complicação potencialmente fatal da terapia de indução da ovulação com gonadotrofinas. Na sua forma mais grave pode ocorrer aumento ovariano maciço, hemoconcentração e acúmulo de líquidos no terceiro espaço (ascite, hidrotórax). Esse quadro pode evoluir para insuficiência renal, choque hipovolêmico, tromboembolismo, síndrome do desconforto respiratório do adulto e, eventualmente, óbito. O manejo da complicação é, principalmente, de suporte, incluindo a correção dos distúrbios hidroeletrolíticos e das complicações agudas. A anticoagulação geralmente não é necessária, porém, é importante monitorizar a coagulação por conta do risco de coagulação intravascular disseminada.[37]

CONCLUSÃO

O hipogonadismo feminino é uma condição endócrina facilmente detectada, que pode acometer mulheres de todas as idades. Seu diagnóstico diferencial amplo é desafiador para pediatras, endocrinologistas, clínicos e ginecologistas. Uma vez definida a etiologia, o tratamento apropriado promove bem-estar e alívio dos sintomas na maioria das pacientes.

REFERÊNCIAS BIBLIOGRÁFICAS

1. Simonneaux V. A Kiss to drive rhythms in reproduction. Eur J Neurosci. 2020;51(1):509-30.
2. Styne DM, Grumbach MM. Physiology and Disorders of Puberty [Internet]. Williams Textbook of Endocrinology. 2016:1074-218.
3. Gravholt CH, Andersen NH, Conway GS, et al. Clinical practice guidelines for the care of girls and women with Turner syndrome: proceedings from the 2016 Cincinnati International Turner Syndrome Meeting. Eur J Endocrinol. 2017;177(3):G1-70.
4. Seppä S, Kuiri-Hänninen T, Holopainen E, Voutilainen R. Management of Endocrine disease: diagnosis and management of primary amenorrhea and female delayed puberty. Eur J Endocrinol. 2021;184(6):R225-42.
5. Dabrowski E, Jensen R, Johnson EK, et al. Turner syndrome systematic review: spontaneous thelarche and menarche stratified by karyotype. Horm Res Paediatr. 2019;92(3):143-9.
6. de Almeida Vieira CAF, Fontenele EGP, Albuquerque ÁM, et al. Revista de Medicina da UFC. Revista de Medicina da UFC. 2017;57(2):69-72.
7. Kousta E, Papathanasiou A, Skordis N. Sex determination and disorders of sex development according to the revised nomenclature and classification in 46,XX individuals [Internet]. HORMONES. 2010;9:218-31.
8. Audi L, Ahmed SF, Krone N, et al. Genetics in Endocrinology: Approaches to molecular genetic diagnosis in the management of differences/disorders of sex development (DSD): position paper of EU COST Action BM 1303 DSDnet. Eur J Endocrinol. 2018;179(4):R197-206.
9. Lee PA, Nordenström A, Houk CP, A et al. Global disorders of sex development update since 2006: perceptions, approach and care. Horm Res Paediatr. 2016;85(3):158-80.
10. Lofrano-Porto A, Barra GB, Giacomini LA, et al. Luteinizing Hormone beta mutation and hypogonadism in men and women [Internet]. New England Journal of Medicine. 2007;357:897-904.
11. Arnhold IJ, Lofrano-Porto A, Latronico AC. Inactivating mutations of luteinizing hormone beta-subunit or luteinizing hormone receptor cause oligo-amenorrhea and infertility in women. Horm Res. 2009;71(2):75-82.
12. França MM, Mendonca BB. Genetics of ovarian insufficiency and defects of folliculogenesis. Best Pract Res Clin Endocrinol Metab. 2021;101594.
13. Franca MM, Han X, Funari MFA, et al. Exome sequencing reveals the POLR3H Gene as a novel cause of primary ovarian insufficiency. J Clin Endocrinol Metab. 2019;104(7):2827-41.
14. França MM, Funari MFA, Lerario AM, et al. A novel homozygous 1-bp deletion in the NOBOX gene in two Brazilian sisters with primary ovarian failure. Endocrine. 2017;58(3):442-7.
15. Stamou MI, Georgopoulos NA. Kallmann syndrome: phenotype and genotype of hypogonadotropic hypogonadism [Internet]. Metabolism. 2018;86:124-34.
16. Romero CJ, Pine-Twaddell E, Radovick S. Novel mutations associated with combined pituitary hormone deficiency. J Mol Endocrinol. 2011;46(3):R93-102.
17. Gregory LC, Dattani MT. The molecular basis of congenital hypopituitarism and related disorders. J Clin Endocrinol Metab [Internet]. 2020;105(6).
18. Gomes RR. Hypogonadotropic hypogonadism in a female patient with thalassemia major [Internet]. International Journal of Blood Research and Disorders. 2021;8.
19. Vilar L, Abucham J, Albuquerque JL, et al. Controversial issues in the management of hyperprolactinemia and prolactinomas – An overview by the Neuroendocrinology Department of the Brazilian Society of Endocrinology and Metabolism [Internet]. Archives of Endocrinology and Metabolism. 2018;62:236-63.
20. Feinberg E, Molitch M, Endres L, Peaceman A. The incidence of Sheehan's syndrome after obstetric hemorrhage [Internet]. Fertility and Sterility. 2005;84:975-9.
21. Karaca Z, Laway BA, Dokmetas HS, et al. Sheehan syndrome. Nat Rev Dis Primers. 2016;2:16092.
22. Cavalcante D, Pinto-Quidute AR, Alves-Martins MR, et al. Dental status, salivary flow, and sociodemographic aspects in Sheehan Syndrome patients [Internet]. Medicina Oral Patología Oral y Cirugia Bucal. 2018:0-0.
23. Ramiandrasoa C, Castinetti F, Raingeard I, et al. Delayed diagnosis of Sheehan's syndrome in a developed country: a retrospective co-hort study. Eur J Endocrinol. 2013;169(4):431-8.

24. Garmes HM, Boguszewski CL, Miranda PAC, et al. Management of hypopituitarism: a perspective from the Brazilian Society of Endocrinology and Metabolism. Arch Endocrinol Metab. 2021;65(2):212-30.
25. Gei-Guardia O, Soto-Herrera E, Gei-Brealey A, Chen-Ku CH. Sheehan Syndrome in Costa Rica: Clinical Experience With 60 Cases [Internet]. Endocrine Practice. 2011;17:337-44.
26. Ozkan Y, Colak R. Sheehan syndrome: clinical and laboratory evaluation of 20 cases. Neuro Endocrinol Lett. 2005;26(3):257-60.
27. Prodam F, Caputo M, Mele C, et al. Insights into non-classic and emerging causes of hypopituitarism [Internet]. Yearbook of Paediatric Endocrinology. 2021.
28. Santos MJ. Endocrinopatias associadas ao tratamento com inibidores do checkpoint imunológico [Internet]. Acta Médica Portuguesa. 2022;35:209.
29. Klose M, Feldt-Rasmussen U. Chronic endocrine consequences of traumatic brain injury — what is the evidence? [Internet]. Nature Reviews Endocrinology. 2018;14:57-62.
30. Silvestris E, de Pergola G, Rosania R, Loverro G. Obesity as disruptor of the female fertility. Reprod Biol Endocrinol. 2018;16(1):22.
31. Goldsammler M, Merhi Z, Buyuk E. Role of hormonal and inflammatory alterations in obesity-related reproductive dysfunction at the level of the hypothalamic-pituitary-ovarian axis [Internet]. Reproductive Biology and Endocrinology. 2018;16.
32. Coelho AR, Cardoso G, Brito ME, et al. The Female Athlete Triad/Relative Energy Deficiency in Sports (RED-S) [Internet]. Revista Brasileira de Ginecologia e Obstetrícia/RBGO Gynecology and Obstetrics. 2021;43:395-402.
33. Milos G, Antel J, Kaufmann L-K, et al. Short-term metreleptin treatment of patients with anorexia nervosa: rapid on-set of beneficial cognitive, emotional, and behavioral effects. Transl Psychiatry. 2020;10(1):303.
34. Siemensma EPC, van Alfen-van der Velden AAEMJ, Otten BJ, et al. Ovarian function and reproductive hormone levels in girls with Prader-Willi syndrome: a longitudinal study. J Clin Endocrinol Metab. 2012;97(9):E1766-73.
35. Noordam C, Höybye C, Eiholzer U. Prader-Willi syndrome and hypogonadism: a review article. Int J Mol Sci [Internet]. 2021;22(5).
36. MacLennan AH. HRT in difficult circumstances: are there any absolute contraindications? [Internet]. Climacteric. 2011;14:409-17.
37. Vila G, Fleseriu M. Fertility and pregnancy in women with hypopituitarism: a systematic literature review. J Clin Endocrinol Metab [Internet]. 2020;105(3).
38. Melmed S, Casanueva FF, Hoffman AR, et al. Diagnosis and treatment of hyperprolactinemia: an endocrine society clinical practice guideline [Internet]. The Journal of Clinical Endocrinology & Metabolism. 2011;95:273-88.
39. Review of hormone replacement therapy in girls and adolescents with hypogonadism. J Pediatr Adolesc Gynecol. 2019;32(5):460-8.
40. El-Mansoury M, Berntorp K, Bryman I, et al. Elevated liver enzymes in Turner syndrome during a 5-year follow-up study. Clin Endocrinol. 2008;68(3):485-90.
41. Gussinyé M, Terrades P, Yeste D, et al. Low Areal bone mineral density values in adolescents and young adult turner syndrome patients increase after long-term transdermal estradiol therapy [Internet]. Hormone Research in Paediatrics. 2000;54:131-5.
42. Cartwright B, Robinson J, Seed PT, et al. Hormone replacement therapy versus the combined oral contraceptive pill in premature ovarian failure: a randomized controlled trial of the effects on bone mineral density [Internet]. The Journal of Clinical Endocrinology & Metabolism. 2016;101:3497-505.
43. Elsedfy HH, Hamza RT, Farghaly MH, Ghazy MS. Uterine development in patients with Turner syndrome: relation to hormone replacement therapy and karyotype. J Pediatr Endocrinol Metab. 2012;25(5-6):441-5.
44. Sweetland S, Beral V, Balkwill A, et al. Venous thromboembolism risk in relation to use of different types of postmenopausal hormone therapy in a large prospective study [Internet]. Journal of Thrombosis and Haemostasis. 2012;10:2277-86.
45. Renoux C, Dell'Aniello S, Garbe E, Suissa S. Transdermal and oral hormone replacement therapy and the risk of stroke: a nested case-control study [Internet]. BMJ. 2010;340:c2519-c2519.

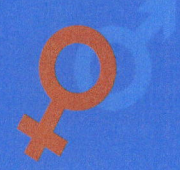

IRREGULARIDADE MENSTRUAL: DA MENARCA AO CLIMATÉRIO

CAPÍTULO 16

Erika Mendonça das Neves • Angela Maggio da Fonseca • Vicente Renato Bagnoli

INTRODUÇÃO

A ocorrência de intervalos menstruais regulares aponta para a existência de um competente sistema neuroendócrino ovariano e canalicular, capaz de favorecer o desenvolvimento puberal, a periodicidade dos ciclos e o sucesso reprodutivo.

Espera-se que até os 14 anos de idade ocorra a menarca (primeiro evento menstrual), independentemente do desenvolvimento puberal, ou até os 16 anos de idade, quando houver atingido estágio ideal de caracterização sexual secundária. A partir desse marco inicia-se a menacme – período reprodutivo da mulher – que irá até a menopausa.[1]

> **IMPORTANTE**
>
> A menstruação é definida como sangramento genital periódico, cujo intervalo varia de 25 a 35 dias. A duração habitual da menstruação é de 4 a 6 dias, podendo variar de 2 ou até 8 dias de duração em algumas mulheres. O volume menstrual normal é de 30 a 80 mL, sendo que maior que 80 mL é considerado anormal.[2-5]

Sangramento genital em pré-puberes pode apresentar variadas causas. Ocorre, por exemplo, por ocasião do uso local de estrógenos para tratamento de sinéquias de pequenos lábios, lesões vulvares pruriginosas (líquen escleroso, vulvovaginite por leveduras, *trichomonas* e enteróbios vermiculares), hemangioma de vulva que sofre atrito, traumatismos genitais acidentais (hematomas, lacerações, até mesmo lesão em empalamento de consequências graves) e também por abuso sexual (hematomas e lacerações). A principal causa de sangramento genital em meninas é o prolapso de uretra por eversão da mucosa uretral, que responde ao tratamento com estrógenos locais por 1 semana ou, cirurgicamente, no insucesso da conduta clínica. Da mesma forma, no prolapso, o sangramento de carúncula uretral tem boa resposta com estrógeno tópico.[6]

TIPOS DE IRREGULARIDADES MENSTRUAIS

Em decorrência da falha na maturidade do sistema hipotálamo-hipófise-ovariano em adolescentes, não é rara a ocorrência de sangramento uterino anormal (por insuficiência da fase lútea ou ciclos anovulatórios) até 2 anos após a menarca, quando, então, o eixo atinge estabilidade funcional na ausência de outras entidades nosológicas.[2]

O ciclo menstrual pode apresentar diferentes tipos de alterações, quanto:

- *À duração*: hipermenorreico, quando o período menstrual dura mais de 5 dias; e hipomenorreico quando dura menos de **2** dias;
- *À quantidade*: menorragia quando há perda grande de sangue e coágulos durante o período menstrual, sem modificar a duração, e oligomenorreia no sangramento escasso;
- *Ao intervalo*: proiomenorreia quando a menstruação ocorre a cada 20 a 25 dias; polimenorreia na presença de ciclos menstruais a cada 15 dias, opsomenorreia em intervalos de 35 a 40 dias, e espaniomenorreia quando ocorrem falhas menstruais de 2-3-6 meses.[4,5]

Dentre as causas de sangramento aumentado, podem-se encontrar os distúrbios da coagulação, que produzem hemorragia genital desde a menarca, sendo os mais comuns a púrpura trombocitopênica idiopática e a doença de Von Willebrand, geralmente associada à história de sangramento gengival e hematomas diversos.[6]

Infecções por clamídia, gonococo, ureaplasma ou micoplasmas também podem induzir sangramento irregular e sinusiorragia (sangramento no ato sexual), associada a corrimentos e dores referidas em hipogástrio.[6]

Entende-se por **metrorragia** perda sanguínea genital atípica em qualquer período de tempo, entre um ciclo menstrual e outro, podendo-se prolongar por dias, cessar ou reaparecer sem as características que mantêm a menstruação normal.[4,5]

Dentre as várias causas uterinas de metrorragia ocorrem os leiomiomas uterinos (mais frequentes a partir de 35 anos), pólipos endometriais, lesões cervicais, hiperplasia do endométrio, hiperplasia com atipia e câncer de endométrio ou do colo do útero.[7]

O uso de anticoncepcionais hormonais está associado à hemorragia de escape, que ocorre em até 30% das mulheres durante o primeiro ciclo de uso de pílulas combinadas, mais comumente naquelas de baixa dose.[8]

No climatério as mais relevantes causas de hemorragia genital são a endometrite, associada à vaginite atrófica, uso de terapia hormonal (TH), e o carcinoma do endométrio.[8] Outras causas de sangramento irregular são os implantes de gestrinona, chamados "chip da beleza", que não têm a aprovação da ANVISA e podem levar a outras alterações como aumento de pelos no corpo, acne, diminuição das mamas e retenção de líquidos.[9,10]

SANGRAMENTO UTERINO ANORMAL

O **Sangramento Uterino Anormal (SUA)** é responsável por cerca de um terço dos sangramentos genitais em mulheres e ocorre em qualquer período da menacme, principalmente, na puberdade e no climatério (período de vida entre os 40 e 65 anos de idade), quando o fluxo é irregular quanto ao intervalo, à duração e à intensidade, decorrente da deprivação estrogênica pura e anovulatória, em decorrência de desregulação do eixo neuro-hipófise-ovário, o que pode ser fator de risco para a hiperplasia endometrial.[11]

Ocorre, ainda, a variedade ovulatória do SUD, causada pela elevação e pela queda brusca dos níveis de estrógenos na ruptura do folículo, além do sangramento pós-ovulatório causado por alterações na ovulação ou na formação anômala do corpo lúteo, com insuficiência da progesterona e subsequente descamação endometrial.[11]

> **IMPORTANTE**
>
> O diagnóstico de Sangramento (ou Hemorragia) Uterino Disfuncional – (SUD) é feito após terem sido excluídas todas as causas orgânicas de sangramento genital e gestação e, muitas vezes, o problema está relacionado com alterações funcionais no eixo hipotálamo-hipófise-gonadal. Esta condição é uma importante causa de anemia ferropriva.[5]

O sangramento uterino anormal (SUA) tem repercussões tanto físicas quanto emocionais, causando impacto global na qualidade de vida da mulher, em especial quando essa perda ultrapassa volume de 80 mL por ciclo menstrual. A completa investigação da história clínica é indispensável para o diagnóstico do SUA, pois identificará possíveis causas estruturais ou orgânicas, sendo possível medir as consequências da doença sobre as expectativas de contracepção ou desejo de gravidez referidos pela mulher.[12,13]

A Federação Internacional de Ginecologia e Obstetrícia (FIGO) propôs padrão da classificação para auxiliar a aplicação prática e racional da terapêutica clínica e cirúrgica. Para isso foi construído um acrônimo conhecido como PALM-COEIN. Essa redução literal das palavras refere-se às potenciais causas estruturais (PALM) e não estruturais (COEIN) do SUA. O sistema básico compreende 9 categorias: os 4 primeiros são definidos por critérios objetivos estruturais (PALM: pólipo; adenomiose; leiomioma; e malignidade/hiperplasia). Os seguintes se relacionam com qualquer outra natureza não estrutural (COEIN: coagulopatia; disfunção ovulatória; endometrial e iatrogênica), sendo que a última categoria (N) está reservada às entidades que ainda não foram classificadas (Quadro 16-1).[14]

Pólipos são proliferações epiteliais endometriais ou endocervicais muitas vezes assintomáticas, raramente atípicos ou malignos, em geral constituídos por componentes do tecido conjuntivo vascular, glandular e fibromuscular. São diagnosticados durante avaliação ecográfica e/ou histeroscópica.

Adenomiose se caracterizada pela presença de glândulas e estroma endometriais heterotópicos em miométrio, com prevalência bastante variável (5 a 70%) e diagnóstico padrão baseado no estudo histológico (produto de histerectomia). Ainda falta consenso em relação aos métodos diagnósticos não invasivos, porém, a ressonância magnética nuclear demonstra menores limitações quando comparada à ultrassonografia em mulheres com úteros de grande volume.

Quadro 16-1. Sistema básico PALM-COEIN

Causas estruturais do SUA (PALM)	Causas não estruturais do SUA (COEIN)
Pólipos	Coagulopatia
Ademiose	Disfunção ovulatória
Leiomiomas (submucosos e outros)	Endometrial (transtorno primário dos mecanismos de regulação da hemostasia)
Malignidade/hiperplasia	Iatrogenias
	Não especificada

Leiomiomas são tumores fibromusculares benignos do miométrio com localização (submucoso, intramural, subseroso, e combinações desses), número e volumes variados.

Hiperplasia atípica e malignidade são diagnósticos relativamente incomuns, mas devem ser considerados em quase todas as mulheres em idade reprodutiva.

O termo **coagulopatia** designa uma série de doenças sistêmicas de hemostasia, que ocorrem em aproximadamente 13% das mulheres com SUA.

Disfunção ovulatória são alterações nos mecanismos endócrinos, que pode deflagrar um espectro de anormalidades menstruais variáveis, desde amenorreia até sangramento imprevisível e extremo que requer intervenção médica. Algumas destas manifestações se dão por ausência de produção cíclica de progesterona a partir do corpo lúteo a cada 22-35 dias. Algumas endocrinopatias estão envolvidas, como: síndrome dos ovários policísticos, hipotireoidismo, estresse, hiperprolactinemia, obesidade, anorexia, perda de peso ou exercício extremo. Em alguns casos o distúrbio pode ser por iatrogenia, como: uso de esteroides sexuais ou drogas que alteram o metabolismo da dopamina, além de outras causas relacionadas com o eixo nos extremos da idade reprodutiva: a adolescência e a transição da menopausa.

O SUA de causa endometrial ocorre por deficiência primária dos mecanismos que regulam a hemostasia local endometrial. Podem estar envolvidas: deficiência local de vasoconstritores ou produção excessiva de ativador do plasminogênio; aumento local de vasodilatadores; causas infecciosas e alterações da angiogênese.

Causas iatrogênicas incluem: DIU (dispositivo intrauterino); agentes farmacológicos que interferem nos mecanismos de coagulação; contraceptivos hormonais etc.

AMENORREIA

Entende-se por **amenorreia** a ausência da menstruação em período fisiologicamente esperado para a ocorrência dos ciclos menstruais. É dita como primária na ausência de menstruações após 15 anos, e secundária na ausência de menstruação por 3 ciclos – ou mais – consecutivos em pacientes na menacme.[15,16]

A falsa amenorreia, também chamada criptomenorreia, deve ser excluída desse conceito, sendo causada pela não exteriorização do fluxo menstrual após a menarca e o consequente acúmulo desse sangramento retrógrado no aparelho genital interno. Essa condição clínica gera amenorreia, aumento do volume do útero (por acúmulo de sangue), dor pélvica recorrente e eventual retenção urinária, além de risco sobre o futuro reprodutivo da adolescente. A criptomenorreia é uma doença congênita do sistema canalicular em nulíparas e ocorre em hímen imperfurado, septo vaginal transverso imperfurado, septo vaginal oblíquo imperfurado, agenesia parcial da vagina, agenesia total da vagina ou agenesia cervical. Porém, a patologia também pode ser adquirida em mulheres que apresentaram partos por via vaginal e posterior estenose do trajeto de parto.[12,17] O fluxo menstrual pode-se acumular na vagina (hematocolpo), no útero (hematometra), nas tubas (hematossalpinge) e no interior da cavidade abdominal (hematoperitônio).[1,18]

A amenorreia não é um diagnóstico, mas um sintoma causado por múltiplos fatores etiológicos.

Amenorreia Primária

A investigação de rotina na amenorreia primária inicia com a busca de manifestações clínicas, dados cronológicos do desenvolvimento puberal e ponderoestatural, com atenção à pesquisa de nódulos em regiões inguinocrurais ou estigmas turnerianos, antecedentes prévios de traumas, cirurgias, quimioterapia ou radioterapia e exames de imagem pélvica, como sistematizado na Figura 16-1.[4,15,16]

Ginatresias

A síndrome de Mayer-Rokitansky-Kuster-Hauser compreende distúrbio do desenvolvimento isossexual decorrente de anomalias congênitas da fusão dos ductos de Muller, que cursa com amenorreia primária e diferenciação morfológica feminina normal. Constitui séria limitação fisiológica à fertilidade e ao intercurso sexual com penetração vaginal. Apresenta possível herança poligênica multifatorial e associação a malformações das vias urinárias.[1,17,18-21]

Ao ultrassom, ovários se apresentam normais, o útero, ausente, agenesia de vagina, dosagens hormonais normais, estudo genético: 46, XX. Radiografia de coluna, bem como ultrassom das vias urinárias, são obrigatórios, pois malformações do trato urinário são bastante frequentes.[22]

A amenorreia nas ginatresias não obstrutivas é irreversível, mas a vivência sexual é possível pelo desenvolvimento da neovagina. Na presença de completa diferenciação do 1/3 distal da vagina está recomendada a técnica não cruenta de Frank, ideal para o desenvolvimento da neovagina, que em semanas ou meses poderá obter as dimensões adequadas para o coito sem riscos de complicações, como estenose e bridas, apresentando revestimento com características biológicas semelhantes às da vagina normal. Para pacientes com ambiguidade genital ou agenesia vaginal completa, a alternativa é a vaginoplastia cirúrgica pela técnica de McIndoe, com resultados satisfatórios.[1,17,18,23]

O diagnóstico da amenorreia primária sem diferenciação dos caracteres sexuais deve ser abordado pela Figura 16-2 que, além de considerar os aspectos clínicos, separa os grupos pelos níveis de gonadotrofinas.[4,15,16]

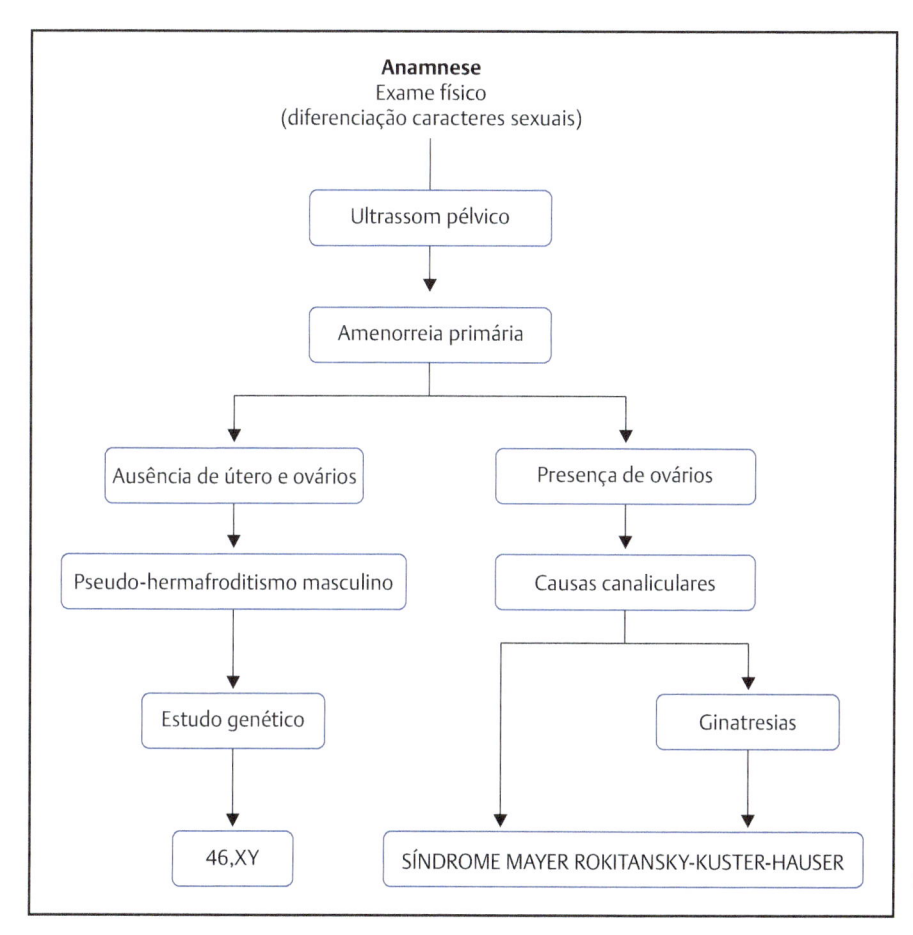

Fig. 16-1. Diagnóstico da amenorreia primária com diferenciação dos caracteres sexuais.[4,19,20]

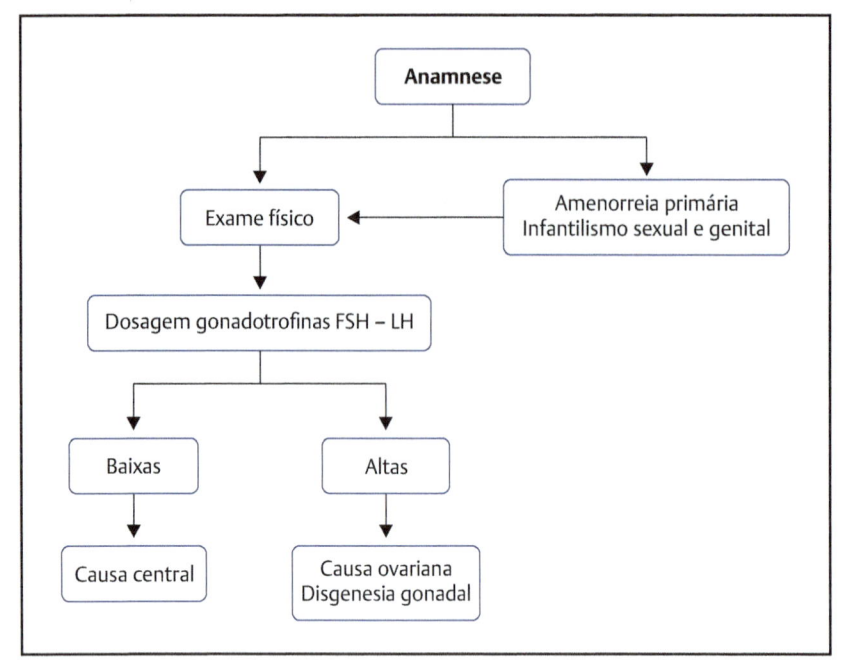

Fig. 16-2. Diagnóstico da amenorreia primária sem diferenciação dos caracteres sexuais.[5,16]

Hipogonadismo Hipogonadotrófico

Na amenorreia de causa hipotalâmica ocorre inibição da secreção pulsátil do hormônio liberador das gonadotrofinas (GnRH), queda da estimulação cíclica normal de gonadotrofinas hipofisárias e consequente disfunção ovariana, o que pode cursar com retardo puberal. Isso ocorre na síndrome de Kallmann, em que há deficiência genética do GnRH, falha na migração de axônios olfatórios para o hipotálamo, puberdade tardia e amenorreia primária, com baixos níveis de gonadotrofinas, cariótipo normal (XX) e dificuldade de perceber odores (anosmia ou hiposmia).[24]

Outras causas comuns de amenorreia em mulheres jovens e adolescentes são estresse emocional, perda de peso e desnutrição (que reduz o percentual de gordura necessária à atividade da enzima aromatase), exercícios vigorosos (aumentando a secreção de endorfinas e diminuindo a liberação de GnRH), que são tratados em maior profundidade em outros capítulos deste livro, além de outras causas mais raras, como lesões hipotalâmicas, incluindo linfoma, histiocitose, sarcoidose e cistos ou tumores hipotalâmicos.[24]

Aspectos moleculares também podem atuar sobre genes de receptores das gonadotrofinas, gerando implicações fenotípicas e disfunções reprodutivas.[17,25]

Diagnóstico é sugerido pela amenorreia primária isolada ou associada a outras falências glandulares. As dosagens hormonais – hormônio foliculoestimulante (FSH), hormônio luteinizante (LH), hormônio tireoestimulante (TSH), hormônio do crescimento (GH), T3 e T4 livre – concluem o diagnóstico.[26,27]

O tratamento consiste na reposição de estrógenos e progestógenos que promovem a diferenciação dos caracteres sexuais e iniciam os fluxos menstruais. Havendo deficiência de outros hormônios, devem-se individualizar e indicar as reposições necessárias.[2,4,16]

Disgenesia Gonadal

A disgenesia gonadal caracteriza-se por indivíduos portadores de amenorreia primária e infantilismo sexual causados pela presença de gônadas em fita indiferenciadas desprovidas de elementos germinativos e não secretoras de esteroides sexuais. A etiologia pode ser: alterações genéticas diversas, constituição cromossômica anormal e outras. Clinicamente, existe a forma pura, que apresenta estatura normal e ausência de malformações somáticas, e a síndrome de Turner e variantes, quando houver baixa estatura e presença de malformações.[28,29]

Durante a anamnese e o exame físico podem ser percebidas limitações psicomotoras, sociais e até verbais. As manifestações físicas podem ser sutis, incluindo orelhas de baixa implantação, pescoço alado, implantação baixa dos cabelos, tórax em escudo, hipertelorismo mamilar, baixa estatura, cúbito e geno valgo, micrognatia e envergadura maior que altura (*habitus* eunucoide). Os exames complementares mostram dosagens hormonais (FSH, LH) elevadas, ultrassonografia pélvica com útero presente, ovários ausentes ou atróficos, radiografia (RX) de mãos e punhos com idade óssea inferior à cronológica, pela ausência de estímulo hormonal, e estudo genético variável: 46XX; 46XY nas formas puras, e 45X ou mosaicos 45X/46XY na síndrome de Turner e variantes).[26,27]

Pacientes com síndrome de Turner podem apresentar malformações cardíacas congênitas (coarctação da aorta, valva aórtica bicúspide e dilatação progressiva da raiz da aorta ou dissecção), linfedema congênito, malformações renais, perda auditiva neurossensorial, massa óssea reduzida, obesidade, diabetes e perfil lipídico aterogênico.[24,25]

A baixa estatura pode ser corrigida com hormônio de crescimento já na infância. No início da adolescência os estrógenos são utilizados para acelerar o desenvolvimento puberal dos caracteres sexuais. Posteriormente, o tratamento hormonal é feito com estrógenos e progestógenos até a idade esperada da menopausa[8] para induzir periodicidade menstrual, possibilitar a vivência sexual e a manutenção da massa óssea.[26,27]

Na síndrome de Turner raramente ocorre gestação espontânea e menos ainda que alcance a maturidade fetal. Com a possibilidade de gestação pela técnica de reprodução assistida, foi percebido aumento de 2% na ocorrência de mortes maternas por acidentes cardiovasculares em decorrência de incidência maior de malformações aórticas.[22,28]

O tratamento cirúrgico consiste em correções das malformações e gonadectomia quando houver a presença do cromossomo Y, em razão do risco mais elevado para transformação neoplásica da gônada disgenética. Jonson *et al.*, 2010, descreveram três casos, com síndrome de Swyer (disgenesia gonadal 46,XY) com 3 tipos histológicos distintos de tumores (disgerminoma, seminoma e gonadoblastoma). Concluem os autores que, frente ao diagnóstico de disgenesia gonadal com presença de Y no cariótipo, deve-se indicar gonadectomia profilática por conta do risco de transformação neoplásica.[27]

Amenorreia Secundária

Amenorreia secundária é queixa de elevada frequência e complexos fatores etiopatogênicos, tanto pelo eixo neuroendócrino da reprodução quanto por causas extragenitais. O roteiro propedêutico complementar para diagnóstico etiológico segue a Figura 16-3.[2,8,16]

Fatores Extragenitais

Tireoide

As doenças da tireoide são mais frequentes em mulheres, trazendo prejuízo à fisiologia da reprodução. No hipotireoidismo primário o aumento do hormônio liberador da tireotrofina (TRH) estimula a liberação da prolactina, o que pode causar amenorreia. No hipertireoidismo os níveis plasmáticos de estradiol estão aumentados, bem como os níveis da globulina transportadora dos hormônios sexuais (SHBG) e do LH, que determina anovulação crônica e consequente amenorreia.[3,8,19]

O diagnóstico clínico é confirmado pela dosagem dos hormônios do eixo tireoidiano (TSH, T3, T4 livre); informações adicionais eventualmente são obtidas por ultrassonografia com Doppler da tireoide e dosagem dos anticorpos (antitireoglobulina e antiperoxidase tireoidiana).[19]

O hipotireoidismo é tratado pela reposição dos hormônios tireoidianos, em doses ajustadas a cada caso pelos níveis de TSH e T4 livre. O hipertireoidismo deverá ser orientado e tratado pelo endocrinologista por meio de medicamentos, iodo radioativo ou cirurgia.[19]

Adrenal

A hiperplasia adrenal congênita é um erro inato do metabolismo do cortisol causado em mais de 90% dos casos pela

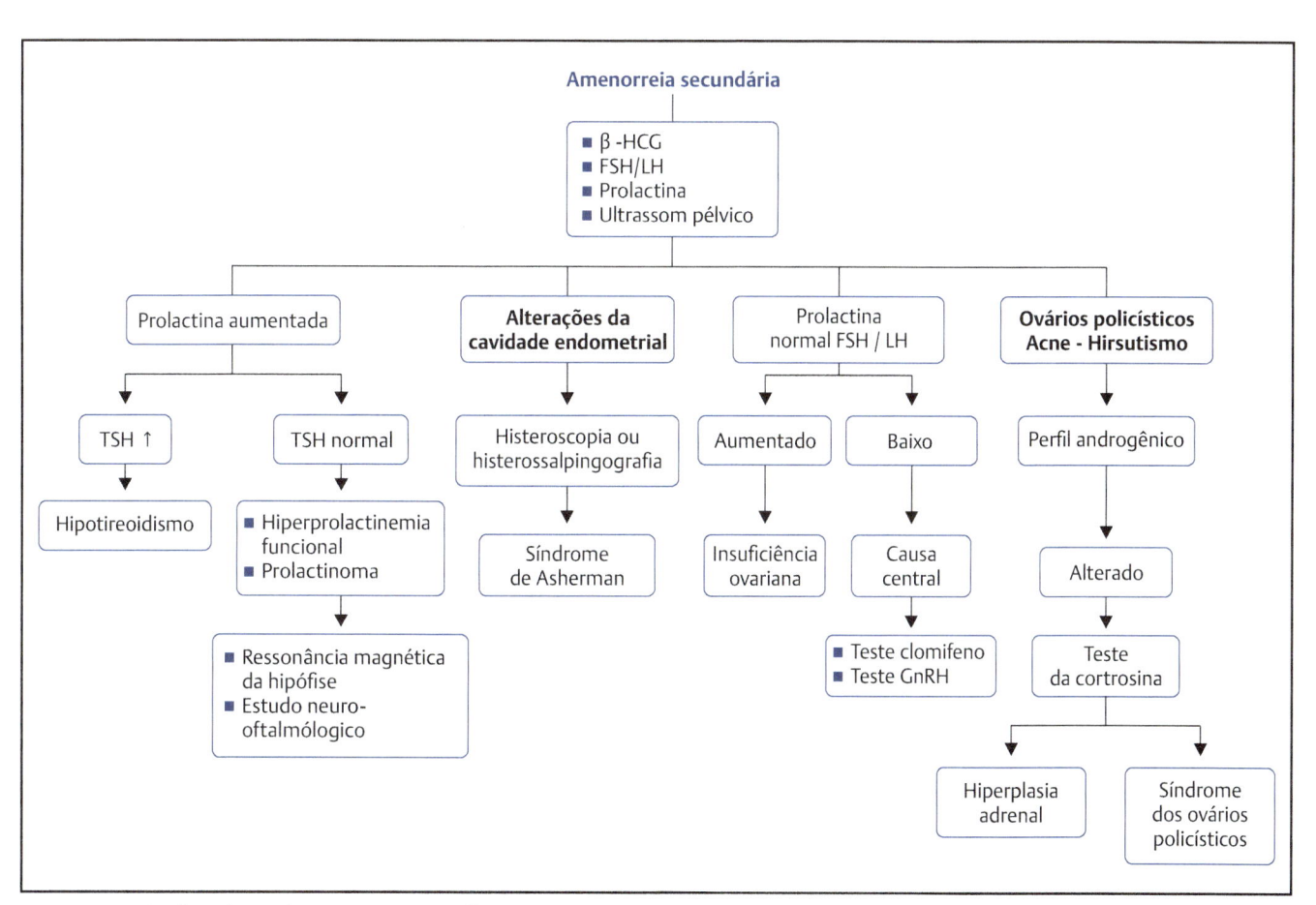

Fig. 16-3. Roteiro diagnóstico da amenorreia secundária.[5]

deficiência da enzima 21-hidroxilase que pode ser diagnosticada no recém-nascido ou na infância, na forma clássica virilizante ou perdedora de sal. Contudo, a forma tardia tem fenótipo idêntico à síndrome dos ovários policísticos e é responsável por irregularidades menstruais como a amenorreia associada a manifestações androgênicas.[8] Maior detalhamento está contido no capítulo Hiperplasia Adrenal Congênita.

Na presença de manifestações clínicas de hiperandrogenismo e amenorreia, deve-se avaliar o perfil androgênico (androstenediona, testosterona total e livre, 17 OH-progesterona e sulfato de desidroepiandrosterona) e fazer diagnóstico diferencial entre síndrome dos ovários policísticos (SOP) e hiperplasia adrenal congênita (HAC) forma tardia.[8,16,19]

O tratamento da HAC forma tardia deve ser feito com corticoides, principalmente, para preservar a fertilidade e reduzir a virilização, tendo como parâmetro os níveis de andrógenios.[8,29]

Fator Canalicular

Síndrome de Asherman

Amenorreia secundária decorrente de trauma endometrial após parto, abortamento ou outra manipulação uterina, ou infecção – esquistossomose, tuberculose e outras secundárias ao uso de dispositivo intrauterino (DIU) – capazes de formar aderências endometriais e obliterar a cavidade uterina.[22]

É sugestivo pela história de amenorreia pós-gestação, associada à complicação no parto, ao aborto com curetagem ou grande infecção pélvica. A histerossalpingografia, com padrão de falha de enchimento, ou histeroscopia confirma a presença de aderências endometriais.[20]

O desbridamento das sinéquias pela histeroscopia tem resultados satisfatórios e pode ser seguido pela inserção de DIU, com administração de estrógenos nos primeiros meses do pós-operatório.[19]

Metrose de Receptividade

Amenorreia que cursa com integridade da cavidade uterina e canal cervical, além de função ovariana cíclica, mas a função menstrual inexiste. Por esse motivo, também é chamada de ovulação silenciosa, e o endométrio, apesar de responder à sequência estradiol-progesterona, não sofre a descamação hemorrágica. Aparentemente, o endométrio secretor é reabsorvido.[20]

Fatores Ovarianos

Insuficiência Ovariana Prematura

Cerca de 1% das mulheres têm insuficiência ovariana prematura como causa de amenorreia secundária e até primária. Ocorrem hipoestrogenismo e níveis elevados de gonadotrofinas antes dos 40 anos. Fatores etiológicos possíveis incluem tóxicos, drogas, radiação, infecções, bem como defeitos genéticos, mas a etiologia da grande parte dos casos não é definida. Possivelmente se trata de anomalia genética que determina número reduzido de folículos primordiais ou atresia folicular acelerada. Eventualmente identificam-se anomalias cromossômicas, como mosaicos 46XX/45X. Também pode haver associação a outras doenças autoimunes, como a doença de Addison, diabetes tipo I e tireoidites autoimunes. Outras causas são a destruição de folículos por infecção, como ooforite por caxumba, ou agressão física.[30,31] Esta entidade clínica também está detalhada em um capítulo específico deste livro.

Baseia-se no quadro clínico de amenorreia antes dos 40 anos, geralmente secundária, seguida de sintomas vasomotores e ressecamento da pele e da vagina. A pesquisa dos antecedentes mórbidos ajuda no diagnóstico etiológico. Os exames complementares mais relevantes são: gonadotrofinas elevadas, estradiol baixo e ultrassonografia transvaginal mostrando ovários reduzidos ou não visíveis. Para o diagnóstico etiológico recomenda-se solicitar, de forma individualizada, estudo genético e fatores autoimunes, entre outros.[19]

O tratamento hormonal é recomendado para alívio dos sintomas vasomotores, cutâneos e geniturinários, bem como para prevenção da osteoporose, doença metabólica, entre outras, com rastreamento para neoplasias ginecológicas de rotina.[8,19,32-34]

Síndrome dos Ovários Policísticos (SOP)

É o distúrbio endócrino mais comum em mulheres na idade reprodutiva, com prevalência de 7 a 10%.[10,35,36]

De acordo com o Consenso de Rotterdam (2003), considera-se SOP na presença de 2 dos 3 critérios seguintes: disfunção menstrual, hiperandrogenismo com ou sem hiperandrogenemia e alteração morfológica ovariana ao exame de imagem, excluindo-se as causas secundárias de hiperandrogenismo (hiperplasia adrenal congênita, tumores ovarianos produtores de andrógenos, hiperprolactinemia, síndrome de Cushing, disfunções tireoidianas). O padrão ultrassonográfico descrito nesse consenso é a presença de 12 ou mais folículos entre 2 a 9 mm, em um ou ambos os ovários, ou volume ovariano a partir de 10 cm^3.[9,35,36]

Na atualidade, a forte associação entre SOP e resistência insulínica tem sido o centro da preocupação clínica. A resistência insulínica é fator de risco para desenvolvimento de obesidade, diabetes melito (DM) e doença cardiovascular (DCV), além da hiperplasia e do carcinoma de endométrio.[9,35,36]

O quadro clínico, em geral, mostra períodos de amenorreia; oligo ou anovulação, infertilidade e sinais clínicos de hiperandrogenismo, como acne e hirsutismo, além de resistência insulínica, como obesidade troncular e *acantose nigricans*. Devem ser solicitadas ultrassonografia pélvica e dosagens hormonais (FSH, LH, prolactina, dosagens dos andrógenos: testosterona total e livre, sulfato desidroepiandrosterona, androstenediona, 17-alfa-hidroxiprogesterona). Na presença de níveis séricos elevados de 17-alfa-hidroxiprogesterona, faz-se o diagnóstico de hiperplasia adrenal congênita forma clássica.[9,35-37]

Consiste em orientações gerais, apoio psicológico; dieta; exercícios físicos; tratamento cosmético (métodos depilatórios temporários ou permanentes); contraceptivos hormonais orais; drogas antiandrogênicas; nos casos com resistência persistente à insulina, a droga mais estudada é a metformina; e quando houver desejo de gravidez, indutores da ovulação.[9,35,36]

Fatores Centrais

Insuficiência Hipofisária

Na síndrome de Sheehan, ocorre **necrose hipofisária** e pan-hipopituitarismo após choque hemorrágico obstétrico.

Possivelmente o vasoespasmo das artérias hipofisárias que se segue à hipotensão pode comprometer a perfusão arterial da adeno-hipófise. Quanto maior o dano hipofisário, mais rápido se instala o quadro de falha na amamentação, amenorreia, hipotireoidismo, hipofunção adrenal e, nos casos mais graves, até o óbito.[8,19]

O quadro clínico, em geral, apresenta referência de sangramento intenso no parto ou na curetagem e, logo após, amenorreia, falta de produção de leite e comprometimento do estado geral. As dosagens hormonais – FSH, LH, estradiol, TSH e hormônio adrenocorticotrófico (ACTH) estão diminuídas –, na maioria das vezes, concluem o diagnóstico sem maiores dificuldades.[8,21]

O tratamento deve ser feito com estrógenos associados aos progestógenos para controle da amenorreia, mas, inicialmente, deve-se compensar a deficiência adrenal com corticoides, posteriormente, com hormônio da tireoide, e, depois, deve ser feita a reposição de estrógeno e progestógeno.[8,19]

Tumores Hipofisários

As neoplasias da hipófise constituem uma das neoplasias intracranianas mais frequentes e, entre as neoplasias hipofisárias, o prolactinoma é o responsável por 40 a 75% dos casos. Quando com menos de 10 mm é denominado microprolactinoma e está restrito à sela túrcica. Quando maior, pode ou não ultrapassar os limites da sela e é chamado macroprolactinoma. As manifestações mais relevantes são amenorreia secundária, frequentemente associada à galactorreia, e, em se tratando de macroadenomas, é comum ocorrer alterações neurológicas com cefaleia e visuais (escotomas e redução de campo visual).[3]

O diagnóstico é feito quando o quadro clínico apresenta amenorreia e, particularmente, se o tumor for secretor de prolactina, aparecerá, clinicamente, a galactorreia. A dosagem de prolactina no sangue, a ressonância magnética da hipófise e o estudo neuro-oftalmológico concluem o diagnóstico, devendo-se ter o cuidado de afastar hipotireoidismo primário pela dosagem do TSH.[3,8,19]

O tratamento é preferencialmente realizado com agonista dopaminérgico, como a cabergolina ou a bromoergocriptina, em doses ajustadas a cada caso. Os tratamentos cirúrgicos ou por radioterapia apenas estão indicados quando o tratamento clínico não oferecer resultados satisfatórios ou por intolerância.[3,8,19,38]

Amenorreia Hipotalâmica Funcional

A amenorreia hipotalâmica funcional (AHF) é definida como um transtorno não orgânico e reversível, no qual ocorre comprometimento do hormônio liberador de GnRH. Existem vários tipos de AHF: amenorreia relacionada com estresse, perda de peso, exercício, iatrogenia e a psicogênica. O espectro das repercussões de alterações de GnRH na hipófise na AHF é muito amplo e inclui desde menor frequência de pulsos até ausência completa de pulsatilidade de LH. A fisiopatologia da AHF é complexa e envolve neurotransmissores, neuroesteroides e neuropeptídeos, que participam da regulação fisiológica da secreção pulsátil do GnRH, como alopregnanolona, neuropetídeo Y, hormônio liberador de corticotrofina, leptina, beta-endorfina e outras.[19,39]

Na amenorreia hipotalâmica por estresse não há evidências de fatores causais endócrinos ou sistêmicos, porém, está relacionada, principalmente, com diversos fatores de estresse que afetam o controle neuroendócrino do eixo reprodutor, estresse metabólico, físico e psicológico. O diagnóstico está baseado no histórico clínico da paciente, incluindo identificação de qualquer situação de estresse induzido por perdas, problemas familiares ou de trabalho, perda de peso, transtornos alimentares ou treinamento físico excessivo.[19]

O tratamento consiste em identificar os fatores de estresse, procurar eliminá-los e, eventualmente, indicar psicoterapia, estimular o ciclo com estrógenos e progesterona ou com citrato de clomifeno.[19]

Na etiologia da insuficiência hipotalâmica iatrogênica estão implicadas drogas como esteroides sexuais, fenotiazídicos, reserpina, imipramina, sulpirida, antidepressivos e outros psicotrópicos, que, por bloqueio dopaminérgico e estímulo do sistema serotoninérgico, liberam prolactina, causando amenorreia e galactorreia.[40] Para a avaliação complementar, são úteis as dosagens hormonais – FSH, LH, estradiol, que estão em níveis diminuídos, e prolactina, que pode estar aumentada.[19,40]

O tratamento deve ser iniciado com a suspensão dos medicamentos causadores da iatrogenia, que geralmente conduzem ao reinício dos fluxos menstruais em período de até 6 meses. Se houver muita ansiedade, pode-se indicar estímulo com clomifeno.[19,40]

CONCLUSÃO

As irregularidades menstruais nos diferentes períodos etários (puberdade, menacme e climatério) devem ser consideradas de forma individualizada, pois apresentam manifestações clínicas relevantes, determinadas por diferentes fatores etiopatogênicos. Como norma geral, torna-se indispensável o diagnóstico correto que apresenta características peculiares a cada faixa etária, por meio das quais serão indicados exames complementares mais pertinentes a cada grupo de pacientes que permitirão, assim, tratamento mais efetivo e melhor prognóstico.

REFERÊNCIAS BIBLIOGRÁFICAS

1. Bagnoli VR, F onseca AM, Fassolas G, et al, Baracat EC. Conduta frente às malformações genitais uterinas: revisão baseada em evidências. Femina. 2010;38(4):217-28.
2. Agha-Hosseini M, Aleyaseen A, Safdarian L, Kasahni L. Secondary amenorrhea with low serum luteinizing hormone and follicle-stimulating hormone caused by an inhibin A-and inhibin B-producing granulose cell tumor. J Obstet Gynecol. 2009;48(1):72-5.
3. Arie MHA, Fonseca AM, Arie WMY, et al. Hiperprolactinemia. In: Pinotti JA, Fonseca AM, Bagnoli VR (eds.) – Tratado de gnecologia. Condutas e Rotinas da Disciplina de Ginecologia da Faculdade de Medicina da Universidade de São Paulo. Rio de Janeiro: Livraria e Editora Revinter Ltda., 2004;32:210-29.
4. Fonseca AM, Bagnoli VR. Amenorreia. In: Piato S (Ed.). Tratado de ginecologia, 2.ed. São Paulo: Editora Artes Médicas, 2002;55:581-90.
5. Fonseca AM, Paixão JS, Bagnoli VR, Arie WMY. Amenorreia. In: Martins MA, Carrilho FJ, Alves VAF, Castilho EA, Cerri GG, Wen CL (Eds.). Clínica Médica. Seção Saúde da Mulher. São Paulo: Editora Manole Ltda., 2009;2(1):486-95.

6. Dei M, Di Maggio F, Di Paolo G, Bruni V. Vulvovaginitis in childhood. Best Pract Res Clin Obstet Gynaecol. 2010;24(2):129-37.
7. Duckitt K, Collins S. Menorrhagia. Clin Evid (Online). 2012:0805.
8. Speroff L, Glass RH, Kase NG. Clinical gynecologic endocrinology and infertility, 5th ed. Baltimore: Williams & Wilkins, 1994.
9. https:wwwigorpadovesi-Porque não usar GESTRINONA. Acesso em: 03.01.2022.
10. https:consultaremedios.com.br-GESTRINONA-Bula original extraída do manual da ANVISA. Acesso em: 03.01.2022.
11. Arie WMY, Bagnoli VR, Fonseca AM. Effects of finasteride on the morphology of polycystic ovaries. International Journal of Gynecology & Obstetrics. 2004;87:52-3.
12. NICE. National Collaborating Centre for Women's and Children's Health. Heavy menstrual bleeding clinical guideline 44, RCOG Press: London, 2007.
13. Obstetrics S.S.O.G.A. – Heavy menstrual bleeding (HMB) (updated 2013). Progresos de Obstetricia y Ginecología. 2013;56(10):535-46.
14. Munro MG, Critchley HO, Broder MS, Fraser IS. FIGO Working Group on Menstrual Disorders. FIGO classification system (PALM-COEIN) for causes of abnormal uterine bleeding in nongravid women of reproductive age. Int J Gynaecol Obstet. 2011;113(1):3-13.
15. Govindarajan M, Rajan RS, Kalyanpur A, Ravikumar. Magnetic resonance imaging diagnosis of Mayer-Rokitansky-Kuster-Hauser syndrome. J Hum Reprod Sci. 2008;1(2):83-5.
16. Fonseca AM, Bagnoli VR. Amenorreia. In: Piato S (Ed.). Tratado de ginecologia. São Paulo: Editora Artes Médicas, 1997;55:477-85.
17. Nichols JL, Bieber EJ, Gell JS. Follicle stimulating hormone receptor gene variants in women with primary and secondary amenorrhea. J Assist Reprod Genet. 2010;27(6):317-26.
18. Bagnoli VR, Fonseca AM, Arie WMY, et al. Malformações genitais na adolescência- potencial reprodutor e assistência pré-natal. In: Monteiro DLM, Trajano AJB, Bastos AC (Eds.). Gravidez e adolescência. São Paulo: Revinter, 2009. p. 246-53.
19. Fonseca AM, Bagnoli VR, Hayashida SAY, Pinotti JA. Amenorreia. In: Fonseca AM, Bagnoli VR, Halbe HW, Pinotti JA. Ginecologia endócrina – Manual de normas. São Paulo: Editora Roca Ltda., 2004;9.p. 149-59.
20. Halbe HW, Fonseca AM, Boratto MG. Amenorreia canalicular. In: Fonseca AM, Bagnoli VR, Halbe HW, Pinotti JA. Ginecologia endócrina – Manual de normas. São Paulo: Editora Roca Ltda, 2004;10. p. 162-77.
21. Souza MA, Fonseca AM, Massabki JOP, et al. Amenorreia primária: diagnóstico e tratamento. In: Baracat EC (Editor) & Soares Jr JM (Coeditor) – Condutas em ginecologia baseadas em evidência. Protocolos Assistenciais: Clínica Ginecológica Hospital das Clínicas – FMSUP. São Paulo: Editora Atheneu, 2016;55. p. 325-30.
22. Hadnott TN, Gould HN, Gharib AM, Bondy CA. Outcomes of spontaneous and assisted pregnancies in Turner syndrome: the U.S. National Institutes of Health experience. Fertil Steril. 2011;95(7):2251-6.
23. Hayashida SAY, Soares Jr JM, Costa EMF, et al. The clinical, structural, and biological features of neovaginas: a comparison of the Frank and the McIndoe techniques. European Journal of Obstetrics & Gynecology and Reproductive Biology. 2015;186:12-7.
24. Genazzani AD, Chierchia E, Santagni S, et al. Hypothalamic amenorrhea: from diagnosis to therapeutical approach. Ann Endocrinol. 2010;71(3):163-9.
25. Bry-Gauillard H, Trabado S, Bouligand J, et al. Congenital hypogonadotropic hypogonadism in females: clinical spectrum, evaluation and genetics. Ann Endocrinol. 2010;71(3):158-62.
26. Bagnoli VR, Fonseca AM, Junqueira PAA, Paixão JS. Disgenesia gonadal. In: Fonseca AM, Bagnoli VR, Halbe HW, Pinotti JA. Ginecologia endócrina – Manual de normas. São Paulo: Editora Roca Ltda., 2004;19. p. 321-34.
27. Jonson AL, Geller MA, Dickson EL. Gonadal dysgenesis and gynecologic cancer. Obstet Gynecol. 2010;116(2):550-2.
28. Practice Committee of American Society for Reproductive Medicine. Increased maternal cardiovascular mortality associated with pregnancy in women with Turner syndrome. Fertil Steril. 2012;97(2):282-4.
29. Maciolek-Blewniewska G, Malinowski A. Uterine cervix agenesis – uterovaginal anastomosis. Ginekol Pol. 2010;81(5):389-92.
30. Kokou A. Premature ovarian failure from current perspective. Gynecol Endocrinol. 2010;26(8):555-62.
31. Moraes SDTA, Fonseca AM, Bagnoli VR, et al. Impact of domestic and sexual violence on women's health. Rev Bras Crescimento Desenvolv Hum. 2012;22(2):253-8.
32. Fonseca AM, Bagnoli VR, Arie WMY, et al. Terapia estrogênica no climatério: qual a melhor via? Uma resposta baseada em evidências. Femina. 2010;38(2):89-100.
33. Da Fonseca AM, Bagnoli VR, Souza MA, et al. Impact of age and body mass on the intensity of menopausal symptoms in 5968 Brazilian women. Gynecol Endocrinol. 2013;29(2):116-8.
34. Bagnoli VR, Fonseca AM, Arie WM, et al. Metabolic disorder and obesity in 5027 Brazilian postmenopausal women. Gynecol Endocrinol. 2014;30(10):717-20.
35. Azziz R, Woods KS, Reyne R, et al. The prevalence and features of POS in unselected population. J Clin Endocrinol Metab. 2004;89:2745.
36. Rotterdam ESHRE/ASRM-sponsered PCOS consensus workshop group revised 2003 consensus on diagnostic criteria and longterm health risks related to polycystic ovary syndrome (PCOS). Hum Reprod. 2004;19:41-7.
37. Neves EM, Fonseca AM, Maciel GA, et al. Síndrome dos Ovários Policísticos: Diagnóstico e Tratamento. In: Baracat EC (Ed.) & Soares Jr JM (Coed.). Condutas em ginecologia baseadas em evidência. Protocolos Assistenciais: Clínica Ginecológica Hospital das Clínicas – FMSUP. São Paulo: Editora Atheneu, 2016;60. p. 373-8.
38. Hayashida SAY, Fassolas G, Neves EM, et al. Hiperprolactinemia: diagnóstico e tratamento. In: Baracat EC (Ed.) & Soares Jr JM (Coed.). Condutas em ginecologia baseadas em evidência. Protocolos Assistenciais: Clínica Ginecológica Hospital das Clínicas – FMSUP. São Paulo: Editora Atheneu, 2016;62. p. 389-400.
39. Hayashida SAY, Soares Jr JM, Baracat EC. amenorreia secundária: diagnóstico e tratamento. In: Baracat EC (Ed.) & Soares Jr JM (Coed.). Condutas em ginecologia baseadas em evidência. Protocolos assistenciais: clínica ginecológica do Hospital das Clínicas – FMSUP. São Paulo: Editora Atheneu, 2016;56. p. 331-9.
40. Peitl MT, Pavlovic E, Peitl A, Peitl V. Amenorrhoea – consequence of combined treatment with sulpiride and risperidone in a patient suffering from schizophrenia. Psychiatr Danub. 2010;22(1):123-4.

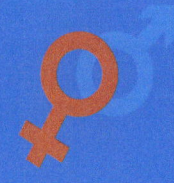

SÍNDROME PRÉ-MENSTRUAL

Maria Celeste Osório Wender • Carolina Leão Oderich

INTRODUÇÃO

A síndrome pré-menstrual (SPM) é um distúrbio crônico que ocorre na fase lútea do ciclo menstrual e desaparece logo após o início da menstruação. A SPM se caracteriza por uma combinação de sintomas físicos, psicológicos e comportamentais que interferem, de forma negativa, nas relações interpessoais da mulher. Quando os sintomas são leves a moderados, tendem a iniciar poucos dias antes do fluxo e apresentam menor interferência na vida cotidiana. Porém, quando os sintomas são intensos, costumam ocorrer, com frequência, a partir da ovulação, durante mais ou menos 14 dias.[1]

Acredita-se que até 90% das mulheres apresentem sintomas pré-menstruais, porém, alguns estudos demonstraram que 20 a 40% das mulheres sofrem de SPM e que 3 a 8% apresentam sintomas intensos — provocando interferência nas suas atividades diárias, levando ao comprometimento da sua produtividade e da sua qualidade de vida, o que constitui o Transtorno Disfórico Pré-Menstrual (TDPM).

Atualmente, a exarcebação de sintomas crônicos no período pré-menstrual é conhecida como Exacerbação Pré-menstrual ou *Premenstrual Exacerbation* (PME),[2] caracterizada, principalmente, por sintomas psiquiátricos que pioram no período pré-menstrual,[3] sendo que um dos mais prevalentes é a piora das desordens relacionadas com dependências químicas[4] e alimentares.

É crucial diferenciar TDPM de PME ao avaliar uma paciente, pois as mulheres com PME provavelmente não responderão adequadamente aos tratamentos indicados para TDPM.[4]

Percebe-se, também, que os sintomas mais prevalentes são físicos,[5] como mastalgia, cefaleia e dismenorreia, mas, dos sintomas psíquicos, a irritabilidade tem sido descrita como o sintoma mais proeminente em mulheres com SPM ou TDPM;[6] 30-40% das mulheres relatam sintomas de SPM que necessitariam de algum tipo de tratamento ou melhor atenção.[7]

A severidade dos sintomas nos leva a prestar mais atenção e a utilizar os meios possíveis para minimizar o sofrimento dessas mulheres.

ETIOLOGIA

A etiologia da SPM permanece desconhecida e, por isso, muitas hipóteses têm sido propostas, porém, nenhuma delas pode ser comprovada. Há consenso de que seja secundária à atividade cíclica ovariana. A menstruação em si não é fundamental, visto que os sintomas se mantêm após histerectomia. Parece ser consequência de uma interação complexa e pouco compreendida entre hormônios esteroides ovarianos, peptídeos opioides endógenos, neurotransmissores centrais, prostaglandinas, sistemas autonômicos periféricos e endócrinos. A ciclicidade ovariana parece criar uma vulnerabilidade inicial para a SPM ao modular vários fatores endócrinos. Seria o resultado final da influência das várias modificações fisiológicas que normalmente acompanham a atividade cíclica ovariana em mulheres suscetíveis.[8]

Flutuações nos esteroides gonadais, em particular a exposição à progesterona, são necessárias para desencadear a TDPM. Antes da menarca, durante a menstruação e após a menopausa (sem reposição hormonal) a TDPM não ocorre. Esses sintomas também não estão presentes durante ciclos anovulatórios e após a supressão ovariana com análogos do GnRH.[9]

Estudos mostram que o uso dos inibidores da recaptação da serotonina (ISRS) é efetivo no alívio dos sintomas severos de SPM, quando comparado com placebo. Isso sugere que a via serotoninérgica esteja envolvida na patogênese da SPM.[10]

Neuroesteroides e o sistema GABAérgico vêm sendo avaliados como envolvidos na SPM e TDPM.[11] Os níveis de progesterona são baixos durante a menstruação e na fase folicular, e são estimulados pelo metabólito da progesterona, a alopregnanolona (ALLO), geralmente abreviada como $3\alpha,5\alpha$-THP (é um neuroesteroide pregnano inibitório endógeno).[12] Ela é sintetizada a partir da progesterona e é o mais abundante e eficiente modulador positivo endógeno do Receptor GABAA. A progesterona e a ALLO aumentam na fase lútea e diminuem rapidamente após a menstruação.[13] Talvez se encontre nessas mudanças algo da etiologia da TDPM.[8,10]

Um estudo que buscou avaliar a relação da queda da reserva ovariana com a piora da SPM após os 35 anos de idade mostrou que esses sintomas não pioram conforme a mulher envelhece. O hormônio antimülleriano também não apresenta níveis mais baixos em mulheres com mais sintomas físicos e emocionais de SPM.[14]

DIAGNÓSTICO E DIAGNÓSTICO DIFERENCIAL

Um histórico médico cuidadoso e monitoramento diário dos sintomas ao longo de dois ciclos menstruais são importantes para estabelecer um diagnóstico, especialmente em pesquisas.[15]

Exames laboratoriais poderão ser realizados, excepcionalmente, quando for necessário afastar outras patologias.[12]

O uso de questionários e escalas de autoavaliação do paciente já está bem estabelecido, assim como várias técnicas de diagnóstico. O DRSP (*Daily Record of Severity of Problems*) é considerado a melhor ferramenta para diagnóstico de SPM. A aplicação do DRSP para um diagnóstico de SPM com base nas suas diretrizes atuais requer um registro diário dos sintomas por pelo menos 2 meses. No entanto, esta exigência acaba por não se tornar uma prática clínica, limitando sua aplicabilidade prática no dia a dia de atendimento de pacientes com sintomas pré-menstruais.[16]

O PSST (*The premenstrual tension syndrome rating scale*) é uma escala de autoaplicação recordatória que reflete os critérios do DSM-V, traduzindo seus critérios em uma escala com graus variados de severidade (nada, leve, moderado e severo). É uma ferramenta considerada de fácil aplicação e rápida, sendo considerada efetiva no rastreamento de SPM.

Em 2017, o questionário PSST foi validado para o português. Foi aplicado em 801 mulheres, onde se confirmou sua validação como instrumento de *screening* para SPM e TDPM nas mulheres brasileiras.[17,18]

Em uma pesquisa realizada em Porto Alegre, RS, Brasil, se comparou os questionários PSST e DRSP para avaliar a possibilidade de validação do PSST como ferramenta diagnóstica, contudo, ele se mostrou eficaz apenas como ferramenta de rastreio de SPM e não como diagnóstico, com uma sensibilidade de 79% e especificidade de 33%.[19,20]

Alguns autores postulam que os quadros disfóricos pré-menstruais constituem um espectro de anormalidades. Em um extremo está a maior parte das mulheres na menacme que apresenta algum desconforto, principalmente físico, durante o período pré-menstrual. Essas mulheres podem ser classificadas de acordo com os critérios diagnósticos da ACOG para SPM (Quadro 17-1). No outro extremo está o TDPM, que representa a forma mais grave da SPM e é classificada segundo os critérios do DSM-V (Quadro 17-2). Os critérios do DSM-V são bastante rigorosos, incluindo neles apenas 5% da população com sintomas, valorizando, principalmente, os sintomas emocionais em detrimento dos físicos.[21] Na sua atualização, os critérios do DMS-V modificaram-se muito pouco se comparado com os do DMS-IV, uma das diferenças foi maior destaque para labilidade de humor e irritabilidade (já que são os sintomas mais comuns de TDPM). Outra modificação foi a inclusão de sintomas de estresse, que devem estar presentes no trabalho, escola, atividades sociais e relacionamentos.[22]

INDICAÇÃO (SELEÇÃO DA PACIENTE)

Os sintomas da síndrome pré-menstrual são muitos e variados, sendo citados mais de 100 sintomas físicos, psicológicos e comportamentais associados, contudo, algum grau de desconforto durante a fase lútea deve ser considerado normal.

Os sintomas psicológicos mais frequentes são a labilidade de humor e a irritabilidade, ocorrendo em até 80% das pacientes, outros são: ansiedade, depressão, sentimento de desvalia, insônia ou aumento de sonolência, diminuição da memória, confusão, concentração diminuída e distração.[23]

Em relação ao sono, mulheres com SPM referem mais insônia, fadiga, pesadelos, qualidade do sono ruim e despertares frequentes. Embora o distúrbio do sono seja frequentemente citado como componente da SPM, sua associação ainda é pouco documentada. Em um estudo realizado em Porto Alegre, o risco de má qualidade do sono foi duas vezes maior em mulheres com SPM do que sem SPM (p 0,006; OR 3,057; IC95% 1,44–6,45).[24]

As queixas físicas comuns incluem aumento do volume abdominal e sensação de fadiga, cefaleia tensional, enxaqueca, mastalgia, dores generalizadas, aumento de peso, fogachos, tonturas, náuseas e palpitação.[25]

A prevalência de comorbidades como depressão e/ou transtornos de ansiedade em mulheres com SPM é alta.[26] Contudo, em relação à função sexual, um estudo transversal utilizando o questionário *Female Sexual Function Index* (FSFI) na fase lútea e na fase folicular não encontrou alteração relacionando com piora da função sexual na SPM quando comparadas a mulheres sem SPM.[27]

Sabe-se, também, que as alterações hormonais durante o ciclo menstrual induzem alterações na ingestão calórica e no tipo de alimento consumido[23]. Apesar do uso de métodos diferentes, a maioria dos estudos humanos concorda que a ingestão de carboidratos e calorias, desejo por doces e aumento da massa corporal ocorrem durante a fase lútea do ciclo menstrual.[28]

Estudo recente avaliou a relação entre a ingestão alimentar e os níveis séricos de leptina e grelina nas fases lútea e folicular do ciclo menstrual em participantes com e sem SPM. Para as mulheres com SPM, a ingestão de calorias e carboidratos foi maior durante a fase lútea do que na fase folicular (p = 0,004 e p = 0,003, respectivamente), enquanto essas mudanças não foram observadas nos participantes sem SPM. Esses resultados indicaram maior ingestão calórica e de carboidratos durante a fase lútea em participantes com SPM, além da hipótese de que os papéis da grelina e leptina na regulação energética podem ser diferentes em mulheres com SPM em comparação com aquelas sem SPM.[29]

Um estudo de coorte recente avaliou os níveis de vitamina D e os sintomas de SPM. Níveis séricos de vitamina D abaixo de 30 ng/mL foram associados a aumento ao risco de sensibilidade mamária (RR 1,37 IC 0,56-3,32) e dores generalizadas (RR 1,33, IC 1,01-1,78), contudo, não foram percebidas associações entre alterações emocionais e os níveis da vitamina.[30]

Quadro 17-1. Critérios para o diagnóstico de SPM, de acordo com a ACOG[17]

- Presença de 1 ou mais sintomas afetivos ou somáticos durante os 5 dias antes da menstruação em cada 1 de 3 ciclos menstruais prévios
- Sintomas afetivos: depressão, raiva, irritabilidade, ansiedade, confusão, introversão
- Sintomas somáticos: mastalgia, distensão abdominal, cefaleia, edema das extremidades
- Sintomas aliviados pelo início da menstruação (sintomas aliviados em 4 dias do início da menstruação sem recorrências até, pelo menos, o dia 13 do ciclo)
- Sintomas presentes na ausência de qualquer terapia farmacológica, consumo de hormônios ou abuso de drogas ou álcool
- Sintomas ocorrem, reprodutivamente, durante 2 ciclos de registros prospectivos
- A paciente apresenta disfunção identificável do desempenho social ou econômico

Quadro 17-2. Critérios para o Diagnóstico de Transtorno Disfórico Pré-Menstrual (TDPM) – *American Psychiatric Association* (2002) *DSM-V*[25]

A. Na maioria dos ciclos menstruais, pelo menos 5 sintomas devem estar presentes ao final da semana antes do início da menstruação, começando a aumentar poucos dias antes do início da menstruação, e tornando-se mínimo ou ausente na semana posterior à menstruação. Pelo menos 5 dos seguintes sintomas presentes na maior parte do tempo durante a fase lútea e que começam a desaparecer após a menstruação; pelo menos 1 sintoma dos 4 iniciais:
- Humor marcadamente deprimido, sentimentos de desesperança e pensamentos de baixa autoestima.
- Ansiedade, tensão, nervosismo.
- Labilidade emocional extrema (ficar subitamente triste, chorosa ou suscetível à rejeição).
- Raiva ou irritabilidade persistentes, ou aumento dos conflitos interpessoais.
- Diminuição do interesse nas atividades usuais (escola, trabalho, amigos, *hobbies* etc.).
- Sensação subjetiva de dificuldade de concentração.
- Letargia, cansaço fácil ou falta de energia.
- Mudança no apetite, comer em excesso ou *craving*.
- Hipersonia ou insônia.
- Sensação subjetiva de estar "fora de controle".
- Outros sintomas físicos como edema, mastalgia, cefaleia, mialgias, artralgias, ganho de peso.
- Os sintomas são graves o suficiente para interferir no trabalho, na escola ou nas atividades sociais e no relacionamento com outras pessoas (evitar atividades sociais, diminuição da produtividade e eficiência no trabalho e na escola).
- O distúrbio não é uma exacerbação de sintomas existentes de outra doença, como depressão maior, transtorno do pânico, distúrbio distímico ou transtorno de personalidade (embora possa estar superajuntado a qualquer um deles).
- Os três primeiros critérios precisam ser confirmados prospectivamente com registros diários por, pelo menos, 2 ciclos (o diagnóstico pode ser feito provisoriamente até que seja confirmado).

B. Um (ou mais) dos seguintes sintomas devem estar presentes:
1. Labilidade afetiva marcada (p. ex., flutuação de humor, sentimento de tristeza e choro repentinos ou aumento da sensibilidade à rejeição).
2. Irritabilidade ou raiva marcadas ou aumento dos conflitos interpessoais.
3. Depressão do humor, sentimento de frustração, ou pensamentos de depreciação própria.
4. Ansiedade, tensão e/ou sentimento de estar em seu limite.

C. Um (ou mais) dos seguintes sintomas devem estar presentes adicionalmente, para alcançar um total de 5 sintomas quando combinados com os sintomas do critério B acima.
1. Diminuição do interesse em atividades usuais (p. ex., trabalho, escola, amigos, lazer).
2. Dificuldade subjetiva de concentração.
3. Letargia, fadiga fácil ou importante perda de energia.
4. Importante mudança no apetite; excesso de apetite; ou desejo de comida específica.
5. Hiperinsônia e insônia.
6. Sentimento de estar sobrecarregado ou fora do controle.
7. Sintomas físicos como hipersensibilidade ou inchaço mamário, dor muscular ou articular, e sensação de "inchaço" ou ganho de peso.
Nota: Os sintomas dos critérios A-C devem ser encontrados na maioria dos ciclos menstruais que ocorreram no ano precedente.

D. Os sintomas são associados à angústia clinicamente significante ou interferência no trabalho, escola, atividades sociais usuais, ou relações com outrem (p. ex., evasão de atividades sociais, diminuição da produtividade e eficácia no trabalho, escola ou em casa).

E. O distúrbio não é meramente uma exacerbação de sintomas de outras desordens, como distúrbio depressivo maior, desordem do pânico, desordem depressiva persistente (distimia), ou desordem pessoal (embora seja possível a ocorrência concomitante de qualquer uma dessas desordens).

F. O critério A deve ser confirmado por escores prospectivos diários durante, pelo menos, dois ciclos menstruais sintomáticos (Nota: o diagnóstico pode ser feito, provisoriamente, antes dessa confirmação).

G. Os sintomas não podem ser atribuídos a efeitos fisiológicos ou de substâncias (p. ex., abuso de drogas, medicações ou outros tratamentos) ou outras condições médicas (p. ex., hipertireoidismo).

ABORDAGEM TERAPÊUTICA

Muitos tratamentos foram avaliados para o manejo de distúrbios pré-menstruais. Os tratamentos mais eficazes para a síndrome pré-menstrual e o transtorno disfórico pré-menstrual incluem inibidores seletivos da recaptação de serotonina (ISRS) e contraceptivos com intervalo mínimo ou em uso contínuo. As mulheres que não respondem a essas e outras intervenções podem-se beneficiar do tratamento com análogos do hormônio liberador de gonadotrofina (GnRH).[3]

Guidelines baseados em evidência para o tratamento da SPM têm sido publicados pela Royal College of Gynecologists and Obstetricians (RCOG) e, mais recentemente, pela International Society for Premenstrual Disorders (ISPMD). O RCOG sugere, como primeira linha, o tratamento com exercícios, terapia cognitivo-comportamental, vitamina B6, novas gerações de contraceptivo oral (cíclico ou contínuo) e/ou baixas doses de inibidores seletivos da recaptação de serotonina (ISRS), usados continuamente ou durante a fase lútea. Como segunda linha de tratamento, utilizam-se altas doses de ISRS e adesivos de estradiol. O uso de análogos do GnRH seria considerado tratamento de terceira linha, e histerectomia com ooforectomia bilateral com início de terapia de reposição hormonal como quarta linha. O ISPMD recomenda ISRS e todos os tratamentos com supressores estrogênicos.[23]

De acordo com o consenso da ISPMD, as opções de tratamento podem ser divididas em duas categorias: as que influenciam no sistema nervoso central, modulando os neurotransmissores, como os ISRS, e as que suprimem a ovulação.[23]

Agentes Psicotrópicos

Inibidores Seletivos da Recaptação de Serotonina (ISRS)

Com base em vários ensaios clínicos randomizados, os inibidores seletivos da recaptação da serotonina (ISRSs) são o tratamento de primeira linha para TDPM.[23]

Cerca de 60% das pacientes com TDPM diagnosticadas prospectivamente respondem aos ISRSs. Notavelmente, os ISRSs funcionam rapidamente no PMDD, superando o placebo em apenas 24 horas.[31,32]

Muitos estudos avaliaram a eficácia dos ISRS no manejo da SPM/TDPM, apresentando taxas de 60 a 90% de melhora, comparada a 30 a 40% do placebo.[33] Os medicamentos mais usados são citalopram, fluoxetina, paroxetina, sertralina e um inibidor da recaptação de noradrenalina (antidepressivo de outra classe), a venlafaxina (Quadro 17-3).

Os ISRS podem ser usados de forma contínua ou intermitente, a partir do 15º dia do ciclo. Uma metanálise[33] mostrou que os ISRS (citalopram, fluoxetina, paroxetina e sertralina) são efetivos para a redução de SPM/TDPM, sendo melhores no regime contínuo (OR 0,28, 95% CI 0,18-0,42) do que no regime intermitente (OR 0,55, 95% CI 0,45-0,68). O uso contínuo da medicação tem efeito muito mais amplo. Esse achado é contrário ao que se pensava e se praticava há pouco tempo e deve ser considerado na hora de prescrever a medicação. Contudo, o tratamento intermitente tem sido particularmente útil para sintomas de irritabilidade, labilidade emocional, e o contínuo mais útil em tratamentos de quadros depressivos, isso se deve à rápida resposta dos ISRS sobre a ALLO.[34]

A **sertralina** é eficaz em tratar apenas os sintomas psíquicos da SPM/TDPM, não havendo modificação quanto aos sintomas físicos, o que indica que o início do uso dos ISRS deve ser criterioso e bem definido.[33]

Os ISRS apresentam perfil bastante seguro, sem efeitos residuais após a interrupção da medicação. Existe um estudo demonstrando que a fluoxetina está associada a uma alteração de mais ou menos 4 dias na duração dos ciclos menstruais.[35] Contudo, as alterações na função sexual dificultam a aderência ao tratamento. O citalopram apresenta menor perfil de paraefeitos e pode ser usado de forma intermitente.[36]

> **IMPORTANTE**
> Em contraste com o quadro depressivo maior, doses relativamente baixas de ISRS reduzem os sintomas de TDPM.[4]

Benzodiazepínicos

Sedativos como os benzodiazepínicos (alprazolam 0,25 mg, 2 vezes ao dia na fase lútea) fazem parte dos recursos terapêuticos da SPM e são comprovadamente eficazes, mas é preciso levar em conta os riscos de dependência e a rápida tolerância induzida por essas medicações. Esses estariam indicados em situações de extrema ansiedade, sempre com muito critério.[37]

Quadro 17-3. Inibidores Seletivos da Recaptação de Serotonina (ISRS)

Medicação e Dose
- Citalopram 20 a 40 mg/dia ou por metade do ciclo
- Fluoxetina 20 a 60 mg/dia ou por metade do ciclo
- Paroxetina 20 a 30 mg/dia ou por metade do ciclo
- Sertralina 50 a 150 mg/dia ou por metade do ciclo
- Venlafaxina* 50 a 200 mg/dia ou por metade do ciclo

*A venlafaxina, além de ISRS, também é inibidora da noradrenalina.

Bloqueadores da Ovulação

Progesterona

A utilização de progesterona foi avaliada por vários estudos duplo-cegos controlados com placebo. Nenhum mostrou melhora significativamente superior à causada pelo placebo, ou seja, muitas pacientes que utilizam progestógeno e referem melhora da sintomatologia da SPM podem estar se beneficiando somente do efeito placebo. Uma revisão do Cochrane de 2012[38] afirma que a progesterona não ajuda a tratar SPM tampouco é efetiva, não havendo nenhum ensaio que apresente um subgrupo de mulheres que tenham se beneficiado.

Dispositivos intrauterinos de cobre (DIUs) são recomendados para aqueles que não procuram contraceptivos hormonais. Os métodos apenas de progestógeno, incluindo a pílula só de progestógeno, o DIU de levonorgestrel (LNG), o implante de etonorgestrel ou o acetato de medroxiprogesterona de depósito (DMPA) têm o potencial de afetar negativamente os sintomas de humor em mulheres com ou sem transtornos de humor basais, incluindo TDPM. Recomenda-se aconselhamento cuidadoso e acompanhamento rigoroso para pacientes com TDPM que procuram esses métodos contraceptivos.[39]

Anticoncepcionais Orais Combinados

As pílulas contraceptivas hormonais combinadas (ACO), especificamente a de 20 mcg de etinilestradiol/3 mg de drospirenona, em um regime de ciclo estendido, demonstraram melhorar, significativamente, os sintomas emocionais e físicos do TDPM. Outras pílulas anticoncepcionais hormonais monofásicas combinadas de ciclo estendido com outros progestógenos também são utilizadas.[39]

A drospirenona é um progestógeno derivado da espironolactona com propriedades progestogênicas, mineralocorticoides e antiandrogênicas e sem atividade estrogênica e androgênica. A atividade antimineralocorticoide contrabalançaria o efeito de retenção hídrica presente nos anticoncepcionais combinados de baixa dose e poderia combater os sintomas de edema, ganho de peso e mastalgia associados ao período pré-menstrual.[40,41]

Os contraceptivos orais (ACO) devem ser considerados se os sintomas forem primariamente físicos, mas podem não ser eficazes se os sintomas de humor forem predominantes.[42]

Para comparar a eficácia do uso combinado de fluoxetina e contraceptivos orais combinados (ACO) versus ACO sozinho no tratamento da síndrome pré-menstrual grave (SPM), um estudo randomizado duplo-cego controlado por placebo de três braços foi realizado nos hospitais universitários do Cairo e Beni-Suef. Foi observado que o uso combinado de fluoxetina e COC contendo drospirenona é superior ao ACO na SPM grave.⁴³

> **IMPORTANTE**
>
> O uso de ACO e fluoxetina juntos pode beneficiar as pacientes com SPM grave.

Análogos do GnRH

Outra intervenção para bloqueio hormonal é com o uso de inibidor e agonistas do GnRH, que induz a níveis de menopausa o estradiol, a progesterona e a ALLO. O acetato de leuprolide (um agonista do GnRH) mostrou melhora dos sintomas de TDPM. Esse tipo de tratamento deve ser reservado para àquelas pacientes que não respondem ao tratamento com IRS, em casos mais graves.

No entanto, para manter a saúde dos ossos e do coração, além de prevenir o câncer de endométrio é necessário adicionar estradiol e progesterona ao tomar análogos de GnRH. No primeiro mês de adição desse hormônio (além do análogo de GnRH) há ressurgimento temporário dos sintomas de TDPM; no entanto, isso diminui após 1 mês.⁹

Um estudo recente avaliou a eficácia do danazol durante a fase lútea no manejo da SPM e da mastalgia cíclica. Esse estudo foi o que teve maior número de mulheres incluídas e, embora o danazol tenha se mostrado eficaz no alívio da mastalgia, não houve melhora estatisticamente significativa nos sintomas da SPM no grupo tratado com danazol em relação ao grupo placebo.⁴⁴

Tratamento Cirúrgico

A histerectomia e salpingo-ooforectomia bilateral BSO é uma opção de tratamento final para TDPM grave que não respondeu a outros tratamentos. Em 2013, a Sociedade Internacional de Distúrbios Pré-Menstruais (ISPMD) incluiu a histerectomia-BSO em seu consenso sobre o manejo de distúrbios pré-menstruais.²³ Contudo, os efeitos negativos de uma menopausa precoce devem ser colocados sempre em análise prioritária.

Tratamentos Alternativos

> **IMPORTANTE**
>
> Embora a síndrome pré-menstrual (SPM) pareça ser consideravelmente suscetível aos efeitos do placebo, nenhum estudo examinou essas respostas ainda de forma conclusiva.³⁸

As modificações dietéticas são amplamente indicadas, apesar de não terem sido avaliadas em grandes trabalhos controlados. Recomenda-se que as pacientes devam alimentar-se de forma equilibrada — proteínas, fibras e carboidratos adequados e baixa ingestão de gorduras saturadas; alimentos muito salgados ou muito doces devem ser evitados por poderem produzir retenção hídrica e consequente desconforto. Bebidas como café, chá e à base de cola devem ser evitadas, pois são estimulantes, podendo agravar a irritabilidade, a tensão e a insônia. Também o álcool e outras drogas podem piorar os sintomas psicológicos. Muitas mulheres obtêm alguma melhora com modificações dietéticas, por isso o aconselhamento nutricional é um componente da terapia. O exercício aeróbico pode elevar os níveis de endorfina e, com isso, melhorar o humor. Várias evidências reforçam que a atividade física tem seu lugar no tratamento dos sintomas pré-menstruais. Ainda que essas medidas careçam de estudos para determinar seu real papel no tratamento da SPM, são extremamente válidas como orientação global de saúde e devem ser recomendadas aos pacientes.⁴⁵

Há uma infinidade de tratamentos descritos para a SPM, a maioria deles sem um grupo-controle. As abordagens em terapia complementar são extremamente populares e existem estudos indicando que mulheres portadoras de SPM fazem uso de medicina complementar para alívio dos seus sintomas, mesmo quando estão recebendo alguma medicação e estão satisfeitas com ela. Alguns estudos sugerem que a utilização de vitamina B6 (piridoxina) é melhor que placebo para SPM. Suplementos com cálcio podem ser benéficos, assim como cápsulas de castanha-da-índia (*Vitex agnus castus*) que parecem ter efeito antagonista à prolactina. O uso de óleo de prímula também está popularizado, mas parece ser inefetivo. Uma metanálise localizou 27 estudos controlados em medicina complementar. A maioria deles apresentava problemas metodológicos, e a conclusão dos autores foi de que, atualmente, não existe evidência corroborando o uso de medicina complementar/alternativa para o tratamento da SPM.⁴⁵

O *Borago officinalis* é um tratamento fitoterápico muito popular no Brasil. Um estudo brasileiro concluiu que o uso do óleo de *Borago officinalis* foi seguro e eficaz no tratamento dos sintomas físicos e emocionais da síndrome pré-menstrual na população de pacientes avaliada, apesar das limitações de diagnóstico da síndrome e população avaliada.⁴⁶

A acupuntura pode ser benéfica na SPM. Uma pesquisa abrangente na literatura foi realizada em nove bancos de dados eletrônicos desde o início até setembro de 2018. Um total de 15 estudos, compreendendo 1.103 casos, foi incluído. A metanálise concluiu que a acupuntura leva à melhora efetiva, mas o tempo de intervenção não tem efeito significativo sobre a eficácia do tratamento de acupuntura para SPM.⁴⁷

MANEJO E CONCLUSÃO

No manejo da paciente que possui critérios para SPM e TDPM, deve-se, inicialmente, realizar completa anamnese, exame físico e avaliação laboratorial. Havendo suspeita de qualquer patologia psiquiátrica associada, a paciente deve ser encaminhada ao profissional de saúde mental para receber tratamento concomitante. O objetivo maior do tratamento é o alívio dos sintomas.

Existem poucas evidências que suportem uso de vitamina D, cálcio e suplementação de vitamina B6, assim como evidências insuficientes do sucesso de terapias cognitivas na melhora dos sintomas.

Os desafios atuais do tratamento incluem o uso apropriado de dosagem intermitente de ISRS e o gerenciamento de medicamentos no contexto de comorbidades e do ciclo reprodutivo da mulher.⁴

> **IMPORTANTE**
>
> Como os sintomas pré-menstruais são crônicos e recorrentes, o tratamento deve considerar os custos e as reações adversas, iniciando-se, primeiramente, com a abordagem das mudanças de hábitos e dieta. Os ISRS devem ser considerados a primeira linha de tratamento. O CO contendo drospirenona é efetivo para tratar os sintomas somáticos e físicos da SPM, podendo ser indicado como primeira escolha. Os ISRS são comprovadamente eficazes para tratar SPM/TDPM, devendo, sua utilização, ser avaliada pelo médico após detalhada análise clínica.

REFERÊNCIAS BIBLIOGRÁFICAS

1. National Guideline Clearinghouse. Premenstrual syndrome. American College Obstetricians and Gynecologist. 2000.
2. Kiesner J. The menstrual cycle-response and developmental affective-risk model: A multilevel and integrative model of influence. Psychological Review. 2017;124(2).
3. Yonkers KA SM. Premenstrual disorders. Yonkers KA, Simoni MK. Premenstrual disorders Am J Obstet Gynecol. 2018;218-68.
4. Hantsoo L, Riddle J. Treatment of Premenstrual Dysphoric Disorder (PMDD). Advances in Psychiatry and Behavioral Health. 2021;1(1).
5. Aeli RT-HK. Premenstrual syndrome: a mini review. Maturitas. 2015.
6. Brown J, O'Brien Patrick MS, Marjoribanks J, Wyatt K. Selective serotonin reuptake inhibitors for premenstrual syndrome. Brown J, O'Brien Patrick MS, Marjoribanks J, Wyatt K. Selective serotonin reuptake inhibitors for premenstrual syndrome. Cochrane Database of Systematic Reviews: Reviews 2009 Issue 2 John Wiley & Sons, Ltd Chichester, UK DOI: 10. 2009.
7. Ryu A, Kim T-H. Premenstrual syndrome: a mini review. Maturitas. 2015;(MAT-6474):5.
8. Schüle C, Nothdurfter C, Rupprecht R. The role of allopregnanolone in depression and anxiety. Progress in Neurobiology. 2014;113:79-87.
9. Schmidt PJ, Martinez PE, Nieman LK, et al. Premenstrual dysphoric disorder symptoms following ovarian suppression: Triggered by change in ovarian steroid levels but not continuous stable levels. American Journal of Psychiatry. 2017;174(10).
10. Bäckström T, Bixo M, Johansson M, Nyberg S, Ossewaarde L, Ragagnin G, et al. Allopregnanolone and mood disorders. Progress in Neurobiology. 2014;113:88-94.
11. Hantsoo L, Epperson CN. Premenstrual dysphoric disorder: epidemiology and treatment. Current Psychiatry Reports. 2015;17.
12. Smith SS, Ruderman Y, Frye C, Homanics G, Yuan M. Steroid withdrawal in the mouse results in anxiogenic effects of 3alpha,5beta-THP: a possible model of premenstrual dysphoric disorder. Psychopharmacology. 2006;186(3):323-33.
13. Hantsoo L, Epperson CN. Allopregnanolone in premenstrual dysphoric disorder (PMDD): Evidence for dysregulated sensitivity to GABA-A receptor modulating neuroactive steroids across the menstrual cycle. Neurobiology of Stress. 2020;12.
14. Oderich C. Síndrome pré-menstrual: relação entre a intensidade dos sintomas e a reserva ovariana, 2017, 107 fl. Tese (Doutorado em Ciências Médicas). Universidade Federal do Rio Grande do Sul, Porto Alegre, RS. 2017.
15. ACOG. ACOG Practice Bulletin No. 15: Premenstrual Syndrome. ACOG Practice Bulletin. 2000;(15).
16. Coffee AL, Kuehl TJ, Sulak PJ. Comparison of scales for evaluating premenstrual symptoms in women using oral contraceptives. Pharmacotherapy. 2008;28.
17. Steiner M, Macdougall M, Brown E. The premenstrual symptoms screening tool (PSST) for clinicians. Archives of women's mental health. 2003;6(3):203-9.
18. Câmara R de A, Köhler CA, Frey BN, et al. Validation of the Brazilian Portuguese version of the premenstrual symptoms screening tool (PSST) and association of PSST scores with health-related quality of life. Revista Brasileira de Psiquiatria. 2017;39(2).
19. Henz A, Oderich C L, Castro J, et al. Premenstrual syndrome diagnosis: a comparative study between problems intensity Daily Record of Severity Problems (DRSP) and the Premenstrual Symptoms Screening Tool (PSST) [Internet]. 2016.
20. Pearlstein T, Steiner M. Premenstrual dysphoric disorder: burden of illness and treatment update. Journal of psychiatry & neuroscience. 2008;33:291-301.
21. American Psychiatric Association. DSM-V. American Journal of Psychiatry. 2013;20:31-32,87-88, 100-104,155-165.
22. Nevatte T, O'Brien PMS, Bäckström T, et al. ISPMD consensus on the management of premenstrual disorders. Archives of Women's Mental Health. 2013;16(4):279-91.
23. Conzatti M, Perez AV, Maciel RF, et al. Sleep quality and excessive daytime sleepiness in women with Premenstrual Syndrome. Gynecological Endocrinology. 2021;37(10).
24. Yonkers KA, O'Brien PMS, Eriksson E. Premenstrual syndrome. Lancet [Internet]. 2008;371(9619):1200-10.
25. Panahi F, Faramarzi M. The effects of mindfulness-based cognitive therapy on depression and anxiety in women with premenstrual syndrome. Depression Research and Treatment. 2016;2016.
26. Conzatti M, Maciel RF, Perez AV, et al. Premenstrual syndrome and female sexual function. Journal of Sex and Marital Therapy. 2021;47(2).
27. Reed SC, Levin FR, Evans SM. Changes in mood, cognitive performance and appetite in the late luteal and follicular phases of the menstrual cycle in women with and without PMDD (premenstrual dysphoric disorder). Hormones and Behavior. 2008;54(1).
28. Gallon CW, Ferreira CF, Henz A, et al. Leptin, ghrelin, & insulin levels and food intake in premenstrual syndrome: a case-control study. Appetite. 2022;168.
29. Steinberg EM, Cardoso GMP, Martinez PE, et al. Rapid response to fluoxetine in women with premenstrual dysphoric disorder. Depression and Anxiety. 2012;29(6).
30. Steiner M, Pearlstein T, Cohen LS, et al. Expert guidelines for the treatment of severe PMS, PMDD, and comorbidities: The role of SSRIs. Journal of Women's Health. 2006;15(1).
31. Freeman EW, Sammel MD, Lin H, et al. Clinical subtypes of premenstrual syndrome and responses to sertraline treatment. Obstetrics and Gynecology. 2011;118(6).
32. Alkhalaf Z, Kim K, Kuhr DL, et al. Markers of vitamin D metabolism and premenstrual symptoms in healthy women with regular cycles. Human reproduction (Oxford, England). 2021;36(7).
33. Landén M, Nissbrandt H, Allgulander C, et al. Placebo-controlled trial comparing intermittent and continuous paroxetine in premenstrual dysphoric disorder. Neuropsychopharmacology : official publication of the American College of Neuropsychopharmacology. 2007;32:153-61.
34. Steiner Meir F, Teinberg S, Tewart D, et al. For the C Fluoxetine PDCSG. Fluoxetine in the treatmente of premenstrual dysphoria. The New England Journal of Medicine. 1995;332(23):1529-34.
35. Wikander I, Sundblad C, Andersch B, et al. Citalopram in premenstrual dysphoria: Is intermittent treatment during luteal phases more effective than continuous medication throughout the menstrual cycle? Journal of Clinical Psychopharmacology. 1998;18(5).

36. Schmidt PJ, Grover GN, Rubinow DR. Alprazolam in the treatment of premenstrual syndrome. A double-blind, placebo-controlled trial. Archives of general psychiatry. 1993;50(6):467-73.
37. 34. Ford O, Lethaby A, Roberts H, Mol BWJ. Progesterone for premenstrual syndrome. Cochrane Database of Systematic Reviews. 2009.
38. Rapkin AJ, Korotkaya Y, Taylor KC. Contraception counseling for women with premenstrual dysphoric disorder (PMDD): current perspectives. Open Access Journal of Contraception. 2019;10.
39. Lopez LM, Kaptein AA, Oral contraceptives containing drospirenone for premenstrual syndrome. Cochrane Database Syst Rev. 2012;2(CD006586).
40. Freeman EW, Kroll R, Rapkin A, et al. Evaluation of a unique oral contraceptive in the treatment of premenstrual dysphoric disorder. Journal of Women's Health and Gender-Based Medicine. 2001;10(6).
41. Lopez LM, Kaptein AA, Helmerhorst FM. Oral contraceptives containing drospirenone for premenstrual syndrome. Cochrane Database of Systematic Reviews. 2012.
42. Shehata NAFAA, Moety GAFA, el Wahed HAA, et al. Does adding fluoxetine to combined oral contraceptives containing drospirenone improve the management of severe premenstrual syndrome? A 6-month randomized double-blind placebo-controlled three-arm trial. Reproductive Sciences. 2020;27(2).
43. Pincus SM, Alam S, Rubinow DR, et al. Predicting response to leuprolide of women with premenstrual dysphoric disorder by daily mood rating dynamics. Journal of Psychiatric Research. 2011;45(3):386-94.
44. Freeman EW, Rickels K. Characteristics of placebo responses in medical treatment of premenstrual syndrome. Am J Psychiatry. 1999;156(9):1403-8.
45. Gama CRB, Lasmar R, Gama GF, et al. Premenstrual syndrome: Clinical assessment of treatment outcomes following Borago officinalis extract therapy. Revista Brasileira de Medicina. 2014;71(6-7).
46. Zhang J, Cao L, Wang Y, et al. Acupuncture for premenstrual syndrome at different intervention time: a systemic review and meta-analysis. Evidence-based Complementary and Alternative Medicine. 2019.

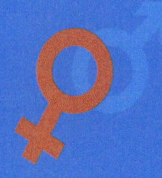

CONTRACEPÇÃO HORMONAL

Carolina Sales Vieira Macedo

INTRODUÇÃO

A introdução da contracepção significou um grande avanço para saúde e liberdade feminina, proporcionando à mulher fazer seu planejamento reprodutivo e, assim, escolher se deseja ou não ter filhos e, em caso positivo, no momento em que considera propício. O planejamento reprodutivo tem também impacto no aumento do intervalo intergestacional, uma vez que curtos intervalos intergestacionais (intervalo entre o último parto e a gestação seguinte inferior a 18 meses) são considerados fator de aumento de morbimortalidade materna e neonatal.[1-3]

As tentativas de planejamento reprodutivo datam de épocas remotas da civilização, com o uso de métodos contraceptivos com perfil inadequado de eficácia e segurança. Dos métodos com eficácia comprovada, os métodos não hormonais foram os primeiros a serem desenvolvidos, com o primeiro preservativo desenvolvido em 1709. Somente em 1950 o contraceptivo hormonal oral foi desenvolvido em laboratório, sendo liberado para uso na população partir de 1960.[4] Assim, o primeiro método hormonal a ser utilizado foi a pílula contraceptiva combinada contendo noretinodrel e mestranol (Enovid®). A presença do estrógeno (no caso o mestranol) associado ao progestógeno (noretinodrel) ocorreu por acaso, inicialmente, uma vez que já se sabia que o responsável por inibir a ovulação era o progestógeno. Isto aconteceu porque as primeiras pílulas **supostamente** contendo apenas noretinodrel foram purificadas em uma segunda fase de pesquisa, ocorrendo mais sangramentos inesperados e irregulares com o noretinodrel purificado do que com a primeira versão. Com exame mais detalhado das duas versões de noretinodrel, observou-se que a primeira versão do progestógeno utilizado estava contaminado com mestranol, o que garantiu maior controle de sangramento.[5] Desta forma, a presença do estrógeno na contracepção hormonal foi conveniente para garantir melhor controle de ciclo.

Depois de mais de 60 anos, várias modificações foram feitas nos contraceptivos hormonais (CHs) para aumentar a efetividade, tolerabilidade, segurança e aceitabilidade.[6,7] Estas mudanças compreenderam redução de dose do estrógeno e progestógeno, uso de progestógenos menos androgênicos, contraceptivos de progestógenos, novas vias de prescrição hormonal e a inclusão de estrógeno natural (valerato de estradiol e 17-beta estradiol) na contracepção combinada oral.

Atualmente há várias opções de CHs, e o CH oral ainda é a modalidade hormonal mais utilizada e conhecida no Brasil.[8]

Apesar do interesse significativo na contracepção masculina, os métodos eficazes limitam-se à vasectomia e ao preservativo. Com relação à contracepção hormonal, ainda não temos nenhum método disponível para os homens, os quais ainda se encontram em fase de pesquisa, independente da formulação ou via de administração. Recentemente, houve vários avanços promissores na pesquisa de contraceptivos masculinos, no entanto, o maior mistério a ser resolvido nesta área é que 5 a 10% dos homens participantes dos ensaios clínicos de contraceptivos hormonais não conseguem atingir concentrações de esperma totalmente suprimidas, mesmo com inibição das gonadotrofinas. Entre as formulações hormonais pesquisadas, destacam-se injeções e implantes que contêm andrógeno em associação a um progestógeno, além de um gel tópico de testosterona combinado com o acetato de segesterona, um progestógeno potente.[9]

Considerando a ausência de contraceptivos hormonais para homens aprovados pelas agências regulatórias para comercialização e uso, este capítulo pretende fazer uma revisão do estado da arte da contracepção hormonal feminina.

CLASSIFICAÇÃO DOS CONTRACEPTIVOS HORMONAIS

Os contraceptivos são divididos em não hormonais e hormonais. Os CHs podem ser classificados conforme sua composição (Quadro 18-1) e via de administração (Quadro 18-2). A composição refere-se à presença de progestógeno isolado ou

Quadro 18-1. Classificação dos contraceptivos hormonais quanto à sua composição

Progestógeno	Estrógeno associado ao progestógeno (métodos combinados)
Oral	Oral
Injetável trimestral (AMPD)	Injetável mensal
SIU-LNG	Anel vaginal
Implante liberador de ENG	Adesivo

AMPD: acetato de medroxiprogesterona de depósito, SIU-LNG: sistema intrauterino liberador de levonorgestrel, ENG: etonogestrel.

Quadro 18-2. Classificação dos contraceptivos hormonais quanto à via de administração

Métodos orais	Métodos não orais
Oral combinado	Injetável trimestral (AMPD)
Oral de progestógeno isolado	Injetável mensal
	Anel vaginal
	SIU-LNG
	Implante liberador de ENG

AMPD: acetato de medroxiprogesterona de depósito, SIU-LNG: sistema intrauterino liberador de levonorgestrel, ENG: etonogestrel.

Quadro 18-3. Classificação dos contraceptivos em gerações

Geração	Composição
Primeira	COC com dose de EE ≥ 50 μg associado a um dos progestógenos: noretindrona, noretisterona, linestrol ou noretinodrel
Segunda	COC com dose de EE < 50 μg associado ao levonorgestrel
Terceira	COC com dose de EE < 50 μg associado a um dos progestógenos: gestodeno, desogestrel ou norgestimato
Sem classificação	COC com dose de EE < 50 μg associado a um dos progestógenos: drospirenona*, clormadinona*, dienogeste e ciproterona. Os COCs com estrógeno natural entrariam no grupo sem classificação.

*: há autores que classificam os COCs contendo estes progestógenos como sendo de quarta geração.

associado ao estrógeno (combinado). Já a via de administração significa administração do CH pela via oral ou não oral (transdérmica, vaginal, intramuscular, intrauterina, subdérmica).

Os contraceptivos orais combinados (COCs) podem ser classificados quanto à dosagem de etinilestradiol (EE). São considerados de alta dosagem aqueles COCs com dosagem de EE ≥ 50 μg, enquanto os COCs com dosagem de EE < 50 μg são considerados de baixa dosagem. Há ainda os COCs com dose ultrabaixa de EE, que são aqueles contendo 15 ou 20 μg de EE. Os COCs podem, ainda, ser classificados quanto à composição e dose dos hormônios utilizados nos comprimidos de uma cartela: monofásicos (a grande maioria dos COCs existentes contêm a mesma dose de estrógeno e progestógeno em todos os comprimidos da cartela, sendo apresentados por comprimidos de uma mesma cor), bifásicos (pílulas de duas cores diferentes na cartela do COC, significando duas doses diferentes de estrógeno e progestógeno), trifásicos (pílulas de três cores diferentes na cartela do COC, significando três doses diferentes de estrógeno e progestógeno) e mais recentemente, quadrifásicos (pílulas de quatro cores diferentes na cartela do COC, significando quatro diferentes doses de estrógeno e progestógeno).[10] A separação em fases tinha como principal objetivo controle de ciclo em mulheres que sangram durante o uso de COCs monofásicos, no entanto, esta intenção parece não ter tido êxito, já que os estudos clínicos não mostraram superioridade dos contraceptivos de **fases** em termos de redução de sangramento não programado quando comparados aos contraceptivos combinados com 30 μg de EE.[10]

Por último, existe a classificação dos COCs em gerações, dependendo da introdução do progestógeno usado no mercado norte-americano[10], que estão descritas no Quadro 18-3.

Os CH combinados (CHC) podem ser usados de maneira cíclica (com pausa de 4 a 7 dias), estendida/contínua ou flexível. O regime estendido é considerado aquele em que o uso de contraceptivo dura mais de 28 dias, em geral são 63 ou 84 dias de uso contínuo de contraceptivo combinado, seguido de pausa de 4 a 7 dias. O uso contínuo significa o uso do método hormonal sem pausa. Já o uso flexível significa usar o método por mais de 21 dias até ocorrer o sangramento por 3-4 dias. Ocorrendo o sangramento, é feita uma pausa de 4 dias e retomada do uso do CHC contínuo até a ocorrência de um novo sangramento.[10]

Quando comparados com os regimes cíclicos com pausa de 7 dias, as evidências disponíveis apontam que os regimes de CHC de pausa mais curta (< 7 dias), estendidos e contínuos, podem, teoricamente, reduzir o risco de ovulação de escape, mas não há evidências conclusivas de maior eficácia contraceptiva.[10] Uma revisão sistemática não detectou diferenças significativas no risco de gravidez entre regimes de CHC contínuos/estendidos e cíclicos.[10,11] Já alguns estudos observacionais sugerem que o risco de gravidez associado aos regimes de CHC estendidos/contínuos ou aos regimes de pausa curta pode ser menor do que com o tradicional regime cíclico com pausa de 7 dias.[10,12,13]

Há menor taxa de sintomas pré-menstruais (dismenorreia, cefaleia, edema, cansaço, entre outros) associados ao regime contínuo/estendido do que com o regime cíclico, sem diferença em termos de impacto metabólico.[10,11,14] No entanto, é importante ressaltar que ainda faltam estudos a longo prazo para comprovar a mesma segurança em termos de risco/benefício do regime contínuo em relação ao cíclico, uma vez que os estudos disponíveis têm duração máxima de 12 a 24 meses.[10,11,14]

> **IMPORTANTE**
>
> Entre os métodos não orais existem os chamados contraceptivos reversíveis de longa ação (LARC – *long-acting reversible contraception*), que são aqueles que duram três ou mais anos.[15] Dos CHs disponíveis no Brasil constituem LARCs, o implante liberador de etonogestrel e o sistema intrauterino liberador de levonorgestrel (SIU-LNG). O dispositivo intrauterino de cobre é um LARC também, mas não é um CH. A vantagem dos LARCs é que não dependem de ação frequente da usuária para manter sua eficácia, sendo fortemente recomendados para grupos de baixa adesão, como adolescentes e usuárias de álcool e outras drogas.[15] Os demais CH são considerados métodos de curta ação. Em estudos de vida real, os métodos de curta duração têm taxa de falha quase 22 vezes maior que os LARCs, sendo as falhas mais frequentes em mulheres abaixo de 21 anos.[16] Além da alta eficácia, os LARCs apresentam maiores taxa de satisfação, continuidade e de impacto em redução das taxas de gestação e aborto provocado do que os métodos de curta ação.[16-18] Além disso, são considerados mais custo-efetivos do que os métodos de curta ação.[19]

MECANISMOS DE AÇÃO

Os CHs agem, primariamente, por mecanismos pré-fertilização, sendo que o progestógeno é o principal responsável pelos efeitos anticonceptivos observados. O principal efeito do progestógeno é a inibição do pico pré-ovulatório de LH. Além disso, exerce efeitos locais no útero, como alterar o muco cervical, tornando-o hostil ao espermatozoide (interferindo em sua motilidade); exerce efeito antiproliferativo no endométrio e altera a motilidade tubária. O estrógeno age inibindo o pico de FSH e, com isso, interfere negativamente no crescimento folicular.[5,10] Apesar de ser reportado efeito antiproliferativo no endométrio, não há evidências científicas de que realmente ocorra a prevenção da implantação,[20] uma vez que o uso destes métodos não está associado ao aumento de abortamento espontâneo em mulheres que engravidaram em vigência desses métodos.[20,21]

Minipílulas contêm apenas progestógeno, porém, a dose só inibe a ovulação em menos de 50% das mulheres usuárias, prevalecendo os mecanismos locais de anticoncepção, especialmente o efeito no muco. Dos CHs disponíveis, apenas o SIU-LNG (52 e 19,5 mg) e as minipílulas não inibem a ovulação sistematicamente. É importante frisar que existem pílulas apenas de progestógeno (PP) (desogestrel isolado e drospirenona isolada) que inibem a ovulação como primeiro mecanismo, semelhante ao contraceptivo oral combinado. Apesar de a eficácia teórica das PPs (independente se inibem ou não a ovulação) ser a mesma, a PP que inibe a ovulação garante, na prática, uma redução de até 73% nas taxas de gravidez comparadas àquelas de minipílulas de progestógeno que não inibem, de maneira sistemática, a ovulação.[22]

EFICÁCIA

É importante que a mulher saiba que nenhum método é isento de falha e que o uso correto minimiza as falhas. Em cada contraceptivo há a taxa de falha inerente ao método (uso perfeito ou teórico) e a taxa de falha associada ao uso típico do método. Quanto mais dependente da usuária for o método, maior será a diferença entre as taxas de falhas do uso perfeito e do uso típico do método (pílula, preservativo, por exemplo). Assim, métodos que independem da usuária para manter sua eficácia (dispositivo intrauterino, implante e método cirúrgico) são mais eficazes para mulheres com fatores de risco para baixa adesão, por exemplo, adolescentes e usuárias de álcool e outras drogas.[16,18,23] O Quadro 18-4 mostra as taxas de falhas e de continuidade de cada método em 1 ano de uso.[23]

DESCRIÇÃO DOS CONTRACEPTIVOS HORMONAIS EXISTENTES

Todos os métodos de curta ação (pílula, anel, adesivo e injetáveis) devem ser iniciados até o quinto dia do ciclo menstrual, sem necessidade de método adicional.[24] Já os CH de longa ação (implante e SIU-LNG) podem ser iniciados até o 7º dia do ciclo menstrual, sem necessidade de método adicional.[24]

Com exceção do injetável trimestral, o retorno à fertilidade dos demais CHs é igual ao uso de métodos não hormonais.[25,26] O injetável trimestral, pela possibilidade de depósito em algumas mulheres, pode atrasar o retorno à fertilidade. No entanto, em 2 anos após a sua interrupção a taxa de gravidez é superior a 90%.[25,26]

A forma de uso, bem como a composição de cada método será descrita a seguir:

- *Contraceptivos orais combinados*: compostos que apresentam estrógeno (na maioria das vezes etinilestradiol) e progestógeno (Quadro 18-3). O uso do COC pode ser cíclico, contínuo, estendido ou flexível, conforme já discutido.

Quadro 18-4. Percentual de mulheres que apresentam falha do método contraceptivo durante o primeiro ano de uso (típico ou perfeito) e percentual de continuidade do uso ao final do primeiro ano

Método	Taxa de falha do método (%) em 100 mulheres em 1 ano de uso		Taxa de continuidade do método (%) após 1 ano
	Uso típico	Uso perfeito	
Nenhum	85	85	n/a
Espermicida	28	18	42
Coito interrompido	22	4	46
Abstinência periódica	24	3-5	47
Diafragma	12	6	57
Preservativo			
▪ Feminino/Interno	21	5	41
▪ Masculino/Externo	18	2	43
Pílula (combinada ou apenas de progestógeno)	9	0,3	67
Adesivo/anel	9	0,3	67
Injetável trimestral	6	0,2	56
DIU			
▪ Cobre	0,8	0,6	78
▪ SIU-LNG	0,2	0,2	80
Implante de ENG	0,05	0,05	84
Cirúrgicos			
▪ Vasectomia	0,15	0,1	100
▪ LT	0,5	0,5	100

DIU: dispositivo intrauterino; ENG: etonogestrel; SIU-LNG: sistema intrauterino liberador de levonorgestrel; LT: laqueadura tubária.
Adaptado de Trussell J; 2011.[23]

Também já foram abordadas a dosagem e as fases de um COC;

- *Pílulas apenas de progestógeno*: existem as chamadas minipílulas (levonorgestrel, noretisterona e linestrenol), cuja dose não inibe a ovulação em todas as mulheres, tendo efeitos contraceptivos predominantemente por mecanismos locais. Conforme já descrito, tanto o desogestrel 75 µg como a drospirenona 4 mg são PP que inibem a ovulação como principal mecanismo de ação.[27] Com exceção da drospirenona isolada, que foi criada para ser usada de forma cíclica, com pausa de quatro dias contendo placebo,[27] as demais PP devem ser usadas de forma contínua, sem pausa.[24] Como qualquer método de progestógeno, a mulher deve ser orientada da mudança do padrão de sangramento e que a amenorreia ocorre de 20 a 40% das usuárias (normalmente em até seis meses de uso do método). O importante é orientar que cerca de 80 a 85% das mulheres terão um padrão favorável de sangramento, que é representado por amenorreia, sangramento infrequente (um episódio ou menos de sangramento ao mês) e sangramento de frequência normal (em geral, um episódio de sangramento por mês);[24]

- *Injetável mensal*: os injetáveis mensais são compostos por associação entre um estrógeno natural (valerato de estradiol, cipionato de estradiol) e um progestógeno (noretisterona, medroxiprogesterona). São usados mensalmente de forma intramuscular. É importante ressaltar que pode ocorrer amenorreia em até 25% das usuárias, sem prejuízo da função reprodutiva futura;[24,26]
- *Injetável trimestral*: no Brasil dispomos do acetato de medroxiprogesterona de depósito (AMPD), usado trimestralmente intramuscular. Como qualquer método de progestógeno, a mulher deve ser orientada da mudança do padrão de sangramento e que a amenorreia pode ocorrer em 50 a 80% das usuárias (normalmente após 2 a 3 ampolas);[24,28]
- *Anel vaginal*: anel plástico flexível e transparente a ser usado na vagina sem posição preferencial. O anel não é reutilizável. Usa-se um anel por 21 dias e, depois que retirado, um novo anel deverá ser inserido após 7 dias da retirada do anel. Pode, também, ser usado de maneira contínua, estendida ou flexível.[10] Libera diariamente 15 µg de etinilestradiol e 120 µg de etonogestrel;[10] tem o nome comercial de Nuvaring®;
- *Adesivo*: método transdérmico. Na caixa há 3 adesivos, sendo a troca semanal por 3 semanas, com pausa de 7 dias ou de forma contínua, estendida ou flexível.[10] Libera, diariamente, 33,9 µg de etinilestradiol e 203 µg de norelgestromina.[10,24] Tem o nome comercial de Evra®;
- *Implante liberador de etonogestrel*: implante a ser usado de modo subdérmico, em braço não dominante da mulher. É inserido com aplicador próprio, após anestesia local. Tem duração de 3 anos com altíssima eficácia contraceptiva.[23,24] Como qualquer método de progestógeno, a mulher deve ser orientada da mudança do padrão de sangramento e a amenorreia pode ocorrer em até 40% das usuárias (normalmente em até 6 meses de uso do método). O importante é orientar que cerca de 80% das mulheres terão um padrão favorável de sangramento, que é representado por amenorreia, sangramento infrequente (um episódio ou menos de sangramento ao mês) e sangramento de frequência normal (em geral, um episódio de sangramento por mês).[29,30] O implante é radiopaco, podendo ser identificado pela radiografia simples. Tem o nome comercial de Implanon NXT®;
- *Sistema intrauterino liberador de levonorgestrel (SIU-LNG)*: consiste em um dispositivo intrauterino que libera levonorgestrel. No Brasil, há dois tipos de SIU-LNG. Um com o nome comercial de Mirena®, que contém 52 mg de levonorgestrel, libera, em média, 20 µg de levonorgestrel/dia no primeiro ano de uso e mede 32 × 32 mm. Já o outro chama-se Kyleena®, contém 19,5 mg de levonorgestrel, libera em média, no primeiro ano de uso, 12 µg de levonorgestrel/dia e mede 30 × 29 mm. Ambos têm forma de T e são radiopacos.[24,31] No Brasil ambos têm a duração em bula de 5 anos, mas o SIU-LNG 52 mg já está aprovado pela FDA para 7 anos de uso nos Estados Unidos.[24,32] Como qualquer método de progestógeno, a mulher deve ser orientada da mudança do padrão de sangramento e a amenorreia pode ocorrer em até 20-40% das usuárias (geralmente após 6 meses de uso), sendo que o SIU-LNG 52 mg tem frequência um pouco maior de amenorreia que o SIU-LNG 19,5 mg. O importante é orientar que cerca de 85 a 90% das mulheres terão um padrão favorável de sangramento, que é representado por amenorreia, sangramento infrequente (um episódio ou menos de sangramento ao mês) e sangramento de frequência normal (em geral, um episódio de sangramento por mês).[33] Um ponto forte do SIU-LNG 52 mg é a redução do volume de sangramento em até 90% das mulheres,[34] ainda não temos estudos para saber qual redução de volume o SIU-LNG 19,5 mg provoca. Já o SIU-LNG 19,5 mg, por ser menor e mais fino, é associado à menor dor na inserção do dispositivo que o SIU-LNG 52 mg. O Quadro 18-5 resume as diferenças entre os dois SIU-LNG.[32]

Quadro 18-5. Diferenças entre os sistemas intrauterinos de levonorgestrel disponíveis no Brasil

Característica	SIU-LNG (52 mg de LNG)	SIU-LNG (19,5 mg de LNG)
Conteúdo	52 mg de levonorgestrel	19,5 mg de levonorgestrel
Liberação hormonal diária (1º ano – média)	20 µg de levonorgestrel/dia	12 µg de levonorgestrel/dia
Comprimento da haste vertical × horizontal (mm)	32 × 32	30 × 28
Tempo de uso (proteção contra gestação em bula)	5 anos*	5 anos
Taxa de falha em uso típico/perfeito (primeiro ano de uso do método)[11]	2 falhas em cada 1.000 usuárias	3 falhas em cada 1.000 usuárias
Liberação em bula para uso para sangramento uterino anormal	Sim	Não (sem estudos)
Evidências científicas para tratamento de endometriose	Sim	Não (sem estudos)
Taxa de amenorreia	Final do 1º ano: 18,6% Final do 3º ano: 36,4%	Final do 1º ano: 12,3% Final do 3º ano: 20%
Efeito na dismenorreia	Reduz	Reduz

* FDA liberou para 7 anos de uso.[32]
SIU-LNG: sistema intrauterino liberador de levonorgestrel; LNG: levonorgestrel.

EFEITOS ADVERSOS

Qualquer medicação possui efeitos adversos e a manutenção do uso depende da paciente e do médico pesarem riscos, benefícios e gravidade do efeito adverso. Para fins didáticos, os efeitos adversos serão divididos em gerais e metabólicos.

Gerais

Os efeitos gerais podem ser relacionados com o estrógeno, progestógeno ou com ambos. Vale lembrar que mesmo o estrógeno natural (valerato de estradiol ou 17-beta estradiol) é capaz de promover os mesmos efeitos gerais do que o etinilestradiol, a única diferença entre estes compostos pode ser no impacto metabólico.

O Quadro 18-6 apresenta os efeitos adversos gerais com frequência superior a 1 caso/1.000 usuárias. Sobre a associação entre CH com peso e sintomas depressivos, há mais mitos que evidências.

As mulheres ganham peso ao longo da vida, independente do uso de CH. Um estudo que incluiu duas coortes suecas (mulheres nascidas em 1962 e 1972) para avaliar o efeito dos contraceptivos combinados no peso mostrou que a idade foi a única variável preditora de ganho de peso e que a mulher tende a ganhar 0,45 kg/ano dos 19 aos 44 anos. O uso de contraceptivos combinados não influenciou o ganho de peso ao longo do tempo.[35] Os CH, com exceção do injetável trimestral, o acetato de medroxiprogesterona de depósito (AMPD), não estão associados ao aumento de ganho de peso na maioria das mulheres. Os estudos mostram que a média de ganho de peso associado aos métodos hormonais (com exceção do AMPD) geralmente é igual ao das usuárias de DIU-cobre, ou seja, de mulheres que não usam hormônio.[36,37] É importante deixar claro que mesmo com o uso do AMPD, 75% das mulheres manterão seu peso estável. Em geral o uso de AMPD está associado a um ganho de peso de 12% em 10 anos, enquanto métodos não hormonais e SIU-LNG 52 mg estão associados a ganho de peso inferior a 8% em 10 anos, mostrando que a mulher ganha peso com o passar da idade, independente de usar ou não métodos hormonais.[38] Entre os LARCs, as evidências não mostram diferenças no ganho de peso e composição corporal de usuárias de DIU-cobre, de SIU-LNG 52 mg e de implante de etonogestrel.[39]

Outra associação polêmica é do CH e sintomas depressivos. De forma geral, apesar de os CH poderem causar alterações de humor em mulheres predispostas com traços de personalidade depressiva ou ansiosa,[40] a maior parte dos estudos não aponta para aumento de risco de desenvolver transtornos psiquiátricos em usuárias de CH.[40-42]

Quadro 18-6. Efeitos adversos relacionados com o estrógeno e progestógeno.[6]

Efeitos estrogênicos	Efeitos progestogênicos
■ Náuseas ■ Vômitos ■ Mastalgia ■ Cefaleia ■ Irritabilidade ■ Edema ■ Cloasma	■ Aumento de apetite ■ Acne e oleosidade da pele ■ Sangramento uterino irregular ■ Edema ■ Aumento de peso

Adaptado de De Leo V, et al;. 2016.[6]

Metabólicos

Os CH possuem efeitos metabólicos adversos que devem ser conhecidos pois a prescrição inadequada pode agravar doenças preexistentes em usuárias de CH. No entanto, deve-se deixar claro que o CH reduz a mortalidade da mulher em todas as faixas etárias comparado a não usuárias de métodos contraceptivos que apresentam gestação não planejada.[43]

Efeitos Tromboembólicos

O risco absoluto de trombose venosa (TEV) de mulheres na menacme é baixo (< 5 casos de TEV em cada 10.000 mulheres). É bem documentada a relação de TEV com o uso de contraceptivos combinados, especialmente pela presença de estrógeno. O aumento de risco é da ordem de 2 a 4 vezes, no máximo, comparado a mulheres não usuárias, e ocorre mesmo com os contraceptivos combinados não orais atuais contendo etinilestradiol.[44,45] No entanto, o puerpério aumenta ainda mais o risco de TEV, chegando a aumentar em 21,5 a 84 vezes o risco comparado a mulheres fora do puerpério e não usuárias de CHs.[46]

Os CHs combinados aumentam o risco de TEV por uma série de efeitos pró-coagulantes (aumento da síntese de alguns fatores de coagulação, redução de alguns anticoagulantes naturais e, especialmente, por promover resistência à proteína C ativada). A dose de etinilestradiol (EE) influencia no risco de TEV. CHs com doses de EE ≥ a 50 μg tem o dobro de risco de TEV do que aqueles com menos de 50 μg. Entre doses menores que 50 μg (35, 30, 25 e 20 μg) não há diferença significativa no risco de TEV. Não se sabe ainda se contraceptivos orais contendo estrógenos naturais terão menor risco de TEV do que aqueles com EE, o primeiro estudo com este objetivo mostrou que o risco é similar aos contraceptivos contendo EE associados ao levonorgestrel.[47] O tipo de progestógeno associado ao estrógeno também influencia no risco de TEV, sendo o levonorgestrel (mais androgênico) o mais seguro, aumentando em 2 vezes o risco comparado a não usuárias de métodos hormonais. Os demais progestógenos aumentam em 4 vezes o risco, sem diferenças significativas entre eles. Porém, o risco absoluto é baixo com qualquer progestógeno associado ao estrógeno.[44] Vale lembrar que os progestógenos isolados não alteram o risco de TEV, sendo indicados para mulheres de risco para TEV ou com passado de eventos tromboembólicos.[48,49] Já a trombose arterial, representada pelo infarto agudo do miocárdio (IAM) e pelo acidente vascular cerebral (AVC), é ainda mais rara do que a TEV, dificultando o estudo da influência dos CH no risco de trombose arterial, porém é descrito maior risco de IAM e AVC entre usuárias de CH combinados, especialmente se associado a algum fator de risco como tabagismo, dislipidemia e hipertensão arterial. Os dados mais consistentes apontam que a dose de EE ≥ 50 μg é associada a maior risco de ocorrência destas enfermidades, porém, doses mais baixas não abolem o risco. Diferentemente da TEV, na qual está bem estabelecido qual progestógeno é mais seguro, não se sabe qual progestógeno tem menor risco de trombose arterial.[50] Assim como para o risco de TEV, os progestógenos isolados também não estão associados a aumento de risco de IAM e AVC, sendo indicado para mulheres de risco ou que já tiveram um destes eventos.[48,50]

Efeitos no Metabolismo Lipídico

Os CH podem afetar as lipoproteínas, sendo mais frequente aumento de HDL e de triglicérides (TG). O aumento médio de TG é da ordem de 50% dos valores iniciais.[51] Este aumento é provocado pela síntese hepática de TG pelo EE. A via não oral, ao contrário do que ocorre na terapia de reposição hormonal, por ser usado o EE, provoca o mesmo aumento dos TG (da ordem de 50%) que a via não oral.[52] Contraceptivos orais contendo estrógeno natural têm impacto menor nos níveis de TG, aumentando, em geral, 10 a 20% dos valores iniciais.[53]

Efeitos no Metabolismo de Carboidrato

Sabe-se que o EE reduz a sensibilidade à insulina. No entanto, a metanálise mais recente sobre o tema mostrou que o uso de CH não tem impacto significativo no metabolismo glicídico de mulheres não diabéticas, independente da formulação do CH associado.[54]

Efeitos na Pressão Arterial

O etinilestradiol tem um efeito pró-hipertensivo na medida em que provoca aumento da síntese hepática de angiotensinogênio.[55] Mesmo as vias não orais (anel e adesivo) que contêm EE provocam este efeito.[56] O aumento é mais impactante quando a mulher é hipertensa, pois o uso de contraceptivos combinados (independente da dose) pode descontrolar a pressão de hipertensas, sendo a descontinuação dos métodos combinados uma importante medida de controle da pressão arterial nestas mulheres.[49,57] Em normotensas este efeito é pouco relevante nas doses habituais.

Efeitos no Risco de Câncer de Mama

A associação ente câncer de mama e uso de CH é controversa, mostrando desde pequeno aumento de risco até ausência de associação.[58-60] O maior problema desses estudos é que são observacionais e não ensaios clínicos randomizados e, com isso, os fatores de confusão que existem nos estudos observacionais impedem uma conclusão definitiva sobre a existência (ou não) de aumento de risco de câncer de mama em usuárias de CH.

Massa Óssea

Em mulheres adultas, o uso de CHC não altera a massa óssea ou pode provocar um efeito benéfico, independente da dose de EE e do progestógeno utilizado. Já em adolescentes, o CHC parece estar associado a menor ganho de massa óssea, especialmente nos 3 primeiros anos após a menarca. Doses de EE < 30 μg podem não ser suficientes para proteção de massa óssea, no entanto, há indícios recentes de que não seria a dose de EE e sim a presença desse estrógeno exógeno em dose suprafisiológica que alteraria a resposta do IGF-1 ao hormônio do crescimento, reduzindo o ganho de massa óssea pelas adolescentes.[61] Caso isso ocorra, não se sabe se a redução da aquisição de massa óssea em adolescentes seria reversível. Já o injetável trimestral (AMPD) reduz a densidade mineral óssea (DMO) após 2 anos de uso do método, tanto em mulheres jovens quanto em adultas por provocarem hipoestrogenismo. Esta redução é reversível, inferior a 1 desvio-padrão, e não se sabe se está associada a aumento de risco de fratura. Já o SIU-LNG 52 mg e 19,5 mg, o implante de etonogestrel e as pílulas de progestógeno isolado não mudam os níveis endógenos de estradiol e, por isso, parecem não causar prejuízos para a massa óssea.[61] Não há indicação de monitorização de massa óssea em usuárias de AMDP nem de outro CH. Sempre orientar cessação do tabagismo, dieta rica em cálcio e aporte adequado de vitamina D, normalmente pela exposição solar.

INDICAÇÕES E CONTRAINDICAÇÕES

A prescrição de qualquer contraceptivo deve ser baseada nos critérios médicos de elegibilidade da Organização Mundial da Saúde (OMS). Isto porque estes critérios avaliam o uso de contraceptivos em diversas situações clínicas, mostrando quando são indicados e quando são contraindicados. Estas orientações são revistas periodicamente, sendo que a última revisão foi feita em 2014 e publicada em 2015. As orientações estão disponíveis gratuitamente no site da OMS: www.who.int/reproductivehealth/publications/family_planning/MEC-5/en/.[48] É importante estar atento a estas orientações, uma vez que a prescrição de um CH pode afetar negativamente a doença da paciente. Os Quadros 18-7 e 18-8 mostram as orientações e exemplos de situações comuns na prática.

É importante observar que a mudança da via de administração do estrógeno em contracepção não se traduz em benefício metabólico, diferentemente do que ocorre com a terapia de reposição hormonal no climatério. Isto porque, em geral, usa-se o etinilestradiol, um estrógeno sintético potente que consegue induzir as mesmas alterações hepáticas independente da via de administração. Assim, a síntese de angiotensinogênio (e, por consequência, efeito na pressão arterial), o aumento de cerca de 50% nos triglicérides e o aumento de risco de trombose são semelhantes entre a via oral e não oral dos métodos combinados que usam etinilestradiol.[44,45,48,51,52,56]

É importante lembrar que após a orientação sobre quais métodos a mulher pode ou não usar por parte do médico, a escolha final de qual método deverá ser prescrito cabe à mulher (Lei nº 9263 de 12 de janeiro de 1996).[62]

Quadro 18-7. Critérios de elegibilidade médica para os métodos contraceptivos segundo a Organização Mundial da Saúde.[48]

Categoria	Classificação	Julgamento clínico
1	Não há restrição ao uso do método contraceptivo	Utilizar o método
2	As vantagens em utilizar-se o método geralmente superam aos riscos, teóricos ou provados	Utilizar o método
3	Os riscos, comprovados ou teóricos, superam as vantagens do uso do método	Não é recomendado o uso do método a menos que métodos mais adequados não estejam disponíveis ou, não sejam aceitáveis
4	Risco de saúde inaceitável caso o método anticoncepcional seja utilizado	Não utilizar o método (proscrito)

Adaptado de Tepper NK, et al; 2016.[48]

Quadro 18-8. Situações clínicas comuns de uso contraceptivos hormonal

Condição	Progestógeno Isolado		Contraceptivo combinado	
	Oral Implante SIU-LNG	Injetável	Oral Vaginal Transdérmico	Injetável
Doença cardíaca isquêmica (atual ou pregressa) ou AVC	2	3	4	4
Obesidade	1	1	2	2
Tabagismo				
▪ Idade < 35 anos	1	1	2	2
▪ Idade ≥ 35 anos	1	1	3/4 *	3
Múltiplos fatores de risco para DCV	2	3	3/4**	3/4*
Diabetes *Mellitus*				
▪ Sem lesão de órgão alvo e < 20 anos do diagnóstico da doença, usuária ou não de insulina	2	2	2	2
▪ Com lesão de órgão alvo (neuropatia, nefropatia, vasculopatia ou retinopatia)	2	3	3/4**	3/4**
▪ ≥ 20 anos do diagnóstico da doença	2	3	3/4	3/4**
Dislipidemia				
▪ Sem fator de risco para DCV	2	2	2	2
▪ Com fator de risco para DCV	2	2	3/4**	3/4**
HAS				
▪ História de HAS, quando PA não pode ser aferida	2	2	3	3
▪ HAS controlada, quando PA pode ser aferida	2	1	3	3
▪ Níveis elevados de PA (mmHg):				
a) PAS: 140-159 ou PAD: 90-99	1	2	3	3
b) PAS ≥ 160 ou PAD ≥ 100	2	3	4	4
▪ Doença vascular	2	3	4	4

SIU-LNG: sistema intrauterino liberador de levonorgestrel; AVC: acidente vascular cerebral; HAS: hipertensão arterial sistêmica; PA: pressão arterial; DCV: doença cardiovascular; PAS: pressão arterial sistólica; PAD: pressão arterial diastólica. * Muda para categoria 4 se fumar ≥ 15 cigarros/dia; ** A depender da severidade de cada caso (o prescritor tem que avaliar quais fatores estão presentes, ver a classificação de cada fator e decidir caso a caso).
Adaptado de WHO; 2015.[49]

BENEFÍCIOS NÃO CONTRACEPTIVOS DOS CONTRACEPTIVOS HORMONAIS

Estes efeitos garantem mais adesão das usuárias ao método e há mulheres que vão iniciar os CHs por seus benefícios não contraceptivos, e não propriamente pelo efeito anticonceptivo. São comprovados os seguintes benefícios não contraceptivos dos CH:[24,34,63-67]

- Redução da mortalidade materna (qualquer CH);
- Redução do volume menstrual (por sangramento uterino anormal de causa não estrutural e algumas causas estruturais como adenomiose e leiomiomatose) (COC, anel, SIU-LNG 52 mg, AMPD e pílula de progestógeno). O SIU-LNG 52 mg é o método que mais reduz o volume menstrual (reduz em até 90%);
- Redução da dismenorreia (qualquer CH);
- Regularização do ciclo menstrual (CH combinados, sendo o anel vaginal o método com menor risco de sangramento não programado);
- Redução da dor pélvica provocada pela endometriose (CH combinados, implante de etonogestrel, SIU-LNG, AMPD);
- Redução dos sinais de hiperandrogenismo (acne e hirsutismo) (CH combinados);
- Redução dos sintomas de tensão pré-menstrual (contraceptivos que inibem a ovulação);
- Redução de gestação ectópica (qualquer CH);
- Reduz crises de falcização (AMPD);
- Redução do risco de câncer de ovário (CH que inibem a ovulação, ainda que parcialmente, como o SIU-LNG), de câncer de endométrio (qualquer CH), de câncer colorretal (só descrito em contraceptivos orais combinados) e de colo uterino (associado ao uso de DIU hormonal e não hormonal).

CONTRACEPÇÃO DE EMERGÊNCIA

No Brasil estão disponíveis os seguintes contraceptivos de emergência: o SIU-LNG 52 mg, o DIU de cobre, a pílula combinada e a pílula de levonorgestrel.[68-70] Como este capítulo é de CHs, não abordaremos o DIU de cobre. Os CH orais de emergência reduzem em 56 a 94% o risco de gravidez após uma relação desprotegida.[68-70]

A pílula combinada é usada como esquema de Yuzpe: 30 mcg de EE + 150 mcg de LNG, sendo usado 4 comprimidos de 12 em 12 horas por 24 horas, com eficácia até 5 dias (120 horas) da relação sexual desprotegida.[24] As demais pílulas combinadas com outros progestógenos não são recomendadas para contracepção de emergência.[24]

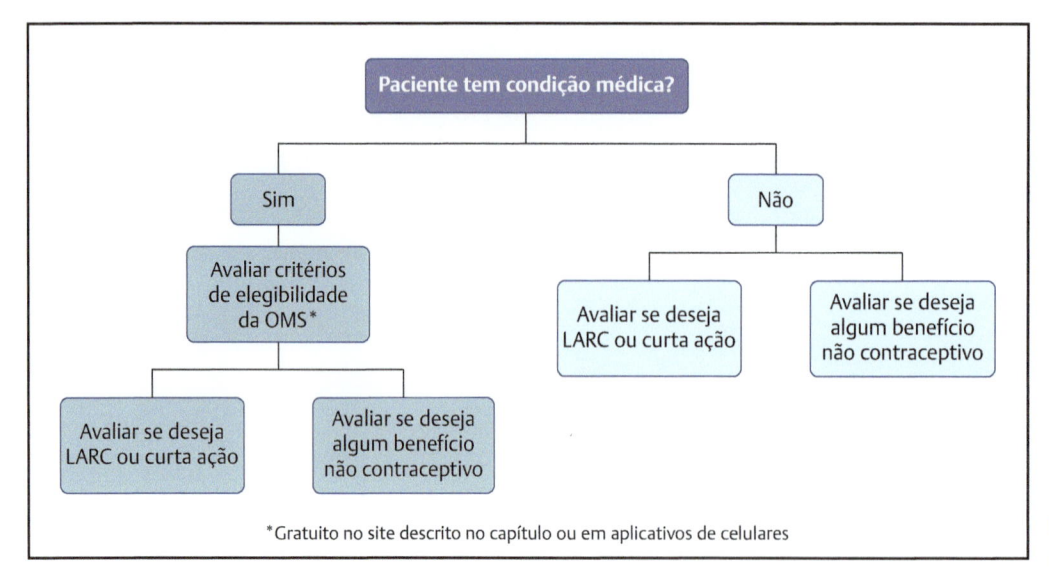

Fig. 18-1. Fluxograma de prescrição de contracepção.

Já a pílula de progestógeno, quando usada como emergência, é representada pelo levonorgestrel isolado, 0,75 mg de 12 em 12 horas por 24 horas ou 1,5 mg em dose única (preferível), com eficácia até 5 dias (120 horas) da relação sexual desprotegida.[68,69] A pílula de emergência contendo apenas progestógeno é mais eficaz e apresenta menos efeitos adversos que a pílula combinada.[68,69]

Estes dois métodos de contracepção de emergência oral disponíveis no Brasil previnem a gestação por interferirem no processo de ovulação, postergando ou abolindo a ovulação. Estudos mostraram que a dose alta e aguda de progestógeno só interfere na ovulação. Não há efeito no muco, nas trompas uterinas e no endométrio. Para corroborar este fato, os contraceptivos hormonais de emergência só funcionam se ofertados pré-ovulação; após a ovulação não são capazes de reduzir nenhuma gravidez esperada.[71] Fora do nosso país existe um modulador seletivo do receptor de progesterona para uso como contraceptivo de emergência, o ulipristal. Esta medicação já é usada em outros países como contraceptivo de emergência, tendo maior eficácia que o contraceptivo de emergência contendo apenas levonorgestrel.[68,69]

Recentemente, um ensaio clínico randomizado mostrou que o SIU-LNG 52 mg funciona como contraceptivo de emergência quando utilizado em até 5 dias (120 horas) da relação sexual desprotegida.[70] O SIU-LNG 52 mg (taxa de gravidez de 0,3%) foi considerado não inferior ao DIU de cobre (nenhuma gravidez documentada no estudo).[70]

CONSIDERAÇÕES FINAIS: SELEÇÃO DO MÉTODO A SER PRESCRITO

De forma geral, para indicar as opções contraceptivas disponíveis, primeiramente o médico deve avaliar se a mulher tem alguma restrição a algum método contraceptivo. Caso a mulher tenha alguma condição médica, deverão ser oferecidas apenas as opções seguras para esta condição (categoria 1 e 2 da OMS).

Outro ponto importante a ser considerado é o benefício não contraceptivo de um CH, o que deverá ser levado em conta tanto para garantir uma contracepção mais adequada para a paciente como também para aumentar a adesão ao método.

Em qualquer caso, a escolha final do método cabe à mulher, sendo os profissionais de saúde responsáveis pela orientação contraceptiva.

Antes de iniciar um contraceptivo, é imperativa uma boa história clínica para avaliar se existem situações que afetam a prescrição de algum método contraceptivo, como medicações e enfermidades. Além disso, em caso de desejo de CHC, a aferição da pressão arterial deve ser feita. Já quando há o desejo de algum contraceptivo intrauterino, é essencial realizar o exame pélvico com especular exame de toque bimanual. Normalmente exames complementares são desnecessários, a não ser em situações clínicas específicas.[24]

A Figura 18-1 resume o organograma de prescrição de um CH.

REFERÊNCIAS BIBLIOGRÁFICAS

1. Conde-Agudelo A, Belizán JM. Maternal morbidity and mortality associated with interpregnancy interval: cross sectional study. BMJ 2000;321(7271):1255-9.
2. Conde-Agudelo A, Rosas-Bermúdez A, Kafury-Goeta AC. Effects of birth spacing on maternal health: a systematic review. Am J Obstet Gynecol. 2007;196(4):297-308.
3. Kozuki N, Lee AC, Silveira MF, et al. Child Health Epidemiology Reference Group Small-for-Gestational-Age-Preterm Birth Working Group. The associations of birth intervals with small-for-gestational-age, preterm, and neonatal and infant mortality: a meta-analysis. BMC Public Health. 2013;13(3):S3.
4. Connell EB. Contraception in the prepill era. Contraception. 1999;59(1):7S-10S.
5. Dhont M. History of oral contraception. Eur J Contracept Reprod Health Care. 2010;15(2):12S-8S.
6. De Leo V, Musacchio MC, Cappelli V, et al. Hormonal contraceptives: pharmacology tailored to women's health. Hum Reprod Update. 2016;22(5):634-46.
7. Haddad LB, Townsend JW, Sitruk-Ware R. Contraceptive technologies: looking ahead to new approaches to increase options for family planning. Clin Obstet Gynecol. 2021;64(3):435-48.

8. Pesquisa nacional de saúde, 2019 – ciclos de vida, Brasil/IBGE, Coordenação de Trabalho e Rendimento. – Rio de Janeiro, IBGE, [Internet] 2021:139.
9. Thirumalai A, Amory JK. Emerging approaches to male contraception. Fertil Steril. 2021;115(6):1369-76.
10. Faculty of Sexual & Reproductive Healthcare. FSRH Clinical Guideline: combined hormonal contraception, [Internet]. 2019-2020.
11. Edelman A, Micks E, Gallo MF, et al. Continuous or estended cycle vs. cyclic use of combined hormonal contraceptives for contraception. Cochrane Database Syst Rev. 2014;29(7):CD004695.
12. Howard B, Trussell J, Grubb E, Lage MJ. Comparison of pregnancy rates in users of extended and cyclic combined oral contraceptive (COC) regimens in the United States: a brief report. Contraception. 2014;89(1):25-7.
13. Dinger J, Do Minh T, Buttmann N, Bardenheuer K. Effectiveness of oral contraceptive pills in a large U.S. co-hort comparing progestogen and regimen. Obstet Gynecol. 2011;117(1):33-40.
14. Damm T, Lamvu G, Carrillo J, et al. Continuous vs. cyclic combined hormonal contraceptives for treatment of dysmenorrhea: a systematic review. Contracept X. 2019;1:100002.
15. Committee on Gynecologic Practice Long-Acting Reversible Contraception Working Group. Committee Opinion No. 642: Increasing Access to Contraceptive Implants and Intrauterine Devices to Reduce Unintended Pregnancy. Obstet Gynecol. 2015;126(4):e44-8.
16. Winner B, Peipert JF, Zhao Q, et al. Effectiveness of long-acting reversible contraception. N Engl J Med. 2012; 366(21):1998-2007.
17. Peipert JF, Zhao Q, Allsworth JE et al. Continuation and satisfaction of reversible contraception. Obstet Gynecol. 2011; 117(5):1105-13.
18. Secura G, Madden T, McNicholas C et al. Provision of no-cost long-acting contraception and teen pregnancy. N Engl J Med. 2014;371(14):1316-23.
19. Mavranezouli I. LARC Guideline Development Group. The cost-effectiveness of long-acting reversible contraceptive methods in the UK: analysis based on a decision-analytic model developed for a National Institute for Health and Clinical Excellence (NICE) clinical practice guideline. Hum Reprod. 2008;23(6):1338-45.
20. Rivera R, Yacobson I, Grimes D. The mechanism of action of hormonal contraceptives and intrauterine contraceptive devices. Am J Obstet Gynecol. 1999;181(5-1):1263-9.
21. Hahn KA, Hatch EE, Rothman KJ, et al. History of oral contraceptive use and risk of spontaneous abortion. Ann Epidemiol. 2015;25(12):936-41.
22. Grimes DA, Lopez LM, O'Brien PA, Raymond EG. Progestin-only pills for contraception. Cochrane Database Syst Rev. 2013(11):CD007541.
23. Trussell J. Contraceptive failure in the United States. Contraception. 2011;83:397-404.
24. World Health Organization. Family Planning – A global handbook for providers. WHO, [Internet] 2018.
25. Scherwitzl EB, Lundberg O, Kopp HK, et al. Short- and long-term effect of contraceptive methodson fecundity. Eur J Contracept Reprod Health Care. 2019;24(4):260-5.
26. Mansour D, Gemzell-Danielsson K, Inki P, Jensen JT. Fertility after discontinuation of contraception: a comprehensive review of the literature. Contraception. 2011;84(5):465-77.
27. Palacios S, Regidor PA, Colli E, et al. Oestrogen-free oral contraception with a 4 mg drospirenone-only pill: new data and a review of the literature. Eur J Contracept Reprod Health Care. 2020;25(3):221-7.
28. Hubacher D, Lopez L, Steiner MJ, Dorflinger L. Menstrual pattern changes from levonorgestrel subdermal implants and DMPA: systematic review and evidence-based comparisons. Contraception. 2009;80(2):113-8.
29. Mansour D, Fraser IS, Edelman A, et al. Can initial vaginal bleeding patterns in etonogestrel implant users predict subsequent bleeding in the first 2 years of use? Contraception. 2019;100(4):264-8.
30. Mansour D, Korver T, Marintcheva-Petrova M, Fraser IS. The effects of Implanon on menstrual bleeding patterns. Eur J Contracept Reprod Health Care. 2008;13(S1):13-28.
31. Gemzell-Danielsson K, Apter D, Dermout S, et al. Evaluation of a new, low-dose levonorgestrel intrauterine contraceptive system over 5 years of use. Eur J Obstet Gynecol Reprod Biol. 2017;210:22-8.
32. https://www.empr.com/home/news/mirena-approved-for-pregnancy-prevention-for-up-to-7-years/
33. Goldthwaite LM, Creinin MD. Comparing bleeding patterns for the levonorgestrel 52 mg, 19.5 mg, and 13.5 mg intrauterine systems. Contraception. 2019;100(2):128-31.
34. Bofill Rodriguez M, Lethaby A, Jordan V. Progestogen-releasing intrauterine systems for heavy menstrual bleeding. Cochrane Database Syst Rev. 2020;6(6):CD002126.
35. Lindh I, Ellström AA, Milsom I. The long-term influence of combined oral contraceptives on body weight. Hum Reprod. 2011;26(7):1917-24.
36. Gallo MF, Lopez LM, Grimes DA, et al. Combination contraceptives: effects on weight. Cochrane Database Syst Rev. 2014;(1):CD003987.
37. Lopez LM, Ramesh S, Chen M, et al. Progestin-only contraceptives: effects on weight. Cochrane Database Syst Rev. 2016;2016(8):CD008815.
38. Modesto W, Silva dos Santos P Nazaré, et al. Weight variation in users of depot-medroxyprogesterone acetate, the levonorgestrel-releasing intrauterine system and a copper intrauterine device for up to ten years of use. Eur J Contracept Reprod Health Care. 2015;20(1):57-63.
39. Silva dos Santos P N, Madden T, Omvig K, Peipert JF. Changes in body composition in women using long-acting reversible contraception. Contraception. 2017;95(4):382-9.
40. Toffol E, Heikinheimo O, Koponen P, et al. Hormonal contraception and mental health: results of a population-based study. Hum Reprod. 2011;26(11):3085-93.
41. Worly BL, Gur TL, Schaffir J. The relationship between progestin hormonal contraception and depression: a systematic review. Contraception. 2018;97(6):478-89.
42. de Wit AE, de Vries YA, de Boer MK, et al. Hormonal contraceptive use and depressive symptoms: systematic review and network meta-analysis of randomized trials. BJPsych Open. 2021;7(4):e110.
43. Cleland J, Conde-Agudelo A, Peterson H, et al. Contraception and health. Lancet. 2012;380(9837):149-56.
44. Dragoman MV, Tepper NK, Fu R, et al. A systematic review and meta-analysis of venous thrombosis risk among users of combined oral contraception. Int J Gynaecol Obstet. 2018;141(3):287-94.
45. Lidegaard O, Nielsen LH, Skovlund CW, Løkkegaard E. Venous thrombosis in users of non-oral hormonal contraception: follow-up study, Denmark 2001-10. BMJ. 2012;344:e2990.
46. Jackson E, Curtis KM, Gaffield ME. Risk of venous thromboembolism during the postpartum period: a systematic review. Obstet Gynecol. 2011;117(3):691-703.
47. Dinger J, Do Minh T, Heinemann K. Impact of estrogen type on cardiovascular safety of combined oral contraceptives. Contraception. 2016;94(4):328-39.

48. Tepper NK, Whiteman MK, Marchbanks PA, et al. Progestin-only contraception and thromboembolism: A systematic review. Contraception. 2016;94(6):678-700.
49. World Health Organization. Medical eligibility criteria for contraceptive use, 5th ed. Geneva: WHO, [Internet] 2015.
50. Lidegaard O, Lokkegaard E, Jensen A, et al. Thrombotic stroke and myocardial infarction with hormonal contraception. N Eng J Med. 2012;366(24):2257-66.
51. Morin-Papunen L, Martikainen H, McCarthy MI, et al. Comparison of metabolic and inflammatory outcomes in women who used oral contraceptives and the levonorgestrel-releasing intrauterine device in a general population. Am J Obstet Gynecol. 2008;199(5):529.e1-10.
52. Barreiros FA, Guazzelli CA, Barbosa R, et al. Estended regimens of the combined contraceptive vaginal ring containing etonogestrel and ethinyl estradiol: effects on lipid metabolism. Contraception. 2011;84(2):155-9.
53. Ågren UM, Anttila M, Mäenpää-Liukko K, et al. Effects of a monophasic combined oral contraceptive containing nomegestrol acetate and 17β-oestradiol compared with one containing levonorgestrel and ethinylestradiol on haemostasis, lipids and carbohydrate metabolism. Eur J Contracept Reprod Health Care. 2011;16(6):444-57.
54. Lopez LM, Grimes DA, Schulz KF. Steroidal contraceptives: effect on carbohydrate metabolism in women without diabetes melito. Cochrane Database Syst Rev. 2019(11).
55. Oelkers WK. Effects of estrogens and progestogens on the renin aldosterone system and blood pressure. Steroids. 1996;61(4):166-71.
56. Sitruk-Ware RL, Menard J, Rad M, et al. Comparison of the impact of vaginal and oral administration of combined hormonal contraceptives on hepatic proteins sensitive to estrogen. Contraception. 2007;75(6):430-7.
57. Lubianca JN, Moreira LB, Gus M, Fuchs FD. Stopping oral contraceptives: an effective blood pressure-lowering intervention in women with hypertension. J Hum Hypertens. 2005;19(6):451-5.
58. Iversen L, Sivasubramaniam S, Lee AJ, et al. Lifetime cancer risk and combined oral contraceptives: the Royal College of General Practitioners' Oral Contraception Study. Am J Obstet Gynecol. 2017;216(6):580.e1-580.e9.
59. Mørch LS, Skovlund CW, Hannaford PC, et al. Contemporary Hormonal Contraception and the Risk of Breast Cancer. N Engl J Med. 2017;377(23):2228-39.
60. Silva FR, Grande AJ, Lacerda Macedo AC, et al. Meta-analysis of breast cancer risk in levonorgestrel-releasing intrauterine system users. Clin Breast Cancer. 2021;21(6):497-508.
61. Bachrach LK. Hormonal contraception and bone health in adolescents. Front Endocrinol (Lausanne). 2020;11:603.
62. Brasil. Lei N° 9.263, de 12/01/1996.
63. Bahamondes L, Valeria Bahamondes M, Shulman LP. Non-contraceptive benefits of hormonal and intrauterine reversible contraceptive methods. Hum Reprod Update. 2015;21(5):640-51.
64. Carvalho N, Margatho D, Cursino K, et al. Control of endometriosis-associated pain with etonogestrel-releasing contraceptive implant and 52-mg levonorgestrel-releasing intrauterine system: randomized clinical trial. Fertil Steril. 2018;110(6):1129-36.
65. Cortessis VK, Barrett M, Brown Wade N, et al. Intrauterine device use and cervical cancer risk: a systematic review and meta-analysis. Obstet Gynecol. 2017;130(6):1226-36.
66. Jareid M, Thalabard J-C, Aarflot M, et al. Levonorgestrel-releasing intrauterine system use is associated with a decreased risk of ovarian and endometrial cancer, without increased risk of breast cancer. Results from the NOWAC Study. Gynecol Oncol. 2018;149(1):127-32.
67. Lethaby A, Wise MR, Weterings MA, et al. Combined hormonal contraceptives for heavy menstrual bleeding. Cochrane Database Syst Rev. 2019;2(2):CD000154.
68. Cleland K, Raymond EG, Westley E, Trussell J. Emergency contraception review: evidence-based recommendations for clinicians. Clin Obstet Gynecol. 2014;57(4):741-50.
69. ACOG. Practice Bulletin No. 152: Emergency Contraception. Obstet Gynecol. 2015;126(3):e1-11.
70. Turok DK, Gero A, Simmons RG, et al. Levonorgestrel vs. Copper Intrauterine Devices for Emergency Contraception. N Engl J Med. 2021;384(4):335-44.
71. Gemzell-Danielsson K. Mechanism of action of emergency contraception. Contraception 2012;82:404-9.

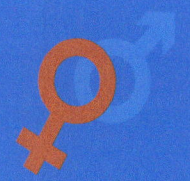

ACNE E ALOPECIA

Márcio Santos Rutowitsch ▪ Paulo Antonio Oldani Felix ▪ Carlota Emilia Cesar de Figueiredo
Christiane Gomes Belinho Cruz

ACNE – INTRODUÇÃO

A acne é uma afecção das glândulas pilossebáceas muito frequente, totalizando aproximadamente 14% das consultas dermatológicas no Brasil,[1] apresentando-se desde quadros leves a formas com comprometimento sistêmico. Doença frequente no sexo feminino, frequentemente está associada à ansiedade e depressão, podendo persistir desde a adolescência, bem como manifestar-se pela primeira vez na idade adulta.

A acne vulgar parece ter caráter familial, porém, em razão de sua alta incidência, é difícil a comprovação. É a dermatose mais frequente entre os adolescentes, acometendo, principalmente, pacientes entre 12 e 24 anos de idade, mas pode ocorrer em qualquer faixa etária, chegando a acometer mais de 80% dos pacientes com 16 anos. Em virtude de sua alta frequência e por, na maioria das vezes, ser autolimitada, já foi considerada fisiológica. Entretanto, devido ao grave impacto psicossocial que ela causa, comparável a doenças sistêmicas como asma, diabetes, artrite e epilepsia, esse conceito foi abandonado.[1-5]

Diferente da acne adolescente, a acne feminina adulta apresenta algumas características e múltiplos fatores etiopatogênicos que tornam seu manejo mais complexo, sendo necessário tratamento de manutenção, geralmente por anos, devido à sua evolução clínica.[3,4] Atualmente é considerada uma doença crônica, podendo estar associada a doenças endocrinológicas e à autoimunidade.[2] Estudos recentes associam a acne ao risco aumentado de doenças tireoidianas, doença inflamatória intestinal, diabetes melito e presença de autoanticorpos.[3]

Acomete ambos os sexos, porém, por conta do estímulo androgênico, sua frequência e gravidade são maiores no sexo masculino. Acomete todas as etnias, sendo menos frequente nos orientais e negros.[6] Homens brancos são mais propensos a desenvolver quadros mais graves, como a acne nódulo-cística, do que os homens negros.[5]

Graus leves de acne já podem ser vistos em recém-natos, provavelmente devido ao estímulo de andrógenos maternos, podendo durar por todo o período neonatal quando, em geral, remite, voltando a surgir na puberdade.

Nesta fase, por causa da maturação adrenal e do desenvolvimento gonadal, com o consequente aumento na produção de andrógenos, ocorre aumento das glândulas sebáceas, com incremento da produção de sebo e consequente surgimento da acne.[1,7,8] A acne pode ser o primeiro sinal da puberdade; nas meninas, pode preceder a menarca em até mais de 1 ano.[4] Na maioria dos homens espera-se regressão do quadro entre 20 a 25 anos, já as mulheres podem continuar com o problema durante toda a vida adulta.[1,5] Cunliffe e Gould analisaram mais de 2.000 homens e mulheres e viram que a maior prevalência de acne entre os homens foi antes dos 16 anos, já entre as mulheres foi após os 23 anos. Estudos mostram que até 50,9% das mulheres e 42,5% dos homens apresentaram acne na 3ª década de vida, e o percentual foi de 26,3 e 12%, respectivamente, na 5ª década. Piora da acne após a adolescência foi percebida por 3,6% dos homens e 13,3% das mulheres.[3,8]

A **acne feminina adulta (AFA)** é definida como aquela que acomete mulheres acima de 25 anos e pode persistir de forma contínua ou intermitente a partir da adolescência ou manifestar-se pela primeira vez neste período. Acredita-se que fatores genéticos e hormonais contribuam para a patogênese da AFA, caracterizada por evolução crônica, necessitando de tratamento de manutenção, em alguns casos, por anos.[3-6]

A **acne persistente** é mais comum do que a acne iniciada na idade adulta.[6,7] Além da acne persistente e tardia, mais recentemente foi sugerido um terceiro tipo, denominado **acne recorrente**, que se apresenta na adolescência, melhora por um período de tempo variável e retorna na idade adulta. Existem poucas publicações a respeito, pois as pesquisas atuais, apesar de questionarem a idade de aparecimento da acne, raramente perguntam ao paciente se a acne recidivou após um período da adolescência.[8] Alguns autores sugerem duas categorias de AFA: 25 a 44 anos e mais de 45 anos no período próximo à menopausa, mas as características de cada grupo ainda precisam ser mais bem definidas.[5,6]

ETIOPATOGÊNESE

A patogênese da acne é complexa e multifatorial, envolve a interação entre quatro fatores fundamentais para o seu surgimento, são eles:

- *Alteração da queratinização do epitélio da porção infundibular do folículo*: causando obstrução do óstio folicular e impedindo a drenagem normal do sebo;
- *Hiperprodução sebácea*: leva ao acúmulo de sebo, que aumenta a pressão interna do folículo, acarretando sua ruptura;
- *Proliferação bacteriana*: em especial o *Propionibacterium acnes* (*P. acnes*) que hidrolisa os triglicerídeos presentes no sebo, produzindo ácidos graxos livres, que são irritantes

para a parede folicular, favorecendo sua ruptura. Além disso, essas bactérias ativam a imunidade inata, levando ao processo inflamatório perifolicular;
- *Inflamação*: com a ruptura do folículo, o sebo e a queratina, que são substâncias imunogênicas, entram em contato com a derme, desencadeando o processo inflamatório.[2,6,9-13]

Atualmente, a inflamação é considerada um componente-chave e pode ser detectada no exame histopatológico e imuno-histoquímico em lesões acneicas aparentemente não inflamatórias, como comedões e até mesmo em áreas perilesionais, sem lesões (subclínicas).[13,14]

As causas da AFA ainda não foram totalmente elucidadas. Vários outros fatores têm sido postulados como desencadeantes ou agravantes, como: exposição à radiação ultravioleta, estresse, obesidade, dieta, tabagismo, distúrbios do sono, cosméticos, medicamentos, lavagem excessiva da pele, possível resistência a *P. acnes* e doenças endócrinas.[1] Atualmente, a deficiência da função de barreira epidérmica também tem sido relatada como uma alteração relevante. O dano da barreira e o consequente aumento da perda transepidérmica de água podem ser responsáveis pelo início da cascata inflamatória que constitui a alteração central no aparecimento da acne.[15,16]

Além desses fatores, sabe-se que outros também são indispensáveis para o desenvolvimento da acne. Um deles é a presença de andrógenos circulantes. Hamilton, em 1941, demonstrou que homens castrados não desenvolvem acne e, em 1962, Pochi *et al.* observaram que a reposição de testosterona nesses pacientes levava a aumento da produção de sebo e ao surgimento da acne.[7,13,14] A testosterona, o sulfato de de-hidroepiandrosterona (SDHEA) e a di-hidrotestosterona (DHT) estimulam o crescimento das glândulas sebáceas e a produção de sebo. Os estrógenos têm o efeito oposto, ou seja, inibem a secreção de andrógenos, modulam genes envolvidos no crescimento da glândula sebácea e inibem sua função. A atividade da glândula sebácea depende, portanto, da relação estrógeno/andrógeno.

Em relação aos AFA e hormônios, destacam-se: aumento da sensibilidade da glândula sebácea aos hormônios androgênicos: assim como na acne vulgar, na AFA há aumento do número e da sensibilidade dos receptores localizados nos sebócitos e queratinócitos aos andrógenos circulantes.

Aumento da conversão hormonal periférica: sebócitos e queratinócitos apresentam um sistema enzimático capaz de produzir localmente testosterona e DHT. Hiperatividade e atividade anormal de enzimas relacionadas ao metabolismo de andrógenos como 5-alfa-redutase, 3-beta-hidroxiesteroide desidrogenase e 17-hidroxiesteroide desidrogenase, com aumento da conversão periférica de pré-hormônios (SDHEA, androstenediona e testosterona) em andrógenos mais potentes hormônios (testosterona e DHT).

Pode haver agravamento da acne no período pré-menstrual em 60 a 70% das mulheres, bem como na pré-menopausa, gravidez e durante o uso de anticoncepcionais à base de progestógeno. Nesses períodos há aumento relativo dos hormônios com maior atividade androgênica em relação ao estradiol.

A glândula sebácea é um órgão neuroendócrino e a produção de sebo também pode ser estimulada, em períodos de estresse, por neuropeptídeos e hormônios como melanocortinas e hormônio liberador de corticotrofina (CRH).[17] O CRH aumenta a expressão do mRNA da 3β-hidroxi-esteroide desidrogenase, enzima responsável pela conversão da de-hidroepiandrosterona (DHEA) em testosterona. Também neuropeptídeos, histamina, retinoides, vitamina D e fator de crescimento semelhante à insulina 1 (IGF-1) foram descritos como reguladores da produção de sebo.

O desenvolvimento da glândula sebácea também é influenciado por outros fatores, como fator estimulador de linfócitos 1 (Lef-1), hormônio do crescimento (GH), fator de crescimento insulina-símile (IGF) e receptor proliferador-ativado de peroxissomo, que estimulam a diferenciação das células-tronco em sebócitos, enquanto o ácido retinoico, o fator de crescimento epidérmico, o fator transformador do crescimento, o fator de crescimento do fibroblasto e as moléculas de adesão estimulam a diferenciação normal do folículo pilossebáceo.[7]

Outro fator muito controverso é a influência da dieta na acne. Antes da década de 1960, o tratamento da acne incluía dieta restritiva de carboidratos e lipídeos, como chocolate, refrigerantes, doces e gorduras. No final da década de 1960, Fulton *et al.*, e, em 1971, Anderson publicaram estudos que não mostravam relação da dieta com a acne, o que levou a uma mudança de conceitos, porém esses estudos apresentam sérios problemas em seu desenho.[6,16,18]

Atualmente, sabe-se que os estados hiperinsulinêmicos aumentam a produção de IGF-1 e causam diminuição da proteína ligadora do IGF-3 que agem diretamente na proliferação e na apoptose dos queratinócitos, além de estimular a síntese de andrógenos por vários tecidos, levando a aumento da glândula sebácea com consequente incremento da produção de sebo.[6,16] Hoje, em estudos mais bem desenhados, viu-se que a ingestão de alimentos contendo chocolate levou a aumento dos níveis de insulina quando comparados aos mesmos alimentos sem chocolate, o que talvez explique a relação entre chocolate e acne que muitos pacientes relatam.[16,17,19]

A acne é uma das características da síndrome do ovário policístico (SOP) que cursa com obesidade, hiperinsulinemia, resistência à insulina e hiperandrogenismo. As pacientes apresentam altos índices de IGF-1, andrógenos e baixa concentração de globulinas ligadoras de hormônios sexuais (SHBG). A melhora da resistência à insulina, seja pela perda de peso ou pelo uso de medicações, como a metformina e a pioglitazona, normaliza os níveis desses hormônios nas mulheres com SOP. O uso dessas medicações deve ser levado em conta no tratamento de pacientes com acne que apresentem resistência à insulina.[20-24]

Sabe-se que uma restrição calórica intensa reduz a produção do sebo e que esta volta ao normal com o retorno à dieta de rotina. Talvez a explicação seja que para a glândula sebácea produzir sebo ela necessita de energia. O glicogênio é a principal fonte de nicotinamida adenina dinucleótido fosfato (NADPH), necessário para gerar essa energia, logo, uma baixa ingestão calórica reduziria os níveis de glicogênio nas glândulas sebáceas, sendo fator limitante na lipogênese sebácea. Dietas com alto teor de ácidos graxos monoinsaturados parecem estar relacionadas com a piora da acne, já que estes, quando aplicados topicamente na pele, levam à queratinização anormal e à hiperplasia epidérmica.[16]

O zinco e a vitamina A também têm papel importante na acne, e estudos mostram que pacientes com acne, principalmente com acne grave, apresentam níveis séricos baixos dessas substâncias.[6,16]

Em 2002, Cordain *et al.* estudaram duas populações não ocidentais, os ilhéus de Kitavan da Papua Guiné, e os povos Ache do Paraguai, que não apresentam acne, e atribui-se o fato a uma dieta pobre em carboidratos. O fato também foi confirmado na população de esquimós Inuit, que só passaram a apresentar acne após a introdução de hábitos alimentares ocidentalizados. Além disso, sabe-se que a dieta com baixos índices glicêmicos atrasa o início da puberdade e, consequentemente, o surgimento da acne.[6,16,25]

QUADRO CLÍNICO

Em geral, o início da acne é gradual, com surgimento de lesões na puberdade, acometendo mais a face, e, em menor grau, dorso, peito e ombros. Quando o surgimento é abrupto, devem-se pesquisar outras causas subjacentes.[5]

Os primeiros estudos mostraram que as lesões da AFA se localizavam, principalmente, na parte inferior da face, incluindo a região mandibular, a região perioral e o queixo, conferindo um formato de U, além da região cervical anterior. Caracterizam-se por lesões inflamatórias, pápulas e pústulas, de intensidade leve a moderada, com presença de poucos comedões fechados ou microcistos. A hiperpigmentação pós-inflamatória é comum e as cicatrizes podem ocorrer em 20% das mulheres afetadas.[10] Além disso, a pele pode ser mais sensível que a de adolescentes, com menor tolerância a medicamentos tópicos.

Clinicamente, a acne pode ser classificada de acordo com o tipo de lesão que apresenta: lesões não inflamatórias, como os comedões abertos e fechados; e inflamatórias, como pápulas, nódulos, cistos e até cicatrizes. Os comedões abertos são pápulas achatadas com um ponto negro central, já os comedões fechados, muitas vezes, são difíceis de observar, ou são pequenas pápulas cor da pele, sem orifício visível. As lesões inflamatórias variam de pequenas pápulas eritematosas e pústulas a grandes nódulos flutuantes e dolorosos. A presença de pápulas, pústulas ou nódulos depende da extensão e da localização do infiltrado inflamatório.[4,5]

Não existe consenso quanto à classificação da acne, existindo vários sistemas. O mais utilizado é o que a classifica pelo tipo de lesão e por sua gravidade. Quando examinamos com cuidado, encontramos lesões em vários estágios, porém, sempre existe predominância de um tipo de lesão, e sua classificação pode ser feita em comedogênica (Fig. 19-1), papulopustulosa (Fig. 19-2) e nodular; seguida da severidade: leve, moderada e grave.[5,26]

As cicatrizes podem ser consequência tanto da acne inflamatória quanto da não inflamatória. Tanto as cicatrizes quanto as lesões ativas causam graves distúrbios psicológicos independentes, sem correlação com a gravidade.[4]

Estudos mostram que existe diferença entre a acne da adolescente e da mulher adulta, indicando serem duas entidades diferentes, com mecanismos fisiopatológicos distintos. A acne na mulher adulta pode ser dividida em persistente, quando o quadro inicia-se na adolescência e persiste na vida adulta; e de início tardio, que se inicia após os 25 anos de idade. Sugere-se que a acne com início tardio possa estar relacionada com distúrbios hormonais.[1]

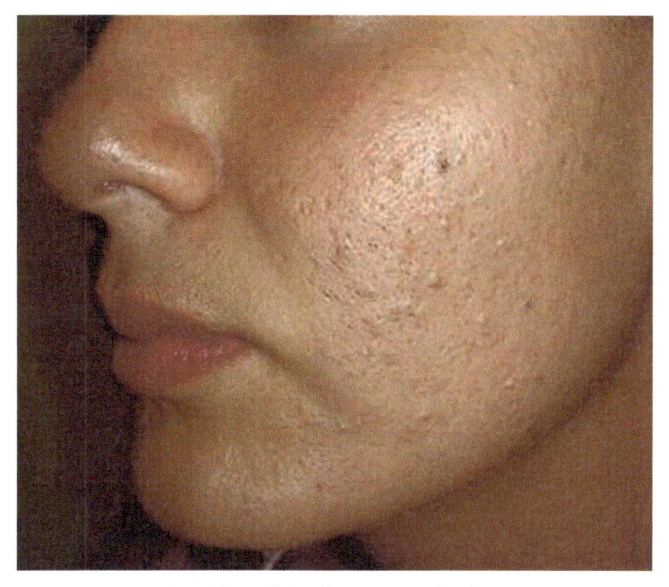

Fig. 19-1. Acne da mulher adulta, forma comedogênica.

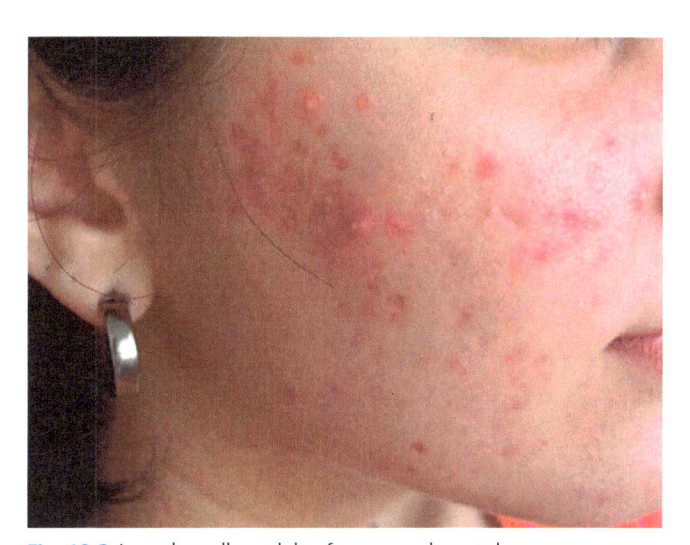

Fig. 19-2 Acne da mulher adulta, forma papulopustulosa.

> **IMPORTANTE**
>
> Nota-se que não só a idade de início seja um fator diferenciador das formas de acne, mas também a topografia. Enquanto nas adolescentes as lesões se localizam na porção superior da face e do dorso, a acne da mulher adulta se concentra no mento, ao redor da boca e linha da mandíbula e, em geral, são mais inflamatórias quando comparadas com a acne da adolescência. Outro fato interessante é a piora pré-menstrual relatada pelas pacientes.[1,8,24]

É questionável se a presença de acne isolada persistente seja um sinal de hiperandrogenismo, e os estudos mostram resultados controversos. Logo, deve-se sempre buscar informações sobre ciclos menstruais, sinais de hirsutismo, alterações de voz e aumento da libido. O surgimento súbito de acne grave e alterações menstruais deve levantar a suspeita de alterações hormonais.

O uso de cosméticos e de certas drogas, em especial andrógenos, corticosteroides, lítio, isoniazida, complexo B, podem levar ao surgimento de acne, devendo sempre ser questionado na história o uso dessas substâncias.[1,8]

Muitas vezes a acne pode ser um componente essencial de várias doenças sistêmicas ou síndromes.[27,28]

Síndrome SAHA

Síndrome caracterizada pela associação de seborreia, acne, hirsutismo e/ou alopecia androgenética. Pode ser indicativo de excesso de andrógenos circulantes na mulher, tanto por níveis séricos elevados (hiperandrogenemia) como por sensibilidade aumentada do folículo pilossebáceo em responder aos estímulos dos níveis normais de andrógenos circulantes. Pode ser classificada em idiopática, ovariana e hiperprolactinêmica. O excesso de andrógenos é o distúrbio endócrino mais frequente nas mulheres com acne, atingindo cerca de 5 a 10% de todas as mulheres na idade fértil, podendo ser causado tanto pelo excesso de produção, como por distúrbios do metabolismo periférico de andrógenos ou pela indução do metabolismo e da ativação dos andrógenos na pele. A glândula sebácea possui todas as enzimas para biossíntese da testosterona, sendo os tecidos periféricos responsáveis por 50% da testosterona circulante na mulher. Os andrógenos causam várias alterações na pele, entre elas aumento do tamanho e número dos lóbulos das glândulas sebáceas, bem como o aumento da secreção sebácea. Contudo, os níveis de andrógenos circulantes não se relacionam, necessariamente, com a gravidade da acne, indicando que pode haver superprodução na pele.[28]

Síndrome SAPHO

Acrômio de **S**inovite, **A**cne, **P**ustulose, **H**iperostosis e **O**steite, a SAPHO é uma síndrome rara, subdiagnosticada, com prevalência estimada em menos de 1:10.000, sendo caracterizada pela presença de osteoartropatia com fator reumatoide negativo e manifestações cutâneas em vários graus como acne/hidroadenite supurativa/foliculite dissecante, psoríase vulgar/psoríase pustular/pustulose palmoplantar, síndrome de Sweet, doença de Sneddon-Wilkinson e pioderma gangrenoso. A severidade da acne pode variar de leve a quadros de *acne fulminans*. As manifestações cutâneas podem preceder, serem concomitantes ou seguirem manifestações osteoarticulares.

Três critérios maiores propostos para a síndrome Sapho:

1. Osteomielite multifocal recorrente com ou sem lesões cutâneas;
2. Artrite estéril aguda ou crônica com psoríase pustulosa ou palmoplantar ou acne severa;
3. Osteíte estéril na presença de uma das manifestações cutâneas.

Não se conhece a etiopatogenia da síndrome, mas o *P. acnes* parece ter papel importante. Seu tratamento é pautado na pouca experiência e se baseia em corticosteroides, anti-inflamatórios não hormonais, sulfassalazina, metotrexato, ciclosporina A, leflunomida e, mais recentemente, no uso de antifator de necrose tumoral alfa (anti-TNF-α).[29]

Síndrome PAPA

Tríade de artrite piogênica estéril, pioderma gangrenoso e acne conglobata descrita em várias famílias em 1997. Em 2002 identificou-se o gene *CD2-binding protein 1* como causador da síndrome. A artrite soronegativa, não axial, pauciarticular, em geral, é o primeiro sintoma em torno de 1 a 16 anos de idade. Na puberdade surge acne nodular grave, e o pioderma gangrenoso se desenvolve também na adolescência ou na vida adulta. Existe maior prevalência de proteinúria, diabetes insulinodependente, hipogamaglobulinemia, hepatite idiopática e uveíte nestes pacientes. Os corticosteroides podem induzir melhora da acne e do pioderma gangrenoso, já os antibióticos são ineficazes. Sulfassalazina, leflunomida podem melhorar os sintomas articulares e prevenir sua evolução. Dapsona, por seu efeito antineutrofílico, pode ser útil e os anti-TNF-α e o anakinra (receptor recombinante humano de interleucina tipo 1[IL-1]) são promissores.[30]

LABORATÓRIO

Testes microbiológicos são desnecessários na maioria dos casos, já que a bactéria envolvida na patogênese da acne é o *P. acnes*, um anaeróbio gram-negativo que habita normalmente a pele.

A foliculite por gram-negativo pode surgir no curso da acne, muitas vezes, causada pelo uso indiscriminado de antibióticos tópicos e sistêmicos, caracterizado por pústulas e nódulos, em geral perioral e perinasal. Como pode ser causada por bactérias resistentes a vários antibióticos, a cultura pode ser útil nestes casos.

Na presença de outros sinais clínicos de hiperandrogenismo, a maioria dos autores sugere concentrações plasmáticas de testosterona livre e total, S-DHEA, Hormônio Luteinizante (LH), Hormônio Folículo Estimulante (FSH) e, em alguns casos, na suspeita de SOP, ultrassonografia transvaginal para visualização dos ovários. Essas dosagens devem ser realizadas sempre na fase folicular, preferencialmente entre o 1º e o 5º dia do ciclo menstrual e a coleta deve ser feita pela manhã, entre 8 e 10 horas. Dessa forma, as variações hormonais do ciclo menstrual interferem menos na análise do sangue. A SOP é a causa mais frequentemente diagnosticada. Não é recomendado realizar exames quando os anticoncepcionais hormonais estão em uso.[31]

Na suspeita de SOP devem ser verificados os seguintes critérios: presença de alterações menstruais (amenorreia ou oligomenorreia), alterações clínicas e/ou bioquímicas e/ou hiperandrogenismo, bem como alterações ultrassonográficas (presença de 12 ou mais folículos com 2 e 9 mm de diâmetro ou aumento do volume ovariano > 10 cm^3). No consenso revisado de 2004, a presença de dois dos três critérios confirmou o diagnóstico.[32] No entanto, hoje persiste a dificuldade para a padronização dos critérios para seu diagnóstico preciso.[33,34]

TRATAMENTO

AFA é um desafio terapêutico, pois apresenta tendência à recidiva mesmo após ciclos de antibióticos orais ou isotretinoína.[3] A evolução típica da AFA, com recidivas frequentes, torna essencial o tratamento de manutenção.[35,36]

Na escolha do tratamento, vários fatores devem ser levados em consideração: gravidade da acne, resposta a tratamentos anteriores, impacto psicossocial, possibilidade de gravidez, resposta lenta ao tratamento e aumento do risco de irritação da pele sensível. Preferências e custos individuais também são fatores importantes.[2,7] Na população brasileira, a diversidade de fototipos, com grande contingente de pacientes propensos à hipercromia pós-inflamatória, bem como a variação climática limitam as opções terapêuticas, contribuindo para sua complexidade.

O tratamento da acne pode ser tópico, sistêmico e, em alguns casos, cirúrgico, podendo associá-los ou não, dependendo da gravidade, adesão do paciente e outros fatores.[12]

Tratamento Tópico

O tratamento tópico é o de escolha da acne leve a moderada. O uso dos retinoides tópicos, peróxido de benzoíla e combinações destes com antibióticos (eritromicina e clindamicina) são efetivos. A administração de antibióticos, tanto tópicos como sistêmicos, isolados deve ser evitada por estar relacionada com resistência bacteriana. O uso de vários agentes agindo em diferentes pontos da patogênese da acne pode ser útil, porém, deve-se ter atenção para incompatibilidades químicas que levem à neutralização das substâncias.[26]

Retinoides

Sua principal ação é a normalização da descamação do epitélio folicular, impedindo a formação de novos microcomedões e reduzindo os comedões preexistentes. São anti-inflamatórios que agem como imunomoduladores diretos, mas não possuem atividade antibacteriana. Todos os retinoides podem causar eritema, descamação e sensibilidade na pele. A tretinoína foi, durante muito tempo, o único retinoide tópico disponível, mas, por causar irritação, levou ao desenvolvimento de novas moléculas, como o adapaleno e a isotretinoína, com efeitos irritantes menores e eficácia semelhante.[9,11,12,28]

Antibióticos

Reduzem o processo inflamatório por diminuir a população de *P. acnes*, diminuindo, assim, a produção de ácidos graxos livres e a ativação do sistema imune. Podem ser usados por via oral (tetraciclinas e macrolídeos) ou tópica (eritromicina e clindamicina). O uso de antibióticos tópicos isolado ou por períodos prolongados ou associado a antibióticos sistêmicos deve ser evitado pelo risco do surgimento de cepas bacterianas resistentes.[9,12,29-31,37]

Peróxido de Benzoíla

É um agente antibacteriano potente e possui pequena ação anti-inflamatória. Por possuir ação antibacteriana, é utilizado em associação à antibioticoterapia tópica ou oral para evitar a resistência bacteriana. A combinação com antibióticos tópicos ou retinoides tópicos potencializa sua ação. Os efeitos adversos mais frequentes são o eritema e a descamação da pele.[9,12]

Ácido Azelaico

O ácido azelaico 20%, aplicado 2 vezes ao dia, foi avaliado em um estudo para o tratamento da AFA em 241 mulheres, isoladamente ou em combinação com vários tratamentos (incluindo adapaleno, peróxido de benzoíla, cosmecêuticos, isotretinoína e contraceptivos hormonais orais). O estudo concluiu que o tratamento tópico melhorou o Índice de Qualidade de Vida em Dermatologia (DLQI) e reduziu a gravidade da acne.[38] O gel de ácido azelaico a 15%, aplicado 2 vezes ao dia, também foi eficaz na redução da pigmentação pós-inflamatória.[39] Houve redução significativa na expressão de TLR-2 na pele de mulheres adultas com acne facial que utilizaram ácido azelaico gel 15% ou anticoncepcional oral combinado (drospirenona + etinilestradiol). Os autores sugeriram um possível efeito anti-inflamatório do anticoncepcional oral e do ácido azelaico no AFA via modulação desse receptor.[40]

O ácido azelaico (20% creme ou 15% gel) é recomendado como primeira linha de tratamento em monoterapia para acne não inflamatória e inflamatória: apresenta eficácia semelhante a outras terapias tópicas no tratamento da acne leve a moderada e está associado a um perfil de tolerabilidade favorável e altas taxas de satisfação.[41] Por fim, é improvável que ocorram efeitos colaterais sistêmicos com o ácido azelaico, tornando-o seguro para uso durante a gravidez e amamentação.[41] O ácido azelaico representa uma opção importante para mulheres em idade fértil e com desejo de engravidar, pois é considerado seguro pela Food and Drug Administration (FDA).

Combinações

A combinação de antibióticos tópicos (eritromicina e clindamicina) com retinoides ou com peróxido de benzoíla é mais efetiva que as drogas isoladas e reduz o risco de resistência bacteriana.[26,42]

Foi demonstrado aumento da eficácia do tratamento quando a tretinoína na concentração de 0,025% foi associada à espironolactona. Nesse mesmo estudo, outro grupo usou adapaleno 0,1% em creme associado à espironolactona com resultados semelhantes. Outros autores mostraram melhora da acne inflamatória de adolescentes e adultos quando utilizaram tretinoína tópica nas concentrações de 0,04 a 0,1% em apresentações microcapsuladas.[43]

Outros

Ácido salicílico é moderadamente eficaz na acne, já a dapsona a 5% em gel foi usada como tratamento, 2 vezes por dia, em mulheres adultas negras com boa eficácia e tolerância.[38,40]

O ácido glicólico é o alfa-hidroxiácido mais utilizado no tratamento da acne e hiperpigmentação. É considerado útil na redução do tamanho dos óstios foliculares e na remoção de comedões.[41]

Enxofre, resorcinol, sulfacetamida, cloreto de alumínio e zinco têm pouca evidência científica para o seu uso.[26]

Tratamento Sistêmico

Antibióticos Sistêmicos

Os antibióticos sistêmicos vêm sendo usados há vários anos no tratamento da acne, sendo o tratamento de escolha na acne moderada a severa e nas formas inflamatórias resistentes a tratamento tópico. Doxiciclina, minociclina, tetraciclina, eritromicina, sulfametoxazol-trimetoprim e azitromicina são eficazes. A doxiciclina e a minociclina são mais eficazes que a tetraciclina. A eritromicina é eficaz, mas seu uso deve ser reservado para casos em que não se possa utilizar tetraciclina (gestantes, crianças menores de 8 anos), por ser comum a resistência bacteriana com seu uso.[26]

As mulheres adultas com acne facial apresentam boa resposta aos antibióticos; no entanto, recidivas são frequentes após a interrupção do tratamento. A combinação de antibióticos sistêmicos com produtos tópicos é recomendada por apresentar efeitos sinérgicos, acelerando a resposta e reduzindo a duração do tratamento.

A maior preocupação com o uso de antibioterapia sistêmica é a resistência bacteriana, que vem aumentando nos últimos anos, sendo que seu uso deve ser criterioso e por curtos períodos.[7,26]

Isotretinoína

O uso de isotretinoína oral é aprovado para os casos de acne nodular grave resistente ao tratamento. Na prática ela é utilizada para o tratamento de formas de acne menos graves, resistentes ao tratamento, que causam cicatrizes tanto físicas quanto psíquicas.[26]

A isotretinoína oral é o agente inibidor mais potente da produção do sebo em monoterapia e age nos quatro principais fatores patogênicos, sendo o tratamento mais eficaz. O maior problema do seu uso é a teratogenicidade, logo, sua prescrição deve ser feita apenas por médicos com experiência no seu manejo, sendo necessário que a paciente assine um termo de consentimento.[9,11,12,26,28] Casos de depressão, alterações do humor, ideias suicidas e suicídios foram relatados por pacientes em uso da droga, porém, sem relação causal estabelecida.

A isotretinoína é um derivado da vitamina A, e os efeitos colaterais são semelhantes aos da hipervitaminose A, como ressecamento de mucosas, hiperostose, fechamento prematuro das epífises, desmineralização óssea. Além disso, aumento do colesterol, triglicerídeos, enzimas hepáticas são frequentes, sendo necessário o acompanhamento laboratorial durante o tratamento.[26]

Terapia Hormonal

A hormonoterapia em casos selecionados é muito útil. A acne na mulher pode persistir por toda a vida adulta, e falhas nos tratamentos tradicionais são frequentes. Falhas terapêuticas são vistas em 79 a 81% das mulheres com o uso de antibióticos e 15 a 30% como uso de isotretinoína oral.[7,26]

A falha terapêutica, a resistência bacteriana e as limitações do uso da isotretinoína apoiam o uso dos agentes hormonais.

Esses agentes podem agir de várias formas: supressão da produção ovariana de androgênios (contraceptivos orais); bloqueio dos receptores androgênicos (espironolactona, flutamida, acetato de ciproterona); supressão adrenal da produção de androgênios (corticosteroides) ou inibição da 5-α-redutase (finasterida).[7]

Contraceptivos Orais

Agem inibindo a produção do hormônio foliculoestimulante (FSH) e do hormônio luteinizante (LH), reduzindo, assim, a produção de androgênios. Os que contêm estrógenos na fórmula possuem, ainda, um efeito antiandrogênico secundário por aumentar os níveis de SHBG. Os contraceptivos transdérmicos ou anéis vaginais não possuem estudos controlados no tratamento da acne.[7,26,44]

Espironolactona

Seu efeito antiandrogênico se deve ao bloqueio competitivo de receptores quando utilizado em altas doses. A dose recomendada é de 50 a 200 mg/dia. Os efeitos adversos mais frequentes são: hipercalcemia, hipotensão arterial, alterações menstruais, dor e aumento mamário, cefaleia e letargia.

Não é uma terapia de primeira escolha, sendo mais utilizada nos casos de falha à terapêutica tradicional ou de acne associada a hiperandrogenismo com alterações menstruais, piora pré-menstrual, aumento recente do hirsutismo ou seborreia, níveis séricos elevados de androgênios ou à distribuição da acne na porção inferior da face, linha da mandíbula e pescoço.[1,7,24,26]

Flutamida

Seu uso em mulheres levando à ocorrência de hepatite fulminante motivou alerta da Agência Nacional de Vigilância Sanitária (ANVISA), ratificando que não deve ser usada para tratamento de acne e que a única indicação terapêutica aprovada no Brasil e em outros países é o tratamento de câncer de próstata em estágio avançado.[45]

Ciproterona

Primeiro bloqueador de androgênio bem estudado no tratamento da acne. Sua associação a etinilestradiol (sob a forma de um contraceptivo oral) teve eficácia comprovada no tratamento de mulheres com acne.

Seu uso em doses maiores (50 a 100 mg/dia) é eficaz no tratamento da acne e do hirsutismo.[7,24,26]

Finasterida

Os estudos não mostram efeito no tratamento da acne.[7,26]

Tratamentos Adjuvantes

Cosmecêuticos e Cosméticos

O tratamento tópico e sistêmico para acne pode causar ressecamento, irritação, danos à barreira epidérmica, aumento da perda de água transepidérmica e inflamação, podendo reduzir a adesão. Os hidratantes podem contribuir para reduzir esses eventos adversos dos produtos tópicos e da isotretinoína oral, evitando o comprometimento da barreira epidérmica, essencial para prevenir ou reduzir a inflamação.[5,41,46]

Muitos autores consideram que, como os cosmecêuticos estão disponíveis sem prescrição e supervisão médica, pode haver prejuízo em educar os pacientes sobre suas dermatoses (como a acne). A publicidade intensiva é altamente direcionada às mulheres adultas e pode induzi-las à automedicação com produtos ineficazes e irritantes para a pele, além de causar atraso na busca por cuidados dermatológicos adequados.[47]

Os cosmecêuticos para acne incluem agentes de limpeza para pele oleosa ou sensível, reguladores de secreção sebácea, anti-inflamatórios, hidratantes e protetores solares (úteis para prevenir a hiperpigmentação pós-inflamatória).[48]

Entre os cosméticos, a maquiagem corretiva e a camuflagem são úteis e devem fazer parte do regime terapêutico, pois melhoram a qualidade de vida, contribuem para a proteção solar. Lesões faciais óbvias são um problema muito importante para as mulheres. O uso bem direcionado de cosmecêuticos e cosméticos pode beneficiar o tratamento medicamentoso, reduzindo os efeitos colaterais, reduzindo a necessidade de antibióticos tópicos e melhorando a adesão ao regime terapêutico.[49]

Procedimentos Mecânicos

- *Extração manual de comedões*: a remoção de comedões, principalmente os abertos, pode ser útil, desobstruindo a abertura folicular, facilitando a penetração de produtos queratolíticos tópicos e contribuindo para a redução da inflamação. Além disso, proporciona impacto positivo na qualidade de vida, evita a manipulação das lesões de forma inadequada pelo paciente e/ou leigos;[50]
- *Eletrocauterização de macrocomedões*: a eletrocauterização de macrocomedões fechados deve ser realizada com muito cuidado para não atingir profundidade excessiva e causar cicatrizes. É útil porque os macrocomedões frequentemente evoluem para lesões inflamatórias. Além disso, evita a manipulação que causa exulcerações e inflamações;
- *Drenagem de cistos e abscessos*: é um procedimento necessário quando há flutuação dessas lesões, associado ao uso de antibióticos orais, pois diminui o período de evolução e o desenvolvimento cicatricial;
- *Microdermoabrasão*: microdermoabrasão é um método de esfoliação muito superficial equivalente a um *peeling* superficial. Baseia-se no jateamento de cristais de alumínio até o aparecimento de eritema leve;
- *Peelings*: químicos, luzes e *lasers*. Os *peelings* químicos superficiais têm ação queratolítica, causando esfoliação superficial em decorrência de seus efeitos epidérmicos, que são úteis para as formas comedogênicas e inflamatórias leves. Os agentes mais utilizados no tratamento da acne ativa são a solução de Jessner, ácido tricloroacético (TCA) 10 ou 20% em solução aquosa, salicílico 30% em solução hidroalcoólica ou polietilenoglicol, glicólico 70% ou outras concentrações de natrosol em gel, com pH parcialmente tamponado e ácido pirúvico a 50%.

A aplicação de diodos emissores de luz (LEDs) azul ou vermelho tem efeito anti-inflamatório mais rápido do que os tratamentos tópicos e/ou sistêmicos. Um estudo mostrou que esse efeito foi semelhante ao *peeling* de ácido salicílico. As luzes associadas nos estágios iniciais do tratamento melhoraram a inflamação e a adesão. Nenhum evento adverso foi registrado. A Terapia Fotodinâmica (TFD), como é mais conhecida, tem sido proposta como opção terapêutica para acne, embora com muitas dúvidas e poucas evidências.[51]

No momento não existe uma tecnologia de *laser* cujo alvo seja a glândula sebácea. Existem poucos estudos que propõe o uso de luz pulsada devido a um efeito anti-inflamatório. Os tratamentos a *laser* ou luz são mais úteis na hiperpigmentação pós-inflamatória e cicatrizes.

Tratamento de Manutenção

A terapia de manutenção é necessária para minimizar a probabilidade de recidiva após o tratamento, uma vez que as recorrências da acne são comuns. Fatores como eficácia, tolerabilidade e adesão devem ser levados em consideração ao avaliar a duração da terapia de manutenção. De acordo com uma revisão europeia, ácido azelaico 15 ou 20%, tretinoína 0,025 ou 0,05% e adapaleno 0,1% são recomendados como terapia de manutenção na AFA.

CONCLUSÃO

A AFA é um desafio na prática clínica, tem sido considerada um subtipo particular de acne, distinto da acne vulgar ou do adolescente, não apenas por diferenças no quadro clínico e etiopatogenia, mas também pela sua cronicidade, podendo durar até o período da pós-menopausa. Algumas características próprias da mulher adulta, como pele mais sensível e menos oleosa, e múltiplos fatores etiopatogênicos, como novo ritmo de trabalho na vida da mulher, estresse, alterações de sono, suplementos alimentares e determinados tipos de métodos anticoncepcionais tornam mais complexo o seu manejo. Descobertas recentes sobre sua cronicidade demonstram que o controle da resposta imune inata tem contribuído para o entendimento do mecanismo de ação das drogas usadas em seu tratamento.[52,53]

ALOPECIA ANDROGENÉTICA FEMININA – INTRODUÇÃO

A alopecia androgenética refere-se à forma clínica mais comum de alopecia que acomete tanto homes quanto mulheres, cuja etiopatogenia está relacionada com fatores hormonais e genéticos. Acomete cerca de 80% dos homens caucasianos e 40-50% das mulheres caucasianas ao longo da vida, e esta prevalência aumenta com a idade.[54,55] Em asiáticos a prevalência na população masculina é de 14,1%.[56] Na população africana observou-se prevalência de 14,6% nos homens e 3,5% nas mulheres.[57] Cerca de 20% das mulheres terão diagnóstico aos 29 anos, 25% aos 49 anos, 41% aos 69 anos e > 50% aos 79 anos.[58] É caracterizada por uma rarefação progressiva dos cabelos na região central, frontal, e parietal que pode levar à grande impacto social e sintomas associados de ansiedade e depressão. Algumas endocrinopatias com hiperandrogenismo podem estar associadas também como síndrome ovário policístico, hiperprolactinemia, hiperplasia adrenal e tumores de ovário e adrenal.[59-62]

PATOGÊNESE

O papel dos hormônios sexuais no desenvolvimento da alopecia androgenética feminina ainda não está totalmente estabelecido. Na verdade, apenas um terço das mulheres apresentam níveis elevados de andrógenos. Acredita-se que pacientes com níveis hormonais normais devem apresentar sensibilidade periférica aumentada aos andrógenos.

Na alopecia androgenética feminina há miniaturização progressiva dos folículos. Os folículos passam a ter duração de ciclo menor por conta da redução da fase anágena.[61,63-65]

DIAGNÓSTICO

História Clínica

Avaliar idade do início dos sintomas, tempo de duração e tipo de progressão da queda capilar, história familiar. Além disso, importante observar dados sobre menarca, menopausa, alterações menstruais, dificuldade de concepção de gestação, presença de sinais de virilização, acne e amenorreia.

O uso de medicações que possam causar hiperandrogenismo como esteroides anabólicos androgênicos, pró-andrógenos sintéticos, progestógenos e anticonvulsivantes também devem ser levados em consideração na anamnese.[62]

Avaliação

O diagnóstico de FAGA é clínico. Avaliação histopatológica por biopsia do couro cabeludo está indicada em casos duvidosos, em pacientes muito jovens, pacientes com quadro difuso ou com suspeita de algum tipo de alopecia cicatricial.

Para avaliação podemos utilizar a escala de Ludwig que é dividia em 3 estágios, sendo o primeiro discreta rarefação na linha de divisão frontoparietal; no segundo, há uma rarefação mais intensa; no terceiro, uma rarefação mais marcante podendo observar a ausência de pelos.[66]

Tricoscopia

A principal característica da alopecia androgenética feminina à tricoscopia é variabilidade do diâmetro do pelo > 20%. Podemos observar também a presença de pontos amarelos que indicam folículos vazios, pequenas áreas com atriquia e hiperpigmentação peripilar. Normalmente os óstios foliculares estão preservados o que não ocorre nas alopecias cicatriciais.[67,68]

Histopatologia

A histopatologia pode auxiliar em casos com dificuldade de elucidação diagnóstica pela história clínica e exame físico. O ideal é que o local da biopsia seja guiado pela dermatoscopia e que seja realizada com *punch* 4 mm. A avaliação histopatológica deve ser feita com corte horizontal e vertical. Na avaliação de cortes horizontais observamos o número de folículos por campo. Na alopecia algnética feminina há um aumento do número de pelos miniaturizados e aumento da relação folículos telógeno/anágeno. Pode ser observada, também, leve inflamação perifolicular na parte superior do folículo.[62]

Exames Laboratoriais

A investigação laboratorial está indicada em pacientes com FAGA e sinais de hiperandrogenismo, não sendo necessária para todas as pacientes. De acordo com a avaliação clínica podemos dosar testosterona total livre, globulina ligadora de hormônio sexual, prolactina, sulfato de de-hidroepiandrosterona e 17-hidroxiprogesterona para avalição de alterações ovarianas ou adrenais. O exame ultrassonográfico de ovário e adrenal pode ajudar também na investigação.[62]

As dosagens de ferro, ferritina, zinco e hormônios tiroidianos podem auxiliar na investigação de outras causas que possam ter impacto no crescimento dos pelos na FAGA.[62]

DIAGNÓSTICO DIFERENCIAL

Os principais diagnósticos diferenciais são eflúvio telógeno, *alopecia areata* difusa ou incógnita e alopecias cicatriciais que apresentem padrão de distribuição semelhante alopecia androgenética feminina.

TRATAMENTO

O objetivo do tratamento é controlar a progressão da doença e estimular o crescimento capilar.[62]

Minoxidil Tópico

Minoxidil é um bloqueador de canal de potássio usado na década de 1970 para tratamento de hipertensão arterial severa e refratária. Sua ação no crescimento capilar ainda é desconhecida, mas há algumas hipóteses de que promova vasodilatação e proliferação além de efeitos anti-inflamatórios e antiandrogênicos.[62,69] O minoxidil precisa ser convertido em sua forma ativa, sulfato de minoxidil, pelas enzimas sulfotransferases localizadas na bainha radicular externa dos folículos anágenos para ter sua ação efetuada. Há uma variabilidade individual dos níveis dessas enzimas que leva a respostas clínicas diferentes.[37,69-72]

Os efeitos adversos mais comuns são hipertricose e dermatite de contato. Normalmente a dermatite de contato é ocasionada por ingredientes presentes no veículo da formulação como o propilenoglicol. Nesses casos podemos utilizar o veículo em espuma que não tem essa substância e apresenta melhor cosmética. A hipertricose é mais observada em pacientes femininos em uso do minoxidil tópico e tem resolução após 1 a 3 meses de suspensão da droga.[73]

Pode ser utilizado na concentração de 2 a 5% de solução aplicado no couro cabeludo seco. A avaliação da resposta ao tratamento deve ser feita após 6 meses e o mesmo deve ser mantido de forma indefinida caso haja boa resposta clínica.

Minoxidil Oral

Pode ser utilizado em pacientes que não se adaptaram a terapêutica tópica ou que não apresentaram resposta. A dose usual é menor da que utilizada para tratamento da hipertensão e varia de 0,25 a 2,5 mg ao dia. Hipotensão arterial pode ser observada nos pacientes além de retenção hídrica e hipertricose.[73]

Alguns autores sugerem o uso de espironolactona 25 mg ao dia associada ao minoxidil oral para diminuir a retenção hídrica.[74]

Finasterida

É um inibidor da 5-alfa-redutase tipo II que bloqueia a conversão da testosterona em di-hidrotestosterona. A dosagem indicada para alopecia androgenética feminina é de 2,5 a 5 mg por dia por um período de 6 a 12 meses para avaliação da resposta.[62]

A limitação do uso em mulheres se deve ao efeito teratogênico podendo causar feminização em fetos masculinos e ao fato de que com a inibição da produção da di-hidrotestosterona a relação estrógeno/andrógeno fica alterada com aumento dos níveis estrogênicos ocasionada pela conversão da testosterona em estradiol pela aromatase. Em razão dos níveis de estrógenos que podem ser elevados, é contraindicado o uso em mulheres com história familiar ou pessoal de câncer de mama.[69,75]

Dutasterida

A dutasterida é um inibidor da 5-alfa-redutase tipo I e II e reduz os níveis de di-hidrotestosterona em 90% comparado com 70% pela finasterida, sendo mais eficaz em homens. Pode ser utilizada na dose de 0,25 a 0,5 mg por dia. Deve ser evitada em mulheres em idade fértil e, também, com história de câncer de mama.

Espironolactona

A espironolactona é um diurético poupador de potássio utilizado para tratamento de hipertensão arterial, insuficiência cardíaca e hiperaldosteronismo que diminui os níveis de testosterona e bloqueia os receptores androgênicos. A dose inicial preconizada é de 50 mg por dia por 1 mês e depois pode-se aumentar até dose de 100-200 mg por dia. Esta dosagem deve ser mantida por cerca 6 a 9 meses para reavaliação da resposta.

É uma droga normalmente bem tolerada e seus efeitos colaterais são dose-dependentes. Cefaleia, diminuição de libido, irregularidades menstruais, hipotensão ortostática, hipercalemia, mastalgia e aumento da frequência urinária são os mais comuns.

Acetato de Ciproterona

O acetato de ciproterona é um antagonista do receptor androgênico que leva à diminuição dos níveis de testosterona por conta da diminuição da liberação do hormônio luteinizante e hormônio estimulador de folículo. Pode estar associado ao etinilestradiol em pílulas anticoncepcionais ou como medicação isolada.

Seus efeitos colaterais são: ganho de peso, mastalgia, irregularidade menstrual, depressão e náuseas.

A dose sugerida é de 100 mg ao dia do 5º ao 15º do ciclo associado 50 microgramas de etinilestradiol do 5º ao 25º ou 50 mg por dia do 1º ao 10º dia associado a etinilestradiol 35 microgramas do 1º ao 21º dia. As pacientes após menopausa devem utilizar dose de 50 mg por dia.[62]

Outros Tratamentos

Laser

A utilização de dispositivos de terapia luz de baixa potência (665 nm) é uma alternativa no tratamento da alopecia, porém, seu mecanismo de ação ainda é desconhecido. A luz poderia ativar os folículos adormecidos, aumentar a circulação sanguínea e estimular a produção de fatores do crescimento e trifosfato adenosina que estimula os fios anágenos. O tempo de utilização de cada aparelho pode variar de 20 minutos 3 vezes por semana ou uso diário.

Transplante Capilar

O transplante capilar está indicado em pacientes que não obtiveram respostas satisfatórias com os tratamentos prévios. Nos pacientes masculinos a reposta a esta terapêutica é superior em decorrência da preservação dos folículos na região occipital, que é a área doadora para transplante. Nas mulheres com alopecia androgenética, a rarefação é mais difusa, podendo incluir a região occipital.

Além de observar as áreas doadoras dos pacientes candidatos a esta técnica, deve ser enfatizado que a doença é progressiva e que, portanto, o uso de tratamentos medicamentosos deve ser mantido. O resultado pode ser avaliado após 9 a 12 meses da cirurgia.

A técnica cirúrgica mais utilizada e considerada padrão ouro é a técnica de transplante de unidade folicular que permite um resultado mais fisiológico e natural.[69]

Plasma Rico em Plaquetas

Plasma rico em plaquetas (PRP) é obtido após a centrifugação do sangue do paciente e que possui alta concentração de plaquetas. As plaquetas contêm fatores de crescimento e citocinas que estimulam células-tronco.

O mecanismo de ação nos folículos pilosos ainda é desconhecido e não há estudos definindo dose e frequência das aplicações.[69]

Microagulhamento

O microagulhamento é um procedimento minimamente invasivo que utiliza um rolo com microagulhas que causam pequenas lesões na pele. Este mecanismo levaria à produção de fatores de crescimento, melhora da produção de colágeno e elastina e criação de microcanais que permitem a entrega de medicações por via transdérmica.[76]

Apesar de apresentar alguns resultados, ainda faltam dados que informem qual tamanho e comprimento ideal das agulhas, tempo de intervalo entre sessões, duração do tratamento e intensidade do sangramento que precisa ser alcançado.

REFERÊNCIAS BIBLIOGRÁFICAS

1. Schmitt JV, Miot HA, Matsuda PY. Padrões clínicos de acne em mulheres de diferentes faixas etárias. An Bras Dermatol. 2009;84(4);349-54.
2. Bolognia JL, Jorizzo JL, Rapini RP (Eds.), et al.. Dermatology, 2nd ed. London: Mosby, 2003. p. 495-508.
3. Goulden V, Clark SM, Cunliffe WJ. Acne pós-adolescência: uma revisão das características clínicas. Br J Dermatol. 1997;136:66-70.
4. Tanghetti EA, Kawata AK, Daniels SR, et al. Compreendendo o fardo da acne feminina adulta. J Clin Aesthet Dermatol. 2014;7:22-30.
5. Dréno B, Thiboutot D, Layton AM, et al. Large-scale international study enhances understanding of an emerging acne population: adult famales. J Eur Acad Dermatol Venereol. 2015;29:1096-106.
6. Schmitt JV, Masuda PY, Miot HA. Acne em mulheres: padrões clínicos em diferentes faixas etárias. An Bras Dermatol. 2009;84:349-54.
7. Silverberg NB. Acne: New Concepts. Cútis. 2011;88:58-9.
8. Collier CN, Harper JC, Cantrell WC, et al. The prevalence of acne in adults 20 years and older. J Am Acad Dermatol. 2008;58(1):56-9.
9. Wolff K, Goldsmith L, Katz S, et al. Fitzpatrick's dermatology in general medicine, 7th ed. New York: Mc Graw Hill, 2008. p. 690-703.
10. Bowe WP, Joshi SS, Shalita AR. Diet and acne. J Am Acad Dermatol. 2010;631:124-41.
11. Shaw JC. Acne. Effect of hormones on pathogenesis and management. Am J Clin Dermatol. 2002;3(8):571-8.
12. Antiga E, Verdelli A, Bonciani D, et al. Acne: um novo modelo de doença inflamatória crônica da pele imunomediada. G Ital Dermatol Venereol. [PubMed] [Google Acadêmico]. 2015;150:247-54.
13. Rocha MA, Costa CS, Bagatin E. Acne vulgaris: uma doença inflamatória antes mesmo do aparecimento das lesões clínicas. Alvos de drogas de alergia Inflamm. 2014;13:162-7.
14. Rocha MA, Costa CS, Bagatin E. Acne vulgaris: uma doença inflamatória antes mesmo do aparecimento das lesões clínicas. Alvos de drogas de alergia Inflamm. [PubMed] [Google Acadêmico]. 2014;13:162-7.

15. Cunliffe W, Gould D. Prevalence of facial acne vulgaris in late adolescence and in adults. Br Med J. 1979;1:1109-10.
16. Thielitz A, Gollnick A. Overview of new therapeutic developments for acne. Expert Review of Dermatology. 2009;4(1):55-65.
17. Pochi PE, Strauss JS, Mescon H. Sebum secretion and urinary fractional 17-ketosteroid and total 17-hydoxycorticoid excretion in male castrates. J Invest Dermatol. 1962;39:475-83.
18. Wolf E Jr, Kaplan D, Kraus S, et al. J. Eficacy and torelability of combined topical adapalene and clindamycin: a multicenter, randomized, investigator-blinded study. J Am Acad Dermatol. 2003;49(3): S211-7.
19. Hamilton JB. Male hormone substance: a prime factor in acne. J Clin Endocrinol Metab. 1941;1:570-92.
20. Sampaio S, Rivitti E. Dermatologia, 3rd ed. São Paulo: Artes Médicas, 2007. p. 383-401.
21. Brener F, Rosas F, Gadens G, Sulzbach M, Carvalho V, Tamashiro V. Acne: um tratamento para cada paciente. Rev Cienc Med (Campinas). 2006;15(3):257-66.
22. Imperato-McGinley J, Gautier T, Cai L, et al. The androgen control of sebum production: studies of subjects with dihydrotestosterone deficiency and complete androgen insensitivity. J Clin Endocrinol Metab. 1993;76:524-8.
23. Costa A, Moises TA, Lage D. Acne e dieta: verdade e mito? An Bras Dermatol. 2010;85(3):346-53.
24. Fulton JE, Plewig G, Kligman AM. Effect of chocolate on acne vulgaris. J Am Acad Dermatol. 1969;210:2071-4.
25. Adebamowo CA, Spiegelman D, Danby FW, et al. High school dietary dairy intake and teenage acne. J Am Acad Dermatol. 2005;52:207-14.
26. Darling JA, Laing AH, Harkness RA. A survey of the steroids in cows' milk. J Endocrinol. 1974;62:291-7.
27. Danby FW. Diet and acne. Clin Dermatol. 2008;26:93-6.
28. Brand-Miller J, Holt SHA, de Jong V, Petocz P. Cocoa powder increases postprandial insulinemia in lean young adults. J Nutr. 2003;133:3149-52.
29. Rotterdam ESHRE/ASRM-Sponsored PCOS consensus workshop group. Revised 2003 consensus on diagnostic criteria and long-term health risks to polycystic ovary syndrome (PCOS). Hum Reprod. 2004;19:41-7.
30. Hartmann S, Lacorn M, Steinhart H. Natural occurrence of steroid hormones in food. Food Chem. 1998;62:7-20.
31. Adebamowo CA, Spiegelman D, Berkey CS, et al. Milk consumption and acne in teenaged boys. J Am Acad Dermatol. 2008;58:787-93.
32. Moura HHG, Bagatin E, Namela-Azulay M, et al. Síndrome do ovário policístico: abordagem dermatológica. An Bras Dermatol. 2011;86(1):111-9.
33. Kligman AM, Mills OH, McGinley KJ, Leyden JJ. Acne therapy with tretinoin in combination with antibiotics. Acta Derm Venereol (Stockh). 1975;74:111-5.
34. Mills Jr OH, Marples RR, Kligman AM. Acne vulgaris. Oral therapy with tetracycline and topical therapy with vitamin A. Arch Dermatol. 1972;106:200-3.
35. Mills Jr OH, Kligman AM. Treatment of acne vulgaris with topically applied erythromycin and tretinoin. Acta Derm Venereol. 1978;58:555-7.
36. Berger R, Rizer R, Barba A, et al. Tretinoin gel microspheres 0.04% versus 0.1% in adolescents and adults with mild to moderate acne vulgaris: a 12-week, multicenter, randomized, double-blind, parallel-group, phase IV trial. Clin Ther. 2007;29:1086-97.
37. Cordain L. Implications for the role of diet in acne. Semin Cutan Med Surg. 2005;24:84-91.
38. Kainz JT, Berghammer G, Auer-Grumbach P, et al. Azelaic acid 20% cream: effects on quality of life and disease severity in adult female acne patients. J Dtsch Dermatol Ges. 2016;14:1249-59.
39. Rocha MAD, Guadanhim LRS, Sanudo A, Bagatin E. Modulation of Toll Like Receptor-2 on sebaceous gland by the treatment of adult female acne. Dermatoendocrinol. 2017;9:e1361570.
40. Kircik LH. Efficacy and safety of azelaic acid (AzA) gel 15% in the treatment of post-inflammatory hyperpigmentation and acne: a 16-week, baseline-controlled study. J Drugs Dermatol. 2011;10:586-90.
41. Preneau S, Dreno B. Female acne – a different subtype of teenager acne? J Eur Acad Dermatol Venereol. 2012;26:277-82.
42. Strauss JS, Krowchuk DP, Leyden JJ, et al. Guidelines of care for acne vulgaris management. J Am Acad Dermatol. 2007;56:651-63.
43. Kircik LH. Use of Dapsone 5% Gel as maintenance treatment of acne vulgaris following completion of oral doxycycline and dapsone 5% gel combination treatment. J Drugs Dermatol. 2016;15:191-5.
44. Chen W, Obermayer-Pietsch B, Hong JB, et al. Acne-associated syndromes: models for better understanding of acne pathogenesis. JEADV. 2011;25:637-46.
45. Yarak S, Bagatin E, Hassun KM, et al. Hyperandrogenism and skin: polycystic ovary syndrome and peripheral insulin resistance. An Bras Dermatol. 2005;80:395-410.
46. Draelos Z, Lewis J, McHugh L, et al. Novel retinoid ester in combination with salicylic acid for the treatment of acne. J Cosmet Dermatol. 2016;15:36-42.
47. Chularojanamontri L, Tuchinda P, Kulthanan K, Pongparit K. Moisturizers for acne- what are their constituents. J Clin Aesthet Dermatol. 2014;7:36-44.
48. Araviiskaia E, Dréno B. The role of topical dermocosmetics in acne vulgaris. J Eur Acad Dermatol Venereol. 2016;30:926-35.
49. Larsen RL. Over-the-counter treatments for acne and rosacea. Semin Cutan Med Surg. 2016;35:87-95.
50. Barros BS, Zaenglein AL. The use of cosmeceuticals in acne: help or hoax? Am J Clin Dermatol. 2017;18:159-63.
51. Monfrecola G, Cacciapuoti S, Capasso C, et al. Tolerability and camouflaging effect of corrective makeup for acne: results of a clinical study of a novel face compact cream. Clin Cosmet Investig Dermatol. 2016;9:307-13.
52. Fox L, Csongradi C, Aucamp M, du Plessis J, Gerber M. Treatment modalities for acne. Molecules. 2016;21:E1063.
53. Sakamoto FH, Lopes JD, Anderson RR. Photodynamic therapy for acne vulgaris: a critical review from basis to clinical practice. Part I. Acne vulgaris: when and why consider photodynamic therapy. J Am Acad Dermatol. 2010;63:183-93.
54. Bagatin E, Freitas THP, Rivitti-Machado MC, et al. Adult female acne: a guide to clinical practice. An Bras Dermatol. 2019;94(1):62-75.
55. Hamilton JB. Patterned loss of hair in man: types and incidence. Ann N Y Acad Sci. 1951;53:708-28.
56. Gan DC, Sinclair RD. Prevalence of male and female pattern hair loss in Maryborough. J Investig Dermatol Symp Proc. 2005;10:184-9.
57. Lee WS, Lee HJ. Characteristics of androgenetic alopecia in Asian. Ann Dermatol. 2012;24(3):243-52.
58. Bas Y, Seckin HY, Kalkan G, et al. Prevalence and types of androgenetic alopecia in north Anatolian population: a community-based study. J Pak Med Assoc. 2015;65(8):806-9.
59. Birch MP, Lalla SC, Messenger AG. Female pattern hair loss. Clin Exp Dermatol. 2002;27:383-8.
60. Jain GK, Ahmed FJ. Adapalene pretreatment increases follicular penetration of clindamycin: in vitro and in vivo studies. Indian J Dermatol Venereol Leprol. 2007;73:326-9.
61. Rietschel RL, Duncan SH. Clindamycin phosphate used in combination with tretinoin in the treatment of acne. Int J Dermatol. 1983;22:41-3.

62. Korting HC, Braun-Falco O. Efficacy and tolerability of combined topical treatment of acne vulgaris with tretinoin and erythromycin in general practice. Drugs Exp Clin Res. 1989;15:447-51.
63. Starace M, Orlando G, Alessandrini A, Piraccini BM. Female androgenetic alopecia: Na update on diagnosis and management. Am J Clin Dermatol. 2020;21(1):69-84.
64. Sondheimer S. Oral contraceptives: Mechanism of action, dosing, safety and efficacy. Cútis. 2008;81(1):19-22.
65. Holzmann R, Shakery K. Postadolescent acne in females. Skin Pharmacol Physiol. 2014;27(1):S3-8.
66. Alexis AF, Burgess C, Callender VD, et al. The efficacy and safety of topical dapsone gel, 5% for the treatment of acne vulgaris in adult females with skin of color. J Drugs Dermatol. 2016;15:197-204.
67. Gupta M, Mysore V. Classifcations of patterned hair loss: a review. J Cutan Aesthet Surg. 2016;9(1):3-12.
68. Olsen EA, Whiting DA. Focal atrichia: a diagnostic clue in female pattern hair loss. J Am Acad Dermatol. 2019;80(6):1538-43.
69. DeLoche C, de Lacharrière O, Miciali C, et al. Histologic features of peripilar signs associated with androgenetic alopecia. Arch Dermatol Res. 2004;295:422-8.
70. Kelly Y, Blanco A, Tosti A. Androgenetic Alopecia: an update of treatment options. Drugs. 2016;76:1349-64.
71. Marcondes JA, Barcellos CR, Rocha MP. Difficulties and pitfalls in the diagnosis of polycystic ovary syndrome. Arq Bras Endocrinol Metabol. 2011;55:6-15.
72. Sirmans SM, Pate KA. Epidemiology, diagnosis, and management of polycystic ovary syndrome. Clin Epidemiol. 2013;6:1-13.
73. Buhl AE, Baker CA, Dietz AJ. Minoxidil sulfotransferase activity influences the efficacy of Rogaine topical solution (TS): enzyme studies using scalp and platelets. J Invest Dermatol. 1994;102:534.
74. Dawber RP, Rundegren J. Hypertrichosis in females applying minoxidil topical solution and in normal controls. J Eur Acad Dermatol Venereol. 2003;17(3):271-5.
75. Sinclair RD. Female pattern hair loss: a pilot study investigating combination therapy with low-dose oral minoxidil and spironolactone. Int J Dermatol. 2018;57:104-9.
76. Roussouw JE, Anderson GL, Prentice RL, LaCroix AZ, Kooperberg C, Stafanick ML et al. Risks and benefits of estrogen plus progestin in healthy postmenopausal women: principal results from the Women's Health Initiative randomized controlled trial. JAMA. 2002;288:321-33.
77. Starace M, Alessandrini A, Brandi N, Piraccini BM. Preliminary results of the use of scalp microneedling in diferent types of alopecia. J Cosmet Dermatol. 2019.

HIRSUTISMO

CAPÍTULO 20

José Antonio Miguel Marcondes • Larissa Garcia Gomes

INTRODUÇÃO

O pelo se origina do folículo piloso, que juntamente com a glândula sebácea e o músculo liso piloeretor constituem a **unidade pilossebácea**. Há aproximadamente 5 milhões de folículos pilosos cobrindo toda a superfície corporal, exceto as regiões palmares e plantares e os lábios, sendo que aproximadamente 100 mil a 150 mil estão localizados no couro cabeludo.[1] Após o nascimento, o número de folículos é constante, não havendo a formação de novos até cerca de 40 anos de idade, quando começa a ocorrer um decréscimo de seu número.[2]

Estruturalmente, há três tipos de pelos: lanugo, viloso e terminal. Lanugo é um pelo delgado e não pigmentado que cobre toda a superfície do feto e que, em geral, regride em 1 a 3 meses pós-parto. O viloso é também delgado e pouco ou sem pigmento, porém, com um comprimento maior que o lanugo. O pelo terminal é longo, espesso e pigmentado, sendo encontrado comumente em ambos os sexos, nas sobrancelhas, cílios, regiões axilares e pubianas e couro cabeludo. No homem constitui a maior parte dos pelos corporais e faciais. A diferença visual da pilosidade corporal entre homens e mulheres não se relaciona com o número de folículos pilosos, mas com o tipo e a qualidade do pelo em cada folículo. De fato, a concentração de folículos pilosos varia de acordo com a raça, mas para uma mesma raça ela é constante, independente do sexo.

O crescimento do pelo se faz por meio de um ciclo constituído por três fases: anágena (fase de crescimento), catágena (fase de involução) e telógena (fase de repouso).[2] Nos seres humanos há uma assincronia entre essas fases, dando a impressão de um crescimento contínuo dos pelos. A duração da fase anágena varia de acordo com a localização da unidade pilossebácea. No couro cabeludo pode variar de 2 a 6 anos, enquanto no restante do corpo varia de 3 a 6 meses. Já a duração das fases catágena e telógena, independentemente da localização da unidade folicular, variam de 2 a 3 semanas e de 3 a 4 meses, respectivamente. Alterações importantes da dinâmica de crescimento de pelos decorrem de modificações na duração da fase anágena: um prolongamento é observado quando o pelo viloso se transforma em terminal, como no hirsutismo, enquanto uma diminuição resulta em queda do pelo, como acontece na alopecia androgenética.

Em resposta a diferentes estímulos, como citocinas, fatores de crescimento e hormônios, por exemplo, hormônio estimulador da tireoide (TSH) e hormônio de crescimento, mas, principalmente, dos andrógenos, as unidades pilossebáceas diferenciam-se em folículos pilosos ou folículos sebáceos, sendo que, no folículo piloso, o pelo pode transformar-se de viloso em terminal.[3] O grau de sensibilidade androgênica e a morfologia de cada unidade pilossebácea (folículo piloso ou sebáceo) são determinados pela sua localização. Por outro lado, além de terminar o crescimento do pelo terminal, os andrógenos têm efeito diverso sobre a fase de anágena: enquanto no couro cabeludo a diminuem, no restante do corpo são responsáveis por um prolongamento dessa fase.

Na mulher os principais andrógenos na circulação são o sulfato de de-hidroepiandrosterona (DHEAS), de-hidroepiandrosterona (DHEA), androstenediona, testosterona e a di-hidrotestosterona (DHT), em ordem decrescente de concentração. Entretanto, somente a testosterona e a DHT se ligam ao receptor androgênico, sendo o DHEAS, a DHEA e a androstenediona considerados como pró-hormônios. As adrenais e as gônadas são as glândulas que dispõem de todas as enzimas necessárias à síntese dos hormônios esteroides, processo denominado esteroidogênese. Uma vez sintetizados, os andrógenos são secretados circulando sob uma forma livre e uma forma ligada a proteínas transportadoras, representadas pela albumina e, principalmente, pela *sex hormone-binding globulin* (SHBG), e sendo metabolizados a produtos inativos ou a esteroides com maior ou menor atividade androgênica.

Na mulher, 50% da testosterona circulante têm origem na conversão periférica, principalmente no tecido adiposo, e o restante origina-se igualmente das adrenais e dos ovários.[4] Tanto a glândula sebácea quanto o folículo piloso são equipados com todas as enzimas necessárias para a síntese e o metabolismo dos andrógenos, motivo pelo qual os andrógenos circulantes não refletem, necessariamente, a concentração local de andrógenos na unidade pilossebácea.[5] O principal andrógeno ativo na unidade pilossebácea é a DHT, originada localmente pela ação da enzima 5-α-redutase, tendo como principal substrato a testosterona.[6] Essa conversão é importante uma vez que a DHT é três vezes mais potente que a testosterona por se ligar com maior afinidade ao receptor androgênico.[7] A atividade 5-α-redutase decorre da atividade de duas isoenzimas, tipo 1 e tipo 2, codificadas por genes distintos e com diferentes características bioquímicas. Essas isoenzimas estão distribuídas por vários tecidos corporais, como testículo, próstata, pele da região genital,[8] mas existem controvérsias sobre sua concentração na unidade pilossebácea.[2]

IDENTIFICAÇÃO DO HIRSUTISMO E DIAGNÓSTICO DIFERENCIAL

O hirsutismo se caracteriza pela presença, na mulher, de uma quantidade excessiva de pelos terminais em locais onde normalmente não são encontrados, obedecendo a uma distribuição tipicamente masculina. Decorre da interação entre a concentração dos andrógenos circulantes, a concentração e a metabolização dos andrógenos no folículo piloso e a sensibilidade deste aos andrógenos.

A presença do hirsutismo tem sido identificada pelo emprego da escala de Ferriman e Gallwey.[9] De acordo com a publicação original, a presença e a quantidade de pelos foram avaliadas em uma escala de 0 a 4, em 11 áreas corporais. Os autores observaram que, em mulheres jovens, uma quantidade significativa de pelos foi encontrada em braços e pernas, enquanto nas demais áreas a quantidade foi quase nula. A partir dessa observação propuseram que um escore hormonal poderia ser obtido por meio da quantificação dos pelos em 9 das 11 áreas avaliadas (com exclusão da perna e do braço). Essa escala que considera apenas 9 áreas tem sido referida como sendo de Ferriman e Gallwey modificada (FGm)[10] (Fig. 20-1), e um escore menor que 8 foi adotado como limite da normalidade baseando-se nos dados originariamente publicados.[9] Entretanto, recomendações mais recentes têm indicado um FGm ≥ 4-6, como indicador de hirsutismo.[11]

O hirsutismo deve ser diferenciado da hipertricose, condição decorrente de um crescimento excessivo de pelo tipo viloso, localizado ou generalizado, de natureza genética ou adquirida, decorrente do uso de drogas como fenitoína, glicocorticoide, minoxidil ou ciclosporina.[12] Eventualmente pode ocorrer presença de pelo terminal, mas obedecendo à distribuição feminina de pelos. Embora a hipertricose independa da presença de andrógenos, a hiperandrogenemia pode agravar a hipertricose.

SÍNDROMES HIPERANDROGÊNICAS – DIAGNÓSTICO ETIOLÓGICO

Uma vez identificada a presença do hirsutismo, torna-se necessário seu diagnóstico etiológico. Uma abordagem prática consiste em dividir as síndromes hiperandrogênicas em dois grupos, virilizantes e não virilizantes, de acordo com a presença ou ausência dos sinais e sintomas de virilização (Fig. 20-2). Essa divisão é importante, pois identifica um grupo de risco para a presença de tumores secretores de andrógenos utilizando apenas dados clínicos, uma vez que as síndromes hiperandrogênicas virilizantes compreendem patologias de etiologia neoplásica (os tumores adrenais e ovarianos virilizantes) e funcional (a forma clássica da hiperplasia adrenal congênita e a hipertecose de ovário ou hiperplasia do estroma cortical). Já as síndromes hiperandrogênicas não virilizantes compreendem patologias de etiologia apenas funcional, como a forma não clássica de hiperplasia adrenal congênita, o hiperandrogenismo (hirsutismo) idiopático e a síndrome dos ovários policísticos (SOP). Em geral, pacientes com síndrome

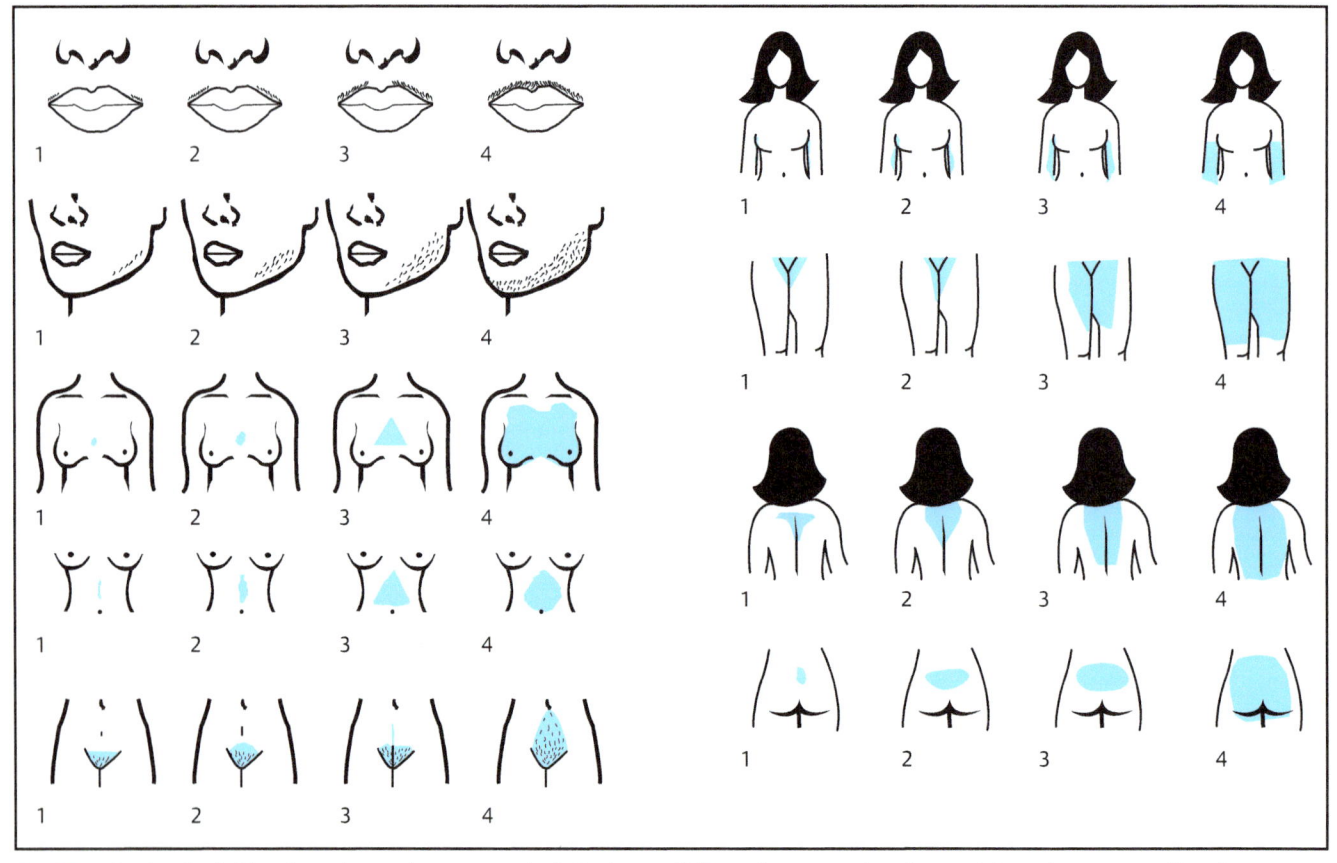

Fig. 20-1. Graduação do hirsutismo de acordo com a escala de Ferriman e Gallwey. A presença de pelos em 9 áreas do corpo consideradas andrógeno-sensíveis são graduadas de 0 (ausência de pelo terminal) a 4 (presença abundante de pelo terminal).

virilizante apresentam uma concentração de testosterona total maior que 200 ng/dL, enquanto aquelas com síndrome hiperandrogênica não virilizante apresentam uma concentração de testosterona normal ou pouco elevada.[13]

Tumores Virilizantes

Os tumores virilizantes são raros, representados, principalmente, pelos tumores ovarianos derivados dos cordões das células sexuais e pelos adenomas e carcinomas adrenais. Os tumores adrenais são facilmente identificados por métodos de imagem, como a tomografia computadorizada e/ou ressonância magnética. Já os tumores virilizantes ovarianos apresentam uma variação significativa de tamanho, sendo, muitas vezes, de difícil visualização. O método de escolha é a ressonância magnética da pelve, sendo a ultrassonografia pélvica via endovaginal um recurso examinador dependente.[14]

Hipertecose do Ovário

Hipertecose ovariana refere-se ao achado histopatológico caracterizado por ilhotas de células da teca luteinizadas localizadas no estroma ovariano. O efeito dessa diferenciação das células do estroma em células com capacidade esteroidogênica é o aumento da síntese de andrógenos e hiperandrogenismo (Fig. 20-2).

Pode ser encontrada nas mulheres adultas na fase reprodutiva, mas ocorre, principalmente, em mulheres pós-menopausa, por efeito estimulatório do LH. Geralmente associa-se à resistência à insulina e síndrome metabólica.[15]

Hiperplasia Adrenal Congênita

A hiperplasia adrenal congênita compreende um grupo de doenças hereditárias com herança autossômica recessiva, decorrente de mutações em genes codificadores de enzimas envolvidas na síntese do cortisol. Pode-se manifestar desde o período intraútero, pela virilização da genitália externa no sexo feminino, sendo esta forma clínica denominada forma clássica; ou pode-se manifestar mais tardiamente, na infância, adolescência ou idade adulta, com sintomas de pubarca precoce ou semelhante à síndrome dos ovários policístico, recebendo, nesse caso, a denominação de forma não clássica.

Hiperandrogenismo Idiopático

O conceito de hiperandrogenismo idiopático tem-se modificado ao longo do tempo.[3] Inicialmente foi caracterizado como hirsutismo, acne ou alopecia de causa desconhecida, após a exclusão de outras causas de síndromes hiperandrogênicas. Um conceito atual e estrito é aquele que caracteriza o hiperandrogenismo idiopático pela presença de hiperandrogenismo associado a ciclos menstruais regulares e ovulatórios, normoandrogenemia e ultrassonografia de ovários normal, com exclusão de outras causas de hirsutismo.

Síndrome dos Ovários Policísticos

A síndrome dos ovários policísticos (SOP) é uma das endocrinopatias mais comuns, afetando, em média, 5 a 10% das mulheres na idade reprodutiva.[16] Considerada, até o fim do século passado, uma desordem da esfera reprodutiva (pela presença do distúrbio menstrual e infertilidade) e estética (pela presença das manifestações hiperandrogênicas), hoje é entendida, também, como importante fator de risco para doenças metabólicas como intolerância à glicose, obesidade, dislipidemia e, potencialmente, doença cardiovascular.[17] Possivelmente o elo entre as condições metabólicas e a SOP seja a resistência à insulina, presente independentemente do índice de massa

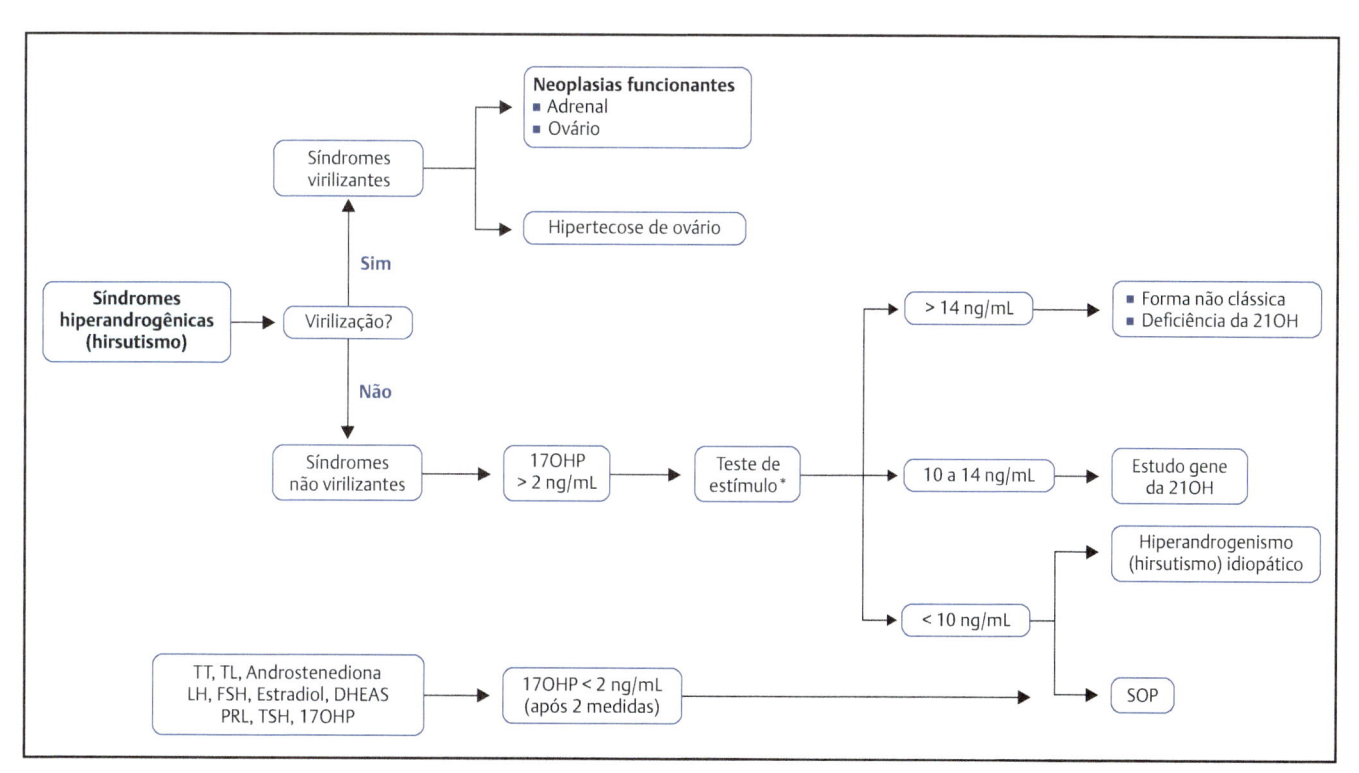

Fig. 20-2. Fluxograma diagnóstico das síndromes hiperandrogênicas. 17-OHP: 17-hidroxiprogesterona; 21-OHase: 21-hidroxilase.

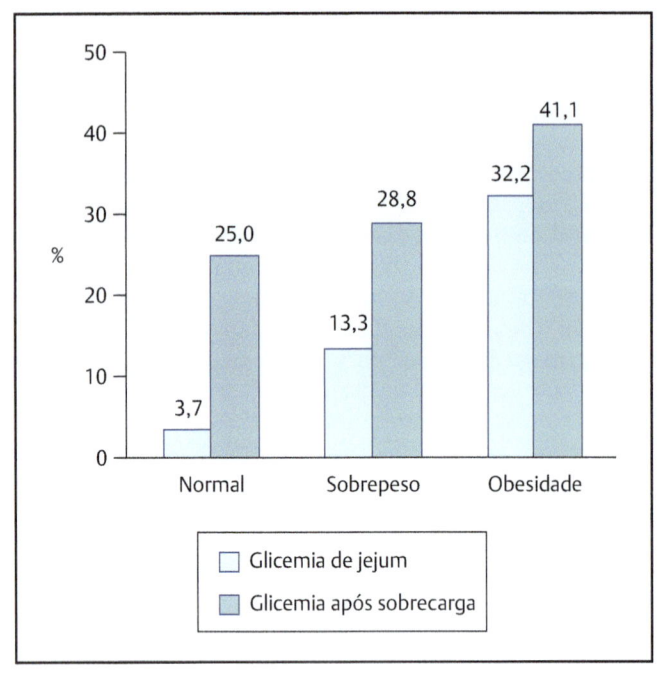

Fig. 20-3. Prevalência dos distúrbios do metabolismo dos carboidratos de acordo com a glicemia de jejum ou glicermia após sobrecarga com glicose, em função do índice de massa corporal em pacientes brasileiras portadoras da SOP.[18]

corporal, mas com efeito aditivo importante da obesidade. Em razão da alta prevalência de distúrbios metabólicos e da própria síndrome metabólica,[18-20] todas as pacientes devem ser rastreadas para dislipidemia, representada principalmente por uma redução da concentração do HDL-colesterol e, menos frequentemente, pela hipertrigliceridemia, e para anormalidades do metabolismo dos hidratos de carbono, por meio de teste de tolerância oral à glicose, mais sensível que a glicemia de jejum para essa finalidade, principalmente em pacientes com índice de massa corporal normal (Fig. 20-3).[17]

Uma variedade de combinação de sinais e sintomas é a regra em pacientes portadoras da síndrome, principalmente aqueles relacionados com a esfera reprodutiva. Com a finalidade de uniformizar o diagnóstico da SOP, vários documentos foram elaborados nesses últimos anos. Pela frequência com que são citados na literatura, ressaltam-se três, resultantes da combinação das características fundamentais da síndrome: hiperandrogenemia ou hiperandrogenismo, disfunção menstrual e morfologia ovariana policística identificada por ultrassonografia (Quadro 20-1).[21-23] Um ponto concordante desses consensos sobre a SOP é que se trata de uma síndrome e não uma doença específica. Consequentemente, nenhum critério isolado é suficiente para o seu diagnóstico clínico.

INVESTIGAÇÃO DO HIRSUTISMO

A investigação deve ser realizada em pacientes sem uso de contraceptivos hormonais ou outros medicamentos que possam interferir no quadro clínico, laboratorial ou de imagem, há pelo menos 3 meses. Devem-se excluir doenças que possam evoluir com sinais e sintomas de síndrome hiperandrogênicas, como síndrome de Cushing, hiperprolactinemias, síndromes associadas à resistência insulínica grave como as lipodistrofias e, com menos frequência, hipotireoidismo e acromegalia, bem como a iatrogenia.

A identificação dos sintomas e sinais de virilização é fundamental por ser um dado clínico que permite a subdivisão das síndromes hiperandrogênicas em virilizantes e não virilizantes. A apresentação isolada de um desses sinais ou sintomas ou a presença dos mesmos associada a ciclos menstruais regulares é um marcador pouco sensível para o diagnóstico das síndromes virilizantes. Já a presença de múltiplos sinais e sintomas de virilização, especialmente com instalação rápida e progressiva, associados ou não à disfunção menstrual, deve alertar para a existência de síndrome virilizante, sobretudo de etiologia tumoral, até que se prove o contrário.

> **IMPORTANTE**
>
> Uma causa frequente de hiperandrogenismo clínico e laboratorial, incluindo sintomas de virilização, é a iatrogenia por uso de esteroides exógenos. Na investigação de hiperandrogenismo é importante investigar se a paciente está utilizando medicamentos com potencial androgênico pelas diferentes vias: oral, injetável, implantes, inalatória, cremes dermatológicos ou ginecológicos e outras formulações tópicas que contenham esteroides.

A idade do início do quadro clínico e o perfil menstrual podem orientar o diagnóstico. Quando se inicia antes da menarca, é possível que seja decorrente de hiperplasia adrenal congênita ou tumores virilizantes da infância, enquanto o início na perimenarca sugere a SOP. A apresentação de distúrbio menstrual afasta a etiologia idiopática. Entretanto, no caso de ciclos regulares, deve-se investigar a presença de ovulação, por meio da dosagem de progesterona no meio da fase lútea.

Quadro 20-1. Consensos sobre o diagnóstico da síndrome dos ovários policísticos

NIH, 1990[21]	Rotterdam, 2003[22]	AES, 2006[23]
Os dois critérios: • Disfunção menstrual • Hiperandrogenismo ou • hiperandrogenemia	Dois dos três critérios: • Disfunção menstrual Disfunção menstrual • Hiperandrogenismo ou • hiperandrogenemia • Ovários policísticos*	Os dois critérios: • Disfunção menstrual ou ovários • policísticos* • Hiperandrogenismo ou • hiperandrogenemia

+
Exclusão de outras causas

*Identificado por ultrassonografia pélvica de alta resolução com presença de 25 ou mais folículos com menos de 10 mm de diâmetro e/ou aumento do volume ovariano (> 10 cm).

No exame físico, a obesidade, principalmente do padrão androide, deve ser valorizada. Pode ser identificada pela medida da circunferência abdominal (> 88 cm) ou pela relação entre a circunferência da cintura e a do quadril (> 0,85). Sua presença é um importante fator de piora de distúrbio metabólico na SOP (Fig. 20-3). A presença de acantose *nigricans* deve ser valorizada por ser um marcador importante de resistência à insulina.

Um aspecto importante em uma paciente com síndrome hiperandrogênica é a demonstração de concentração aumentada de andrógenos no sangue, sendo a testosterona total e a testosterona livre os andrógenos mais sensíveis para identificação da hiperandrogenemia, seguidos pela DHEAS e androstenediona. Embora o padrão-ouro para dosagem de testosterona livre seja o método de diálise de equilíbrio, na prática clínica utiliza-se a fórmula de Vermeulen,[24] pela qual se obtém a testosterona livre a partir das concentrações da testosterona total e da SHBG. O cálculo pode ser realizado acessando o site: http://www.issam.ch/freetesto.htm.

Vários métodos encontram-se disponíveis para a dosagem de testosterona total, sendo os mais utilizados na prática clínica os imunoensaios. Esses ensaios, no entanto, podem ser pouco acurados nos valores de referência da mulher, com melhor especificidade para valores elevados.[24] A Sociedade Americana de Endocrinologia recomenda que a dosagem de testosterona e de todos os hormônios esteroides utilizem, preferencialmente, metodologias baseadas na espectrometria de massa por sua maior acurácia.[25]

O rastreamento da forma não clássica da hiperplasia adrenal congênita por deficiência da 21-hidroxilase (21-OHD), um dos principais diagnósticos diferenciais da SOP, se faz pela dosagem da 17-hidroxiprogesterona (17-OHP), substrato dessa enzima. O diagnóstico hormonal da 21-OHD é estabelecido por meio da dosagem da 17-OHP 60 minutos após a administração do ACTH sintético EV, em bolus, por permitir maior discriminação entre portadores e não portadores da doença.[26] De acordo com o último Consenso, uma concentração superior a 10 ng/mL no basal ou após estímulo com ACTH é compatível com esse diagnóstico.[27] Dosagens de concentração da 17-OHP basal em fase folicular < 2 ng/mL afastam o diagnóstico e valores entre 2 e 10 ng/mL são encaminhados para realização do teste do ACTH sintético ou sequenciamento gênico.

Considerando a frequência da SOP na etiologia das síndromes hiperandrogênicas, sobretudo quando da presença de hirsutismo, é obrigatória a realização de ultrassonografia pélvica ou transvaginal. Em mulheres com ciclos menstruais regulares, a ultrassonografia deve ser realizada na fase folicular precoce, enquanto em mulheres com distúrbio menstrual pode ser realizada aleatoriamente ou após 3 a 5 dias de fluxo menstrual induzido pela administração de progesterona. Se houver evidência de um folículo dominante (> 10 mm), o exame deve ser repetido.

A identificação do ovário policístico deve obedecer a critérios diagnósticos estritos e não somente se apoiar na aparência multicística ou policística do ovário (Quadro 20-1).[26,28] Entretanto, mesmo quando se utilizam critérios estritos, ovários policísticos podem ser encontrados em aproximadamente 75% das pacientes com SOP e em até 20% de mulheres normais, sendo mais comum nos primeiros anos após menarca. O seguimento de 24 mulheres normais com ovários policísticos por um período de 8 anos demonstrou que somente 1 evoluiu para a síndrome. Das restantes, metade manteve a morfologia e a outra parte apresentou regressão da mesma.[29]

Dentre as dificuldades para o diagnóstico da SOP, uma é representada pela paciente na adolescência, período no qual algumas das características fundamentais da síndrome podem estar presentes ou ser um achado transitório. Assim, é prudente que esse diagnóstico seja feito somente em adolescentes com a máxima probabilidade de apresentar SOP.[30] Nesse contexto, somente o hirsutismo seria aceito como sinal de excesso androgênico e o distúrbio menstrual (oligomenorreia) seria valorizado se presente pelo período mínimo de 2 anos.

ABORDAGEM TERAPÊUTICA

Para tratar hirsutismo deve-se compreender o tratamento específico da doença de base, quando for possível identificá-la, e o tratamento inespecífico. Esse último pode, com frequência, ser associado ao tratamento da doença de base com o objetivo de acelerar a regressão do hiperandrogenismo.

De acordo com o *Clinical Practice Guideline*, da *Endocrine Society*, a droga de escolha para se iniciar o tratamento do hirsutismo são os contraceptivos hormonais orais (CHO), compostos por uma associação de estrógenos e progestógenos.[17,31] Os estrógenos aumentam SHBG e, consequentemente, diminuem andrógenos livres, e os progestógenos suprimem os níveis de LH e, dessa forma, reduzem a produção de andrógenos pelas células da teca que são normalmente estimuladas pelo LH.[17,32] Adicionalmente, considerando que é frequente a associação de hirsutismo ao distúrbio menstrual, o CHO promove a regularização do ciclo menstrual cumprindo um papel importante na profilaxia da hiperplasia e do carcinoma de endométrio. Por outro lado, constituem um meio seguro de contracepção, fundamental quando são usadas drogas potencialmente teratogênicas, como os antiandrógenos e a finasterida.

Dentre as várias opções disponíveis, deve-se dar preferência àquelas com baixa dosagem de etinilestradiol (≤ 35 µg). Com relação ao componente progestógeno, em geral, são escolhidos aqueles com atividade antiandrogênica como o acetato de ciproterona, acetato de clormadinona, drosperinona e dienogeste, ou aqueles com atividade androgênica baixa como o desogestrel ou gestodeno.

Não se obtendo uma resposta adequada na regressão do hirsutismo após 6 meses, está indicada a associação de uma droga de ação antiandrogênica (acetato de ciproterona ou espironolactona) ou inibidora da enzima 5-α-redutase (finasteride) (Quadro 20-2).[31] O uso dessas drogas deve obedecer a algumas normas gerais (Quadro 20-3) e à relação custo-risco-benefício. Deve-se evitar o uso da flutamida em razão de seu potencial efeito hepatotóxico.

Paralelamente ao tratamento farmacológico do hirsutismo, podem ser empregadas medidas auxiliares como a depilação, epilação e utilização de laser. O uso tópico de creme de eflortina a 13,9% pode ser útil no caso de hirsutismo facial, principalmente associado à laserterapia.[33] Essa droga inibe a enzima que catalisa a síntese de poliamina folicular, responsável por crescimento do pelo.

Quadro 20-2. Antiandrógenos e inibidor da 5-α-redutase utilizados no tratamento do hiperandrogenismo

Antiandrógenos e inibidor da 5-α-redutase	Esquemas terapêuticos	Efeitos colaterais
Acetato de ciproterona	• 100 mg/dia durante 10 dias (iniciar no 1º dia de CHO) • 50 mg/dia durante 20 dias (iniciar no 1º dia de CHO)	Fadiga, mastalgia, aumento de apetite com concomitante acréscimo de peso, náuseas, cefaleia, depressão e distúrbios do sono
Espironolactona	• 100 mg, 2 vezes/dia, contínuo • 100 mg, 2 vezes/dia, cíclico (21 dias, juntamente com CHO)	Hipotensão arterial, hiperpotassemia, epigastralgia, fadiga, mastalgia e metrorragia
Flutamida*	• 62,5 a 125 mg, 1 a 2 vezes/dia	Mastalgia, hepatite, insuficiência hepática fulminante
Finasterida	• 1 a 5 mg/dia, contínuo • 2,5 mg em dias alternados	Mastalgia, depressão, diminuição de libido, distúrbios gastrintestinais, icterícia

*Apesar de casos de hepatite aguda fulminante terem sido descritos apenas com doses superiores a 125 mg/dia, desaconselha-se seu uso, e seu efeito não é superior ao das demais drogas. CHO: contraceptivo hormonal oral.

Quadro 20-3. Normas gerais para o uso dos antiandrógenos e de inibidor da 5-α-redutase na paciente com hiperandrogenismo

- Os medicamentos devem ser utilizados somente após a investigação da causa básica do hirsutismo, principalmente com exclusão de tumores suprarrenais ou ovarianos produtores de andrógenos
- Constitui contraindicação absoluta a presença ou a possibilidade de gravidez, com o objetivo de se evitar malformações intersexuais em fetos masculinos. Em caso de dúvida, deve-se proceder à propedêutica adequada para se detectar gestação. No caso de pacientes com vida sexual ativa, deve-se fornecer orientação quanto ao uso de medidas contraceptivas. Após a suspensão da droga, devem ser aguardados 6 meses antes de se planejar gravidez
- O efeito do medicamento é, em geral, tardio, devendo-se orientar a paciente que a melhora do hirsutismo deverá se manifestar entre 6 e 9 meses do início do tratamento
- O tempo de duração do tratamento deverá ser o mais longo possível, em geral, 2 anos. Quanto maior o tempo de tratamento, maior a possibilidade de remissão do quadro após a suspensão do medicamento
- A dose de medicamento utilizada deverá ser diminuída ao longo do tempo, mantendo-se a paciente em uso da menor dose possível

CONCLUSÃO

O hirsutismo, caracterizado pela presença, na mulher, de uma quantidade excessiva de pelos terminais em locais onde normalmente não são encontrados, obedecendo a uma distribuição geralmente masculina, é uma das desordens mais frequentemente encontradas em mulheres na idade reprodutiva. Decorre de uma alteração do ciclo de crescimento do pelo induzido pelos andrógenos, com um prolongamento de sua fase de crescimento (anágena).

Apesar de ser, geralmente, decorrente de alterações funcionais e benignas, como a síndrome dos ovários policísticos, causa mais comum, pode ser indicativo da presença de uma neoplasia (tumores ovarianos e adrenais virilizantes) ou de uma doença genética (hiperplasia adrenal congênita, em suas formas clássica e não clássica).

Na investigação devem-se considerar dados clínicos (uso de esteroides exógenos, idade de início dos sintomas, presença de sintomas de virilização e histórico menstrual), laboratoriais (determinação da concentração dos andrógenos e da 17-OHP) e de imagem (ultrassonografia pélvica). Na presença de síndrome virilizante deve-se empregar propedêutica adequada para identificação ou exclusão de tumores virilizantes. A terapêutica compreende o tratamento inespecífico do hirsutismo (métodos mecânicos de redução dos pelos e farmacológicos, por meio do uso isolado de CHO ou associado a antiandrógeno ou finasterida). O tratamento também deve levar em consideração a doença de base e as comorbidades associadas.

REFERÊNCIAS BIBLIOGRÁFICAS

1. Paus R, Foitzik K. In search of the hair cycle clock: a guided tour. Differentiation. 2004;72(9-10):489-511.
2. Deplewski D, Rosenfield RL. Role of hormones in pilosebaceous unit development. Endocr Rev. 2000;21(4):363-92.
3. Azziz R, Carmina E, Sawaya ME. Idiopathic hirsutism. Endocr Rev. 2000;21(4):347-62.
4. Longcope C. Adrenal and gonadal androgen secretion in normal females. Clin Endocrinol Metab. 1986;15(2):213-28.
5. Thiboutot D, Jabara S, McAllister JM, et al. Human skin is a steroidogenic tissue: steroidogenic enzymes and cofactors are expressed in epidermis, normal sebocytes, and an immortalized sebocyte cell line (SEB-1). J Invest Dermatol. 2003;120(6):905-14.
6. Burger HG. Androgen production in women. Fertil Steril. 2002;77(4):S3-5.
7. Ebling FJ. Hair follicles and associated glands as androgen targets. Clin Endocrinol Metab. 1986;15(2):319-39.
8. Thigpen AE, Silver RI, Guileyardo JM, et al. Tissue distribution and ontogeny of steroid 5 alpha-reductase isozyme expression. J Clin Invest. 1993;92(2):903-10.
9. Ferriman D, Gallwey JD. Clinical assessment of body hair growth in women. J Clin Endocrinol Metab. 1961;21:1440-7.
10. Hirsutism: implications, etiology, and management. Am J Obstet Gynecol. 1981;140(7):815-30.
11. Teede HJ, Misso, ML, Costello MF, et al. Recommendations from the international evidence-based guideline for the assessment and management of polycystic ovary syndrome. Fertil Steril. 2018;110(3):364-79.

12. Blume-Peytavi U. An overview of unwanted female hair. Br J Dermatol. 2011;165(3):19-23.
13. Luthold WW, Borges MF, Marcondes JA, et al. Serum testosterone fractions in women: normal and abnormal clinical states. Metabolism. 1993;42(5):638-43.
14. Yance VRV, Marcondes JAM, Rocha MP, et al. Discriminating between virilizing ovary tumors and ovary hyperthecosis in postmenopausal women: clinical data, hormonal profile and image studies. Eur J Endocrinol. 2017;177:93-102.
15. Rocha T, Crespo RC, Yance VVR, et al. Persistent poor metabolic profile in postmenopausal women with ovarian hyperandrogenism after testosterone level normalization. J Endoc Soc. 2019;3:1087-96.
16. Legro RS, Arslanian SA, Ehrmann DA, et al. Diagnosis and treatment of polycystic ovary syndrome: an Endocrine Society clinical practice guideline. J Clin Endocrinol Metab. 2013;98(12):4565-92.
17. Wild RA, Carmina E, Diamanti-Kandarakis E, et al. Assessment of cardiovascular risk and prevention of cardiovascular disease in women with the polycystic ovary syndrome: a consensus statement by the Androgen Excess and Polycystic Ovary Syndrome (AE-PCOS) Society. J Clin Endocrinol Metab. 2010;95(5):2038-49.
18. Barcellos CR, Rocha MP, Hayashida SA, et al. Prevalence of abnormalities of glucose metabolism in patients with polycystic ovary syndrome. Arq Bras Endocrinol Metabol. 2007;51(4):601-5.
19. Marcondes JA, Hayashida SA, Barcellos CR, et al. Metabolic syndrome in women with polycystic ovary syndrome: prevalence, characteristics and predictors. Arq Bras Endocrinol Metabol. 2007;51(6):972-9.
20. Rocha MP, Marcondes JA, Barcellos CR, et al. Dyslipidemia in women with polycystic ovary syndrome: incidence, pattern and predictors. Gynecol Endocrinol. 2011;27(10):814-9.
21. Zawadzki JK, Dunaif A. Diagnostic criteria of polycystic ovary syndrome; towards a rational approach. Polycystic Ovary Syndrome. Boston, MA: Blackwell Scientific, 1992.
22. Rotterdam ESHRE/ASRM-Sponsored PCOS consensus Workshop group. Revised 2003 consensus on diagnostic criteria and long-term health risks related to polycystic ovary syndrome (PCOS). Hum Reprod. 2004;19(1):41-7.
23. Azziz R, Carmina E, Dewailly D, et al. Positions statement: criteria for defining polycystic ovary syndrome as a predominantly hyperandrogenic syndrome: an Androgen Excess Society guideline. J Clin Endocrinol Metab. 2006;91(11):4237-45.
24. Vermeulen A, Verdonck L, Kaufman JM. A critical evaluation of simple methods for the estimation of free testosterone in serum. J Clin Endocrinol Metab. 1999;84(10):3666-72.
25. Handelsman DJ, Wartofsky L. Requirement for mass spectrometry sex steroid assays in the Journal of Clinical Endocrinology and Metabolism. J Clin Endocrinol Metab. 2013;98(10):3971-3.
26. Bachega TA, Billerbeck AE, Madureira G, et al. Molecular genotyping in Brazilian patients with the classical and nonclassical forms of 21-hydroxylase deficiency. J Clin Endocrinol Metab. 1998;83(12):4416-9.
27. Speiser PW, Arlt W, Auchus RJ, et al. Congenital adrenal hyperplasia due to steroid 21-hydroxylase deficiency: an Endocrine Society clinical practice guideline. J Clin Endocrinol Metab. 2018;103(11):4043-88.
28. Dewailly D, Lujan ME, Carmina E, et al. Definition and significance of polycystic ovarian morphology: a task force report from the Androgen Excess and Polycystic Ovary Syndrome Society. Hum Reprod Update. 2014;20(3):334-52.
29. Murphy MK, Hall JE, Adams JM, Lee CK. Polycystic ovarian morphology in normal women does not predict the development of polycystic ovary syndrome. J Clin Endocrinol Metab. 2006;91(10):3878-84.
30. Carmina E, Oberfield SE, Lobo RA. The diagnosis of polycystic ovary syndrome in adolescents. Am J Obstet Gynecol. 2010;203(3):201.
31. Martin KA, Chang RJ, Ehrmann DA, et al. Evaluation and treatment of hirsutism in premenopausal women: an endocrine society clinical practice guideline. J Clin Endocrinol Metab. 2008;93(4):1105-20.
32. Givens JR, Andersen RN, Wiser WL, Fish SA. Dynamics of suppression and recovery of plasma FSH, LH, androstenedione and testosterone in polycystic ovarian disease using an oral contraceptive. J Clin Endocrinol Metab. 1974;38(5):727-35.
33. Wolf JE, Shander D, Huber F, et al. Randomized, doubleblind clinical evaluation of the efficacy and safety of topical eflornithine HCl 13.9% cream in the treatment of women with facial hair. Int J Dermatol. 2007;46(1):94-8.

SÍNDROME DOS OVÁRIOS POLICÍSTICOS

Ricardo Vasconcellos Bruno ■ Ruth Clapauch

INTRODUÇÃO

Com prevalência média de 5 a 10%, mas descrita em 6 e 21% da população feminina em idade reprodutiva na dependência do critério utilizado, idade e etnia,[1] a síndrome dos ovários policísticos (SOP) passou e passa por várias indefinições, o que faz o número de publicações aumentar significativamente ao longo dos anos e das décadas. Esta pequena introdução é para chamar a atenção para uma doença antiga, como poderá ser visto pelo histórico a seguir, mas que cada vez mais é atualizada e muito identificada com a evolução da mulher e, principalmente, dos hábitos de vida adotados pelos seres humanos nas últimas décadas. As ditas influências externas, fatores ambientais ou estilo de vida, que são extrínsecos aos genótipos da mulher para desenvolvimento da doença, vêm agravando enormemente a prevalência da síndrome, que pode chegar a 21%, dependendo do critério utilizado.[2]

HISTÓRICO

Nosso histórico começa com o relato de Emile Charles Archard e Joseph Thiers, em 19 de julho de 1921, a respeito da associação de hiperandrogenemia ao diabetes, publicado no boletim do evento denominado *Séance de La Société Medicale des Hôpitaux de Paris*. A publicação tornou-se referência para os pesquisadores que investigavam e investigam a SOP. O artigo foi intitulado *Le virilisme pilaire et son association à l'insuffisance glycolytique (Diabète des femmes à barbe)*.[3] Archard e Thiers compararam outros 7 relatos de mulheres com hirsutismo e glicosúria que faleceram. Os autores não encontraram policistose ovariana, o que era dificultado, na época, pela ausência de ultrassonografia, enquanto nas adrenais foram observadas alterações como tumores uni e bilaterais, hiperplasia cortical e síndrome de Cushing em diferentes pacientes. Convém mencionar que Launois, Pinard e Gallais,[4] em 1911, a partir de semelhantes observações, chamaram a atenção para a origem embriológica do epitélio celômico, comum entre as adrenais e as gônadas, prevendo a integração entre as adrenais e o ovário. Este artigo foi considerado notável por Jeffcoate e Kong,[5] que observaram a perspicácia clínica em antecipar o complexo entendimento entre as glândulas endócrinas. A síndrome de Cushing teve sua associação descrita com a glândula pituitária, em 1932, e com a SOP, em 1935, por Stein e Leventhal.[6] A SOP, originalmente, foi chamada de síndrome de Stein-Leventhal, que consideraram a anovulação e a infertilidade em 7 pacientes observadas por pneumopelvigrafia com ovários policísticos. Na época eles recomendavam a ressecção em cunha dos ovários como o melhor tratamento.

A biópsia dos ovários perdurou como método diagnóstico até os anos 1970, com o desenvolvimento das técnicas de radioimunoensaio e a introdução do citrato de clomifene. Em 1970, Yen *et al*.[7] consideraram a dosagem do hormônio luteinizante (LH) e da testosterona (T) como pré-requisitos fundamentais no diagnóstico da SOP. Com a facilidade dos exames de dosagens hormonais, o início dos anos 1980 foi marcado pela tentativa de se definir a síndrome por meio de um parâmetro laboratorial, como a relação entre o LH e o hormônio foliculoestimulante (FSH) que, maior que três, foi por muito tempo considerado patognomônico no diagnóstico laboratorial da SOP. Essa relação, posteriormente, foi diminuída para maior que dois e, na dificuldade de definir a SOP por uma relação, alguns autores passaram a considerar o valor do LH maior que 10 mg/dL. Hoje definimos a síndrome por critérios clínicos e de imagem, como veremos mais adiante, isto é, voltamos às origens ao valorizar a clínica, sem, obviamente, deixarmos de nos valer dos recursos tecnológicos da ultrassonografia, que tanto evoluiu nos anos 1980. Neste ponto o trabalho de Adams, de 1985,[8] estabeleceu-se como clássico, servindo de base até hoje para a definição da imagem de policistose ovariana, mesmo que com pequenas mudanças das considerações definitivas estabelecidas atualmente pelos critérios de Rotterdam ESHRE/ASRM, de 2004,[9] o que será considerado no item de diagnóstico.

A resistência insulínica e a SOP começaram a ter associação a partir dos trabalhos de Burghen *et al*.,[10] em 1980, que fizeram a primeira sugestão de uma relação entre o hiperandrogenismo da SOP e a hiperinsulinemia. Os autores notaram que os níveis de insulina plasmática durante teste oral de tolerância à glicose (TOTG) em pacientes obesas portadoras de SOP estavam elevados em 8 mulheres quando as compararam com o grupo-controle. Em seguida, Chang *et al*.[11] demonstraram a presença de hiperinsulinemia em pacientes não obesas com diagnóstico de SOP, de forma a evidenciar que este era um fator específico da SOP, em vez de secundário à obesidade. Em 1989, Conway *et al*.[12] revelaram que 30% das mulheres não obesas com SOP tinham grau mais leve de resistência à insulina, enquanto Falcone *et al*.[13] informaram que 63% de suas pacientes com SOP e não obesas eram resistentes à insulina. Robinson et al.,[14] em 1993, demonstraram que a sensibilidade à insulina variava de acordo com o padrão menstrual. As diferenças de opinião na literatura sobre a inter-relação de resistência à insulina e hiperandrogenismo perpetuam até hoje. Conway et al.[12] creditavam a hiperinsulinemia ao aumento da produção androgênica ovariana; outros pesquisadores,[15,16] no entanto, não conseguiram demonstrar essa relação direta. Além da obesidade, a história familiar de diabetes e a etnia podem afetar a prevalência da resistência à insulina. Quando esses fatores ocorrem em não caucasianas com SOP, estas pacientes tendem a ser mais insulinorresistentes do que as caucasianas, como observaram Dunaif et al. em 1993.[17] Devemos entender que a quantificação clínica de resistência à insulina continua a ser uma ciência imprecisa, como reconheceram Gennarelli et al., em 2000.[18] Legro et al., em 2004,[19] chegaram a definir **propostas e armadilhas** na detecção da resistência insulínica na SOP. Em resumo, entre 50 e 70% das pacientes com SOP têm resistência à insulina e, portanto, esta é uma característica prevalente, porém, não universal do transtorno.[20]

FISIOPATOLOGIA

De todas as incertezas, uma certeza persiste: a SOP compreende um grupo heterogêneo de pacientes e apresentações clínicas, com diferentes tentativas de explicação fisiopatológica, associadas ou não entre si. Novos estudos apontam que a SOP seja consequência de uma herança poligênica associada a fatores ambientais.

Base Genética

Evidências de agregação familiar tanto para hiperandrogenemia quanto para os aspectos metabólicos foram descritas em pacientes com SOP. O padrão é de um traço autossômico dominante com penetrância variável. Mães de mulheres com SOP mostraram maior risco de doença cardiovascular (DCV) e hipertensão arterial, enquanto os pais apresentaram maior risco de doença cardíaca e acidente vascular cerebral (AVC). Da mesma forma, DCV em pai e mãe foi associada a maior risco de SOP na prole feminina.[21] Estudos recentes apontam *loci* implicados em papéis reprodutivos (*LHCGR, FSHR e FSHB*) e metabólicos (*INSR e HMGA2*).[22] Uma das regiões candidatas bem estabelecidas é a D19S884, localizada em 19p13.2 a cerca de 800 kb do gene do receptor da insulina, conferindo resistência insulínica.[23] Polimorfismos nos genes *FTO* e *MC4R* também foram associados a alterações de índice de massa corporal (IMC) em mulheres com SOP; parecem não estar diretamente ligados a alterações reprodutivas, mas podem interagir com outros genes, como o *POMC*, predispondo certas mulheres com IMC aumentado a desenvolver SOP. Outros polimorfismos, como rs10986105 e rs10818854, localizados em 9q33, parecem estar ligados ao hiperandrogenismo e, possivelmente, à irregularidade menstrual na SOP.[24,25]

Círculo Vicioso

Na SOP, uma vez deflagrada qualquer uma das alterações implicadas em sua gênese, um círculo vicioso de eventos descrito por Yen[26] ocorre sucessivamente, perpetuando as alterações da síndrome. Assim, independentemente da porta de entrada no círculo fisiopatológico, a relação LH/FSH aumentada provoca hipersecreção de andrógenos ovarianos e ausência de desenvolvimento folicular, com aumento da relação estrona/estradiol, que age em nível hipofisário, perpetuando as alterações de gonadotrofinas, que vão aumentar a secreção de andrógenos, e assim sucessivamente (Fig. 21-1).

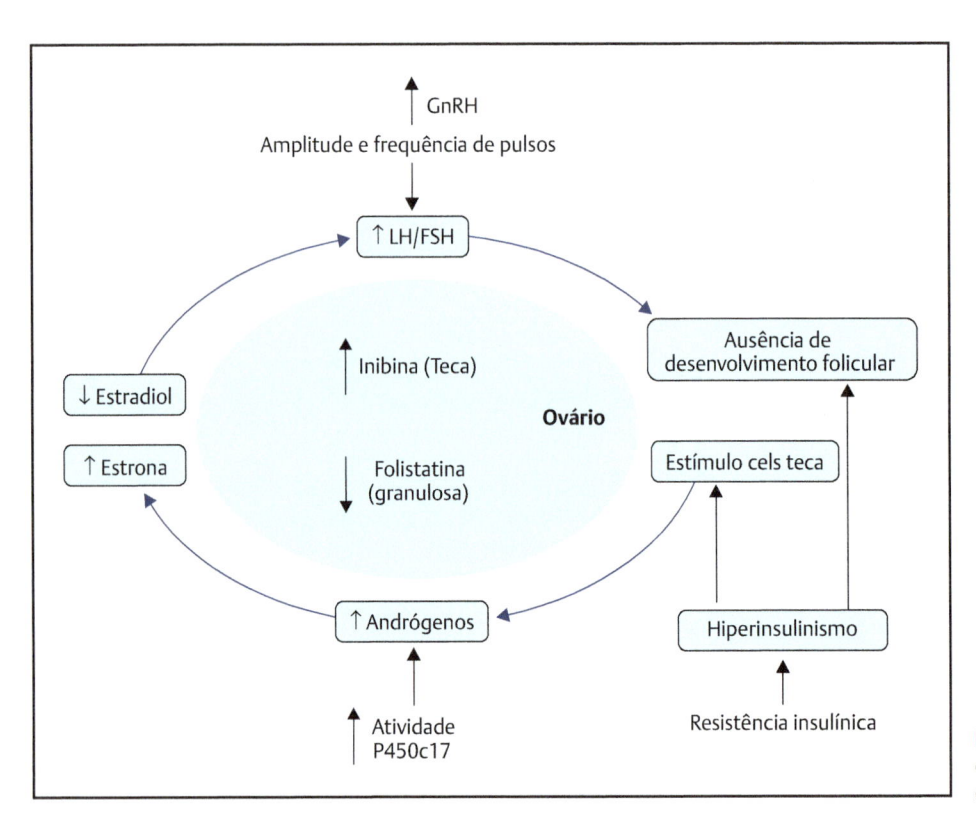

Fig. 21-1. Fisiopatologia da síndrome dos ovários policísticos, conforme descrito por Yen S.[26]

Alterações Neuroendócrinas

Está bem descrito um aumento tônico de LH, secundário ao aumento de frequência e amplitude de pulsos de hormônio liberador de gonadotrofinas (GnRH). Este padrão pode ocorrer por exposição pré-natal a níveis altos de andrógenos ou pela diminuição da inibição central de dopamina e opioides endógenos em relação ao GnRH. Da mesma forma, acredita-se que a baixa concentração de FSH ocorra por inibição endógena, causada, possivelmente, pela concentração aumentada de hormônio antimülleriano, característica de pacientes com SOP.[27]

Modelos animais expostos a excesso de T na vida fetal revelaram defeitos metabólicos, como resistência insulínica e hiperinsulinemia quando fêmeas adultas.[28] A hipótese de programação fetal está bem definida em modelos animais, mas ainda precisa ser confirmada em humanos.

Hiperandrogenismo Primário Adrenal e/ou Ovariano

Foi observada, em mulheres com SOP, alteração de uma base na região CYP17 do gene que codifica a enzima citocromo P450 17-alfa, provocando aumento de sua atividade. Ocorre, então, hipersecreção discreta de androstenediona e T livre, a partir de células da teca e de sulfato de de-hidroepiandrosterona (S-DHEA) e 17-hidroxiprogesterona a partir do córtex adrenal, bem como hiper-resposta dos 17 cetoesteroides ao hormônio adrenocorticotrófico (ACTH). Os altos níveis de andrógenos locais provocam atresia folicular, perpetuam a relação LH/FSH aumentada e aumentam a resistência insulínica.

Síntese Extraglandular de Andrógenos

Alterações de atividade da 11-beta-hidroxiesteroide desidrogenase[29] e das 5-alfa e beta-redutases[30,31] podem aumentar a síntese de andrógenos no tecido adiposo. Essas enzimas estão envolvidas no metabolismo periférico do cortisol, o que pode levar à ativação da esteroidogênese adrenal.

Por outro lado, o aumento de tecido adiposo, pelo sobrepeso e pela obesidade, representaria uma causa exógena, ambiental, de síntese extraglandular de hormônios.

Resistência Insulínica

Foram descritos polimorfismos genéticos determinando resistência à insulina, mesmo em mulheres magras com SOP. Aqui se formaria um novo círculo vicioso, conforme descrito por Nader,[32] com hiperinsulinismo provocando hiperandrogenismo ovariano (Fig. 21-2), e vice-versa.

Estudos *in vitro* mostraram que a insulina atua sinergicamente no LH nas células da teca, estimulando a produção de andrógenos que, por sua vez, estimulam o recrutamento e o tamanho de adipócitos abdominoviscerais, aumentando a relação cintura-quadril. Com o aumento do efluxo de ácidos graxos livres abdominais, a extração hepática, bem como a sensibilidade periférica e hepática à insulina seriam prejudicadas, perpetuando o hiperinsulinismo e o aumento de andrógenos.

Fatores Intrafoliculares

Na SOP, há distribuição anômala de inibina intraovariana: diminuição nas células da granulosa e aumento nas células da teca, causando atresia folicular e hiperandrogenismo.

Embora dosagens séricas de inibina sejam normais em pacientes com SOP, após a fase folicular precoce os níveis de inibina intraovarianos nas células da teca são muito maiores que os de mulheres normais, podendo contribuir para a atresia folicular na época da seleção do folículo dominante. A inibina aumenta a produção de andrógenos mediada por LH em células da teca em cultura. A redução da folistatina nas células da granulosa pode resultar em aumento da produção de estrógenos. O ambiente intrafolicular é ainda mais prejudicado pelo aumento de anomalias inflamatórias, imunológicas e metabólicas quando há obesidade associada.[33]

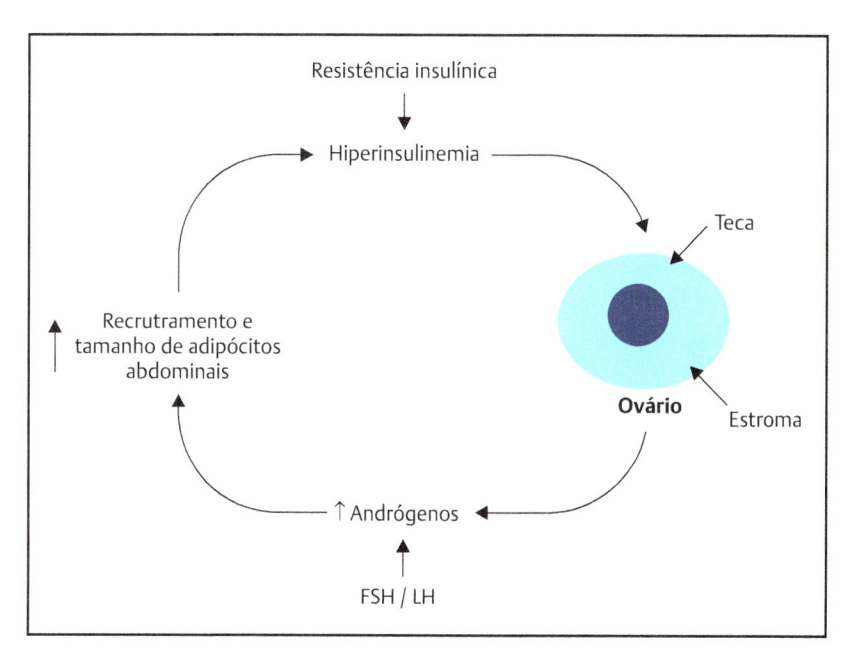

Fig. 21-2. Círculo vicioso hiperinsulinemia/hiperandrogenismo. (Adaptada de Naber S.)[32]

Hormônio Antimülleriano (AHM)

O AHM é expresso nas células da granulosa nos folículos antrais e pré-antrais dos ovários. Na SOP, o AHM se encontra significativamente aumentado pela presença acrescida nestes folículos, o que inibe a foliculogênese, fato comprovado pelos níveis de FSH diminuídos. Este papel pode ser representativo na fisiopatologia da ovulação e da síndrome propriamente dita. Ainda não podemos incluir a dosagem do AHM com diagnóstico da SOP, pois ainda não foi estabelecido um ponto de corte ideal para este diagnóstico. Trabalhos evidenciam valores entre 2,8 a 8,4 ng/mL, tendo uma metanálise alçando o valor de 4,7 ng/mL, mas que ainda carece de mais estudos.[34] Pesquisas já comprovam que ele está mais aumentado em pacientes portadoras de SOP com fenótipos mais expressivos. Hoje, na prática clínica, o AHM serve como marcador da reserva ovariana para os tratamentos de infertilidade e, também, na estimulação ovariana com marcador de síndrome de hiperestimulo.[35]

Desreguladores Endócrinos

Foram observados níveis séricos aumentados de bisfenol A em mulheres com SOP comparadas a controles, e este químico se correlacionou positivamente com a hiperandrogenemia. É possível que a exposição a desreguladores possa alterar os eixos neuroendócrino, reprodutivo e metabólico de pessoas predispostas favorecendo o desenvolvimento da SOP.[36]

ESPECTRO DA SOP (MANIFESTAÇÕES CLÍNICAS)

O diagnóstico da SOP é definido pelos critérios de Rotterdam, com a presença de dois destes três sinais e sintomas: oligomenorreia ou amenorreia, hiperandrogenismo e imagem de policistose ovariana (segundo critérios específicos). Devemos estar atentos para excluir desordens similares à SOP, como detalhado no Quadro 21-1. Existe amplo espectro clínico de apresentações para SOP, desde mulheres que até ovulam esporadicamente com leve hirsutismo e sem imagem de SOP, até pacientes com amenorreia há 1 ano, hirsutismo severo, acne intenso, calvície e acantose *nigricans* (sinal de resistência insulínica). O ponto exato em que a síndrome é desencadeada ainda é desconhecido, mas parece de comum senso que o IMC como fator ambiental está envolvido neste processo.[37] O espectro da síndrome segue um tipo de curso diante do aumento do IMC e outro na ausência de sobrepeso ou obesidade, como aferiu Homburg.[38] Diversos trabalhos confirmaram que a redução de peso claramente melhora a expressão clínica, como visto por Clark *et al*.[39]

Distúrbios menstruais e hiperandrogenismo leve como acne são muito comuns em adolescentes, bem como a presença de microcistos ovarianos, e para não superdiagnosticar uma condição que será tratada em longo prazo, a *Endocrine Society* recomenda que em adolescentes o diagnóstico de SOP requeira a presença de hirsutismo e não apenas acne, ou de hiperandrogenismo laboratorial, associado à oligomenorreia persistente.[40] Outras sociedades, como a de Pediatria, exigem uma combinação que não possa ser explicada de outra forma: a) padrão de sangramento menstrual anormal para a idade, persistente por 2 anos pós-menarca; e b) hiperandrogenismo clínico caracterizado por hirsustismo moderado a severo ou laboratorial com testosterona acima da referência para o adulto. Acne moderada a severa em adolescentes, sem resposta ao tratamento, seria uma indicação para dosagem de testosterona, mas não um critério diagnóstico isolado. Outros ainda sugerem que o diagnóstico de SOP suspeito em adolescentes seja definitivamente confirmado somente aos 18 anos.[41] Prevalece o conceito que para as adolescentes os três critérios deveriam estar presentes simultaneamente para diagnóstico de SOP: hiperandrogenismo clínico ou laboratorial; a oligo/anovulação; e a imagem da morfologia dos ovários policísticos (volume > 10 cm³).[42] De forma geral, os critérios não valorizam a presença de cistos ovarianos em adolescentes, somente volume ovariano aumentado.

Da mesma forma, o diagnóstico da SOP na menopausa é difícil: baseia-se em histórico prévio de disfunção menstrual e hiperandrogenismo. A morfologia ovariana, quando se encontra alterada, é um forte suporte, mas dificilmente será característica, em função da atrofia ovariana pós-menopausa.

Distúrbios Menstruais

Oligomenorreia, amenorreia e ausência de padrão menstrual são características comuns à SOP. Perto de 90% das mulheres com oligomenorreia possuem imagem de SOP ao ultrassom, enquanto 30% das amenorreicas têm esse resultado.[43] Setenta e cinco por cento das pacientes com infertilidade por anovulação são diagnosticadas com SOP. É importante lembrar que síndrome hiperprolactinêmica é outra patologia que constantemente leva a essas manifestações de padrão menstrual.

Na adolescência, ciclos menstruais com intervalos inferiores a 19 dias ou superiores a 90 dias no 1º ano pós-menarca levam a maior risco de um futuro diagnóstico de SOP, principalmente se acompanhados de hirsutismo ou menorragia. Mesmo assim, é aconselhável diagnóstico diferencial cuidadoso, como descrito anteriormente, pois uma vez iniciado contraceptivo oral, por exemplo, este mascarará a avaliação.[42]

Hirsutismo, Acne e Alopecia

Aumento dos pelos corporais e faciais é um dos mais comuns sintomas presentes; dependendo da etnia, até 92% das mulheres com imagem de ovário policístico ao ultrassom possuem essas características. O hirsutismo sempre esteve ligado à SOP e permanece como manifestação clássica do androgenismo da síndrome, mas a acne, que mais recentemente foi reconhecida como desordem endócrina androgênica, pode estar presente em até 75% de mulheres com imagem de SOP. A alopecia, principalmente a de características virilizantes, aparece como manifestação menos comum. Todas essas manifestações refletem a estimulação androgênica da unidade pilossebácea. Salienta-se que a chamada seborreia de couro cabeludo, na maioria das vezes, manifesta-se antes da acne e, se tratada,

Quadro 21-1. Doenças a serem excluídas na diferenciação da SOP

- Hiperplasia adrenal congênita
- Síndrome de Cushing
- Tumores secretores de andrógenos
- Doenças da tireoide
- Hipogonadismo hipogonadotrófico

poderia evitá-la, protegendo grande parte das pacientes de sequelas. Sinais mais severos de virilização, como clitoromegalia ou engrossamento da voz, são manifestações mais raras e, nestes casos, tumores virilizantes devem ser excluídos.

Aborto Recorrente

Também denominado abortamento habitual, é uma consequência vista, muitas vezes, em pacientes que procuram nossos consultórios e que normalmente não apresentam muitas manifestações clínicas. Essas mulheres são ovulatórias e conseguem engravidar, mas, infelizmente, não conseguem chegar ao parto. A hipersecreção de LH foi proposta como a causa da perda reprodutiva, como descreveram Homburg *et al.* em 1988,[44] mas muita discussão surgiu e ainda surge em decorrência de outros autores não confirmarem em trabalhos envolvendo mulheres que passaram por fertilização *in vitro* (FIV) que vieram a abortar de forma habitual[45] e não possuíam aumento expressivo do LH. Na tentativa de suprimir o aumento do LH, surgiu como proposta a supressão ovariana prévia, com o uso de análogos de GnRH para posterior indução da ovulação, o que foi discordado por outros autores também com pesquisas observacionais.[46] Ainda podemos destacar o aumento de um agente trombofílico denominado inibidor do ativador do plasminogênio (PAI 1), que parece estar ligado a microtromboses no leito endometrial. Outro fator a se considerar é que o uso de metformina nestas pacientes pode ser prolongado até, pelo menos, a 12ª semana, lembrando que a metformina não mostrou ser teratogênica e está incluída na categoria B da Food and Drug Administration (FDA) de uso de drogas na gravidez (estudos em animais não mostraram risco fetal; dados observacionais em humanos também não).

Aspectos Metabólicos

Obesidade está presente em 30 a 50% das portadoras de SOP e ainda destacamos que 25% possuem sobrepeso, portanto, um IMC acima dos parâmetros normais pode ser encontrado em até 75% das pacientes. A hiperinsulinemia pode ser observada em mais ou menos 80% das mulheres obesas e em 30 a 40% das mulheres não obesas.[47] A distribuição de gordura em pacientes com SOP resulta em aumento da circunferência abdominal, que é um marcador da resistência à insulina. A acantose *nigricans* deve ser considerada um marcador cutâneo da resistência, com ressalva de que não é específica da SOP e pode estar ligada à etnia.

Esteatose Hepática Não Alcóolica

As alterações metabólicas predispõem mulheres com SOP à esteatose, que pode progredir para esteato-hepatite e cirrose. Portanto, é conveniente pesquisar esteatose em mulheres com SOP e alto risco que apresentem hiperinsulinemia e/ou hiperandrogenemia, por ultrassom de abdome e dosagem de transaminases.[48]

IMAGEM

Ultrassonografia

A ultrassonografia sempre teve um papel destacado no diagnóstico da SOP, que passou a ser definitivo com o consenso de Rotterdam. Entre vários conceitos definidos no consenso, vamos destacar apenas os seguintes: 12 folículos ou mais, medindo entre 2 e 9 mm de diâmetro, e/ou aumento do volume ovariano > 10 cm³ em, pelo menos, um dos ovários.[8] Quando encontramos um folículo maior que 10 mm ou um cisto único, devemos repetir a ultrassonografia no próximo ciclo para afastarmos qualquer outra possibilidade além de policistose ovariana.

Em 2014, a Androgen Excess Society and Polycystic Ovary Syndrome Society (AEPCOS), reconhecendo haver maior resolução nos novos aparelhos de ultrassom, com frequência de transdutor > 8 mHz, recomendou que nestes aparelhos o número de folículos ovarianos de 2 a 9 mm seja de pelo menos 25 para preencher o critério ultrassonográfico para ovários policísticos.[49]

Dopplervelocimetria

Além de outros exames que podem servir para elucidar a SOP, como ultrassom 3D e ressonância magnética (RM), gostaríamos de destacar a dopplerfluxometria, confirmada por Battaglia,[50] como método complementar ao diagnóstico da SOP. Em nosso trabalho, demonstramos que o Doppler mostrou $V_{máx}$ significativamente maior ($p \leq 0,0004$) no estroma ovariano das pacientes com SOP (12,2 cm/s) em relação ao grupo-controle (8,05 cm/s); o índice de pulsatilidade da artéria uterina também se revelou muito superior no grupo com SOP em detrimento do controle.[51] Diante dos dados, concluímos que a velocimetria-Doppler pode constituir subsídio a ser incorporado à investigação clínica e à ultrassonográfica no tocante ao diagnóstico da SOP.

EXAME CLÍNICO

A SOP, pelos próprios critérios de Rotterdam na definição da síndrome, estimula ao exame clínico e à anamnese, mesmo necessitando da imagem para compor os parâmetros. Os parâmetros a serem avaliados estão citados a seguir e se encontram detalhados em capítulos específicos deste livro:

- Couro cabeludo: procura de calvície no formato masculino com entradas; procura de seborreia na cabeça e até caspas;
- Acne facial em colo e dorso;
- Pelos espessos e escuros em locais diferentes do padrão feminino, como facial (buço excessivo, barba), no meio do peito, excessivo no abdome, formato losangular na pube (diferente do triangular feminino) e espesso em membros e raiz de coxas;
- Raros: alteração da voz (rouca e engrossada); clitóris aumentado;
- Acantose *nigricans*: procurar em região de dobras com base de pescoço, axilas, sulcos inframamários, virilha;
- Peso e cálculo do IMC;
- Circunferência abdominal, que deve ser aferida em ponto equidistante da última costela e a crista ilíaca anterossuperior; o padrão feminino para mulheres da América do Sul, segundo a International Diabetes Federation (IDF), não deve ultrapassar 80 cm;
- Pressão arterial: aferir, principalmente, em pacientes com comorbidades já associadas à SOP.

TRATAMENTO

O tratamento da SOP pode-se dividir em três condutas: (1) a que visa a melhorar os sintomas da SOP; (2) a que visa à gravidez e (3) a que visa à prevenção ou ao tratamento da síndrome metabólica. Não podemos esquecer que a paciente pode necessitar dos três tratamentos ao mesmo tempo, o que não é incomum, considerada a prevalência da obesidade e da resistência à insulina, como já citamos.

Hirsutismo

O grau de hirsutismo vai determinar as medidas que devem ser adotadas. Algumas drogas estão disponíveis para o uso, como espironolactona, ciproterona e flutamida. Lembramos que pelos já desenvolvidos virilizados devem ser extirpados com pinças, depilação ou *laser*. O uso de anticoncepcionais combinados a ciproterona, drospirenona, clormadinona ou dienogest é uma boa opção em quem é portadora de hirsutismo leve ou moderado associado à oligomenorreia ou amenorreia. É importante ressaltar, contudo, que esse tratamento é paliativo, não corrige a resistência insulínica e não impede a progressão da síndrome. A antibioticoterapia, para os casos de acne, pode ser necessária, principalmente os antibióticos que agem em *estafilococos*.

Anovulação e Infertilidade

O citrato de clomifene é a droga mais usada quando se fala em indução da ovulação. O clomifene é um estrógeno que atua competindo com o próprio estrógeno natural no receptor hipotalâmico, estimulando a liberação do GnRH e, assim, a liberação de LH e FSH. É importante destacar que o citrato de clomifene é usado em doses de 50 a 150 mg/dia, que não devem ser aumentadas quando não se consegue uma indução da ovulação com 150 mg. Também devemos salientar que muitas pacientes portadoras de SOP são más respondedoras ao clomifene; em outras, pode levar à gestação gemelar, bem como complicar com síndrome de hiperestimulação ovariana. Recentemente tem-se descrito bons resultados com o letrozol, inibidor da aromatase, com estudos mostrando que possa ser superior ao clomifene.[52] Os protocolos de indução de ovulação com o FSH, seja urinário ou recombinante, são mais eficazes que clomifene na indução da ovulação em pacientes com SOP. Há um capítulo específico sobre esquemas de indução para inseminação intrauterina ou para FIV, mas devemos lembrar que o risco de hiperestimulação nas mulheres com SOP sempre assombrou os médicos que trabalham com reprodução humana assistida. O uso da metformina melhorou as taxas de ovulação, gravidezes e nascimentos em portadoras de SOP, conforme se comprovou em uma grande revisão de trabalhos Lord *et al.*[53] A sensibilização da insulina com sua respectiva diminuição leva à diminuição dos andrógenos livres circulantes e, com isso, estabiliza-se a relação células da granulosa/células da teca, permanecendo o oócito em sua fase própria para liberação na ovulação, não amadurecendo antes do tempo. A ressecção em cunha sempre foi admitida como opção na melhora da fertilidade, pela diminuição dos andrógenos ovarianos e, consequentemente, melhora da ovulação. Com o avanço da videolaparoscopia, a técnica da cunha evoluiu ao que hoje denominamos de *drilling* ovariano, que consiste em realizar 5 a 10 perfurações na superfície de cada ovário, bilateralmente, usando energia monopolar com destruição mínima do parênquima.[54] O *laser* de CO_2 também pode ser utilizado com os mesmos resultados do *drilling*. Porém, a destruição de parte dos ovários e a observação de recidiva do quadro clínico em até 1 ano, associadas à fibrose decorrente do procedimento, levam a uma corrente contrária à sua execução, admitindo que esta seja a última opção a ser tentada. Em recente Revisão da Cochrane, os autores concluíram que o *drilling* para pacientes anovulatórias com SOP e citrato de clomifene resistentes teve resultados inferiores nas taxas de nascidos vivos em comparação à estimulação isolada com drogas indutoras da ovulação.[55]

Perda de Peso

A perda de peso é o melhor tratamento para portadoras de SOP com obesidade ou sobrepeso. A melhora da resistência insulínica ajuda a reverter ou minorar o quadro desde que se associe a um controle alimentar e um bom programa de exercícios físicos. Vale lembrar que a perda de peso também melhora a fertilidade.

Metformina

Metformina (cloridrato de 1,1-dimetil biguanida) é uma biguanida atualmente utilizada como sensibilizador da insulina e antidiabetogênico oral. A droga atua como sensibilizadora da insulina na membrana celular, conduzindo a glicose para o meio intracelular. Além da função para que foi desenvolvida, podemos, ainda, relatar como fundamental sua participação na inibição do mecanismo hepático de gliconeogênese, evitando a dissolvência dos ácidos graxos.[56] Em 1994, Velazquez *et al.*,[57] pela primeira vez, avaliaram os efeitos da administração da metformina em 26 pacientes obesas com SOP, com a intenção de investigar o papel da resistência à insulina na patogênese da síndrome. Após 6 meses de metformina com doses de 1.500 mg/dia, os autores relataram redução significativa nos níveis de andrógenos circulantes e no peso corporal. Além disso, demonstraram a eficácia da metformina na regularização dos ciclos menstruais, que passaram a ser ovulatórios em pacientes com SOP. Em grupos comparativos usando metformina em dosagens de 1,5 e 2,5 g/dia, observamos que as doses maiores possuem maior efeito nas pacientes mais obesas, na redução do IMC e da circunferência abdominal.[58]

Atualmente, a Androgen Excess and PCOS Society sugere que a metformina seja usada para tratar e prevenir a progressão da tolerância alterada à glicose em pacientes portadoras de SOP.[59]

Em 2007, ocorreu o International ESHRE/ASRM-sponsored PCOS Consensus Workshop Group[60] para discutir desafios terapêuticos nas mulheres com infertilidade e SOP. O grupo de estudo concluiu que os sensibilizadores de insulina não deveriam ser utilizados como agentes de primeira escolha na indução da ovulação de mulheres com SOP, e que o uso deveria ser restrito às pacientes com tolerância alterada à glicose. Nestler, em 2008,[61] em um editorial interessante, criticou as conclusões do consenso de 2007, mantendo aberto o debate sobre a questão.

Quando se fala do uso da metformina em protocolos de estimulação visando tratamentos de alta complexidade na reprodução assistida (FIV e ICSI), fertilização *in vitro* e injeção intracitoplasmática de espermatozoides, em última revisão da Cochrane não foi observado aumento da taxa de nascidos vivos em protocolos com agonista de GnRH de longa ou curta ação. Os autores concluíram que permanece muito incerto o efeito benéfico da metformina em pacientes com SOP em técnicas de alta complexidade na reprodução.[62]

Quando se fala da associação metformina e citrato de clomifeno para melhoras as taxas de nascidos vivos em mulheres com SOP inférteis, nesta revisão da Cochrane continuamos observando poucas evidências.[63]

SOP E RISCO CARDIOVASCULAR

Mulheres com SOP têm aumento da prevalência de vários fatores de risco cardiovascular, incluindo hipertensão[64] e dislipidemia.[65] A SOP também tem sido associada à disfunção endotelial[66] e a aumento da doença arteriosclerótica.[67] A prevalência da SOP faz da doença um dos grandes riscos para a morte por DCV em mulheres. A comorbidade mais comum em portadoras de SOP é a dislipidemia, com prevalência de 70%, principalmente do aumento da lipoproteína de baixa densidade (LDL), segundo o National Cholesterol Education Program Guidelines.[68] Alterações da lipoproteína de alta densidade (HDL) e dos triglicerídeos são vistas em mulheres obesas e magras. A idade ainda é um fator agravante, principalmente pelo acúmulo de placas de ateroma e pela diminuição da luz das grandes artérias, como as carótidas.

> **IMPORTANTE**
> A SOP é uma doença progressiva que piora enormemente com a associação da obesidade ou do sobrepeso. A resistência à insulina evolui para hiperinsulinemia, na sequência, tolerância alterada à glicose e, finalmente, diabetes tipo 2.

A dislipidemia, o aumento da resistência vascular periférica levando à hipertensão e uma circunferência abdominal típica de resistência insulínica perfazem critérios que enquadram essas pacientes como portadoras de síndrome metabólica.[69]

SOP E APNEIA DO SONO

Os distúrbios do sono estão presentes em portadoras de SOP, como explicados pela desregulação da secreção de melatonina que alguns estudos comprovam. A alteração da melatonina tem intrínseca relação com a fisiologia da reprodução e com a insulina. Acreditamos ser difícil separar a complicação da apneia do sono de pacientes obesas com e sem SOP, pois sabemos que as portadoras de SOP, em grande parte, também são obesas e pior com distúrbios metabólicos associados como hipertensão e diabetes. Agora devemos estar atentos a mais essa complicação em pacientes com SOP, principalmente obesas e com síndrome metabólica.[70]

PREVENÇÃO – SOP EM ADOLESCENTES

A prevenção passa, em primeiro lugar, por uma intervenção precoce no estilo de vida. Quando se atende uma adolescente com queixas de distúrbios menstruais, já acima do peso, com circunferência acima de 80 cm, IMC de 28, sinais de hirsutismo e acne, não podemos apenas prescrever um anticoncepcional oral com um progestógeno antiandrogênico e acharmos que estamos tratando a SOP. Essa menina já deve ser avaliada metabolicamente e orientada para controle alimentar e exercícios físicos, pois a progressão da doença é severa.

> **IMPORTANTE**
> A prevenção, então, passa por bom controle alimentar, fundamentalmente dieta adequada e prática de exercícios aeróbicos. A manutenção do peso é fundamental no tratamento da SOP e de suas consequências.

É importante acrescentar as recomendações do último consenso da ESHRE/ASMR publicado em 2012 para adolescentes com SOP:[71]

- Os critérios para o diagnóstico da SOP em adolescentes diferem dos critérios para o diagnóstico de mulheres mais velhas em idade reprodutiva;
- Os grupos de risco que devem ser identificados são as portadoras de obesidade, hirsutas, com irregularidade menstrual e outras alterações que chamem atenção de SOP, mas é recomendada cautela no diagnóstico;
- As manifestações individuais devem ser tratadas por prevenção, principalmente a obesidade, a acne, o hirsutismo, entre outras;
- O consenso ainda chama a atenção para o desenvolvimento de mais pesquisas no campo da SOP, principalmente em adolescentes, fase que acreditamos ser fundamental para prevenir os casos mais graves contra a evolução para a síndrome metabólica.

ESTILO DE VIDA E MODIFICAÇÕES NOS ESPECTROS DA SOP

Em revisão da Cochrane de 2019, os autores concluíram que: estilo de vida pode melhorar as taxas do índice de andrógenos livres, peso e IMC em mulheres com SOP. Os autores comentam que estão incertos com os trabalhos atuais sobre a intervenção na tolerância à glicose. As intervenções no estilo de vida não melhoram as taxas de nascidos vivos, diminuição de abortos ou regularização dos ciclos menstruais. A revisão chama a atenção que a grande maioria dos estudos nesse ponto tem baixa qualidade metodológica e muita heterogeneidade nas amostragens.[72]

REFERÊNCIAS BIBLIOGRÁFICAS

1. Lizneva D, Suturina L, Walker W, et al. Criteria, prevalence, and phenotypes of polycystic ovary syndrome. Fertil Steril. 2016;S0015-0282(16):61232-3.
2. Deswal R, Narwal V, Dang A, Pundir CS. The Prevalence of Polycystic Ovary Syndrome: A Brief Systematic Review. J Hum Reprod Sci. 2020;13:261-71.
3. Achard Ch, Thiers J. Le virilisme pilaire et son association à l'insuffisance glycolytique (Diabète des femmes àbarbe). Bull Acad Nat Med. 1921;86:51-66.
4. Launois PE, Pinard M, Gallais A. Syndrome adiposo génital, avec hypertrichose, troubles nerveux et mentaux. Gaz. d'hôp. 1911;lxxxiv:649-54.
5. Jeffcoate W, Kong MF. Diabète des femmes à barbe: a classic paper reread. Lancet. 2000;356:1183-5.
6. Stein IF, Leventhal ML. Amenorrhea associated with bilateral polycystic ovaries. Am J Obstet Gynecol. 1935;29:181-91.
7. Yen SSC, Vela P, Rankin J. Inappropriate secretion of follicle-stimulating hormone and luteinizing hormone in polycystic ovarian disease. J Clin Endocrinol Metab. 1970;30:435-42.

8. Adams J, Franks S, Polson DW, et al. Multifollicular ovaries: clinical and endocrine features and response to pulsatile gonadotropin releasing hormone. Lancet. 1985;2:1375-9.
9. The Roterdam ESHRE/ASRM-Sponsored PCOS Consensus Workshop Group Revised 2003 consensus on diagnostic criteria and long-term health risks related to polycystic ovary syndrome. Fertil Steril. 2004;81:19-25.
10. Burghen GA, Givens JR, Kitabchi AE. Correlation of hyperandrogenism with hyperinsulinism in polycystic ovarian disease. Journal of Clinical Endocrinology and Medicine. 1980;50:113-6.
11. Chang RJ, Nakamura RM, Judd Hl, Kaplan SA. Insulin resistance in nonobese patients with polycystic ovary syndrome. Journal of Clinical Endocrinology and Metabolism. 1983;57:356-9.
12. Conway GS, Jacobs HS, Holly JM, Wass JA. Effects of luteinizing hormone, insulin, insulin like growth factor and insulin like growth factor small binding protein in polycystic ovary syndrome. Clinical Endocrinology. 1990;33:593-603.
13. Falcone T, Finegood DT, Fantus G, Morris D. Androgenous response to endogenous insulin secretion during frequently sampled intravenous glucose tolerance test in normal and hyperandrogenic women. Journal of Clinical Endocrinology and Metabolism. 1990;71:1653-7.
14. Robinson S, Kiddy D, Gelding SV, et al. The relation of insulin sensitivity to menstrual pattern in women with hyperandrogenism and polycystic ovaries. Clinical Endocrinology. 1993;39:351-5.
15. Toscano V, Bianchi P, Balducci R. Lack of linear relationship between hyperinsulinaemia and hyperandrogenaemia in polycystic ovary syndrome. Clinical Endocrinology. 1992;36:197-202.
16. Weber RFA, Pache TD, Jacobs ML. The relationship between clinical manifestations of polycystic ovary syndrome and beta cell function. Clinical Endocrinology. 1993;38:295-300.
17. Dunaif A, Sorbara L, Delson R, Green G. Ethnicity and polycystic ovary syndrome are associated with independent and additive decreases in insulin action in Caribbean-Hispanic women. Diabetes. 1993;42:1462-8.
18. Gennarelli G, Holte J, Berglund L, et al. Prediction models for insulin resistance in the polycystic ovary syndrome. Hum Reprod. 2000;15:2098-102.
19. Legro RS, Castracane VD, Kauffman RP. Detecting insulin resistance in polycystic ovary syndrome: purposes and pitfalls. Obstet Gynecol Surv. 2004;59:141-54.
20. Azziz R, Carmina E, Dewailly D, et al. The Androgen Excess and PCOS Society criteria for the polycystic ovary syndrome: the complete task force report. Fertility and Sterility. 2009;91(2):456-88.
21. Davies MJ, Marino JL, Willson KJ, et al. Intergenerational Associations of Chronic Disease and Polycystic Ovary Syndrome. PLoS ONE. 2011;6(10):e25947.
22. Jones MR, Goodarzi MO. Genetic determinants of polycystic ovary syndrome: progress and future. Directions Fertil Steril. 2016.
23. Chaudhary H, Patel J, Jain NK, Joshi R. The role of polymorphism in various potential genes on polycystic ovary syndrome susceptibility and pathogenesis. J Ovarian Res. 2021;14:125.
24. Ewens KG, Jones MR, Ankener W, et al. FTO and MC4R gene variants are associated with obesity in polycystic ovary syndrome. PLoS ONE. 2011;6(1):e16390.
25. Welt CK, Styrkarsdottir U, Ehrmann DA, et al. Variants in DENND1A are associated with polycystic ovary syndrome in women of European. J Clin Endocrinol Metab. 2012;97(7):E0000-E0000.
26. Yen SS, Vela P, Rankin J. Inappropriate secretion of follicle-stimulating hormone and luteinizing hormone in polycystic ovarian disease. J Clin Endocrinol Metab. 1970;30(4):435-42.
27. Pasquali R, Stener-Victorin E, Yildiz BO, et al. Forum: research in polycystic ovary syndrome today and tomorrow. Clinical Endocrinology. 2011;74(4):424-33.
28. Abbott DH, Tarantal AF, Dumesic DA. Fetal, infant, adolescent and adult phenotypes of polycystic ovary syndrome inprenatally androgenized female rhesus monkeys. American Journal of Primatology. 2009;71:776-84.
29. Rodin A, Thakkar H, Taylor N, Clayton R. Hyperandrogenism in polycystic ovary syndrome. Evidence of dysregulation of 11 beta-hydroxysteroid dehydrogenase [see comments]. New England Journal of Medicine. 1994;330(7):460-5.
30. Stewart PM, Shackleton CH, Beastall GH, et al. 5 alpha-reductase activity in polycystic ovary syndrome. Lancet. 1990;335(8687):431-3.
31. Gambineri A, Forlani G, Munarini A, et al. Increased clearance of cortisol by 5beta-reductase in a subgroup of women with adrenal hyperandrogenism in polycystic ovary syndrome. Journal of Endocrinological Investigation. 2009;32:210-8.
32. Nader S. Polycystic ovary syndrome and the androgen-insulin connection. Am J Obstet Gynecol. 1991;165(2):346-8.
33. Zhang X, Xu X, Li P, et al. TMT Based Proteomic Analysis of Human Follicular Fluid From Overweight/Obese and Normal-Weight Patients With Polycystic Ovary Syndrome. Front Endocrinol (Lausanne). 2019;10:821.
34. Rudnicka E, Kunicki M, Calik-Ksepka A, et al. Anti-Müllerian Hormone in Pathogenesis, Diagnostic and Treatment of PCOS. Int J Mol Sci. 2021;22:12507.
35. Homburg R, Bhide P. Anti-Müllerian hormone and polycystic ovary syndrome. Best Practice & Research Clinical Obstetrics and Gynaecology (in press). 2016.
36. Palioura E, Diamanti-Kandarakis E. Polycystic ovary syndrome (PCOS) and endocrine disrupting
37. chemicals (EDCs). Rev Endocr Metab Disord. 2015;16(4):365-71.
38. Balen AH, Conway GS, Kaltsas G, et al. Polycystic ovary syndrome: the spectrum of the disorder in 1741 patients. Hum Reprod. 1995;10:2107-11.
39. Homburg R. Polycystic ovary syndrome: from gynaecological curiosity to multisystem endocrinonopathy. Hum Reprod. 1996;11:29-39.
40. Clark AM, Ledger W, Galletly C, et al. Weight loss results in significant improvement in pregnancy and ovulation rates in anovulatory obese women. Hum Reprod. 1995;10:2705-12.
41. Witchel SF, Oberfield S, Rosenfield RL, et al. The diagnosis of polycystic ovary syndrome during adolescence. Horm Res Paediatr. 2015;83(6):376-89.
42. Spritzer PM, Motta AB. Adolescence and polycystic ovary syndrome: current concepts on diagnosis and treatment. Int J Clin Pract. 2015;69(11):1236-46.
43. Rosenfield RL. The diagnosis of polycystic ovary syndrome in adolescents. Pediatrics. 2015;136(6):1154-65.
44. Franks S. Polycystic ovary syndrome. N Engl J Med. 1995;333:853-61.
45. Homburg R, Armar NA, Eshel A, et al. Influence of serum luteinizing hormone concentrations on ovulation, conception and early pregnancy loss in polycystic ovary syndrome. Br Med. 1988;297:1024-6.
46. Thomas A, Okamoto S, O'Shea F, et al. Do raised serum luteinizing hormone levels during stimulation for in-vitro fertilization predict outcome? Br J Obstet Gynaecol. 1989;96:1328-32.
47. Clifford K, Rai R, Watson H, et al. Randomized controlled trial of pituitary suppression of high Lh concentrations in women with recurrent miscarriage. Abstracts 12th Annual Meeting ESHRE, Maastricht. 1996;A054.

48. Dunaif A, Segal K, Futterweit W, Dobrjansky A. Profound peripheral resistance independent of obesity in polycystic ovary syndrome. Diabetes. 1989;38:1165-74.
49. Kelley CE, Brown AJ, Diehl AM, Setji TL. Review of nonalco-holic fatty liver disease in women with polycystic ovary syndrome. World J Gastroenterol. 2014;20(39):14172-84.
50. Zhu RY, Wong YC, Yong EL. Sonographic evaluation of polycystic ovaries. Best Pract Res Clin Obstet Gynaecol. 2016.
51. Battaglia C, Artini PG, Salvatori M, et al. Ultrasonographic pattern of polycystic ovaries: color Doppler and hormonal correlations. Ultrasound Gynaecol Obstet. 1998;11:332-6.
52. Bruno RV, Lourenço MAP, Ávila MAP. Síndrome dos ovários policísticos: avaliação dopplerfluxuométrica. RBGO. 2001;23:307-12.
53. Franik S, Kremer JA, Nelen WL, et al. Aromatase inhibitors for subfertile women with polycystic ovary syndrome: summary of a Cochrane review. Fertil Steril. 2015;103(2):353-5.
54. Lord J, Flight IH, Norman RJ. Metformin in polycystic ovary syndrome: systematic review and meta-analysis. Br Med J. 2003;327:951-3.
55. Hueb CK, Dias Júnior JA, Abrão MS, Filho EK. Drilling: medical indications and surgical technique. Rev Assoc Med Bras. 2015;61(6):530-5.
56. Bordewijk EM, Ng KYB, Rakic L, et al. Laparoscopic ovarian drilling for ovulation induction in women with anovulatory polycystic ovary syndrome (Review). Cochrane Database of Systematic Reviews. 2020(2):CD001122.
57. Dunaif A. Drug insight: insulin-sensitizing drugs in the treatment of polycystic ovary syndrome—a reappraisal. Nat Clin Pract Endocrinol Metab. 2008;4:272-83.
58. Velazquez EM, Mendoza S, Hamer T, et al. Metformin therapy in polycystic ovary syndrome reduces hyperinsulinemia, insulin resistance, hyperandrogenemia, and systolic blood pressure, while facilitating normal menses and pregnancy. Metabolism. 1994;43:647-54.
59. Bruno RV, Ávila MAP, Neves FB, et al. Comparison of two dosesof metformin (2,5 and 1,5 g/day) for the treatment of polycystic ovary syndrome and their effect on body mass index and waist circumference. Fertil and Steril. 2007;88:510-2.
60. Salley KE, Wickham EP, Cheang KI, et al. Glucose intolerance in polycystic ovary syndrome: a position statement of the Androgen Excess Society. J Clin Endocrinol Metab. 2007;92:4546-56.
61. Thessaloniki ESHRE/ASRM-Sponsored PCOS Consensus Workshop Group. Consensus on infertility treatment related to polycystic ovary syndrome. Fertil Steril. 2008;89:505-22.
62. Nestler JE. Metformin in the treatment of infertility in polycystic ovarian syndrome: an alternative perspective. Fertil Steril. 2008;90:14-6.
63. Tso LO, Costello MF, Albuquerque LET, et al. Metformin treatment before and during IVF or ICSI in women with polycystic ovary syndrome (Review). Cochrane Database of Systematic Reviews. 2020(12):CD006105.
64. Sharpe A, Morley LC, Tang T, et al. Metformin for ovulation induction (excluding gonadotrophins) in women with polycystic ovary syndrome (Review). Cochrane Database of Systematic Reviews. 2019(12).
65. Holte J, Gennarelli G, Wide L, et al. High prevalence of polycystic ovaries and associated clinical, endocrine and metabolic features in women with previous gestational diabetes melito. J Clin Endocrinol Metab. 1998;83:1143-50.
66. Talbot E, Guzick D, Clerici A, et al. Adverse lipid and coronary heart disease risk profiles in young women with polycystic ovary syndrome: results of a case control study. J Clin Epidemiol (England). 1998;51:415-22.
67. Kelly CJ, Speirs A, Gould GW, et al. Altered vascular function in young women with polycystic ovary syndrome. J Clin Endocrinol Metab. 2002;87:742-6.
68. Wekker V, Van Dammen L, Koning A, et al. Long-term cardiometabolic disease risk in women with PCOS: a systematic review and meta-analysis. Human Reproduction Update. 2020;26(6):942-60.
69. Legro RS, Kunselman Ar, Dunaif A. Prevalence and predictors of dyslipidemia in women with polycystic ovary syndrome. Am J Med. 2001;111:607-13.
70. Simon SL, McWhirter L, Diniz Behn C, et al. Morning circadian misalignment is associated with insulin resistance in girls with obesity and polycystic ovarian syndrome. J Clin Endocrinol Metab. 2019;104:3525-3534.
71. Sam S, Ehrmann DA. Pathogenesis and consequences of disordered sleep in PCOS. Clinical Medicine Insights: Reproductive Health. 13:1-5.
72. Fauser BC, Tarlatzis BC, Rebar RW, et al. Consensus on women's health aspects of polycystic ovary syndrome (PCOS): the Amsterdam ESHRE/ASRM-Sponsored 3rd PCOS Consensus Workshop Group. Fertil Steril. 2012;97:28-38.
73. Lim SS, Hutchison SK, Van Ryswyk E, et al. Lifestyle changes in women with polycystic ovary syndrome (Review). Cochrane Database of Systematic Reviews. 2019(3).

DISMENORREIA: DIAGNÓSTICO DIFERENCIAL E TRATAMENTO

Marco Aurelio Pinho de Oliveira • Ana Luiza Alvarenga Gomes • Leila Cristina Soares Brollo

INTRODUÇÃO

A palavra dismenorreia é derivada do grego (*Dys* = **difícil**, **doloroso** ou **anormal**; meno = **mês**; e *rrhea* = **fluxo**), e significa fluxo mensal difícil e doloroso. É um distúrbio definido pela presença de cólicas dolorosas de origem uterina que ocorrem durante a menstruação.[1,2]

A dismenorreia é uma das causas mais comuns de dor pélvica e tem grande impacto na qualidade de vida, na utilização dos serviços de saúde e na produtividade do trabalho, provocando elevados índices de absentismo escolar e laboral.[1-3] Embora o impacto a curto prazo seja aparente, o impacto a longo prazo é menos conhecido, podendo aumentar o risco de desenvolvimento de outras condições de dor crônica, como síndrome do intestino irritável e dor pélvica não cíclica.[4]

A prevalência da dismenorreia relatada na literatura varia substancialmente. Maior prevalência é observada nas mulheres jovens, com estimativas variando de 45 a 95% das mulheres em idade reprodutiva.[4]

Alguns trabalhos associaram a dismenorreia ao absenteísmo. Sundell *et al.* demonstraram que quase a metade das mulheres jovens faltavam pelo menos um dia de escola ou trabalho e que aproximadamente 15% faltavam frequentemente.[5] Zondervan *et al.* evidenciaram que, dentre as mulheres que se queixavam exclusivamente de dismenorreia, 10% destas faltaram um dia ou mais de trabalho em decorrência dos sintomas.[6] Femi-Agboola *et al.* demonstraram associação entre absenteísmo e severidade da dismenorreia, com 34,1% para dismenorreia moderada e 40,9% com dismenorreia severa.[7]

FATORES DE RISCO ASSOCIADOS À DISMENORREIA

O Quadro 22-1 apresenta os fatores de risco para o desenvolvimento da dismenorreia.

Fatores protetores incluem o exercício físico regular e o uso de contraceptivos orais.[8]

CLASSIFICAÇÃO E DIAGNÓSTICO DIFERENCIAL

Didaticamente, pode-se dividir a dismenorreia em primária e secundária (Quadro 22-2).[9]

A dismenorreia primária é definida pela presença de fluxos menstruais dolorosos, sem a existência de causa orgânica subjacente. É mais frequente próximo aos 20 anos de idade, afeta 80% das mulheres caucasianas e sua prevalência diminui com a idade.[10] É caracterizada por dor do tipo cólica suprapúbica que inicia algumas horas antes ou depois do início do sangramento menstrual. O pico geralmente é entre 24 e 48 horas, coincidindo com o tempo de fluxo máximo de sangue, e a dor geralmente diminui após 2 ou 3 dias, conforme o volume sanguíneo diminui. Apresenta-se de intensidade variável, podendo ou não acontecer concomitante a outros sintomas, como: vômitos, diarreia, cansaço, cefaleia ou até episódios de síncope. Não existem alterações dos sinais vitais, aparelho urinário ou intestinal. Na palpação uterina deve-se avaliar tamanho, volume, forma e mobilidade. Os anexos uterinos devem estar normais, sem massas ou dores localizadas.

Quadro 22-1. Fatores de risco para dismenorreia

- Idade < 20 anos
- Tentativas de perder peso
- Depressão/ansiedade
- Isolamento social
- Menstruação excessiva
- Nuliparidade
- Tabagismo

Quadro 22-2. Diagnóstico diferencial entre dismenorreia primária e secundária

	Dismenorreia primária	Dismenorreia secundária
Início	Nos primeiros 3 anos após menarca	Mais de 5 anos após a menarca
Idade	15-25 anos	> 30 anos
Evolução	Melhora gradualmente	Vai ficando pior
Pós-parto	Melhora	Não muda
Achados ao exame físico	Normal	Alterado (endometriose, mioma etc.)
Época	Menstruação	Na menstruação e/ou fora dela
Duração	4-48 horas	1-5 dias

Adaptada de Harada T.[9]

Na presença de alterações da secreção vaginal ou do colo uterino, de massas anexiais ou de anormalidades laboratoriais sugestivas de anexite, o diagnóstico de doença inflamatória pélvica (DIP) deve ser pensado e excluído.[1,10,11]

A dismenorreia primária foi bastante estudada com relação à sua etiologia, havendo algumas teorias que, possivelmente, se somam na gênese da dor. É reconhecida sua relação com ciclos ovulatórios, sendo maior sua incidência na vigência destes. Estudos demonstraram que a redução na concentração de progesterona na fase final da fase lútea durante a descamação endometrial faz com que seja removida a inibição sobre a produção de ácido araquidônico. Este, posteriormente, é metabolizado pela via da ciclo-oxigenase (COX)-2 em eicosanoide, incluindo leucotrienos (LT) e prostanoides. Níveis elevados desses eicosanoides podem mediar a gênese da dismenorreia, mediando a hiperalgesia e a dor inflamatória, enquanto diminuem o limite da sensibilidade álgica durante o fluxo menstrual.[12,13]

No útero as prostaglandinas causam estreitamento dos vasos sanguíneos, atividade contrátil anormal, o que leva à isquemia, hipóxia e aumento da sensibilidade das terminações nervosas. Foi demonstrado que as prostaglandinas são produzidas em excesso na dismenorreia.[1]

As principais teorias que possivelmente estão relacionadas com a gênese da dismenorreia primária são:

- Espasmo vascular: a vasoconstrição das arteríolas miometriais estariam relacionadas com isquemia, causando dor;
- Espasmo muscular: dor uterina originada da contração muscular exagerada, não coordenada;
- Psicogênica: atitude negativa frente à menstruação;
- Prostaglandinas: baseada na terapêutica anti-inflamatória que alivia a dor.

A Figura 22-1 resume a gênese da dor causada pela dismenorreia primária.

A dismenorreia secundária tem doenças orgânicas desencadeantes e pode surgir em qualquer idade. A dor pode começar antes do início do sangramento menstrual e permanecer após seu término (8 a 72 horas).[1,14] Seu diagnóstico está relacionado, usualmente, com alterações ao exame físico, laboratorial ou de imagem. Possui diversas causas, entre elas a cistite intersticial, as aderências pélvicas, a adenomiose e, principalmente, a endometriose.[11,15] O mecanismo da dor na dismenorreia secundária varia de acordo com a doença de base. É possível que parte dos mecanismos responsáveis pela dor na dismenorreia primária também estejam presentes na dismenorreia secundária. Na endometriose, por exemplo, pode haver infiltração direta dos nervos pela doença.

Chen *et al.* identificaram três fenótipos de dismenorreia baseados em sintomas:

1. Dor leve localizada;
2. Dor intensa localizada;
3. Múltiplos sintomas graves.

Observaram que mulheres negras e hispânicas eram mais propensas a estarem no fenótipo de **sintomas múltiplos graves**.[16] Alguns autores sugerem que as mulheres com endometriose apresentam dismenorreia mais intensa do que as mulheres sem a doença,[17] porém, ainda existem controvérsias.[18]

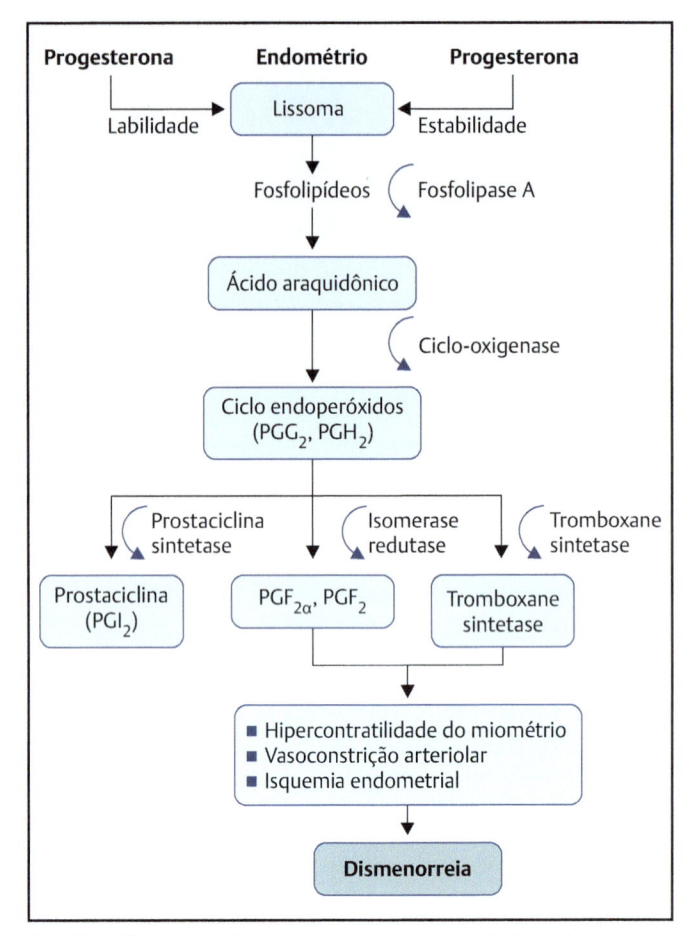

Fig. 22-1. Fisiopatologia da dismenorreia primária. (Adaptada de Dawood.)[14]

Estima-se que a endometriose esteja presente entre 10 e 15% das mulheres em idade reprodutiva; entre 20 e 50% das mulheres atendidas por infertilidade e em até 70% das adolescentes com dismenorreia acentuada, sem melhora com uso de anti-inflamatório.[19] A recorrência dos sintomas de dor nas pacientes portadoras de endometriose, após o tratamento medicamentoso ou cirúrgico, é frequente, podendo chegar a 50% em ambos os casos.[20] Sendo assim, é importante a aplicação de um tratamento de manutenção a longo prazo, mesmo após a realização da cirurgia, nas pacientes que não desejam gestar. É importante pesar os custos, efeitos colaterais e aceitação na escolha da medicação. O Quadro 22-3 resume a apresentação clínica e avaliação diagnóstica das principais causas de dismenorreia.

TRATAMENTO

A base do tratamento está no controle da dor e na melhoria da qualidade de vida da mulher. Deve ser avaliado, também, se há ou não o desejo de contracepção. O tratamento da dismenorreia passa, fundamentalmente, pelo diagnóstico diferencial entre dismenorreia primária e secundária.

Os tratamentos para dismenorreia primária são extensos e diversificados (Quadro 22-4). Existem três principais tipos de abordagem: farmacológica, não farmacológica e cirúrgica. A farmacoterapia, como anti-inflamatórios não esteroides,

Quadro 22-3. Apresentação clínica e avaliação diagnóstica das principais causas de dismenorreia

Condição	Apresentação clínica	Avaliação diagnóstica
Dismenorreia primária	Dor suprapúbica no período menstrual, durando 2 a 3 dias. Exame físico normal	Diagnóstico clínico. Devem ser realizados testes para descartar gravidez e infecções
Endometriose	Dor cíclica (pode ser acíclica), associada à dispareunia, disúria, disquezia e infertilidade. Nódulo em fundo de saco e mobilidade uterina pode estar diminuída	Ultrassonografia (USG) para endometrioma de ovário. Ressonância magnética (RM) e USG com preparo intestinal têm boa sensibilidade no diagnóstico da endometriose profunda. Laparoscopia é necessária para confirmar endometriose peritoneal
Adenomiose	Normalmente associada à menorragia. Útero costuma estar aumentado e globoso	USG ou a RM da pelve
Mioma	Dor pélvica cíclica muitas vezes associada com menorragia. Toque pode mostrar útero aumentado e irregular	USG ou a RNM da pelve. Histeroscopia pode revelar mioma submucoso
Síndrome da bexiga dolorosa	Dor suprapúbica normalmente não cíclica, associada a sintomas urinários como noctúria e urgência. Exame pélvico negativo	Cistoscopia pode revelar irritação da mucosa
Dor pélvica crônica	Dor não cíclica por mais de 6 meses. Pode estar associada à dispareunia e dor ao defecar. São comuns outros tipos de dores como fibromialgia e enxaqueca	Exames habitualmente normais. RNM pode revelar algumas causas como compressões nervosas. Diagnóstico geralmente baseado em história clínica

analgésicos opioides e anticoncepcionais orais, são os tratamentos mais confiáveis e eficazes para o alívio da dismenorreia. Além do alívio da dor, a base do tratamento inclui segurança e educação. O tratamento da dismenorreia secundária envolve a correção da causa orgânica subjacente.[2]

Os agentes farmacológicos mais utilizados são os anti-inflamatórios não esteroides (AINEs). São especialmente úteis para aquelas que estão querendo engravidar, já que os ACO não são uma opção nesse cenário. Sua utilização é limitada pelos efeitos colaterais, sensibilidade à droga ou contraindicações, que são basicamente relacionadas com os efeitos gastrintestinais. Estima-se que 10 a 25% das mulheres optam por não utilizar, quer por não responderem bem aos AINEs ou por causa dos efeitos colaterais.[21]

O uso de anticoncepcionais hormonais orais combinados (ACO) é a primeira opção para aquelas que não desejam engravidar, já que são medicações de fácil manuseio, baixo custo e possuem, de modo geral, leves efeitos colaterais.[22]

As terapias não farmacológicas são uma alternativa para complementar ou substituir o tratamento farmacológico, em caso de eventos adversos ou falha de tratamento.[2] Dentre elas podemos destacar a acupuntura, fisioterapia, terapia cognitivo-comportamental, *mindfulness*, ioga e tratamento quiroprático.[24]

Em caso de falha do tratamento clínico, após um período de 6 meses, pode ser necessária a laparoscopia. Nesse procedimento, muitas vezes, o diagnóstico passa a ser dismenorreia secundária, como por exemplo, casos de endometriose rotulados anteriormente como dismenorreia primária. A excisão completa dos focos de endometriose pode levar à melhora da dismenorreia e da dor pélvica crônica na maioria das mulheres, porém, algumas ainda persistem com o quadro álgico.[25] Durante a laparoscopia também podem ser removidas aderências densas, apesar de que nem sempre são as responsáveis pela dor referida pela paciente.[26] Quando os achados da laparoscopia são negativos, pode ser realizada a neurectomia pré-sacra nos casos de dor central, localizada em região hipogástrica. Esse procedimento deve ser realizado como exceção, pois pode levar à constipação crônica e à dificuldade de esvaziamento vesical por conta da secção dos nervos do plexo hipogástrico superior.[27]

Ainda como causas de dismenorreia secundária, podemos citar a adenomiose, o mioma e a síndrome da bexiga dolorosa. Deve-se levar em conta, na escolha da terapia, a idade da paciente e o desejo gestacional. As opções de tratamento

Quadro 22-4. Tratamentos para dismenorreia primária

Intervenção	Força de recomendação
AINEs	A
ACO ciclo estendido	A
DIU levonorgestrel	B
Acetato medroxiprogesterona injetável	B
Agonistas do GnRH/Danazol	B
Acupuntura	B
Calor local	B

Strength of recommendation taxonomy (SORT) – Recomendação de nível A é baseada em evidências orientadas ao paciente consistentes e de boa qualidade; recomendação de nível B é baseada em evidências orientadas ao paciente inconsistentes ou de qualidade limitada; recomendação de nível C é baseada em consenso, prática usual, opinião, evidência orientada para a doença ou série de casos para estudos.[23]
Modificada de French.[8]

incluem analgésicos, terapia hormonal, cirurgia para doenças subjacentes, além de terapia não farmacológica.

Uma hipótese proeminente sobre os mecanismos subjacentes ao desenvolvimento da dor crônica é que os processos nociceptivos, que também causam dor aguda, podem causar sensibilização periférica ou central, levando ao início e manutenção da dor crônica.[28] Sempre que possível, é fundamental identificar e tratar a causa subjacente da lesão do tecido nervoso. Os esforços para prevenir ou limitar a lesão do tecido devem ser sempre considerados. Portanto, a prevenção primária da dor crônica refere-se à prevenção da dor aguda. A analgesia antecipada é uma forma de prevenção primária com o objetivo de prevenir ou interferir nos mecanismos envolvidos na sensibilização periférica ou central. A analgesia multimodal é uma abordagem que envolve a combinação de analgésicos opioides e não opioides que atuam em diferentes locais dentro do construto da via da dor, têm efeitos aditivos ou sinérgicos e melhoram o controle da dor, ao mesmo tempo em que eliminam os efeitos colaterais relacionados com os opioides.[29]

REFERÊNCIAS BIBLIOGRÁFICAS

1. López-Liria R, Torres-Álamo L, Vega-Ramírez FA, et al. Efficacy of physiotherapy treatment in primary dysmenorrhea: a systematic review and meta-analysis. Int J Environ Res Public Health. 2021;18.
2. Sultana A, Lamatunoor S, Begum M, Qhuddsia QN. Management of usr-i-tamth (menstrual pain) in unani (greco-islamic) medicine. J Evid Based Complementary Altern Med. 2017;22:284-93.
3. Guimarães I, Póvoa AM. Primary dysmenorrhea: assessment and treatment. Rev Bras Ginecol Obstet. 2020;42:501-7.
4. Chen CX, Carpenter JS, LaPradd M, Ofner S, Fortenberry JD. Perceived ineffectiveness of pharmacological treatments for dysmenorrhea. J Womens Health. 2021;30:1334-43.
5. Sundell G, Milsom I, Andersch B. Factors influencing the prevalence and severity of dysmenorrhoea in young women. Br J Obstet Gynaecol. 1990;97:588-94.
6. Zondervan KT, Yudkin PL, Vessey MP, et al. The community prevalence of chronic pelvic pain in women and associated illness behaviour. Br J Gen Pract. 2001;51:541-7.
7. Femi-Agboola DM, Sekoni OO, Goodman OO. Dysmenorrhea and its effects on school absenteeism and school activities among adolescents in selected secondary schools in Ibadan, Nigeria. Niger Med J. 2017;58:143-8.
8. French L. Dysmenorrhea. Am Fam Physician. 2005;71:285-91.
9. Harada T. Dysmenorrhea and endometriosis in young women. Yonago Acta Med. 2013;56:81-4.
10. Weissman AM, Hartz AJ, Hansen MD, Johnson SR. The natural history of primary dysmenorrhoea: a longitudinal study. BJOG. 2004;111:345-52.
11. Bettendorf B, Shay S, Tu F. Dysmenorrhea: contemporary perspectives. Obstet Gynecol Surv. 2008;63:597-603.
12. Bley KR, Hunter JC, Eglen RM, Smith JA. The role of IP prostanoid receptors in inflammatory pain. Trends Pharmacol Sci. 1998;19:141-7.
13. Chan WY, Hill JC. Determination of menstrual prostaglandin levels in non-dysmenorrheic and dysmenorrheic subjects. Prostaglandins. 1978;15:365-75.
14. Dawood MY. Dysmenorrhea. Clin Obstet Gynecol. 1990;33:168-78.
15. Lea R, Bancroft K, Whorwell PJ. Irritable bowel syndrome, chronic pelvic inflammatory disease and endometriosis: a comparison of symptomatology. Eur J Gastroenterol Hepatol. 2004;16:1269-72.
16. Chen CX, Ofner S, Bakoyannis G, et al. Symptoms-based phenotypes among women with dysmenorrhea: a latent class analysis. West J Nurs Res. 2018;40:1452-68.
17. Apostolopoulos NV, Alexandraki KI, Gorry A, Coker A. Association between chronic pelvic pain symptoms and the presence of endometriosis. Arch Gynecol Obstet. 2016;293:439-45.
18. Nguyen AM, Humphrey L, Kitchen H, et al. A qualitative study to develop a patient-reported outcome for dysmenorrhea. Qual Life Res. 2015;24:181-91.
19. Parasar P, Ozcan P, Terry KL. Endometriosis: epidemiology, diagnosis and clinical management. Curr Obstet Gynecol Rep. 2017;6:34-41.
20. Chandra A, Rho AM, Jeong K, et al. Clinical experience of long-term use of dienogest after surgery for ovarian endometrioma. Obstet Gynecol Sci. 2018;61:111-7.
21. Feng X, Wang X. Comparison of the efficacy and safety of non-steroidal anti-inflammatory drugs for patients with primary dysmenorrhea: A network meta-analysis. Mol Pain. 2018;14:1744806918770320.
22. Harada T, Momoeda M. Efficacy of cyclic and estended regimens of ethinylestradiol 0.02 mg -levonorgestrel 0.09 mg for dysmenorrhea: a placebo-controlled, double-blind, randomized trial. Reprod Med Biol. 2021;20:215-23.
23. Ebell MH, Siwek J, Weiss BD, et al. Strength of recommendation taxonomy (SORT): a patient-centered approach to grading evidence in the medical literature. Am Fam Physician. 2004;69:548-56.
24. Becker WC, Dorflinger L, Edmond SN, et al. Barriers and facilitators to use of non-pharmacological treatments in chronic pain. BMC Fam Pract. 2017;18:41.
25. Nakamura T. Clinical aspects of adolescent endometriosis. Endocrines. 2021;2:301-10.
26. Maddern J, Grundy L, Castro J, Brierley SM. Pain in Endometriosis. Front Cell Neurosci. 2020;14:590823.
27. Miller LE, Bhattacharyya R, Miller VM. Clinical utility of presacral neurectomy as an adjunct to conservative endometriosis surgery: systematic review and meta-analysis of controlled studies. Sci Rep. 2020;10:6901.
28. Gewandter JS, Dworkin RH, Turk DC, et al. Research design considerations for chronic pain prevention clinical trials: IMMPACT recommendations. Pain. 2015;156:1184-97.
29. McGreevy K, Bottros MM, Raja SN. Preventing chronic pain following acute pain: risk factors, preventive strategies, and their efficacy. Eur J Pain Suppl. 2011;5:365-72.

ENDOMETRIOSE

Isaac Moise Yadid ▪ Luiz Augusto Giordano ▪ Mario Vicente Giordano ▪ Ricardo Mendes Alves Pereira

INTRODUÇÃO

Descrita inicialmente por Carl Von Rokitansky, em 1860,[1] permanece até hoje como doença de etiologia não totalmente esclarecida. Frequentemente é encontrada na prática ginecológica, pois determina múltiplos sintomas, com destaque para a dor pélvica e a infertilidade. A ressecção cirúrgica das lesões endometrióticas proporciona o diagnóstico definitivo com base na confirmação histológica de glândulas e estroma endometriais com variável quantidade de inflamação e fibrose, às vezes circundada por tecido metaplásico muscular. O diagnóstico presuntivo da endometriose profunda pode ser baseado no quadro clínico, na imagem com ultrassonografia transvaginal (USTV) com preparo intestinal ou ressonância magnética.[2]

É definida como a presença de tecido semelhante ao endométrio eutópico (estroma e glândulas) fora da cavidade uterina, ocasionando importante reação inflamatória crônica.[3] Segundo a Associação Americana de Medicina Reprodutiva, a endometriose deve ser vista como doença crônica que necessita de longo planejamento terapêutico, onde o objetivo principal é otimizar o tratamento clínico, evitando-se abordagens cirúrgicas repetidas.

Ocorre em cerca de 10% das mulheres em idade fértil, da menarca à menopausa, sendo pouco frequente fora deste período. É estimada uma prevalência global de 190 milhões de pacientes acometidas.[4] Em virtude deste achado, é dita doença hormônio-dependente, principalmente dos estrógenos. Não há maior prevalência em determinado grupo étnico ou classe social. O impacto negativo dos sintomas na qualidade de vida é bem reconhecido e é a principal causa de infertilidade entre as mulheres.[5]

Alguns fatores de risco são reconhecidos para endometriose. Há indícios de acometimento familiar. Estudo observacional encontrou risco relativo de 5,2 para irmãs e 1,56 para primas de portadoras de endometriose.[6] Alguns autores relatam acometimento familiar em 4 a 6% dos casos.[7] Em gêmeas monozigóticas já foi descrita incidência de 75%.[8] Estudo de irmãs acometidas por endometriose identificou alteração de região do cromossomo 10q26. Houve menor participação do cromossomo 20p13.[9]

Por ser doença crônica, a endometriose ocasiona transtornos sociais relevantes, com impacto em saúde pública e até na esfera econômica. Diminui a qualidade de vida em decorrência de dor pélvica intensa, dismenorreia, fadiga, depressão, ansiedade, dispareunia de profundidade e infertilidade. Os sintomas, em geral, se manifestam em caráter cíclico, com exacerbação no período pré e menstrual. A dor pode apresentar intensidade debilitante, impedindo a paciente de desempenhar suas funções de trabalho e de estudos.[10] Os parceiros também sofrem com a doença, pois podem apresentar sinais de estresse emocional como desamparo, raiva e preocupação.[11]

O tratamento uniforme da doença é difícil em virtude das múltiplas formas de apresentação. Acomete, mais frequentemente, a pelve feminina, principalmente a região retrocervical, ligamento uterossacro, fundo de saco de Douglas, folheto posterior do ligamento largo, ovários e suas respectivas fossas, retossigmoide, face anterior e posterior do útero, peritônio vesicouterino e bexiga. Lesões extrapélvicas são menos frequentes, mas podem ser encontradas em apêndice, ileoterminal, cécum, cicatriz umbilical, diafragma e tórax. Implantes em cicatrizes cirúrgicas podem estar relacionados com cesárea ou, mais raramente, com miomectomias prévias. A presença de tecido endometrial na parede uterina, justaposta à zona juncional do endométrio, é denominada adenomiose. Adenomioma compreende a presença de tecido endometrial no interior de um leiomioma.

ETIOLOGIA

Desde a descrição inicial da endometriose, no século XIX, ainda não foi possível identificar sua exata etiologia. Múltiplas teorias são utilizadas para a descrição dos eventos fisiopatológicos, mas nenhuma delas consegue explicar, por completo, todos os modos de manifestação da doença.

Metaplasia Celômica

Desde 1898 quando foi descrita, vem sendo complementada por outros autores. Nos últimos anos, Redwine tem defendido à exaustão a relação da **mülleriose** na etiologia da endometriose.[12] Esta teoria pressupõe que algum segmento do peritônio pélvico, na medida em que é derivado do mesotélio celômico, é capaz, sob certas circunstâncias, de sofrer metaplasia ou reversão para o tecido mülleriano primitivo. Mülleriose refere-se a defeito de desenvolvimento na diferenciação e migração de qualquer componente celular no sistema de ductos paramesonéfricos (ductos de Müller), podendo ser endometrial, miometrial, tubário, cervical ou vaginal (fórnice posterior). Portanto, mülleriose é um braço da teoria da metaplasia celômica. Isto é resultado de uma forma embrionária de depósito ectópico de tecido, podendo ser endometriose desde o nascimento, ou substrato de tecido indiferenciado (outros componentes müllerianos), o qual mais tarde sofre metaplasia em endometriose ou outro tecido mülleriano. A metaplasia fibromuscular caracteriza endometriose profunda.[12,13] Estudo demonstrou presença de endometriose em 11% de fetos humanos com 16 semanas,[13] resultado comparável ao de Redwine em natimortos,[12,13] e muito próximo ao estimado para a população feminina em idade reprodutível.[14]

Células-Tronco

Estudos vêm demonstrando a possibilidade de que células-tronco originárias da medula óssea possam se diferenciar em tecido endometriótico.[15] A hipótese para esta teoria encontra apoio em relatos de casos clínicos com diagnóstico histológico confirmado de tecido endometrial em pacientes sem útero (síndrome de Rokitansky) e em homens com tumor de próstata que recebem altas doses de estrógenos.[16]

Menstruação Retrógrada

Teoria descrita por Sampson, em 1927,[17] foi a primeira e permanece como a mais popularmente aceita. A explicação seria que o refluxo do sangue menstrual pelas tubas uterinas seria fator determinante para o implante de células endometriais na cavidade abdominal. As obstruções ao fluxo menstrual e o aumento do mesmo poderiam ser fatores de risco para o desenvolvimento da endometriose, pois ocasionam maior refluxo menstrual. É possível que contrações uterinas irregulares facilitem o refluxo sanguíneo.[18] A menstruação retrógrada ocorre em 60 a 80% das mulheres, porém, nem todas desenvolvem a doença sintomática. Células endometriais já foram descritas no líquido peritoneal de mulheres em diálise peritoneal no período menstrual.[19] Assim, a presença do refluxo menstrual, isoladamente, não seria capaz de resultar em endometriose. São necessários fatores adicionais, como a quantidade de sangue que alcança a cavidade pélvica, bem como a capacidade de o sistema imunológico eliminar as células endometriais da pelve. Esta teoria não consegue explicar o desenvolvimento de endometriose extra-abdominal (torácica) ou na ausência de menstruação (agenesia uterina).

Disseminação Linfática ou Vascular

Algumas localidades incomuns de endometriose podem ser explicadas por esta teoria, como lesões extra-abdominais (tórax).

Alterações Imunológicas

Após a presença de células endometriais no peritônio pélvico é necessária **permissibilidade** imunológica para adesão, infiltração e proliferação celular. Já foi descrita menor atividade das células *natural killer*, com citotoxicidade reduzida nas células endometriais ectópicas.[20] Há maior presença de leucócitos e macrófagos no líquido peritoneal, que determinam grande secreção de citocinas e fatores de crescimento. A secreção de citocinas (Quadro 23-1) advém das células inflamatórias e também do tecido endometrial ectópico, ocasionando proliferação dos implantes. Fatores de crescimento são responsáveis pelo desenvolvimento de capilares (Fator de crescimento do endotélio vascular – VEGF). A maior presença de leucócitos nos focos resulta em verdadeira reação inflamatória local.[21] Os linfócitos também estão aumentados no fluido peritoneal e suas funções de citotoxicidade contra células endometriais estão comprometidas.[22]

Quadro 23-1. Algumas citocinas implicadas na fisiopatologia da endometriose

- Interleucina-1β
- Interleucina-6
- Interleucina-8
- Fator de Necrose Tumoral (TNF)
- Proteína quimiotáctica de monócitos (MCP-1)
- RANTES (quimiocinas reguladas sob ativação normalmente expressada e secretada por células T)

Provavelmente as alterações imunológicas identificadas nas pacientes com endometriose contribuem para o entendimento da fisiopatologia da inflamação desencadeada por estas lesões assim como para a manifestação clínica (dor, fibrose, aderência).

É possível que pacientes portadoras de endometriose estejam mais susceptíveis às doenças autoimunes. No Quadro 23-2 temos algumas das doenças que podem estar associadas em pacientes com endometriose.[23]

Hoje aceita-se que a endometriose seja uma doença sistêmica e as alterações pélvicas são parte desta condição patológica.[5]

Algumas pesquisas têm identificado fatores ambientais como possíveis colaboradores no desenvolvimento da condição patológica. Os compostos semelhantes à dioxina estão frequentemente relacionados. O composto possui capacidade de ativação de receptores hormonais, ocasionando a transcrição de múltiplos genes. Assim, os compostos semelhantes à dioxina poderiam estimular a endometriose em razão da maior produção de interleucinas, de enzimas do citocromo P-450 (aromatase) e ocasionar maior remodelação tecidual. É possível uma ação conjunta com os estrógenos na estimulação tecidual e no bloqueio do receptor da progesterona.[24] As Bifenilas Policloradas (PCBs) também são apontadas como produtos químicos de relevância. Apesar de ainda não estar definido seu real papel no desenvolvimento da endometriose, algumas hipóteses podem ser consideradas. Além da ação via receptor, já descrita para as dioxinas, é possível efeito ativador das Metaloproteinases de Matriz (MMP), mesmo na presença de progesterona, sabidamente um potente agente anti-inflamatório. As bifenilas policloradas são encontradas em fluidos dielétricos de transformadores, capacitores e *coolers*.[25]

Quadro 23-2. Algumas doenças autoimunes que podem estar presentes em pacientes com endometriose

- Doenças da tireoide
- Doença celíaca
- Doença inflamatória intestinal
- Esclerose múltipla
- Artrite reumatoide
- Lúpus eritematoso sistêmico
- Síndrome de Sjögren

FISIOPATOLOGIA

Lesão Endometriótica

Desde a menarca, a cada ciclo menstrual o endométrio eutópico, sobre influência estrogênica, cresce e descama (camada funcional), sendo eliminado ao meio exterior por meio das vias genitais inferiores, caracterizando a menstruação. O canal endocervical, a cavidade vaginal e a genitália externa são revestidos por tecido epitelial glandular, pavimentoso e queratinizado, respectivamente, conferindo uma hipotética proteção ao contato com as inúmeras substâncias de caráter inflamatório contidas no fluido menstrual. Por sua vez, o estrógeno também estimula o endométrio ectópico (endometriose) que cresce e descama a cada ciclo, porém, a característica tecidual do peritônio parietal ou visceral não confere esta proteção. Sendo assim, há início de processo de agressão tecidual inflamatória com imediata e progressiva resposta à inflamação caracterizada na forma de lise tecidual, produção de mediadores inflamatórios que promovem aumento da permeabilidade capilar e quimiotaxia, produzindo mais mediadores químicos além dos contidos no fluido descamado pelo endométrio ectópico. A resposta é caracterizada por exsudação, neovascularização, fibrose e retração (nódulo, aderência, distorções anatômicas), e talvez, em situações próprias, o surgimento de fenômenos metaplásicos (metaplasia muscular). Estas alterações, localizadas no endométrio ectópico, originam as mais diferentes formas de apresentações das lesões endometrióticas, seja na forma superficial ou infiltrativa (profunda).

Dor e Disfunção de Órgão Afetado

As dores somáticas ou viscerais, juntamente com a infertilidade, constituem as principais indicações para o tratamento da endometriose. A dor é causada pela estimulação das terminações nervosas por algumas das substâncias liberadas durante o processo inflamatório.

A hiperalgesia (aumento da sensibilidade dolorosa) é bem conhecida, mas raramente descrita pelos clínicos que lidam com endometriose: é fenômeno de intensa dor quando um estímulo, normalmente não doloroso, é aplicado. Alguns exemplos são clássicos: dispareunia de profundidade, dor à defecação e dor intensa durante o toque vaginal, quando comprimimos a lesão de endometriose profunda.

Os sintomas dolorosos têm forte correlação com a localização da lesão.[26] Quanto maior a quantidade de terminações nervosas na região, maior será a probabilidade de sintomas dolorosos. Assim, a porção posterior do anel pericervical (região retrocervical, ligamentos uterossacros e fundo de saco de Douglas) está em íntimo contato com o plexo hipogástrico inferior, por onde transita a maioria dos estímulos aferentes nervosos (esteroceptivos e proprioceptivos) do sistema nervoso somático.

Infertilidade

Embora haja correlação entre quantidade, tipo e localização da lesão endometriótica com os sintomas dolorosos encontrados na infertilidade, não está bem clara a associação das formas clínicas da doença.[26] O conceito atual é que a infertilidade na endometriose é multifatorial, com muitas formas possíveis de interferência na reprodução.[27] Na cavidade pélvica há mudanças inflamatórias no fluido peritoneal, decorrentes da proliferação de macrófagos e disfunção dos fagócitos, liberação de fatores pró-inflamatórios e angiogênicos, que podem afetar a interação do espermatozoide com o oócito. No útero ocorre ativação no fator 1 da esteroidogênese e na aromatase, aumentando a resistência à progesterona e mudanças diretas sobre o endométrio, interferindo na nidação. Os ovários podem ter sua reserva oocitária comprometida pelo endometrioma ou cirurgias, além da função ovulatória alterada. A trompa pode sofrer distorções anatômicas, obstrução, dilatação com acúmulo de secreção (hidro ou hematossalpinge), interferindo negativamente não somente nas taxas de gestação espontânea como nos procedimentos de reprodução assistida.

TIPOS DE ENDOMETRIOSE

Podemos dividir em três tipos:

1. Peritoneal superficial;
2. Peritoneal profunda;
3. Ovariana.

A endometriose superficial tem papel duvidoso na infertilidade, restando apenas uma influência nos sintomas dolorosos. A endometriose profunda é definida como a infiltração do peritônio maior do que 5 mm. Didaticamente, esta definição põe em evidência a infiltração do espaço retroperitoneal, que pode variar desde a camada subperitoneal até os planos mais profundos da pelve feminina (assoalho pélvico, raízes sacrais). Estas lesões estão frequentemente associadas à infertilidade, maior intensidade da dor, distorções anatômicas e disfunção do órgão ou estrutura acometida.

A endometriose ovariana pode acometer a superfície da gônada ou seu estroma, formando pseudocisto a partir da invaginação do epitélio celômico ovariano, denominado de endometrioma ou popularmente conhecido como **cisto de chocolate**.

CLASSIFICAÇÃO

Várias classificações foram propostas até hoje e busca-se resolver as necessidades vinculadas ao prognóstico de melhora da dor ou de resolução da infertilidade. A classificação mais utilizada é a da Sociedade Americana de Medicina Reprodutiva (Fig. 23-1) que permite avaliação tridimensional das lesões e diferenciação entre lesões superficiais e profundas. A classificação é feita mediante estádios da doença: estádio I (mínima), estádio II (leve), estádio III (moderada) e estádio IV (grave). As lesões também devem ser descritas como brancas, vermelhas ou pretas.[28]

Outra forma utilizada para a classificação da doença subdivide os achados morfológicos em endometriose peritoneal superficial (Fig. 23-2), endometriose ovariana (endometrioma) e endometriose infiltrativa profunda (Figs. 23-3 e 23-4).[29]

Recentemente, duas classificações foram propostas para melhorar a avaliação quanto ao prognóstico de gestação. Estas classificações demonstram ser de melhor aplicabilidade e com correlação cirúrgica superior às outras (Figs. 23-5 e 23-6).[30,31]

DIAGNÓSTICO

Deve-se manter alto grau de suspeição da doença, pois há longo intervalo entre o início dos sintomas e o diagnóstico.

Nome:_____ Data:_____
Estágio: I (mínimo) – 1-5   Laparoscopia_____ Laparotomia_____
         II (leve) – 5-15   Fotografia_____
         III (moderada) – 15-40   Tratamento recomendado _____
         IV (severa) – >40   _____
                                       Prognóstico_____

	ENDOMETRIOSE	< 1 cm	1 a 3 cm	> 3 cm
Peritônio	Superfiicial	1	2	4
	Profunda	2	4	6
Ovário	Dir. superfiicial	1	2	4
	Profunda	4	16	20
	Esq. superfiicial	1	2	4
	Profunda	4	16	20
	OBLITERAÇÃO DE FUNDO DE SACO POSTERIOR	Parcial		Completa
		4		40
	ADERÊNCIAS	< 1/3 encapsulado	1/3 a 2/3 encapsulado	> 2/3 encapsulado
Ovário	Dir. fina	1	2	4
	Densa	4	8	16
	Esq. fina	1	2	4
	Densa	4	8	16
Trompa	Dir. fina	1	2	4
	Densa	4	8	16
	Esq. fina	1	2	4
	Densa	4	8	16

Implanes V_____%B_____%P_____% (total deve ser 100%)
Endometriose adicional_____
Patologias associadas_____

Fig. 23-1. Classificação ASRM 1996.[28]

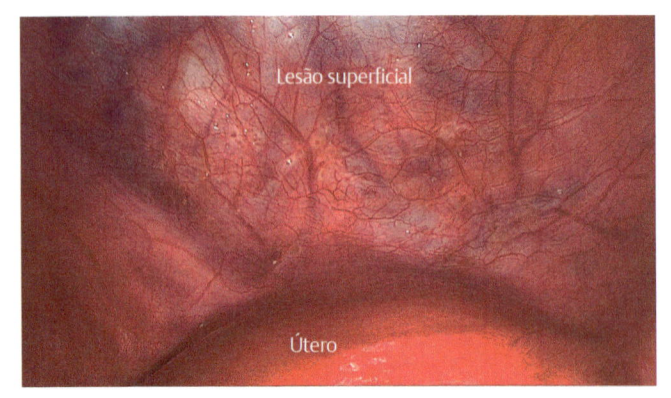

Fig. 23-2. Lesão por endometriose superficial.

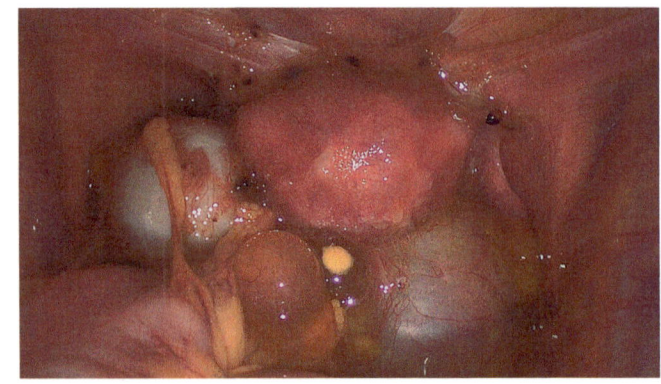

Fig. 23-3. Endometriose em ligamento uterossacro.

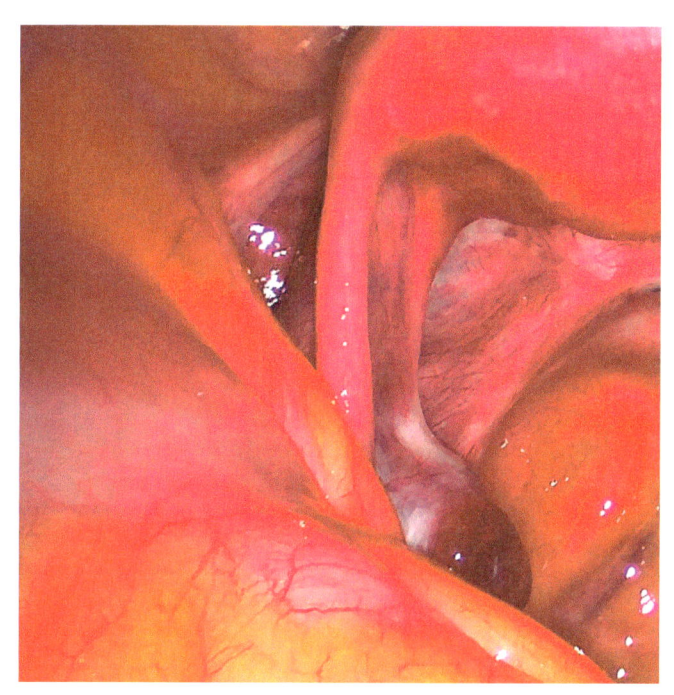

Fig. 23-4. Pelve congelada por endometriose.

Superficial	Escore
< 3 cm	2
≥ 3 cm	4

Vagina (muscularis)	Escore
< 3 cm	5
≥ 3 cm	8

Ovário esquerdo	Escore
Superficial	2
< 3 cm	5
≥ 3 cm	7

Ureter esquerdo	Escore
Exrtrínseco	6
Intrínseco	8
Hidroureter	9

Trompa de Falopio esquerda	Escore
Leve envolvimento e dano à serosa	2
Imobilidade moderada	4
Imobilidade severa	6
Obstrução completa	7

Obliteração do cul-de-sac	Escore
Parcial	6
Completa	9

Reto-colón sigmoide	Escore
< 3 cm	7
≥ 3 cm	9

Septo retrovaginal	Escore
Presente	8

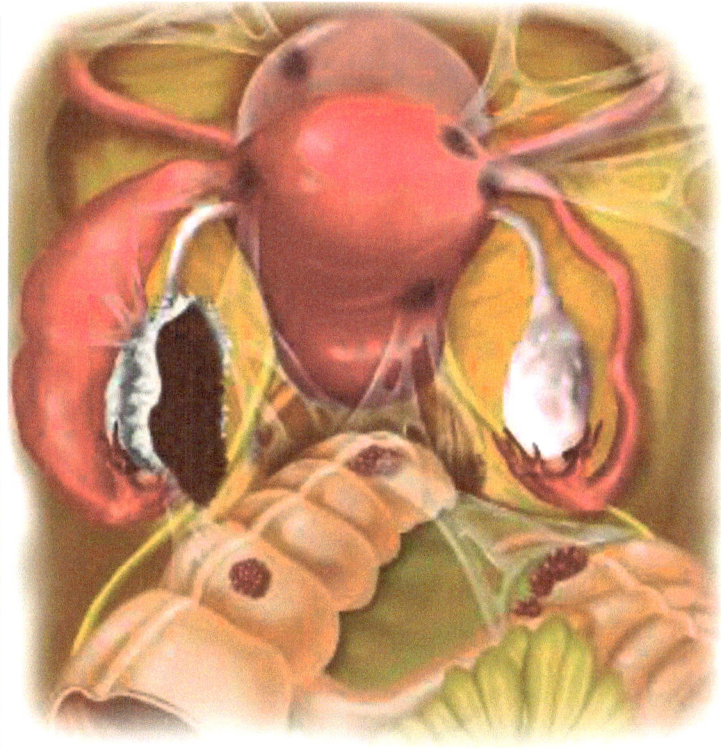

Retrocervical	Escore
< 3 cm	5
≥ 3 cm	8

Bexiga /detrusor	Escore
< 3 cm	5
≥ 3 cm	8

Ovário direito	Escore
Superficial	2
< 3 cm	5
≥ 3 cm	7

Ureter direito	Escore
Exrtrínseco	6
Intrínseco	8
Hidroureter	9

Trompa de Falopio direita	Escore
Leve envolvimento e dano à serosa	2
Imobilidade moderada	4
Imobilidade severa	6
Obstrução completa	7

Intestino delgado/ceco	Escore
< 3 cm	6
≥ 3 cm	8

Apêndice	Escore
Presente	5

Estagiamento de endometriose AAGL	Escore total
Estágio 1	8
Estágio 2	9 a 15
Estágio 3	16 a 21
Estágio 4	≥ 21

Fig. 23-5. Classificação AAGL 2021.[30]

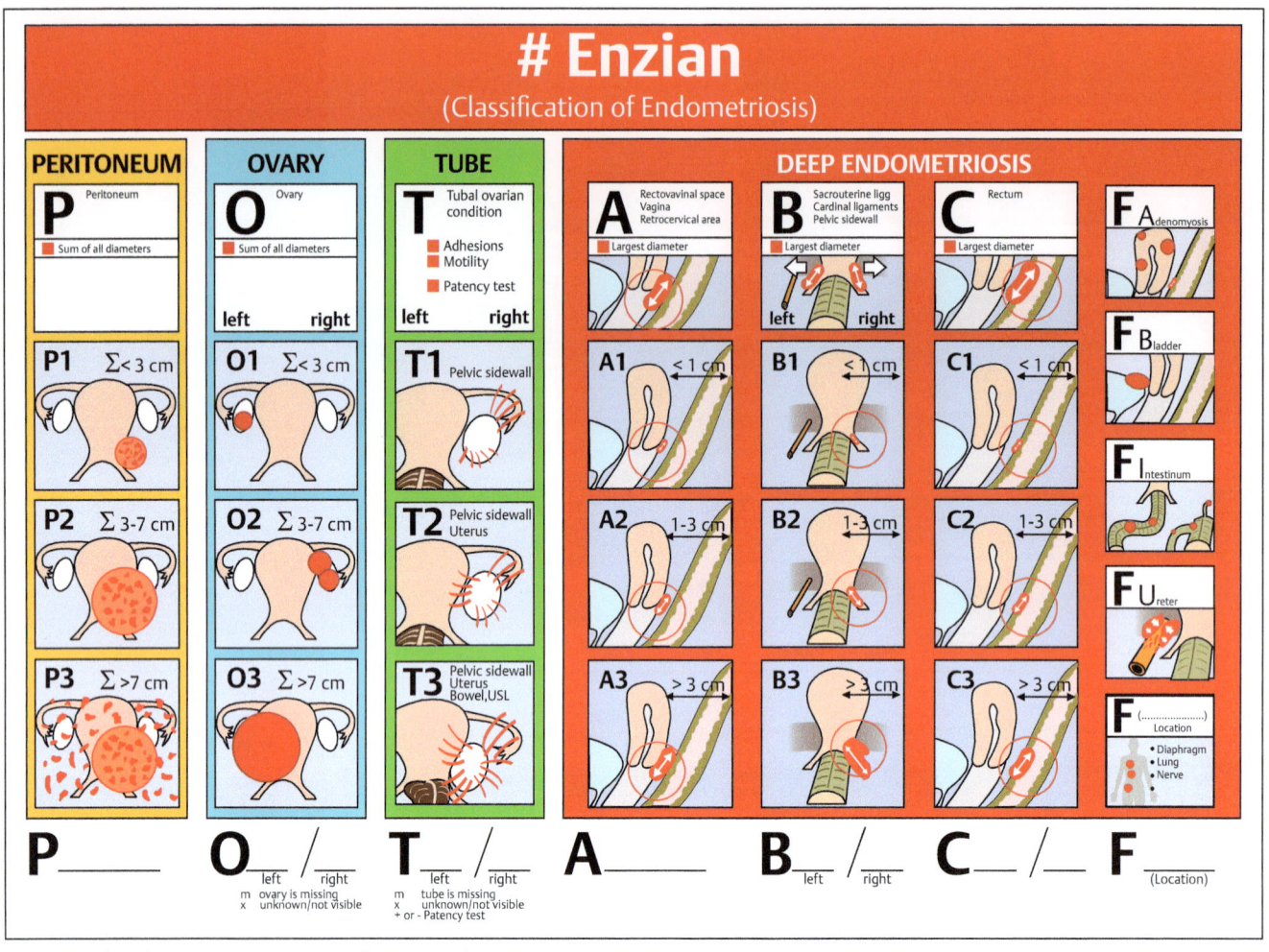

Fig. 23-6. Classificação Enzian. (Fonte Keckstein J, et al.; 2021.)[31]

Estudo nacional identificou tempo médio de 7 anos para o diagnóstico. Quanto mais jovem a paciente no início dos sintomas, maior o tempo para o diagnóstico.[32]

> **IMPORTANTE**
>
> São características da endometriose: manifestações cíclicas dolorosas ou disfunção do órgão acometido no período pré e menstrual, e em menor intensidade e duração, no período ovulatório (hiperestrogenismo). A dor, em diferentes formas e intensidade, mas principalmente no hipogástrio, é o sintoma preponderante na endometriose. Dor no hipogástrio, repentina, tipo pontada, de caráter paralisante, de curta duração e que cede espontaneamente é extremamente comum. As pacientes podem queixar-se de dismenorreia progressiva ou não, dor pélvica crônica que se intensifica no período pré e menstrual, lombalgia cíclica, constipação crônica, aumento do número de evacuações, distensão abdominal, sangramento uterino anormal (escape pré e pós-menstrual), dispareunia de profundidade, movimento peristálticos dolorosos, disquezia (cólica que alivia com a evacuação ou eliminação de gases), dor na região anal e/ou vaginal no momento da saída das fezes, tenesmo com ou sem muco, reflexo gastrocólico doloroso e alterações cíclicas da micção (disúria, polaciúria, dor ao final da micção, dor vesical com a bexiga cheia, noctúria).

Frequentemente citado, mas extremamente raro, é a hematúria cíclica manifestada em alguns casos de invasão da mucosa vesical. Já o sangramento retal cíclico (menstrual) aparece em menos de 5% das lesões infiltrativas do retossigmoide, mas quando presente é praticamente sinal de certeza de infiltração da camada mucosa. Dependendo do local acometido, podemos ter sintomatologia rara, manifestada geralmente no período menstrual, como por exemplo: pleura (pneumotórax catamenial, derrame pleural hemorrágico, dor torácica tipo pleurítica, atrito pleural);[33] brônquica (hemoptise); cicatriz umbilical (sangramento, dor, intumescimento, secreção); diafragma (dor torácica e ombro, algumas vezes com irradiação para o braço direito e pescoço, dificuldade para respirar por conta da dor, muitas vezes só conseguindo dormir na posição sentada); assoalho pélvico (dor na nádega, dor e pressão no períneo, dificultando permanecer sentada por longos períodos); plexo lombossacro (ciatalgia cíclica). Apesar da enorme gama de sintomas, algumas pacientes podem ter discreta sintomatologia. Muitas mulheres com endometriose podem-se adaptar à determinada situação dolorosa ou incômoda e elas comumente interpretam como normal aquela manifestação. As classificações existentes não conseguem proporcionar vínculo entre o grau da doença e a intensidade da dor. Assim, é possível que a paciente com endometriose leve apresente sintomatologia álgica exuberante.

Acometimento extrínseco ou intrínseco do ureter pode levar à hidroureteronefrose com perda da função renal. Estes casos são diferentes da obstrução do ureter por cálculo (agudo) que se manifesta com dor. Na obstrução por endometriose, a falência renal é silenciosa e, muitas vezes, diagnosticada como achado de exame e tardiamente.

Quadros agudos podem ocorrer em decorrência de endometriose. Os casos mais relatados ocorrem em razão da ruptura de endometrioma, apendicite, obstrução intestinal e dor crônica agudizada. Na análise de casos de endometriose aguda, em atendimentos emergenciais realizados por cirurgiões gerais, as condições mais encontradas foram: nodulações em incisões cirúrgicas à Pfannestiel, nodulações no canal inguinal e cicatriz umbilical, hematoquezia, dor abdominal recorrente, tumorações anexiais e peritonite.[34]

A **infertilidade** é outro quadro frequente na endometriose. O mecanismo exato de causa e efeito ainda é controverso. Hipóteses como as distorções anatômicas do trato genital, alterações no fluido peritoneal, na receptividade endometrial, na implantação embrionária e alterações endócrinas e ovulatórias são frequentemente citadas.[35]

Sintomas psíquicos podem ser encontrados nestas pacientes. Estudo brasileiro comparou a frequência de depressão em pacientes com diagnóstico cirúrgico de endometriose. Foram criados dois grupos, sendo um com pacientes portadoras de dor pélvica e outro sem o sintoma. No grupo com dor, a depressão apresentou frequência de 86% contra 36% no grupo sem dor.[36]

Na dependência da localização e do grau de acometimento dos órgãos pélvicos podemos encontrar grande variabilidade no exame físico. Durante o exame especular, é importante a minuciosa inspeção da mucosa do fórnice vaginal posterior. Se houver lesão no espaço retovaginal, a parede do reto baixo (extraperitoneal) e a vaginal podem ser infiltradas, causando retrações, distorções, lesões avermelhadas ou mesmo azuladas quando a mucosa estiver infiltrada (cisto endometriótico). Ao toque vaginal podemos encontrar dor à palpação das regiões anexiais, à mobilização uterina, este podendo estar fixo, tanto na posição retrovertida como em anteversoflexão. Nodulações extremamente dolorosas podem ser palpadas na região retrocervical, ligamento uterossacro e espaço retovaginal. Ainda no exame digital, através do fórnice vaginal posterior, podemos acessar a parede pélvica lateral e identificar traves fibróticas ou nodulações extremamente dolororosas na região do assoalho pélvico (músculo coccígeo) ou do plexo lombossacral. Tumorações anexiais fixas podem ser palpadas na presença de endometriomas ovarianos. Para muitos profissionais o toque retal é importante, pois permite boa avaliação da região retovaginal, parede do reto baixo, região retrocervical e dos ligamentos uterossacros.

Exames Complementares

Nas duas últimas décadas, uma verdadeira revolução tem ocorrido no diagnóstico por imagem da endometriose profunda, no mapeamento correto das lesões, na correlação com a sintomatologia e no melhor planejamento cirúrgico.[37,38] Mesmo assim, a endometriose superficial permanece como grande desafio para os exames de imagem, pois os mesmos não conseguem acrescentar uma avaliação eficiente desta modalidade da doença.

Já em relação à endometriose profunda, a ultrassonografia transvaginal, principalmente com preparo intestinal e complementada com a transabdominal, e a ressonância magnética da pelve, conseguem melhorar em muito a qualidade do diagnóstico, o mapeamento das lesões e o planejamento terapêutico, principalmente o cirúrgico. No acometimento do retossigmoide, os exames complementares, idealmente, deveriam avaliar o tamanho da lesão, as camadas e a circunferência intestinal comprometidos e a distância da borda anal.

Ultrassonografia Transvaginal

Bom exame para a detecção de endometriomas ovarianos, com excelente especificidade e sensibilidade.[39] Possui limitações na avaliação da endometriose superficial e de aderências pélvicas. Na avaliação da endometriose profunda, quando realizada por profissional capacitado, pode ser utilizada como primeiro exame.[40] Consegue boa avaliação das lesões do reto, vagina, septo retovaginal e retrocervicais.[41] As lesões dos paramétrios também podem ser detectadas, o que demonstra maior complexidade cirúrgica. Na endometriose urinária permite avaliar a localização e o tamanho das lesões vesicais, definir a distância para o óstio uretral e o envolvimento ou obstrução dos ureteres. Ao se utilizar a classificação de Enzian como base, a ultrassonografia consegue avaliação mais precisa dos compartimentos A, C e F_B; e menos precisa no compartimento B.[42]

Ultrassonografia Abdominal

Em conjunto com a ultrassonografia transvaginal, permite avaliação da fossa ilíaca direita (íleo terminal e apêndice). Também consegue avaliar a presença de dilatação das vias urinárias superiores.

Ressonância Magnética

Excelente exame para avaliar endometriose ovariana e, com médicos experientes, permite adequada avaliação da endometriose profunda, muito próxima ao ultrassom, determinando ótima correlação com os achados laparoscópicos.[2] Proporciona a melhor avaliação da endometriose profunda, atingindo o assoalho pélvico, a infiltração de nervos e plexos pélvicos. O andar superior do abdome é mais bem avaliado pela ressonância magnética, em especial o diafragma, recesso hepatorrenal e tórax.[43]

Videolaparoscopia

Historicamente considerada a técnica preferencial para o diagnóstico, associada ao estudo histológico das lesões retiradas. Há grande variabilidade de apresentação das lesões que podem ser vermelhas, amarronzadas, pretas, esbranquiçadas, em forma de vesículas, falhas peritoneais, dentre outras. Os endometriomas, também chamados de cistos de chocolate, contêm líquido marrom e, em geral, podem estar aderidos ao ligamento largo. A multiplicidade de lesões faz com que a experiência do examinador seja fundamental ao diagnóstico. Algumas pesquisas demonstram que o estudo histológico das lesões deve ser realizado quando há dúvidas no diagnóstico mediante a avaliação visual.[44] Porém, cerca de 30% das lesões retiradas não possuem diagnóstico histológico confirmado. As lesões retovaginais podem não ser visualizadas, pois em algumas situações existem aderências no fundo de saco ou a lesão pode ser infraperitoneal. Com a melhoria da avaliação pré-operatória, o papel da laparoscopia diagnóstica ficou reduzido ou até mesmo desnecessário. Tem maior aplicação nos casos de suspeita de lesões superficiais em pacientes com infertilidade.

Marcadores Séricos

O Ca-125 é o único marcador bioquímico utilizado na prática para auxiliar no diagnóstico e acompanhamento de pacientes após a ressecção cirúrgica da endometriose. Considera-se elevado valor superior a 35 UI/mL. A elevação de seus níveis é mais encontrada na endometriose moderada e grave. Apresenta limitações no seu uso clínico, pois outras lesões ginecológicas podem ocasionar seu aumento, como miomas uterinos, doença inflamatória pélvica, carcinoma ovariano, entre outras. Além disso, mesmo em casos graves de endometriose pode ter seu valor normal. Pode ser utilizado em pacientes no pré-operatório, onde valores elevados (> 65 UI/mL) podem estar correlacionados com maior frequência de aderências graves e maior risco de lesões intestinais.[45] A procura por outros marcadores para auxílio diagnóstico é relevante para condução das pacientes. Estudos com micro-RNAs vêm sendo realizados, porém, ainda com resultados conflitantes. Estudo retrospectivo para identificação de micro-RNAs confirmados por reação em cadeia da polimerase (PCR) identificou que painel com combinação de cinco marcadores (miR-17-5p, miR-20a-5p, miR-199a-3p, miR-143-3p e let-7b-5p) apresentou boa especificidade e sensibilidade para o diagnóstico de endometriose, comparável com o uso da videolaparoscopia.[46]

DIAGNÓSTICO DIFERENCIAL

Como a endometriose apresenta múltiplas formas de apresentação, a lista de doenças englobadas no diagnóstico diferencial é extensa (Quadro 23-3).

TRATAMENTO

A endometriose é doença benigna, de alta prevalência, que não põe em risco a vida da paciente, salvo raríssimas exceções como obstrução bilateral do ureter ou obstruções e perfurações intestinais. Entretanto, ela frequentemente limita a qualidade de vida em razão dos mais variados tipos de distúrbios dolorosos, além de ser uma das mais frequentes causas de infertilidade.

Comumente tratamos estas pacientes nas seguintes situações:

A) Dor ou disfunção do órgão acometido;
B) Causando infertilidade;
C) Prevenindo complicações futuras em casos selecionados.

O tratamento definitivo para endometriose é simples: erradicação cirúrgica das lesões. O sucesso do tratamento cirúrgico é mais bem avaliado pela determinação da quantidade de doença, se alguma permanece após a intervenção operatória.[47]

O tratamento com medicamentos possibilita tratar os sintomas da doença. O tratamento clínico, em geral, promove atrofia endometrial, por exemplo: contraceptivos hormonais, análogo do GnRH, ou progestógenos levando à decidualização endometrial e atrofia. A ação destes medicamentos ocorre tanto no endométrio tópico (cavidade uterina) como no ectópico (lesão endometriótica), apresentando praticamente as mesmas reações ou resposta. Após interromper a medicação, ambos os endométrios voltam a sofrer a ação do estrógeno endógeno (ovariano) e tendem a ter as mesmas respostas da fase pré-medicação (*de novo* sintomas). Devemos lembrar que a endometriose é doença inflamatória crônica e que necessita de contínuo acompanhamento.

A Federação Brasileira de Ginecologia e Obstetrícia propôs roteiro terapêutico para pacientes com suspeita clínica de endometriose e dor pélvica (Fig. 23-7).[48]

Conduta Expectante

Pode ser considerada nas pacientes assintomáticas, ou com sintomas mínimos sem impacto na qualidade de vida, e na perimenopausa. Após a menopausa, a instalação do hipoestrogenismo ocasiona regressão expressiva dos focos da doença. Estas pacientes devem ser frequentemente avaliadas, pois é possível em 10% das vezes uma atividade da aromatase, estimulando assim o endométrio ectópico e podendo manter os sintomas dolorosos. No entanto, qualquer mulher, em qualquer fase do climatério, que apresente endométrio ectópico (endometriose), particularmente as que apresentavam sintomas no menacme, pode tornar-se novamente sintomática durante a reposição hormonal, especialmente com os esquemas sem progestógeno contínuo.

Tratamento Clínico

Pacientes com dor ou disfunção de órgãos decorrentes da endometriose podem receber medicação que poderá aliviá-las dos sintomas, pois as medicações impedem, na maioria das vezes, a descamação do endométrio ectópico, evitando assim a agudização do processo inflamatório desencadeado durante o período menstrual. Quanto mais infiltrativa a lesão e mais extensa a doença, menor será a probabilidade de resposta positiva ao controle dos sintomas. Este tipo de tratamento não deve ser realizado em pacientes com estenose intestinal significativa (raro) ou ureteral, tumor anexial suspeito ou que apresente aumento progressivo das lesões na vigência da medicação. Nas pacientes inférteis, o tratamento clínico não demonstra benefício em relação às taxas de gravidez e atrasa o surgimento da mesma.[3] Várias são as opções medicamentosas

Quadro 23-3. Diagnóstico diferencial da endometriose

- Doença inflamatória pélvica
- Cisto ovariano hemorrágico
- Torção ovariana
- Dismenorreia primária
- Mioma degenerado
- Síndrome da bexiga dolorosa
- Infecção urinária
- Doença inflamatória intestinal
- Síndrome do cólon irritável
- Diverticulite
- Carcinoma vesical
- Carcinoma intestinal
- Carcinoma ovariano
- Tumores apendiculares
- Outros

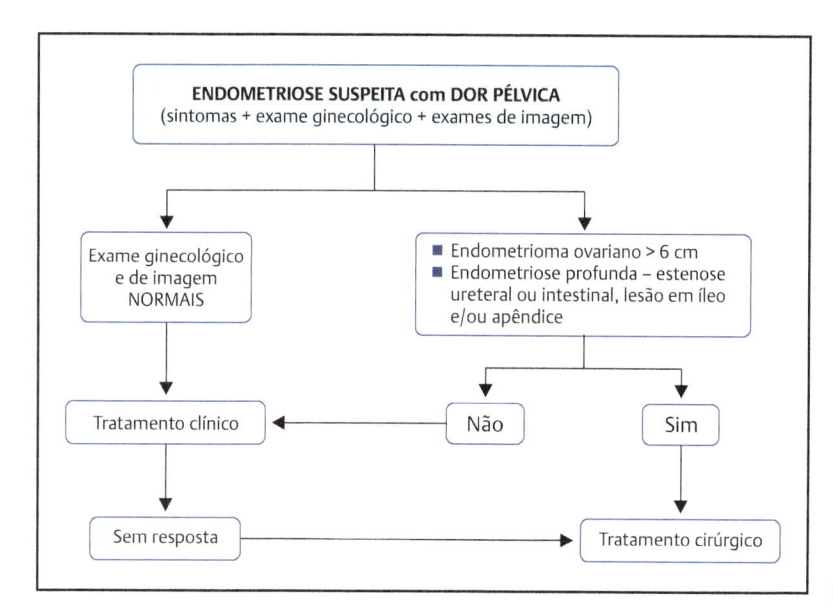

Fig. 23-7. Conduta em paciente com endometriose e dor.

na tentativa de reduzir ou controlar a dor e, em raras situações, suprimir o crescimento endometrial ectópico:

Contraceptivos Orais

Constituem a melhor opção de tratamento em longo prazo, pois podem ser utilizados, ausentes contraindicações, até a menopausa e com custo reduzido. Em geral, são utilizados os contraceptivos combinados, com estrógenos e progestógenos. Apresentam a capacidade de provocar a decidualização e posterior atrofia dos focos endometriais ectópicos, além do bloqueio das gonadotrofinas. Ainda não há consenso sobre o melhor regime de administração dos contraceptivos combinados, se cíclico ou contínuo. Na opção do esquema cíclico e com a ausência de melhora sintomática da paciente, pode-se alterar a terapia para o esquema estendido. Outras vias de administração dos contraceptivos podem ser utilizadas (vaginal, transdérmica), mas ainda não há número suficiente de pesquisas com estes preparados. Estudo de revisão sistemática identificou que os contraceptivos hormonais combinados e aqueles apenas com progestógenos conseguiram reduzir de modo significativo a queixa de dismenorreia, dor pélvica não cíclica e dispareunia, determinado incremento na qualidade de vida das pacientes.[49] Até hoje não se consegue definir combinação hormonal ou progestógeno isolado que seja superior aos outros.

Progestógenos

Também possuem capacidade de decidualização dos focos endometrióticos. Outro mecanismo de ação seria a supressão das MMP, com bloqueio do desenvolvimento dos focos.[50] Os progestógenos, de modo geral, conseguem alívio sintomático na maioria das pacientes. Os contraceptivos progestacionais também podem ser utilizados para este fim. O acetato de medroxiprogesterona 150 mg injetável é opção interessante pela fácil posologia trimestral. O implante contraceptivo subdérmico pode ser utilizado por até 3 anos. Os progestógenos orais, gestrinona, megestrol, noretisterona e medroxiprogesterona podem ser utilizados para o controle da dor. O último progestógeno introduzido no Brasil foi o dienogeste. É derivado da 19-nortestosterona e combina propriedades desta classe associadas às outras, derivadas da progesterona. Assim, apresenta forte efeito progestacional no endométrio, boa tolerabilidade, efeito antiandrogênico e alta disponibilidade por via oral. Não apresenta atividade glicocorticoide. Seu uso isolado vem apresentando boa efetividade no tratamento da endometriose, com controle sintomático semelhante aos análogos do GnRH.[51] A noretisterona e o dienogeste são aprovados para o tratamento da endometriose e, em alguns estudos, demonstraram atividade mais eficaz que os contraceptivos combinados orais.[52]

A di-hidrogesterona vem despontando como boa opção de tratamento. Pode ser prescrita de forma cíclica ou contínua com melhora semelhante nas queixas de dismenorreia, dor pélvica crônica, queixas sexuais e melhora na qualidade de vida. Na forma cíclica foi utilizada na dose de 20 a 30 mg por dia, do 5º ao 25º dia do ciclo. A mesma dose pode ser recomendada para o regime contínuo.[53] A di-hidrogesterona também pode ser capaz de controlar o desenvolvimento de endometriomas ovarianos. Estudo japonês identificou que o uso da medicação por quatro ciclos menstruais foi capaz de manter ou diminuir o volume dos endometriomas ovarianos em cerca de 75% das pacientes acompanhadas neste curto período de tempo.[54]

Os principais efeitos colaterais dos progestógenos são sangramento uterino irregular (escapes), ganho ponderal e alterações do humor como irritabilidade e melancolia. Não é raro a paciente apresentar dispareunia de penetração por conta de atrofia do vestíbulo às vezes simulando candidíase de repetição.

O endoceptivo liberador de levonorgestrel (SIU-LNG) é opção interessante nas pacientes sintomáticas, pois é permitido seu uso por pelo menos até 5 anos. Alguns estudos demonstram que o SIU é capaz de reduzir a dismenorreia e a dor pélvica crônica. A recorrência dos sintomas também é reduzida com o uso do SIU após cirurgia para endometriose.[55,56] Porém, ainda não temos estudos com forte evidência sobre esta prática clínica.[57]

Há alguns anos vem sendo relatada a possibilidade de resistência à progesterona. Autores relataram a ausência de transformação secretora em lesões peritoneais e profundas durante a fase lútea, bem como as diferenças de receptores de progesterona no endométrio eutópico e ectópico.[29] Com o desenvolvimento dos estudos foi possível identificar a incapacidade das células estromais endometrióticas de produzirem fatores parácrinos induzidos por progesterona que estimulam a enzima 17-beta-desidrogenase. Há falta de receptores de progesterona e a inatividade da enzima culmina em preponderância de estradiol nas lesões.[58] As causas para a resistência à progesterona são de origem congênita, aumento do processo inflamatório e estresse oxidativo, e até mesmo a epigenética.[59]

Análogos do GnRH

Os análogos agonistas ou antagonistas do GnRH bloqueiam as gonadotrofinas hipofisárias, impedindo a síntese de estrógenos ovarianos. É classe de medicamentos que se mostra eficaz no controle da endometriose, com semelhança aos progestógenos. Em geral são utilizados por 3 a 6 meses. Seu uso prolongado pode ocasionar redução da massa óssea. Outros efeitos colaterais são os fogachos, ressecamento genital, alterações de humor, diminuição da libido, todos vinculados ao hipoestrogenismo. A adição de medicamento para controle destes sintomas (*add-back therapy*) pode ser empregada. Os mais comumente utilizados são os preparados estroprogestínicos utilizados para tratamento da menopausa, a tibolona, noretisterona e os contraceptivos orais. Os análogos são utilizados pelas vias intramuscular, subcutânea, nasal e, recentemente, pela via oral. As medicações utilizadas pela via oral são antagonistas do GnRH, não ocorrendo o chamado *flare-up*, onde há incremento inicial na secreção das gonadotrofinas hipofisárias. Assim, o efeito se inicia rapidamente, com maior benefício clínico para a paciente. Também devem ter seu uso limitado a 6 meses.[60] Os antagonistas podem ser pensados para uso em pacientes com dor e sem resposta ou com efeitos colaterais aos medicamentos de primeira linha de prescrição (contraceptivos combinados e progestógenos), ou com provável resistência à progesterona. Os antagonistas orais ainda não estão disponíveis no Brasil.

Inibidores da Aromatase

A aromatase é enzima capaz de converter os andrógenos em estrógenos. Nos focos de endometriose, há maior expressão e atividade desta enzima. Esta classe de medicamentos pode bloquear a produção estrogênica no endométrio ectópico, no ovário e no tecido adiposo periférico. Ainda não são aprovados para o tratamento da dor em pacientes com endometriose. Os mais utilizados são o anastrozol e o letrozol. Revisão sistemática demonstrou que os inibidores da aromatase utilizados em conjunto com outras medicações reduzem significativamente a dor das pacientes.[61] Em pacientes na pré-menopausa, o uso prolongado destes medicamentos pode ocasionar elevação do hormônio folículo-estimulante e desenvolvimento de múltiplos cistos ovarianos. É interessante a prescrição de medicamento para controle destes eventos, como os contraceptivos ou análogos do GnRH.

Danazol

Esteroide sintético derivado da 17-alfa-etiniltestosterona capaz de ocasionar ambiente androgênico e hipoestrogênico. Possui ação antigonadotrófica. É usado na dose de 200 a 800 mg/dia por 3 a 6 meses. Permite melhora sintomática efetiva quando comparado a placebo.[62] Impõe-se o controle dos paraefeitos androgênicos, como a atrofia mamária, acne, mudança no perfil lipídico, dentre outros.

Anti-Inflamatórios e Analgésicos

Em virtude do papel das prostaglandinas na fisiopatologia da endometriose, o uso dos anti-inflamatórios parece racional. Não há estudos demonstrando efetividade no controle da dor causada por endometriose. Em razão dos achados positivos na dismenorreia, é possível seu uso nestas pacientes. Pacientes com dor pélvica crônica podem ser medicadas com antidepressivos tricíclicos, inibidores da recaptação da serotonina ou anticonvulsivantes (gabapentina ou pré-gabalina). Porém, a eficácia neste grupo de pacientes permanece incerta.[63]

O tratamento clínico no pós-operatório é frequentemente utilizado, seja na cirurgia conservadora ou radical. Apesar de haver melhora nas taxas de recorrência, não se provou benefício na recidiva da dor ou nas taxas de gestação.[64] Terapia hormonal pode ser necessária nas pacientes submetidas à ooforectomia bilateral, mormente naquelas na pré-menopausa. Normalmente pacientes submetidas à histerectomia devem realizar terapia apenas com estrógenos, porém, há relatos de pacientes com endometriose severa, submetidas à exérese uterina e dos seus anexos, que apresentaram recidivas após terapia estrogênica. Assim, alguns autores consideram que nas pacientes submetidas a tratamento radical por doença grave, a melhor conduta, mesmo nas histerectomizadas, seria terapia de reposição hormonal combinada, ou seja, estrógeno associado a progestógeno.

Tratamento Cirúrgico

A cirurgia laparoscópica tornou-se o padrão-ouro no tratamento cirúrgico da endometriose em praticamente todos os grandes centros de referência nacional e mundial, por conta de suas conhecidas e consagradas vantagens sobre a laparotomia.

O avanço ocorrido na tecnologia com uso das imagens em alta definição, atualmente acrescida da tecnologia 3D tanto na laparoscopia tradicional como na auxiliada pela robótica, tornou o ato cirúrgico mais preciso e, consequentemente, mais seguro. O uso da tecnologia robótica tem crescido, embora sem demonstrar superioridade em relação à laparoscopia tradicional e, em especial, à laparoscopia usando a câmera 3D. Há grandes expectativas com a chegada da imagem 3D/4K que poderá aumentar a efetividade da cirurgia e melhorar a segurança do procedimento.

Os princípios da cirurgia da endometriose são: (a) excisão de todas as lesões visíveis; (b) cirurgia mediante técnica sítio-específica. A técnica será específica para cada região ou órgão atingido, por exemplo: endometrioma de ovário, endometriose de retossigmoide ou endometriose de bexiga etc.; (c) restauração da anatomia pélvica; (d) preservação e restabelecimento da fertilidade, se houver desejo reprodutivo; (e) profilaxia de aderências; (f) preservação e restabelecimento da função dos órgãos pélvicos; (g) preservação dos nervos pélvicos, principalmente a função autônoma dos órgãos pélvicos (micção e evacuação); (h) utilização de técnicas cirúrgicas minimamente invasivas.

A cirurgia conservadora engloba a manutenção uterina e a maior quantidade de tecido ovariano possível.

A endometriose profunda deve ser excisada e não cauterizada. A cauterização constitui uma das causas de maior fracasso neste tipo de intervenção, levando à persistência da lesão, frequente e erroneamente confundida como recidiva. A cauterização age na superfície da lesão e não na parte infiltrativa, como em um *iceberg*, estando a maior parte da lesão localizada ou submersa, infiltrando o retroperitônio. Talvez, na lesão isolada e superficial, a fulguração, a vaporização ou a cauterização possa eliminar o tecido endometrial ectópico. Frequentemente a doença endometriótica leva à formação de extensas e firmes aderências, principalmente dos órgãos pélvicos. São aderências inflamatórias e, portanto, a simples lise não traz qualquer benefício, já que serão refeitas, pois a lesão continua e com um agravante, a formação de fibrose, criando um novo fator de dor e dificuldade cirúrgica em um novo procedimento.

Mesmo em ressecções radicais envolvendo intestino, bexiga ou obliteração no fundo de saco, a fertilidade pode ser restabelecida em 40 a 60% destas pacientes, se uma das trompas estiver preservada, bem como a função ovariana.[64]

É consenso entre os principais centros de referência no tratamento da endometriose, que quanto mais completa e radical for a exérese das lesões, maior a possibilidade de cura, com taxas de 50 a 90%.[65-67]

Histerectomia com ooforectomia bilateral foi considerado no passado, como exemplo de cirurgia radical. Hoje sabemos que estas pacientes podem persistir com lesões infiltrativas profundas no retroperitônio e continuarem sintomáticas pela ação periférica das aromatases, convertendo andrógenos em estrógenos. Histerectomia deve ser reservada às pacientes com prole constituída ou gravemente afetadas por adenomiose focal ou infiltração endometriótica da serosa uterina, comprometendo extensamente a parede miometrial, impossibilitando sua exérese. Ooforectomia deve ser realizada se houver extenso comprometimento do estroma ovariano (comum após tentativas inadequadas de extração de endometriomas) bilateralmente e em pacientes que já tenha prole constituída. Tanto a histerectomia como a ooforectomia somente podem beneficiar estas pacientes se todas as lesões profundas, especialmente na pelve, forem extirpadas.

Os princípios da cirurgia da endometriose requerem consumo de tempo considerável em treinamento e experiência, superando os da cirurgia oncológica. Estas pacientes devem ser encaminhadas para centros especializados com apropriado treinamento e experiência para submeter-se a um procedimento seguro. Se estas cirurgias, mesmos as mais radicais, forem realizadas em centros especializados por cirurgiões experientes, as complicações graves serão raras.[65,68,69]

Tratamento da Infertilidade

O tratamento clínico da endometriose em pacientes que tenham como objetivo a fertilidade não deve ser realizado, pois não há indícios de melhora das taxas de gestação com bloqueio hormonal.[35] As pacientes submetidas à cirurgia também não devem receber tratamento hormonal com o intuito de aumentar a chance de gestação. As pacientes sem objetivo de gestação no período pós-operatório podem receber tratamento hormonal sem prejuízo para sua fertilidade.[70]

As pacientes com suspeita de endometriose mínima ou leve podem-se beneficiar da realização de videolaparoscopia para exérese das lesões, porém, esta conduta ainda não está totalmente definida na literatura médica.[71,72]

Na endometriose profunda o tratamento cirúrgico radical deve ser indicado na dependência dos sintomas da paciente.[70] Uma vez realizado, pode melhorar as taxas cumulativas de gravidez espontânea, e se realizada antes de fertilização *in vitro* (FIV), pode melhorar as taxas de gravidez (Fig. 23-8).[66,73]

As pacientes portadoras de endometriomas pequenos (< 4-5 cm) podem ser submetidas à FIV sem a exérese da lesão. Estudos de metanálise não demonstram piores resultados de gravidez em ciclos de FIV na presença destas lesões.[74,75] Ademais, a cirurgia ovariana pode ocasionar comprometimento da reserva folicular.

> **IMPORTANTE**
>
> As condutas para endometriose em paciente com infertilidade podem ser assim definidas:[35]
> - Diagnóstico e tratamento cirúrgico de endometriose mínima ou leve → conduta expectante ou indução ovulatória com ou sem inseminação intrauterina (IIU) nas pacientes com menos de 35 anos. Pacientes com mais de 35 anos devem ser submetidas à IIU ou FIV.
> - Pacientes sintomáticas com endometriose moderada ou grave devem ser submetidas a tratamento cirúrgico.
> - Pacientes com endometriose moderada ou grave que não engravidaram após a cirurgia ou que tenham idade superior a 35 anos devem ser submetidas à FIV.

Preservação da Fertilidade

A endometriose pode ser fator de comprometimento da reserva ovariana, com diminuição do número de oócitos e do hormônio antimülleriano. Algumas destas pacientes podem necessitar de cirurgia ovariana, o que pode comprometer ainda mais sua contagem de oócitos. Nos casos de endometrioma ovariano, uni ou bilateral, a possibilidade de preservação ovariana deve ser discutida com a paciente. As pacientes adolescentes merecem especial atenção neste tipo de acompanhamento.

A criopreservação de óvulos é a conduta mais aceita nas pacientes portadoras de endometriose. Estudo recente demonstrou taxa de recuperação de oócitos de 83,2% após vitrificação e uma taxa cumulativa de nascidos vivos de 46,4% em pacientes com endometriomas ovarianos.[76] As pacientes adolescentes devem ser informadas da possibilidade de preservação da fertilidade, porém, os reais benefícios desta conduta ainda não estão definidos para este grupo de paciente.[70]

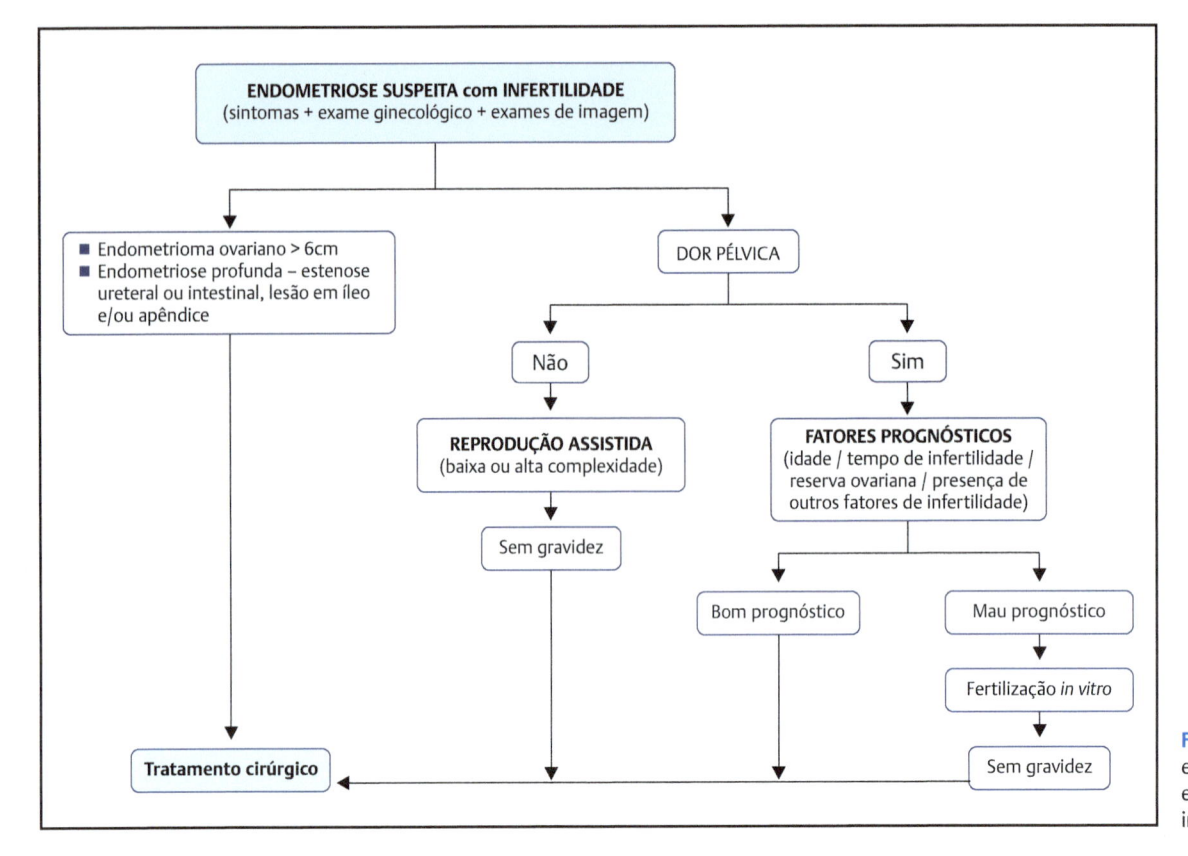

Fig. 23-8. Conduta em paciente com endometriose e infertilidade.

REFERÊNCIAS BIBLIOGRÁFICAS

1. Von Rokitansky C. Ueber uterusdrusen-neubuildung in uterus and ovarilsarcomen. Z Ges Aerzte Wein. 1860;37:577-93.
2. Chamié LP, Blasbalg R, Pereira RM, et al. Findings of pelvic endometriosis at transvaginal US, MR imaging, and laparoscopy. Radiographics. 2011;(31):77-100.
3. Kennedy S, Bergqvist A, Chapron C, et al. ESHRE guideline for the diagnosis and treatment of endometriosis. Hum Reprod. 2005;20(10):2698-704.
4. Zondervan KT, Becker CM, Missmer SA. Endometriosis. N Engl J Med. 2020;382:1244-56.
5. Taylor HS, Kotlyar AM, Flores VA. Endometriosis is a chronic system disease: clinical challenges and novel innovations. Lancet. 2021;397(10276):839-52.
6. Stefansson H, Geirsson RT, Steinthorsdottir V, et al. Genetic factors contribute to the risk of developing endometriosis. Hum Reprod. 2002;17:555-9.
7. Vercellini P, Oldani S, De Giorgi O, Crosignani PG. Endometriosis: an overview of descriptive and analytic epidemiological studies. In Progress in management of endometriosis - Proceedings of the 4th World Congress on Endometriosis. 1994;221.
8. Moen MH, Magnus P. The familial risk of endometriosis. Acta Obstet Gynecol Scand. 1993;72:560-4.
9. Treloar SA, Wicks J, Nyholt DR, et al. Genomewide linkage study in 1,176 affected sister pair families identifies a significant susceptibility locus for endometriosis on chromosome 10q26. Am J Hum Genet. 2005;77:365-76.
10. Culley L, Law C, Hudson N, et al. The social and psychological impact of endometriosis on women's lives: a critical narrative review. Hum Reprod Update. 2013;19(6):625-39.
11. Culley L, Law C, Hudson N, et al. A qualitative study of the impact of endometriosis on male partners, Hum Reprod. 2012;32(8):1667-73.
12. Redwine DB. Mulleriosis: the single best fit model of origin of endometriosis. J Reprod Med. 1988;33:915-20.
13. Signorile PG, Baldi F, Bussani R, et al. Ectopic endometrium in human foetuses is a common event and sustains the theory of müllerianosis in the pathogenesis of endometriosis, a disease that predisposes to cancer. J Exp Clin Cancer Res. 2009;28:49-53.
14. Halme J, Hammond MG, Hulka JF, et al. Retrograde menstruation in healthy women and in patients with endometriosis. Obstet Gynecol. 1984;64:151-4.
15. Sasson IE, Taylor HS. Stem cells and the pathogenesis of endometriosis. Ann N Y Acad Sci. 2008;1127:106-15.
16. Schrodt GR, Alcorn MO, Ibanez J. Endometriosis of the male urinary system:a case report. J Urol. 1980;124:722-3.
17. Sampson JA. Peritoneal endometriosis due to menstrual dissemination of endometrial tissue into the peritoneal cavity. Am J Obstet Gynecol. 1927;14:442-69.
18. Leyendecker G, Kunz G, Herbertz M, et al. Uterine peristaltic activity and the development of endometriosis. Ann N Y Acad Sci. 2004;1034:338-55.
19. Blumenkrantz MJ, Gallagher N, Bashore RA, Tenckhoff H. Retrograde menstruation in women undergoing chronic peritoneal dialysis. Obstet Gynecol. 1981;57:667-70.
20. Oosterlynck DJ, Cornillie FJ, Waer M et al. Women with endometriosis show a defect in natural killer activity resulting in a decreased cytotoxicity to autologous endometrium. Fertil Steril. 1991;56:45-5.
21. Lebovic DI, Mueller MD, Taylor RN. Immunobiology of endometriosis. Fertil Steril. 2001;75(1):1-10.
22. Gleicher N, Dmowski WP, Siegel I, et al. Lymphocyte subsets in endometriosis. Obstet Gynecol. 1984;63:463-6.
23. Kvaskoff M, Mu F, Terry KL, et al. Endometriosis: a high-risk population for major chronic diseases? Hum Reprod Update. 2015;21(4):500-16.

24. Rier S, Foster WG. Environmental dioxins and endometriosis. Semin Reprod Med. 2003;21(2):145-54.
25. Bellelis P, Pogdaec S, Abraão MS. Environmental factors and Endometriosis. Rev Assoc Med Bras. 2011;57(4):448-52.
26. Fauconnier A, Chapron C. Endometriosis and pelvic pain: epidemiological evidence of the relationship and implications. Hum Reprod Update. 2005;11:595-606.
27. Ziegler D, Borghese B, Chapron C. Endometriosis and infertility: pathophysiology and management. Lancet. 2010;376:730-8.
28. ASRM. Revised American Society for Reproductive Medicine classification of endometriosis: 1996. Fertil Steril. 1997;67(5):817-21.
29. Nisolle M, Donnez J. Peritoneal endometriosis, ovarian endometriosis, and adenomyotic nodules of the rectovaginal septum are three different entities. Fertil Steril. 1997;68(4):585-96.
30. Abrao MS, Andres MP, Miller CE, et al. AAGL 2021 Endometriosis Classification: An Anatomy-based Surgical Complexity Escore. J Minim Invasive Gynecol. 2021;28(11):1941-50.
31. Keckstein J, Saridogan E, Ulrich UA, et al. The #Enzian classification: A comprehensive non-invasive and surgical description system for endometriosis. Acta Obstet Gynecol Scand. 2021;100(7):1165-75.
32. Arruda MS, Petta CA, Abrão MS, Benetti-Pinto CL. Time elapsed from onset of symptoms to diagnosis of endometriosis in a co-hort study of Brazilian women. Hum Reprod. 2003;18(4):756-59.
33. Nezhat C, Lindheim SR, Backhus L, et al. Thoracic Endometriosis Syndrome: A Review of Diagnosis and Management. JSLS. 2019;23(3):e2019.00029.
34. Khetan N, Torkington J, Watkin A, et al. Endometriosis: presentation to general surgeons. Ann R Coll Surg Engl. 1999;81(4):255-9.
35. ASRM/The Practice Committee of the American Society for Reproductive Medicine. Endometriosis and infertility. Fertil Steril. 2012;98(3):591-8.
36. Lorencatto C, Petta CA, Navarro MJ, et al. Depression in women with endometriosis with and without chronic pelvic pain. Acta Obstet Gynecol Scand. 2006;85(1):88-92.
37. Chamié LP, Pereira RM, Zanatta A, Serafini PC. Transvaginal US after bowel preparation for deeply infiltrating endometriosis: protocol, imaging appearances, and laparoscopic correlation. Radiographics. 2010;30(5):1235-49.
38. Pereira RM, Zanatta A, de Mello Bianchi PH, et al. Transvaginal ultrasound after bowel preparation to assist surgical planning for bowel endometriosis resection. Int J Gynaecol Obstet. 2009;104(2):161.
39. Moore J, Copley S, Morris J, et al. A systematic review of the accuracy of ultrasound in the diagnosis of endometriosis. Ultrasound Obstet Gynecol. 2002;20(6):630-4.
40. Remorgida V, Ferrero S, Fulcheri E, et al. Bowel endometriosis: presentation, diagnosis, and treatment. Obstet Gynecol Surv. 2007;62(7):461-70.
41. Gerges B, W Li, M Leonardi, et al. Optimal imaging modality for detection of rectosigmoid deep endometriosis: systematic review and meta-analysis. Ultrasound Obstet Gynecol. 2021;58(2):190-200.
42. Hudelist G, Montanari E, Salama M, et al. Comparison between sonography-based and surgical extent of deep endometriosis using the Enzian Classification – A prospective diagnostic accuracy study. J Minim Invasive Gynecol. 2021;28(9):1643-49.
43. Brandão AC, Silva AO. Diseases of the female pelvis: advances in imaging evaluation. Magn Reson Imaging Clin N Am. 2013;21(2):447-69.
44. Wykes CB, Clark TJ, Khan KS. Accuracy of laparoscopy in the diagnosis of endometriosis: a systematic quantitative review. BJOG. 2004;111:1204-12.
45. Cheng YM, Wang ST, Chou CY. Serum CA-125 in preoperative patients at high risk for endometriosis. Obstet Gynecol. 2002;99(3):375-80.
46. Papari E, Noruzinia M, Kashani L, Foster WG. Identification of candidate microRNA markers of endometriosis with the use of next-generation sequencing and quantitative real-time polymerase chain reaction. Fertil Steril. 2020;113(6);1232-41.
47. Redwine D, Mann CH, Wright JT. Evidence on endometriosis. BMJ. 2000;321(7268):1077.
48. Podgaec S. Manual de Endometriose. FEBRASGO. 2014
49. Grandi G, Barra F, Ferrero S, et al. Hormonal contraception in women with endometriosis: a systematic review. Eur J Contracept Reprod Health Care. 2019;24(1):61-70.
50. ASRM. Practice Committee of the American Society for Reproductive Medicine. Treatment of pelvic pain associated with endometriosis. Fertil Steril. 2014;101:927-35.
51. Strowitzki T, Marr J, Gerlinger C, et al. Dienogest is as effective as leuprolide acetate in treating the painful symptoms of endometriosis: a 24-week, randomized, multicentre, open-label trial. Hum Reprod. 2010;25(3):633-41.
52. Robert F. Casper. Progestin-only pills may be a better first-line treatment for endometriosis than combined estrogen-progestin contraceptive pills. Fertil Steril. 2017;107:533-6.
53. Sukhikh GT, Adamyan LV, Dubrovina SO, et al. Prolonged cyclical and continuous regimens of dydrogesterone are effective for reducing chronic pelvic pain in women with endometriosis: results of the ORCHIDEA study. Fertil Steril. 2021;116(6):1568-77.
54. Kitawaki J, Koga K, Kanzo T, Momoeda M. An assessment of the efficacy and safety of dydrogesterone in women with ovarian endometrioma: An open-label multicenter clinical study. Reprod Med Biol. 2021;20(3):345-51.
55. Petta CA, Ferriani RA, Abrao MS, et al. Randomized clinical trial of a levonorgestrel-releasing intrauterine system and a depot GnRH analogue for the treatment of chronic pelvic pain in women with endometriosis. Hum Reprod. 2005;20(7):1993-98.
56. Vercellini P, Frontino G, De Giorgi O, et al. Comparison of a levonorgestrel-releasing intrauterine device versus expectant management after conservative surgery for symptomatic endometriosis: a pilot study. Fertil Steril. 2003;80(2):305-9.
57. Gibbons T, Georgiou EX, Cheong Y, Wise MR. Levonorgestrel-releasing intrauterine device (LNG-IUD) for symptomatic endometriosis following surgery. Cochrane Database Syst Rev. 2021;12(12):CD005072.
58. Bulun SE, ChengYH, Yin P, et al. Progesterone resistance in endometriosis: Link to failure to metabolize estradiol. Mol Cell Endocrinol. 2006;248:94-103.
59. Donnez J, Dolmans MM. Endometriosis and medical therapy: from progestogens to progesterone resistance to gnrh antagonists: a review. J Clin Med. 2021;10(5):1085.
60. Taylor HS, Giudice LC, Lessey BA, et al. Treatment of endometriosis-associated pain with elagolix, an oral gnrh antagonist. N Engl J Med. 2017;377(1):28-40.
61. Attar E, Bulun SE. Aromatase inhibitors: the next generation of therapeutics for endometriosis? Fertil Steril. 2006;85(5):1307-18.
62. Selak V, Farquhar C, Prentice A, Singla A. Danazol for pelvic pain associated with endometriosis. Cochrane Database Syst Rev. 2007:CD000068.
63. ESHRE Endometriosis Guideline Development Group. Endometriosis: Guideline of European Society of Human Reproduction and Embryology. 2020.

64. Yap C, Furness S, Farquhar C. Pre and post operative medical therapy for endometriosis surgery. Cochrane Database Syst Rev. 2004:CD003678.
65. Redwine D, Wright J. Laparoscopic treatment of complete obliteration of the cul-de-sac associated with endometriosis: long-term follow-up of en bloc resection. Fertil Steril 2001;76(2):358-65.
66. Bianchi PHM, Pereira RMA, Zanatta A, et al. Extensive Excision of Deep Infiltrative Endometriosis before in vitro fertilization significantly improves pregnancy rates. J Min Inv Gynecol. 2009;16(2):174-80.
67. Koh CH, Janik GM. The surgical management of deep rectovaginal endometriosis. Curr Opin Obstet Gynecol. 2002;14(4):357-64.
68. Pereira RMA, Zanatta A, Preti CDL, et al. Should the gynecologist perform laparoscopic bowel resection to treat endometriosis? Results over 7 years in 168 patients. J Minim Invasive Gynecol. 2009;16:472-79.
69. Pereira R, Zanatta A, Serafini PC, Redwine D. The feasibility of laparoscopic bowel resection performed by a gynaecologist to treat endometriosis. Curr Opin Obstet Gynecol. 2010;22(4):344-53.
70. ESHRE Endometriosis Guideline Development Group. Endometriosis: Guideline of European Society of Human Reproduction and Embryology. 2022.
71. Marcoux S, Maheux R, Bérubé S. Laparoscopic surgery in infertile women with minimal or mild endometriosis. Canadian Collaborative Group on Endometriosis. N Engl J Med. 1997;337:217-22.
72. Parazzini F. Ablation of lesions or no treatment in minimal-mild endometriosis in infertile women: a randomized trial. Gruppo Italiano per lo Studio dell'Endometriosi. Hum Reprod. 1999;14:1332-4.
73. Redwine DB. Endometriosis persisting after castration: Clinical characteristics and results of surgical management. Obstet Gynecol. 1994;83:405-13.
74. Tsoumpou I, Kyrgiou M, Gelbaya TA, Nardo LG. The effect of surgical treatment for endometrioma on in vitro fertilization outcomes: a systematic review and meta-analysis. Fertil Steril. 2009;92(1):75-87.
75. Benschop L, Farquhar C, van der Poel N, Heineman MJ. Interventions for women with endometrioma prior to assisted reproductive technology. Cochrane Database Syst Rev. 2010:CD008571.
76. Cobo A, Giles J, Paolelli S, et al. Oocyte vitrification for fertility preservation in women with endometriosis: an observational study. Fertil Steril. 2020;113:836-44.

ENDOCRINOLOGIA DA GRAVIDEZ

Mario Vicente Giordano • Fernanda Campos da Silva • Luiz Augusto Giordano
Vinicius Almeida de Oliveira • Mario Gáspare Giordano

INTRODUÇÃO

O organismo materno, no curso da gravidez, é sede de alterações hormonais e imunológicas imprescindíveis à evolução fisiológica da gestação. Há algumas particularidades endocrinológicas que são observadas nesta época da vida da mulher, nos três compartimentos responsáveis pelo equilíbrio hormonal: materno, placentário e fetal.

É importante o estudo destas modificações endócrinas, próprias da gravidez, assim como as particularidades na esteroidogênese, pois abortamentos, malformações, macrossomia fetal, crescimento fetal restrito, entre outros, poderão ocorrer se estiverem presentes alterações enzimáticas ou defeitos na síntese hormonal.[1]

ESTEROIDOGÊNESE

Quando há implantação do blastocisto no tecido endometrial (nidação), tem início uma série de reações imunológicas e hormonais visando à evolução do ovo. O corpo lúteo é o responsável pela síntese de progesterona desde o início da gravidez até a 8ª/9ª semana de gestação. O hormônio gonadotrófico coriônico (hCG), sintetizado pelo próprio ovo e pelo sinciciotrofoblasto, impede a degeneração do corpo lúteo. Após este período a placenta assume a função de síntese de progesterona.[1]

A placenta necessita do colesterol materno (LDL-colesterol) para iniciar a esteroidogênese. O estrógeno, presente em altas concentrações na mulher grávida, aumenta a atividade da enzima P450scc na placenta, importante na conversão do colesterol em pregnenolona.[1]

O LDL-colesterol sofre hidrólise nas mitocôndrias do sinciciotrofoblasto, fenômeno denominado endocitose, havendo início da esteroidogênese. O colesterol livre é transformado em pregnenolona por ação da 20,22 desmolase. A pregnenolona sofrerá reações mediadas pelas enzimas 3-beta-hidroxiesteroide desidrogenase e 4-5-isomerase transformando-se em progesterona.[2]

A pregnenolona sintetizada pela unidade placentária alcança o compartimento fetal e sofre influência enzimática (fenômeno conhecido como sulfólise), transformando-se em sulfato de pregnenolona. Este, no córtex adrenal fetal, mediante ação das enzimas 17-hidroxilase e 17-20 desmolase, é convertido em sulfato de de-hidroepiandrosterona (S-DHEA). O S-DHEA retorna à placenta onde é convertido em de-hidroepiandrosterona livre (DHEA), sem o radical sulfato. A DHEA, sob ação da 3-beta-hidroxiesteroide desidrogenase e 4-5-isomerase, converte-se em androstenediona, que, posteriormente, será convertida, sob influência da 17-desidrogenase, em testosterona. Uma vez que a placenta sintetizou testosterona e androstenediona, estes andrógenos, mediante ação da enzima aromatase, são convertidos em estradiol e estrona. As concentrações de estradiol e estrona, na grávida, são 100 vezes superiores às encontradas nas mulheres não grávidas.[3,4]

No córtex adrenal, parte do S-DHEA sintetizado não retorna à placenta, culminando na síntese de estradiol e estrona. Parte significativa do S-DHEA, no fígado fetal, será convertida em sulfato de 16-alfa-hidroxi-de-hidroepiandrosterona. Este será transportado à placenta, onde sofrerá reações enzimáticas até a conversão em estriol. A concentração plasmática de estriol na gravidez está 1.000 vezes acima do encontrado em mulheres não grávidas.[3,4] Outrora, a dosagem do estriol era método de valia para saber-se do bem-estar fetal.

Esta particularidade na síntese de estrógenos pelo sinciciotrofoblasto é necessária, pois a placenta não dispõe das enzimas 17-alfa-hidroxilase e 17-20-desmolase, imprescindíveis na conversão de progestógenos (21 átomos de carbono) em andrógenos (19 átomos de carbono). A placenta também não é capaz de sintetizar corticosteroides, pois não possui a enzima 11-hidroxilase.[1,3]

A enzima P450arom é um produto do gene *CYP19* e é responsável pela aromatização dos andrógenos, que são substratos imprescindíveis à síntese de estrógenos. Portanto, quando há mutações no gene da enzima P450arom, haverá acúmulo de andrógenos durante a gravidez, podendo ocorrer virilização em fetos femininos e na própria gestante em virtude da incapacidade placentária em aromatizar os andrógenos em estrógenos.[1,3]

A placenta também é capaz de sintetizar Hormônio Liberador de Gonadotrofinas (GnRH), Hormônio de Liberação de Corticotrofinas (CRH), Fator de Liberação de Tireotrofinas (TRF), entre outros (Fig. 24-1).

HORMÔNIOS E SUAS FUNÇÕES NA GRAVIDEZ

Hormônio Gonadotrófico Coriônico (hCG)

A produção de hormônio Gonadotrófico Coriônico (hCG) ocorre precocemente, pelo próprio ovo, e é considerada o marcador mais fidedigno para o diagnóstico inicial da gravidez. O hormônio possui duas unidades em sua cadeia polipeptídica: alfa e beta. A fração alfa é idêntica a algumas trofinas hipofisárias, como o hormônio estimulante da tireoide (TSH), hormônio foliculoestimulante (FSH) e, principalmente, o hormônio luteinizante (LH). Informação importante à prática diária do

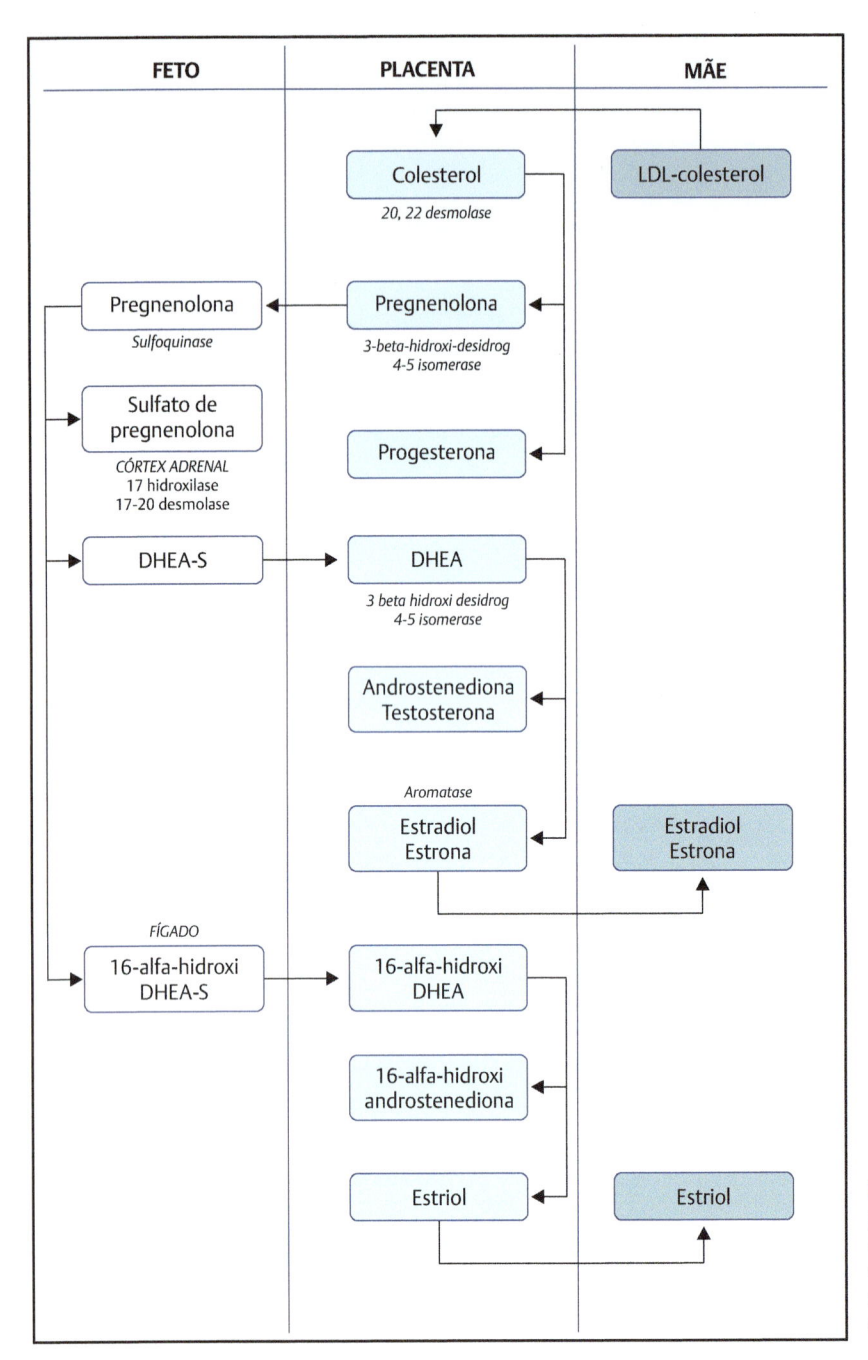

Fig. 24-1. Esquema simplificado da esteroidogênese placentária, materna e fetal. A placenta necessita do córtex adrenal fetal para completar a síntese estrogênica, uma vez que não possui enzimas necessárias para a conversão de progestógenos em andrógenos.

obstetra explica porque, ao solicitarmos a dosagem sérica do hCG, devemos especificar a mensuração da fração beta (beta-hCG). Com isso evitamos resultados falsos positivos (reações cruzadas com outras gonadotrofinas). Já a cadeia beta é específica do hCG.[1]

O hCG é secretado na circulação materna após a implantação, que ocorre, normalmente, 8 a 10 dias após a ovulação.[5] Esta é a primeira vez que o hCG poderá ser detectado com um teste padrão de hCG no soro. No entanto, observou-se que o intervalo entre ovulação e implantação varia em até 6 dias em gestações concebidas naturalmente. A implantação tardia tem sido associada a um risco aumentado de aborto.[6]

Quando há atraso menstrual de um dia, a concentração sérica de beta-hCG é de 100 mUI/mL, aproximadamente. Habitualmente a concentração sérica de hCG duplica a cada 48/72 horas, podendo ser útil no acompanhamento após abortos, coriocarcinoma, mola hidatiforme, gravidez ectópica ou gravidez após fertilização assistida. No final do primeiro trimestre (10ª/11ª semana) há abrupta elevação de hCG (pico): 100.000 mUI/mL, declinando após este período. Em torno da 18ª/20ª semana, os níveis de beta-hCG declinam para 10.000 a 20.000 mUI/mL e permanecem assim até o parto (Fig. 24-2).[7]

A principal função do hCG é dar suporte hormonal à gestação. É ele que estimula o corpo lúteo a manter a síntese hormonal no início da gravidez, superando o estímulo do LH hipofisário materno. Quando há adequada síntese de hCG, o corpo lúteo não sofre atresia e mantém a boa evolução da gravidez até a 8ª/10ª semana. Após este período, mesmo se

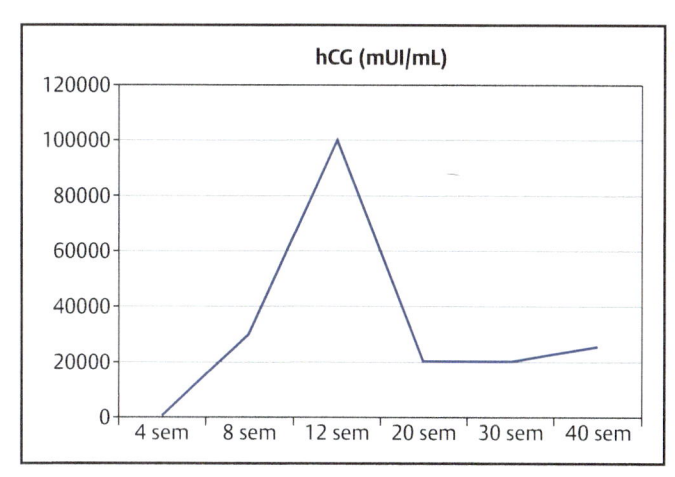

Fig. 24-2. Os níveis de hCG elevam-se no primeiro trimestre da gravidez. Após 18/20 semanas, suas concentrações permanecem estáveis até o parto.

houver remoção do corpo lúteo, não haverá abortamento por deficiência hormonal. As células luteinizadas do corpo lúteo contêm receptores com alta afinidade para o hCG. Não se sabe o motivo da involução do corpo lúteo justamente quando há maiores concentrações séricas de hCG.[1]

O hCG tem atividade tireotrófica intrínseca, no entanto, bem inferior ao TSH hipofisário. Quando há condições clínicas que propiciam intensa síntese de hCG, como na doença trofoblástica gestacional, poderá surgir **hipertireoidismo clínico associado**. Há indícios da ação do hCG no testículo fetal, sendo o hormônio responsável pelo início da esteroidogênese e, consequentemente, desenvolvimento do fenótipo masculino. Porém, há outros hormônios capazes de exercer a mesma função, como o ACTH, com ação nas células de Leydig fetais.

A progesterona parece ser o hormônio com maior capacidade inibitória sobre a síntese de hCG. Quando a placenta assume a atividade de esteroidogênese (ao redor da 10ª semana), as concentrações de progesterona elevam-se até o termo. As concentrações de hCG declinam após a 10ª/12ª semana (pico), mantendo-se estáveis até o termo.[7]

IMPORTANTE

- A dosagem do hCG é útil em algumas situações:[7]
  - Diagnóstico de gravidez. Principal exame no diagnóstico precoce de gravidez (atraso menstrual de 1 a 2 dias). Solicitar a subunidade beta;
  - Abortamento. Quando há decesso fetal, há diminuição nos níveis séricos do hormônio. Portanto, quando há abortamento espontâneo, podemos avaliar a eliminação completa dos tecidos ovulares mensurando o beta-hCG no plasma (acompanhamos o declínio até a negativação);
  - Gravidez ectópica. Acompanhar a evolução de uma possível gravidez ectópica ou abortamento tubário. Quando há níveis positivos do hormônio e a ultrassonografia transvaginal não identifica gestação intrauterina, após 5/6 semanas da data da última menstruação;
  - Neoplasia trofoblástica gestacional. Os níveis de beta-hCG são 10 a 100 vezes superiores aos detectados na gravidez normal. Pode ser usada no acompanhamento após esvaziamento uterino. Os níveis decrescem e devem negativar-se após gumas semanas. Novo aumento nas concentrações séricas de hCG sugere doença residual ou recrudescimento da condição patológica.

Hormônio Lactogênico Placentário (hPL)

O hPL, também denominado hormônio somatotrófico coriônico, é produzido no sinciciotrofoblasto (placenta), não dependendo de substratos maternos ou fetais. A maior parte do hPL produzido (90%) é transferida ao compartimento materno. A concentração eleva-se até a 36ª semana de gravidez, com estabilização posterior. Na segunda metade da gravidez os níveis de hPL aumentam até 10 vezes. Após o parto o hormônio não é mais detectado no plasma materno, pois tem meia-vida curta (15 a 30 minutos). Os níveis de hPL materno estão diretamente relacionados com o peso fetal e com a placenta. Os níveis estão elevados nos casos de gestação múltipla.

O hPL estimula a produção de insulina e do fator de crescimento semelhante à insulina (IGF-1) no organismo materno, facultando a melhor utilização da glicose pelos organismos materno e fetal. Na segunda metade da gravidez, com a maior síntese deste hormônio, poderá haver efeito diabetogênico com aumento nos níveis circulantes de insulina (hiperinsulinemia) e diminuição da resposta celular à insulina (resistência insulínica).

O hPL tem efeito metabólico importante, que é o de assegurar a oferta nutricional ao concepto. Para isso promove lipólise com elevação dos níveis de ácidos graxos livres. À medida que a glicose diminui (após jejum materno), o hPL acelera a lipólise com consequente elevação dos ácidos graxos livres, que será utilizada como substrato energético materno. Com isso, há manutenção da oferta constante de glicose ao feto. Caso o jejum seja prolongado ou a ingesta alimentar materna restrita, haverá formação de corpos cetônicos que serão utilizados pelo feto como fonte energética. Caso isso seja uma condição crônica, e não eventual, poderá ocorrer dano cerebral fetal (Fig. 24-3).[7]

Quando há diabetes gestacional, a hiperglicemia materna acarretará hiperinsulinemia fetal, com consequente macrossomia. Alguns estudos sugerem que o hPL seja o verdadeiro hormônio do crescimento fetal (a estrutura do hPL é bastante semelhante ao GH).

Alguns estudos correlacionaram os níveis de hPL com a função placentária. Baixos níveis estariam associados a risco de sofrimento fetal por insuficiência placentária, provavelmente por diminuição da produção de IGF-1 e IGF-2.[8] No entanto, métodos mais modernos de avaliação biofísica fetal suplantaram a dosagem do hPL nesta avaliação. Não há indicação na dosagem de hPL na gravidez.

Hormônios Placentários Semelhantes aos de Liberação Hipotalâmicos

A placenta humana é capaz de sintetizar hormônios produzidos pelo hipotálamo feminino. É o caso do Hormônio Liberador de Gonadotrofinas (GnRH), Hormônio Liberador de Corticotrofina (CRH), Hormônio Liberador de Tireotrofina (TRH), entre outros. O GnRH parece ter função reguladora na esteroidogênese placentária e das prostaglandinas. Na Figura 24-4 resumimos as inter-relações do GnRH com os demais hormônios. As curvas de produção de GnRH e hCG são coincidentes.[1]

O CRH é sintetizado pelo trofoblasto, membranas fetais e decídua. Há uma particularidade no mecanismo de *feedback* quando comparamos o CRH hipotalâmico e CRH placentário.

Ação do hPL após alimentação materna

FETO	PLACENTA	MÃE
		Alimentação
↑ Glicose	↑ Glicose	↑ Glicose
	↓ hPL	↑ Insulina
		↓ Lipólise

Ação do hPL após jejum prolongado

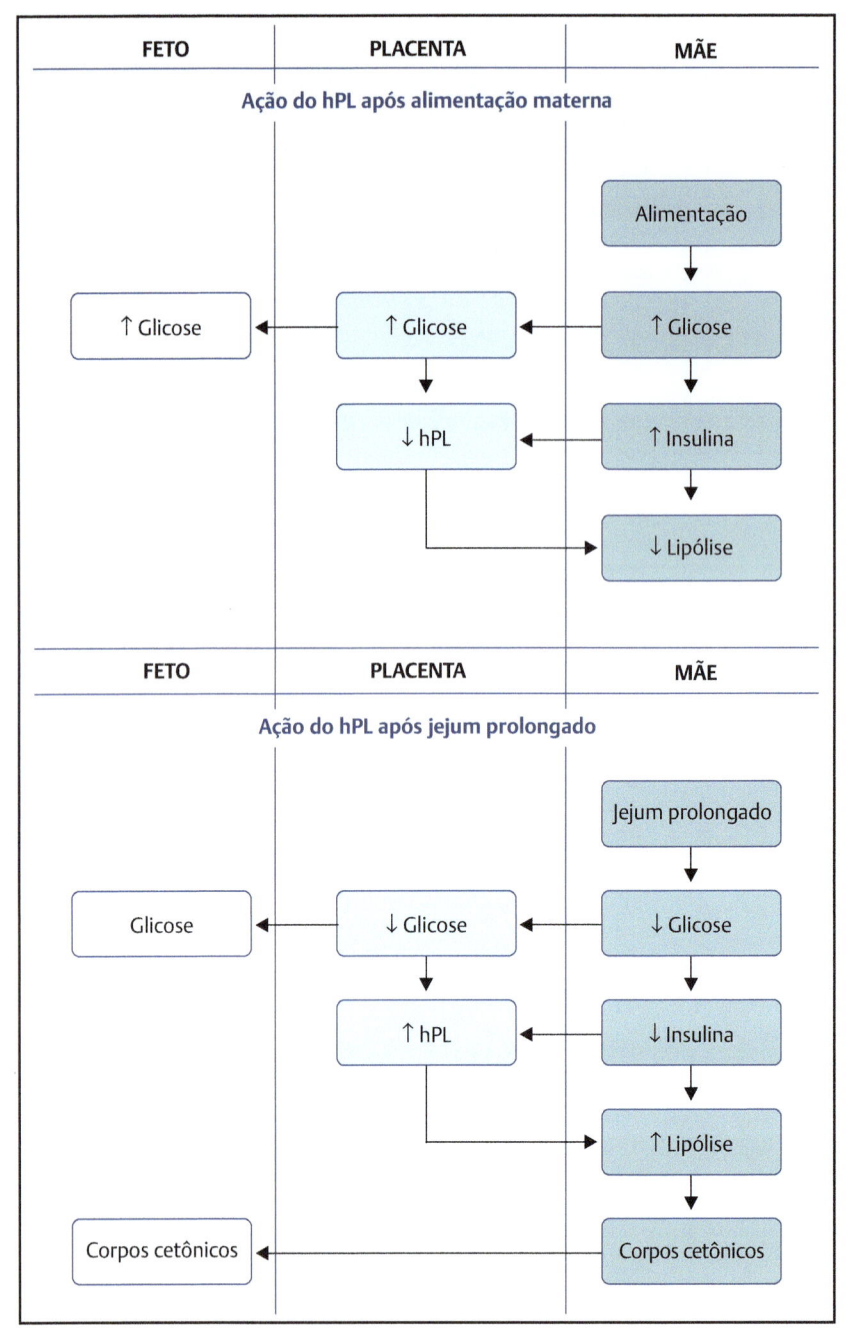

FETO	PLACENTA	MÃE
		Jejum prolongado
Glicose	↓ Glicose	↓ Glicose
	↑ hPL	↓ Insulina
		↑ Lipólise
Corpos cetônicos		Corpos cetônicos

Fig. 24-3. Ação do hPL frente à oferta normal de substrato energético materno e frente à restrição de glicose materna ao feto. O *status* de jejum prolongado e ingesta alimentar restrita poderá levar à formação de corpos cetônicos que serão utilizados como substrato energético pelo feto, podendo ocasionar dano cerebral.

Inibem a síntese do GnRH placentário
- Progesterona
- Inibina
- Folistatina
- Opioide endógenos

Estimulam a síntese do GnRH placentário
- Estrógeno
- Ativina
- Insulina
- Prostaglandinas

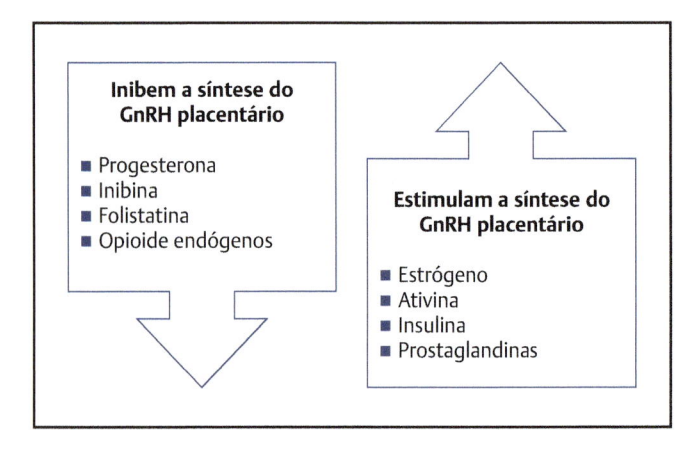

Fig. 24-4. O GnRH placentário tem função importante na regulação da esteroidogênese placentária. Ele sofre influência de diversos fatores que estimulam ou inibem sua secreção.

O segundo não é inibido pelos glicocorticoides, ao contrário, estes têm função estimuladora sobre a síntese de CRH placentário. Próximo do parto há elevação do cortisol e do ACTH, e é o período onde as concentrações de CRH são maiores. O CRH placentário é regulado por inúmeras substâncias, entre elas a vasopressina, norepinefrina, angiotensina II, prostaglandinas, neuropeptídeos Y e ocitocina. As principais funções do CRH são a estimulação da adrenal fetal e regulação do fluxo sanguíneo. Não se sabe como o CRH placentário contribui para o estímulo adrenal materno.

Outro peptídeo sintetizado pela placenta é a urocortina. Similar ao CRH placentário, a urocortina liga-se a receptores do CRH e a proteína carreadora. Portanto, mesmo em menor proporção, a urocortina tem função similar ao CRH, sobretudo induzindo a síntese de prostaglandinas e de metaloproteinases na matriz extracelular das células placentárias e fetais. A urocortina também estimula a esteroidogênese adrenal fetal e tem função reguladora do tônus vascular (endotélio). Ao contrário do CRH, a urocortina não possui ação estimuladora sobre o ACTH.[9]

Hormônio Tireotrófico Coriônico (hCT)

Hormônio placentário com atividade tireotrófica e semelhante, estrutural e biologicamente ao hormônio estimulante da tireoide hipofisário (TSH). O hCT difere das outras glicoproteínas por não compartilhar a subunidade alfa comum. A concentração plasmática é baixa e a potência biológica é bem inferior ao TSH. Embora incomum, mulheres com doença trofoblástica gestacional podem desenvolver hipertireoidismo e, mais raro ainda, poderão exibir sinais de crise tireotóxica.[1]

Adrenocorticotrofina Coriônica Humana (ACTH Placentário)

Os níveis de ACTH hipofisário não se alteram durante a gravidez. O ACTH placentário, porém, eleva-se gradativamente, promovendo elevação concomitante do cortisol livre. O ACTH placentário é regulado pelo Hormônio Liberador de Corticotrofina (CRH), também sintetizado pela placenta. Lembramos que o ACTH produzido na gravidez não é suprimido quando administramos cortisol exógeno.

Durante o parto há aumento significativo do ACTH e do cortisol. A ocitocina (determinante da contratilidade uterina) parece exercer efeito estimulador sobre o CRH e ACTH placentários, importantes no ato da parturição.

Prolactina (PRL)

A PRL é hormônio sintetizado pelo endométrio, no final do ciclo menstrual (endométrio decidualizado), hipófises materna e fetal. A placenta e as membranas fetais não sintetizam PRL. Os níveis pré-gravídicos de 15-25 ng/dL variam até 400 ng/dL nas proximidades do parto. A PRL eleva-se a partir da 8ª semana de gravidez, sintetizada na adeno-hipófise materna, respondendo aos elevados níveis estrogênicos observados na gravidez. Na hipófise materna há hiperplasia e hipertrofia das células acidófilas produtoras de prolactina. A PRL é o único hormônio hipofisário que se eleva durante a gravidez. A PRL tem importante função no preparo do organismo materno à lactação.[1,7]

Outros Hormônios Placentários

A kisspeptina é um neuropeptídeo sintetizado pelo gene supressor *Kiss-1*. A kisspeptina tem função conhecida na puberdade, permitindo um controle central do eixo hipotálamo-hipofisário (gonadotrófico).[10] Quando há deficiência de leptina poderá ocorrer diminuição da *Kiss-1*, alterando o processo puberal fisiológico. A placenta (sinciciotrofoblasto) produz kisspeptina com função conhecida na invasão trofoblástica (placentação). Os níveis se elevam no decorrer da gravidez.[9]

Relaxina

Hormônio peptídico sintetizado no corpo lúteo gravídico. As concentrações plasmáticas maternas elevam-se no primeiro trimestre da gravidez (quando o corpo lúteo é o responsável pela manutenção da gestação) e declinam no segundo trimestre. Parece que a relaxina tem função na manutenção inicial da gravidez, mas estudos futuros são necessários para elucidar completamente a função biológica. A relaxina tem função vasodilatadora e de estímulo nos fatores de crescimento do endotélio vascular (VEGF).[11]

FATORES DE CRESCIMENTO E CITOCINAS

A placenta sintetiza muitas proteínas com importante função no crescimento embrionário e no sistema imune materno, essenciais à evolução da gravidez. Inúmeras substâncias são produzidas, entre elas: fator estimulador de colônias 1 (CSF-1), interleucina-1-beta, interleucina-6, fator de necrose tumoral alfa (TNF-α), fatores de crescimento semelhantes à insulina (IGFs), entre outros. Elas têm funções não compreendidas por completo, mas há atividade no desenvolvimento celular e síntese hormonal (hCG por exemplo).[1]

ALFAFETOPROTEÍNA (AFP)

A alfafetoproteína é uma glicoproteína derivada do fígado fetal. Os níveis plasmáticos atingem pico no final do primeiro trimestre. A AFP é encontrada, predominantemente, na circulação fetal. Parece que a AFP atuaria como proteína carreadora de esteroides fetais e teria ação tecidual semelhante a alguns fatores de crescimento.[1]

O Sistema Nervoso Central (SNC) fetal apresenta altas concentrações de AFP. Quando há defeitos de fechamento do tubo neural fetal (contato direto do SNC fetal com o líquido amniótico), encontramos altas concentrações de AFP no líquido amniótico e, consequentemente, no plasma materno. AFP elevada pode sugerir malformações neurais congênitas.[12]

PROGESTÓGENOS

Nas primeiras 8 semanas de gravidez, a síntese dos hormônios progestógenos advém, fundamentalmente, do corpo lúteo. Após este período a placenta assume esta função. Para isso, o trofoblasto necessita do colesterol materno (LDL-colesterol). Durante a gravidez a síntese de progesterona é crescente.

A progesterona tem meia-vida curta. A metabolização é hepática (materna), onde 30% são excretados pelas vias biliares e intestino delgado, e os outros 70% dos metabólitos são reaproveitados pelo fígado e encaminhados à circulação sanguínea. No início da gravidez, concentrações acima de 20 ng/mL são compatíveis com boa vitalidade embrionária. As concentrações plasmáticas durante a gravidez não trazem informações relevantes em virtude da grande variação individual e de a produção não revelar a viabilidade fetal. Portanto, não há indicação na dosagem de progesterona durante a gravidez.

A principal função da progesterona é a manutenção e a progressão da gravidez. No início da gravidez este hormônio determina alterações nos microvilos das células endometriais, facilitando o contato destas com o embrião. Ainda no tecido endometrial, a progesterona induz a síntese de catepsina ácida, importante na decomposição do colágeno, facilitando a nidação.[13]

A progesterona promove relaxamento das fibras musculares, possibilitando o estiramento uterino com o evoluir da gravidez, sem que haja contração miometrial (efeito Csapo). Em alguns casos a administração de progesterona pode inibir um trabalho de parto prematuro. Como há relaxamento muscular dos sistemas renal, digestivo e biliar maternos, eleva-se o risco de infecção urinária, constipação e colelitíase, respectivamente.

A progesterona compete com a aldosterona e aumenta a excreção renal de sódio. Assim há estímulo do sistema renina-angiotensina-aldosterona promovendo a elevação da aldosterona.

No tecido mamário, a progesterona estimula os alvéolos promovendo aumento volumétrico das mamas e inibe os receptores de PRL, motivo pelo qual não ocorre lactogênese durante a gravidez, mesmo com níveis elevados de PRL.

A progesterona ativa os centros respiratórios presentes no SNC materno, ocasionando aumento da ventilação pulmonar, mantendo as demandas crescentes de oxigênio pelos organismos materno e fetal.

Há relatos da ação imunossupressora da P. Admite-se que as concentrações elevadas de P na gravidez sejam importantes para que a mãe não desenvolva anticorpos contra os tecidos fetais (Quadro 24-1).

ESTRÓGENOS

Os principais estrógenos naturais são estradiol, estrona e estriol. O estriol é o estrógeno mais abundante no ciclo gravídico, porém, o de menor potência biológica. A partir da 9ª semana o estriol começa a ser sintetizado, momento que a glândula adrenal fetal inicia a síntese androgênica (substrato para a síntese estrogênica). Os três estrógenos elevam-se gradativamente durante toda a gravidez.

O tecido trofoblástico não possui as enzimas fundamentais para a produção dos estrógenos a partir do colesterol, diferentemente do que ocorre com o corpo lúteo. Dessa forma, a produção estrogênica pela placenta ocorre a partir de precursores androgênicos (C-19), especialmente o S-DHEA (precursor do estradiol e da estrona) e o sulfato de 16-alfa-hidroxi-hidroepiandrosterona (precursor do estriol). Na gestação próxima do termo, 50% do S-DHEA é de origem materna e os 50% restantes têm origem fetal. Por sua vez, mais de 90% da 16-alfa-hidroxide-hidroepiandrosterona utilizada pela placenta tem origem na adrenal do feto.[7]

As concentrações de estrógenos são bastante variáveis entre as gestantes e mesmo entre duas gestações distintas da mesma mãe. Não há indicação em se dosar estrógenos durante a gravidez. Não há correlação eficaz entre as concentrações hormonais e o bem-estar fetal. Antigamente avaliavam-se as concentrações de estriol materno com o intuito de avaliar-se a viabilidade e o bem-estar fetais. Hoje dispomos de métodos biofísicos mais simples e mais eficazes na detecção do sofrimento fetal. Pode-se dosar a alfafetoproteína, o hCG e o estriol para o rastreio de aneuploidias fetais.

Durante a gravidez a síntese de estrógenos ocorre de forma crescente. Os estrógenos maternos são metabolizados no fígado e eliminados no sistema renal sob a forma de vários metabólitos (Fig. 24-5).

As principais funções dos estrógenos na gravidez estão descritos no Quadro 24-2.

HORMÔNIOS FETAIS

Os núcleos hipotalâmicos se encontram totalmente diferenciados ao final do período embrionário. O GnRH pode ser detectado no cérebro de embriões de 4 a 5 semanas, enquanto o hormônio hipotalâmico estimulador da tireotrofina e o fator liberador-inibidor da somatotrofina estão presentes entre 8 e 10 semanas de gravidez.

As células características da adeno-hipófise (acidófilas, basófilas e cromófobas) já são reconhecidas precocemente no período embrionário, com 8 semanas de gestação. Todos os hor-

---

Quadro 24-1. Funções da progesterona na gravidez

- Facilita a nidação (catepsina, microvilos, células endometriais, edema estromal)
- Atividade miorrelaxante (inibindo a contratilidade uterina)
- Estimula o desenvolvimento mamário (alvéolos)
- Inibe a lactogênese antes do parto
- Promove hiperventilação pulmonar (maior aporte de oxigênio para mãe e feto)
- Supressão da resposta imunológica (?)
- Aumenta a excreção renal de sódio

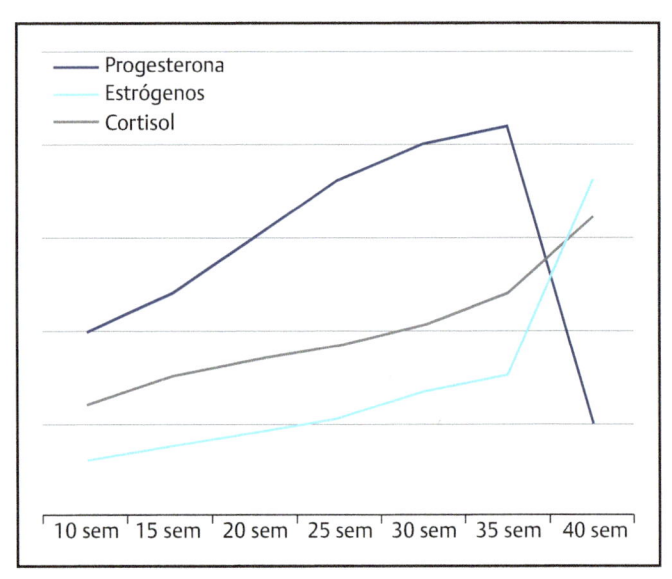

Fig. 24-5. Notar as concentrações de progesterona e estrógenos na gravidez. Próximo ao parto há diminuição do bloqueio progestogênico miometrial e elevação dos estrógenos e cortisol, importantes hormônios relacionados com a parturição.

Quadro 24-2. Funções dos estrógenos na gravidez

- Aumentam o volume sanguíneo (fluxo sanguíneo uteroplacentário)
- Estimulam a síntese de prolactina pela hipófise materna e bloqueiam a mesma nos receptores mamários, inibindo a lactogênese durante a gravidez
- Efeito inotrópico positivo nas células miocárdicas com consequente aumento do débito cardíaco
- Efeito hepático positivo na síntese de proteínas carreadoras de hormônios
- Estimulam o sistema renina-angiotensina-aldosterona

mônios secretados pela adeno-hipófise do adulto já podem ser encontrados na adeno-hipófise do feto de 10 semanas. No entanto, a conexão circulatória direta entre o hipotálamo e a hipófise se dá por meio de um sistema porta que se estabelece completamente com o término da invasão dos vasos capilares em torno de 16 semanas de gestação. Isso significa que nenhum dos hormônios hipofisários é liberado em grandes quantidades na circulação fetal antes de 16 a 20 semanas de gestação. A partir desse momento observa-se aumento significativo na produção de GH e hormônio tireotrófico coriônico, com aumento simultâneo da captação de iodo pela tireoide fetal. O desenvolvimento das gônadas e das adrenais durante o primeiro trimestre da gestação parece ser controlado pela hCG, e o desenvolvimento da glândula tireoide, nesse período, ocorre independentemente da produção de TSH pelo feto. Sabe-se, então, que as gonadotrofinas fetais não controlam a organogênese, porém, são essenciais ao desenvolvimento normal das gônadas já diferenciadas e da genitália externa. O feto é capaz de sintetizar cortisol, corticosterona e aldosterona independente do compartimento materno. Para isso ele emprega o LDL-colesterol oriundo do fígado.[7]

SISTEMA ENDÓCRINO MATERNO

O organismo materno é sede de inúmeras modificações desde o início da concepção até o parto. Os sistemas hipotalâmico, hipofisário, tireoidiano, paratireoidiano e adrenal maternos sofrem alterações no sentido de se adaptarem à unidade maternofetal-placentária. Após o período gestacional, há o retorno gradual endócrino e metabólico ao estado pré-gestacional.

Hipotálamo Materno

O hipotálamo sintetiza diversos hormônios com função estimuladora, entre eles o Hormônio Liberador de Gonadotrofinas (GnRH), Hormônio Liberador de Corticotrofina (CRH), Hormônio Liberador de Hormônio do Crescimento (GHRH) e Hormônio Liberador de Tireotrofina (TRH). Eles estão presentes na circulação portal em altas concentrações, onde exercem efeito biológico (sistema porta-hipofisário). Contudo, eles não são mensurados no plasma (circulação sistêmica) de mulheres não grávidas.

O GnRH (hipotalâmico) eleva-se durante a gravidez, mas o significado biológico ainda não foi elucidado. Não há alterações significativas na síntese de TRH hipotalâmico materno. Há síntese de TRH placentário, mas em níveis baixos.[14]

Hipófise Materna

Há hipertrofia e hiperplasia dos lactotrofos, situados no lobo anterior da hipófise, o que determina aumento em 3 vezes do volume da glândula quando comparado ao de mulheres não grávidas. Seis meses após o parto a glândula retorna ao tamanho pré-gravídico. Há diminuição na liberação e síntese de gonadotrofinas, em resposta ao menor estímulo pelo GnRH. Há retrocontrole negativo, pois, na gravidez, há altas concentrações de estrógenos, P, inibina A e inibina B, promovendo inibição das gonadotrofinas hipofisárias (FSH e LH). Após a nidação, a hipófise materna não exerce função relevante para a evolução da gestação.

Há elevação do GH hipofisário. Os valores iniciais de 0,5 a 7,5 ng/mL atingem um pico na 28ª/30ª semana de gravidez, oscilando entre 12 e 14 ng/mL.[7,15]

O ACTH e o TSH hipofisários praticamente não se alteram durante a gestação. Há elevação do ACTH placentário, provavelmente secundário à elevação do CRH placentário. Consequentemente, podemos dizer que a gravidez é um estado de hipercortisolismo.[7,16]

Como vimos, os níveis de PRL elevam-se gradativamente até um pico durante o parto, com função de preparo das mamas para a lactação. A causa provável do aumento da PRL durante o ciclo gravídico é a elevação observada no estradiol. Após o parto, o estímulo fetal sobre a papila mamária seria o responsável pela manutenção da hiperprolactinemia fisiológica.

O Hormônio Estimulador dos Melanócitos (MSH) está presente na gravidez em níveis elevados. Esta elevação do MSH explica as alterações dermatológicas observadas em algumas gestantes como a linha *nigra* e o cloasma gravídico.[17]

Os níveis de Hormônio Antidiurético (ADH) permanecem inalterados. Os níveis de ocitocina elevam-se progressivamente e auxiliam no processo de contratilidade uterina durante o parto. No pós-parto coadjuvam na ejeção do leite

Tireoide Materna

As concentrações séricas de TSH alteram-se de forma discreta durante a gravidez. No início, em decorrência do estímulo do hCG, há níveis discretamente mais baixos de TSH, que logo retornam aos patamares habituais. O volume da glândula tireoide aumenta durante a gravidez. Os ácinos glandulares sofrem hipertrofia e hiperplasia. Há, ainda, hipervascularização da glândula. Podemos encontrar aumento na síntese dos hormônios tireoidianos maternos (tiroxina e triiodotironina), secundário aos fatores estimuladores sintetizados na placenta, como o hCG e hCT. Com isso, o TSH hipofisário declina suavemente no primeiro trimestre, em decorrência destes hormônios placentários. Na maioria das vezes esta queda e a posterior normalização do TSH não determinam alterações clínicas.[7]

Como na gravidez há elevação considerável dos estrógenos, estes estimulam a síntese de proteínas hepáticas transportadoras de hormônios, principalmente a globulina transportadora de tiroxina (transcortina). Com isso, a elevação dos hormônios tireoidianos identificada na gravidez não traz repercussões clínicas, uma vez que eles encontram-se ligados às proteínas transportadoras, mantendo as concentrações de T4 livre dentro dos limites da normalidade.

Paratireoide Materna

O paratormônio (PTH) exerce efeito relevante na regulação da hipocalcemia. Na gravidez há aumento na depuração do cálcio determinando estímulo da glândula para corrigir e depleção do íon. Com isso há hiperplasia das paratireoides maternas com elevação do PTH. O estabelecimento da **hipocalcemia materna** decorre da hemodiluição gravídica, do aumento da taxa de filtração glomerular e da transferência do íon para a osteogênese do feto por mecanismo ativo.[7]

Pâncreas Materno

Na gravidez normal há hipertrofia e hiperplasia das ilhotas pancreáticas, elevação da insulina plasmática e alguma resistência à ação da insulina.

A partir do segundo trimestre os níveis de insulina elevam-se. Contrariamente, os estrógenos, progestógenos, hPL e corticosteroides atuam limitando a ação da insulina, provavelmente com efeito sobre os receptores celulares de insulina.

A elevação da insulina ocorre pelo aumento na sua produção e o hormônio não atravessa a barreira placentária, pois é degradado por insulinases. Estas particularidades determinam hipoglicemia, dita fisiológica, em gestantes, após jejum prolongado.

Na gestação há redução dos níveis de glucagon. Na gravidez, o transporte de glicose ao feto ocorre por difusão facilitada, o que pode determinar hipoglicemia materna, que será compensada com o aumento dos ácidos graxos como fonte energética, produzindo corpos cetônicos que são prejudiciais ao feto. Isto explica a importância de uma dieta adequada durante a gravidez, com a ingestão de menores quantidades e intervalos igualmente menos esparsos.

Adrenal Materna

Não há alterações volumétricas significativas nas glândulas adrenais da mãe.

Há elevação sérica do cortisol materno. No terceiro trimestre este aumento é 3 vezes maior quando comparado às não grávidas. Há elevação do ACTH e, consequentemente, do cortisol. No entanto, também se observa elevação da Globulina Carreadora de Cortisol (CBG), o que determinará elevação no cortisol total e efeito menos intenso no cortisol livre. Este atravessa facilmente a placenta, ao contrário da fração conjugada às proteínas carreadoras.

Já o sistema renina-angiotensina-aldosterona está estimulado na gravidez. Sabe-se que na gestação há redução da reatividade vascular (vasodilatação e hipotensão) e redução da sensibilidade vascular à angiotensina II. Não há, no entanto, qualquer sinal de hipocalemia ou hipernatremia e, a pressão arterial no segundo trimestre da gravidez tende a ser menor quando comparada às pressões fora do ciclo gravídico. Parece haver redução da sensibilidade do sistema vascular materno à angiotensina.[18]

A síntese de andrógenos adrenais está discretamente aumentada em grávidas. Estes podem ser consumidos pela placenta para síntese de estrógenos.

ADAPTAÇÕES ENDOCRINOMETABÓLICAS DO ORGANISMO MATERNO

Metabolismo Glicídico e Fisiopatologia do Diabetes Melito Gestacional (DMG)

O metabolismo glicídico na gravidez está direcionado à manutenção de níveis fisiológicos de glicose e aminoácidos necessários ao desenvolvimento fetal. Na gravidez há hiperplasia das células beta do pâncreas, responsáveis pela síntese de insulina, com consequente aumento da mesma. Tanto a insulina como os fatores de crescimento semelhantes à insulina (IGFs) são importantes na regulação do metabolismo, proliferação celular e desenvolvimento dos tecidos.[19]

A prolactina e o hPL aumentam o número de células betapancreáticas na gravidez, aumentando a síntese de insulina. Na gravidez, tanto no jejum como pós-prandial, os níveis de insulina são superiores quando comparados às mulheres não grávidas. Consequência direta, há níveis mais baixos de glicose (10 a 20%) nestes mesmos momentos, secundários a maior armazenamento de glicogênio nos tecidos, maior utilização de glicose periférica, diminuição da síntese hepática de glicose e consumo constante de glicose pelo concepto.[20]

Uma importante adaptação metabólica está na sensibilidade à insulina. Ao longo da gestação, a sensibilidade à insulina muda dependendo dos requisitos da gravidez. Durante o início da gestação, a sensibilidade à insulina aumenta, promovendo a captação de glicose nas reservas adiposas em preparação para as demandas energéticas da gravidez posterior. No entanto, à medida que a gravidez progride, uma onda de hormônios locais e placentários, incluindo estrógenos, progesterona, leptina, cortisol, lactogênio placentário e hormônio de crescimento placentário, juntos, promove um estado de resistência à insulina. Como resultado, a glicose no sangue é ligeiramente elevada e essa glicose é prontamente transportada através da placenta para alimentar o crescimento do feto. Esse estado leve de resistência à insulina também promove a produção endógena de glicose e a quebra das reservas de gordura, resultando em um aumento adicional nas concentrações de glicose no sangue e ácidos graxos livres. A importância dos hormônios placentários nesse processo é exemplificada pelo fato de que a sensibilidade materna à insulina retorna aos níveis pré-gestacionais poucos dias após o parto.[21]

O DMG geralmente é o resultado da disfunção das células β em um contexto de resistência crônica à insulina durante a gravidez e, portanto, tanto o comprometimento das células β quanto a resistência à insulina tecidual representam componentes críticos da fisiopatologia do DMG. Na maioria dos casos essas deficiências existem antes da gravidez e podem ser progressivas – representando um risco aumentado de DM2 pós-gravidez. Vários órgãos e sistemas adicionais contribuem ou são afetados pelo DMG. Estes incluem o cérebro, tecido adiposo, fígado, músculo e placenta.[22]

Metabolismo Lipídico

O tecido adiposo era, recentemente, considerado um reservatório de energia e calorias. Hoje, sabe-se que este tecido é um importante órgão endócrino sintetizando diversas substâncias com funções autócrinas e parácrinas, denominadas adipocinas.[23]

Na gravidez há elevação dos triglicerídeos principalmente em razão do aumento da atividade da lipase hepática e da redução da atividade da lipoproteína lipase, resultando em diminuição do catabolismo do tecido adiposo. Também há elevação das apolipoproteínas A-I, AII e B.[24,25]

Estas alterações são importantes para a manutenção energética do binômio materno-fetal. Altas concentrações de triglicerídeos são utilizadas como fonte de energia materna, enquanto a glicose é consumida continuamente pelo feto. No segundo trimestre há acúmulo energético em forma de gordura, enquanto no terceiro trimestre haverá o consumo desta energia armazenada.[26]

Leptina e adiponectina são proteínas secretadas pelo tecido adiposo, pertencem à família das adipocinas e atuam no metabolismo, em processos inflamatórios, sistema cardiovascular e endócrino. A leptina é hormônio sintetizado tanto pelo tecido adiposo quanto pela placenta e tem função no metabolismo da gordura. Há elevação da leptina na gravidez, principalmente no segundo trimestre, momento em que há acúmulo de energia pela mãe. Ainda não se conhece a verdadeira função da leptina na gravidez. A adiponectina é produzida pelo tecido adiposo materno e fetal. Tem função conhecida na regulação do metabolismo dos lipídios e da glicose. No curso da gravidez os níveis de adiponectina decrescem com a evolução da mesma.[27-29]

Metabolismo Hidroeletrolítico

A retenção hídrica é fenômeno fisiológico na gravidez, tornando-se evidente nos edemas de membros inferiores, comuns em gestantes no terceiro trimestre. A diminuição da osmolaridade plasmática é uma das principais razões para a retenção de água. Este edema está relacionado, também, com a ação do ADH.[21]

REFERÊNCIAS BIBLIOGRÁFICAS

1. Speroff L & Fritz MA. The endocrinology of pregnancy. In: Clinical gynecologic endocrinology and infertility, 9th ed. (LOCAL?): Lippincott Williams & Wilkins, 2019. p. 269-329.
2. Olvera-Sanchez S, Espinosa-Garcia MT, Monreal J, et al. Mithocondrial heat-shock protein participates in placental steroidogenesis. Placenta. 2011;32:222-9.
3. Escobar JC, Carr BR. The protein kinase a pathway regulates CYP17 expression and androgen production in the human placenta. J Clin Endocrinol Metab. 2011;96:2869-73.
4. Sanderson JT. Placental and fetal steroidogenesis. Methods Mol Biol. 2009;550:127-36.
5. Lenton EA, Hooper M, King H, et al. Reprod Fertil. Normal and abnormal implantation in spontaneous in-vivo and in-vitro human pregnancies. 1991;92(2):555-65.
6. Wilcox AJ, Baird DD, Weinberg CR. Time of implantation of the conceptus and loss of pregnancy. N Engl J Med. 1999;340(23):1796.
7. Zugaib M. Endocrinologia e imunologia da gestação. In: Obstetrícia, 4.ed. São Paulo: Editora Manole, 2020. p. 88-110.
8. Sibiak R, Jankowski M, Gutaj P, et al. Placental lactogen as a marker of maternal obesity, diabetes, and fetal growth abnormalities: current knowledge and clinical perspectives. J Clin Med. 2020;9(4):1142.
9. Imperatore A, Florio P, Torres PB, et al. Urocortin 2 and urocortin 3 are expressed by the human placenta, deciduas and fetal membranes. Am J Obstet Gynecol. 2006;195:288-95.
10. Roseweir AK, Millar RP. The role of kisspeptin in the control of gonadotrophin secretion. Hum Reprod Update. 2009;15:203-12.
11. Bani D. Relaxin as a natural agent for vascular health. Vasc Health Risk Manag. 2008;4:515-9.
12. Gagnon A, Wilson RD. Obstetrical complications associated with abnormal maternal serum markers analytes. J Obstet Gynaecol (Canadá). 2008;217:918-23.
13. Paulson RJ. Hormonal induction of endometrial receptivity. Fertil Steril. 2011;96:530-5.
14. Siler-Khodr TM, Khodr GS, Valenzuela G. Immunoreactive gonadotropin-releasing hormone level in maternal circulation throughout pregnancy. Am J Obstet Gynecol. 1984;150:376-9.
15. Dinç H, Esen F, Demirci A, et al. Pituitary dimensions and volume measurements in pregnancy and postpartum: MR assessment. Acta Radiol. 1998;39:64-9.
16. Glinoer D. What happens to the normal thyroid during pregnancy? Thyroid. 1999;9:631-5.
17. Vaughan Jones SA, Black MM. Pregnancy dermatoses. J Am Acad Dermatol. 1999;40:233-41.
18. Elsheikh A, Creatsas G, Mastorakos G, et al. The renin-aldosterone system during normal and hypertensive pregnancy. Arch Gynecol Obstet. 2001;264:182-5.
19. Butte NF. Carbohydrate and lipid metabolism in pregnancy: normal compared with gestational diabetes melito. Am J Clin Nutr. 2000;71:1256-61.
20. Catalano PM, Kirwan JP, Haugel-Mouzon S, et al. gestational diabetes and insulin resistance: role in short and long term implications for mother and fetus. J Nutr. 2003;133:1674-83.
21. Di Cianni G, Miccoli R, Volpe L, et al. Intermediate metabolism in normal pregnancy and in gestational diabetes. Diabetes Metab Res Rev. 2003;19:259-70.
22. Plows JF, Stanley JL, Baker PN, et al. The pathophysiology of gestational diabetes melito. Int J Mol Sci. 2018;19(11):3342.
23. Kershaw EE, Flier JS. Adipose tissue as an endocrine organ. J Clin Endocrinol Metab. 2004;89:2548-56.
24. Wiznitzer A, Mayer A, Novack V, et al. Association ol lipids levels during gestation with preeclampsia and gestational diabetes melito: a population-based study. Am J Obstet Gynecol. 2009;201:48.e1-4.
25. Ghio A, Bertolloto A, Resi V, et al. Tryclicerlde metabolism in pregnancy. Adv Clin Chem. 2011;55:133-53.
26. Heenan AP, Wolfe LA, Davies GA, et al. Effects of human pregnancy on fluid regulation responses to short-term exercise. J Appl Physiol. 2003;95:2321-7.
27. McIntyre HD, Chang Am, Callaway LK, et al. Hormonal and metabolic factors associated with variations in insulin sensivity in human pregnancy. Diabetes Care. 2010;33:356-60.
28. Zavalza-Gomez AB, Anaya-Prado R, Rincon-Sanchez AR, et al. Adipokines ans insulin resistance during pregnancy. Diabetes Res Clin Pract. 2008;80:8-15.
29. Elshoreya H, Steinberg F, Perry R, et al. Serum adiponectin levels are significantly reduced during the second half of normal pregnancy. Clin Exp Obstet Gynecol. 2011;38:211-3.

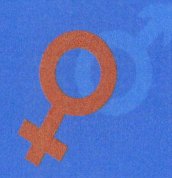

DIABETES MELITO GESTACIONAL

Lenita Zajdenverg • Carlos Antonio Negrato

INTRODUÇÃO

O primeiro relato de diabetes associado à gestação foi feito em 1824. Antes da descoberta da insulina, em 1922, menos de 100 gestações foram descritas em mulheres com hiperglicemia. A gestação em mulheres com diabetes estava associada a taxas muito altas de morbi-mortalidade infantil e materna.[1] Apenas nos anos 1940 foi observado que mulheres que desenvolviam diabetes anos após a gestação tinham histórico de maior mortalidade fetal e neonatal. Em 1950, o termo **diabetes gestacional** foi aplicado para os casos de disglicemia transitória da gravidez. Em 1960, O' Sullivan observou que o grau de intolerância à glicose durante a gestação estava relacionado com o risco de desenvolvimento de diabetes após o parto. Este autor propôs o primeiro critério para o diagnóstico do diabetes melito gestacional (DMG).[2]

DEFINIÇÃO

DMG é definido como uma intolerância a carboidratos de gravidade variável, que se iniciou durante a gestação atual, mas que não preenche os critérios diagnósticos de diabetes melito fora do período da gravidez.[3] É o problema metabólico mais comumente encontrado na gestação e sua prevalência varia de 3 e 25%, dependendo da etnia da população avaliada e dos critérios diagnósticos que foram utilizados.[4]

Em razão do crescente aumento de obesidade e sobrepeso em mulheres em idades cada vez menores e da ocorrência de gestações em idade mais tardia, um aumento da prevalência do DMG tem sido observado.[4] No Brasil, o único estudo de prevalência de diabetes na gestação foi realizado na década de 1990 e denominado Estudo Brasileiro de Diabetes Gestacional no Sistema Único de Saúde (SUS); a taxa de diabetes encontrada na população estudada foi de 7,6% quando utilizado o método diagnóstico preconizado pela Organização Mundial da Saúde (OMS), antes de 2013, e de 18% se aplicado o método atualmente mais aceito para o diagnóstico do DMG.[5]

RASTREAMENTO E DIAGNÓSTICO

Não existe consenso universal sobre a indicação e o modo como deve ser feito o rastreamento e o diagnóstico do DMG.[3,6-8]

A Sociedade Brasileira de Diabetes (SBD), a Federação Brasileira das Associações de Ginecologia e Obstetrícia (FEBRASGO), a Organização Pan-Americana de Saúde e o Ministério da Saúde do Brasil recomendam que sejam seguidos os critérios aceitos em 2013 pela OMS, adaptados à realidade brasileira, levando-se em consideração as condições técnicas e financeiras dos serviços de saúde do país.[9]

IMPORTANTE

Uma dosagem da glicemia de jejum deve sempre ser solicitada na primeira consulta pré-natal. Se o valor encontrado for ≥ 126 mg/dL, o diagnóstico é de diabetes melito diagnosticado durante a gravidez (overt diabetes). Se a glicemia plasmática em jejum ≥ 92 mg/dL e < 126 mg/dL, é feito o diagnóstico de DMG. Caso a glicemia encontrada seja < 92 mg/dL, a gestante deve ser reavaliada no segundo trimestre da gestação.[9]

A investigação de DMG deve ser universal, ou seja, realizada em todas as gestantes sem diagnóstico prévio de diabetes, entre a 24ª e 28ª semana de gestação. Um teste oral de tolerância à glicose (TOTG) deve ser realizado com a paciente fazendo uma dieta sem restrição de carboidratos ou com, pelo menos, ingestão de 150 g de carboidratos nos 3 dias que antecedem o teste. Em locais sem viabilidade técnica ou financeira para realização do TOTG, uma nova glicemia de jejum deve ser solicitada entre a 24ª e 28ª semanas de idade gestacional.[9]

Em 2010, a International Association of the Diabetes and Pregnancy Study Groups (IADPSG) propôs critérios diagnósticos para o DMG com base em resultados obtidos no estudo Hyperglicemia and Adverse Pregnancy Outcomes (HAPO), que foi realizado com mais de 25.000 gestantes sem diagnóstico de diabetes, em 15 centros localizados em 9 países.[10] O estudo HAPO foi realizado em razão da necessidade da existência de um critério único para diagnóstico do DMG que fosse aceito internacionalmente e que fosse baseado em um ponto de corte de glicemia que apresentasse valor preditivo para a detecção de eventos adversos na gravidez, tal como nascimento de crianças grandes para a idade gestacional, necessidade de realização de cesariana, níveis elevados de insulina fetal e aumento da adiposidade fetal. Todas as pacientes foram submetidas a um TOTG com 75 g de glicose anidra com duração de duas horas.[11]

Foram propostos, então, novos pontos de corte para o jejum, em 1 e 2 horas, que são ≥ 92 mg/dL, ≥ 180 mg/dL e ≥ 153 mg/dL, respectivamente. De acordo com estes novos critérios, um valor anormal no TOTG já leva ao diagnóstico de DMG (Quadro 25-1). Tais critérios foram adotados pela OMS a partir de 2013 para o diagnóstico de DMG e, em 2017, pelo Ministério da Saúde brasileiro.[9]

Além disso, um valor de glicemia de jejum igual ou superior a 126 mg/dL ou igual ou maior que 200 mg/dL realizada ao acaso ou após sobrecarga de glicose são critérios diagnósticos para diabetes melito diagnosticado na gestação (*overt* diabetes) e não DMG.[3] O critério proposto pelo IADPSG/OMS já é aceito por diversas entidades científicas internacionais, mas ainda não é um consenso mundial.

As principais vantagens do uso destes novos critérios diagnósticos de DMG são que eles são os únicos cujos va-

Quadro 25-1. Diagnóstico de DMG com TOTG com ingestão de 75 g de glicose*

	Jejum	1 hora	2 horas
OMS/2013[3] OPAS/FEBRASGO/ SBD/MS[9]	92-125 mg/dL	180 mg/dL	153-199 mg/dL

* Um valor alterado já confirma o diagnóstico.
OMS: Organização Mundial da Saúde; SBD: Sociedade Brasileira de Diabetes. OPAS: Organização Pan-americana de Saúde; FEBRASGO: Federação das Associações de Ginecologia e Obstetrícia do Brasil; SBD: Sociedade Brasileira de Diabetes; MS: Ministério da Saúde do Brasil.

lores de corte foram determinados pela possibilidade da ocorrência de eventos perinatais adversos e, portanto, se aplicados, têm a capacidade de prevenir tais complicações; potencial para prevenir a epidemia de obesidade, diabetes e síndrome metabólica; e ainda permitem detectar precocemente o risco de macrossomia ou de hiperinsulinemia fetal. A Sociedade Brasileira de Diabetes (SBD) sugere o uso desses novos critérios, pois são os únicos determinados por estudo que demonstraram associação entre os valores da glicemia materna e os desfechos perinatais (Quadro 25-1).[12]

FATORES ASSOCIADOS A MAIOR RISCO DE DESENVOLVIMENTO DE DIABETES MELITO GESTACIONAL

Fatores de Risco Clássicos

Os fatores de risco clássicos para o desenvolvimento do DMG estão apresentados no Quadro 25-2.[13,14]

Quadro 25-2. Fatores de risco clássicos para o diabetes melito gestacional

Fatores demográficos maternos:
- Etnia (não caucasiana)
- Idade avançada (geralmente ≥ 35 anos)
- História familiar de diabetes em parentes de primeiro grau
- Baixa estatura (< 1,50 m)
- Baixo peso ao nascer
- Multiparidade

Fatores clínicos maternos:
- Glicosúria
- Sobrepeso ou obesidade (IMC ≥ 25) antes da gestação ou no primeiro trimestre
- Ganho excessivo de peso na gestação atual
- Sedentarismo
- Hipertensão arterial ou pré-eclâmpsia na gestação atual
- Crescimento fetal excessivo (macrossomia ou fetos GIG) ou polidrâmnio na gestação atual
- Uso de medicamentos que possam causar hiperglicemia como diuréticos tiazídicos, corticosteroides e doses altas de hormônios tireoidianos

História obstétrica pregressa:
- Antecedentes de abortos de repetição, de malformações fetais, de morte fetal ou neonatal, de macrossomia ou de DMG
- História prévia de polidrâmnios

Adaptado de Negrato CA, et al.; 2010; Negrato CA, Gomes MB; 2014.[13,14]

Mais recentemente, inúmeros novos fatores de risco têm sido apresentados como potenciais fatores predisponentes ao aparecimento do DMG.

Hipovitaminose D

A vitamina D tem papel importante na regulação intracelular do fluxo de cálcio nas células β pancreáticas, que modularia a secreção de insulina. A vitamina D potencializa a ação do IRS-1 e a translocação do GLUT-4 para superfície celular, aumentando assim a captação de glicose. Além disso, normaliza a atividade de algumas enzimas hepáticas envolvidas no metabolismo de glicose como a hexoquinase, a frutose 1,6-bifosfatase e a glicose-6-fosfatase. Ainda, a vitamina D parece ter papel na redução da inflamação sistêmica associada à resistência à insulina (RI): reduz a concentração de citocinas inflamatórias como o TNF-α, IFN-γ e IL-6 e aumenta a ação das β-defensinas 2 e 3.[15]

Sexo Fetal

A presença de feto de sexo masculino está associada ao aumento na ocorrência de DMG e de diabetes tipo 2 (DM2) após a gestação.[16] Na ausência de doença crônica e na presença de excesso de nutrientes, como é o caso do DMG, há maior sobrevivência dos embriões masculinos. Na presença de doenças crônicas haveria um excesso de embriões femininos, que seria um mecanismo de preservação da espécie. Não se sabe se alguma condição pré-gestacional do DMG afetaria o sexo fetal, ou se o sexo fetal realmente seria o fator que influenciaria o aparecimento do DMG. Possivelmente o cromossomo Y alteraria a secreção de hormônios ou proteínas envolvidas na função da célula β.[16]

Síndrome dos Ovários Policísticos

De 25 a 70% das pacientes com síndrome dos ovários policísticos apresentam quadro de RI, o que pode causar diminuição da ação da aromatase placentária, que reduz a conversão de andrógenos para estrógenos. Essa condição leva a aumento da ocorrência nessa população de síndrome metabólica (SM), aumento da relação cintura/quadril, maiores taxas de obesidade e aumento da ocorrência de eventos perinatais adversos como o DMG.[17]

Glicemia de Jejum

Na tentativa de simplificar o diagnóstico de DMG, Colagiuri *et al.* propuseram valores de glicemia que diminuíssem a necessidade da realização excessiva de TOTGs, que denominaram de regra do *rule-in and rule-out*. As pacientes que apresentassem na primeira consulta pré-natal uma glicemia de jejum inferior a 80 mg/dL não necessitariam realizar o TOTG (sensibilidade 50-95, 4%); aquelas com glicemia de jejum ≥ 92 mg/dL não precisariam realizar o TOTG, pois já teriam o diagnóstico de DMG (especificidade 100%) e aquelas com glicemia de jejum variando de 80 a 92 mg/dL deveriam realizar o teste.[18]

Hemoglobina Glicada

Huges *et al.* mostraram que a hemoglobina glicada (A1c) dosada em torno dos 47 dias de gestação em 16.122 pacientes (4.201 com TOTG), apresentando valores ≥ 5,9%, detectou todos os casos de DMG existente nesta população, apresentando uma especificidade de 98,4% (95% CI 97-99,9%) e um valor preditivo positivo = 52.9%.[19]

Comprimento das Pernas
Tem sido encontrada uma relação entre o comprimento das pernas com alterações na tolerância à glicose durante a gestação. O que se supõe é que as pacientes que têm pernas mais curtas geralmente apresentam concentrações aumentadas de gordura na região central do corpo, principalmente abdome.[20]

Alterações no Sono durante a Gestação
Durante as últimas quatro décadas, houve diminuição da duração do sono na população americana de cerca de 2,3 horas, sendo a média de horas dormidas no momento de cerca de 6,2 horas por noite.[21]

Durante o sono ocorre uma redução de utilização da glicose, redução na atividade do sistema nervoso simpático e do eixo hipotálamo-hipófise-adrenal. Ocorre, também, redução dos níveis circulantes de cortisol e epinefrina e aumento do GH e PRL. Quando a arquitetura do sono é alterada, como na gravidez, podem ocorrer alterações na tolerância à glicose, o que seria um fator de risco para o aparecimento do DMG.[21]

Padrão Alimentar Pré-Gravidez
Pacientes que se alimentam basicamente com frutas, laticínios desnatados e vegetais cozidos, têm menor risco de desenvolvimento de DMG que as pacientes que se alimentam, basicamente, com carnes, lanches e doces RR [95% CI] 1,38 [1,02, 1,86]. A utilização de padrão alimentar estilo mediterrâneo foi associada a < RR de DMG (0,85 [0,76, 0,98]).[22]

Reprodução Assistida
A reprodução assistida tem sido associada a aumento da ocorrência de DMG. Diversos fatores podem contribuir para o aumento do risco de DMG nas mulheres que realizam reprodução assistida como a idade materna, a maior ocorrência de gemelaridade, fatores hormonais ou as próprias técnicas usadas na reprodução assistida.[23]

Gemelaridade
As possíveis causas aventadas para o aumento da ocorrência de DMG seriam o maior ganho de peso, a presença de placenta grande ou de duas placentas, que levaria à exposição a maiores taxas de hormônios placentários com ações antagônicas à insulina, encontrados nas gestações gemelares.[24]

Poluentes Ambientais
Aumento da presença de diversos poluentes ambientais tem sido associado a aumento da ocorrência do DM2. Sabe-se que partículas com diâmetro $\leq 2,5$ μM, quando inaladas atravessam os alvéolos pulmonares, atingindo a corrente sanguínea. Estas partículas geralmente são compostas por dióxido de carbono, carbono orgânico, sulfatos, nitratos, metais, poeira, material biológico e ozônio. Ao entrarem na corrente sanguínea, aumentam a RI, estresse oxidativo, inflamação sistêmica, pioram a dislipidemia e podem causar uma disrupção da sinalização da insulina e uma disfunção metabólica sistêmica.[25]

Epigenética
O aumento da prevalência de DMG tem ocorrido sem mudanças na composição genética da população. Portanto, fatores ambientais devem estar causando mudanças epigenéticas que estão causando este aumento na prevalência do DMG. Estudos denominados *GWAS* (*Genome-wide association studies*) têm conseguido esclarecer a arquitetura de diversas doenças poligênicas. Estudos com alelos de risco para DM2 têm sido associados ao metabolismo da glicose na gravidez e/ou DMG, como o *CDK5* (*CDKAL1*) que está ligado a maior risco de desenvolvimento do DMG, *GCK* associado a maior risco de desenvolvimento de DMG e de aumento de glicemia de jejum, *GCKR* relacionado com aumento dos níveis de glicemia de jejum e de C peptídeo, *HKDC1* relacionado a aumento da glicemia 2 horas após a ingestão de glicose e *BACE2* que está relacionado com aumento dos níveis de C peptídeo em jejum. Há sobreposição com as alterações encontradas em DM2.[26]

Metabolômica
Altas concentrações de certos metabólitos têm sido consideradas como fatores de risco para o desenvolvimento do diabetes. Os 17 metabólitos mais expressos em gestantes foram ácido linoleico, ácido oleico, ácido mirístico (derivados de ácidos graxos), d-galactose, d-sorbitol, o-fosfocolamina (derivados de açúcares e álcoois), l-alanina, l-valina, 5-hidroxi-l-triptofano, l-fenilalanina, l-serina, sarcosina, l-ácido piroglutâmico e l-mimosina (derivados de aminoácidos) e l-ácido lático, ácido glicólico, ácido fumárico e ureia (derivados de ácidos orgânicos). Níveis mais elevados de ácido linoleico aumentaram o risco de DMG em cerca de 50%. Tal situação possivelmente tenha ocorrido por maior oxidação de ácidos graxos livres, da proteína mTOR, da JNK e do IRS1.[27]

Marcadores Inflamatórios
Na medida em que a gestação progride, ocorre aumento de algumas adipocinas como leptina, visfatina, resistina, *retinol binding protein*-4 (RBP4) e diminuição da adiponectina. Há alteração da resposta imune, alteração na produção de fatores de crescimento que atuam como remodeladores das paredes dos vasos sanguíneos, diminuição das concentrações de vitamina D, aumento dos ácidos graxos livres e dos triglicérides. Paralelamente há aumento dos marcadores de inflamação como IL-6, IL-12, PCR ultrassensível e TNF-α. Há, também, aumento das concentrações de ferritina e da hepcidina, que é um regulador negativo do metabolismo do ferro. Ela atua inibindo a absorção de ferro no intestino, a reciclagem de ferro pelos macrófagos, e a mobilização de ferro de estoques hepáticos.[28]

Microbiota Intestinal
Durante a gestação há mudança dramática na composição da microbiota intestinal do primeiro para o terceiro trimestre, com ampla diversidade de bactérias entre as gestantes que variam de acordo com o IMC materno. Há aumento de Proteobacteria e Actinobacteria, e menor diversidade entre as diferentes famílias de bactérias, comparado com não gestantes. Possivelmente estas mudanças da microbiota intestinal possam ser tanto causa como consequência da qualidade da nutrição materna durante a gravidez que, por sua vez, pode alterar a composição do leite materno (aminoácidos, insulina, leptina) e, consequentemente, a microbiota do recém-nascido.[29]

Estes dados estão sumarizados no Quadro 25-3.

Quadro 25-3. Novos fatores de risco para o desenvolvimento de diabetes melito gestacional

Fatores demográficos maternos:
- Pernas curtas
- Fatores epigenéticos

Fatores clínicos maternos:
- Hipovitaminose D
- Glicemia de jejum
- Hemoglobina glicada
- Alteração na arquitetura do sono
- Síndrome de ovários policísticos
- Padrão alimentar pré-gestação
- Exposição a poluentes ambientais
- Metabólitos
- Marcadores inflamatórios
- Microbiota intestinal

História obstétrica atual:
- Sexo fetal
- Reprodução assistida
- Gemelaridade

FISIOPATOLOGIA DO DIABETES MELITO GESTACIONAL

A insulina e o glucagon são os dois hormônios mais importantes no processo de mobilização e estocagem dos substratos energéticos na gestação. O papel principal da insulina é regular o metabolismo da glicose e também de lípides e aminoácidos. A insulina tem ações anabólicas e anticatabólicas. No fígado promove a síntese de glicogênio e de gordura e suprime a glicogenólise e cetogênese. No tecido adiposo promove o armazenamento de gordura e síntese de glicerol e suprime a lipólise. No músculo promove a glicólise, síntese de glicogênio e de proteínas e suprime a proteólise.[30]

O glucagon, que é sintetizado pelas células alfa do pâncreas, é o principal hormônio com ação contrarreguladora à da insulina. Seus níveis se elevam quando os níveis plasmáticos de glicose estão baixos, e aumenta a produção de glicose por meio da glicogenólise e da gliconeogênese. A epinefrina e o cortisol são também hormônios com ações antagônicas às da insulina.[30]

A glicose é a fonte primária de energia para o feto. A transferência placentária de glicose se dá por difusão facilitada. As gestantes apresentam concentrações mais baixas de glicemia e insulina, e maiores concentrações de cetona que as não gestantes. Os níveis plasmáticos maternos de alanina estão diminuídos em gestantes durante o jejum comparados às não gestantes. Embora o catabolismo proteico esteja aumentado na gestação, a utilização aumentada de proteínas pela placenta e feto leva à diminuição nos níveis circulantes de precursores glicogênicos.[30]

A sensibilidade à insulina diminui progressivamente durante o evoluir da gestação. A RI e uma hiperinsulinemia compensatória são características da gestação em seus últimos estágios.[30]

CONSEQUÊNCIAS MATERNAS DO DIABETES MELITO GESTACIONAL

O DMG pode ter consequências a curto e a longo prazos para a mãe. Durante a gestação, as pacientes que desenvolvem DMG apresentam risco mais elevado de desenvolverem doença hipertensiva da gravidez, pré-eclâmpsia e eclâmpsia, maior ocorrência de partos cirúrgicos e tocotraumatismo.[13]

O DMG também está relacionado com a ocorrência de complicações a longo prazo para a mãe. Mulheres que desenvolvem DMG apresentam um risco substancialmente elevado de vir a desenvolver o DM2. Esta chance é 10 vezes maior nestas pacientes do que nas mulheres da população geral na faixa dos 30-60 anos.[13] O DMG é um dos mais importantes fatores preditores do desenvolvimento do DM2 no futuro. O DMG também está associado a aumento da ocorrência de SM e doença cardiovascular futura.[20]

CONSEQUÊNCIAS FETAIS DO DIABETES MELITO GESTACIONAL

Filhos de mulheres com DMG têm risco aumentado de evoluírem com diversas complicações, como: macrossomia; nascerem grandes para a idade gestacional; prematuridade; tocotraumatismo (distocia de ombro) e hipoglicemia neonatal. Este risco aumenta, de forma contínua, com a presença de níveis mais elevados de glicemia materna.[31]

O risco de natimortos está aumentado em cerca de 4 vezes em mulheres com DMG que não receberam intervenção terapêutica.[32]

Os filhos de mães que tiveram DMG também apresentam risco futuro aumentado de apresentarem doenças metabólicas como obesidade, DM2 e SM. A glicose materna atravessa livremente a placenta e, como consequência, a hiperglicemia materna leva à hiperglicemia intrauterina, que leva a uma hiperinsulinemia fetal com implicações no crescimento e no metabolismo futuro do feto.[31]

METAS GLICÊMICAS NO TRATAMENTO DO DIABETES MELITO GESTACIONAL

O objetivo da terapêutica do DMG é o alcance de controle glicêmico adequado para evitar as complicações perinatais relacionadas com hiperglicemia. **Considera-se como adequado manter a glicemia de jejum e pré-prandial ao longo de toda a gestação menor que 95 mg/dL.** Na gravidez, é essencial para redução do risco de macrossomia fetal e hipoglicemia neonatal que se evite elevação excessiva da glicemia pós-prandial, principalmente entre 60 e 90 minutos após a refeição. **O alvo na gestação é manter a glicemia 1 hora pós-prandial abaixo de 140 mg/dL ou 2 horas pós-prandial abaixo de 120 mg/dL.**[12] Níveis de glicemia em jejum em torno de 65 mg/dL podem ocorrer durante a gestação normal e não são acompanhados de sintomatologia específica. Entretanto, naquelas em que o uso de insulina está indicado, deve-se estar atento ao risco de desenvolver episódios de hipoglicemia (Quadro 25-4).

Além do controle da glicemia, é necessário monitorar o ganho de peso materno. Tanto o ganho de peso inadequado quanto excessivo está associado a pior desfecho fetal. A meta de ganho de peso materna deve ser estabelecida conforme o IMC pré-gestacional da paciente (Quadro 25-5).[33]

Quadro 25-4. Metas glicêmicas durante a gestação

Horário	Jejum ou pré-prandial	1 hora após a refeição&	2 horas após a refeição
Glicemia (mg/dL)	≥ 65 e < 95*	< 140	< 120

& Medida mais associada ao risco de macrossomia e GIG.
*Nas usuárias de insulina com risco de hipoglicemia a meta é entre 70 e 100 mg/dL.

TRATAMENTO

Medidas Não Farmacológicas

Orientação Nutricional

A terapêutica nutricional é a forma inicial e um pilar do tratamento do DMG, pois permite alcance de controle glicêmico adequado na maioria das pacientes. Os objetivos da dieta são fornecer os nutrientes necessários ao desenvolvimento fetal e minimizar complicações na gestação, atingindo bom controle glicêmico e diminuindo as complicações perinatais. Além disso, a gestação é um momento propício para a adoção de hábitos nutricionais que beneficiarão a saúde destas mulheres ao longo da vida.

A distribuição do conteúdo calórico se diferencia de fora da gestação pela indicação de discreta redução do percentual de carboidratos do valor calórico total (VCT) da dieta com consumo de, no mínimo, 175 gramas diários, de preferência com alimentos de baixo índice glicêmico. É recomendado evitar refeições com índice glicêmico elevado que resultam em rápido aumento dos níveis de glicose sanguínea pós-alimentar. As proteínas devem estar contidas em 15 a 20% do VET (no mínimo 1,1 g/kg/dia) e os lipídeos em 30 a 40%.[34] A dieta deve ser distribuída em 3 refeições principais e 3 lanches entre estas refeições.

As necessidades calóricas na segunda metade da gestação para mulheres de peso normal são de 30 a 32 kcal/kg de peso corporal. Para gestantes com obesidade, restrição calórica de aproximadamente 30% (25 kcal/kg de peso ideal) evita ganho de peso excessivo. Não se recomenda a ingestão na gestação de menos que 1.700 kcal/dia para evitar risco de cetonemia, que pode ser deletéria para o feto. Ajustes na terapia nutricional baseados na avaliação do ganho de peso e no controle glicêmico são necessários ao longo da gestação.

O consumo de álcool é contraindicado e os adoçantes artificiais não calóricos podem ser consumidos de forma moderada.[35]

Quadro 25-5. Meta de ganho de peso durante a gestação

IMC pré-gestacional em kg/m²	Ganho total na gestação em kg	Ganho semanal após segundo trimestre em kg
< 18,5	12,5 a 18	0,44 a 0,58
18,5 a 24,9	11,5 a 16	0,35 a 0,50
25 a 29,9	7 a 11,5	0,23 a 0,33
≥ 30	5 a 9	0,17 a 0,27

Adaptado de Crowther CA, et al.; 2005.[33]

Atividade Física

A prática de exercício é terapia adjuvante importante no tratamento do DMG. Atividade física é um método eficaz para aumentar a sensibilidade periférica à insulina. Atividade de leve intensidade pode ser indicada para as gestantes previamente sedentárias. Aquelas que já praticavam, previamente, alguma atividade, podem fazer exercícios de moderada intensidade durante a gravidez. Deve-se evitar a prática em ambientes não refrigerados ou com calor excessivo que podem levar ao quadro de desidratação. Exercícios que provocam impacto devem ser feitos com cautela para evitar lesões osteoarticulares, que são mais frequentes durante a gravidez.[34]

A prática de exercícios físicos durante a gravidez é contraindicada nos casos de doença cardíaca com comprometimento hemodinâmico, doença pulmonar restritiva, incompetência cervical ou cerclagem, gestações múltiplas com risco de parto prematuro, sangramento persistente no segundo e terceiro trimestres, placenta prévia após 26 semanas de gestação, aminiorrexe prematura e pré-eclâmpsia ou hipertensão sistêmica não controlada. Atividade leve deve ser realizada com muita cautela por gestantes com obesidade mórbida, anemia severa (hemoglobina < 10 mg/dL), tabagistas ou naquelas com históricos de abortamentos espontâneos e partos prematuros.[36]

Terapia Farmacológica

A insulina está indicada nos casos em que as metas glicêmicas não são atingidas com as medidas não medicamentosas. A indicação do uso de insulina não deve ser retardada, sendo necessária análise da resposta às medidas não farmacológicas após, no máximo, 14 dias da sua implementação.[12]

Aproximadamente 20% das mulheres com diabetes gestacional necessitarão de insulina durante a gravidez. A dose de insulina prescrita deve ser individualizada e baseada nos resultados da monitorização domiciliar da glicemia capilar. Gestantes obesas e aquelas que se encontram no 3º trimestre necessitam de doses mais elevadas (até 1,0 unidade/kg/dia). A insulina humana é a primeira escolha no tratamento do DMG. Frequentemente, múltiplas injeções são necessárias para evitar picos de hiperglicemia pós-prandiais. Os esquemas mais usados incluem insulina de ação intermediária 2 a 3 vezes ao dia associada à administração pré-prandial de insulina de ação rápida. Os análogos ultrarrápidos lispro e aspart podem ser utilizados na gravidez e seu uso está associado ao melhor controle glicêmico pós-prandial na gestação.[12]

O uso dos medicamentos antidiabéticos orais glibenclamida e metformina em gestantes com DMG tem sido praticado em alguns países. Ambas as medicações ultrapassam a barreira placentária. A metformina se associou a menor ganho de peso materno e reduziu hipoglicemia neonatal, entretanto, houve discreto aumento do risco de parto prematuro e aproximadamente 45% das gestantes necessitaram associar uso da insulina para obter controle glicêmico adequado.[37] A glibenclamida não foi inferior ao uso de insulina em relação ao peso do concepto, entretanto, se associou a maior risco de hipoglicemia neonatal, sendo, portanto, contraindicado seu uso na gestação.[12]

Apesar de não ter apresentado risco de teratogenicidade e ser de uso mais prático que a insulina, a metformina só deve ser utilizada em situações especiais, como quando é inviável o uso da insulina e com os devidos esclarecimentos para a gestante. Além disso, seu uso deve ser evitado durante o primeiro trimestre da gestação.

A terapêutica farmacológica deve ser suspensa no término da gestação complicada pelo DMG com o objetivo de avaliar o diagnóstico de diabetes melito permanente.

MONITORAMENTO DA RESPOSTA TERAPÊUTICA

O monitoramento do controle glicêmico é essencial ao manejo adequado do DMG. Através da obtenção de uma gota de sangue da polpa digital pode-se avaliar a glicemia pela leitura de fitas reagentes feita por diversos aparelhos (glicosímetros), obtendo-se o resultado em um mostrador digital. A frequência ideal de monitoramento da glicemia capilar para gestantes em tratamento não farmacológico é o perfil de quatro pontos (em jejum, 1 hora após café, 1 hora após almoço e 1 hora após jantar) e, naquelas em tratamento farmacológico, o perfil de seis pontos (em jejum, 1 hora após café, antes do almoço, 1 hora após almoço, antes do jantar e 1 hora após jantar).[12]

Em locais sem viabilidade financeira, deve-se orientar as gestantes em tratamento não farmacológico a realização de, no mínimo, quatro medidas da glicemia capilar semanalmente (jejum e 1 hora após as principais refeições), enquanto para aquelas em tratamento farmacológico, as quatro medidas devem ser realizadas diariamente.[12]

A glicosúria não é útil para avaliação da resposta terapêutica na gravidez e a cetonúria pode ser válida para detectar ingestão calórica insuficiente.

O uso de monitores contínuos de glicose (CGM) em gestantes com DMG pode ser uma ferramenta útil na avaliação do perfil glicêmico ao longo de diferentes períodos do dia da gestante, inclusive na madrugada. Entretanto, são ainda escassos os dados sobre o benefício do CGM quanto aos desfechos clínicos em gestantes com DMG.[38]

ACOMPANHAMENTO DA MULHER COM HISTÓRICO PRÉVIO DE DMG

Rastreamento de Diabetes Melito após a Gestação

Ainda que a tolerância à glicose se normalize rapidamente após o parto na maioria das mulheres que desenvolveram DMG, o risco de desenvolvimento de diabetes tipo 2 ou intolerância a glicose é significativo. A incidência de diabetes entre mulheres com história prévia de diabetes gestacional varia de 3 a 65%.[39] A grande variação ocorre em decorrência das diferenças étnicas, da falta de uniformidade dos critérios diagnósticos, do uso de métodos distintos para diagnosticar diabetes após a gestação, adoção de diversos protocolos de acompanhamento, diferentes manejos estatísticos dos dados, e tempo de acompanhamento desigual.

São considerados fatores de risco para o desenvolvimento de diabetes tipo 2 em mulheres com diabetes gestacional:[40]

- Glicemia em jejum na gestação acima de 100 mg/dL;
- Etnia não branca;
- História familiar de diabetes tipo 2, principalmente materna;
- Ganho excessivo de peso durante ou após a gestação;
- Obesidade;
- Obesidade abdominal;
- Dieta hiperlipídica;
- Sedentarismo.

> **IMPORTANTE**
>
> A reclassificação deve ser feita após o parto em todas as mulheres que tiveram DMG, utilizando-se os critérios padronizados para a população não gestante, através do TOTG com 75 g entre 6 a 12 semanas após o parto.[9] O diagnóstico de diabetes é estabelecido fora da gestação se glicemia em jejum for ≥ 126 mg/dL ou 2 horas após ≥ 200 mg/dL.[9] A medida de hemoglobina glicada (A1c) não está validada para o diagnóstico de diabetes durante o puerpério. Caso o TOTG seja normal, a paciente deverá ser avaliada anualmente através de glicemia de jejum e/ou glicemia após sobrecarga de glicose anidra com 75 g.[9]

Prevenção do Diabetes Tipo 2

Mudanças no estilo de vida são eficazes na prevenção do diabetes tipo 2 em mulheres com DMG prévio. O estudo DPP (*Diabetes Prevention Program*) avaliou um subgrupo de mulheres com intolerância à glicose até 12 anos após a gestação complicada pelo DMG. A incidência cumulativa de diabetes tipo 2 nestas mulheres é de 15 casos/100/ano. Houve eficácia na prevenção do diabetes tipo 2 tanto com mudança de estilo de vida (dieta hipolipídica e atividade física leve regular) quanto com uso de metformina. Para cada 5 mulheres tratadas, 1 não desenvolverá DM2 em um período de 3 anos. A metformina foi mais eficaz nesta população do que nas mulheres com intolerância à glicose sem histórico de diabetes gestacional.[41]

O aleitamento materno por mais de 3 meses tem papel protetor para evolução de diabetes tipo 2 em puérperas com DMG prévio, inclusive naquelas com obesidade.[42]

Anticoncepção

A anticoncepção eficaz é conduta essencial para mulheres com histórico DMG. Além de possibilitar um planejamento familiar adequado, evita a gravidez não programada e aumenta a possibilidade de se realizar preparo adequado de uma nova gestação em mulher com elevado risco de desenvolver novamente complicações metabólicas na gestação.

Não há método contraceptivo de escolha para mulheres com DMG prévio. Avaliação individualizada deve ser realizada. É necessário considerar os riscos específicos para esta população. O uso de progestógeno oral isolado pode ser indicado para mulheres que estão amamentando, entretanto, existe possibilidade de levar à piora do perfil lipídico e a sangramentos uterinos irregulares. O uso de progestógenos injetáveis de ação prolongada está associado a aumento do risco de desenvolver diabetes melito tipo 2 em mulheres com DMG prévio e deve ser evitado nesta população.[43]

REFERÊNCIAS BIBLIOGRÁFICAS

1. Jovanovic L, Pettitt DJ. Treatment with insulin and its analogs in pregnancies complicated by diabetes. Diabetes Care. 2007;30(S2):S220-S224.
2. Wilkerson HLC, Remein QR. Studies of abnormal carbohydrate metabolism in pregnancy. Diabetes. 1957;6:324-9.
3. Diagnostic criteria and classification of hyperglycaemia first detected in pregnancy: a World Health Organization Guideline. Diabetes Res ClinPract. 2013;103(3):341-63.
4. Lawrence JM, et al., Trends in the prevalence of preexisting diabetes and gestational diabetes melito among a racially/ethnically diverse population of pregnant women, 1999-2005. Diabetes Care. 2008;31(5):899-904.
5. Trujillo J, Vigo A, Duncan BB, et al. Impact of the International Association of Diabetes and Pregnancy StudyGroups

criteria for gestational diabetes. Diabetes Res Clin Pract. 2015;108(2):288-95.
6. American College of Obstetricians and Gynecologists (ACOG). Gestational diabetes melito. Washington (DC): American College of Obstetricians and Gynecologists (ACOG). 2013:137.
7. Metzger BE, et al. International association of diabetes and pregnancy study groups recommendations on the diagnosis and classification of hyperglycemia in pregnancy. Diabetes Care. 2010;33(3):676-82.
8. National Institutes of Health Consensus Development Conference: Diagnosing Gestational Diabetes Melito [Internet]. 2013.
9. Ministério da Saúde. Federação Brasileira das Associações de Ginecologia e Obstetrícia. Sociedade Brasileira de Diabetes. Rastreamento e diagnóstico de diabetes melito gestacional no Brasil. Vol. 1, Sociedade Brasileira de Diabetes. Brasília [Internet]. 2017:1-36.
10. International Association of Diabetes and Pregnancy Study Groups Consensus Panel. International association of diabetes and pregnancy study groups recommendations on the diagnosis and classification of hyperglycemia in pregnancy. Diabetes Care. 2010;33(3):676-82.
11. HAPO Study Cooperative Research Group Hyperglycemia and adverse pregnancy outcomes. New Engl J Med. 2008;358:1991-2002.
12. Zajdenverg L, Façanha CFS, Dualib PM, et al. Diretrizes da Sociedade Brasileira de Diabetes. Rastreamento e diagnóstico da hiperglicemia na gestação [Internet]. 2022.
13. Negrato CA, Montenegro RM Jr, Mattar R, et al. Dysglycemias in pregnancy: from diagnosis to treatment. Brazilian consensus statement. Diabetology & Metabolic Syndrome. 2010;2:27.
14. Negrato CA, Gomes MB. Diabetes melito e gestação. In: Tratado de endocrinologia clínica. Wajchenberg BL, Lerario AC, Betti RT. São Paulo: AC Famacêutica. 2014;2:582-96.
15. Olmos-Ortiz A, Avila E, Durand-Carbajal M, et al. Regulation of calcitriol biosynthesis and activity: focus on gestational vitamin D deficiency and adverse pregnancy outcomes. Nutrients. 2015;7:443-80.
16. Retnakaran R, Shah BR. Fetal sex and the natural history of maternal risk of diabetes during and after pregnancy. J Clin Endocrinol Metab. 2015;100(7):2574-80.
17. Boomsma CM, Eijkemans MJ, Hughes EG, et al. A meta-analysis of pregnancy outcomes in women with polycystic ovary syndrome. Hum Reprod Update. 2006;12(6):673-83.
18. Colagiuri S, Falavigna M, Agarwal MM, et al. Strategies for implementing the WHO diagnostic criteria and classification of hyperglycaemia first detected in pregnancy. Diabetes Res ClinPract. 2014;103(3):364-72.
19. Hughes RC, Moore MP, Gullam JE, et al. An early pregnancy HbA1c ≥ 5.9% (41 mmol/mol) is optimal for detecting diabetes and identifies women at increased risk of adverse pregnancy outcomes. Diabetes Care. 2014;37(11):2953-9.
20. Negrato CA, Jovanovic L, Tambascia MA, et al. Mild gestational hyperglycaemia as a risk factor for metabolic syndrome in pregnancy and adverse perinatal outcomes. Diabetes Metab Res Rev. 2008;24(4):324-30.
21. O'Keeffe M, et al. Sleep duration and disorders in pregnancy: implications for glucose metabolism and pregnancy outcomes. Int J Obes (Lond). 2013;37(6):142.
22. Schoenaker DA, Soedamah-Muthu SS, Callaway LK, Mishra GD. Pre-pregnancy dietary patterns and risk of gestational diabetes melito: results from an Australian population-based prospective co-hort study. Diabetologia. 2015;58(12):2726-35.
23. Cosson E, et al. EASD Meeting. Abstract 146. 2015.
24. Rauh-Hain JA, Rana S, Tamez H, et al. Risk for developing gestational diabetes in women with twin pregnancies. J Matern Fetal Neonatal Med. 2009;22(4):293-9.
25. Hu H, Ha S, Henderson BH, et al. Association of atmospheric particulate matter and ozone with gestational diabetes melito. Environ Health Perspect. 2015;123(9):853-9.
26. Angueira AR, Ludvik AE, Reddy TE, et al. New insights into gestational glucose metabolism: lessons learned from 21st century approaches. Diabetes. 201;64(2):327-34.
27. Enquobahrie DA, Denis M, Tadesse MG, et al. Maternal early pregnancy serum metabolites and risk of gestational diabetes melito. J Clin Endocrinol Metab. 2015;100(11):4348-56.
28. Abell SK, De Courten B, Boyle JA, Teede HJ. Inflammatory and Other Biomarkers: Role in Pathophysiology and Prediction of Gestational Diabetes Melito. Int J Mol Sci. 2015;16(6):13442-73.
29. Koren O, Goodrich JK, Cullender TC, et al. Host remodeling of the gut microbiome and metabolic changes during pregnancy. Cell. 2012;150(3):470-80.
30. Felig P, Lynch V. Starvation in human pregnancy: hypoglycemia, hypoinsulinemia, and hyperketonemia. Science. 1970;170:990-2.
31. Farrar D, Simmonds M, Bryant M, et al. Hyperglycaemia and risk of adverse perinatal outcomes: systematic review and meta-analysis. BMJ. 2016;354:i4694.
32. Crowther CA, Hiller JE, Moss JR, et al. Australian Carbohydrate Intolerance Study in Pregnant Women (ACHOIS) Trial Group. Effect of treatment of gestational diabetes melito on pregnancy outcomes. N Engl J Med. 2005;352(24):2477-86.
33. National Research Council (US) Committee to Reexamine IOM Pregnancy Weight Guidelines. In: Weight gain during pregnancy: reexamining the guidelines. Rasmussen KM, Yaktine AL, editors. Washington (DC): National Academies Press (US); (The National Academies Collection: Reports funded by National Institutes of Health). 2009.
34. Organização Pan-Americana da Saúde. Ministério da Saúde. Federação Brasileira das Associações de Ginecologia e Obstetrícia. SociedadeBrasileira de Diabetes .Tratamento do diabetes melito gestacional no Brasil. Brasília, DF: OPAS, [Internet]. 2019:57.
35. American Dietetic Association. Position Statement of the American Dietetic Association: use of nutritive and nonnutritive sweeteners. J Am Diet Assoc. 2004;104(2):255-75.
36. ACOG Committee Opinion No. 650: Physical Activity and Exercise During Pregnancy and the Postpartum Period. Obstet Gynecol. 2015;126(6):e135-42.
37. Balsells M, García-Patterson A, Roqué M, et al. Glibenclamide, metformin, and insulin for the treatment of gestational diabetes: a systematic review and meta-analysis. BMJ. 2015;350:h102.
38. Posicionamento oficial da Sociedade Brasileira de Diabetes (SBD) sobre uso do CGM na gestação, [Internet]. 2021.
39. Kim C, Newton KM, Knopp RH. Gestational diabetes and the incidence of type 2 diabetes: a systematic review. Diabetes Care. 2002;25(10):1862-8.
40. Damm P, et al. Predictive factors for development of diabetes in women with previous gestational diabetes melito. Am J Obstet Gynecol. 1992;167:607-6.
41. Aroda VR, Christophi CA, Edelstein SL, et al. Diabetes Prevention Program Research Group. The effect of lifestyle intervention and metformin on preventing or delaying diabetes among women with and without gestational diabetes: the Diabetes Prevention Program outcomes study 10-year follow-up. J Clin Endocrinol Metab. 2015;100(4):1646-53.
42. Liu B, Jorm L, Banks E. Parity, Breastfeeding, and the Subsequent Risk of Maternal Type 2 Diabetes.Diabetes Care. 2010;33(6):1239-41.
43. Diab KM, Zaki MM. Contraception in diabetic women: comparative metabolic study of Norplant, depot medroxyprogesterone acetate, low dose oral contraceptive pill and CuT380A. J ObstetGynaecol Res. 2000;26(1):17-26.

INSUFICIÊNCIA OVARIANA PRECOCE

Mônica de Oliveira

INTRODUÇÃO

Insuficiência Ovariana Precoce (IOP) é a perda da atividade ovariana que ocorre antes dos 40 anos. É caracterizada por distúrbio menstrual com aumento de gonadotrofinas e níveis baixos de estradiol.[1]

A presença da IOP é um sério evento para a saúde da mulher, pois além de ser importante causa de infertilidade e deficiência hormonal, está associada a múltiplos riscos à saúde, que incluem, além dos sintomas menopausais clássicos, reduzida densidade mineral óssea com aumento do risco de fraturas, problemas cardiovasculares, neurocognitivos, sintomas psicológicos e outros que afetam a qualidade de vida feminina.[1,2]

O termo **menopausa precoce** não deve ser utilizado e, da mesma forma, **falência ovariana precoce** também não é aconselhável, pelo fato de que a perda da função muitas vezes não se faz de forma completa, podendo haver períodos de atividade ovariana preservada, não justificando o termo **falência**.[3]

A IOP é uma condição que deve ter abordagem clara, de longa duração, que inclua a reposição dos hormônios femininos até pelo menos a idade da menopausa fisiológica. Os cuidados devem incluir suporte emocional às pacientes, assim como buscar reduzir as consequências precoces e tardias do hipoestrogenismo.

EPIDEMIOLOGIA

A prevalência da IOP parece variar entre 1 a 3,7% da população geral. Dados provenientes de estudo de coorte envolvendo aproximadamente 1.900 mulheres americanas nascidas entre 1928-1932 estimaram que cerca de 1% daquela população teve IOP.[4] A prevalência parece aumentar com a idade, sendo de aproximadamente 0,5% nas mulheres com idade inferior a 35 anos e cerca de 1% naquelas abaixo de 40 anos. Um estudo que avaliou registros de saúde da população sueca estimou incidência de IOP em 1,9% da sua população.[5] Mais recentemente, entretanto, metanálise de prevalência global que avaliou estudos de língua inglesa entre 1980-2007, encontrou uma prevalência de IOP de 3,7% nas populações estudadas, sendo maior nas populações de mais baixo Índice de Desenvolvimento Humano.[6]

DIAGNÓSTICO

O diagnóstico de IOP é baseado na presença de distúrbio menstrual e confirmação bioquímica. Após exclusão de gravidez, história de oligo ou amenorreia presente pelo menos por 4 meses (com ou sem sintomas de hipoestrogenismo), associada a duas medidas do FSH (Hormônio foliculoestimulante) maior que 25 IU/L, com intervalo maior que 4 semanas entre elas, confirmam o diagnóstico de IOP (Quadro 26-1).[1]

Embora haja alguma discordância na literatura a respeito do ponto de corte do FSH (> 40 IU/L em muitos estudos e > 30 IU/L para a Sociedade Inglesa de Menopausa), a European Society of Human Reproduction and Embriology sugere um ponto de corte superior a 25 IU/L em duas ocasiões.[1,7] Tal valor vem sendo acompanhado, mais recentemente, por outras sociedades[8] por basicamente duas razões: necessidade de diagnóstico precoce dessa condição e pelo conhecimento que mulheres portadoras de IOP autoimune têm níveis de FSH mais baixos. Nas mulheres que ainda apresentam alguma menstruação, as dosagens do FSH devem ser realizadas no 2º ou 3º dia do ciclo, quando os níveis de estrógeno são baixos, e, portanto, incapazes de promover um *feedback* negativo no FSH. **É sempre importante salientar que é fundamental que o distúrbio menstrual (não só o ponto de corte laboratorial) esteja bem caracterizado, a fim de evitar um excesso de diagnósticos de IOP.** Por fim, outro ponto importante a ser considerado é a forma de comunicar à paciente o diagnóstico de IOP. É fundamental que essa comunicação seja feita com empatia e sensibilidade.

Exames Auxiliares no Diagnóstico

Outros exames que tentam avaliar a função ovariana são o Hormônio Anti-mülleriano (HAM) e a contagem de folículos antrais pela USG, que servem também para estimar a reserva ovariana. Outros marcadores têm sido buscados objetivando melhor acurácia, entretanto, nenhum deles faz parte dos critérios diagnósticos para IOP e não devem ser usados de forma rotineira.[1]

Hormônio Antimülleriano (HAM)

O HAM é uma glicoproteína produzida pelas células antrais e se constitui um dos melhores preditores da reserva ovariana. Entretanto, a falta de padronização dos ensaios e de pontos

Quadro 26-1. Diagnóstico de IOP[1]

- Oligo ou amenorreia em mulheres < 40 anos
- 2 dosagens de FSH, com intervalo > 4 semanas, superiores a 25 UI/L

de corte bem estabelecidos faz com que a dosagem do mesmo não deva ser realizada de forma rotineira.[7] Por outro lado, o HAM tem-se mostrado um bom preditor da resposta ovariana às gonadotrofinas nas técnicas de reprodução assistida, sendo superior à contagem de folículos antrais através da USG.[9] Para mulheres submetidas à quimio ou radioterapia, a dosagem do HAM pode ser utilizada a fim de avaliar um possível grau de recuperação da função ovariana.[10]

USG Pélvica

As informações relativas ao tamanho ovariano e à contagem de folículos antrais são úteis na avaliação das portadoras de IOP. Não há padrão típico radiológico, mas habitualmente os ovários são pequenos, podendo ou não haver folículos visíveis, sendo tais achados relacionados com níveis elevados de FSH e reduzidos do HAM. Entretanto, ocasionalmente, podem ser vistos maior número de folículos, o que pode levar a tentativas do uso de técnicas de reprodução, que raramente são exitosas.[9]

Fator 3 Semelhante à Insulina (INSL3)

O INSL3 é produzido pelas células da teca ovariana e pode-se tornar um biomarcador útil na avaliação da IOP. Esse novo peptídeo parece circundar as células da teca interna do folículo em desenvolvimento. Tem-se mostrado capaz de se ligar a receptor da família da relaxina acoplado à proteína G, que está expresso nos folículos em crescimento, sugerindo que esse sistema tem ação parácrina e autócrina na maturação folicular. Ainda é importante salientar que os níveis de INSL3 estão negativamente associados a FSH e, positivamente, a HAM, inibina B, contagem de folículos antrais e níveis de testosterona. Por essas razões o INSL3 tem-se tornado um promissor fator de utilidade para a avaliação da IOP, embora nenhum marcador investigado até o momento seja absoluto no diagnóstico da IOP ou mesmo da reserva ovariana reduzida.[11]

FISIOPATOLOGIA

A vida reprodutiva da mulher depende, inicialmente, do número de folículos primordiais com que a mesma nasce, habitualmente cerca de 700.000-1 milhão. Esse número de folículos determinará a extensão do período reprodutivo. A IOP se desenvolve devido à perda/disfunção desses folículos, que levará à infertilidade e à falência da produção hormonal ovariana. Diversos fatores, muitas vezes combinados, podem precipitar a IOP. São eles: fatores genéticos, imunológicos, drogas, procedimentos cirúrgicos, exposição a agentes químicos ou o próprio envelhecimento. A perda dos folículos se dá, essencialmente, por dois mecanismos (Quadro 26-2).[12-15]

Depleção Folicular

Redução do número de folículos primordiais (atresia folicular acelerada) secundária a *pool* inicial inadequado ou destruição dos folículos, como, por exemplo, as causas genéticas, por agentes citotóxicos ou agressão autoimune.

Disfunção Folicular

Problemas no suporte/recrutamento/maturação dos folículos. Os folículos permanecem no ovário, mas processos patológicos impedem sua função normal. São exemplos principais os defeitos enzimáticos da esteroidogênese.

Quadro 26-2. Classificação das causas da IOP quanto à etiopatogenia

Depleção folicular (atresia acelerada)

Defeitos genéticos:
- Síndrome de Turner
- Pré-mutações do X frágil
- Deleções e translocações cromossômicas do X
- Galactosemia

Toxinas ovarianas:
- Fármacos quimioterápicos (especialmente agentes alquilantes)
- Caxumba ou infecção por citomegalovírus
- Radiação

Lesão autoimune:
- Isolada ou parte de síndromes poliglandulares autoimunes

Disfunção folicular (estimulação anormal)

Moduladores intraovarianos:
- BMP15, polimorfismos da subunidade alfa-inibina

Defeitos enzimáticos esteroidogênicos
- Deficiência da *CPY17*
- Mutação da *StAR*

Receptores de gonadotrofinas:
- Mutações no receptor de FSH
- Mutações no gene da subunidade alfa da proteína G

Adaptado de Pardini DP; 2012.[15]

Tais defeitos levam à insuficiência da produção hormonal ovariana. Além dos prejuízos relacionados com a fertilidade, o estradiol regula muitas das enzimas-chave envolvidas na bioenergética mitocondrial (incluindo cotransportadores de glicose), tem ações no metabolismo dos ácidos graxos e na resistência insulínica, além de efeitos no sistema imune. A redução ou supressão dessas ações determina diversas manifestações do hipoestrogenismo que serão descritas ao longo do capítulo.

CAUSAS/FATORES ETIOLÓGICOS

Há múltiplas etiologias para IOP, incluindo as causas genéticas (ligadas ao X e as autossômicas), autoimunes, iatrogênicas (cirurgias, quimioterapia, radioterapia), secundárias a defeitos enzimáticos e as secundárias a agentes infecciosos ou tóxicos aos ovários. IOP espontânea se refere à insuficiência ovariana em mulher com menos de 40 anos que possua cariótipo normal e que desenvolve a condição espontaneamente.[12]

A vasta maioria (75-90%) dos casos de IOP espontânea não tem definição etiológica conhecida e são ditas idiopáticas. Aproximadamente 4% das IOP espontâneas são devidas à ooforite autoimune. A pré-mutação do X frágil é responsável por aproximadamente 2-5% dos casos isolados e 14% das IOP espontâneas de origem familiar.[2]

Se o diagnóstico de IOP espontânea parece provável, cariótipo deve ser solicitado, tendo em vista o fato de as anormalidades cromossômicas serem bastante prevalentes na IOP, principalmente nas IOP que se apresentam com amenorreia primária. A busca pelo fator causal é importante, porque determinadas etiologias podem impactar negativamente na saúde da mulher e também pela necessidade de aconselhamento familiar (determinadas condições podem ser geneticamente transmitidas a outras gerações – ver seção da síndrome do X frágil).

Anormalidades Genéticas

Mais de 50 genes parecem estar envolvidos na etiologia da IOP. Muitas causas ditas idiopáticas possivelmente são decorrentes de alterações genéticas não conhecidas. As causas genéticas podem ser ligadas ao X ou autossômicas dominantes.[14]

Síndrome de Turner

As anormalidades estruturais ou numéricas do cromossomo X são frequentes causas de IOP. A síndrome de Turner ocorre em 1:2.500 nascimentos, sendo a mais comum anormalidade cromossômica. Envolve perda parcial ou completa do cromossomo X. No caso das deleções parciais que originam os mosaicos, pode haver uma IOP menos severa, ocorrendo, inclusive, possibilidade de gravidez. Pacientes com monossomia do X (45, X0) geralmente apresentam-se com amenorreia primária enquanto os mosaicos podem-se manifestar como amenorreia primária, mas também como amenorreia secundária. Por outro lado, se o cromossoma Y é identificado, essas pacientes devem ser aconselhadas sobre a possibilidade de desenvolvimento de um tumor gonadal e uma gonadectomia deve ser realizada.[14]

Síndrome do X Frágil

A mais comum anormalidade genética não cromossômica na IOP envolve a Pré-Mutação no gene *FMR1 (fragile X mental retardation 1 gene)*. Ela está presente em até 1:250 mulheres e afeta as cópias do trinucleotídeo citosina-guanina-guanina (CGG) desse gene, que se expressam na área 5' do cromossomo X. O achado normal é a ocorrência de 5-45 repetições. Na forma completa, há mais de 200 repetições, e isso resulta em incapacidade intelectual, principalmente no sexo masculino (Quadro 26-3).[16]

Quando o número de repetições é entre 55-200, é referido como **pré-mutação** e há uma chance em torno de 20% de haver IOP. A avaliação genética da mulher e da sua família é recomendada, tendo em vista que essa condição pode ser transmitida à prole, inclusive podendo haver expansão para mutação completa nas próximas gerações, com casos graves de autismo. Detectar a pré-mutação antes da IOP também pode permitir ao menos tentativas de preservação da fertilidade, como, por exemplo, criopreservação de oócitos ou congelamento de embriões.[16]

Tendo em vista esses riscos, toda mulher com IOP de causa não identificada, após realização do cariótipo, deverá ser submetida à realização da pesquisa da pré-mutação do *FMR1* (pesquisa de X frágil). Esse exame deve ser, inclusive, coberto pelas operadoras de saúde brasileiras, segundo a Norma Técnica 876/2013, Anexo II, número 22, da Agência Nacional de Saúde (ANS). Por fim, é importante lembrar que a abordagem deve ser multidisciplinar e envolver, além da endocrinologia e da ginecologia, a genética e a psiquiatria.

Causas Autossômicas

Mutações em inúmeros genes vêm sendo implicadas na patogênese da IOP.

Mutações nos genes das gonadotrofinas levam a alterações no domínio extracelular do receptor do FSH, impedindo a ligação normal. A síndrome de Savage, ou síndrome de resistência ovariana é uma doença rara caracterizada por resistência às gonadotrofinas. Os níveis de LH e FSH são elevados como na IOP, entretanto, o HAM e a contagem de folículos antrais pela USG é normal. Os ovários são irresponsivos à ação do FSH endógeno ou exógeno em decorrência da inativação genética ou imunológica do receptor do FSH, ou mesmo do LH.

Mutações nos genes que codificam a proteína G também são capazes de alterar a transdução do sinal de hormônios glicoproteicos, levando à disfunção não só das gonadotrofinas como também dos demais hormônios, determinando hipotiroidismo e pseudo-hipoparatiroidismo.

Outros genes que participam da foliculogênese (*FOXL2, NR5A1, NOBOX*), do desenvolvimento de fatores de crescimento ovariano (Inibina A, BMP15) ou responsáveis pela esteroidogênese (FSHR, FSH, LHR) também têm sido implicados na gênese da IOP. Na prática clínica, a investigação genética frequentemente não é realizada por questões de custo, de sequenciar genes individualmente e pelo fato de que a maioria dos genes é responsável por poucas causas de IOP. Por outro lado, se características fenotípicas de determinada mulher se correlacionam com uma mutação genética específica (síndrome de Perrault, por exemplo), a mesma deve ser encaminhada para a genética e teste específico para determinado gene ser solicitado.[17]

Causas Autoimunes

Mulheres com IOP espontânea são mais acometidas por doenças autoimunes que a população geral. Cerca de 20% das mulheres com IOP espontânea têm evidência de ooforite autoimune. Associação é mais evidente com tireoidite de Hashimoto. Entretanto, outras doenças como diabetes tipo 1, insuficiência adrenal, artrite reumatoide, miastenia grave, doença celíaca, síndrome de Sjögren, lúpus eritematoso sistêmico, dentre outras, também vêm sendo associadas à IOP.

A IOP pode fazer parte de síndromes poliglandulares autoimunes, que podem ser do tipo I (candidíase mucocutânea, doença de Addison, hipoparatiroidismo) ou II (insuficiência adrenal, DM1, disfunção tiroidiana). A tipo I é causada por mutações no gene regulador autoimune (*AIRE mutation*), localizado no cromossoma 21. Tal mutação pode levar à ooforite linfocítica em 60% dos indivíduos afetados. Por outro lado, na síndrome poliglandular autoimune do tipo II, a ooforite é bem menos prevalente.[18]

Quadro 26-3. Características fenotípicas e clínicas da Síndrome do X Frágil com relação ao número de mutações

Número de repetições CGG	Fenótipo	Quadro clínico
> 200	Mutação completa	Síndrome do X frágil (autismo, retardo mental, desordens psiquiátricas)
55-200	Pré-mutação	Mulheres: menopausa precoce e insuficiência ovariana Homens: ataxia e tremores, demência
45-54	Intermediário	Zona cinza, baixo risco
< 45	Normal	Indivíduos não afetados

Adaptado de Ishizuka B; 2021.[17]

Causas Iatrogênicas

Quimioterapia, radiação e terapias cirúrgicas têm sido implicadas como fatores causais da IOP e contam para aproximadamente 15-20% de todas as causas da IOP.

Procedimentos cirúrgicos como cirurgias para torção ovariana, retirada de cistos, malignidades e até mesmo embolização de artéria uterina têm sido implicados como causas de IOP. A idade das pacientes no momento do procedimento cirúrgico tem correlação inversa com o tempo de surgimento da IOP. O risco de desenvolvimento de IOP seguindo radioterapia está na dependência do campo a ser irradiado, da dose e da idade da paciente.[14]

O efeito gonadotrófico da quimioterapia depende do tipo do quimioterápico utilizado e da dose. Ciclofosfamida, clorambucil, busulfan estão entre as drogas com maior potencial citotóxico. Outras drogas como cisplatina, carboplatina, doxorrubicina, vincristina e metotrexato também têm sido associadas à IOP.[14,19]

Outras Causas

Outros possíveis fatores causais vêm sendo incriminados como desencadeadores da IOP, mas com relação causa-efeito de difícil definição. Infecções virais (caxumba, rubéola, varicela, HIV), bacterianas (tuberculose, shigelose) ou mesmo malária têm sido descritas.

Da mesma forma, produtos químicos, toxinas ambientais, fumo e metais pesados têm sido relacionados com a IOP. Vários têm sido os relatos de associação entre exposição a ftalatos, bisfenol A e hidrocarbonetos aromáticos e a ocorrência de IOP. Dos agentes biológicos, a ooforite pós-caxumba parece ser o mais bem estabelecido fator etiológico.[8,14]

Distúrbios metabólicos raros, como galactosemia, também têm sido relacionados com a IOP. A deficiência da enzima GALT (*galactose-1-phosphate uridyltransferase*) leva a acúmulo de galactose em órgãos com elevada expressão da mesma, como fígado, rins, coração e ovários. Esse acúmulo de galactose é tóxico para os ovários e determina IOP, muitas vezes ainda no estágio pré-puberal.[20]

INVESTIGAÇÃO ETIOLÓGICA

Uma vez dado o diagnóstico de IOP é necessário investigarmos as causas. Segundo a ESHRE, os testes abaixo devem ser considerados (Quadro 26-4).

Quadro 26-4. Avaliação diagnóstica da IOP[1]

Testes Genéticos/Cromossômicos
▪ Cariótipo
▪ Teste para detecção do cromossomo Y
▪ Pre-mutação do X frágil
▪ Testes genéticos autossômicos
Anticorpos
▪ Anticorpos adrenocorticais
▪ ATPO

A análise cromossômica deve ser realizada em toda mulher com IOP de causa não iatrogênica. Sempre que detectado o cromossomo Y, é fundamental a realização de exérese do tecido gonadal a fim de evitar malignidade. Se a causa não é identificada, também deve ser submetida à pesquisa da pré-mutação do X frágil e as possíveis implicações desse diagnóstico discutidas com a paciente, tendo em vista a possibilidade de afetar a prole. Os testes genéticos autossômicos só devem ser solicitados na suspeita de uma mutação específica.[1,8]

Os autoanticorpos devem ser solicitados quando uma origem autoimune for pensada. Se os autoanticorpos forem negativos, não há indicação de repetir a dosagem a menos que haja surgimento de sintomas sugestivos ao longo da vida da mulher. A mais frequente associação é com tireoidite, devendo ser dosados TSH e anti-TPO. Após a autoimunidade tiroidiana, a mais forte associação clínica da IOP é com autoimunidade adrenal, fazendo com que 2,5-20% das mulheres com IOP apresentem anticorpos contra as adrenais e 10-20% das pacientes portadores de Addison tenham ooforite autoimune. Inclusive, os autoanticorpos adrenais (anti-21-hidroxilase e anticorpos adrenocorticais) são capazes de iniciar uma resposta autoimune nos tecidos ovarianos, envolvendo citocinas, células B e células T, determinando uma ooforite linfocítica que, nas fases iniciais da doença, se caracteriza por ovários aumentados de tamanho pela presença de cistos. Portanto, se uma causa autoimune é suspeitada, a dosagem dos autoanticorpos contra a suprarrenal (21-hidroxilase ou, alternativamente, anticorpos adrenocorticais) deve ser solicitada e, se positiva, testes para avaliar insuficiência adrenal devem ser realizados.[21]

Por outro lado, os anticorpos antiovários têm pobre correlação com sintomas clínicos e elevada taxa de falsos positivos, não sendo recomendada sua dosagem rotineira.[1,21]

QUADRO CLÍNICO

A IOP é caracterizada por hipogonadismo hipergonadotrófico antes dos 40 anos, acarretando distúrbio menstrual que resulta em amenorreia e outras consequências do hipoestrogenismo. O ponto de corte dos 40 anos é usado, pois representa 2 desvios-padrão abaixo da idade média da menopausa natural.

Habitualmente a IOP se desenvolve após puberdade normal e período de ciclos regulares. Entretanto, em cerca de 10% dos casos, a IOP surge como amenorreia primária. O padrão de distúrbio menstrual não é uniforme em todas as mulheres. A função ovariana pode flutuar, fazendo com que, em alguns casos, as menstruações cessem abruptamente, mas em outros seu término seja precedido por períodos de oligomenorreia, polimenorreia ou até sangramento uterino disfuncional, antes da amenorreia de fato. Em algumas mulheres as menstruações podem, ainda, não retornar após uso de pílula ou mesmo após gestação.[2]

A sintomatologia da IOP é variável e os sintomas da deprivação estrogênica podem ou não estar presentes. O mais comum é a ocorrência de sintomas vasomotores, geniturinários (como dispareunia, secura vaginal e urgência urinária), alterações na sexualidade, secura de mucosas, além de prejuízos à saúde óssea, cardiovascular e, possivelmente, na cognição. Modificações no humor e no padrão do sono são comuns e podem interferir negativamente na vida das mulheres. Os sintomas do hipoestrogenismo podem estar presentes mesmo antes do surgimento da irregularidade menstrual. Quanto mais abrupta for a instalação da IOP, maior será a presença das manifestações clínicas, como observado nas IOP iatrogênicas cirúrgicas. Os sintomas vasomotores parecem estar muito mais relacionados com a retirada do estrógeno do que com sua deficiência.[22] Outra consequência importante da IOP é a infertilidade, sendo, muitas vezes, o motivo para a busca de ajuda médica.

História pessoal e familiar deve ser realizada no intuito de identificar fatores preditores da IOP como: anormalidades genéticas, história familiar de IOP ou menopausa precoce, nuliparidade/baixa paridade, tabagismo, dentre outros.[13] A IOP espontânea parece se desenvolver, também, como parte do envelhecimento natural. Estudos recentes têm observado que envelhecimento epigenético parece ter início muito cedo na vida de algumas mulheres. Condições como exercício excessivo (que pode levar a hipogonadismo hipogonadotrófico), doenças sistêmicas descompensadas e tratamentos oncológicos devem fazer parte da anamnese.

Ao exame físico, além da procura de sinais de doenças crônica/síndromes, deve-se buscar a presença de galactorreia e de manifestações hiperandrogênicas para afastar causas comuns de distúrbios menstruais nas mulheres jovens, como hiperprolactinemia e síndrome dos ovários policísticos.

Devido à flutuação na função ovariana, uma minoria de mulheres, cerca de 5-10%, pode engravidar mesmo após já ter recebido o diagnóstico de IOP.[22,23]

CONSEQUÊNCIAS DA IOP

O diagnóstico de IOP afeta negativamente a mulher tanto do ponto de vista emocional quanto orgânico. A IOP vem sendo associada a uma reduzida expectativa de vida pela ocorrência de eventos cardiovasculares nas mulheres não tratadas.[24] Além desse aumento na mortalidade, diversas repercussões podem ser observadas:

Repercussões Psicossexuais

O próprio diagnóstico da IOP já determina consideráveis efeitos sobre as portadoras da condição. Mulheres com IOP são mais propensas a transtornos depressivos e ansiosos, além de menor confiança e sensação de bem-estar, quando comparadas a mulheres que entraram na menopausa na idade fisiológica.[25]

Alterações emocionais e cognitivas relacionadas com deprivação hormonal precoce contribuem para o desequilíbrio de componentes neurológicos e centrais da resposta sexual. Além de sentimentos como baixa autoestima, relacionados com perda da função reprodutiva e com o potencial de envelhecimento precoce, a carência hormonal leva a modificações vulvovaginais e centrais que culminam em baixo desejo e satisfação sexual. Associadas a isso, alterações do sono e a presença de fogachos impactam negativamente na qualidade de vida. É importante salientar que a reposição hormonal não resolve completamente os sintomas de IOP, sendo fundamental o apoio biopsicossocial a essas mulheres.[2,22]

Repercussões Ósseas

Se a IOP ocorre antes do pico de massa óssea, o patrimônio ósseo da menina ficará prejudicado. Se acontece depois, a deficiência estrogênica é capaz de aumentar fatores que levam à reabsorção do osso, o que determina a baixa massa óssea observada nessas pacientes. Interessante estudo observou que apenas 1,5 ano após o diagnóstico de IOP quase metade das mulheres já tinha Z escore em colo do fêmur < -1,0, indicando que a redução da produção hormonal ocorre antes do diagnóstico da IOP. Isso contribui para as altas taxas de baixa massa óssea nessa população. Na realidade, o retardo no diagnóstico de IOP parece se constituir em um fator de risco para reduzida massa óssea.[26,27] Portadoras de IOP têm reduzida massa óssea e aumento do risco de osteoporose em mais de 2,5 vezes, quando comparadas a mulheres com menopausa fisiológica.[28] Fatores que contribuem para baixa massa óssea incluem amenorreia primária, irregularidade menstrual iniciada antes dos 20 anos, retardo no diagnóstico de IOP superior a 1 ano, baixos níveis de vitamina D, reduzida aderência à reposição hormonal, sedentarismo, baixa ingesta de cálcio e sobreviventes de câncer na infância.

A relação entre a reduzida densidade mineral óssea e a ocorrência de fraturas ainda vem sendo construída em estudos de acompanhamento, mas evidências têm demonstrado que o risco de fraturas parece ser 1,5 vez quando comparado ao de mulheres com menopausa fisiológica.[28,29]

Em mulheres jovens o termo osteopenia deve ser evitado, sendo preferível baixa massa óssea. É importante salientar que deve ser utilizado o Z escore nessa população. A International Osteoporosis Foundation propõe que um Z escore < -2,0 seja usado para definir baixa massa óssea em mulheres jovens que não atingiram o pico de massa óssea, como por exemplo, aquelas portadoras de amenorreia primária. A presença de fratura por fragilidade (especialmente fraturas vertebrais) e/ou T escore < – 2,5 em mulher com IOP é diagnóstico de osteoporose.[30]

Repercussões Cardiovasculares

As pacientes com IOP têm vasodilatação arterial fluxo-mediada reduzida, maior espessamento da íntima média, disfunção ventricular esquerda, reduzida variabilidade da frequência cardíaca e sensibilidade barorreflexa prejudicada, quando comparadas a controles saudáveis.[31,32] Além da disfunção endotelial e autonômica, outros fatores como alterações no perfil lipídico, na resistência insulínica e maior prevalência da síndrome metabólica são mais prevalentes nas portadoras da IOP. Isso se reflete na reduzida expectativa de vida dessa população.[24,29] Uma metanálise de 15 estudos observacionais que envolveu mais de 300.000 mulheres de diferentes países verificou que o risco de evento cardiovascular (infarto e acidente vascular cerebral) foi maior em mulheres com IOP com RR 1,55, 95% IC (1,38-1,73); p < 0,0001 quando comparadas a mulheres com menopausa aos 50-51 anos. Esse maior risco foi acompanhado de uma relação praticamente linear, com aumento de risco de mortalidade de 3% a cada ano de redução na idade da menopausa.[33]

Não há clara definição na literatura a respeito das possíveis diferenças entre a IOP espontânea ou cirúrgica. Metanálise do Reino Unido (2006-2010) que buscou avaliar essas diferenças incluiu mais de 144.000 mulheres. Observou que 3,9% das mulheres com menopausa fisiológica, 6% daquelas com IOP natural e 7,6% daquelas com IOP cirúrgica apresentaram eventos cardiovasculares durante o seguimento. O risco para o desenvolvimento de evento cardiovascular foi de 1,36 (95%

IC 1,19-1,56; p < 0,001) para IOP espontânea e de 1,87 (95% IC 1,36-2,58; p < 0,001) para IOP cirúrgica, quando comparadas às mulheres que tiveram menopausa fisiológica, mesmo após ajuste para os fatores de risco tradicionais.[34] Entretanto, esses resultados não são unânimes na literatura, tornando ainda discutível se de fato há diferenças no risco cardiovascular das portadoras de IOP espontânea x cirúrgica quando variáveis como idade da IOP são controladas.

Portanto, as portadoras de IOP devem ser cuidadosamente acompanhadas e tratadas, assim como aconselhadas a ter hábitos de vida saudáveis, controle ponderal e abandono do tabagismo como forma de melhorar o risco cardiovascular.[1,8]

Repercussões Cognitivas

Estudos observacionais vêm relatando redução da memória a curto prazo, declínio cognitivo e maior incidência de Alzheimer nas portadoras de IOP.[35,36] Ooforectomia antes da idade da menopausa fisiológica aumenta o risco de dano cognitivo ou demência em cerca de 2 vezes, levando-nos a pensar que a deficiência estrogênica parece ter relevante papel na cognição. Esses dados advêm, principalmente, de coortes de pacientes portadoras de IOP cirúrgica e relacionam que quanto mais precoce for a intervenção cirúrgica, mais rápido é o declínio da função cognitiva global.[35,36]

Repercussões Reprodutivas

Para muitas mulheres diagnosticadas com IOP, a infertilidade é o aspecto mais devastador do diagnóstico. A perda da fertilidade, muitas vezes, se inicia antes de a mulher preencher os critérios diagnósticos da IOP. As repercussões psicológicas e, em muitas culturas, sociais e econômicas decorrentes da perda da fertilidade são inúmeras, indicando-nos a necessidade de suporte emocional a essas mulheres.[37]

A partir do diagnóstico de IOP, remissões da função ovariana ocorrem em aproximadamente 20-25% dos casos. Estudo que envolveu mais de 500 mulheres com IOP espontânea verificou remissão espontânea em 23% dos casos, sendo que a grande maioria das remissões ocorre no primeiro ano pós-diagnóstico.[37] A maioria das mulheres com IOP tem folículos nos ovários. Entretanto, a elevação tônica do LH causa luteinização prematura dos folículos antrais em crescimento, o que reduz as chances de ovulação espontânea e também a resposta a tratamentos de fertilização. Outro aspecto é que o estradiol seria importante para suprimir o aumento crônico do FSH, que leva a um fenômeno de *down regulation* dos receptores de FSH da granulosa.

As chances de gestação espontânea existem, mas são muito baixas e maiores com menor tempo do diagnóstico da IOP. Estudo que avaliou a retomada da função ovariana e gestação em 358 mulheres diagnosticadas com IOP verificou taxa de gravidez espontânea em 5% das mulheres.[38]

Síndrome do Olho Seco

A síndrome do olho seco é mais frequente nas portadoras de IOP quando comparadas à população normal. Na superfície ocular existem receptores de hormônios sexuais, também responsáveis pela lubrificação do olho. Então, a síndrome não parece ser decorrente da reduzida produção de lágrimas, como habitualmente é visto em pacientes mais idosas.[39]

TRATAMENTO

Medidas Gerais

A IOP tem várias repercussões na vida da mulher e, por isso, um olhar multidisciplinar para essa condição é de suma importância. Cuidados relacionados com a saúde mental são fundamentais e sempre deve ser disponibilizada para essas mulheres atenção psicossocial. Medidas de melhoria na qualidade de vida sempre devem ser incentivadas. Prática regular de atividade física, peso saudável, dieta balanceada e evitar o consumo de álcool e tabaco são objetivos a serem perseguidos no manejo das portadoras da IOP.[1,8,22]

Tratamento Hormonal

Os benefícios da Terapia Hormonal (TH) são inquestionáveis na IOP. O tratamento deve ser iniciado logo após o diagnóstico e mantido até pelo menos a idade da menopausa fisiológica (50-51 anos), exceto na presença de contraindicação formal.[1,7,8,22]

Tais benefícios incluem:

- Indução dos caracteres sexuais em meninas com amenorreia primária;
- Melhora dos sintomas de atrofia urogenital;
- Redução dos sintomas menopausais;
- Proteção óssea;
- Redução dos riscos cardiovasculares a longo prazo;
- Benefícios na função cognitiva;
- Facilitar procedimentos de fertilização (criação de ambiente hormonal favorável à implantação do embrião).

A TH deve ser individualizada de acordo com a idade, características da paciente, necessidades e também por suas preferências. Há poucos estudos randomizados e controlados no tratamento da IOP que incluam um bom número de pacientes, fazendo com que caiamos na tentação de extrapolar dados da terapia hormonal da menopausa natural para IOP. Mas há diferenças importantes entre essas duas condições que devem ser consideradas. Por exemplo: mulheres com IOP não têm risco de câncer de mama aumentado antes da menopausa natural,[1,23] fazendo com que não possamos usar os dados advindos da TH referentes a esse problema. A ideia no tratamento da IOP é restaurar o ambiente hormonal o mais próximo possível do fisiológico e não apenas evitar os sintomas do hipoestrogenismo, como feito na TH na menopausa natural. Portanto, as doses de estrógeno na IOP geralmente devem ser mais altas que as usadas na menopausa natural. Estrógenos vaginais muitas vezes necessitam ser combinados para adequada função sexual, e, por fim, considerando que os andrógenos são produzidos pelos ovários em maiores níveis na vida reprodutiva, questiona-se se algumas mulheres (não todas) poderiam beneficiar-se da reposição androgênica.[40]

Princípios gerais como o uso dos hormônios mais fisiológicos possíveis (estradiol e progesterona natural) e a preferência pela via não oral (evitando a primeira passagem hepática para assim minimizar os efeitos protrombóticos) devem ser seguidos. O uso transdérmico também tem benefício pela maior estabilidade farmacocinética.

O 17-β-estradiol é a opção mais fisiológica em termos de efeito cardiovascular quando comparado aos contraceptivos combinados (habitualmente compostos pelo etinilestradiol) e os estrogênios equinos conjugados.[1,22] O estradiol deve ser usado de forma contínua e não necessita de monitorização laboratorial, mas doses habituais geralmente alcançam níveis séricos 100 pg/mL.[41]

As doses terapêuticas são mais altas que na menopausa natural: variam de 75-200 mcg/dia através de adesivos, gel percutâneo ou 1-4 mg de estradiol oral. Tais doses devem ser mais elevadas nas mulheres mais novas e mais baixas nas mais velhas, pois a proteção cardiovascular e óssea parece ser dose-dependente. Entretanto, tais doses devem ser iniciadas mais baixas e progressivamente aumentadas, buscando minimizar efeitos indesejáveis como cefaleia e mastalgia.[41]

Em mulheres com útero intacto, um progestógeno contínuo ou cíclico deve ser associado a fim de promover proteção endometrial. Mulheres histerectomizadas não requerem a prescrição de progestógenos, exceto aquelas portadoras de endometriose. Nessas pacientes a terapia estroprogestativa contínua é recomendada, mesmo que a paciente não possua mais útero, pois além do alívio dos sintomas vasomotores, parece reduzir o risco de reativação da doença.[1,8,42]

Os progestógenos que podem ser usados para proteção endometrial são: acetato de medroxiprogesterona via oral, a noretisterona via oral ou combinada transdérmica, progesterona natural micronizada, di-hidrogesterona e o sistema intrauterino de levonorgestrel.[22] As doses são variáveis na dependência de o esquema ser cíclico/contínuo e das doses de estrógeno utilizadas. Doses mais altas são necessárias para a proteção endometrial no esquema cíclico, assim como quando utilizadas doses mais elevadas de estrógeno. No esquema cíclico, o progestógeno deve ser mantido por 12-14 dias no mês.[8] Se a mulher tem menos de 1 ano de amenorreia, aconselha-se iniciar pelo esquema cíclico (para evitar sangramentos irregulares) e, após cerca de 1-2 anos, pode ser feita a migração para o esquema contínuo, na dependência da preferência da paciente.[22] Mais uma vez, dados extrapolados da TH pós-menopausa natural evidenciam que, embora a terapia contínua seja associada à maior proteção endometrial,[43] o uso sequencial de progestógenos sintéticos parece estar associado à menor incidência de câncer de mama.[44] É importante salientar, entretanto, que dados advindos de estudos observacionais têm mostrado que mulheres com IOP têm menor risco de câncer de mama comparados com controles e que a terapia hormonal não parece aumentar o risco de câncer de mama em mulheres mais jovens, com menopausa antes dos 50 anos.[23] Já para mulheres que desejam engravidar/estão em preparação para fertilização por ovodoação, o esquema cíclico é sempre preferível.[22]

Os dados de segurança sobre o uso dos progestógenos nas portadoras de IOP são escassos. A habilidade dos progestógenos sintéticos de interagir com diferentes receptores esteroides pode impactar negativamente em fatores de risco cardiovasculares, perfil lipídico e metabolismo dos carboidratos. Por outro lado, a progesterona natural micronizada, assim como a di-hidrogesterona, têm efeitos mais seletivos nos receptores de progesterona e menor ação nos receptores androgênicos e mineralocorticoides comparados com outros progestógenos. Dessa forma, parecem ter menor capacidade de antagonizar os benefícios dos estrógenos. Entretanto, doses-padrão podem ser insuficientes para promover adequada proteção endometrial. Ou seja, quanto mais elevada a dose estrogênica utilizada, maior deverá ser a dose do progestógeno para antagonizar os efeitos proliferativos do estrógeno no endométrio.[45] Entretanto, caso dose mais baixa do progestógeno esteja sendo utilizada, na existência de sangramento inesperado ou espessamento endometrial à USG pós-sangramento (nas usuárias de esquema cíclico) ou qualquer espessamento (nas mulheres que utilizam esquema contínuo), há necessidade de investigação com a realização de biópsia.[22] No Quadro 26-5 são colocadas as referidas doses propostas para o esquema cíclico e contínuo, tando quando são utilizadas dose padrão, quanto doses elevadas de estrógeno.

Por fim, é importante salientar que a terapia hormonal da menopausa não é contraceptiva. Para as mulheres que não desejam engravidar, métodos de barreira, sistema intrauterino ou mesmo os contraceptivos combinados devem ser aconselhados.[8]

Quadro 26-5. Doses usadas na reposição hormonal na menopausa natural e na IOP

	Esquema sequencial		Esquema contínuo	
	Dose Baixa-Padrão	Dose IOP	Dose Baixa-Padrão	Dose IOP
Estradiol (E_2)				
Adesivo transdérmico (mcg)	25-50	75-200	25-50	75-200
Gel sachê transdérmico (mg)	0,5-1,0	1,5-2,0	0,5-1,0	1,5-2,0
Gel pumps (1 dose = 0,75 mg)	1-2	3-4	1-2	3-4
Oral (mg)	1,0-2,0	2,0-4,0	1,0-2,0	2,0-4,0
Progestógeno				
Progest micronizada vaginal/oral (mg)	100/200	≥ 200	100	≥ 200
Di-hidrogesterona oral (mg)	10	20	5	10
Medroxiprogesterona oral (mg)	5,0	10	2,5	5,0
Nomegestrol oral (mg)	5,0	10	2,5	5,0

TH x Contraceptivo Oral

Os contraceptivos hormonais combinados são baratos, facilmente acessíveis, chegam a ter maior aceitação e promovem a contracepção, tendo sido amplamente utilizados nas portadoras da IOP, muito mais por essas facilidades que pelo conhecimento científico.

Pílulas com etinilestradiol vêm sendo amplamente utilizadas, embora a terapia hormonal com estrógenos e progestógenos mais fisiológicos pareça ser mais eficaz em melhorar a saúde óssea e cardiovascular das portadoras de IOP.[46,47] Estudo comparando a eficácia de 100-150 mcg de estradiol transdérmico + progestógeno cíclico *versus* contraceptivo oral (30 mcg de etinilestradiol + 1,5 mg de noretisterona) por dia, com pausas de 7 dias durante 12 meses, demonstrou que a TH com estradiol foi superior ao contraceptivo em melhorar a densidade mineral óssea.[48] Nesse mesmo sentido, outro estudo comparou por 2 anos o uso da terapia hormonal oral contínua (2 mg de estradiol + 75 mcg de levonorgestrel) com contraceptivo oral (30 mcg de etinilestradiol + 150 mg de levonorgestrel) por 21 dias/mês e também verificou superioridade da TH com estradiol na melhoria da densitometria óssea.[49,50] Um ponto importante a ser salientado nessas pacientes é o uso de pílulas com pausas. As pílulas mais baratas e comumente usadas são pílulas que deveriam ser usadas com intervalos livres de hormônios com duração de 7 dias. Além da possibilidade do surgimento de fogachos durante esse período de pausa, as pacientes estariam sem a proteção estrogênica em 25% dos dias do mês, o que não parece ser benéfico nesse grupo de pacientes. Outro ponto é o tipo do estrógeno utilizado na maioria das pílulas – o etinilestradiol. O mesmo é um estrógeno sintético, muito potente e também capaz de induzir a produção de fatores de coagulação de forma importante, o que poderia ser potencialmente mais deletério às pacientes de IOP que têm de utilizar hormônios por muitos anos. As doses do etinilestradiol nas pílulas comumente usadas é de 20-30 mcg, o que, pelo menos teoricamente, confere uma dose suprafisiológica (e, consequentemente, talvez desnecessária à mulher). Por outro lado, é fundamental termos em mente que as pílulas são baratas e facilmente acessíveis, devendo ser utilizadas na impossibilidade do uso da TH.

No Brasil dispomos de três apresentações de pílulas contraceptivas contendo estradiol e não etinilestradiol. São elas o Qlaira®, o Stezza® e o Iziz®. O primeiro é quadrifásico (1-3 mg de valerato de estradiol) associado ao dienogest, com apenas 2 dias de pílulas inativas por ciclo de 28 dias. Já o segundo e o terceiro são compostos de 1,5 mg de estradiol hemidratado com acetato de nomegestrol, com 4 dias de pílulas inativas. É tentador extrapolar os conhecimentos dessas pílulas com estradiol para IOP, mas não há, ainda, estudos das mesmas fora do contexto de contracepção, além de dúvidas se as doses hormonais nelas contidas são suficientes para proteção óssea e cardiovascular.

O estudo POISE (*Premature Ovarian Insufficiency Study of Effectiveness of hormonal therapy*) avaliará a efetividade da terapia hormonal em mulheres com IOP. Vem sendo conduzido para determinar se a terapia hormonal baseada em estrógenos naturais é superior aos contraceptivos combinados em importantes desfechos. É um ensaio clínico randomizado de duração inicial de 5 anos, com base na hipótese de a TH ser superior ao uso de pílulas, por ser uma reposição mais fisiológica. Além da avaliação óssea com densitometria, serão investigados marcadores cardiovasculares e eventos cardiovasculares, assim como fraturas (em um possível estudo de seguimento). É possível que esse *trial* minimize essas dúvidas que ainda persistem na melhor condução para as portadoras de IOP.

Terapia Androgênica

Em mulheres na pré-menopausa, a produção androgênica advém em 50% das adrenais e em 50% dos ovários. Revisão sistemática e metanálise avaliou os níveis de testosterona em 529 mulheres com IOP de diversas etiologias e comparou-as com controles. Esse estudo observou que mulheres com IOP espontânea ou iatrogênica tiveram níveis mais baixos de testosterona, quando comparadas com grupo-controle.[51] Esses achados poderiam ter impactos adversos na sexualidade e, possivelmente, em sintomas como cansaço físico, sarcopenia e osteopenia nas portadoras de IOP. Um consenso global recente de várias sociedades médicas internacionais sobre o tratamento com testosterona em mulheres estabeleceu que, naquelas mulheres pós-menopausadas que tenham diagnóstico clinicamente estabelecido de desordem de excitação e desejo hipoativo, o uso de testosterona que leve a concentrações próximas das fisiológicas na pré-menopausa exerce efeito benéfico na sexualidade quando comparada a placebo.[40] Entretanto, estudos não têm sido consistentes em demonstrar as associações entre concentrações endógenas de andrógenos e a função sexual. Na realidade, a fisiologia dos andrógenos é complexa devido a conversões periféricas e das ações parácrinas em múltiplos tecidos difíceis de mensurar. Outro ponto importante é que não há ponto de corte de andrógenos que possa ser usado para discriminar mulheres com e sem disfunção sexual.[40] **Diante dessas incertezas não há evidência suficiente para que a terapia androgênica seja rotineiramente recomendada para as portadoras de IOP.**[8,52]

Naquelas pacientes com o chamado distúrbio de desejo sexual hipoativo (a despeito da terapia com estrógeno e progesterona otimizada), a terapia androgênica pode ser considerada e cuidadosamente monitorada, devendo ser evitados níveis suprafisiológicos de andrógenos. Os impactos da terapia androgênica a longo prazo nesse grupo de mulheres ainda são incertos.[40] As pacientes devem ser informadas de que não há dados de segurança do uso da testosterona por mais de 24 meses e que não há formulação comercialmente disponível no Brasil.

Indução dos Caracteres Sexuais

Meninas com amenorreia primária devem ser tratadas, preferencialmente, com 17-beta-estradiol para indução dos caracteres sexuais secundários e aumento de volume uterino.[1,8]

A indução da puberdade deve ser iniciada por volta dos 12 anos com o uso de baixas doses de estradiol isolado e aumentos progressivos no curso de 2-3 anos. A dose inicial de estradiol é de 12,5 mcg/dia por meio de adesivos transdérmicos ou 0,5 mg de estradiol oral. A dose deve ser aumentada a cada 6-12 meses até a dose de adulto ser alcançada, após 2-3 anos de acompanhamento. Não existem evidências na literatura que respaldem claramente a superioridade de uma via

Quadro 26-6. Doses hormonais para indução da puberdade[8]

	Estrógeno		
Medicamento	Estradiol transdérmico (mcg/dia)	Estradiol via oral (mg/dia)	Estrogênios equinos conjugados (mg/dia)
Dose inicial	12,5	0,5	0,3
Aumento gradual (6-12 meses)	25 50 100	0,5 1,0 1,5	0,625
Dose adulto	100-200	2,0-4,0	1,25
	Progestógeno		
Medicamento	Progesterona Micronizada Oral (mg/dia)	Di-hidrogesterona (mg/dia)	Medroxiprogesterona (mg/dL)
Uso cíclico 12-14 dias/mês	100-200	5-10	5-10

sobre a outra. Entretanto, o transdérmico parece resultar em níveis mais fisiológicos de estradiol, sendo, dessa forma, preferido para indução da puberdade.[1,8] Em caso de pacientes com síndrome de Turner, onde há preocupação com a baixa estatura, doses menores e associação ao hormônio de crescimento podem ser usados (ver o Capítulo Hipogonadismo Feminino).

Depois de 2 anos do início da estrogenização ou após a menina ter apresentado o primeiro sangramento menstrual espontâneo, é necessário combinar um progestógeno de forma cíclica. Podem ser utilizados a progesterona micronizada, a di-hidrogesterona ou mesmo o acetato de medroxiprogesterona (Quadro 26-6).

Por fim, é importante salientar que os contraceptivos à base de etinilestradiol não são aconselhados para indução da puberdade, pois não resultam em satisfatório desenvolvimento mamário nem uterino.[1]

Infertilidade

Apesar de inúmeras tentativas buscando melhoria na fertilidade das pacientes com IOP, os resultados ainda são desanimadores. A fertilização *in vitro* com ovodoação persiste como tratamento de escolha para aquelas que desejam engravidar.[1,8,22] Mulheres com IOP espontânea podem ter atividade ovariana intermitente, havendo chance de 5-10% de gestações naturais, porém, essa probabilidade se reduz com a idade e o tempo de amenorreia.

A perda da função ovariana muitas vezes não se faz de forma abrupta e folículos são comumente encontrados em portadoras de IOP. Estudos utilizando estrógenos (objetivando um *feedback* negativo nos níveis de FSH/LH para, em última análise, dessensibilizar os receptores de gonadotrofinas aos altos níveis circulantes desses hormônios) têm sido realizados com resultados pouco expressivos. Tentativas também vêm sendo realizadas com o uso de dexametasona objetivando imunossupressão nos casos de ooforite autoimune. Uso de DHEA, utilização de análogos do GnRH e de plasma rico em plaquetas (que conteria amplo espectro de fatores de crescimento que poderiam ter ação de modular a foliculogênese) também vêm sendo testados com resultados igualmente limitados.[53]

O uso de células-tronco e a ativação de folículos primordiais têm ganho interesse e podem-se tornar uma opção para gestação nas portadoras de IOP no futuro. No momento, entretanto, não há intervenções com comprovação científica inequívoca que resultem em melhora da fertilidade nas portadoras de IOP espontânea.[1,22]

Gestações espontâneas nas portadoras de IOP idiopática não mostram aumentos de complicações obstétricas ou neonatais. Quando se procede à ovodoação, portadoras da síndrome de Turner, assim como mulheres submetidas à quimioterapia com antraciclinas, altas doses de ciclofosfamida e/ou irradiação mediastinal, devem receber avaliação cardíaca antes da gestação.[1]

Para as pacientes que vão se submeter a tratamentos que possam acarretar IOP, a criopreservação de tecido ovariano é uma opção ainda com limitada efetividade que deve ser oferecida com cautela a pacientes selecionadas, segundo a American Society for Reproductive Medicine.[54] Tal técnica exige procedimentos cirúrgicos para retirada do tecido assim como para sua colocação, além de centro especializado para armazenamento apropriado. É importante salientar, ainda, que mulheres com uma contagem de folículos antrais inferior a 5-7 folículos e níveis de hormônio antimülleriano inferiores a 0,5-1,0 ng/mL podem representar um estágio precoce da IOP, mesmo com ciclos ainda regulares. Tais pacientes parecem ser pobres respondedoras à fertilização *in vitro*, segundo os critérios de Bologna.[55]

RISCOS DA IOP

Alguns receios em relação à TH estão relacionados com o risco de fenômenos tromboembólicos (TEP/TVP) e de cânceres hormônio-dependentes, mais especificamente o câncer de mama. Na realidade, esses medos advêm de estudos em mulheres mais velhas, após menopausa natural.

Mulheres portadoras de IOP, com produção estrogênica ausente ou reduzida, têm, na realidade, menor risco de câncer de mama quando comparadas àquelas com mulheres com ciclos menstruais normais. Dados de coorte chinesa que envolveu mais de 1.000 mulheres evidenciaram que a incidência de câncer de mama foi significativamente menor nas portadoras de IOP (RR 0,59; IC95% 0,38-0,91).[23] E, mesmo com a terapia hormonal instituída, o risco não parece ser maior que o daquelas com menstruação normal, quando avaliadas mulheres com idade inferior a 50 anos.[23,56] É importante que as mulheres sejam esclarecidas de que não tem sido encontrado aumento de câncer de mama antes da idade da menopausa natural nas portadoras de IOP.

Em relação ao câncer de endométrio, desde que as mulheres utilizem doses adequadas de progestógenos para antagonizar a ação proliferativa estrogênica sobre o endométrio, não há aumento de incidência.[45]

Quanto ao risco de trombose venosa, há uma carência de informações nas portadoras de IOP, sendo muitos dos dados provenientes de mulheres mais idosas. A via transdérmica não parece estar associada a maior risco e deve sempre ser a opção para mulheres com maior risco de trombose, como por exemplo, as mulheres obesas e hipertensas.[1,23]

Outro ponto de preocupação no tratamento da IOP está relacionado com as mulheres portadoras de enxaqueca. Segundo o ESHRE, enxaqueca não deve ser vista como contraindicação à terapia hormonal nas portadoras de IOP. Entretanto, se há piora no padrão, modificação da dose, da via de administração ou do regime, deve ser tentada procurando-se adaptar a mulher à hormonoterapia, tendo em vista seus inúmeros benefícios. A via transdérmica deve ser sempre a opção escolhida para as pacientes portadoras de IOP com aura.[57]

Estudo considerando mulheres portadoras do X frágil observou que 52% das mulheres não faziam a TH de forma adequada, por nunca terem iniciado a TH, por terem iniciado muito tempo após o diagnóstico ou mesmo por terem descontinuado o uso antes dos 45 anos.[58] Diante dos inúmeros benefícios da TH na saúde da mulher, faz-se necessário, além de incentivarmos o uso, reduzirmos os receios do uso continuado da reposição hormonal.

MONITORIZAÇÃO

Adesão ao esquema terapêutico prescrito é fundamental para as portadoras de IOP, considerando ser uma terapia prolongada e nem sempre muito sintomática. Falar das questões relativas à sexualidade deve fazer parte das consultas de acompanhamento. Monitorização de fatores de risco cardiovascular por meio da aferição de peso, pressão arterial e *status* tabágico deve ser realizado anualmente. Os demais fatores de risco cardiovascular devem ser solicitados de forma individualizada. Nas portadoras da síndrome de Turner, avaliação de perfil lipídico, glicemia de jejum e hemoglobina glicada é aconselhada anualmente. Não há necessidade da dosagem de estradiol, nem níveis séricos de progesterona no acompanhamento. Os exames de seguimento devem contemplar avaliação mamária e uterina no contexto da utilização da terapia hormonal. Avaliação óssea com densitometria deve ser realizada no momento do diagnóstico inicial em todas as pacientes e, especialmente, nas portadoras de outros fatores de risco. Caso a densitometria inicial seja normal e adequada estrogenoterapia sistêmica tenha sido iniciada, o valor da repetição da mesma é baixo. Caso baixa massa óssea seja encontrada, a densitometria deve ser repetida com 2-3 anos de tratamento.[1,22]

REFERÊNCIAS BIBLIOGRÁFICAS

1. European Society for Human Reproduction and Embryology (ESHRE) Guideline Group on POI. Webber L, Davies M, Anderson R, Bartlett J, Braat D, Cartwright B, et al. ESHRE Guideline: management of women with premature ovarian insufficiency. Hum Reprod. 2016;31(5):926-37.
2. Welt CK. Primary ovarian insufficiency: a more accurate term for premature ovarian failure. Clin Endocrinol (Oxf). 2008;68(4):499-509.
3. Nelson LM. Clinical practice. Primary ovarian insufficiency. N Engl J Med. 2009;360:606-14.
4. Coulam CB, Adamson SC, Annegers JF. Incidence of premature ovarian failure. Obstet Gynecol. 1986;67:604-6.
5. Lagergeren K, Hammar M, Nedstrand E, et al. The prevalence of primary ovarian insufficiency in Sweden; a national register study. BMC Womens Health. 2018;18:175.
6. Golezar S, Ramezani TF, Khazaei S, et al. The global prevalence of primary ovarian insufficiency and early menopause: a meta-analysis. Climacteric. 2019;22:403-11.
7. Hamoda H. The British Menopause Society and Women's Health Concern recommendations on the management of women with premature ovarian insufficiency - on behalf of The British Menopause Society and Women's Health Concern. Post Reproductive Health. 2017;23(1):22-35.
8. FEBRASGO Position Statement. Premature ovarian insufficiency: a hormonal treatment approach. The National Specialty Commission for Gynecological Endocrinology of the Brazilian Federation of Gynecology and Obstetrics Associations [Internet]. 2020(2).
9. Nelson SM, Klein BM, Arce JC. Comparison of antimullerian hormone levels and antral follicle count as predictor of ovarian response to controlled ovarian stimulation in good-prognosis patients at individual fertility clinics in two multicenter trials. Fertil Steril. 2015;103:923-30.
10. Anderson RA, Mansi J, Coleman RE, et al. The utility of anti-Müllerian hormone in the diagnosis and prediction of loss of ovarian function following chemotherapy for early breast cancer. Eur J Cancer. 2017;87:58-64.
11. Zhu C, Luo W, Li Z, et al. A new theca-cell marker INSL3 associated with premature ovarian insufficiency. Fertil Steril. 2020;115:455-62.
12. Ford EA, Beckett EL, Roman SD, et al. Advances in human primordial follicle activation and premature ovarian insufficiency. Reproduction. 2020;159:R15-R29.
13. Mishra GD, Chung HF, Cano A, et al. EMAS position statement: predictors of premature and early natural menopause. Maturitas. 2019;123:82-8.
14. Welt CK, Barbieri RL, Crowley WF, Martin KA. Pathogenesis and causes of spontaneous primary ovarian insufficiency (premature ovarian failure). 2022.
15. Pardini DP. Falência ovariana precoce. Endocrinologia feminina e andrologia: manual prático para endocrinologistas, ginecologistas, urologista e médicos com interesse na área. São Paulo: A.C. Farmacêutica, 2012. p. 361-74.
16. American College of Obstetricians and Gynecologists Committee on Genetics. ACOG committee opinion. No. 338: screening for fragile X syndrome. Obstet Gynecol. 2006;107:1483-5.
17. Ishizuka B. Current understanding of the etiology, symptomatology and treatment options in Premature Ovarian Insufficiency (POI). Frontiers in endocrinology. Published. 2021.
18. Chapman C, Cree L, Shelling AN. The genetics of premature ovarian failure: current perspectives. Int J Womens Health. 2015;7:799-810.
19. Gracia CR, Sammel MD, Freeman E, et al. Impact of cancer therapies on ovarian reserve. Fertil Steril. 2012;97:134-40. e131.
20. Thakur M, Feldman G, Puscheck EJ. Primary ovarian insufficiency in classic galactosemia: current understanding and future research opportunities. J Assist Reprod Genet. 2018;35:3-16.

21. Kirshenbaum M, Orvieto R. Premature ovarian insufficiency (POI) and autoimmunity-an update appraisal. J Assist Reprod Genet. 2019;36:2207-15.
22. Panay N, Anderson RA, Nappi RE, et al. Premature ovarian insufficiency: an International Menopause Society White Paper. Climacteric. 2020.
23. Wu X, Cai H, Kallianpur A, et al. Impact of Premature Ovarian Failure on Mortality and Morbidity among Chinese Women. PloSone. 2014;9:e89597.
24. Shuster LT, Rhodes DJ, Gostout BS, et al. Premature menopause or early menopause: long-term health consequences. Maturitas. 2010;65:161-6.
25. Ishizuka B, Kudo Y, Tango T. Cross-sectional community survey of menopause symptoms among Japanese women. Maturitas. 2008;61:260-7.
26. Popat VB, Calis KA, Vanderhoof VH, et al. Bone mineral density in estrogen deficicent young women. J Clin Endocrinol Metab. 2009;94:2277-83.
27. Gallagher JC. Effect of early menopause on bone mineral density and fractures. Menopause. 2007;14(3 Pt 2):567-71.
28. Xu X, Jones M, Mishra GD. Age at natural menopause and development of chronic conditions and multimorbidity: results from an Australian prospective cohort. Hum Reprod. 2020;35:203-11.
29. Podfigurna-Stopa A, Czyzyk A, Grymowicz M, et al. Premature ovarian insufficiency: the context of long-term effects. J Endocrinol Invest. 2016;39:983-90.
30. Ferrari S, Bianchi ML, Eisman JA, et al. Osteoporosis in young adults: pathophysiology, diagnosis, and management. Osteoporos Int. 2012;23:2735-48.
31. Yorgun H, Tokgözoğlu L, Canpolat U, et al. The cardiovascular effects of premature ovarian failure. Int J Cardiol. 2013;168:506-10.
32. Kalantaridou SN, Naka KK, Papanikolaou E, et al. Impaired endothelial function in young women with premature ovarian failure: normalization with hormone therapy. J Clin Endocrinol Metab. 2004;89:3907-13.
33. Zhu D, Chung HF, Dobson AJ, et al. Age at natural menopause and risk of incident cardiovascular disease: a pooled analysis of individual patient data. Lancet Public Health. 2019;4:e553-e564.
34. Honigberg MC, Zekavat SM, Aragam K, et al. Association of premature natural and surgical menopause with incident cardiovascular disease. JAMA. 2019;322:2411.
35. Rocca WA, Bower JH, Maraganore DM, et al. Increased risk of cognitive impairment or dementia in women who underwent oophorectomy before menopause. Neurology. 2007;69:1074-83.
36. Bove R, Secor E, Chibnik LB, et al. Age at surgical menopause influences cognitive decline and Alzheimer pathology in older women. Neurology. 2014;82:222-9.
37. Bachelot A, Nicolas C, Bidet M, et al. Longterm outcome of ovarian function in women with intermittent premature ovarian insufficiency. Clin Endocrinol (Oxf). 2017;86:223-8.
38. Bidet M, Bachelot A, Bissauge E, et al. Resumption of ovarian function and pregnancies in 358 patients with premature ovarian failure. J Clin Endocrinol Metab. 2011;96:3864-72.
39. Janine A Smith, Susan Vitale, George F Reed, et al. Dry eye signs and symptoms in women with premature ovarian failure. Arch Ophthalmol. 2004;122(2):151-6.
40. Davis SR, Baber R, Panay N, et al. Global consensus position statement on the use of testosterone therapy for women. Climacteric. 2019;22:429-34.
41. Sullivan SD, Sarrel PM, Nelson Lawrence M. Hormone replacement therapy in young women with primary ovarian insufficiency and early menopause. Fertil Steril. 2016;106(7):1588-99.
42. Furness S, Roberts H, Marjoribanks J, Lethaby A. Hormone therapy in postmenopausal women and risk of endometrial hyperplasia. Cochrane Database Syst Rev. 2012;(2):CD000402.
43. Webber L, Anderson RA, Davies M, et al. HRT for women with premature ovarian insufficiency: a comprehensive review. Hum Reprod Open. 2017;2017(2):hox007.
44. Collaborative Group on Hormonal Factors in Breast Cancer. Type and timing of menopausal hormone therapy and breast cancer risk: individual participant meta-analysis of the worldwide epidemiological evidence. Lancet. 2019;394:1159-68.
45. Furness S, Roberts H, Marjoribanks J, Lethaby A. Hormone therapy in postmenopausal women and risk of endometrial hyperplasia. Cochrane Database Syst Rev. 2012;8:CD000402.
46. Kalantaridou SN, Naka KK, Papanikolaou E, et al. Impaired endothelial function in young women with premature ovarian failure: normalization with hormone therapy. J Clin Endocrinol Metab. 2004;89:3907-13.
47. Cartwright B, Robinson J, Seed PT, et al. Hormone replacement therapy versus the combined oral contraceptive pill in premature ovarian failure: a randomized controlled trial of the effects on bone mineral density. J ClinEndocrinol Metab. 2016;101:3497-505.
48. Crofton PM, Evans N, Bath LE, et al. Physiological versus standard sex steroid replacement in young women with premature ovarian failure: effects on bone mass acquisition and turnover. Clin Endocrinol (Oxf) [PubMed: 20738314]. 2010;73:707-14.
49. Cartwright B, Robinson J, Seed PT, et al. Hormone replacement therapy versus the combined oral contraceptive pill in premature ovarian failure: a randomised controlled trial of the effects on bone mineral density. J Clin Endocrinol Metab. 2016:jc20154063.
50. Popat VB, Calis KA, Kalantaridou SN, et al. Bone mineral density in young women with primary ovarian insufficiency: results of a three-year randomized controlled trial of physiological transdermal estradiol and testosterone replacement. J Clin Endocrinol Metab [PubMed: 24905063]. 2014;99:3418-26.
51. Janse F, Tanahatoe SJ, Eijkemans MJ, Fauser BC. Testosterone concentrations, using different assays, in different types of ovarian insufficiency: a systematic review and meta-analysis. Hum Reprod Update. 2012;18:405-19.
52. Wierman ME, Arlt W, Basson R, et al. Androgen therapy in women: a reappraisal: an Endocrine Society clinical practice guideline. J Clin Endocrinol Metab. 2014;99(10):3489-510.
53. van Kasteren YM, Schoemaker J. Premature ovarian failure: a systematic review on therapeutic interventions to restore ovarian function and achieve pregnancy. Human Reprod Update. 1999;5:483-92.
54. Practice Committee of the American Society for Reproductive Medicine. Fertility preservation in patients undergoing gonadotoxic therapy or gonadectome: a committee opinion. Fertil Steril. 2019;112:1022-33.
55. Ferraretti AP, La Marca A, Fauser BC, et al. ESHRE working group on poor ovarian response definition. Hum Reprod. 2011;26(7):1616-24.
56. Benetti-Pinto CL, Soares PM, Magna LA, et al. Breast density in women with premature ovarian failure using hormone therapy. Gynecol Endocrinol 2008;24:40-3.
57. Nappi RE, Cagnacci A, Granella F, et al. Course of primary headaches during hormone replacement therapy. Maturitas. 2001;38:157-63.
58. Hipp HS, Charen KH, Spencer JB, et al. Reproductive and gynecologic care of women with fragile X primary ovarian insufficiency (FXPOI). Menopause. 2016;23:993-99.

RISCOS E BENEFÍCIOS DA TERAPIA HORMONAL DA MENOPAUSA

Lenora Maria Camarate Silveira Martins Leão • Débora Vieira Soares

INTRODUÇÃO

Embora a menopausa seja um evento conhecido desde a antiguidade, somente no século XX, com o aumento da expectativa de vida da mulher, o isolamento dos esteroides ovarianos e a aprovação da comercialização de estrógenos equinos conjugados (EEC) pela Food and Drug Administration (FDA), em 1942, a terapia de reposição do estrógeno tornou-se justificável e possível.[1] Ao controlar os sintomas climatéricos, o tratamento trouxe significativo benefício para a qualidade de vida da mulher, tornando-se popular na década de 1960 em razão dos investimentos maciços em propaganda e pesquisa e, particularmente, após a publicação do livro *Feminine Forever*, em que a menopausa foi abordada como uma doença tratável pela reposição estrogênica.

Na segunda metade dos anos 1970, duas publicações relevantes associaram o uso de estrógenos isolados a aumento da incidência de câncer de endométrio, alertando para os riscos desse tratamento.[2,3] Esse risco foi, porém, rapidamente abolido pela adição de progestógenos à terapia estrogênica nas mulheres com útero.[4] Na mesma época outro grande benefício do tratamento foi reconhecido em conferência de consenso do National Institutes of Health (NIH), realizada em 1984, ao estabelecer-se que a reposição de estrógenos era o tratamento mais efetivo para prevenir a perda óssea após a menopausa.[5]

Além dos benefícios sobre sintomas vasomotores, urogenitais e densidade mineral óssea (DMO), nos anos 1990, muitos estudos observacionais e epidemiológicos começaram a demonstrar risco cardiovascular relativo significativamente mais baixo em usuárias de terapia hormonal da menopausa (TH) quando comparadas às não usuárias.[6,7] Estudos clínicos comprovaram alterações favoráveis no perfil metabólico de mulheres submetidas à estrogenoterapia,[8] sugerindo-se que a TH poderia ser utilizada para a prevenção de doenças crônicas, como a aterosclerose, doença coronariana e acidente vascular cerebral (AVC). Essas evidências, associadas à observação de baixo risco absoluto para câncer de mama em usuárias da terapia, incentivaram muito o uso da TH. Entretanto, a publicação de grandes estudos multicêntricos, randomizados, placebo-controlados, particularmente o Women's Health Initiative Investigators (WHI),[9] divulgado a partir de 2002, desencadeou grande controvérsia sobre a TH, reduzindo drasticamente sua utilização. A análise inicial de tais estudos não demonstrou qualquer benefício significativo da terapia estrogênica ou estroprogestogênica na prevenção primária ou secundária de eventos cardiovasculares.[9,10] Ao contrário do esperado, com base nos grandes estudos observacionais, no WHI verificou-se aumento do risco para fenômenos tromboembólicos, AVC e câncer de mama nas mulheres que utilizaram estrógeno associado ao progestógeno e aumento de trombose e AVC naquelas que utilizaram o estrógeno isoladamente. Algumas características metodológicas do WHI, como a idade avançada da amostra estudada e a avaliação de um esquema terapêutico fixo, impediram a generalização das conclusões, motivando reanálises mais detalhadas daqueles resultados e outros estudos controlados. À luz de novos conhecimentos, diversas sociedades têm emitido frequentes posicionamentos com o objetivo de atualizar a compreensão dos riscos e benefícios da TH no tratamento de sintomas relacionados com a menopausa e na prevenção de doenças, considerando as especificidades relacionadas com os fatores genéticos, idade, tempo decorrido desde a menopausa, diferentes formulações, doses e esquemas terapêuticos hoje disponíveis.

RISCOS E BENEFÍCIOS DA TERAPIA HORMONAL DA MENOPAUSA

Sintomas Vasomotores

O controle dos sintomas vasomotores permanece como o principal benefício e indicação para a TH. Durante a transição menopáusica, a instabilidade vasomotora afeta de 60 a 80% das mulheres, aumentando potencialmente a irritabilidade, dificultando a concentração e o sono, com prejuízos significativos na qualidade de vida.[11] Em uma revisão publicada pelo Instituto Cochrane, calcula-se que a estrogenoterapia isolada ou associada ao progestógeno reduz em 75% a frequência e em 87% a intensidade dos sintomas vasomotores.[12] Estudos mais recentes indicam que a utilização de doses baixas pode ser efetiva.[13] Desta forma, no *guideline* publicado em 2015, pela Endocrine Society, reafirma-se que a TH é o tratamento mais efetivo para o controle dos sintomas vasomotores no climatério.[14] O uso de progestógeno isolado reduz sintomas vasomotores de forma menos efetiva.[12,15]

Sintomas Urinários

Metanálises de estudos controlados com placebo e as revisões do Instituto Cochrane indicam que a terapia sistêmica com doses-padrão de estrógeno melhora significativamente os sintomas decorrentes da bexiga hiperativa (polaciúria, nictúria, disúria, urgência urinária) e que este benefício é ainda maior com o uso de estrógenos por via vaginal.[16,17] Adicionalmente, segundo análise de 9 estudos envolvendo 3.345 mulheres após a menopausa, a via de administração vaginal apresenta, também, importante benefício no controle das infecções recorrentes do trato urinário, definidas pela confirmação de três infecções/ano ou duas infecções/6 meses.[18] Sabe-se, ainda, que a utilização intravaginal de estrógenos atenua a incontinência urinária após a menopausa, embora, conforme sugerido no WHI e demonstrado por revisões mais recentes, a TH combinada por via oral (VO), estranhamente, possa exacerbá-la.[19] Reanálises do WHI também têm sugerido que a terapia com estrógenos por via oral, independentemente da coadministração de progestógeno, eleva o risco para litíase renal.[20]

Sintomas Genitais

A administração de estrógeno é o tratamento mais efetivo para a reversão dos sintomas moderados e severos de atrofia vulvar e vaginal, que incluem a secura vaginal, prurido vulvar, leucorreia e dispareunia. Algumas formulações sistêmicas com baixas doses podem não controlar adequadamente os sintomas da vaginite atrófica, sendo necessária a adição de estrógenos tópicos os quais, como consenso, apresentam maior benefício sobre crescimento e maturação celular, pH e vascularização da parede vaginal.[21] Doses tão baixas quanto 10 µg/dia de creme ou 10 a 25 µg/dia na forma de tabletes têm sido consideradas efetivas[22-24] para o tratamento dos sintomas locais, com absorção sistêmica pequena observada, principalmente, no início do tratamento e em vaginas muito atróficas.[25] Tomando-se por base as atuais evidências, a opção por estrogenoterapia vaginal isolada em doses baixas dispensaria o uso de progestógenos e a monitorização do endométrio. Contudo, faltam estudos de longa duração que suportem esta conduta a longo prazo.[26] Dessa forma, qualquer episódio de sangramento genital durante o tratamento com estrógeno tópico deve ser imediatamente investigado.

Função Sexual

Mesmo que em doses muito baixas, tanto a estrogenoterapia sistêmica quanto a tópica melhoram significativamente a dispareunia (pelo aumento do fluxo sanguíneo, lubrificação e sensibilidade vaginal) apresentando efeito benéfico na função sexual de mulheres com atrofia urogenital relacionada com a deficiência estrogênica.[27,28] Existem poucas evidências de que a TH tenha influência na função sexual de mulheres sem sintomas urogenitais. O conceito de síndrome de insuficiência androgênica feminina, anteriormente sugerido em mulheres com redução da libido e astenia associadas a níveis de testosterona sérica no quartil inferior da normalidade,[29] **atualmente não é respaldado pelas principais sociedades de endocrinologia e ginecologia.**

Sistema Cardiovascular

Doença Coronariana

Observações de que a doença cardiovascular (DCV) aumentava exponencialmente com a idade após a menopausa e de que usuárias da terapêutica de reposição estrogênica apresentavam redução de 35% nos eventos cardiovasculares,[30,31] associadas às evidências científicas de que o estrógeno endógeno apresentava efeitos protetores tanto em fatores circulatórios quanto diretamente na parede de vasos[32,33] sugeriram fortemente que o risco cardiovascular poderia ser reduzido com a TH, mas, conforme mencionado anteriormente, os resultados do WHI não favoreceram essa hipótese. Ainda não está claro, entretanto, se os resultados deste grande estudo controlado que avaliou os efeitos cardiovasculares dos EEC (0,625 mg/dia) associados ou não à medroxiprogesterona (MP) na dose de 2,5 mg/dia podem ser extrapolados para outras doses, formulações e esquemas terapêuticos e, principalmente, se os benefícios cardiovasculares poderiam ter sido observados se as pacientes da amostra estudada, ao início do tratamento, fossem mais jovens ou tivessem menor tempo decorrido desde a menopausa.

Essa hipótese do **tempo** ou **janela de oportunidade** tem sido sugerida por grandes estudos observacionais, experimentais e muitos outros clínicos controlados. Em uma análise do Nurses' Health Study, que acompanhou 29.380 mulheres durante 28 anos, os autores concluíram que mulheres jovens submetidas à ooforectomia bilateral apresentavam, durante sua vida, aumento significativo do risco para DCV e AVC quando comparadas às não ooforectomizadas, mas que este risco era atenuado naquelas precocemente tratadas com estrógeno.[34] Estes achados clínicos corroboram os estudos experimentais de Clarkson et al.,[35] nos quais, repetidamente, observa-se que somente quando iniciada de forma precoce a TH retarda a progressão do processo aterosclerótico em macacas submetidas à castração cirúrgica.

Paralelamente, a análise de subgrupos do WHI compostos por mulheres com faixa etária mais baixa/menor tempo de hipoestrogenismo tem indicado que os efeitos da TH na DCV variam em função da época da instituição do tratamento, observando-se redução do risco de eventos cardíacos nas mulheres que iniciam a TH antes de completados 10 anos em menopausa.[36] Nestas reanálises do WHI foram observados menores escores de cálcio em artérias coronarianas de mulheres que iniciaram EEC por via oral em torno dos 50 anos de idade e, em concordância, menor número de revascularizações, eventos cardiovasculares e morte por infarto agudo do miocárdio antes dos 60 anos neste subgrupo.[37]

Considerando-se estas evidências e a importância de investimentos na prevenção primária da DCV, que é responsável por aproximadamente 40% das mortes após a menopausa, representando mortalidade quase 10 vezes maior do que a observada em decorrência do câncer de mama,[38] foram desenvolvidos dois grandes estudos prospectivos e randomizados, o Early vs Late Intervention Trial with Estradiol (ELITE)[39] e o Kronos Early Estrogen Prevention Study (KEEPS), com durações de 6-7 anos e de 3 anos, respectivamente.[40] Os resultados do ELITE demonstraram que o estradiol por via oral reduz progressivamente a aterosclerose subclínica (aferida pelo espessamento da íntima-média de carótidas) em mulheres que iniciam a TH até 6 anos após a menopausa (Early) comparadas às que iniciaram 10 anos ou mais depois (Late), corroborando a hipótese da janela de oportunidade. Observou-se, ainda, redução do LDL-colesterol e aumento do HDL-colesterol e triglicerídeos com a estrogenoterapia. Os resultados do KEEPS, entretanto, não evidenciaram diferença durante um acompanhamento de 4 anos quer dos estrogênios equinos conjugados quer do 17-β-estradiol percutâneo comparados a placebo na progressão do espessamento da íntima-média de carótidas ou acúmulo de cálcio em artérias coronarianas, em mulheres com até 3 anos de menopausa.

Em recente estudo de revisão envolvendo 29 metanálises, 27 estudos observacionais e 4 mistos os autores corroboram as evidências de benefícios da TH sobre sistema cardiovascular em mulheres que iniciam a TH com idade inferior a 60 anos/tempo de menopausa inferior a 10 anos, ressaltando, porém, a necessidade de novos estudos que analisem o impacto destes benefícios na redução do risco cardiovascular (RCV).[41]

Além da influência do tempo, foi sugerido, a partir do WHI, que o RCV basal da paciente pode modular sua resposta à TH.[42] Assim, um subgrupo de mulheres daquele estudo com proteína C reativa reduzida e perfil lipídico favorável (relação LDL/HDL colesterol < 2,5) não apresentou aumento de RCV e tendeu à redução de DCV após a terapia EEC associada ou não à MP.

Alguns estudos sugerem associação entre persistência, ressurgimento e, principalmente, intensidade de sintomas vasomotores com aumento do RCV. Verifica-se que pacientes com fogachos intensos apresentam disfunção endotelial mais grave e menor complacência dos vasos, sendo susceptíveis a efeitos desfavoráveis quando tratadas com estrógeno por via oral.[43-45]

Sabe-se que, em artérias saudáveis, o estrógeno, por mecanismos genômicos e não genômicos, favorece a produção de óxido nítrico e bloqueia os canais de cálcio, promovendo vasodilatação. Porém, nos endotélios lesados por fatores como tabagismo, envelhecimento, hipertensão arterial, dislipidemia, diabetes e obesidade há redução da produção de ON e aumento do estresse oxidativo, com aterosclerose e acúmulo de cálcio nas células da camada muscular, podendo, os efeitos estrogênicos, ser potencialmente adversos.[46,47]

Em síntese, embora grandes estudos sugiram benefícios da TH sobre progressão de aterosclerose, com base nas evidências e consensos atuais, a TH não deve ser indicada para a prevenção de doença arterial coronariana e não é recomendada para mulheres com elevado RCV.[14,48]

Tromboembolismo

Tanto estudos observacionais quanto controlados demonstram aumento do risco de trombose venosa profunda (TVP) em mulheres que utilizam TH.[49,50] No WHI observou-se risco relativo (RR) de 2,06 e 1,32, respectivamente, em mulheres que utilizaram EEC+MP e EEC. No entanto, é importante ressaltar que o risco absoluto desta grave complicação foi baixo. Comparando-se ao grupo-controle, durante os 5 anos de acompanhamento houve aumento de 9 casos de TVP/1.000 mulheres no grupo que usou a associação, e de 4 casos/1.000 mulheres no grupo tratado com estrógeno isolado, sendo esta incidência reduzida pela metade quando somente um subgrupo mais jovem, com idade entre 50 e 59 anos, foi analisado.[51]

A idade e a obesidade parecem ser os principais determinantes de risco para trombose durante a TH, destacando-se, ainda, como condições predisponentes à trombofilia (principalmente aquela vinculada à mutação no fator V de Leiden), cirurgias, fraturas e imobilizações prolongadas.[52,53] Considerando-se que aproximadamente 30% dos episódios de TVP documentados no WHI foram relacionados com procedimentos cirúrgicos, recomenda-se, atualmente, a suspensão temporária da TH oral e/ou instituição de esquema profilático para TVP em cirurgias programadas.

A via de administração do estrógeno, suas doses/características farmacológicas e o tipo de progestógeno também podem interferir no risco para eventos tromboembólicos. Metanálises de estudos controlados demonstram risco aumentado de trombose para usuárias de terapia por via oral, mas sugerem que a via transdérmica não eleva tal risco.[54,55] Em concordância, resultados de recente estudo retrospectivo, em que foram analisados dados de 80.339 mulheres com comprovado episódio tromboembólico, demonstrou-se risco relativo (RR) de 2,10 (1,92-2,31) para usuárias de estrogênios equinos conjugados/medroxiprogesterona, RR:1,18 (0,98-1,42) para usuárias de estradiol/didrogesterona e efeitos neutros de preparações transdérmicas no risco para tromboembolismo.[56]

Acidente Vascular Cerebral

Dados obtidos do Nurses Health Study, do WHI e de uma metanálise de 28 estudos controlados indicam que a TH tanto nas usuárias de EEC quanto nas que associam EEC e MP aumenta em cerca de 30% o risco de acidente vascular cerebral (AVC) isquêmico.[57,58] Quando a totalidade da amostra do WHI foi analisada, verificaram-se 8 eventos adicionais/10.000 mulheres/ano no grupo de mulheres com EEC+MP e 11 eventos adicionais/10.000 mulheres/ano no grupo usando apenas EEC.[59,60]

É importante salientar que grandes estudos observacionais e metanálises sugerem que o pequeno aumento no risco para AVC pode estar relacionado tanto com a dose do estrógeno quanto com a via de administração utilizada.[55,56]

Além disso, embora os resultados do WHI tenham demonstrado aumento equivalente do RR para AVC isquêmico nas mulheres que iniciaram a terapia no período da transição menopáusica e naquelas que iniciaram tardiamente, o risco absoluto de AVC nas usuárias com idade entre 50 a 59 anos foi mais baixo, sugerindo um papel de relevância para a idade cronológica no AVC.[61]

A aterosclerose aumenta progressivamente com a idade e está diretamente relacionada com o risco de doença coronariana e AVC. Diversos estudos epidemiológicos sugerem que a TH pode atenuar significativamente a progressão da aterosclerose[62] por mecanismos que envolvem lipídeos, lipoproteínas e efeitos diretos da parede dos vasos, que não são observados quando há importante dano endotelial.[63]

Metabolismo Lipídico e Glicídico

Há muitos anos está estabelecido que a terapia com estrógeno por via oral tem efeitos favoráveis sobre o perfil lipídico, diminuindo os níveis de LDL-colesterol/apoproteína B, elevando o HDL-colesterol (principalmente a fração HDL2)/apolipoproteína A-1 em cerca de 10%,[64] o que pode reduzir de 40 a 50% o risco cardiovascular.[65,66] Posteriormente foi demonstrado que estes benefícios são observados somente em mulheres com pouco tempo decorrido desde a menopausa e estão diretamente vinculados à redução do espessamento da íntima/média das carótidas.[39] Atribui-se também à reposição oral de estrógeno a consistente redução nas concentrações séricas de lipoproteína (a), um fator independente de risco cardiovascular com propriedades pró-aterogênicas e protrombóticas,[67] e a elevação de partículas de grande tamanho de VLDL, ricas em triglicerídeos, que por serem catabolizadas no fígado apresentam menor efeito deletério.[68] O impacto da combinação de estrógenos conjugados e bazedoxifeno sobre o perfil lipídico parece ser semelhante ao observado com a estrogenoterapia oral isolada.[69] Sabe-se, ainda, que quando administrado por via transdérmica, o estrógeno não apresenta os mesmos benefícios do regime oral sobre níveis de HDL e LDL-colesterol, embora tenha a vantagem de não elevar triglicerídeos ou fatores de coagulação na mesma proporção.[70] Também já foi também observado que os efeitos da progesterona micronizada sobre o perfil lipídico são neutros, mas que a adição de progestógenos derivados da 19-nortestosterona à terapia estrogênica pode reduzir tanto HDL-colesterol quanto triglicerídeos.[71]

A influência da TH no metabolismo glicídico não foi perfeitamente esclarecida. No Heart and Estrogen/Progestin Replacement Study (HERS) demonstrou-se diminuição de 35% na incidência de DM2 com a TH.[72] No WHI a redução também foi observada, mostrando-se mais evidente em mulheres que utilizavam EEC+MP (RR:0,79; 95%IC:0,67-0,93) e naquelas com maior circunferência da cintura.[73] Os achados destes dois grandes estudos controlados corroboraram estudos observacionais, incluindo o Nurses' Health Study, em que usuárias correntes de TH reduziam em 20% a incidência de DM2 quando comparadas a não usuárias, após ajuste por idade e IMC.[74] Há publicações demonstrando a superioridade da administração do estrógeno por via oral sobre o metabolismo glicídico,[75] estudos relatando efeitos adversos da associação ECC+MP na sensibilidade insulínica (SI) em mulheres com peso normal,[76] e estudos comprovando este prejuízo em mulheres com pouca gordura visceral.[77] Paralelamente, benefício do estradiol transdérmico (TD)/percutâneo sobre a SI em mulheres pós-menopáusicas foi anteriormente relatado e, conforme sugerido no KEEPS, pode superar o observado com a administração por via oral.[39,78] Tomados em conjunto, os dados disponíveis indicam que a TH reduz o risco de DM2 principalmente nas mulheres com maior acúmulo de gordura intra-abdominal, mas, até o momento, as evidências são insuficientes para incluir-se a prevenção de diabetes entre as indicações da TH. Considerando-se as mulheres já diabéticas com indicação de TH, estudo de revisão sugere que em não obesas com risco de eventos cardiovasculares < 5% em 10 anos, deve-se utilizar, preferencialmente, o estrógeno por via oral (maiores benefícios sobre perfil lipídico e SI), porém, em obesas/risco de eventos moderado (5-10% em 10 anos) a melhor opção seria a via TD (maiores benefícios sobre triglicerídeos, fatores inflamatórios e trombogênese).[79]

Sistema Musculoesquelético

A menopausa está associada a várias comorbidades que acometem o sistema musculoesquelético, como: osteoporose, sarcopenia e osteoartrite. Tais condições geram dor, incapacidade funcional, redução da qualidade de vida e alto custo para o sistema de saúde.

Osteoporose

A osteoporose caracteriza-se pela redução da quantidade e da qualidade do tecido ósseo diminuindo assim sua resistência às fraturas. Na pós-menopausa a osteoporose está diretamente correlacionada com o hipoestrogenismo e com o avanço da idade. A deficiência de estrógeno é responsável por aproximadamente 75% da redução da massa óssea nos primeiros 15 anos após a menopausa.[80,81] Os sítios mais frequentes de fratura são os corpos vertebrais, rádio distal e colo de fêmur.[82]

Os benefícios da reposição estrogênica sobre a DMO foram descritos há várias décadas e são corroborados por uma metanálise de 57 estudos placebo-controlados.[83] Nestes e em outros estudos, verifica-se que o benefício da terapia hormonal sobre a massa óssea é equivalente ao obtido pelo alendronato de sódio e que o efeito da TH permanece enquanto o tratamento é mantido, dissipando-se alguns anos após sua descontinuação.[84,85]

Além disso, demonstra-se que a utilização de doses convencionais de estrógeno/progestógeno na TH previne a perda de massa óssea e reduz o risco de fraturas vertebrais, não vertebrais e de quadril, mesmo em mulheres sem osteoporose.[86-89] No WHI,[9] a terapia com 0,625 mg de EEC+2,5 mg de MP reduziu em 24% a incidência de fraturas gerais e em 33% as fraturas de colo de fêmur, enquanto na monoterapia com EEC foi observada redução total de 29% em todos os sítios avaliados.

Uma metanálise de 28 estudos englobando 33.426 participantes e 2.516 casos de fraturas mostrou que a TH associa-se à redução no risco relativo total de fraturas (RR 0,74; 0,69–0,80), de fraturas de quadril (RR 0,72; 95% CI 0,53–0,98), e de fraturas vertebrais (RR 0,63; 0,44–0,91). Este trabalho mostrou, ainda, que mulheres mais jovens (< 60 anos) obtiveram maior benefício ósseo com a TH, corroborando estudos epidemiológicos nos quais se demonstra menor benefício sobre a massa óssea da TH iniciada em mulheres mais idosas (acima de 70 anos) ou naquelas com muitos anos decorridos desde a menopausa (20 anos).[90]

Observou-se que, mesmo com doses baixas e superbaixas de estrógeno (0,3 mg de EEC; 0,25 mg de 17-beta-estradiol oral; 0,014 mg/dia de estradiol transdérmico),[91-93] a TH é capaz de elevar a DMO e reduzir os níveis dos marcadores de reabsorção óssea. Estudos mostram que a administração do estrógeno por via TD apresenta efeitos semelhantes e que a adição de progestógeno ao esquema da TH não interfere nestes benefícios.[94,95] Contudo, é importante destacar que as melhores dose e via de administração para o esqueleto[96] ainda não foram totalmente definidas, pois estudos sobre a eficácia antifratura de estrógenos em baixas doses ou/ administrados por via percutânea são escassos na literatura.[97]

> **IMPORTANTE**
>
> Por fim, embora certa controvérsia permaneça, a TH, incluindo a tibolona, tem sido considerada como a primeira opção para a preservação da saúde óssea e prevenção de fratura em mulheres abaixo dos 60 anos, além de representar uma estratégia para retardar o início de bisfosfonatos.[98,99]

Sarcopenia

A sarcopenia é definida como perda de massa e potência muscular associadas ao avanço da idade. Sabe-se que a sarcopenia apresenta impacto negativo sobre a osteoporose e que mulheres estão sob maior risco de desenvolver sarcopenia do que os homens.[100] A redução dos níveis de estrógenos pós--menopausa parece ter relação direta com redução de massa muscular,[101] relatando-se um declínio de 0,6% ao ano da massa muscular após a menopausa.[102] Neste contexto, observa--se, através de bioimpedância e densitometria, que mulheres após a menopausa, não idosas, já podem apresentar redução significativa da massa muscular, caracterizando quadro de pré-sarcopenia, que deve ser abordado precocemente.[103] Um estudo transversal coreano que incluiu 4.254 mulheres pós-menopausa demonstrou que usuárias de TH apresentavam menor frequência de sarcopenia.[104] Assim, é possível que a TH associada ao exercício físico represente uma abordagem adequada para prevenir a perda de massa e força muscular após a menopausa, contudo, são necessários novos estudos para corroborar a indicação de TH para esta finalidade.[105]

Osteoartrite

Logo após a menopausa inicia-se um processo de progressiva degradação da estrutura articular que pode desencadear dor, rigidez e alterações funcionais importantes, com piora significativa da qualidade de vida da mulher. Evidências clínicas têm sugerido que estas alterações, facilmente observadas nos discos intervertebrais, podem ser minimizadas pela reposição de estrógenos,[106,107] demonstrando-se, a partir de dados do WHI, redução no número de artroplastias em mulheres que utilizaram EEC isoladamente. Este efeito não foi, entretanto, observado no braço EEC+MP, sugerindo que a adição contínua de medroxiprogesterona possa reduzir os benefícios da reposição estrogênica na progressão ou gravidade da osteoartrite.[108] No último posicionamento da North American Menopause Society confirma-se que a utilização de estrógenos em mulheres pós-menopausa parece reduzir a dor e a rigidez articular.[48]

Doença da Vesícula Biliar

A TH está associada ao aumento do risco de colecistite, colelitíase e colecistectomias. Este risco foi maior em mulheres recebendo estrógenos por via oral, provavelmente pelo efeito de primeira passagem hepática, quando os estrógenos aumentam a secreção e a saturação do colesterol biliar, promovem a precipitação do colesterol na bile e reduzem a motilidade da vesícula biliar e aumentam o potencial de cristalização da bile.[48] Este risco tende a persistir por muitos anos após a interrupção da TH e pode ser alterado com o tipo e a dose de estrógeno, bem como a via de administração. As preparações transdérmicas de estrógenos estão associadas a um risco significativamente menor de doença da vesícula biliar. O menor tempo de uso da TH também minimiza este risco.[109] Outro ponto a ser observado é que a associação de estrógenos e progestógenos parece apresentar risco menor de doença biliar quando comparada a utilização de estrógeno isoladamente.[110]

Função Cognitiva

O estrógeno atua no cérebro de forma protetora, promovendo a atividade colinérgica, a redução da perda neuronal, a recuperação axonal e a proliferação de formações dendríticas. Além disso, o estrógeno pode melhorar o fluxo sanguíneo cerebral, reduzir os níveis de colesterol e modular a expressão gênica da apolipoproteína E,[111,112] fazendo supor que a reposição estrogênica poderia beneficiar a função cognitiva de mulheres após a menopausa.

De fato, embora alguns estudos observacionais tenham mostrado redução no risco de demência e disfunção cognitiva com o uso da TH,[113] dados do WHIMS (WHI Memory Study), um subestudo do WHI que analisou todas as causas de demência como desfecho primário e disfunção cognitiva leve como desfecho secundário, demonstraram que a terapia combinada (EEC+MP) iniciada em mulheres acima de 65 anos aumentou o risco de demência e não preveniu a disfunção cognitiva leve.[114,115] O risco de demência não foi estatisticamente significativo para o grupo com estrógeno isolado,[116] contudo, o uso isolado de estrógeno não melhorou a função cognitiva global em mulheres com mais de 65 anos, podendo, inclusive, afetá-la de forma negativa.[117] Adicionalmente, os resultados do subestudo WHICA (WHI *Cognitive Aging*) não demonstraram benefícios da TH sobre cognição ou memória.[118]

Contrariamente, em pesquisa francesa em que foram avaliadas mais de 3 mil mulheres com idade superior a 65 anos, comparando usuárias, ex-usuárias e pacientes que nunca haviam utilizado TH, não foi observado aumento do risco de demência relacionada com o uso de estrógenos.[119] Pacientes em uso de estrógeno apresentaram melhor desempenho nos testes de fluência verbal, memória visual e velocidade psicomotora. A maioria das pacientes incluídas neste estudo utilizou estradiol transdérmico e progesterona.

Resultados do Controlled KEEPS – *Cognitive and Affective Study*[120] (Gleason CE), publicados em 2015, em que foram avaliados os efeitos do EEC e estradiol percutâneo em parâmetros cognitivos e afetivos de 693 mulheres em menopausa com idade média de 52,6 anos, não mostraram benefícios significativos da TH após 4 anos de acompanhamento sobre a memória/aprendizado verbal, atenção e execução auditiva/visual, velocidade verbal ou flexibilidade mental. Houve, porém, significativa melhora do humor no grupo que usou EEC.

Um estudo finlandês que comparou mais de 84 mil mulheres com diagnóstico de doença de Alzheimer a um grupo de mulheres sem a doença observou que a TH sistêmica esteve associada a risco 9 a 17 vezes maior da doença. O risco não diferiu muito quando o estrógeno foi utilizado isoladamente ou associado à progesterona. O tipo de progestógeno também não influenciou no risco. Contudo, em mulheres que iniciaram a terapia antes dos 60 anos, o aumento do risco de Alzheimer só foi demonstrado quando a duração da TH foi superior a 10 anos.[121]

Assim, como consenso, embora a TH não deva ser prescrita com o objetivo de prevenir a deterioração da função cognitiva, sua utilização por mulheres pós-menopausa mais jovens parece não afetar adversamente a função intelectual.[122]

Câncer de Mama

O vínculo entre TH e câncer (CA) de mama foi sugerido por estudos epidemiológicos e de coorte realizados a partir da década de 1980. Nesses estudos comprovou-se crescimento linear do risco para a neoplasia de, aproximadamente, 3,1% ao ano, o que tornava o risco significativo após 5 anos de estrogenoterapia contínua. Evidências de que o risco era mais claro nas mulheres com IMC < 25 kg/m², de que independia do tipo e da dosagem do estrógeno, não estava expressivamente vinculado à história prévia de doenças benignas da mama ou ao histórico familiar de CA de mama, e de que se dissipava 5 anos após a suspensão do tratamento foram sendo progressivamente demonstradas.[123]

No braço observacional do WHI relatou-se aumento de risco para CA de mama (RR:1,28) em mulheres que usavam estrógeno, entretanto, em concordância com outros 3 grandes estudos controlados (Women's Estrogen for Stroke Trial, European/Australasian Stroke Prevention in Reversible Ischemia Trial, Estrogen in the Prevention of Atherosclerosis Trial), foi demonstrada redução no risco para CA de mama em mulheres que usaram EEC de forma isolada, por período médio de 7 anos (RR:0,79; 95%IC:0,61-1,01). Esta aparente discrepância, conforme sugerido por Prentice et al.,[124] poderia relacionar-se com o tempo decorrido entre a menopausa e o início da TH ou, em outras palavras, poderia ser explicada pela teoria do *gap time*. Segundo essa teoria, a redução da incidência do CA de mama ocorreria em mulheres que iniciam a estrogenoterapia após *long gap time* (mais de 5 anos em menopausa), pois, conforme demonstrado por estudos in vitro, as células mamárias, quando privadas de estrógeno por longo período de tempo, tornam-se sensíveis aos efeitos pró-apoptóticos deste hormônio. Nestes casos, em vez de estimular a proliferação, a administração de estrógeno apresenta, comprovadamente, efeitos antitumorais.[125]

De fato, em uma reanálise do WHI observou-se que nas mulheres que iniciaram o estrógeno com mais de 5 anos de hipoestrogenismo houve redução do risco para CA de mama (RR: 0,58; 95%IC: 0,36-0,93), mas naquelas que iniciaram com *short gap time* ou naquelas com *long gap time* que haviam feito uso prévio de estrógeno, tal benefício não foi observado.[124] Os dados do Million Women Study (WMS) corroboram esta hipótese demonstrando que, nas usuárias correntes de estrógeno, nenhum aumento significativo de risco é observado se as mulheres iniciam o tratamento após 5 anos de hipoestrogenismo (RR:1,05; 95%IC:0,89-1,24), mas o RR aumenta 40% quando a terapia é instituída na pré-menopausa ou pouco tempo após a menopausa.[126] Em concordância, os resultados do E3N também sugeriram que a terapia estrogênica associada ou não a progestógenos sintéticos aumenta o risco de CA de mama se iniciada próxima à menopausa. Este efeito, porém, não foi observado quando a progesterona natural era utilizada (RR: 0,87;95% IC: 0,57-1,32) por período de tempo inferior a 3 anos.[127] Apesar dessas evidências, em algumas reanálises do WHI, mulheres entre 50-59 anos/menos de 10 anos de menopausa que utilizaram EEC não apresentaram aumento de risco para CA de mama.[128] Novos estudos são, portanto, necessários para concluirmos se a idade cronológica ou o tempo de hipoestrogenismo interferem no risco de CA de mama.

Praticamente todos os estudos controlados mostram que a adição de progestógenos sintéticos à terapia estrogênica proporciona aumento adicional de risco para CA de mama.[15,129] No WHI, ao contrário do que foi observado com o uso isolado de estrógeno, houve aumento de cerca de 30% nos casos de CA de mama nas mulheres que associaram MP em esquema contínuo aos EEC, sendo o risco mais elevado naquelas com *short gap time*.[123] Além disso, há evidências de que o aumento do RR para CA de mama com este tipo de TH combinada possa ser significativo a partir do 4º ano de utilização contínua[130] e que a elevação do RR possa persistir por mais de uma década após a descontinuação da terapia.[131] Esse efeito do progestógeno poderia decorrer de ação proliferativa adicional ou, segundo teoria mais recente, da reativação de *stem cells* por alguns tipos de progestógenos.[132] Alguns estudos observacionais demonstram, de fato, que o risco não aumenta com a adição de progesterona natural ou di-hidrogesterona ao esquema terapêutico, mas está expressivamente elevado com progestógenos sintéticos, como a noretindrona.[127,133] Adicionalmente já foi sugerido que o risco de CA de mama é maior com a terapia combinada contínua.[134]

Vale salientar, no entanto, que em uma grande revisão de estudos controlados e epidemiológicos (a maioria realizada com mulheres que iniciaram a TH logo após a menopausa) verificou-se que, apesar de a associação de progestógenos aos estrógenos poder aumentar significativamente o RR de CA de mama, o risco absoluto de CA permanece baixo, correspondendo, nos estudos controlados, a aumento de 5 casos/1.000 após 5 anos de uso.[127]

É indispensável ressaltar, ainda, que fatores como resistência à insulina, densidade mamária e especialmente genética (história familiar/mutação BRCA1 ou 2) e IMC influenciam significativamente a incidência de neoplasias mamárias, devendo ser sempre considerados na avaliação do risco individual para CA de mama.[48,135]

Em síntese, os mais recentes posicionamentos da Endocrine Society e North American Menopause Society[14,15,48] reconhecem que o risco de CA de mama é complexo, que uso de estrógeno isolado por até 5 anos não aumenta o risco de CA de mama, mas que este eleva-se discretamente após 5 anos de uso contínuo (RR:1,31 de 5 a 9 anos/RR:1,24 de 10 a 14 anos/ RR:1,56 por mais de 15 anos) sendo antecipado e exacerbado pela associação de progestógenos sintéticos.

Câncer de Endométrio e Ovários

Assim como a obesidade e o DM, a elevação do estrógeno, endógeno ou exógeno promove hiperplasia de endométrio após a menopausa (27,7% simples, 22,7% complexa, 11,8% atípica após 3 anos de uso ininterrupto de EEC), aumentando o risco de CA endometrial tipo I.[136] O risco de CA endometrial tipo I ou endometrioide está diretamente relacionado com a dose e com a duração da monoterapia com estrógenos[137] e parece persistir por alguns anos após o término do tratamento,[138] sabendo-se, no entanto, que este carcinoma costuma ser bem diferenciado e apresenta mortalidade 4,8 vezes menor do que o câncer não estrógeno-dependente.[139] Já foi igualmente estabelecido que a adição de progestógenos à terapia estrogênica em esquema contínuo reduz o risco desta neoplasia,[128] porém, informações sobre a segurança de esquemas com progestógenos sequenciais ou intermitentes a longo prazo são limitadas, relatando-se, em alguns estudos, elevação do risco após 6-10 anos de tratamento, particularmente em mulheres magras, que apresentam risco basal menor que as obesas.[140]

Estudos epidemiológicos e de caso-controle demonstram RR de 1,8 para câncer de ovário em mulheres que utilizam estrógeno isolado por mais de 10 anos, e RR de 1,1 em usuárias de esquema combinado, independentemente da duração do tratamento.[141,142] Em metanálise de 52 estudos observacionais, os autores verificaram aumento de apenas 0,52 casos/1.000 nas mulheres que iniciaram a TH (isolada ou associada a progestógeno) em torno dos 50 anos.[143] Conforme destacado em consenso,[48] alguns estudos observacionais sugerem que o aumento de RR seria observado somente em mulheres com história familiar positiva para CA de ovário e/ou mutações no BRCA. É importante salientar, entretanto, que os dados do WHI, único grande estudo controlado a avaliar este desfecho, mostraram que a terapia combinada não eleva o risco de CA de ovário em 5,6 anos de acompanhamento.[128] Portanto, novos estudos controlados são necessários para avaliar-se a relação entre TH e CA de ovário.

Outros Tipos de Câncer

Muitos estudos observacionais relatam redução da incidência de CA de cólon em mulheres que usam ou usaram TH, principalmente no esquema combinado sequencial.[144] No WHI confirmou-se a redução do risco para usuárias de esquema combinado contínuo (RR:0,56; 95%IC:0,38-0,81), entretanto, análises detalhadas posteriores sugeriram que o CA de cólon diagnosticado em usuárias da TH pode ser mais agressivo (maior número de glânglios comprometidos, maior número de metástases).[145] Nesse estudo não foi observada redução do risco para CA de cólon ou diferenças no tamanho/estagiamento dos tumores entre usuárias de estrógeno isolado e grupo-controle.[146]

Algumas evidências sugeriram que tumores pulmonares (não pequenas células), por apresentarem receptores estrogênicos, poderiam ter seu crescimento estimulado pela TH. De fato, um grande estudo de coorte relatou associação entre CA de pulmão e terapia combinada de longa duração,[147] mas metanálises de estudos observacionais apresentaram conclusões controversas.[148,149] Embora o WHI não tenha sido desenhado para este diagnóstico, na avaliação dessa grande amostra, registrou-se aumento significativo da incidência de CA de pulmão no grupo com EEC+MP e idade superior a 60 anos (RR:2,0; 95%IC:1,11-3,62), salientando-se, porém, o baixo risco absoluto da doença (1,8 casos/1.000/5 anos). Reanálises posteriores não conseguiram comprovar aumento da incidência de CA de pulmão com a terapia estrogênica isolada ou combinada em mulheres na faixa etária de 50-59 anos[149] e, adicionalmente, demonstraram que a elevação do RR foi observada somente em mulheres tabagistas ou com passado de tabagismo.[150] Desta forma, autores de extensa revisão sistemática sobre efeitos da TH a longo prazo propuseram que tabagistas correntes/ex-tabagistas sejam sempre alertadas para o risco de CA de pulmão com a utilização da TH combinada.[151]

Há ainda alguns estudos observacionais disponíveis na literatura sugerindo associações positivas da TH com CA de tireoide e negativas com CA gástrico e esofágico.[152]

Miscelânea

Estudos observacionais sugerem, ainda, possíveis vínculos, positivos e negativos, entre TH e meningiomas (13 estudos, RR:1,14, 95% CI 0,98-1,33 p = 0,076), gliomas (10 estudos, RR: 0,87, 95% CI 0,72-1,04, p = 0,11, 95%), catarata (7 estudos, RR: 0,87, 95% CI 0,79-0,97, p = 0,022), asma (5 estudos, RR: 1,41, 95% CI 1,09-1,81, p = 0,023) e mortalidade geral (6 estudos, RR: 0,89, 95% CI 0,82-0,97, p = 0,029), esta não confirmada pela metanálise de estudos randomizados/controlados (38 estudos, RR: 0,99, 95% CI 0,83 a 1,18, p = 0,72).[152]

RISCOS E BENEFÍCIOS DA TERAPIA A LONGO PRAZO E APÓS A SUSPENSÃO

Sabe-se que terapias sistêmicas mais prolongadas podem beneficiar mulheres com persistência de sintomas vasomotores (relatados por 16% das suecas com mais de 85 anos)[153] e aquelas com redução importante de massa óssea/risco de fraturas. Ao optar-se por terapia prolongada deve-se individualizar especialmente o risco da paciente para CA de mama que está diretamente vinculado ao tempo de exposição à TH. É importante salientar que, segundo resultados do WHI, a elevação do risco para CA de mama com o uso de estrógenos conjugados/medroxiprogesterona e a redução do risco com estrógenos isolados persistiram por 7-8 anos após a suspensão da TH.[128] Finalmente vale destacar que, com a descontinuação da TH, quase todas as mulheres passam a reabsorver massa óssea, aumentando o risco de fraturas e, ainda, que resultados de estudos observacionais recentes sugerem que a incidência de DCV e AVC pode aumentar no primeiro ano após a suspensão da TH.[154]

CONCLUSÃO

Em resumo, a avaliação criteriosa dos riscos e benefícios da TH é indispensável para sua indicação e contraindicação. Essa avaliação deve ser individualizada e periodicamente atualizada, sendo particularmente importante considerar o seguinte: a repercussão dos sintomas vasomotores e urogenitais na qualidade de vida da paciente; a idade cronológica e o tempo decorrido desde a menopausa; a presença de contraindicações; os riscos pessoais para DCV e CA de mama. Em mulheres com menos de 60 anos de idade cronológica/10 anos de hipoestrogenismo, sem contraindicações e com baixo risco para DCV e CA mama, os benefícios da TH geralmente superam os riscos. Naquelas com mais de 60 anos/10 anos de hipoestrogenismo há maiores riscos vinculados ao aumento de eventos coronarianos, tromboembólicos, AVC e demência. TH prolongada apresenta impacto negativo sobre o CA de mama.

O Quadro 27-1 sistematiza o posicionamento atual sobre os principais riscos, benefícios e áreas com evidências insuficientes relacionadas com os efeitos da TH.

Quadro 27-1. Principais riscos, benefícios e controvérsias relacionadas com os efeitos da terapia hormonal da menopausa

Riscos	Benefícios	Evidências insuficientes
▪ Trombose venosa profunda ▪ AVC isquêmico ▪ Câncer de mama ▪ Câncer de endométrio (E isolado) ▪ Litíase biliar (E por via oral)	▪ Sintomas vasomotores ▪ Sintomas urogenitais ▪ Função sexual ▪ Massa óssea ▪ Perfil lipídico ▪ Sensibilidade à insulina ▪ DM2 ▪ Câncer de cólon	▪ Prevenção primária de DCV ▪ Câncer de ovário ▪ Câncer de pulmão ▪ Osteoartrite ▪ Demência/função cognitiva ▪ Meningiomas ▪ Gliomas ▪ Asma ▪ Catarata ▪ Mortalidade geral

AVC: acidente vascular cerebral; DM2: Diabetes melito tipo 2; DCV: doença cardiovascular; E: estrógeno, VO: via oral.

REFERÊNCIAS BIBLIOGRÁFICAS

1. Stefanick ML. Estrogen and progestins: background and history, trends in use, and guidelines and regimens approved by the US food and Drug Administration. Am J Med. 2005;118:64-73.
2. Whitehead MI, Townsen PT, Pryse-Davies J, Ryder T, Lane G, Siddle NC, King RJ. Effects of various types and dosages of progestogens on the postmenopausal endometrium. J Reprod Med. 1982;27:539-48.
3. Ziel HK, Finkle WD. Increased risk of endometrial carcinoma among users of conjugated estrogens. N Engl J Med. 1975;293(23):1167-70.
4. Jick H, Watkins RN, Hunter JR, et al. Replacement estrogens and endometrial cancer. N Engl J Med. 1979;300(5):218-22.
5. Osteoporosis. National Institutes of Health Consensus Development Conference Statement. Natl Inst Health Consens Dev Conf ConsensStatement. 1984;5(3):6.
6. Stampfer MJ, Willet WC, Colditz GA, et al. A prospective study of postmenopausal estrogen therapy and coronary heart disease. N Engl J Med. 1985;313:1044.
7. Henderson BE, Paganini-Hill A, Ross RK. Decreased mortality in users of estrogen replacement therapy. Arch Intern Med. 1991;151:75.
8. Grodstein F, Stampfer MJ, Manson JE, et al. Postmenopausal estrogen and progestin use and the risk of cardiovascular disease.N Engl J Med. 1996;335(7):453-61.
9. Rossouw JE, Anderson GL, Prentice RL, et al. Writing Group for the Women's Health Initiative Investigators. Risks and benefits of estrogen plus progestin in healthy postmenopausal women: Principal results From the Women's Health Initiative randomized controlled trial. JAMA. 2002;288(3):321-33.
10. Hulley S, Grady D, Bush T, et al. Randomized trial of estrogen plus progestin for secondary prevention of coronary heart disease in postmenopausal women. Heart and Estrogen/progestin Replacement Study (HERS) Research Group. JAMA. 1998;280(7):605-13.
11. NIH. State-of-the-Science Panel. National Institutes of Health Conference Statement: Management of menopause related symptoms. Ann Intern Med. 2005;142:1003-1013.
12. Maclennan AH, Broadbnt JL, Lester S, Moore V. Oral estrogen and combined oestrogen/progestogen therapy versus place for hot flushes. Cochrane Database Syst Rev. 2004;CD002978.
13. Nelson HD. Commonly used types of postmenopausal estrogen for treatment of hot flushes: Scientific review. JAMA. 2004;291:1610-20.
14. Stuenkel CA, Davis SR, Gompe Al, et al. Treatment of Symptoms of the Menopause: An Endocrine Society Clinical Practice Guideline. J Clin Endocrinol Metab. 2015;(28):1-37.
15. Position Statement. The 2012 Hormone Therapy Position Statement of North American Menopause Society. Menopause. 2012;19:257-71.
16. Mochrer B, Hextall A, Jacson S. Oestrogens for urinary incontinence in women. Cochrane Database Syst Rev. 2003;2:CD0014505.
17. Cardozo L, Lose G, McClish D, Versi E. A systematic review of the effects of estrogens for symptoms suggestive of overactive bladder. Acta Obstet Gynecol Scand. 2004;83;892-97.
18. Perrota C, Aznar M, Mejia R, et al. Oestrogens for prevention recurrent urinary tract infection in postmenopausal women. Cochrane Database Syst Rev. 2008;2-CD005131.
19. Cody JD, Jacobs ML, Richardson K, Moehrer B, Hextall A. Oestrogen therapy for urinary incontinence in post-menopausal women. Cochrane Database Syst Rev. 2012;10:CD001405.
20. Maalouf MN, Sato AH, Welch BJ, et al. Postmenopausal hormone use and the risk of nephrolithiasis: Results from the Women's Health Initiative hormone therapy trials. Arch Intern Med. 2010;170:1678-85.
21. Suckling J, Lethaby A, Kennedy R. Local oestrogen for vaginal atrophy in postmenopausal women. Cochrane Database Syst Rev. 2006;4:CD001500.
22. Santen RJ, Pinkerton JV, Conaway M, et al. Treatment of urogenital atrophy with low-dose estradiol: Preliminary results. Menopause. 2002;9:179-87.
23. Bachmann G, Lobo RA, Gut R, et al. Efficacy of low-dose estradiol vaginal tablets in the treatment of atrophic vaginitis: a randomized controlled trial. Obstet Gynecol. 2008;111:67-76.
24. The North American Menopause Society. The role of local estradiol for treatment of vaginal atrophy in postmenopausal women: 2007 position statement of The North American Menopause Society. Menopause. 2007;14:357-69.
25. Schmidt G, Andersson SB, Nordle O, et al. Release of 17-β-oestradiol from a vaginal ring in postmenopausal women: Pharmacokinetic evaluation. Gynecol Obstet Invest. 1994;38:253-60.
26. Sturdee DW, Panay N on behalf of International Menopause Society writing group recommendations for management of postmenopausal vaginal atrophy. Climateric. 2010;13:509-22.
27. Huang A, Yaffe K, Vittinghoff E, et al. The effect of ultra-low dose transdermal estradiolon sexual function in postmenopausal women. Am J Obstet Gynecol. 2008;198:265-7.
28. Long CY, Liu CM, Hsu SC, et al. A randomized comparative study of the effects of oral and topical estrogen therapy on the vaginal vascularization and sexual function in hysterectomized postmenopausal women. Menopause. 2006;13:737-43.
29. Bachmann G, Bancroft J, Braunstein G, et al. Female androgen insufficiency: The Princeton consensus statement on definition, classification, and assessment. Fertil Steril. 2002;77:660-5.

30. Taylor HS, Harman SM, Pal L, et al. Effects of oral vs transdermal estrogen vs placebo on sexual function over time in the Kronos Early Estrogen Prevention Study (KEEPS). Menopause [Abstract S-9]. 2012;19:1373.
31. Grady D, Rubin SM, Petitti DB, et al. Hormone therapy to prevent disease and prolong life in postmenopausal women. Ann Intern Med. 1992;117:1016-37.
32. Mendelsohn ME, Karas RH. Molecular and cellular basis of cardiovascular gender differences. Science. 2005;308:1583-7.
33. Mendelsohn ME, Karas RH. The prospective effect of estrogen on the cardiovascular system. N Engl J Med. 1999;340:1801-11.
34. Parker WH, Broder MS, Chang E, et al. Ovarian conservation at the time of hysterectomy and londg-term health outcomes in Nurses' Health Study. Obstet Gynecol. 2009;113:1027-37.
35. Clarkson TB. Estrogen effects on arteries vary with stage of reproductive life and extent of subclinical atherosclerosis progression. Menopause. 2007;14:373-84.
36. Grodstein F, Manson JM, Stampfer MJ. Hormone therapy and coronary heart disease: The role of time since menopause and age at hormone initiation. J Womens's Health. 2006;15:35-44.
37. Manson JE, Allison MA, Rossouw JE, et al. Estrogen therapy and coronary artery calcification. N Eng J Med. 2007;356:2591-602.
38. Murphy SL. Deaths: Final data for 1998. National Vital Statistics reports. 2000;48:1-105.
39. Hodis HN, Mack WJ, Henderson VW, et al. Vascular effects of early versus late postmenopausal treatment with estradiol. N Engl J Med [Internet]. 2016;374(13):1221-31.
40. Harman SM, Black DM, Naftolin F, et al. Arterial imaging outcomes and cardiovascular risk factors in recently menopausal women: a randomized trial. Ann Intern Med. 2014;161(4):249-60.
41. Zhang CG, ChenJL, Luo Y, et al. Menopause Hormone Therapy and women's health: An umbrella review. PLoS Med. 2021;18(8):1-27.
42. Bray PF, Larson JC, Lacroi AZ, et al. Women's health initiative investigators. Usefulness of baseline lipids and C-reactive protein in women receiving menopausal hormone therapy as predictors of treatment-related coronary events. Am J Cardiol. 2008;101:1599-605.
43. Szmuilowicz ED, Manson JE, Rossouw JE, et al. Vasomotor symptoms and cardiovascular events in postmenopausal women. Menopause. 2011;18:603-10.
44. Zhu D, Chung HF, Dobson AJ, et al. Vasomotor menopausal symptoms and risk of cardiovascular disease: a pooled analysis of six prospective studies. Am J Obstet Gynecol. 2020;223:898-16.
45. Bechlioulis A, Kalantaridou SN, Naka KK, et al. Endothelial function, but not carotid intima-media thickness, is affected early in menopause and is associated with severerity of hot flushes. J Clin Endocrinol Metab. 2010;95:1119-206.
46. Clapauch R, Mattos TM, Uchoa HBMP, et al. Use of vascular Doppler ultrasound to detect acute estradiol vascular effect in postmenopausal women. Clin Science. 2007;62:673-8.
47. White RE, Han G, Dimitropoulou C, et al. Estrogen-induced contraction of coronary arteries is mediated by superoxide generated in vascular smooth muscle. Am J Physiol Heart CirePhysiol. 2005;289:468-75.
48. The 2017 hormone therapy position statement of the North American Menopause Society. Menopause. 2017;24(7):728-53.
49. Canonico M, Oger E, Plu-Bureau G, et al. For Estrogen and thromboembolism risk (ESTHER) Study Group. Hormone therapy and venous thromboembolism among postmenopausal women. Circulation. 2007;115:840-5.
50. Cushman M, Kuller LH, Prentice R, et al. For Women's Health Initiative Investigators. Estrogen plus progestin risk of venous thrombosis. JAMA. 2004;292:1573-80.
51. Curb JD, Prentice RL, Bray PF, et al. Venous thrombosis and conjugated equine strogen in women without a uterus. Arch Intern Med. 2006;166:772-80.
52. Rachon D, Teede H. Postmenopausal hormone therapy and the risk of venous thromboembolism. Climateric. 2008;11:273-9.
53. Herrington DM, Vittinghoff E, Howard TD, et al. Factor V Leiden, hormone replacement therapy and risk of venous thromboembolism events in women with coronary disease. Arterioscler Thromb Vasc Biol. 2002;22:1012-7.
54. Canonico M, Plu-Bureau G, Lowe GD, Scarabin PY. Hormone replacement therapy, and risk of venous thromboembolism in postmenopausal women: systematic review and meta-analysis. BMJ. 2008;336:1227-31.
55. Mohammed K, Abu Dabrh AM, Benkhadra K, et al. Oral vs. transdermal estrogen and the risk of venous and arterial thrombotic events: a systematic review and meta-analysis. J Clin Endocrinol Metab. 2015;100(11):4012-20.
56. Vinogradova Y, Coupland C, Hippisley-Cox J. Use of hormone replacement therapy and risk of venous thromboembolism: nested case-control studies using QResearch and CPRD databases. BMJ. 2019:364.
57. Grodstein F, Manson JE, Stampfer MJ, Rexrode K. Postmenopausal hormone therapy and stroke: Role of time since menopause and age at initiation of hormone therapy. Arch Intern Med. 2008;168:861-6.
58. Bath PM, Gray LJ. Association between hormone replacement therapy and subsequent stroke: A meta-analysis. BMJ. 2005;330-42.
59. Wassertheil-Smoller S, Hendrix SL, Limacher M, et al. Effect of estrogen plus progestin on stroke in postmenopausal women: The Women's Health Initiative: A randomized trial. JAMA. 2003;289:2673-84.
60. Hendrix SL, Wassertheil-Smoller S, Johnson KC, et al. Effect of conjugated equine estrogen on stroke in Women's Health Initiative. Circulation. 2006;113:2425-34.
61. Rossouw JE, Prentice RL, Manson JE, et al. Postmenopausal hormone therapy and risk of cardiovascular disease by age years since menopause. JAMA. 2007;297:1465-77.
62. Barret-Connor E, Bush TL. Estrogen and coronary heart disease in women. JAMA. 1991;265:1861-7.
63. Holm P, Andersen HL, Andersen ML, et al. The direct antiatherogenic effect of estrogen is present, absent, or reversed, depending on the state of arterial endothelium. A time course study in cholesterol-clamped rabbits. Circulation. 1999;100:1727-33.
64. Nabulsi AA, Folsom AR, White A, et al. Association of hormone-replacement therapy with various with various cardiovascular risk factors in postmenopausal women. The atherosclerosis Risk in Communities Study Investigators. N Eng J Med. 1993;328:1069-75.
65. Bush TL, Barret-Connor E, Cowan LD, et al. Cardiovascular mortality and noncontraceptive use of estrogen in women: Results from Lipid Research Clinics Program Follow-up Study. Circulation. 1987;75:1102-9.
66. Kannel WB. High-density lipoproteins: epidemiologic profile and risks of coronary artery disease. Am J Cardiol. 1983;52:9-12.
67. Perry W, Wiseman R. Combined oral estradiol valerate-norethisteron treatment over 3 years in postmenopausal women. Effects on lipids, coagulation factors, haematology and biochemistry. Maturitas. 2002;42:147-64.
68. Walsh BW, Schiff I, Rosner B, et al. Effects of postmenopausal estrogen replacement on the concentrations and metabolism of plasma lipoproteins. N Engl J Med. 1991;325:1196-204.
69. Stevenson JC, Chines A, Pan K, et al. A pooled analysis of the effects of conjugated estrogens/bazedoxifene on lipid parameters in postmenopausal women from the selective estrogens, menopause, and response to therapy (SMART) trials. J Clin Endocrinol Metab. 2015;100: 2329-38.

70. Hugh S, Manson JE. Update in hormone therapy use in menopause. J Clin Endocrinol Metab. 2010;96:255-64.
71. Lobo RA. Effects of hormonal replacement on lipids and lipoproteins in postmenopausal women. J Clin Endocrinol Metab. 1991;73:925-30.
72. Kanaya AM, HerringtonD, Vittinghoff E, et al. Heart and Estrogen/Progestin Replacement Study. A randomized, double-blind, placebo-controlled trial. Ann Intern Med. 2003;138(1):1-9.
73. Margolis KL, Bonds DE, Rodabough RJ, et al. Effect of estrogen plus progestin on the incidence of diabetes in postmenopausal women: Results from the Women's Health Initiative Hormone Trial. Diabetologia. 2004;47:1175-87.
74. Manson JE, Rimm EB, Colditz GA, Willett WC, Nathan DM, Arky RA, Rosner B, Hennekens CH, Speizer FE, Stampfer MJ. A prospective study of postmenopausal estrogen therapy and subsequent incidence of non-insulin-dependent diabetes mellitus. Ann Epidemiol. 1992;2:665-73.
75. Salpeter SR, Walsh JM, Ormiston TM, et al. Meta-naalysis: effect of hormone-replacement therapy on components of metabolic syndrome In postmenopausal women. Diabetes Obes Metab. 20068(5):538-54.
76. Sites CK, L'Hommedieu GD, Toth MJ, et al. The effect of hormone replacement on body composition, body fat distribution, and insulin sensitivity in menopausal women: a randomized, double blind, placebo-controlled trial. J Clin Endocrinol Metab. 2005;90:2701-7.
77. Munoz J, Derstine A, Gower BA. Fat distribution and insulin sensitivity in postmenopausal women: Influence of hormone replacement. Obes Res. 2002;10:424-31.
78. Leão LM, Duarte MP, Silva DM, et al. Influence of methyltestosterone postmenopausal therapy on plasma lipids, inflammatory factors, glucose metabolism and visceral fat: A randomized study. Eur J Endocrinol. 2006;154:131-9.
79. Mauvais-Járvis F, Manson JE, Stevenson JC, Fonseca AV. Menopausal hormone therapy nad tipe 2 diabetes prevention: evidence, mechanisms, and clinical implications. Endocr Rev. 2017;38(3):173-88.
80. Richelson LS, Wahner HW, Melton LJ, Riggs BL. Relative Contributions of aging and estrogen deficiency to postmenopausal. Relative contributions of aging and estrogen deficiency to postmenopausal bone loss. N Engl J Med. 1984;311:1273-5.
81. Nilas L, Christiansen C. Bones mass and its relationship to age and the menopausa. J Clin Endocrinol Metab. 1987;65:697-702.
82. Dempster DW, Lindsay R. Pathogenesis of osteoporosis. Lancet. 1993;341:797-801.
83. Bone HG, Greenspan SL, McKeever C, et al. Alendronate and estrogen effects in postmenopausal women with low bone mineral density. Alendronate/Estrogen Study Group. J Clin Endocrinol Metab. 2000;85:720-6.
84. Heiss G, Wallace R, Anderson GL, et al. For the WHI Investigators. Health risks and benefits 3 years after stopping randomized treatment with estrogen and progestin. JAMA. 2008;299:1036-45.
85. LaCroix AZ, Chlebowski RT, Manson JE, et al. For the WHI Investigators. Health outcomes after stopping conjugated equine estrogens among postmenopausal women with prior hysterectomy: A randomized controlled trial. JAMA. 2011;305:1305-14.
86. Wells G, Tugwell P, Shea B, et al. Metaanalyses of therapies for postmenopausal osteoporosis. V. Metaanalysis of the efficacy of hormone replacement therapy in treating and preventing osteoporosis in postmenopausal women. Endocr Rev. 2002;23:529-9.
87. Torgerson DJ, Bell-Syer SE. Hormone replacement therapy and prevention of vertebral fractures: a meta-analysis of randomised trials. BMC Musculoskelet Disord. 2001;2:7.
88. Cauley JA, Robbins J, Chen Z, et al. Effects of estrogen plus progestin on risk of fracture and bone mineral density: The Women's Health Initiative randomized trial. JAMA. 2003;290:1729-38.
89. Jackson RD, Wactawski-Wende J, LaCroix AZ, et al. Effects of conjugated equine estrogen on risk of fractures and BMD in postmenopausal women with hysterectomy: results from the women's health initiative randomized trial. J Bone Miner Res. 2006;21:817-28.
90. Zhu L, Jiang X, Sun Y, Shu W. Effect of hormone therapy on the risk of bone fractures: a systematic review and meta-analysis of randomized controlled trials. Menopause. 2016;23(4):461-70.
91. Lindsay R, Gallagher JC, Kleerekoper M, Pickar JH. Effect of lower doses of conjugated equine estrogens with and without medroxyprogesterone acetate on bone in early postmenopausal women. JAMA. 2002;287:2668-76.
92. Pretwood KM, Kenny AM, Kleppinger A, Kulldorff M. Ultralow-dose micronized 17 ?-estradiol and bone density and bone metabolism in older women: A randomized controlled trial. JAMA. 2003;290:1042-8.
93. Ettinger B, Ensrud KE, Wallace R, et al. Effects of ultralow-dose transdermal estradiol on bone mineral density: a randomized clinical trial. Obstet Gynecol. 2004;104:443-51.
94. Abdi F, Mobedi H, Bayat F, et al. The effects of transdermal estrogen delivery on bone mineral density in postmenopausal women: a meta-analysis. Iran J Pharm Res. Winter. 2017;16(1):380-9.
95. Stepan JJ, Hruskova H, Kverka M. Update on menopausal hormone therapy for fracture prevention. Curr Osteoporos Rep. 2019;17:465-73.
96. Khosla S. Update on estrogens and the skeleton. J Clin Endocrinol Metab. 2010;95:3569-77.
97. Gosset A, Pouillès JM, Trémollieres F. Menopausal hormone therapy for the management of osteoporosis. Best Pract Res Clin Endocrinol Metab. 2021;35(6):1015-51.
98. Rozenberg S, Al-Daghri N, Aubertin-Leheudre M, et al. Is there a role for menopausal hormone therapy in the management of postmenopausal osteoporosis? Osteoporos Int. 2020;31(12):2271-86.
99. Management of osteoporosis in postmenopausal women: the 2021 position statement of The North American Menopause Society. Menopause. 2021;28(9):973-97.
100. Yang L, Smith L, Hamer M. Gender-specific risk factors for incident sarcopenia: 8-year follow-up of the English longitudinal study of ageing. J Epidemiol Community Health. 2019;73(1):86-8.
101. Messier V, Rabasa-Lhoret R, Barbat-Artigas S, Elisha B, Karelis AD, Aubertin-Leheudre M. Menopause and sarcopenia: A potential role for sex hormones. Maturitas. 2011;68(4):331-6.
102. Rolland YM, Perry HM 3rd, Patrick P, et al. Loss of appendicular muscle mass and loss of muscle strength in young postmenopausal women. J Gerontol A Biol Sci Med Sci. 2007;62(3):330-5.
103. Orprayoon N, Wainipitapong P, Champaiboon J, et al. Prevalence of pre-sarcopenia among postmenopausal women younger than 65years. Menopause. 2021;28(12):1351-57.
104. Kim SW, Kim R. The association between hormone therapy and sarcopenia in postmenopausal women: the Korea National Health and Nutrition Examination Survey, 2008-2011. Menopause. 2020;27(5):506-11.
105. Kaunitz AM, Pinkerton JV, Manson JE. Hormone therapy and sarcopenia: implications for the prevention of frailty as women age. Menopause. 2020;27(5):496-7.
106. Gambacciani M, Pepe A, Cappagli B, et al. The relative contributions of menopause and aging to post-menopausal reduction in intervertebral disk height. Climateric. 2007;10:298-305.
107. Muscad Baron Y, Brincat MP, Galea R, Calleja N. Low intervertebral disc height in post-menopausal women with osteoporotic fractures compared to hormone-treated and untreated postmenopausal women and premenopausal women without fractures. Climateric. 2007;10:314-9.

108. Cirillo DJ, Wallace RB, Wu L, Yood RA. Effect of hormone therapy on risk of hip and knee joint replacement in the Women's Health Initiative. Arthritis Rheum. 2006;54:3194-204.
109. Stephenson E, Hillard T. The risk-benefit analysis of menopausal hormone therapy in the menopause. In: Panay N, Briggs P, Kovacs G. (Eds.). Managing the menopause. Cambridge: Cambridge University Press, 2020. p. 234-45.
110. Simonsen MH, Erichsen R, Frøslev T, et al. Postmenopausal estrogen therapy and risk of gallstone disease: a population-based case-control study. Drug Saf. 2013;36(12):1189-97.
111. Brinton RD, Chen S, Montoya M, et al. The Women's Health Initiative estrogen replacement therapy is neurotrophic and neuroprotective. Neurobiol Aging. 2000;21:475-96.
112. Chen JG, Edwards CL, Vidyarthi S, et al. Learning and recall in subjects at genetic risk for Alzheimer disease. J Neuropsychiatry Clin Neurosci. 2002;14:58-63.
113. LeBlanc ES, Janowsky J, Chan BKS, Nelson HD. Hormone replacement therapy and cognition: Systematic review and metaanalysis. JAMA. 2001;285:1489-99.
114. Shumaker S, Legault C, Rapp S, et al. Estrogen plus progestin and the incidence of dementia and mild cognitive impairment in postmenopausal women: The Women's Health Initiative Memory Study: A randomized controlled trial. JAMA. 2003;289:2651-62.
115. Rapp SR, Espeland MA, Shumaker SA, et al. Effect of estrogen plus progestin on global cognitive function in postmenopausal women: The Women's Health Initiative Memory Study: A randomized controlled trial. JAMA. 2003;289:2663-7.
116. Shumaker SA, Legault C, Kuller L, et al. Conjugated equine estrogens and incidence of probable dementia and mild cognitive impairment in postmenopausal women: Women's Health Initiative Memory Study. JAMA. 2004;291:2947-58.
117. Espeland MA, Rapp SR, Shumaker SA, Brunner R, et al. Conjugated equine estrogens and global cognitive function in postmenopausal women: Women's Health Initiative Memory Study. JAMA. 2004;291:2959-68.
118. Resnick SM, Espeland MA, An Y, et al. For the Women's Health Initiative Study of Cognitive Aging Investigators. Effects of conjugated equine estrogens on cognition and affect in postmenopausal women with prior hysterectomy. J Clin Endocrinol Metab. 2009;94:4152-61.
119. Ryan J, Carrie`re I, Scali J, et al. Characteristics of hormone therapy, cognitive function, and dementia: The prospective 3C Study. Neurology. 2009;73:1729-37.
120. Gleason CE, Dowling NM, Wharton W, et al. Effects of hormone therapy on cognition and mood in recently postmenopausal women: findings from the randomized, controlled KEEPS – Cognitive and Affective Study. PLoS Med. 2015 June 2;12(6).
121. Savolainen-Peltonen H, Rahkola-Soisalo P, Hoti F, et al. Use of postmenopausal hormone therapy and risk of Alzheimer's disease in Finland: nationwide case-control study. BMJ. 2019;364:l665.
122. Gava G, Orsili I, Alvisi S, et al. Cognition, mood and sleep in menopausal transition: the role of menopause hormone therapy. Medicina (Kaunas). 2019;55(10):668.
123. Breast cancer and hormone replacement therapy: collaborative reanalysis of data from 51 epidemiological studies of 52,705 women with breast cancer and 108,411 women without breast cancer. Collaborative Group on Hormonal Factors in Breast Cancer. Lancet. 1997:1047-59.
124. Prentice RL, Chlebowski RT, Stefanick ML, et al. Conjugated equine estrogens and breast cancer risk in Women's Health Initiative clinical and observational study. Am J Epidemiol. 2008;176:1407-15.
125. Jordan VC, Ford LG. Paradoxical clinical effect of estrogen on breast cancer risk: A new biology of estrogen-induced apoptosis. Cancer Prev Res. (Phila). 2011;4:633-7.
126. Beral V, Reeves G, Bull D, Green J. For The Million Women Study Collaborators. Breast cancer risk in relation to the interval between menopause and starting hormone therapy. J Natl Cancer Inst. 2011;103:296-305.
127. Fournier A, Mesrine S, Boutron Ruault MC, Clave-Chapelon F. Estrogen progestagen menopausal hormone therapy and breast cancer: Does delay from menopause onset to treatment initiation influence risks? J Clin Oncol. 2009;27:5138-43.
128. Manson JE, Chlebowski RT, Stefanick ML, et al. Menopausal hormone therapy and health outcomes during the intervention and extended poststopping phases of the Women's Health Initiative randomized trials. JAMA. 2013;310:1353-68.
129. Prentice RL, Aragaki RT, Chlebowisk RT, et al. Randomized trial evaluation of benefits and risks of menopausal hormone therapy among women 50-59 years of age. Am J Epidemiol. 2021;190(3):365-75.
130. Calle EE, Feigelson HS, Hidebrand JS, et al. Postmenopausal hormone use and breast cancer associations differ by hormone regimen and hystologic subtype. Cancer. 2008;115:936-45.
131. Chlebowiski RT, Anderson GL, Prentice RL. Association of menopause hormone therapy with breast cancer incidence and mortality during long-term follow-up of the women's health initiative randomized clinical trials. JAMA. 2020;324(4):369-80.
132. Horwitz KB, Sartorious CA. Progestin in hormone replacement therapies reactive cancer stem cells in women with preexisting breast cancers: a hypothesis. J Clin Endocrinol Metab. 2008;93:3295-8.
133. Lyytinen H, Pukkala E, Ylikorkala O. Breast cancer risk in postmenopausal women using estrogen progestogen therapy. Obstet Gynecol. 2009;113:65-73.
134. Bakken K, Fournier A, Lund E, et al. Menopausal hormone therapy and breast cancer risk: impact of different treatments. The European Prospective Investigation into Cancer and Nutrition. Int J Cancer. 2011;128:144-56.
135. Goodwin PJ, Stambolic V. Obesity and insulin resistance in breast cancer–chemoprevention strategies with a focus on metformin. Breast. 2011;20(3):S31-S35.
136. The postenopausal Estrogen/Progestin Interventions (PEPI) Trial. The writing group for the PEPI trial. Effects of hormone replacement therapy on endometrial histology in postmenopausal women. JAMA. 1996;275:370-5.
137. Grady D, Gebretsadik T, Kerlikowske K, et al. Hormone replacement therapy and endometrial cancer risk: A meta-analysis. Obstet Gynecol. 1995;85:304-13.
138. Shapiro S, Kelly JP, Rosemberg L, et al. Risk of localized and widespread endometrial cancer in relation to recent and discontinued use of conjugated estrogens. N Engl J Med. 1985;313:969-72.
139. Collins J, Donner A, Allen LH, Adams O. Oestrogen use and survival in endometrial cancer. Lancet. 1980;2:961-4.
140. Santen RJ, Allred DC, Ardoin SP, et al. Postmenopausal hormone therapy: an Endocrine Society scientific statement. J Clin Endocrinol Metab. 2010;95:s1-s66.
141. Lacey Jr JV, Minj PJ, Lubin JH, et al. Menopausal hormone replacement therapy and risk of ovarian cancer. JAMA. 2002;288:334-41.
142. Rossing MA, Cushing-Haugen KL, Wicklund KG, et al. Menopausal hormone therapy and risk of epithelial ovarian cancer. Cancer Epidemiol Biomarkers. 2007;16:2548-56.
143. Collaborative Group on Epidemiological Studies of Ovarian Cancer. Beral V, Gaitskell K, et al. Menopausal hormone use and ovarian cancer risk: individual participant meta-analysis of 52 epidemiological studies. Lancet. 2015;385:1835-42.
144. Grodstein F, Newcomb PA, Stampfer MJ. Postmenopausal hormone therapy and the risk of colorectal cancer: A review and meta-analysis. Am J Med. 1999;106:574-82.

145. Chlebowski RT, Wactawisk-Wendi J, Ritenbaugh C, et al. Estrogen plus progestin and colorectal cancer in postmenopausal women. N Engl J Med. 2004;350:991-1004.
146. Ritenbaugh C, Stanford JL, Wu L, et al. Conjugated equine estrogens and colorectal cancer incidence and survival: The Women's Health Initiative randomized clinical trial. Cancer Epidemiol Biomarkers Prev. 2008;17:2609-18.
147. Statore CG, Chien JW, Au DH, et al. Lung cancer and hormone replacement therapy: Association in the vitamins and lifestyle study. J Clin Oncol. 2010;28:1540-6.
148. Greiser M, Greiser EM, Dören M. Menopausal hormone therapy and risk of lung cancer: systematic review and meta-analisys. Maturitas. 2010;65:198-204.
149. Oh SW, Myung SK, Park JY, et al. Hormone therapy and risk of lung cancer: A meta-analysis. J Women's Health. 2010;19:279-88.
150. Chlebowski RT, Schwartz AG, Wakelee H, et al. For Women's Health Initiative Investigators. Oestrogen plus progestin and lung cancer in postmenopausal women (Women's Health Initiative trial): A post-hoe analysis of a randomized trial. Lancet. 2009;374:1243-51.
151. Marjoribanks J, Farquhar C, Roberts H, et al. Long-term hormonal therapy for perimenopausal and postmenopausal women (Review). Cochrane Database of Systematic Reviews. 2017.
152. Guo-Qiang ZhangID, Jin-Liang Chen, Ying Luo, et al. Menopausal hormone therapy and women's health: An umbrella review. PLOS Medicine. 2021;2:1-27.
153. Vikstrom J, Spetz Holm A, Sydsjo G, et al. Hot flashes still occur in a population of 85-year-old Swedish women. Climacteric. 2013;16:453-9.
154. Mikkola TS, Tuomikoski P, Lyytinen H, et al. Increased cardiovascular mortality risk in women discontinuing postmenopausal hormone therapy. J Clin Endocrinol Metab. 2015;100:4588-94.

ESTEROIDES SEXUAIS USADOS NA TERAPIA HORMONAL DA MENOPAUSA

Andréa Ferreira • Ruth Clapauch

INTRODUÇÃO

No início dos anos 1940 foi comercializada a primeira forma de reposição hormonal para a menopausa: comprimidos contendo estrógenos equinos conjugados (EEC). O alívio da síndrome climatérica observado após sua ingestão popularizou este medicamento. Nos anos 1970, estudos mostraram aumento do risco relativo de câncer de endométrio (de 4,5 a 13 vezes) em pós-menopausadas usuárias de estrógenos isolados.[1-4] A partir daí, em mulheres com útero, passou-se a associar um progestógeno – inicialmente a medroxiprogesterona – à Terapia Hormonal (TH), de forma a antagonizar o efeito proliferativo dos estrógenos no endométrio e evitar sua hiperplasia e possível progressão para câncer.

Posteriormente, diversos hormônios foram sintetizados e aprovados para o tratamento de fogachos, atrofia vaginal e prevenção da osteoporose. O objetivo deste capítulo é descrever os produtos atualmente disponíveis para a TH em nosso meio, de forma que o leitor possa diferenciá-los e empregar o mais indicado para cada paciente individual naquele momento.

Ajustes podem e devem ser feitos quando se inicia a TH, de acordo com a resposta e preferência da paciente. E pelo menos uma vez a cada ano a dose e a via de estrógeno, bem como o tipo de progestógeno e o esquema de associação devem ser reavaliados à luz dos objetivos da TH naquele momento e das condições clínicas, sociais e gerais da mulher.

ESTRÓGENOS

Estão disponíveis em forma isolada, para uso sistêmico ou local.

Estrógenos Locais

Os estrógenos locais, na forma de cremes ou óvulos vaginais, afetam somente a região urogenital, com praticamente nenhuma absorção sistêmica. Só aliviam a atrofia vaginal, que se exterioriza como craurose (sensação de queimação genital) e dispareunia (dor ao coito), além de melhorar ou curar a incontinência urinária, que associada ao ressecamento propicia infecções.[5] Não resolvem fogachos nem previnem osteoporose. Na disfunção sexual ajudam em parte, melhorando a lubrificação, porém, não a libido.

No Quadro 28-1 encontramos estrógenos locais disponíveis no Brasil. Recomenda-se usá-los à noite, com aplicador próprio contendo a medida preconizada, ou como óvulos vaginais. Se a vaginite atrófica é intensa, na primeira semana podem ser usados diariamente e depois passam a ser usados 2 a 3 vezes por semana.

Quadro 28-1. Estrógenos de uso local na TH

Estrógenos isolados de uso tópico (vaginal)

Promestrieno 0,01 g creme ou cápsulas vaginais

Estriol creme vaginal 1 mg/g de gel

Estradiol hemi-hidratado 10 mcg/comprimido vaginal

Estrógenos Sistêmicos

Os estrógenos sistêmicos disponíveis atualmente são baseados no estradiol (E2), encontrado para uso oral, na apresentação de comprimidos, ou para uso transdérmico, na forma de gel ou adesivo (Quadro 28-2). Todos são oferecidos em diferentes apresentações, permitindo ajustar a dose de estrógeno às necessidades de cada paciente. Recomenda-se usar na TH a menor dose de estrógeno necessária para alívio da síndrome climatérica e obtenção dos demais benefícios, que são específicos para cada mulher (ver em ações dos estrógenos). Aconselha-se levar em conta, também, eventuais patologias benignas que a paciente porventura apresente e que não constituam contraindicação à TH, mas podem sofrer influência da dose de estrógenos, como miomas e doença fibrocística de mama.

Ações dos Estrógenos Sistêmicos na TH

Alívio de fogachos, melhora do sono, da sexualidade e da qualidade de vida são atribuições, principalmente, do estrógeno utilizado na TH.

Quadro 28-2. Estrógenos isolados de uso sistêmico na TH

Via oral

- Estradiol micronizado 1 ou 2 mg
- Valerato de estradiol 1 ou 2 mg

Via transdérmica

- Estradiol adesivo transdérmico 25, 50 e 75 μg
- Estradiol gel sachê 0,5 e 1 mg
- Estradiol gel 1,5 mg (equivalente 3 *puffs*)
- Estradiol gel 1,2 mg (*2 puffs*, cada *puff* libera 0,6 mg de estradiol)

A reposição da TH visa a reproduzir os efeitos do principal estrógeno endógeno, 17-β-estradiol, produzido a partir do colesterol nos ovários e adrenais, além de ser aromatizado a partir de testosterona no tecido adiposo.[6] Estrona e o estriol são estrógenos endógenos mais fracos, que tem pouco efeito a nível de receptor estrogênico, formados a partir do estradiol no fígado e ovários, além de ocorrer aromatização à estrona a partir de androstenediona no tecido adiposo. A potência estrogênica do 17-β-estradiol é 12 vezes maior que a da estrona e 80 vezes maior que a do estriol. **Estrona e estriol não devem ser usados na reposição hormonal, sendo mais aconselhável fornecer estradiol para que o próprio organismo da mulher faça a transformação que for necessária.**

O estradiol é transportado na circulação para seus tecidos-alvo através de proteínas, metabolizado por sulfotransferases ou por glucoronidação e excretado na bile e urina. Os metabólitos podem sofrer hidrólise pela flora intestinal para serem posteriormente reabsorvidos através da circulação êntero-hepática. A hidrólise pode formar catecóis que sofrem metilação posterior, dando origem a metabólitos metoxilados.[7]

Os efeitos clássicos dos estrógenos provêm de sua ação genômica, pela síntese ou inativação proteica após acoplamento a receptores nucleares específicos. Dois tipos de receptores estrogênicos (REs) foram inicialmente descritos, α e β.[8,9] Um terceiro tipo, o RE γ, foi descrito, mas sua expressão parece ser maior em órgãos não reprodutivos como cérebro, coração e rins.[10] Os três subtipos de REs têm diferentes afinidades por ligantes e se expressam diferentemente nos diversos tecidos. Além disso, cada subtipo pode ter isoformas diferentes, na dependência de cada célula ou cada tecido (Fig. 28-1).[11]

O RE α predomina no útero, células da teca ovarianas, osso, mama, fígado, rins, tecido adiposo e algumas regiões do cérebro. O RE β é expresso predominantemente no cólon, células da granulosa, medula óssea, pulmões e bexiga. Estudos mais recentes mostraram presença do REs também no esôfago, intestino delgado, cérebro, tireoide, estômago, reto, endotélio e músculo liso vascular.[11]

Geralmente maior expressão de RE β em relação ao α implica inibição da resposta tradicional ao estradiol, sugerindo que o RE β tenha efeito oposto ao α na transcrição gênica.

De forma geral, as ações do RE α promovem proliferação e crescimento no aparelho genital e nos tecidos associados a funções reprodutivas. São eles os responsáveis pelo aumento de ovários, trompas, útero, vagina e genitália externa que ocorrem na puberdade. Através deles ocorre a transformação do epitélio vaginal pré-puberal cuboide para o tipo estratificado, mais resistente a trauma e infecção. No endométrio o estradiol promove via RE α a proliferação do estroma e desenvolvimento de glândulas endometriais. Nas mamas determina desenvolvimento do estroma, crescimento do sistema ductal e deposição de gordura, além do desenvolvimento inicial de lóbulos e alvéolos que serão estimulados, posteriormente, por progesterona e prolactina.

Contudo, a ação fisiológica do estradiol vai além das funções reprodutivas: inclui a regulação do metabolismo de lipídios e carboidratos, ações nos sistemas cardiovascular, nervoso central, gastrointestinal, esqueleto, pele, em mulheres e homens.[11]

A deposição de gordura corporal nas regiões subcutânea e gluteofemoral em detrimento da deposição na região abdominal é um efeito estrogênico que é acompanhada de redução na concentração de ácidos graxos livres, de partículas de LDL pequenas e densas, triglicerídeos e lipoproteína(a). Além disso, ocorre aumento de partículas de HDL do tipo 2, a fração mais cardioprotetora das HDL, redução da resistência insulínica, melhor *clearance* da glicose periférica, menor gliconeogênese e aumento do potencial fibrinolítico.[12]

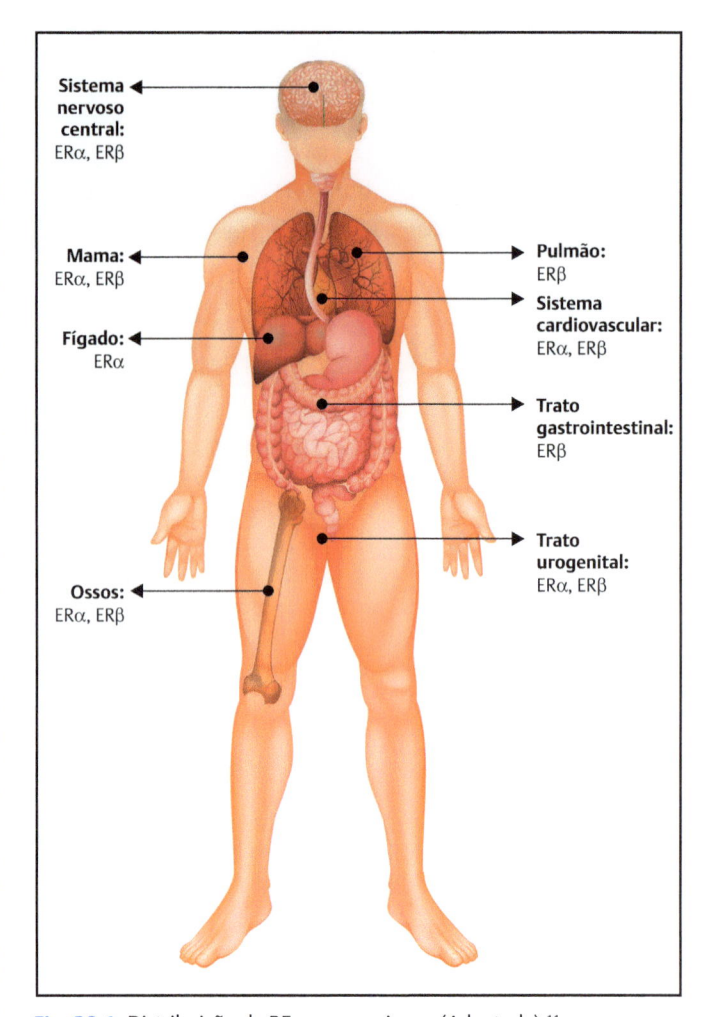

Fig. 28-1. Distribuição de REs no organismo. (Adaptada).[11]

As ações anabólicas dos estrógenos no osso incluem a maturação e o fechamento epifisário na puberdade. Na idade adulta inibem a atividade dos osteoclastos por meio do estímulo da osteoprotegerina, favorecendo o aumento de massa óssea. Tanto em homens quanto em mulheres, níveis de estradiol < 10 pg/dL favorecem a reabsorção óssea, aumentando o risco de osteoporose e de fraturas.[13]

Os estrógenos também apresentam um pequeno efeito, inferior ao da testosterona, na massa muscular e no turgor da pele, assim como podem promover discreta retenção de sódio e água.[14]

O principal efeito cardioprotetor e antiaterosclerose do estradiol é mediado pelo RE α presente no endotélio vascular. Trata-se de uma ação não clássica não genômica, em que após a ligação do estradiol no endotélio ocorre estímulo de quinases que deflagram uma cascata de reações, que, em suma, estimulam o receptor endotelial para a óxido nítrico sintetase (eNOS), promovendo aumento da produção de óxido nítrico.[15] O óxido nítrico promove vasodilatação, redução de oxidação de LDL, inibição da proliferação de músculo liso vascular, da agregação plaquetária e ações anti-inflamatórias que inibem a progressão de placas ateroscleróticas na camada íntima do vaso. Estudos demonstram que quando o estradiol é fornecido logo após a menopausa, seja em mulheres saudáveis ou já com fatores de risco cardiovascular,[16,17] há estímulo para a produção de óxido nítrico (janela de oportunidade). Quanto maior o tempo após menopausa não tratada, menor é esse efeito.

Além da vasodilatação sustentada pela liberação de óxido nítrico deflagrada pelo RE α, os dois RE podem mediar uma vasodilatação transitória[18] por ação não genômica em canais de cálcio que determinam contração/relaxamento vascular.

Vias de Uso de Estrógenos e suas Diferenças

O estrógeno oral produz efeitos de primeira passagem hepática que não são observados com o uso não oral.[19] Já a via trasdérmica acarreta níveis plasmáticos de estradiol proporcionalmente maiores do que quando usada a via oral, pois nesta há transformação de parte do estradiol em estrona e sulfato de estrona, através da primeira passagem hepática.

Os efeitos da primeira passagem no fígado, através da indução de proteínas, podem repercutir em maiores benefícios ou prejuízos, conforme o perfil metabólico de cada mulher. Por exemplo, usando estradiol por via oral comparado ao uso transdérmico, ocorrem maiores reduções de LDL colesterol (15% *versus* 8%), de lipoproteína(a) e de resistência insulínica e maior aumento de HDL colesterol (16% *versus* 10%).[20] Contudo, pela via oral, os triglicerídeos podem aumentar em 25% seus níveis basais, enquanto nenhum aumento é observado com o uso de estradiol transdérmico.

O substrato de renina aumenta com o uso de estrógeno por via oral, podendo haver tendência a ligeiro aumento dos níveis de pressão arterial. O estímulo à produção de óxido nítrico endotelial parece ser o mesmo nas vias oral e não oral.

Fatores pró-coagulantes como protrombina aumentam e os anticoagulantes naturais antitrombina e proteína S diminuem pela primeira passagem do estradiol no fígado. Corroborando com estes efeitos, uma metanálise mostrou que o risco de tromboembolismo é maior em usuárias de estrógeno por via oral (RR, ou risco relativo, de 2,5) do que nas usuárias de estrógeno transdérmico. O risco retorna ao basal quando se interrompe o uso.[21,22]

> **IMPORTANTE**
>
> A suspensão temporária da TH, por qualquer via, deve ser recomendada antes de cirurgias ou durante períodos de imobilização, como após fraturas, por exemplo.

A escolha da via de administração do estrógeno deve levar em conta as condições clínicas e tendências genéticas, além da preferência da paciente.

PROGESTÓGENOS

Os estudos randomizados prospectivos sobre TH, entre eles HERS, WHI e MWS,[23-27] levantaram preocupação em relação ao papel dos progestógenos para o sistema cardiovascular e sobre o câncer de mama em mulheres pós-menopausadas. Nestes estudos não se observou prevenção primária nem secundária de eventos cardiovasculares e o câncer de mama invasivo parece ter aumentado, o que pode estar relacionado com o progestógeno usado nestes estudos.

O efeito progestogênico no endométrio é comum a todos os progestógenos, mas são grandes as diferenças entre eles. Alguns são pró-drogas que, após metabolizados, tornam-se ativos e podem apresentar, além do efeito progestogênico, outros efeitos hormonais.

Há diferentes classes de progestógenos, incluindo a própria progesterona, que podem ser usados na TH (Quadro 28-3). Sua classificação depende de que composto se originam. A progesterona e seu derivado direto, a retroprogesterona (di-hidrogesterona) tem efeitos basicamente progestogênicos e são considerados metabolicamente neutros por não se contraporem aos efeitos dos estrógenos. Os pregnanos são derivados da 17-α-hidroxiprogesterona (p. ex., acetato de ciproterona e acetato de medroxiprogesterona) e podem ter efeitos glicocorticoides associados aos progestogênicos; já os não pregnanos, derivados da 19-norprogesterona, têm um perfil neutro semelhante ao da progesterona; os derivados da 19-nortestosterona possuem efeito androgênico importante e dividem-se em estranos (p. ex., levonorgestrel, noretisterona), e gonanos (p. ex., desogestrel, norgestimato e gestodeno). Finalmente, o derivado da espironolactona (drospirenona) possui efeito antiandrogênico e antimineralocorticoide (Quadro 28-3).[28]

Ações da Progesterona

A progesterona tem inúmeras funções no ciclo menstrual e na função reprodutiva da mulher. A primeira fase do ciclo, a fase proliferativa (ou fase estrogênica), ocorre no início do ciclo, após a menstruação. Neste período, sob a influência dos estrógenos que são secretados em grande quantidade pelos ovários, as células epiteliais e do estroma proliferam rapidamente.

Quadro 28-3. Classificação da progesterona e progestógenos.

Progestógenos	Exemplos
Progesterona	Progesterona
Retroprogesterona	Di-hidrogesterona
Derivados 17 hidroxiprogesterona (pregnanos)	Acetato de Medroxiprogesterona Acetato de ciproterona
Derivados 19-norprogesterona (não pregnanos)	Acetato de nomegestrol Trimegestona
Derivados 19-nortestosterona	Estranos: • Levonorgestrel • Noretisterona • Acetato de noretisterona Gonanos: • Desogestrel • Norgestimato • Gestodeno
Derivados de Espironolactona	Drospirenona

O endométrio é reepitelizado em 4 a 7 dias após o início da menstruação. Até ocorrer a ovulação, há aumento do número de células do estroma, crescimento progressivo das glândulas do endométrio e formação de vasos. As glândulas do endométrio, especialmente aquelas que se localizam na região cervical, secretam muco que tem a função de facilitar a chegada do esperma da vagina até o útero.

A fase secretora do ciclo (ou fase progestacional) ocorre após a ovulação. Nesta fase o corpo lúteo secreta estradiol e progesterona juntos e em grandes quantidades. O estrógeno leva à proliferação adicional do endométrio, enquanto a progesterona aumenta seu desenvolvimento secretor. O aporte sanguíneo aumenta proporcionalmente de acordo com a atividade secretora. O pico da fase secretora ocorre aproximadamente uma semana após a ovulação. Todas essas mudanças do endométrio acontecem com o objetivo de oferecer condições apropriadas para a nidação do ovo fertilizado no útero (de 7 a 9 dias depois da ovulação), quando a secreção uterina nutre o ovo.

Se o óvulo não é fertilizado, há involução do corpo lúteo (em torno de 2 dias antes do final do ciclo), e redução brusca da produção de estradiol e progesterona. A menstruação é causada pela redução dos níveis hormonais, mas, principalmente, pela redução da progesterona no final do ciclo, ocasionando descamação profunda do endométrio (de tecidos e vasos sanguíneos).

A progesterona também promove na mucosa das trompas de Falópio a produção de secreções que são necessárias para nutrir o ovo antes da implantação no útero. Age no desenvolvimento dos lóbulos e alvéolos das mamas, levando à proliferação das células alveolares, crescimento e tornando sua natureza secretora, mas não provoca a produção de leite. Pode, também, causar o "inchaço" das mamas e isto ocorre, em parte, pelo desenvolvimento secretor dos lóbulos e alvéolos, mas também por acúmulo de fluido nos tecidos.

Efeitos Metabólicos dos Progestógenos

Embora o efeito progestogênico no endométrio seja o mesmo para a progesterona e os demais progestógenos, há inúmeros efeitos metabólicos que os diferenciam. A progesterona micronizada não interfere nos efeitos metabólicos benéficos dos estrógenos. Já os derivados da 17-α-hidroxiprogesterona podem ter efeitos deletérios sobre o metabolismo da glicose e a sensibilidade à insulina (efeito glicocorticoide). Os progestógenos derivados da 19-nortestosterona tem efeito androgênico que pode variar entre os componentes da classe. A atividade androgênica pode contribuir para alguns efeitos adversos como piora da acne, do hirsutismo e perfis desfavoráveis das lipoproteínas (com redução do HDL).[29] A drospirenona tem efeito antiandrogênico e antimineralocorticoide, levando à menor retenção de sal e líquidos e a uma redução da pressão arterial em mulheres hipertensas. O Quadro 28-4 mostra os efeitos hormonais dos principais progestógenos disponíveis para TH no Brasil.

Sistemas Intrauterinos (SIU) de Levonorgestrel

Atualmente dispomos de dois endoceptivos (SIU medicados), contendo levonorgestrel, um com 52 mg (liberação de

Quadro 28-4. Efeitos da progesterona natural e progestógenos

Efeitos dos Progestógenos	Progestogênico	Anti-gonadotrópico	Antiestrogênico	Estrogênico	Androgênico	Antiandrogênico	Glicocorticoide	Anti-mineralocorticoide
Progesterona	+	+	+	-	-	±	+	+
Di-hidrogesterona	+	-	+	-	-	±	-	±
Derivados da 17-α-hidroxiprogesterona								
Acetato de ciproterona	+	+	+	-	-	++	+	-
Acetato de medroxiprogesterona	+	+	+	-	±	-	+	-
Derivados 19-norprogesterona								
Acetato de nomegestrol	+	+	+	-	-	±	-	-
Derivado da espironolactona								
Drospirenona	+	+	+	-	-	+	-	+
Derivados da 19-nortestosterona								
Noretisterona	+	+	+	+	+	-	-	-
Levonorgestrel	+	+	+	-	+	-	-	-
Norgestimato	+	+	+	-	+	-	-	-
Desogestrel	+	+	+	-	+	-	-	-
Gestodeno	+	+	+	-	+	-	+	+

Adaptado de Schindler A et al.; 2003.[28]

20 mcg/24) e outro há pouco tempo no mercado, com 19,5 mg, que libera quantidades ainda menores do progestógeno diariamente no útero e tem tamanho menor, facilitando seu uso por mulheres nulíparas ou com canal cervical estreito. Como citado anteriormente, o levonorgestrel é um progestógeno derivado da 19-nortestosterona, com atividade androgênica e antiestrogênica, que é utilizado em nosso meio de diversas formas, principalmente como contraceptivo, mas também pode ser utilizado na TH para proteção contra hiperplasia endometrial. O SIU de levonorgestrel é uma opção segura e eficaz para as mulheres na perimenopausa que ainda necessitam de contracepção, mas também com sintomas climatéricos com indicação de estrogenoterapia que não pode ser isolada na presença de útero.

No SIU de levonorgestrel, as doses diárias liberadas a nível sistêmico são pequenas, pois importa seu efeito local, agindo diretamente no endométrio. No entanto são detectáveis níveis deste progestógeno no soro, principalmente no início do tratamento, com chance maior de efeitos colaterais especialmente em mulheres predispostas (efeitos androgênicos estéticos e metabólicos, incluindo intolerância à glicose), sendo que no SIU com 19,5 mg os efeitos colaterais são menores.

ESQUEMAS DE USO DE ESTRÓGENOS E PROGESTÓGENOS ASSOCIADOS NA TH

Associa-se progestógenos aos estrógenos na presença de útero ou de focos de endometriose. A Figura 28-2 mostra os esquemas descritos de associação.

Os esquemas atualmente recomendados são o contínuo (A) e o cíclico mensal sem pausa (B). Os esquemas (C) e (D) compreendem pausa de 3-4 dias, e são menos usados. O esquema contínuo é mais usado nas mulheres em que o sangramento não é desejado, como naquelas com passado de dismenorreia, endometriose, miomas submucosos, enxaqueca ou síndrome pré-menstrual importante. Neste esquema não se espera ocorrer sangramento, contudo, nos seis primeiros meses de sua instituição podem ocorrer escapes sem conotação patológica. Após este período recomenda-se investigar qualquer sangramento que aconteça, caso a medicação tenha sido usada corretamente, sem interrupção. Este também é o esquema que mais protege a mulher em relação a câncer de endométrio. A incidência de hiperplasia simples, complexa, atipias ou câncer de endométrio é menor nas usuárias de TH contínua combinada do que nas nunca usuárias e mostrou reduzir em 50% o risco de alterações em mulheres obesas, que constituem um grupo de risco.[30]

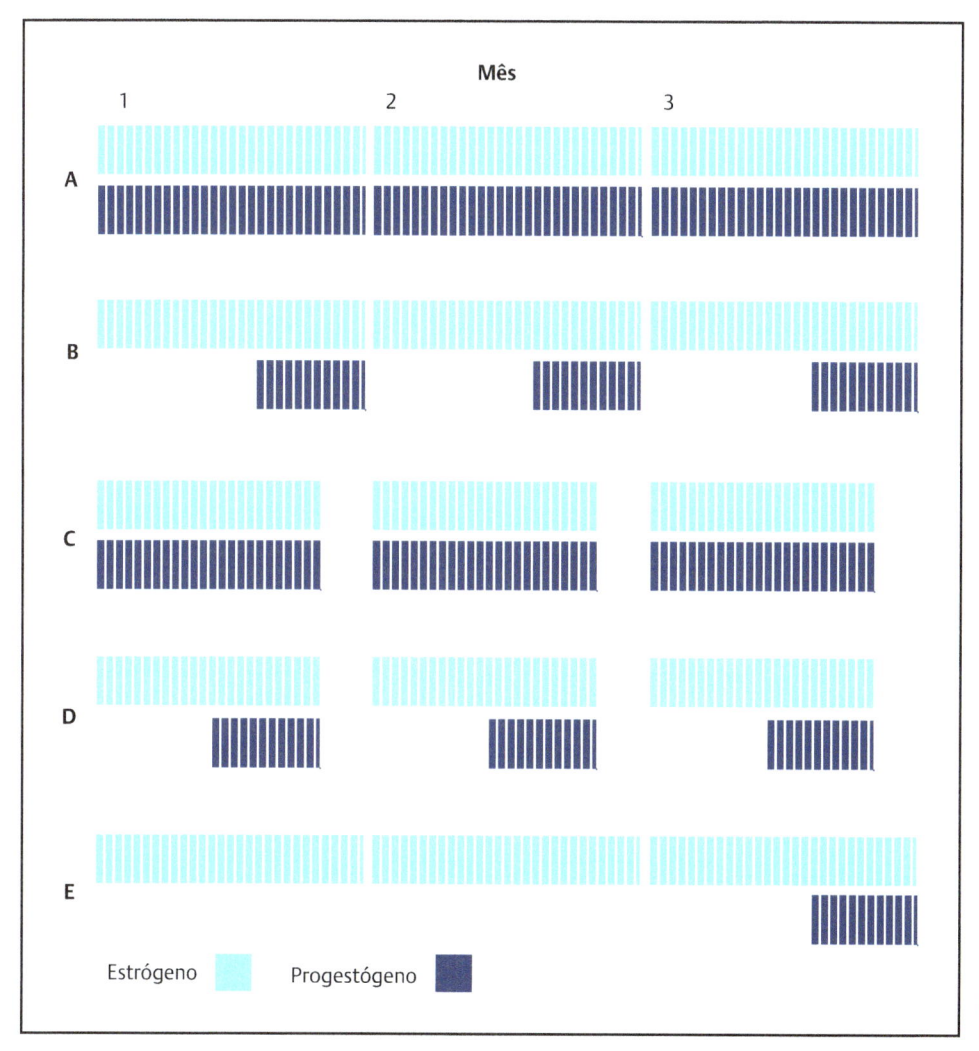

Fig. 28-2. Esquemas de uso associado de estrógenos e progestógenos.

O esquema cíclico mensal é mais usado na pós-menopausa recente e pode levar a sangramento após o uso do progestógeno. Quando se usam doses mais baixas de estrógeno ou após maior tempo de menopausa, o sangramento deixa de ocorrer. Neste esquema a incidência de alterações endometriais é igual à de nunca usuárias de TH, cerca de 1% ao ano.

O esquema cíclico trimestral (E) **não deve ser usado** uma vez que não protege adequadamente o endométrio, o que representa o objetivo primordial do uso do progestógeno. Hiperplasia, atipias e câncer chegam a 5,6% ao ano, o que é 5 vezes maior do que o que ocorre em não usuárias de TH.[30]

No esquema cíclico (B) o progestógeno deve ser dado de 12 a 14 dias por mês; para facilitar a lembrança da paciente, estes dias podem ser os primeiros de cada mês, por exemplo: pode-se orientar a paciente a usar o progestógeno somente do dia 1 ao dia 12 de cada mês, enquanto o estrógeno é usado continuamente; geralmente a menstruação ocorre logo após o término dos comprimidos do progestógeno. No esquema cíclico usam-se 200 mg de progesterona micronizada ou 10 mg de di-hidrogesterona ou 5 mg de medroxiprogesterona ou nomegestrol. No esquema contínuo, o uso de progestógeno é diário, mas a dose é a metade da usada no esquema cíclico.

O Quadro 28-5 fornece as apresentações de progestógenos isolados encontrados comercialmente, possibilitando que o próprio médico associe estrógenos em diferentes vias e doses ao progestógeno de sua escolha, em diferentes doses conforme o esquema – cíclico ou contínuo. Recentemente, foi lançado uma apresentação comercial de drospirenona isolada, para contracepção na dose de 4 mg, sendo mais uma opção (*off label*) de progestógeno também para terapia hormonal nas mulheres pós-menopausa, pois drospirenona é segura do ponto de vista endometrial, tem efeito metabólico neutro, e pelo seu efeito antimineralocorticoide, reduz a retenção de água e a pressão arterial. Os Quadros 28-6 e 28-7 listam as associações prontas disponibilizadas comercialmente por via oral e por via transdérmica.

TIBOLONA

Tibolona é um esteroide sintético em si inativo, mas cujos metabólitos apresentam propriedades estrogênicas (3α-hidroxitibolona e 3β-OH-tibolona), progestogênicas e, predominantemente, androgênicas (Δ4-isômero),[31] conforme descritas no Quadro 28-8.

É apresentada em comprimidos contendo 2,5 ou 1,25 mg, de uso diário e contínuo, e indicada para alívio da síndrome

Quadro 28-5. Progestógenos isolados usados na TH

Progestógenos e progesterona por via oral
▪ Acetato de nomegestrol 5 mg
▪ Acetato de medroxiprogesterona 2,5; 5 e 10 mg
▪ Di-hidrogesterona 10 mg
▪ Progesterona micronizada 100 e 200 mg
▪ Drospirenona 4 mg

Progestógeno em SIU
▪ Levonorgestrel 52 mg – libera 20 μg/25 h
▪ Levonorgestrel 19,5 mg

SIU = Sistema intrauterino.

Quadro 28-6. Associações comerciais de estrógenos e progestógenos por via oral usadas na TH

Medicações Combinadas		
Drogas	Apresentação	Posologia
Estradiol + di-hidrogesterona	1 mg E + 10 mg P (cíclico)	14 cp E → 14 cp E + P
	1 mg E + 5 mg P (contínuo)	28 cp E + P
Estradiol + noretisterona	1 mg E + 0,5 mg P (contínuo)	28 cp E + P
	2 mg E + 0,7 mg P (contínuo)	
	2 mg E + 1 mg P (contínuo)	
Estradiol + trimegestona	1 mg E + 0,125 mg P (contínuo)	28 cp E + P
	1 mg E + 0,25 mg P (cíclico)	14 cp E → 14 cp E + P
Estradiol + drospirenona	1 mg E + 2 mg P (contínuo)	28 cp E + P
Valerato de estradiol + acetato de ciproterona	2 mg E + 1 mg P (cíclico)	11 cp E → 10 cp E + P

Quadro 28-7. Associações comerciais de estrógenos e progestógenos por via transdérmica usadas na TH

Apresentações	Posologia
Estradiol 50 μg/dia Noretisterona 250 μg/dia (cíclico)	Fase 1: 4 adesivos c/E Fase 2: 4 adesivos c/E + P
Estradiol 50 μg/dia Noretisterona 170 μg/dia (cíclico)	Fase 1: 4 adesivos c/E Fase 2: 4 adesivos c/E + P
Estradiol 50 μg/dia Noretisterona 170 μg/dia (contínuo)	8 adesivos c/E + P
Estradiol 25 μg/dia Noretisterona 125 μg/dia (contínuo)	8 adesivos c/E + P
Estradiol 50 μg/dia Noretisterona 140 μg/dia (contínuo)	8 adesivos c/E + P

Obs.: a troca de adesivo é realizada 2 vezes por semana, intercaladas.

Quadro 28-8. Afinidade da tibolona e seus metabólitos por receptores de células mamárias MCF-7 em relação aos compostos referência [=100%]

	RE (E2 = 100%)	RP	RA (DHT = 100%)
Tibolona	1,3	4,9	3,2
3α-hidroxitibolona	3,2	-	-
3β-OH-tibolona	1,7	-	-
Δ4-isômero	-	12,9	39,2

RE: receptor estrogênico; RP: receptor de progesterona; RA: receptor androgênico; E2: estradiol; DHT: di-hidrotestosterona.
Adaptado de Kloosterboer HJ; 2001.[31]

climatérica. Estudos randomizados controlados com placebo mostraram que a tibolona é eficaz na redução de fogachos e suores noturnos em mulheres saudáveis. No endométrio há maior metabolização para o composto com atividade progestogênica, portanto, pode ser administrada sem a necessidade de adição de progestógeno, mesmo em mulheres com útero.[32]

O perfil hormonal da tibolona pode-se refletir em potenciais efeitos androgênicos adversos, como maior chance de acne e hirsutismo em mulheres predispostas, distribuição central de gordura corporal e efeitos androgênicos típicos no metabolismo lipídico e glicídico.[33] Por outro lado, em relação à lipoproteína A, um fator independente de risco cardiovascular, o uso de tibolona reduziu níveis em 17 a 29%, proporcionalmente à dose usada.[34] Este medicamento pode promover aumento de libido e tem efeito estrogênico na mucosa vaginal, reduzindo a atrofia e melhorando a secura vaginal e a dispareunia. Foi associada à melhora na função sexual das mulheres pós-menopausa, resultado de suas propriedades estrogênicas e androgênicas, reduzindo também a noctúria e a urgência urinária. Por algum tempo advogou-se que este composto poderia ser usado em pacientes sobreviventes de câncer de mama com síndrome climatérica, com ou sem tratamento adjuvante como tamoxifen ou análogos de GnRH. Estudos-piloto preliminares com pequenas amostras e curta duração mostraram que a tibolona aliviou fogachos em sobreviventes de câncer de mama[35,36] ou promoveu menor aumento de densidade mamária e mastalgia.[33] No entanto, em revisão de estudos randomizados, em apenas 1 de 5 estudos houve redução de densidade mamária após tibolona.[37] O estudo LIBERATE, randomizado duplo-cego, testou a segurança de tibolona 2,5 mg/dia comparada com placebo em mais de 3.000 mulheres após tratamento de câncer de mama, com síndrome climatérica, por uma média de 2,75 anos; revelou uma diferença pequena na sintomatologia: redução de 43% nos fogachos comparada a 27,5% no grupo placebo aos 3 meses e de 65 e 52% aos 2 anos, respectivamente, havendo menor eficácia nas mulheres em uso de tamoxifen.[38] Contudo, o resultado primário e mais grave do estudo LIBERATE foi que maiores taxas de recorrência do câncer de mama aconteceram nas mulheres que usaram tibolona (15%) comparado ao grupo que usou placebo (10%) após seguimento médio de 3,1 anos, conferindo risco relativo de recorrência de 1,40 (IC de 1,14 a 1,70; p = 0,001).[39] Esses resultados confirmam que tibolona aumenta o risco de recorrência de câncer de mama e que **este composto permanece contraindicado nessas pacientes**.[38]

Um subestudo do LIBERATE revelou que após 2 anos o grupo tibolona mostrou aumento de densidade mineral óssea de 3,2% na coluna lombar e de 2,9% no quadril comparado ao grupo placebo.[40] No entanto, os efeitos a longo prazo de tibolona na doença cardiovascular permanecem incertos.

MODULADORES SELETIVOS DE RECEPTOR ESTROGÊNICO (SERMS)

Diversas moléculas capazes de se ligar a receptores estrogênicos alfa e beta de diferentes órgãos, ativando-os ou inativando-os, têm sido descritas e usadas em diferentes indicações.[41] Por ser um antagonista estrogênico na mama, o tamoxifen foi um dos primeiros SERMs a ser usado para prevenção e tratamento de câncer de mama com receptores estrogênicos positivos. Contudo, é agonista estrogênico em endométrio e leva a aumento de fogachos, não sendo apropriado para o tratamento da menopausa.

O raloxifeno é um SERM com efeito estrogênico, antirreabsortivo no osso e efeito benéfico modulador de lipídios. Não estimula o endométrio e tem efeito inibitório, antagonista estrogênico em células de câncer de mama, mas piora os fogachos, não sendo apropriado para o tratamento de mulheres com síndrome climatérica. Pode ser usado para tratamento de osteoporose em mulheres na pós-menopausa tardia com a vantagem adicional de alguma proteção contra o câncer de mama. Apresenta o mesmo risco de trombose dos estrógenos.

Nos últimos anos têm-se desenvolvido muitos estudos sobre um novo conceito para tratamento da menopausa, o de um complexo estrogênico tecido-seletivo (TSEC), que basicamente consiste em um SERM associado a um estrógeno.

Ensaios clínicos avaliaram TSECs contendo bazedoxifeno 20 mg e estrógenos equinos conjugados 0,45 ou 0,625 mg, comparados a raloxifeno 60 mg ou placebo mostraram que o composto aliviava fogachos e atrofia vulvovaginal, prevenia a hiperplasia endometrial determinada pelo uso do estrógeno isolado, promovia redução de LDL colesterol, aumento de HDL e triglicerídeos e preservava massa óssea de forma proporcional à quantidade de estrógeno no composto.[42] A ação dos TSECs no tecido mamário foi avaliada no SMART-5 trial e não houve aumento da densidade mamária nas mamografias nem dor mamária, sugerindo bom perfil de segurança.[43] A segurança cardiovascular foi avaliada e as taxas de AVE e doença coronariana foram similares ao placebo em mulheres saudáveis pós-menopausa. O risco de eventos tromboembólicos também foi baixo.[44] Seus efeitos na prevenção de doença CV, fraturas e câncer de mama não foram avaliados. Esse medicamento foi aprovado pela ANVISA em 2018, mas no momento não está sendo comercializado no Brasil.

MEDICAMENTOS NÃO HORMONAIS

Algumas mulheres têm contraindicações ou escolhem não usar TH para os sintomas da pós-menopausa. Embora nenhuma droga seja tão eficaz quanto o estrógeno no controle da síndrome climatérica, algumas das terapias não hormonais atualmente utilizadas se mostraram superiores a placebo que, por sua vez, reduz em 30% os sintomas vasomotores (fogachos e sudorese noturna) em estudos randomizados prospectivos. Em geral, estas preparações reduzem a frequência e a intensidade dos fogachos de 50 a 60%. Em comparação, doses plenas de estrógeno diminuem os fogachos em aproximadamente 90%.[45]

Clonidina é um agonista α-adrenérgico que, em doses de 50 μg 2 a 3 vezes ao dia, mostrou redução modesta dos fogachos comparada ao placebo.[45]

Os inibidores seletivos da recaptação de serotonina (SSRI) e inibidores da recaptação de serotonina e norepinefrina (SNRI) têm sido usados para reduzir a frequência e a intensidade dos sintomas vasomotores.[46] A venlafaxina é uma SNRI que, na dose de 75 mg ao dia, demonstrou eficácia em reduzir os sintomas em avaliações subjetivas em um pequeno número de participantes.[47] Fluoxetina e citalopram não melhoraram os fogachos comparados com placebo em um estudo,[48] enquanto em outro estudo, paroxetina, venlafaxina, fluoxetina e sertralina foram mais efetivos[49] do que placebo.

Em 2014 o uso da paroxetina foi aprovado pela Food and Drug Administration (FDA) para o tratamento de sintomas vasomotores de moderados a severos associados à menopausa. A eficácia da paroxetina (um SSRI) foi comprovada em ensaios clínicos multicêntricos, randomizados, duplo-cegos e placebo-controlados, com 1.184 participantes, onde as mulheres que usaram a medicação, consideraram que houve redução significativa na frequência e na intensidade dos fogachos. A dose de paroxetina aprovada para uso no tratamento dos sintomas vasomotores foi 7,5 mg, administrado à noite.[50] Não houve diferença entre o placebo e a paroxetina (na dose de 7,5 mg) em relação aos efeitos colaterais relatados e o seu uso também não foi associado a ganho de peso ou disfunção sexual.[51] No Brasil, a dose de 7,5 mg não está disponível, mas é possível chegar a ela usando ½ comp. de 15 mg, aprovada no Brasil para tratamento da depressão.

Gabapentina é um agente anticonvulsivante de ação central que reduziu frequência e intensidade dos sintomas em pequenos estudos, comparada com placebo.[52,53] A dose considerada efetiva de gabapentina foi 900 mg ao dia.

A cinarizina é um inibidor dos receptores H1 da histamina (anti-histamínico) com ação vasodilatadora central e periférica, que também é utilizada no manejo dos sintomas vasomotores. A dose utilizada é 75 mg via oral ao dia.

Alfametildopa é um bloqueador alfa-adrenérgico central usado no tratamento da hipertensão arterial sistêmica, porém, também pode ser utilizado para o alívio dos fogachos da pós-menopausa, especialmente em mulheres que também são hipertensas. A dose utilizada é 250 a 500 mg por via oral ao dia.

FITOESTRÓGENOS

Os fitoestrógenos (FE), constituintes de plantas com estrutura fenólica similar ao estrógeno, foram cogitados como alternativas naturais à terapia hormonal da menopausa (TH).[54] Os FE mais encontrados na dieta são as isoflavonas, que estão presentes, principalmente, em produtos à base de soja.[55] Na verdade os FE são SERMs naturais com propriedades estrogênicas e antiestrogênicas muito fracas, e que dependem da concentração dos mesmos, da concentração dos esteroides sexuais endógenos e do órgão-alvo específico envolvido na interação com os receptores de estrógeno.[56] Estudos randomizados controlados mostram que os FE tiveram o mesmo efeito que placebo na síndrome climatérica e no metabolismo ósseo, **portanto, não podem ser considerados alternativa à TH**. Além disso, há poucas informações sobre sua segurança e efeitos adversos.[54]

REFERÊNCIAS BIBLIOGRÁFICAS

1. Smith DC, Prentice R, Thompson DJ, Herrmann WL. Association of exogenous estrogen and endometrial carcinoma. N Engl J Med. 1975;293(23):1164-7.
2. Mack TM, Pike MC, Henderson BE, et al. Estrogens and endometrial cancer in a retirement community. N Engl J Med. 1976;294(23):1262-7.
3. McDonald TW, Annegers JF, O'Fallon WM, et al. Exogenous estrogen and endometrial carcinoma: case-control and incidence study. Am J Obstet Gynecol. 1977;127(6):572-80.
4. Weiderpass E, Adami HO, Baron JA. Risk of endometrial cancer following estrogen replacement with and without progestins. J Natl Cancer Inst. 1999;91(13):1131-7.
5. Cody JD, Richardson K, Moehrer B, et al. Oestrogen therapy for urinary incontinence in post-menopausal women. Cochrane Database Syst Rev. 2009;(4):CD001405.
6. Gruber CJ, Tschugguel W, Scheneeberger C, Huber JC. Production and actions of estrogens. N Engl J Med. 2002;346(5):340-52.
7. Gruber DM, Huber JC. Tissue specificity: the clinical importance of steroid metabolites in hormone replacement therapy. Maturitas. 2001;37:151-7.
8. Koike S, Sakai M, Murakami M. Molecular cloning and characterization of rat estrogen receptor cDNA. Nucleic Acids Res. 1987;15:2499-513.
9. Kuiper GGJM, Enmark E, Pelto-Hnikko M, et al. Cloning of a novel estrogen receptor expressed in rat prostate and ovary. Proceed Natl Acad Sci U.S.A. 1996;93:5925-30.
10. Coward P, Lee D, Hull MV, Lehmann JM. 4-Hydroxytamoxifen binds to and deactivates the estrogen-related receptor γ. Proceed Natl Acad Sci U.S.A. 2001;98(15):8880-4.
11. Nilsson S, Gustafsson JA. Estrogen receptors: therapies targeted to receptor subtypes. Clinl Pharmacol & Therap. 2011;89(1):44-55.
12. Carr MC. The emergence of the metabolic syndrome with menopause. J Clin Endocrinol Metab. 2003;88:2404-11.
13. Vandenput L, Ohlsson C. Estrogens as regulators of bone health in men. Nat Rev Endocrinol. 2009;5:437-43.
14. North American Menopause Society. Estrogen and progestogen use in postmenopausal women: 2010 position statement of the North American Menopause Society. Menopause. 2010;17(2):242-55.
15. Koledova VV, Khalil RA. Sex hormone replacement therapy and modulation of vascular function in cardiovascular disease. Expert Rev Cardiovasc Ther. 2007;5:777-89.
16. Clapauch R, Mecenas AS, Maranhão PA, Bouskela E. Endothelial-mediated microcirculatory responses to an acute estradiol test are influenced by time since menopause, cumulative hormone exposure, and vasomotor symptoms. Menopause. 2010;17(4):749-57.
17. Clapauch R, Mecenas AS, Maranhão PA, Bouskela E. Early postmenopausal women with cardiovascular risk factors improve microvascular dysfunction after acute estradiol administration. Menopause. 2012;19(6):672-9.
18. Montgomery S, Shaw L, Pantelides N. Acute effects of oestrogen receptor subtype-specific agonists on vascular contractility. Brist J Pharmacol. 2003;139:1249-53.
19. Stevenson JC. Type and route of estrogen administration. Climacteric. 2009;12(1):86-90.
20. Taylor HS, Manson JE. Update in hormone therapy use in menopause. J Clin Endocrinol Metab. 2011;96(2):255-64.
21. Modena MG, Sismondi P, Mueck AO, et al. New evidence regarding hormone replacement therapies is urgently required transdermal postmenopausal hormone therapy differs from oral hormone therapy in risks and benefits. Maturitas. 2005;16;52(1):1-10.
22. Canonico M, Plu-Bureau G, Lowe GD, Scarabin PY. Hormone replacement therapy and risk of venous thromboembolism in postmenopausal women: systematic review and meta-analysis. BMJ. 2008;336:1227-31.
23. Hulley S, Grady D, Furberg C, et al. Randomized trial of estrogen plus progestin for secondary prevention of coronary heart disease in postmenopausal women, heart/estrogen-replacement-study (HERS 1) group. JAMA. 1998;280:605-13.
24. Grady D, Herrington D, Bitner V, et al. Cardiovascular disease outcomes during 6.8 years of hormone replacement therapy. Heart estrogen/progestin replacement study follow-up (HERS II). JAMA. 2002;288:49-57.
25. Hulley S, Furberg C, Barret-Connor E, et al. Noncardiovascular disease outcomes during 6.8 years of hormone therapy. Heart

25. estrogen/progestin replacement study follow-up (HERS II). JAMA. 2002;288:58-66.
26. Writing Group for the Women's Health Initiative Investigators. Risks and benefits of estrogen plus progestin in healthy postmenopausal women. JAMA. 2002;288:321-33.
27. Million W. Breast cancer and hormone-replacement therapy in the million-women-study. Lancet. 2003;362:419-27.
28. Schindler A, Campagnoli C, Druckmann R, et al. Classification and pharmacology of progestins. Maturitas. 2003;46S1:S7-16.
29. Loose DS, Stancel GM. Estrogens and progestins. In: Bruton LL, Lazo JS, Parker KL. Goodman e Gilman. As bases farmacólogicas da terapêutica, 11th ed. (LOCAL?): Mcgraw-Hill Interamericana, 2007. p. 1391-419.
30. Bjarnason K, Cerin A, Lindgren R, Weber T. The Scandinavian Long Cycle Study Group. Adverse endometrial effects during long cycle hormone replacement therapy. Maturitas. 1999;32(3):161-70.
31. Kloosterboer HJ. Tibolone: a steroid with a tissue-specific mode of action. J Steroid Biochem Mol Biol. 2001;76(1-5):231-8.
32. Genazzani A, Benedek-Jaszmann DM, Andolsek L, et al. Org OD 14 and the endometrium. Maturitas. 1991;13:243-51.
33. Modelska K, Cummings S. Tibolone for postmenopausal women: systematic review of randomized trials. J Clin Endocrinol Metab. 2002;87:6-23.
34. Kotani K, Sahebkar A, Serban C, et al. Tibolone decreases Lipoprotein(a) levels in postmenopausal women: a systematic review and meta-analysis of 12 studies with 1009 patients. Atherosclerosis. 2015;242(1):87-96.
35. Kroiss R, Fentiman IS, Helmond FA. The effect of tibolone in postmenopausal women receiving tamoxifen after surgery for breast cancer: a randomized, double-blind, placebo-controlled trial. Br J Obstet Gynaecol. 2005;112:228-33.
36. Dimitrakakis C, Keramopoulos D, Vourli G, et al. Clinical effects of tibolone in postmenopausal women after 5 years of tamoxifen therapy for breast cancer. Climacteric. 2005;8:342-51.
37. Ekpo EU, Brennan PC, Mello-Thoms C, McEntee MF. Relationship between breast density and selective estrogen-receptor modulators, aromatase inhibitors, physical activity, and diet: a systematic review. Integr Cancer Ther. 2016;15(2):127-44.
38. Sismondi P, Kimmig R, Kubista E, et al. Effects of tibolone on climacteric symptoms and quality of life in breast cancer patients data from LIBERATE trial. Maturitas. 2011;70(4):365-72.
39. Kenemans P, Bundred NJ, Foidart JM. Safety and efficacy of tibolone in breast cancer patients with vasomotor symptoms: a double-blind, randomized noninferiority trial. Lancet Oncol. 2009;10:135-46.
40. Bundred NJ, Kenemans P, Yip CH, et al. Tibolone increases bone mineral density but also relapse in breast cancer survivors: LIBERATE trial bone substudy. Breast Cancer Res. 2012;14(1):R13.
41. Diez-Perez A. Selective estrogen receptor modulators (SERMS). Arq Bras Endocrinol Metab. 2006;50(4):720-34.
42. Levine JP. Treating menopausal symptoms with a tissue-selective estrogen complex. Gender Med. 2011;8(2):57-68.
43. Pinkerton JV, Harvey JA, Pan K, et al., "Breast effects of bazedoxifene-conjugated estrogens: a randomized controlled trial". Obstetrics & Gynecology. 2013;121(5):959-68.
44. Black D, Messig M, Yuet CR, al. "The effect of conjugated estrogens/bazedoxifene therapy on body weight of postmenopausal women: pooled analysis of five randomized, placebo controlled trial". Menopause. 2016;23(4):376-82.
45. Archer DF, Sturdle DW, Baber R, et al. Menopausal hot flushes and night sweats: where are we now? Climacteric. 2011;14:515-28.
46. Albertazzi P. Non-estrogenic approaches for the treatment of the climacteric symptoms. Climacteric. 2007;10(2):115-20.
47. Evans ML, Pritts E, Vittinghoff E, et al. Management of postmenopausal hot flushes with venlafaxine hydrochloride: a randomized, controlled trial. Obstet Gynecol. 2005;105:161-6.
48. Suvanto-Luukkonen E, Koivunen R, Sundstron H. Citalopram and fluoxetine in the treatment of postmenopausal symtoms: a prospective, randomized, 9 month, placebo controlled, double blind study. Menopause. 2005;12:18-22.
49. Loprinzi CL, Sloan J, Stearns V, Iyengar M. Newer antidepressants and gabapentin for hot flashes: an individual patient pooled analysis. J Clin Oncol. 2009;27:2831-7.
50. Orleans RJ, Li L, Kim MJ, et al. FDA approval of paroxetine for menopausal hot flushes. N England J Medicine. 2014:370(19):1777-9.
51. Portman DJ, Kaunitz AM, Kazempour K, et al. Effects of low-dose paroxetine 7,5 mg on weight and sexual function during treatment of vasomotor symptoms associated with menopause. Menopause. 2014;21(10):1082-90.
52. Reddy SY, Warner H, Guttuso T Jr. Gabapentin, estrogen and placebo for treating hot flushes: a randomized controlled trial. Obstet Gynecol. 2006;108:41-8.
53. Albertazzi P, Botazzi M, Purdie D W. Gabapentin for the management of hot flushes: a case series. Menopause. 2003;10:214-17.
54. Clapauch R, Meirelles R, Julião MA, et al. Fitoestrogênios: posicionamento do Departamento de Endocrinologia Feminina da Sociedade Brasileira de Endocrinologia e Metabologia (SBEM). Arquivos Brasileiros de Endocrinologia e Metabologia. 2002;46(6).
55. Liggins J, Bluck LJ, Runswick S, et al. Daidzein and genistein content of fruits e nuts. J Nutr Biochem. 2000;11:326-31.
56. Lethaby A, Marjoribanks J, Kronenberg F, et al. Phytoestrogens for menopausal vasomotor symptoms. Cochrane Database Syst Rev. 2013 Dec 10;(12):CD001395.

CÂNCER DE MAMA

CAPÍTULO 29

Maurício Magalhães Costa

INTRODUÇÃO

A Organização Mundial de Saúde (OMS) estima que, por ano, ocorram 2.088.849 novos (IARC-2019) casos de carcinoma mamário em todo o mundo, o que o torna o tipo mais comum entre as mulheres. Isto representa 25% dos casos de câncer feminino. A incidência de câncer de mama varia entre continentes e países. É mais alta nos Estados Unidos da América, Europa Ocidental e Norte; intermediária no Sul e Leste europeus, bem como na América do Sul; e mais baixa na Ásia. Entretanto, de 2000 a 2012 observou-se aumento do número de casos em países asiáticos, por tradição com baixa incidência de carcinoma mamário. Isso é creditado a dois elementos: à mudança no padrão reprodutivo e à transição em direção ao estilo de vida ocidental, evidentes nesses centros urbanos, sobretudo no Japão, China e Cingapura.[1]

Em geral, as taxas de incidência são mais elevadas em regiões socioeconômicas mais desenvolvidas. Entretanto, configura-se como a principal causa de morte (324 mil óbitos) nas regiões menos favorecidas e ocupa a segunda posição (198 mil óbitos) nas regiões mais desenvolvidas, ficando atrás apenas do câncer de pulmão. De forma global, o carcinoma de mama é a causa mais frequente de morte para mulheres entre 39 e 58 anos de idade.[2]

Dados do Instituto Nacional de Câncer (INCA) revelam importante heterogeneidade na incidência de câncer de mama na população feminina brasileira. O número de casos novos de câncer de mama esperados para o Brasil, para cada ano do biênio 2020-2021, é de 66.000 casos novos de câncer de mama, com risco estimado de 61 casos a cada 100 mil mulheres. O estudo "Amazona", de 2009, mostrou que 30% dos cânceres de mama foram diagnosticados nos estádios III e IV. A detecção em estádios avançados foi significativamente menor nas regiões Sul e Sudeste, com cerca de 25%, enquanto em outras regiões, como o Norte, supera 46%.[3]

Na maioria dos países desenvolvidos, a sobrevida em 5 anos aumentou para 85% durante o período de 2005 a 2009. Por outro lado, a sobrevida em 5 anos é inferior a 70% em países como Malásia (68%), Índia (60%), Mongólia (57%) e África do Sul (53%). Na América do Sul, em particular no Brasil, a sobrevida em 5 anos aumentou no período de 2005 a 2009, para 78%.[4]

CARCINOGÊNESE MAMÁRIA

A mama é formada por tecido adiposo (gordura), tecido glandular, onde se localizam os lóbulos e ácinos (onde é produzido o leite), vasos sanguíneos e linfáticos. Os ductos são canais que drenam para o mamilo ou complexo areolopapilar (CAP). A pele reveste a mama e se fixa a ela, através dos ligamentos de Cooper.

Carcinogênese ou oncogênese, em geral, acontece lentamente, podendo levar vários anos para que uma célula cancerosa prolifere e origine um tumor visível. Os efeitos cumulativos de diferentes agentes cancerígenos ou carcinógenos são os responsáveis pelo início, promoção e progressão do tumor.

O câncer começa quando uma única célula sofre mutação, resultando em um colapso dos controles regulatórios normais, que mantêm a divisão celular sob controle. Essas mutações podem ser herdadas, causadas por erros na replicação do DNA ou resultantes da exposição a produtos químicos nocivos. As células se tornam cancerosas devido a um dano no seu material genético, o DNA.

Alguns genes têm instruções para controlar o crescimento e a divisão das células. Os genes que promovem a divisão celular são chamados oncogenes. Os genes que retardam a divisão celular ou levam as células à morte, no momento certo, são denominados genes supressores do tumor. Os cânceres podem ser causados por alterações no DNA, que mutam os oncogenes, ou por desativação dos genes supressores do tumor.

As pessoas podem herdar um DNA anômalo (mutado), mas a maioria dos danos do DNA é causada por erros que ocorrem quando a célula se divide ou por exposição a algum agente carcinogênico.[5]

FATORES DE RISCO PARA CÂNCER DE MAMA

Fator de risco é qualquer situação que aumente a probabilidade de ocorrência de uma doença ou agravo à saúde. Mulheres com fatores de risco para câncer de mama não necessariamente virão a ter câncer, assim como a ausência de fatores de risco não elimina a chance de tê-lo. Quanto mais fatores de risco um indivíduo possui, maiores são suas chances de desenvolver determinada doença.

Cerca de 70% das mulheres acometidas por câncer de mama não apresentam um fator de risco claramente identificável. Porém, quando comparamos mulheres com fatores de risco e mulheres sem fatores de risco, a incidência de câncer é claramente maior no primeiro grupo.[6]

Gênero Feminino

Mulheres têm 100 vezes mais chances de ter câncer de mama que homens.

Idade

O risco aumenta a partir dos 40 anos de idade, chegando ao seu pico ao redor dos 55-60 anos. Cerca de 60% das mulheres com câncer de mama têm mais de 50 anos.

Enquanto o risco de câncer de mama em mulheres de 30 anos é de apenas 1 em 2.000, em mulheres de 75 anos o risco é de 1 para 10. Veja por faixa etária:

- Até os 49 anos: 1 caso a cada 51 mulheres;
- Entre 50 e 59 anos: 1 caso a cada 43 mulheres;
- Entre 60 a 69 anos: 1 caso a cada 23 mulheres;
- Acima dos 70 anos: 1 caso a cada 15 mulheres.

Etnia

Brancos são o grupo étnico com maior incidência de câncer de mama. Negros apresentam risco levemente menor, porém, sua mortalidade é maior devido a tumores mais agressivos, e pelo fato de esta população ter menos acesso a meios diagnósticos e tratamentos precoces. Hispânicos e asiáticos apresentam cerca de 30% menos riscos de câncer de mama que brancos. Com a incorporação de hábitos ocidentais em outros países (alimentação, *fast food*, menor número de filhos, obesidade, poluição), têm-se verificado maiores incidências em países de baixa e média renda.

História Familiar

Ter um parente de primeiro grau com câncer de mama aumenta o risco de tê-lo em 1,8 vez. Ter dois parentes de primeiro grau com câncer de mama aumenta o risco em 2,9 vezes. Se há um parente de primeiro grau com diagnóstico de câncer de mama antes dos 40 anos, então o risco de também tê-lo antes dos 40 aumenta em 5,7 vezes.

Entretanto, apesar destes dados, apenas 15% das mulheres com câncer de mama apresentam história familiar positiva. **Os outros 85% dos casos ocorrem em mulheres sem história familiar.**

A história familiar também é importante na identificação de algumas mutações genéticas que favorecem o surgimento do câncer de mama. Quando vários familiares apresentam a doença, provavelmente estamos lidando com uma família que possui mutações germinativas. Mulheres com estes genes alterados apresentam 65% de chance de virem a ter câncer de mama até os 70 anos. Os genes *BRCA 1* e *BRCA 2* são responsáveis por algo em torno de 5% dos casos de câncer de mama.[7]

História Pessoal de Câncer de Mama

Quem já teve câncer de mama uma vez apresenta 4 vezes mais risco de ter um segundo câncer de mama, seja na mesma mama ou contralateral.

Lesões Benignas da Mama

A maioria das lesões benignas da mama não acarreta maior risco de câncer de mama. Entre elas podemos citar fibroadenoma simples, alterações fibrocísticas, papiloma e ectasia ductal. Porém, algumas lesões precursoras, como a hiperplasia ductal atípica e a hiperplasia lobular atípica são fatores de risco reconhecidos, aumentando em cerca de 5 vezes o risco de câncer de mama.

Idade da Menarca e da Menopausa

Mulheres com menarca antes dos 12 anos e/ou menopausa tardia (após os 55 anos) apresentam maior risco de câncer de mama.

Radiação Torácica

Pessoas com história prévia de câncer submetidas à radioterapia na região torácica, como no tratamento do linfoma, pessoas expostas à radiação, como os sobreviventes da bomba atômica ou pessoas que entraram em contato com material radioativo, como em acidentes de usinas nucleares, apresentam maior risco de câncer de mama. Este risco é ainda maior se a exposição tiver ocorrido durante a juventude.

Densidade das Mamas

A densidade mamária representa a proporção entre parênquima glandular e gordura na mama. Quanto mais glândula, mais densa. Mamas densas apresentam maior risco de câncer de mama e maior dificuldade em diagnosticá-lo por mamografia.

Idade do Primeiro Parto e Número de Filhos

Mulheres que têm o primeiro filho cedo apresentam menor risco de câncer de mama quando comparadas com mulheres que têm parto após 30 anos de idade. Acima dos 40 anos, que nunca tiveram filhos, são as que apresentam maior risco, cerca de 30% maior que mulheres com filhos. Estima-se que cada filho reduza em 7% o risco de câncer de mama.

Amamentação

Amamentar reduz o risco de câncer de mama. Estima-se uma redução de 4,3% para cada 12 meses de amamentação realizada. Mulheres com prole grande e longo tempo de amamentação estão mais protegidas.

Anticoncepcionais Hormonais

A relação entre as pílulas anticoncepcionais e a incidência de câncer de mama perdeu força nos últimos anos com a diminuição da quantidade de hormônios presentes no medicamento. O risco foi maior em quem usava o anticoncepcional há mais de 10 anos e estava acima dos 40. Além da pílula, o dispositivo intrauterino (DIU) com progestógeno também foi vinculado a riscos. A ameaça ligada aos métodos contraceptivos citados é pequena. É necessário avaliar se a pílula traz mais riscos que benefícios.

O risco relativo geral de câncer de mama invasivo entre mulheres que eram usuárias atuais ou recentes de qualquer contracepção hormonal é de 1,20 (intervalo de confiança de 95% [IC], 1,14-1,26). O risco relativo aumentou com a duração do uso, variando de 1,09 (IC 95%, 0,96-1,23) para menos de 1 ano de uso, a 1,38 (IC 95%, 1,26-1,51) para uso por mais de 10 anos. Em geral, o risco foi semelhante entre as diferentes formulações ou preparações de contraceptivos orais combinados. Os resultados entre os métodos somente de progestógenos foram inconsistentes, sem aumento estatisticamente significativo de risco, mas um risco aumentado com outros, incluindo levonorgestrel oral (que não é comercializado para contracepção nos Estados Unidos). Entre as mulheres que usaram o dispositivo intrauterino liberador de levonorgestrel (DIU-LNG), o risco relativo de câncer de mama foi de 1,21 (IC 95%, 1,11-1,33) em comparação com aquelas que nunca usaram contracepção hormonal; mas o risco não aumentou com a duração de uso.[8]

Terapia de Reposição Hormonal (TH)

Os sintomas da menopausa podem ser graves em muitas mulheres. A TH alivia esses sintomas e pode melhorar a qualidade de vida. O Collaborative Group on Hormonal Factors in Breast Cancer analisou os efeitos a longo prazo da TH, tendo em conta a idade na primeira utilização, duração do uso e tempo decorrido desde a última utilização. Por sua vez, comparou o estrógeno isolado *versus* a não utilização, e a terapia combinada (estrógeno e progestógeno) *versus* a não utilização. Os dados mostraram que, comparando com não usuárias, as mulheres que iniciaram TH logo após a menopausa tiveram risco significativamente aumentado de câncer da mama invasor. Os riscos relativos foram maiores para as usuárias de terapia combinada *versus* não usuárias do que para as usuárias de estrógeno isolado. Não houve aumento no risco de câncer de mama para TH por menos de 1 ano. Os riscos aumentaram com a duração do tratamento de TH e foram visivelmente maiores se tomados por mais de 5 anos, mas os riscos diminuíram quando a TH foi interrompida. Em ex-usuárias de TH, os riscos relativos foram mais baixos do que em usuárias atuais.[9,10]

Obesidade

Quanto maior o tecido gorduroso, maior o risco de câncer de mama. Mulheres com Índice de Massa Corporal (IMC) maior que 33 kg/m^2 apresentam 27% mais risco que mulheres com IMC normal. Este risco é ainda maior em mulheres após a menopausa.[11]

Além da inflamação crônica, os especialistas destacam outros processos biológicos que explicam a relação:

- *Desregulação da morte das células*: depois de algum tempo, as células se programam para morrer. O processo é natural e conhecido como apoptose celular. Estudos mostram, no entanto, que a obesidade pode desregular esse processo – o que contribui para que células disfuncionais permaneçam no organismo;
- *A obesidade contribui para a secreção de substâncias pró-inflamatórias*: essas substâncias promovem o crescimento de células com perfil mais cancerígeno;
- *Aumento de vasos sanguíneos*: a obesidade favorece o crescimento de vasos sanguíneos, num processo conhecido como angiogênese. Os tumores acabam usando esses novos vasos sanguíneos para sua nutrição;
- *Excesso de gordura abdominal*: um dos fatores que contribuem para o câncer é o excesso de gordura na região abdominal. A gordura nessa região se transforma em um órgão endócrino capaz de produzir hormônios e estimular a multiplicação celular;
- *Mudança na microbiota intestinal*: estudos também mostram que a obesidade contribui para mudança no perfil das bactérias que compõem o trato intestinal, característica que também favorece maior inflamação;
- *Maior secreção de insulina*: a insulina, hormônio que contribui para que a glicose seja aproveitada pelas células, também está envolvida no processo de inflamação iniciado pela obesidade;
- *Níveis elevados de hormônios sexuais*: a obesidade contribui para maior produção de hormônios sexuais e isso é particularmente importante no aumento da produção do estrógeno, um hormônio feminino.

Consumo de Álcool

O consumo de álcool aumenta o risco de câncer de mama. Quanto maior o consumo, maior o risco. Demonstrou-se uma tendência entre o aumento no risco de desenvolver câncer de mama e maior consumo de álcool, sendo observados aumentos de 32% para o consumo de 35 a 44 gramas de álcool por dia, e de 46% para o consumo maior ou igual a 45 gramas de álcool por dia, em comparação aos abstêmios. No entanto, não foram observadas diferenças no risco de acordo com os tipos de bebida alcoólica consumida (vinho, cerveja ou destilados). Um vinho com 12,5% vol. contém 12,5 mL de álcool/100 mL de vinho $\times$ 0,8 g/mL = 10 g de álcool/100 mL de vinho.

Atividade Física

Exercícios físicos diminuem o risco de câncer de mama, independente de seu efeito na redução de peso. Mesmo 40 minutos de caminhada 3 vezes por semana já é suficiente para reduzir o risco. Mulheres que praticam exercícios mais intensos, como até 10 horas semanais de caminhada ou 3 horas semanais de corrida, chegam a ter até 40% menos chance de desenvolver câncer de mama.

Um estudo recente publicado pela Cancer Epidemiology, Biomarkers & Prevention verificou que o exercício regular moderado está associado a menor risco de câncer de mama invasivo entre as mulheres pós-menopáusicas. Aquelas que se envolveram em pelo menos 4 horas de caminhada por semana, durante 4 anos, tiveram risco 10% menor da doença em comparação àquelas que se exercitavam menos frequentemente no mesmo período de tempo. A Sociedade Americana de Oncologia Clínica recomenda 45 minutos diários de exercícios, por pelo menos 5 dias por semana.

Agrotóxicos e Agentes poluentes

Os agrotóxicos podem atuar como iniciadores, promotores e aceleradores de mutações que originam um tumor. Isso porque substâncias tóxicas ambientais (xenobióticos) são capazes de induzir mutações no DNA. Estudos epidemiológicos têm documentado a associação entre a exposição a agrotóxicos e desenvolvimento de câncer em diferentes localizações anatômicas e faixas etárias, sobretudo em populações agrícolas diretamente expostas, mas também pela contaminação dos alimentos nas populações urbanas.[12]

MITOS SOBRE OS RISCOS PARA O CÂNCER DE MAMA

Uso de Sutiã

Não há nenhuma comprovação científica de que o uso de sutiã aumente o risco de câncer de mama. Na verdade, o único trabalho que mostrou uma discreta elevação de risco apresentava uma falha metodológica, já que o número de mulheres obesas e com mamas densas, conhecidos fatores de risco, que usavam sutiã, era maior que o de mulheres magras.

Desodorantes Antitranspirantes (Antiperspirantes)

Os antitranspirantes possuem, em sua composição, sais de alumínio e derivados. Por este motivo algumas pessoas questionam se estes compostos em contato com o corpo propiciariam o desenvolvimento de câncer de mama. Outra associação refere-se ao fato de que a maior incidência da doença ocorre no quadrante superior da área da mama, local utilizado para aplicação do produto, onde estão localizados os nódulos linfáticos.

No entanto, sabe-se que a maior incidência de câncer nesse quadrante é percebida uma vez que nele se encontra a maior quantidade de tecido mamário, o que aumenta as chances para o desenvolvimento da doença. Não existem, até o momento, dados significativos na literatura científica que relacionem os sais de alumínio presentes na fórmula dos antitranspirantes com a incidência de câncer de mama.

Implantes Mamários de Silicone

Implantes de silicone não aumentam o risco de câncer de mama, porém, eles podem criar cicatrizes e dificultar a visualização de tumores pela mamografia, sendo muitas vezes necessária a realização de incidências adicionais nas radiografias.

Recentemente foram descritos casos de linfoma anaplásico de grandes células associados a implantes mamários. Trata-se de raro linfoma que acomete pacientes que portam implantes mamários texturizados e que, quando precocemente tratados, têm evolução fortemente favorável. Não se trata de um câncer da glândula mamária. As pesquisas acenam para o entendimento de que em sua forma inicial se apresenta como um seroma (acúmulo de líquido) pericapsular que pode evoluir para tumor, com eventual envolvimento linfonodal e até doença à distância.

Mamografia Rotineira

Outro rumor comum e infundado é de que a exposição à radiação, em mamografias realizadas anualmente, possa aumentar o risco de câncer de mama. A radiação usada em cada exame é extremamente baixa, principalmente nos modernos aparelhos digitais.

Traumas

Não há nenhum estudo que demonstre relação entre traumas na mama e o desenvolvimento de câncer de mama.

FATORES GENÉTICOS E CÂNCER DE MAMA HEREDITÁRIO

Apesar de aproximadamente 10-30% de todos os casos de câncer de mama serem atribuídos a fatores hereditários, somente 5-10% dos casos são correlacionados com um fator hereditário de alta penetrância (porcentagem de indivíduos com determinado genótipo que expressa o fenótipo correspondente), enquanto somente uma pequena fração destes casos (4-5%) pode ser explicada por mutações em genes transmitidos de forma autossômica dominante.

Mutações germinativas nos genes *BRCA1* e *BRCA2* são responsáveis por, aproximadamente, 50% do total do risco para o câncer de mama hereditário. As prevalências estimadas para portadores de mutações em *BRCA1/2* são, respectivamente, 0,11 e 0,12% na população geral, e entre 12,8 e 16% em famílias de alto risco, com três ou mais casos de câncer de mama ou ovário.[11]

Avanços tecnológicos recentes na área de sequenciamento paralelo em larga escala identificaram que os restantes 50% dos casos de câncer de mama se devem a uma combinação dos efeitos produzidos por mutações em genes de alta, moderada e baixa penetrância. Atualmente, dentre os casos diagnosticados como hereditários, somente 5 a 7% são reconhecidos em genes específicos com mutações de hereditariedade (*BRCA1, BRCA2, TP53, PTEN, STK11, LKB1, MSH, PALB2* entre outros) e podem ser descobertos em testes e exames. Vários destes genes já foram previamente identificados e associados a outras neoplasias.

Os testes genéticos são mais úteis aos seguintes grupos: mulher com câncer de mama diagnosticado antes dos 50 anos ou bilateral; mulheres que tenham tido pelo menos 2 parentes próximos com câncer de mama e/ou ovário, um deles diagnosticado antes dos 50 anos – parentes próximos são irmãs, mãe, filhas, avós ou tias; homem com câncer de mama.

Diversos estudos clínicos estabeleceram, ao longo das últimas décadas, uma relação entre determinados genes e a predisposição a tipos específicos de câncer. A associação entre mutações germinativas nos genes *BRCA1* e *BRCA2* e a predisposição ao câncer de mama e ovário hereditário (HBOC) ficou clara, tendo sido esse o marco para o início de testes genéticos preditivos. Mutações nos genes *BRCA* são responsáveis por cerca de 5% dos cânceres de mama e 10 a 15% dos cânceres de ovário. Além da HBOC, são hoje descritas mais de 300 diferentes síndromes de câncer hereditário. O fenótipo típico de uma família com HBOC é constituído por múltiplos casos de cânceres de mama e/ou ovário em mulheres ou mesmo em homens, câncer de próstata, estômago, pâncreas, dentre outros. Entre as pacientes com história de HBOC, 20 a 30% apresentam mutações em *BRCA1/2*.

Mutações em outros genes associados a síndromes familiares, em que a incidência de câncer de mama se encontra aumentada, são responsáveis por 5% dos casos. Nessas síndromes o câncer de mama não é o fenótipo primário observado. Famílias com síndrome de Li-Fraumeni apresentam câncer de mama em idade precoce. Ocorrência de câncer de mama, idade ≤ 35 anos e negatividade para mutações em BRCA sugerem a investigação de mutação no gene *TP53*. Outros genes associados a síndromes familiares são: *CDH1* (câncer gástrico difuso hereditário), *PTEN* (síndrome de Cowden), *PALB2* e *STK11* (síndrome de Peutz-Jeghers).

A identificação de outros genes, de penetrância moderada, que atribuem suscetibilidade aumentada ao câncer familiar, auxilia na determinação do risco para HBOC. Alguns desses genes resultam em fenótipos sobrepostos, portanto, podem estar alterados em diferentes tipos de cânceres. Nesses casos indicamos o uso de painéis que incluam genes de alta e moderada penetrância, cuja alteração é subjacente a diferentes tipos de câncer (ovário, mama, endométrio, câncer colorretal, pâncreas e melanoma).

Os testes genéticos em oncologia têm utilidade tanto para auxílio diagnóstico quanto para estabelecer prognóstico e ajudar na escolha terapêutica. Atualmente, os exames genéticos têm relevância em oncologia, permitindo, em diversos tipos de tumores, uma conduta mais personalizada. Além disso, são utilizados também para predizer o risco do desenvolvimento de neoplasias em indivíduos com história familiar positiva.

Quem Deve Considerar Fazer o Teste Genético?

O teste BRCA1/2, ou teste de painel expandido, é indicado para pessoas com risco aumentado para uma mutação genética hereditária relacionada com o câncer de mama. As principais indicações para realização do teste são, familiares com mutação no gene *BRCA1/2* ou outra mutação no gene de alto risco associada ao câncer de mama:

- Histórico pessoal ou familiar de câncer de mama aos 45 anos ou menos;
- Histórico pessoal de câncer de mama triplo negativo (câncer de mama com receptor de estrógeno negativo, receptor de progesterona negativo e *HER2* negativo) diagnosticado aos 60 anos ou menos;
- Hereditariedade judaica Ashkenazi e histórico pessoal ou familiar de câncer de mama;
- Histórico pessoal de câncer de mama aos 46-50 anos e um familiar próximo com diagnóstico de câncer de mama ou câncer de próstata agressivo em qualquer idade;
- Histórico pessoal de câncer de mama em qualquer idade e um familiar próximo com diagnóstico de câncer de mama aos 50 anos ou menos;
- Histórico pessoal de câncer de mama em qualquer idade e 2 ou mais parentes próximos com diagnóstico de câncer de mama em qualquer idade;
- Histórico pessoal ou familiar de câncer de ovário, câncer de pâncreas ou câncer de próstata avançado em qualquer idade;
- Histórico pessoal ou familiar de câncer de mama em homens;
- Histórico pessoal de câncer de mama bilateral, diagnosticado aos 65 anos ou menos;
- É improvável que o teste genético encontre uma mutação genética que afete a redução do risco, rastreamento ou tratamento em determinado grupo de pacientes, e por isso nem sempre são indicados.

Dentre as que não Apresentam Indicação de Realização Estão:

Mulheres com diagnóstico de câncer de mama após os 65 anos de idade, sem qualquer familiar próximo com diagnóstico de câncer de mama, câncer de ovário, câncer de pâncreas ou câncer de próstata.

Homens com diagnóstico de câncer de próstata em estágio inicial ou de crescimento lento, sem qualquer familiar próximo com diagnóstico de câncer de mama, câncer de ovário, câncer de pâncreas ou câncer de próstata.

Hoje em dia existem questionários e ferramentas que indicam quem realmente deve realizar o teste genético e qual o melhor teste a ser realizado, para isso é importante consultar um oncogeneticista a fim de que os exames sejam feitos sempre com correta indicação e adequado seguimento, a depender dos resultados.

Atualmente existem no mercado inúmeros laboratórios e testes para avaliar mutações genéticas em sangue ou saliva. Reiteramos que estes testes devem ser solicitados e analisados por um oncogeneticista para promover uma orientação adequada:

A) Sequenciamento de *BRCA1* e *BRCA2* com MLPA. O MLPA (*Multiplex Ligation-dependent Probe Amplification*) é um método capaz de detectar perda (deleção) ou ganho (duplicação) de material genético. Através da técnica de PCR (*Polymerase Chain Reaction*) multiplex semiquantitativo, permite analisar alterações no número de cópias em diversos genes;
B) Painel de câncer hereditário expandido. Painel genético de 138 genes que tem por finalidade avaliar o risco genético para desenvolvimento de neoplasias;
C) Painel de câncer de mama e ovário hereditário. Painel genético de 25 a 44 genes.

ESTRATÉGIAS PARA REDUÇÃO DO RISCO DE CÂNCER DE MAMA

As estratégias para redução do risco de câncer de mama têm sido cada vez mais estudadas, principalmente para o grupo de mulheres consideradas de alto risco.

As principais estratégias são rastreamento, mudanças de estilo de vida, quimioprevenção e cirurgia redutora de risco.

A realização de exercícios físicos e a mudança na dieta são os fatores mais explorados nos estudos. Nas grandes metrópoles tem-se observado maior sedentarismo e alimentação inadequada.

A prática de exercícios diária, uma alimentação de baixa caloria, rica em verduras, frutas e vegetais, não fumar, não ingerir bebida alcoólica em excesso, manter-se dentro do peso ideal para sua idade, dormir bem, relaxamento e meditação são medidas simples que podem fazer toda a diferença.

Quimioprevenção é a utilização de medicamentos (agentes químicos naturais ou sintéticos) na reversão, bloqueio ou prevenção do surgimento do câncer em determinados grupos de risco.

Os **moduladores seletivos dos receptores estrogênicos** como tamoxifeno e raloxifeno (SERMs: Selective Estrogen receptor Modulators) são medicamentos que se ligam aos receptores de estrógeno e atuam como agonistas estrogênicos em determinados tecidos (p. ex., tecido ósseo) e como antagonistas do estrógeno em outros (útero e mamas). Pelo fato de antagonizarem o efeito estrogênico na mama, os SERMs tornaram-se excelentes candidatos a serem utilizados na quimioprevenção de câncer de mama.[13,14]

Atualmente o tamoxifeno é o medicamento mais utilizado no tratamento do câncer de mama estrógeno-dependente, visto que esse fármaco tem eficácia importante no tratamento e na profilaxia de recidiva e tumor contralateral e pode ser usado por mulheres na pré e na pós-menopausa; contudo, seus efeitos colaterais podem trazer complicações graves (fenômenos tromboembólicos, isquemia cerebral, câncer de endométrio, sangramento vaginal e ondas de calor).

O raloxifeno é um SERM (Modulador Seletivo de Receptores de estrógeno) e tem efeitos antiestrógeno na mama, bloqueando competitivamente a transcrição de DNA, e inibindo o crescimento de câncer de mama estimulado por estrógeno, em animais. Após o início do estudo RUTH, uma análise secundária dos dados do estudo MORE mostrou que o raloxifeno reduziu o risco de câncer de mama invasivo em 72%.

O estudo RUTH foi conduzido para avaliar os riscos e benefícios do tratamento com raloxifeno em mulheres com ou com risco aumentado de doença coronariana, com os principais objetivos de determinar os efeitos sobre os resultados coronarianos e câncer de mama invasivo.

O raloxifeno não afetou significativamente o risco de doença coronariana. Os benefícios do raloxifeno na redução dos riscos de câncer de mama invasivo e fratura vertebral devem ser ponderados em relação aos riscos aumentados de tromboembolismo venoso e acidente vascular cerebral fatal.

Inibidores da aromatase (IAs) suprimem, potencialmente, a conversão de andrógeno para estrógeno e bloqueiam a produção de estrógenos não somente nos tecidos normais como também nas células neoplásicas. Devido ao seu diferente mecanismo de ação, são mais bem tolerados que o tamoxifeno e apresentam menos risco cardiovascular e endometrial. O perfil de segurança dos IAs é superior ao tamoxifeno, com exceção do potencial aumento de osteoporose, devido a depleção de estrógenos.

Medicamentos de quimioprevenção nunca devem ser usados sem a indicação de um especialista. Se utilizados sem o conhecimento de um oncologista, os medicamentos podem ser maléficos em vez de benéficos para sua saúde.

A cirurgia profilática ou redutora de risco é um dos recursos que pode ser usado pelas mulheres que apresentam alto risco de desenvolver câncer de mama. Os recursos cirúrgicos são mastectomia profilática ou adenectomia. A técnica baseia-se na retirada do tecido glandular mamário, com preservação total da pele e imediata reconstrução, com prótese de silicone ou preenchimento da mama com tecido gorduroso intra-abdominal ou com retalho de pele e gordura da parede abdominal ou dorso.[15,16]

Vale ressaltar que nenhuma técnica de mastectomia pode garantir a remoção total da glândula mamária, devido à impossibilidade de se definir os seus reais limites, já que ela apresenta muita intimidade com a pele e prolonga-se para a axila. Estima-se que a cirurgia proporcione uma redução de 90% do risco, portanto, quanto mais radical a cirurgia, maior a proteção.

A mastectomia profilática pode ser aplicada em três situações: mastectomia contralateral sincrônica ao tratamento do tumor primário; metacrônica, quando realizada em um segundo tempo; e procedimento bilateral em mulheres de alto risco.

O benefício da cirurgia profilática varia segundo o risco de desenvolvimento da doença: em mulheres com risco de 40% durante a vida, a cirurgia profilática adiciona 3 anos de vida; naquelas em que o risco é de 85% esse número sobe para mais de 5 anos.

No caso de parente de primeiro grau com câncer de mama, o ideal é que a mastectomia seja feita antes de a paciente atingir a idade do diagnóstico do parente de primeiro grau. No entanto, os médicos recomendam a mastectomia preventiva apenas para mulheres que já tenham prole constituída.

Deve ser feita uma avaliação por equipe multidisciplinar: mastologista, oncologista, cirurgião plástico, psicólogo e geneticista para definir se há indicação para a cirurgia, saber se a paciente está preparada para eventual resultado estético insatisfatório, definir a melhor técnica cirúrgica e melhor opção de reconstrução. É fundamental a seleção individualizada da paciente.

DIAGNÓSTICO DO CÂNCER DE MAMA

O câncer de mama diagnosticado precocemente, quando ainda está em estágio inicial e não se disseminou, é mais fácil de ser tratado com sucesso. Fazer os exames de rastreamento regularmente é a maneira mais confiável de diagnosticar o câncer de mama precocemente.

Rastreamento é o conjunto de métodos aplicados para o diagnóstico precoce do câncer ou lesões pré-cancerosas em determinada população que não apresenta sinais ou sintomas de câncer. A aplicação dos métodos de rastreamento só está indicada quando a incidência de câncer é alta, o método empregado é sensível, específico, barato, seguro e provoca desconforto aceitável.

As pesquisas não mostraram benefícios claros dos exames físicos de mama realizados por profissionais de saúde ou pelas próprias mulheres no rastreamento do câncer de mama (autoexame). Existem poucas evidências de que esses exames ajudem a diagnosticar o câncer de mama precocemente, quando as mulheres também fazem mamografias de rastreamento. Ainda assim, todas as mulheres devem estar familiarizadas com as características de suas mamas e, no caso do aparecimento de quaisquer alterações, comuniquem imediatamente o seu médico para que a causa seja identificada e, se necessário, iniciado o tratamento.

Mamografia

A mamografia digital é obtida por detectores digitais utilizados em substituição à tela de filme. A imagem digital é processada e exibida como uma imagem em escala de cinza. A imagem digital pode ser processada pelo computador e exibida em vários formatos. O sinal digital pode ser enviado eletronicamente para a estação de visualização e exibido em monitores de alta resolução ou impressos, também, em alta resolução. A mamografia digital tem muitas vantagens sobre a mamografia de tela de filme (analógica):

- Maior resolução de contraste, especialmente em mamas;
- A manipulação da imagem após a captura permite a detecção de alterações sutis;
- Envio eletrônico da imagem;
- Capacidade de armazenar imagens em unidades ópticas para referência futura;
- Diminuição da dose média de radiação.

Tomossíntese Mamária

É uma tecnologia de última geração 3D que permite observar o tecido mamário em cortes transversais a partir de 0,5 mm de espessura. Sua varredura produz uma série de imagens sob diversos ângulos que reconstroem a imagem mamária num formato tridimensional. A mamografia 3D é um método bem tolerado para grande parte das mulheres e a compressão da mama é similar à da mamografia.

À luz das evidências atuais, a utilização da tomossíntese na prática clínica não fica restrita a alguns subgrupos, podendo, seu uso, ser expandido ao rastreamento do câncer de mama em qualquer idade, especialmente nas pacientes jovens, pacientes com mamas heterogeneamente ou extremamente densas e pacientes de alto risco. Além disso, as margens e o tamanho tumoral são mais bem avaliados e a localização espacial das lesões evidenciadas é mais segura com o acréscimo da tomossíntese.

Dados acerca da eficácia e impacto da **ultrassonografia** no rastreamento do câncer de mama demonstram que não deve ser utilizado como método principal. Deve ser utilizada como exame adicional à mamografia e em mulheres com mamas densas.

Não existem evidências para utilização da **ressonância** no rastreamento de pacientes consideradas de baixo risco. Segundo o Colégio Americano de Radiologia, a ressonância deve ser utilizada associado à mamografia em rastreamento de mulheres de alto risco.

RECOMENDAÇÕES PARA RASTREAMENTO

Mulheres de Baixo Risco

Mulheres de baixo risco não têm histórico pessoal, familiar com câncer de mama ou lesões precursoras (hiperplasias atípicas), sem mutação genética conhecida e não fizeram radioterapia prévia na região do tórax antes dos 30 anos.

Rastreamento anual entre 40 e 74 anos de idade, se possível, com mamografia com técnica digital. Acima de 75 anos, deve-se considerar a expectativa de vida. Ultrassonografia e ressonância devem ser exames complementares à mamografia.

Mulheres de Alto Risco

Mulheres portadoras de uma mutação no gene *BRCA1* ou *BRCA2* têm parente de primeiro grau (pai, irmão, irmã) com mutação do gene *BRCA1* ou *BRCA2*, fizeram radioterapia prévia na região do tórax entre 10 e 30 anos de idade, têm síndrome de Li-Fraumeni, síndrome de Cowden ou parentes de primeiro grau com uma dessas síndromes.

Iniciar mamografia, se possível digital, aos 30 anos, realizando anualmente. Intercalar a cada 6 meses com ressonância magnética. Recomenda-se associar à ultrassonografia.

Situações Especiais

Mulheres de Baixo Risco abaixo de 40 Anos

Não existe recomendação para rastreamento em mulheres de baixo risco. Primeiramente pelo risco extremamente baixo de se diagnosticar câncer de mama nesta faixa etária. Associa-se a isso a baixa acurácia deste exame em mulheres jovens, determinando número elevado de imagens adicionais e exames complementares.

Mulheres de Baixo Risco acima de 75 Anos

Não existe consenso entre o limite da idade de rastreamento nem o intervalo ideal, porém, sabe-se que a idade é o principal fator de risco para desenvolvimento de câncer de mama, apresentando crescimento exponencial após os 60 anos. Ao se determinar a indicação de rastreamento, deve-se considerar a expectativa de vida, as doenças associadas e os riscos de morte pelo câncer.

O artigo "Revisão mundial e metanálise de estudos de coorte que medem o efeito dos programas de rastreamento mamográfico, baseados em incidência, sobre a mortalidade por câncer de mama," publicado na revista Cancer, em 2020, concluiu:

- Os programas de rastreamento mamográfico estão associados a até 33% de redução de mortalidade por câncer de mama, com base na incidência, de acordo com uma metanálise de estudos em todo o mundo;
- Os resultados indicam uma redução substancial na mortalidade por câncer de mama em programas de rastreamento baseados em mamografia;
- O rastreamento do câncer de mama, no ambiente de rotina de saúde, continua a conferir uma redução substancial na mortalidade por câncer de mama.

O termo BI-RADS é um acrônimo para *Breast Imaging Reporting and Data System*, ou seja, é uma sistematização internacional para a avaliação mamária, interpretação do exame e confecção dos laudos de exames de imagem especificamente da mama. Esta classificação deve ser aplicada nos laudos de mamografia, ultrassonografia mamária e ressonância nuclear magnética das mamas e assegura maior confiabilidade ao exame.

O BI-RADS é um manual de padronização que permite analisar as características das lesões mamárias (cistos, nódulos, calcificações) e estimar o risco de ser câncer de mama. Já aproveitamos para ressaltar que a maioria dos nódulos e das microcalcificações mamárias são benignos, ou seja, a presença em si, de nódulos ou microcalcificações, não quer dizer, de forma alguma, que o paciente esteja com câncer da mama.[17]

> **IMPORTANTE**
>
> A partir das imagens, o radiologista classifica as alterações de acordo com o sistema BI-RADS, em uma escala de 1 a 6, determinando o risco e as recomendações (Quadro 29-1).
> - BI-RADS 0 – Resultado inconclusivo. Necessita da realização de novas imagens mamográficas ou de outros exames, como o ultrassom ou a ressonância magnética.
> - BI-RADS 1 – Nenhuma alteração nas mamas foi encontrada. Próximo exame pode ser realizado em 1 ano.
> - BI-RADS 2 – Alterações com características radiológicas benignas foram encontradas. Próximo exame pode ser realizado em 1 ano.
> - BI-RADS 3 – Alteração provavelmente benigna. Necessário acompanhamento a cada 6 meses.
> - BI-RADS 4 – Suspeita de malignidade. Necessita de biópsia para confirmação. Subdivididos em: A (baixa suspeita) | B (suspeita média) | C (alta suspeita).
> - BI-RADS 5 – Alta suspeição de malignidade. Necessita de biópsia para confirmação.
> - BI-RADS 6 – Resultado comum em exames realizados durante o tratamento pré-operatório de um câncer de mama já diagnosticado. Necessário para acompanhamento da paciente.

Tipos de Biópsias para Diagnóstico do Câncer de Mama

Existem vários tipos de biópsias, como biópsia de aspiração por agulha fina, biópsia por agulha grossa e biópsia cirúrgica, cada uma com seus prós e contras. A escolha do tipo de biópsia depende da sua situação específica. Alguns dos fatores que o médico irá considerar incluem tipo de lesão, tamanho, localização, quantidade de tumores e outras situações clínicas.

Quadro 29-1. Categoria do BI-RADS, recomendações e riscor de câncer

Categoria	Impressão diagnóstica	Recomendação	Risco de câncer (%)
0	Exame inconclusivo	Complementar o estudo	Exame incompleto
1	Normal	Exame de rotina anual	0
2	Achado benigno	Exame de rotina anual	0
3	Achado provavelmente benigno	Realizar controle precoce (em 6, 12, 24 e 36 meses)	≤ 2
4	Achado suspeito	Prosseguir investigação: realizar biópsia	3-94
5	Achado altamente suspeito	Prosseguir investigação: realizar biópsia	≥ 95
6	Achado investigado previamente e com resultado positivo (câncer)	Tratamento adequado	100

Punção Aspirativa por Agulha Fina (PAAF)

Esse procedimento consiste na remoção de uma amostra de células do tecido mamário suspeito para exame. Na PAAF é utilizada uma agulha de calibre 20/21G acoplada a uma seringa para aspiração do tecido. O posicionamento da agulha é comumente guiado por ultrassom.

Biópsia por Agulha Grossa (Core Biopsy)

A biópsia de fragmento com agulha ou *core Biopsy* consiste na retirada de fragmentos de tecido com uma agulha de calibre um pouco mais grosso que da PAAF, acoplada a uma pistola especial. O posicionamento da agulha de biópsia poderá ser guiado por mamografia digital estereotáxica ou ultrassom. O procedimento é realizado com anestesia local e geralmente se retiram vários fragmentos de alguns milímetros. Geralmente está indicado para nódulos maiores que 5 mm.

A mamotomia por estereotaxia é uma punção biópsia a vácuo feita por agulha grossa no tecido mamário que apresenta alguma suspeita de malignidade. É possível remover vários fragmentos de uma vez só, sendo que esse exame é indicado para mulheres que tenham microcalcificações que precisam ser avaliadas. Com maior material disponível, o resultado da biópsia costuma ser mais preciso.

CLASSIFICAÇÃO MOLECULAR DO CÂNCER DE MAMA

A expressão das proteínas reflete a atividade genética das células. No exame da imuno-histoquímica as proteínas das células são analisadas, bem como sua quantidade e características. Isso é essencial para determinar a estratégia de tratamento.

Através da análise dos marcadores de receptor de estrógeno, receptor de progesterona, oncoproteína HER2/c-erbB-2 e antígeno Ki-67 é possível definir um dos quatro perfis moleculares do carcinoma de mama: Luminal A, Luminal B, HER2 ou Basal/Triplo negativo. Esta definição tem valor preditivo uma vez que auxilia na escolha do tratamento mais adequado.[18]

Esses subgrupos tumorais apresentam similaridades e diferenças, tanto em expressão de genes como em ritmo de crescimento, vias de sinalização, composição celular, prognóstico e sensibilidade à terapêutica.

Luminal A

É forma tumoral com origem em células epiteliais diferenciadas dos lúmens ductolobulares, geralmente com presença de RE (receptor de estrógeno) e RP (receptor de progesterona) em grande quantidade de células, e ausência de HER-2. Corresponde a cerca de 30 a 40% dos casos. A avaliação de Ki 67 evidencia baixa taxa de proliferação (< 14%). São tumores bastante sensíveis à hormonoterapia.

Luminal B

Também se originam em células epiteliais luminais ricas em RE. Os RP, por seu lado, podem estar presentes tanto em alta como em baixa proporção de células. A proteína do oncogene HER-2 pode ser detectada e o ritmo de proliferação avaliado pelo Ki 67 é mais elevado (> 14%). Este tumor também é sensível à hormonoterapia e o Trastuzumabe pode ser empregado com sucesso, se for HER-2 positivo. O subtipo luminal B corresponde a cerca de 20 a 30% dos carcinomas de mama.

Superexpressor de HER-2

Em média, são deste subtipo 15 a 20% dos casos. O oncogene HER-2 está superexpresso por amplificação gênica. Em sua evolução natural classicamente está associado a prognóstico ruim, panorama que foi mudado com a introdução da terapia-alvo anti-HER-2, pelo Trastuzumab ou Pertuzumab combinados com quimioterapia. Em sua maioria estes tumores são RE negativos.

Basaloide

Estima-se, também, que 15 a 20% dos carcinomas de mama sejam basaloides. São lesões pouco diferenciadas ou indiferenciadas (geralmente GIII), com alta taxa de proliferação. Na maior parte (80%) são tumores triplo-negativos por reação imuno-histoquímica, com negatividade de RE, RP e HER-2; entretanto, definitivamente, os termos basaloide e triplo-negativo não são sinônimos: o primeiro é definido por expressão gênica em *microarray* de DNA e, o segundo, por critério imuno-histoquímico. O painel de marcadores proposto para a classificação do tipo basal seria a ausência de expressão de RE, RP e HER-2, expressão de citoqueratinas de alto peso molecular/basais, CK5/6, 14 ou 17, e expressão de EGFR (HER-1).

TRATAMENTO PARA O CÂNCER DE MAMA

Após o diagnóstico da doença, a equipe multidisciplinar e a paciente discutirão as opções de tratamento, que dependerão do tipo e do estadiamento do tumor, localização, perfil prognóstico, avaliação oncogenética e estado de saúde geral do paciente.

A **cirurgia oncológica** é o mais antigo tipo de terapia contra o câncer. É o principal tratamento utilizado para vários tipos de câncer e pode ser curativa quando a doença é diagnosticada em estágio inicial. A cirurgia também pode ser realizada com o objetivo de diagnóstico, como na biópsia cirúrgica, alívio de sintomas como a dor, e em alguns casos de remoção de metástases.[19]

O **tratamento quimioterápico** utiliza medicamentos antineoplásicos para destruir as células tumorais. Por ser um tratamento sistêmico, atinge não somente as células cancerosas como também as células sadias do organismo. De forma geral, a quimioterapia é administrada por via venosa, embora alguns quimioterápicos possam ser administrados por via oral e, geralmente, em um esquema de poliquimioterapia (várias drogas). A quimioterapia, de acordo com seu objetivo, pode ser curativa (quando usada com o objetivo de obter o controle completo do tumor), adjuvante (quando realizada após a cirurgia, com o objetivo de eliminar as células cancerígenas remanescentes, diminuindo a incidência de recidiva e metástases à distância), neoadjuvante (quando realizada para reduzir o tamanho do tumor, visando que o tratamento cirúrgico possa ter maior sucesso) e paliativa (sem finalidade curativa, é utilizada para melhorar a qualidade da sobrevida do paciente).

A **radioterapia** é sempre cuidadosamente planejada de modo a preservar o tecido saudável tanto quanto possível. No entanto, sempre haverá tecido saudável que será afetado pelo tratamento, provocando possíveis efeitos colaterais. Existem vários tipos de radioterapia e cada um deles tem uma indicação específica, dependendo do tipo de tumor e estadiamento da doença: radioterapia externa, radioterapia conformacional 3D, radioterapia de intensidade modulada (IMRT), radiocirurgia estereotáxica (*gamma knife*) e braquiterapia. A radioterapia pode ser utilizada como o tratamento principal do câncer, como tratamento adjuvante (após o tratamento cirúrgico), como tratamento neoadjuvante (antes do tratamento cirúrgico), como tratamento paliativo, para alívio de sintomas da doença, como dor ou sangramento, e para o tratamento de metástases.

Hormonoterapia é uma forma de tratamento sistêmico que leva à diminuição do nível de hormônios ou bloqueia a ação desses hormônios, nas células tumorais, com o objetivo de tratar os tumores malignos dependentes do estímulo hormonal. A hormonoterapia pode ser usada de forma isolada ou em combinação com outras formas terapêuticas.

Terapia-alvo é o tipo de tratamento sistêmico que utiliza medicamentos-alvo moleculares que atacam especificamente, ou ao menos preferencialmente, determinados elementos encontrados na superfície ou no interior das células cancerosas. Cada tipo de terapia-alvo funciona de maneira diferente, mas todos alteram a forma como uma célula cancerígena cresce, se divide, se autorrepara, ou como interage com outras células. Os medicamentos-alvo moleculares podem ser utilizados de forma isolada ou em combinação com outras formas terapêuticas.

Imunoterapia é o tratamento biológico cujo objetivo é potencializar o sistema imunológico, utilizando anticorpos produzidos pelo próprio paciente ou em laboratório. Atuando no bloqueio de determinados fatores, a imunoterapia provoca o aumento da resposta imune, estimulando a ação das células de defesa do organismo, fazendo com que essas células reconheçam o tumor como um agente agressor.

Atualmente existem algoritmos ou diretrizes internacionais, permanentemente sendo atualizadas, que orientam todos os passos. O National Comprehensive Cancer Network (NCCN) é uma rede de centros de excelência e disponibiliza, na internet, todas as recomendações terapêuticas (www.nccn.org). Este é o padrão ouro de tratamento e é totalmente baseado em evidências científicas.

A decisão terapêutica inicial depende da forma de apresentação da doença.

Podemos classificar como câncer de mama inicial, localmente avançado e metastático.

Em geral, as pacientes com câncer de mama em estágio inicial (até 2 cm) são submetidas à cirurgia primária (cirurgia conservadora ou mastectomia com reconstrução) e linfonodo sentinela da axila, com ou sem radioterapia (RT).

Após tratamento local, a terapia sistêmica adjuvante é indicada com base nas características primárias do tumor, como tamanho do tumor, grau, número de linfonodos envolvidos, *status* dos receptores de estrogênio (ER) e progesterona (PR) e expressão do HER-2. No entanto, alguns pacientes com câncer de mama em estágio inicial (particularmente aqueles com doença HER-2 positivo ou triplo-negativo) podem ser tratados com terapia neoadjuvante primeiro, seguida de cirurgia.

Tratamento Cirúrgico

A cirurgia do câncer de mama tem por objetivo a retirada do tumor primário, avaliação do comprometimento axilar, pelo estudo do linfonodo sentinela e, eventualmente, dissecção dos linfonodos axilares, quando isso se faz necessário. O objetivo da cirurgia é que as margens de ressecção estejam livres de doença. Dessa forma, a extensão da cirurgia vai depender da região afetada e do tamanho do tumor a ser retirado e do volume das mamas. A cirurgia conservadora ou quadrantectomia retira apenas as partes da mama em que há presença de tumor, preservando boa parte dos tecidos saudáveis, e a cirurgia de mastectomia radical modificada, consiste na retirada total do seio.

Em tumores iniciais faz-se a análise do linfonodo mais próximo do tumor, denominado **linfonodo sentinela**. Caso ele esteja livre da doença, provavelmente os outros gânglios axilares também estarão.

No pré-operatório injeta-se um corante e/ou uma substância radioativa, que permitirá a localização deste primeiro linfonodo de drenagem da mama. Este gânglio é examinado pelo patologista e, caso esteja livre de neoplasia, dispensa-se a dissecação dos outros gânglios axilares.

Pacientes com um ou dois linfonodos-sentinela comprometidos não precisam de uma dissecção completa da axila. No entanto, se três ou mais linfonodos-sentinela forem positivos, deve-se submeter a uma dissecção dos linfonodos axilares. Precisam-se levar em consideração todos os outros fatores de risco tumoral e o *status* de desempenho e comorbidades do paciente.

Quando há indicação para realização de mastectomia, é possível realizar a reconstrução mamária com implantes ou tecidos orgânicos (rotação de retalhos) para preservar a estética da mama à mulher.[20]

Procuramos, preferencialmente, fazer o tratamento com uma única cirurgia, para isso necessitamos usar os seguintes recursos: estudos por imagem, biópsia guiada por imagem, técnicas de localização, técnicas intraoperatórias, patologista na sala de cirurgia e técnicas de reconstrução.

Fatores Preditivos e Prognósticos de Câncer de Mama

O fator é considerado preditivo quando fornece informações úteis na seleção de pacientes susceptíveis à determinada terapêutica específica. O protótipo do marcador preditivo são os receptores hormonais, que mediam a resposta à terapêutica hormonal adjuvante e o HER-2 na terapia-alvo.

Fator prognóstico é qualquer característica do paciente ou do tumor que pode ser usado para se prever a história natural da neoplasia, resposta a um tratamento ou tempo de sobrevida global. Os fatores prognósticos mais considerados são o tamanho do tumor, grau de diferenciação, estado menopausal, comprometimento do linfonodo axilar, receptores hormonais, HER-2 e índice de proliferação Ki-67.

A proposta da terapia adjuvante para o câncer mamário baseia-se no estadiamento clínico e no perfil molecular do tumor, associado, em alguns casos, a uma das assinaturas genéticas disponíveis, estabelecendo, então, o melhor tratamento. A indicação da terapia citotóxica e das drogas-alvo moleculares no carcinoma de mama inicial também pode ser auxiliado por modelos matemáticos validados, como Predict Breast Cancer https://breast.predict.nhs.uk/tool.

A programação da adjuvância sistêmica é direcionada de acordo com o perfil molecular dos tumores mamários, segundo a classificação abaixo, representada na tabela abaixo.

Os tumores "Luminais A" têm baixa resposta ao tratamento quimioterápico, devido à baixa proliferação, não sendo, portanto, candidatos a tratamento quimioterápico adjuvante na doença inicial; nestes casos a manipulação hormonal é o tratamento adjuvante de escolha. As opções são o tamoxifeno ou os inibidores da aromatase (exclusivamente para mulheres na pós-menopausa), por 5 a 10 anos.

Os tumores "Luminais B" apresentam uma proliferação intermediária, sendo responsíveis tanto a terapia citotóxica como hormonal. A diferenciação dos tumores luminais, embasada na determinação imuno-histoquímica (IHQ) do índice proliferativo Ki-67, não se apresenta de forma segura devido ao pleomorfismo tumoral. A utilização das assinaturas genéticas, como Oncotype Dx®1, Mammaprint®, Endopredict®, entre outras, tornaram-se padrão para a escolha da terapia adjuvante: baixo risco, apenas hormonoterapia; alto risco, quimioterapia, seguida da manipulação hormonal.

Nos tumores de alto risco de recorrência é definida a indicação da quimioterapia adjuvante. A escolha do melhor esquema é pelo perfil molecular e potencial risco de cada paciente. Outro ponto de grande relevância está relacionado com o prazo de início da quimioterapia adjuvante, vários estudos sugerem que o atraso no início leva à diminuição do intervalo livre de recidiva e da sobrevida global. Recomenda-se que o tratamento quimioterápico adjuvante deve iniciar até 4 semanas após a cirurgia.

Para pacientes com doença ER/PR e HER-2 negativa (câncer de mama triplo-negativo), administra-se quimioterapia adjuvante se o tamanho do tumor for ≥ 0,5 cm. Como esses pacientes não são candidatos à terapia endócrina ou tratamento com agentes direcionados ao HER-2, a quimioterapia é sua única opção para tratamento adjuvante, depois ou antes da radioterapia. Pacientes com câncer de mama triplo-negativo com tamanho < 0,5 cm não são candidatas à quimioterapia. As perspectivas futuras caminham para o desenvolvimento de drogas-alvo moleculares nos tumores triplo-negativos, ainda um desafio na oncologia mamária. Nos tumores portadores de mutação do gene *BRCA*, os inibidores da enzima *poly ADP ribose polymerase* (PARP) e da *antiprogrammed death receptor-1* (PD-L1) surgem como esperança nesse subtipo molecular, de acordo com estudos realizados na doença metastática.

Pacientes com câncer de mama positivo para HER-2 com tamanho de tumor > 1 cm devem receber uma combinação de quimioterapia e terapia direcionada a HER-2. Atualmente recomenda-se o duplo bloqueio com trastuzumab e pertuzumab. O tratamento de pequenos cânceres de mama HER-2-positivos (≤ 1 cm) é controverso. Nas pacientes com tumores entre 0,6 e 1 cm (T1b) com linfonodos negativos, a utilização da quimioterapia adjuvante pode ser considerada, embora dados sejam ainda conflitantes, mas estudos recentes demonstram vantagem, tanto na recidiva local como à distância.

Após a quimioterapia os pacientes com doença ER positiva também devem receber terapia endócrina adjuvante.

Radioterapia

Nos últimos anos têm sido estudadas novas técnicas de radioterapia com menor exposição à radiação, sem reduzir chances de cura ao tumor. As três principais estratégias empregadas para redução de toxicidade cardíaca são: reduzir dose de radiação; reduzir campo e volume de radiação e usando as novas formas de aplicação da radioterapia.

Novas técnicas incluem radioterapia de intensidade modulada, em que são utilizadas imagens tomográficas de três dimensões acopladas a uma programação computadorizada que controla o sistema dinâmico de radioterapia. Esta estratégia propicia que as doses de radioterapia sejam "esculpidas" em três dimensões usando, de forma exata, o desenho de áreas a serem tratadas e protegidas.

Outra técnica é a radioterapia guiada por imagem (IGRT), que surgiu da necessidade de localizar, de forma mais precisa, o tumor ou os órgãos internos acometidos pela doença no momento do tratamento, de modo que ocorra melhor correlação com as imagens de referência.

O objetivo da IGRT é garantir, com a maior precisão possível, que o tumor estará dentro do campo de irradiação em todos os dias do tratamento, uma vez que eles podem mudar de posição entre os tratamentos, ou, ainda, em um mesmo tratamento. Isso pode ocorrer em decorrência de movimentos respiratórios, do preenchimento ou esvaziamento de alguns órgãos, ou mesmo por pequenas alterações de posicionamento de um dia para o outro.

A IGRT envolve radioterapia conformada guiada por imagem, como tomografia, ultrassonografia e radiografias, realizadas diariamente na sala de tratamento antes do procedimento radioterápico. A imagem obtida é comparada com a imagem realizada no processo de planejamento e, então, são feitos os ajustes necessários. Isso permite maior precisão no tratamento, poupando os tecidos normais adjacentes. Em alguns casos os médicos implantam pequenos marcadores no tumor, ajudando a visualizar a movimentação do tumor ou dos órgãos.[21]

Terapia-Alvo

A terapia-alvo, também chamada de tratamento de precisão, corresponde a um tratamento personalizado, de acordo com o tipo de câncer da paciente, agindo sobre alvos moleculares específicos do tumor. Essa recente alternativa apresenta maior eficácia e menos efeitos colaterais, pois age, especificamente, na proteína e atinge as células cancerosas, causando danos menores nas células saudáveis, em comparação com medicamentos convencionais. A terapia-alvo age com o objetivo de inibir a ação das células cancerosas e reduzir o crescimento tumoral.

As terapias-alvo diferem da quimioterapia padrão em vários pontos:

- Agem em locais moleculares específicos associados ao câncer, enquanto a quimioterapia age de maneira geral em todas as células (normais e cancerosas) que estão em proliferação acelerada;
- A maior parte das terapia-alvo são citostáticas (isto é, bloqueiam a proliferação tumoral), enquanto a quimioterapia padrão é citotóxica (isto é, matam as células);
- As terapias-alvo são, atualmente, o foco do desenvolvimento de drogas no combate ao câncer. Elas são a pedra angular da medicina de precisão, uma forma de medicina que usa informações sobre genes e proteínas de uma pessoa para prevenir, diagnosticar e tratar a doença.

As principais terapias-alvo empregadas no câncer de mama são:

- Everolimo;
- Via da ciclina (palbociclib, ribociclib e abemaciclib);
- HER-2 (trastuzumab, pertuzumab, lapatinib e TDM1);
- Bevacizumab;
- Atezolizumab;
- Olaparibe.

Imunoterapia

A imunoterapia inclui tratamentos que agem de diferentes formas. Alguns estimulam o sistema imunológico do corpo, de forma muito geral, enquanto outros ajudam o sistema imunológico a atacar especificamente as células cancerígenas.[22]

Os principais tipos de imunoterapia usados no tratamento do câncer incluem:

- Anticorpos monoclonais. São versões artificiais das proteínas do sistema imunológico. Os anticorpos são úteis no tratamento do câncer porque podem ser projetados para atacar uma parte muito específica de uma célula cancerosa;
- Inibidores do controle imunológico. Esses medicamentos eliminam, basicamente, os freios do sistema imunológico, ajudando a reconhecer e atacar as células cancerígenas. São os imunoterápicos mais usados na atualidade, contra diversos tipos de câncer;
- Vacinas. São, normalmente, produzidas a partir das próprias células tumorais do paciente ou de substâncias coletadas, a partir de células tumorais. As vacinas utilizadas no tratamento do câncer são diferentes daquelas usadas para a prevenção de doenças.

SOBREVIDA PARA CÂNCER DE MAMA

As taxas de sobrevida em 5 anos são calculadas com base nos pacientes tratadas pelo menos há 5 anos. Entretanto, recentes melhorias terapêuticas podem resultar em um prognóstico mais favorável para as pacientes que estão sendo agora diagnosticadas com câncer de mama.

A taxa de sobrevida relativa em 5 anos para mulheres com câncer de mama estágio 0 ou estágio I é perto de 100%.

Para mulheres com câncer de mama estágio II, a taxa de sobrevida relativa em 5 anos é 93%.

A taxa de sobrevida relativa em 5 anos para câncer de mama estágio III é de 72%, mas, muitas vezes, as mulheres com esses cânceres de mama podem ser tratadas com sucesso.

Os cânceres de mama metastáticos ou em estágio IV têm uma taxa de sobrevida relativa de 22% em 5 anos. Ainda assim, existem muitas opções de tratamento disponíveis para mulheres com câncer de mama neste estágio.

REFERÊNCIAS BIBLIOGRÁFICAS

1. Sherman R, Firth R, Charlton M, et al. (Eds.). Cancer in North America: 2014-2018. Volume One: Combined Cancer Incidence for the United States, Canada and North America. North American Association of Central Cancer Registries, Inc. 2021.
2. Ferlay J, Colombet M, Soerjomataram I, et al. Estimating the global cancer incidence and mortality in 2018: GLOBOCAN sources and methods. Int J Canc. 2019;144(8):1941-53.
3. Brasil. Ministério da Saúde. Informações de saúde: TABNET. Demográficas e socioeconômicas. Brasília, DF: Ministério da Saúde [Internete]. 2008a.
4. 4.Brasil. Ministério da Saúde. SIM: Sistema de informações sobre mortalidade. Brasília, DF: Ministério da Saúde [Internete]. 2008b.
5. Honma N, Matsuda Y, Mikami T. Carcinogenesis of triple-negative breast cancer and sex steroid hormones. Cancers (Basel). 202125;13(11):2588.
6. Kashyap D, Pal D, Sharma R, et al. Global Increase in breast cancer incidence: risk factors and preventive measures. Biomed Res Int. 2022:9605439.
7. Rocco N, Montagna G, Criscitiello C, et al. Nipple sparing mastectomy as a risk-reducing procedure for brca-mutated patients. Genes (Basel). 2021;12(2):253.
8. Mørch LS, Skovlund CW, Hannaford PC, et al. Contemporary hormonal contraception and the risk of breast cancer. N Engl J Med. 2017;377:2228-39.
9. Beral V; Million Women Study Collaborators. Breast cancer and hormone-replacement therapy in the Million Women Study. Lancet. 2003;362(9382):419-27.
10. Collaborative Group on Hormonal Factors in Breast Cancer. Type and timing of menopausal hormone therapy and breast cancer risk: individual participant meta-analysis of the worldwide epidemiological evidence. Lancet. 2019;394(10204):1159-68.
11. Bhardwaj, Brown KA. Obese adipose tissue as a driver of breast cancer growth and development: update and emerging evidence. Front Oncol. 2021;11:638918.

12. Yu P, Guo S, Xu R, et al. Cohort studies of long-term exposure to outdoor particulate matter and risks of cancer: A systematic review and meta-analysis. Innovation (N Y). 2021;2(3):100143.
13. International Menopause Society. Comment on: Type and timing of menopausal hormone therapy and breast cancer risk: individual participant metaanalysis of the worldwide epidemiological evidence [Internet]. 2019.
14. Cuzick J, Sestak I, Forbes JF, et al. Anastrozole for prevention of breast cancer in high-risk postmenopausal women (IBIS-II): an international, double-blind, randomized placebo-controlled trial. The Lancet. 2014;383(9922):1041-8.
15. Eisen A, Lubinski J, Klijn J, et al. Breast cancer risk following bilateral oophorectomy in BRCA1 and BRCA2 mutation carriers: an international casecontrol study. J Clin Oncol. 2005;23:30:7491-6.
16. Valero MG, Moo TA, Muhsen S, et al. Use of bilateral prophylactic nipple-sparing mastectomy in patients with high risk of breast cancer. Br J Surg. 2020;107(10):1307-12.
17. Magny SJ, Shikhman R, Keppke AL. Breast imaging reporting and data system. 2021 Aug 31. In: StatPearls [Internet]. Treasure Island (FL): StatPearls Publishing, 2022.
18. Łukasiewicz S, Czeczelewski M, Forma A, et al. Breast cancer-epidemiology, risk factors, classification, prognostic markers, and current treatment strategies-an updated review. Cancers (Basel). 2021;13(17):4287.
19. Magnoni F, Alessandrini S, Alberti L, et al. Breast cancer surgery: new issues. Curr Oncol. 2021;28(5):4053-66.
20. Bocian A, Kędzierawski P, Kurczych K, et al. Nipple-sparing mastectomy with immediate breast reconstruction – early complications and outcomes of the treatment. 2020;19(3):117-22.
21. Piruzan E, Vosoughi N, Mahdavi SR, et al. Target motion management in breast cancer radiation therapy. Radiol Oncol. 2021;55(4):393-408.
22. Ye Y, Xu C, Chen F, et al. Targeting innate immunity in breast cancer therapy: a narrative review. Front Immunol. 2021;12:771201.

ESTEROIDES SEXUAIS E CÂNCER GINECOLÓGICO

Rogério Bonassi Machado • Ana Carolina Marchesini de Camargo

INTRODUÇÃO

O câncer permanece como a maior causa de morte e sua incidência vem crescendo em todo o mundo como reflexo do envelhecimento e do aumento populacional. Em 2020, mais de 9 milhões de casos de câncer foram diagnosticados em mulheres de todo o mundo e tanto a incidência quanto a mortalidade são maiores em países com Índice de Desenvolvimento Humano (IDH) elevado.[1] O câncer de mama corresponde a 24,5% das neoplasias entre as mulheres, sendo o mais comum em todo o mundo, com 2,3 milhões de casos novos em 2020. Ainda entre os cânceres ginecológicos, o câncer de colo uterino é responsável por 6,5% das neoplasias femininas, e em países com baixo IDH é mais prevalente que o câncer de endométrio e ovário.[1] Felizmente outros tumores genitais femininos, como o câncer de vulva e de vagina, são raros.

Os efeitos biológicos dos estrógenos, progestógenos e andrógenos podem ser identificados na neoplasia mamária e também em praticamente todos os tumores genitais. No entanto, a associação entre o ambiente hormonal e a neoplasia nem sempre é estabelecida: entre os tumores genitais, o carcinoma endometrial é o único com evidências comprovadas da participação hormonal. O tumor ovariano, por sua vez, tem relação intrigante com os esteroides sexuais, uma vez que a utilização de contraceptivos orais reduz sua incidência, o mesmo não ocorrendo com a terapia de reposição hormonal (TH) na pós-menopausa. O câncer do colo uterino, cujo aparecimento é intrinsecamente relacionado com o papilomavírus humano (HPV), tem pouca relação com os hormônios sexuais, embora se descrevam alterações no ciclo celular do vírus em resposta a estrógenos e progestógenos. Do mesmo modo, parece haver discreta relação entre os tumores da vagina, da vulva e os esteroides sexuais.

A participação dos hormônios sexuais na gênese dos tumores ginecológicos é discutida há tempos. Hoje, estudos que focalizam mecanismos moleculares de atuação, incluindo a expressão de oncogenes, apontam para possíveis inter-relações, nem sempre confirmadas por estudos epidemiológicos, entre estrógenos, progesterona, progestógenos e andrógenos e as diversas neoplasias genitais, em maior ou menor grau. A maior parte dos estudos que aborda o assunto sob a ótica clínica provém de dados da utilização de contraceptivos orais combinados (COC) e da TH no climatério.

Neste capítulo serão abordados os principais aspectos referentes à interação entre os esteroides sexuais e os tumores malignos do trato genital, e da mama feminina, já abordado em profundidade no capítulo anterior.

TUMORES MALIGNOS DO TRATO GENITAL

Câncer de Colo Uterino

O câncer do colo uterino é o 4º câncer mais comum entre as mulheres, atrás apenas dos cânceres de mama, colorretal e de pulmões, tratando-se, portanto, do 2º câncer genital mais frequente.[1] Sua incidência está diretamente ligada ao IDH do país porque, uma vez conhecida sua íntima relação com a infecção pelo Papilomavírus Humano (HPV), bem como a história natural da infecção e os mecanismos de oncogênese, é uma neoplasia rastreável (prevenção secundária) que possui programas mundiais de prevenção primária por meio da vacinação contra o HPV.

No Brasil, em 2020, foram registrados 16.710 casos novos e ocorreram 6.596 mortes devido ao câncer de colo uterino.[2] Assim, o risco estimado é de 15,43 casos para cada 100 mil mulheres, com pico de sua incidência entre 45 e 50 anos.[2]

O câncer de colo uterino é uma neoplasia cujo surgimento depende da infecção pelo HPV,[3] entretanto, nem todas as mulheres infectadas pelo HPV oncogênico desenvolverão o carcinoma cervical. Sabe-se que o processo de oncogênese demanda anos de infecção persistente, o que sugere a existência de cofatores associados à carcinogênese. Existem dois mecanismos básicos que previnem a replicação de células geneticamente alteradas: a apoptose e a senescência celular. Em lesões intraepiteliais precursoras e no câncer do colo uterino, a expressão dos genes que controlam esses mecanismos está aumentada e mutada.[4] Os contraceptivos hormonais podem promover a integração viral ao DNA do hospedeiro por meio de estímulo às regiões regulatórias transcricionais (modulação da pRb – proteína do retinoblastoma) e inibição da apoptose (p53).[5,6]

Estudos *in vitro* sugerem que tanto estrógenos quanto progestógenos aumentam a expressão de alguns genes virais e estimulam a proliferação das células do epitélio cervical, por meio de receptores hormonais, no próprio genoma viral integrado à célula humana.[5] Estudos em ratos sugerem que o estrógeno induz o surgimento de carcinomas cervicais na presença de deleções do gene p53, que é responsável pelos mecanismos de apoptose celular. Nesses ensaios observa-se que, na presença dos oncogenes E6 e E7, encontrados nos HPV de alto risco, há diminuição do tempo de latência até o surgimento do carcinoma, e os tumores frequentemente têm tipos histológicos e comportamento mais agressivos.[7]

O uso de contracepção hormonal aumenta o risco de desenvolver um câncer cervical proporcionalmente ao tempo de exposição à medicação.[5,8] O uso de contraceptivo oral combinado (COC) parece seguro quando realizado por menos de 5 anos; porém, estudos epidemiológicos apontam aumento do risco em pacientes HPV positivas.[9] Entre 5 e 9 anos há aumento do risco relativo em 2,8 vezes, e o seu uso prolongado por 10 anos ou mais pode aumentar o risco de desenvolvimento do câncer cervical em até 4 vezes em pacientes portadoras do HPV.[8-10]

Revisão sistemática que incluiu 28 estudos num total de 12.531 com câncer de colo uterino comparou mulheres usuárias e não usuárias de COC em relação ao tempo de uso, concluindo que o risco de desenvolver câncer em mulheres usuárias de COC foi de 1,3 a 2,5 vezes, usando COC por 5 a 9 anos e por 10 anos ou mais, respectivamente.[11] Estes resultados não foram diferentes quando comparados os carcinomas *in situ* e os invasivos, os tumores escamosos e os glandulares, nem em estudos onde, apesar da heterogeneidade, foram ajustados outros fatores como o tabagismo, número de parceiros sexuais e uso de preservativos.[11]

Desconsiderando os efeitos de iniciação e promoção da atividade carcinogênica, o uso do contraceptivo oral ou não oral pode induzir a prática sexual desprotegida, que constitui importante fator de risco para o desenvolvimento do câncer do colo do útero, por aumentar a exposição ao HPV e outras doenças sexualmente transmissíveis. Numa população onde a maioria das mulheres referia atividade sexual sem uso de preservativo, estudo comparando a presença das lesões precursoras do câncer do colo uterino e o uso de contraceptivos hormonais demonstra esse sinergismo. Mesmo na vigência da contracepção injetável à base de progestógeno (acetato de medroxiprogesterona – AMP) houve aumento do risco do surgimento do câncer de colo uterino.[12] Estudos que ajustaram suas amostras para fatores que poderiam influenciar o surgimento do câncer do colo uterino, como o tabagismo, número de parceiros sexuais e atividade sexual desprotegida, também evidenciaram risco relativo crescente com o tempo de exposição ao contraceptivo hormonal.[12]

Apesar das evidências, a Organização Mundial da Saúde (OMS) considera que o número de casos de câncer de colo uterino associados ao uso do contraceptivo hormonal é aparentemente pequeno e, por isso, não recomenda a suspensão dessa medicação na vigência de infecção pelo HPV tampouco em pacientes com lesões precursoras ou aguardando tratamento para o câncer já diagnosticado.[13] Considera, também, que a maioria dos casos de câncer cervical pode ser evitada por meio da prevenção primária com a vacina contra o HPV e de exames de rastreamento populacional, como a citologia cervicovaginal e a pesquisa do DNA-HPV.

Quanto à TH no climatério, não existem evidências da interação entre os hormônios utilizados e o câncer do colo uterino.

Câncer de Endométrio

O câncer de endométrio, também conhecido como câncer do corpo uterino, tem incidência e taxas de mortalidade muito variáveis em todo o mundo. Considerando apenas os tumores do trato genital feminino, o câncer de endométrio é o mais frequente em países com elevado IDH, sendo responsável por 4,5% das neoplasias femininas. Em países com IDH elevado são estimados 11,1 casos a cada 100 mil mulheres, enquanto em países com baixo IDH essa estimativa cai para 3 casos a cada 100 mil mulheres.[1] No Brasil foram estimados 6.540 casos novos dessa doença em 2020, com 1.936 mortes em 2019.[2] Sua prevalência é aumentada acentuadamente após os 40 anos e com tendência a um declínio após os 75 anos.

Existem dois tipos distintos de câncer de endométrio. O tipo I é associado a ambiente predominantemente estrogênico e responde a tratamento hormonal. Com tipo histológico favorável (endometrioide) e alta expressão dos receptores hormonais de estrógeno e progesterona, se desenvolve a partir de hiperplasia do endométrio. O tipo II não está associado à exposição estrogênica e origina-se de endométrio atrófico, habitualmente em mulheres mais idosas. Opostamente ao tipo I, tem pior prognóstico e não é influenciado pelo ambiente hormonal.[14]

O surgimento do câncer de endométrio tipo I é influenciado por fatores reprodutivos e hormonais. Evidência da influência hormonal nessa patologia, o emprego de medicamentos com ação sobre os receptores do estrógeno, como o tamoxifeno (SERM – modulador seletivo do receptor de estrogênio) para tratamento do câncer de mama, tem aumentado o risco de desenvolver carcinoma de endométrio.

A obesidade também constitui fator que aumenta de 2 a 5 vezes o risco de neoplasia endometrial. Mulheres obesas tendem a aumentar seus níveis de estrógeno, fruto da conversão periférica de gordura no tecido adiposo. Além disso, essas pacientes, habitualmente, apresentam ciclos anovulatórios, diminuindo a produção endógena de progesterona e aumentando a secreção ovariana de andrógenos, que são perifericamente convertidos em estrógeno.[14] Dessa forma, essas mulheres são bombardeadas por estímulo estrogênico contínuo, sem a ação antagônica de progesterona em doses adequadas. É importante manter o balanço entre a ação estrogênica e a oposição progestógena ao longo de toda a vida da mulher.[15]

O estrógeno aumenta a atividade mitótica das células endometriais, enquanto a progesterona reduz essa atividade por meio da diminuição do número de receptores para estrógeno, da elevação da produção de metabólitos inativadores do estrógeno e de mecanismos de indução da diferenciação celular. Não existem evidências de que as doses usuais de estrógenos sejam carcinogênicas, mas sabe-se que o aumento da atividade mitótica induzida pelo estrógeno eleva a probabilidade de ocorrência de mutações genéticas, provavelmente pela ativação de oncogenes e inativação de genes supressores de tumores.[14]

Mulheres usuárias de COC têm propensão a câncer de endométrio consistentemente diminuída.[5,6,16] O risco é menor quanto mais longo for o período de uso do medicamento e seu fator protetor pode durar até 15 anos após a interrupção do uso. Existem controvérsias se há diferença no grau de proteção com relação à dose do contraceptivo, mas, aparentemente, o resguardo é maior em mulheres que usam baixa dose de estrógeno e altas doses de progestógeno.[5] Esse benefício, provavelmente, é resultado da ação antiproliferativa e atrófica sobre o endométrio.

> **IMPORTANTE**
>
> O uso isolado de progestógenos na pós-menopausa, seja por via oral, injetável ou através de dispositivos intrauterinos, é capaz de prevenir e até mesmo tratar as hiperplasias endometriais com ou sem atipias, e até mesmo os carcinomas endometriais bem diferenciados em estágios iniciais.[15] Assim, a recomendação é que, para mulheres com útero na pós-menopausa, a reposição de estrógenos na TH seja sempre associada à reposição de progestógenos. Durante a terapia de reposição ou TH no período climatérico ou pós-menopausa, o risco de câncer de endométrio é inversamente proporcional ao número de dias em que a mulher usa o progestógeno. Por isso, pacientes em uso exclusivo de estrógeno ou utilização de estrógeno contínuo e progestógeno por menos de 10 dias durante o mês têm chance aumentada de desenvolver carcinoma de endométrio quando comparadas às que nunca usaram TH. Estudos randomizados demonstram que a adição de progestógenos reduz o desenvolvimento de hiperplasia endometrial e a proliferação celular.[5]

Assim, a TH proposta na pós-menopausa com estrógenos associados aos progestógenos contínuos podem apresentar efeito protetor para o advento do câncer de endométrio, com resultados de até 37% de redução na incidência.[17] Não existem evidências robustas se o tipo de medicação usada, natural ou sintética, influencia nestes resultados, mas parece que o progestógeno sintético seria mais seguro. Aparentemente a terapia estrogênica local/vaginal não aumenta o risco de neoplasia endometrial.

Em pacientes já tratadas de câncer de endométrio e que apresentem sintomas menopausais, o uso da TH é controverso, mas estudos clínicos que comparam mulheres tratadas de câncer de endométrio com grupo-controle não evidenciaram maior risco (OR=0,53; 95% IC, 0,30-0,96);[18] e para mulheres sobreviventes do câncer de endométrio RE negativo, a TH pode ser personalizada.[16,19]

Além dos esteroides sexuais femininos, outros dois hormônios vêm sendo estudados nos mecanismos de carcinogênese do câncer de endométrio: a **insulina** e a **testosterona**. Mulheres com ciclos anovulatórios sabidamente têm elevação de risco de evoluir com carcinoma de endométrio devido à exposição estrogênica prolongada e sem oposição da progesterona, mas, nestes casos, a hiperinsulinemia também tem ação carcinogênica por aumento da atividade da IGF-1 (*insuline growth fator*), que potencializa a atividade mitótica glandular e estromal. O excesso de insulina ainda estimula as células tecais ovarianas a produzirem testosterona, diminuindo a produção da SHBG (proteína carreadora dos esteroides sexuais) e aumentando os níveis de testosterona livre, retroalimentando a produção de IGF-1 e promovendo alterações inflamatórias e pró-proliferativas no endométrio.[16]

As evidências da ação dos andrógenos no processo de carcinogênese no endométrio não são robustas, apesar de muitos estudos revelarem elevação dos níveis androgênicos em mulheres com câncer de endométrio. O endométrio apresenta duas vias de regulação androgênica: através de receptores de andrógenos e através de receptores de estrógenos, para andrógenos como a androstenediona e a testosterona, que são aromatizados localmente por células do próprio endométrio. Nas mulheres com câncer de endométrio observa-se maior expressão de aromatases e aldo-queto redutases que aumentam a conversão de andrógenos em estrógenos com elevada afinidade e ação local.[16] **Por isso, o uso isolado de andrógenos como TH na pós-menopausa pode constituir fator de risco para o surgimento do carcinoma de endométrio em mulheres não histerectomizadas, e a opção pelo uso dessa classe de hormônios demanda a associação aos progestógenos.**

Câncer de Ovário

O câncer de ovário é uma doença que prevalece entre mulheres na pós-menopausa, correspondendo a 6,5% de todas as neoplasias femininas. Em todo o mundo são estimados mais de 313 mil casos novos dessa doença em 2020 e mais de 207 mil mortes. Sua incidência anual varia de 5,8 a 7,1 casos a cada 100 mil mulheres, sendo mais prevalente em países com IDH elevado.[1] No Brasil foram estimados 6.650 casos de câncer de ovário em 2020 com 4.123 mortes registradas em 2019, ou seja, proporcionalmente ao número total de casos novos, o câncer de ovário é a neoplasia ginecológica que mais mata.[2]

Isso acontece porque o câncer de ovário é a neoplasia ginecológica mais difícil de ser diagnosticada: cerca de 3/4 dos tumores malignos de ovário apresentam-se em estágio avançado (III ou IV) no momento do diagnóstico inicial. A maioria dos cânceres ovarianos acontece ao acaso, mas cerca de 10% têm história familiar e mutação genética comprovada. Estudos biomoleculares têm demonstrado a presença de diversas alterações genéticas e epigenéticas de oncogenes e genes supressores de tumor, como o *BRCA1* e o *p53*, em tecido neoplásico ovariano.[20]

Estudos recentes sobre a morfologia, aspectos imuno-histoquímicos e genéticos levaram à elaboração de novos conceitos sobre a etiologia dos carcinomas epiteliais dos ovários (CEO), que são os mais frequentes. Os CEOs seriam divididos em dois tipos de câncer: tipo I, habitualmente mais indolente e diferenciado que se originaria de tumores *borderlines* ou da endometriose; e o tipo II, mais agressivo e indiferenciado, que habitualmente se apresenta em estágios mais avançados no momento do diagnóstico e que se desenvolve a partir de carcinomas intraepiteliais tubários.[21]

Esses paradigmas colocam a ovulação como um fator central na gênese do câncer de ovário, uma vez que a implantação de epitélio tubário advindo das fímbrias seria facilitada pelo desnudamento do epitélio ovariano durante o processo da ovulação. Estudos epidemiológicos confirmam que a diminuição do número de ovulações durante a vida da mulher reduz o risco de evoluir com uma neoplasia ovariana; e o uso de COCs por 5 anos ou mais diminuem em pelo menos 50%.[22] Além disso, o uso de COC induz atividade apoptótica no tecido ovariano.[5] Por isso, é consenso que o risco de câncer de ovário é reduzido entre as usuárias de COC,[5,6] e esse benefício é ampliado quanto maior for o tempo de uso da medicação, além de seus efeitos poderem persistir por até 20 anos após a interrupção do uso do medicamento.

Os estudos são controversos com relação à associação do uso de hormônios no tratamento dos sintomas do climatério e menopausa e o surgimento do câncer de ovário. Porém, não se observaram diferenças de risco em mulheres usuárias de associações estrógeno-progestativas em relação aos grupos-controle não usuários. Também não se conseguiu identificar diferenças entre os diversos progestógenos utilizados. A comparação entre mulheres usuárias de terapia estrogênica pura, terapia hormonal sequencial e terapia combinada contínua mostrou elevação na incidência do carcinoma ovariano nas pacientes usuárias de estrógeno sem oposição progestogênica e com terapia sequencial.[23]

Os carcinomas ovarianos são, frequentemente, diagnosticados em fases já metastáticas. O processo pelo qual a neoplasia gera metástases não é completamente elucidado, mas sabe-se que é necessário que a célula metastática perca sua capacidade de adesão intracelular e sua polaridade, adquirindo a capacidade de motilidade e invasão, semelhantemente a uma célula mesenquimal. Estudo de revisão sugere que essa modificação celular seja regulada, entre outros fatores, pelos esteroides sexuais femininos. E, neste caso, a progesterona teria uma potente ação de inibição do crescimento celular e também do surgimento de metástases, enquanto o estrógeno atuaria estimulando a neoplasia. Assim, o uso isolado da progesterona poderia ser proposto como tratamento para o câncer de ovário.[24]

Mulheres sobreviventes ao tratamento do câncer de ovário podem utilizar TH desde que considerados os tipos histológicos. Os estudos que verificaram que a TH não aumenta o risco de recidiva apresentaram *follow-up* de até 19 anos, e por isso são seguros. A indicação da TH nestas mulheres se baseia na presença de sintomas e melhora de qualidade de vida e, apesar de algumas evidências, não deve ser indicada como tratamento ou prevenção. A TH sistêmica ou local não é recomendada em casos de carcinomas endometrioides, tumores epiteliais serosos e de células da granulosa.[19,25]

Câncer de Vulva

O câncer de vulva é uma neoplasia rara, com 45.240 casos novos no ano de 2020 e pouco mais de 17 mil mortes.[1] As taxas de incidência mais elevadas aproximam-se de 2 casos a cada 100 mil mulheres. No Brasil esta incidência é em torno de 2,5 casos a cada 100 mil mulheres.[2]

Apresenta dois perfis muito distintos com relação a seus fatores de risco. As neoplasias que ocorrem antes dos 65 anos têm perfil semelhante aos tumores anogenitais, apresentando associação a comportamento sexual de risco, infecção pelo HPV e pelo HIV, baixo nível socioeconômico e tabagismo. Da mesma forma, o câncer de colo uterino apresenta lesões precursoras facilmente detectáveis e tratáveis, o que impediria a progressão para a doença invasiva. As mulheres que desenvolvem carcinoma de vulva após os 65 anos geralmente não têm história de tabagismo ou infecção pelo HPV. Na verdade, 15% ou menos dos tumores vulvares nessa faixa etária apresentam positividade para o DNA HPV.[2] Nestes casos o câncer de vulva está associado a patologias inflamatórias vulvares como o líquen escleroso.[26]

Um estudo caso-controle que vislumbrou pesquisar fatores etiológicos para essa neoplasia, independentemente da idade das pacientes, não encontrou associação à idade de início da menopausa, paridade, antecedentes de abortamento ou uso de contraceptivos orais. Os únicos fatores que se destacaram na população com carcinoma escamoso de vulva foi a menarca antes dos 12 anos e o excesso de peso. Associando o fato de os tumores de vulva terem baixa expressão de receptores de estrógeno, considera-se que o câncer nessa região não está fortemente ligado ao uso de contraceptivos orais e TH.[27]

Uma vez que a grande maioria dos carcinomas de vulva é de origem escamosa, a TH ou o uso de contracepção hormonal não influenciam o risco de recidiva do tumor.[25] Exceção a esta regra, o adenocarcinoma da vulva, que é um tipo ainda mais raro desta neoplasia, tem origem no epitélio glandular das glândulas de Bartholin e, por isso, pode ter alguma expressão hormonal. Por isso, neste caso, por ausência de evidência, não se recomenda o uso de TH.[19]

Câncer de Vagina

As neoplasias de vagina são extremamente raras com aproximadamente 17 mil casos novos e 8 mil mortes em todo o mundo no ano de 2020,[1] constituindo 1-2% dos cânceres femininos em sua forma primária. O mais comum é que a lesão vaginal seja oriunda de um carcinoma vulvar ou cervical, e o diagnóstico de tumor primário da vagina só pode ser feito na ausência de qualquer evidência de tumor primário destas estruturas nos últimos 5 anos.[28] Sua incidência em todo o mundo raramente alcança 1 caso a cada 100 mil mulheres e afeta, predominantemente, pacientes idosas.

A maioria (90%) dos cânceres de vagina é composta por células escamosas e tem fatores de risco semelhantes aos dos demais cânceres anogenitais, como infecção pelo HPV, tabagismo, iniciação sexual precoce, elevado número de parceiros sexuais e baixo nível socioeconômico. O adenocarcinoma de células claras da vagina é ainda mais raro e acontece em mulheres mais jovens cuja mãe se expôs ao dietiletilbestrol (DES) antes da 12ª semana de gestação.[29] O DES é um derivado estrogênico sintético que foi amplamente prescrito, nas décadas de 1950 e 1960, com a finalidade de diminuir as taxas de abortamento e toxemia gravídica. Essa medicação não se mostrou eficaz a seus propósitos e, ainda, 10 a 20 anos depois de seu uso, aumentou o risco de desenvolver o adenocarcinoma de vagina nas filhas das usuárias. Apesar de raramente ocorrer antes da puberdade, estima-se o risco de 14 casos de neoplasia a cada 10 mil mulheres expostas ao DES.[29] Outros fatores associados ao surgimento dessa neoplasia são inflamação crônica devido ao uso de pessários, antecedente de histerectomia prévia por patologia benigna, terapias de imunossupressão, radioterapia cervical, endometriose e infecções.

Não existem evidências importantes a respeito do uso de hormônios, como no caso de TH e contraceptivos, e o surgimento do carcinoma escamoso da vagina.[30] Assim, excetuando o adenocarcinoma vaginal, a presença das demais neoplasias vaginais não contraindicam o uso de terapias hormonais.[19,25]

Câncer de Mama

O carcinoma mamário é amplamente abordado em outro capítulo desse livro. Aqui vamos nos deter em suas relações com os esteroides sexuais.

O câncer de mama é classicamente descrito como neoplasia estrógeno-dependente. Ao que parece, esse esteroide associa-se à promoção e progressão da neoplasia mamária, enquanto permanece controverso seu papel como iniciador do tumor.[31] Do mesmo modo, o ambiente estrogênico endócrino parece ser importante apenas para mulheres com suscetibilidade genética, onde o metabolismo do estrógeno endógeno pode ser anormal e relacionado com expressão de múltiplos genes. Esse desbalanço parece ser o elemento que determina a excessiva formação de catecolestrógenos que, reagindo com o DNA, iniciam uma série de eventos que levam ao câncer de mama.[32,33]

Os progestógenos, por sua vez, poderiam aumentar o efeito estrogênico sobre o tecido mamário. Estudos demonstram aumento da atividade mitótica mamária na presença da progesterona, bem como maior atividade dos marcadores de proliferação celular Ki-67 e antígeno nuclear de proliferação celular (PCNA), além de aumento da proliferação na unidade ductolobular terminal, na fase lútea.[34] Além disso, alguns progestógenos determinam insulinorresistência e diminuição da globulina ligadora dos hormônios sexuais (SHBG), mecanismos indiretos relacionados. Considera-se, também, como efeito indireto, o aumento na densidade mamária observado por diferentes progestógenos.[34]

O Women's Health Initiative (WHI) mostrou aumento no risco do câncer de mama para usuárias da associação estroprogestativa após 5,6 anos (RR = 1,26; IC 95% 1,10-1,59).[35] Em contraste, a elevação do risco não foi observada com a estrogenoterapia isolada após 7,2 anos (RR = 0,77; IC 95% 0,59-1,01).[36] Surpreendentemente, a análise dos subgrupos desse estudo demonstrou diminuição significativa no risco do carcinoma ductal mamário (responsável por 70% dos cânceres de mama), com os estrógenos conjugados utilizados de forma isolada (RR = 0,71; IC 95% 0,52-0,99).[37] Embora não se possa excluir o risco observado em outros estudos com a própria estrogenoterapia isolada, o assunto permanece cercado de controvérsias. Contudo, os dados discrepantes apontam claramente para diferenças entre os compostos utilizados em TH quanto ao impacto sobre a neoplasia mamária.

Após as publicações dos resultados dos braços estrógeno-progestógeno e estrógeno isolado do WHI, o estudo continuou de forma aberta, no que foi chamado de fase pós-intervenção. Ao final de um seguimento cumulativo de 13 anos, o maior risco no grupo que recebeu TH combinada permaneceu estatisticamente significativo com RR cumulativo de 1,28 (IC 95%: 1,11 a 1,48), enquanto para as mulheres que receberam TH apenas de estrógeno a redução de risco se tornou estatisticamente significativa no seguimento acumulado com RR de 0,79 (IC 95%: 0,65 a 0,97).[38]

Utilizando o estradiol como estrógeno padrão, o Danish Osteoporosis Prevention Study,[39] um estudo aberto e randomizado, avaliou 1.006 mulheres que receberam estradiol associado a noretisterona (útero intacto) ou apenas estradiol (histerectomizadas), comparando-as ao grupo-controle. O tempo de seguimento médio foi de 10,1 anos, seguido de mais 5,7 anos de um período pós-intervenção. O risco relativo para câncer de mama foi de 0,58 (IC 95%: 0,27 a 1,27) durante os 10 anos de intervenção. No tempo total de seguimento, o RR foi de 0,90 (IC 95%: 0,52 a 1,57).

No WHI o progestógeno utilizado foi a medroxiprogesterona 2,5 mg contínua. Outros progestógenos necessitariam de investigação para se determinar o efeito individual de cada composto. Nesse sentido, os dados do estudo E3N, uma coorte francesa com início em 1990, apresentou resultados referentes à avaliação de 80 mil mulheres.[40] Durante o seguimento médio de 8,1 anos foram diagnosticados 2.354 casos de câncer de mama. Das 80.377 mulheres estudadas, 70% usaram TH por tempo suficiente para avaliar o risco de câncer de mama à semelhança de outros estudos, como o WHI. Comparadas às mulheres que nunca usaram TH, o risco relativo para o estrógeno isolado foi de 1,29 (IC 95%: 1,02-1,65). As combinações estroprogestativas apresentaram resultados de risco bastante distintos, como mostrado no Quadro 30-1. Não houve aumento significativo no risco com estrógenos associados à di-hidrogesterona e ao acetato de nomegestrol, utilizando-se estrógenos pela via oral. Em contraste, observou-se maior risco com os progestógenos sintéticos. A progesterona micronizada e a di-hidrogesterona, ao se associarem aos estrógenos por via transdérmica, também não apresentaram elevação do risco. Ressalte-se, no entanto, que não há diferenças significativas ao se compararem as vias de administração de estrógeno quanto ao risco de câncer de mama.

A última avaliação do estudo E3N demonstrou que a estrogenoterapia, combinada aos progestógenos após 8,1 anos,

Quadro 30-1. Risco relativo de câncer de mama invasivo com TH – estudo E3N[40]

Tratamento	Estrógeno VO RR (IC 95%)	Estrógeno via transdérmica/percutânea RR (IC 95%)	Valor de p para diferenças entre as vias de administração
Estrógeno isolado	1,32 (0,76 a 2,29)	1,28 (0,98 a 1,69)	0,93
Estrógeno combinado com:			
Progesterona	Casos insuficientes	1,08 (0,89 a 1,31)	–
Di-hidrogesterona	0,77 (0,36 a 1,62)	1,18 (0,95 a 1,48)	0,27
Medrogestona	2,74 (1,42 a 5,29)*	2,03 (1,39 a 2,97)*	0,43
Acetato de clormadinona	2,02 (1,00 a 4,06)	1,48 (1,05 a 2,09)*	0,43
Acetato de ciproterona	2,57 (1,81 a 3,65)*	Casos insuficientes	–
Promegestona	1,62 (0,94 a 2,82)	1,52 (1,19 a 1,96)*	0,84
Acetato de nomegestrol	1,10 (0,55 a 2,21)	1,60 (1,28 a 2,01)*	0,30
Acetato de noretisterona	2,11 (1,56 a 2,86)*	Casos insuficientes	–
Acetato de medroxiprogesterona	1,48 (1,02 a 2,16)*	Casos insuficientes	–

*Valores estatisticamente significativos. VO: via oral; RR: risco relativo; IC: intervalo de confiança.

com exceção da di-hidrogesterona e da progesterona micronizada, promoveu aumento na incidência de tumores receptores de estrógeno positivos (ER+).[41] Entretanto, a análise dos subgrupos mostrou que, mesmo com as combinações contendo di-hidrogesterona ou progesterona, houve aumento no risco do carcinoma lobular. Deve-se ressaltar que o estradiol associado à di-hidrogesterona ou à progesterona não promoveu elevação do risco de se ter carcinoma ductal mamário, cuja importância clínica é maior que o tumor lobular.

Outros estudos corroboram os dados do E3N quanto ao menor risco observado com a di-hidrogesterona em comparação a outros progestógenos.[42,43]

Dessa forma, a análise dos principais estudos aponta para o aumento da possibilidade de carcinoma mamário entre as mulheres que utilizam diferentes formas de TH no climatério. Contudo, devem-se considerar, do ponto de vista prático, a melhor forma de interpretação dos riscos e a exposição clara à mulher candidata a essa modalidade terapêutica. Nesse sentido, a análise do risco absoluto é fundamental. Além do fácil entendimento, o mesmo transporta-se ao mundo real. Pode-se exemplificar o risco absoluto da neoplasia mamária entre mulheres que utilizam a TH por meio da interpretação do risco relativo adequado à incidência real da doença. Nos Estados Unidos, a incidência do câncer de mama entre mulheres de 50 a 60 anos é de 2,38 novos casos a cada 100 mulheres ao ano (Fig. 30-1).[33] Caso o risco assumido seja de 24% a mais, de acordo com o estudo WHI (RR = 1,24), o acréscimo seria de 0,7 novo caso, ou seja, o mesmo passaria para 2,95 a cada 100 mulheres (Fig. 30-2).[33]

Assim, a abordagem precisa dos benefícios comprovados *versus* os riscos teóricos revela-se como elemento preponderante diante da prescrição racional da TH em mulheres no climatério.

Resultados pouco conclusivos apontam para relação entre os COC e o câncer de mama. Os benefícios e riscos de contraceptivos hormonais orais foram revistos pelo Working Group (WG), da International Agency for Research on Cancer (IARC), que concluiu haver aumento do risco de carcinoma hepatocelular, de mama e do colo do útero em usuárias de COC.[44] Por outro lado, um estudo prospectivo de base populacional não encontrou correlação significativa entre o uso de qualquer contraceptivo e o risco para neoplasia (RR = 1,02; IC 95% 0,92-1,12), com exceção de associação positiva para câncer de reto (RR = 1,68; IC 95% 1,08-2,62) e de bexiga (RR = 1,74; IC 95% 0,86-3,51).[45]

Corroborando com esses resultados, publicou-se um estudo de base populacional com 1.587 mulheres que faleceram por câncer de mama nos Estados Unidos para avaliar a interferência do COC no risco da mortalidade por essa neoplasia. Os autores não observaram relação entre uso de COC e taxa de sobrevida entre mulheres com câncer de mama invasivo. Eles observaram, pelo contrário, uma discreta redução das causas gerais de mortalidade entre as usuárias de mais de 10 anos de COC (RR = 0,67; IC 95% 0,47-0,96).[46]

Metanálise de estudos caso-controle publicada em 2006 encontrou relação entre o uso do COC e a elevação do risco para câncer de mama na pré-menopausa (RR = 1,19; IC 95% 1,09-1,29), especialmente quando o COC foi administrado antes de uma gestação a termo (RR = 1,44; IC 95% 1,28-1,62), apesar de os autores ressaltarem diversos vieses dos estudos, como tempo de uso do COC e inadequado pareamento populacional.[47] Para o caso de mulheres que tinham história familiar para o câncer de mama, foi publicada metanálise em 2009. Resultados de três publicações[48-50] sugerem aumento da associação entre contraceptivos orais e câncer de mama em mulheres com história familiar positiva. Entretanto, essa relação era limitada àquelas que utilizaram COC antes de 1975,[49] época em que as formulações administradas eram totalmente diferentes das atuais, e aquelas com história familiar positiva em parentes de segundo grau.[48] Em contraste, há evidência de uma metanálise,[51] sugerindo que o uso de COC não modifica o risco de câncer de mama entre as pacientes com história familiar positiva. Da mesma forma, também não observou alteração da propensão para desenvolvimento desse tipo de câncer em usuárias de contraceptivos hormonais orais com história familiar positiva.[52]

Em recente revisão tipo "guarda-chuva" foram reavaliados dados e realizada nova metanálise a partir de 58 artigos (13 metanálises de ensaios clínicos randomizados e 45 metanálises de estudos de coorte), acerca da influência sobre eventos adversos relacionados com os contraceptivos hormonais, incluindo o câncer de mama.[53] Entre as metanálises de ECRs, 14 das 60 associações foram nominal e estatisticamente significativas (P < 0,05); nenhuma associação entre o uso de contraceptivos hormonais e resultados adversos foi apoiada por evidências de alta qualidade.[53]

- Cada mulher de 50 anos tem aproximadamente 2,38% de chance de desenvolver cancer de mama aos 60 anos
- Risco absoluto de 2,38 por 100 mulheres

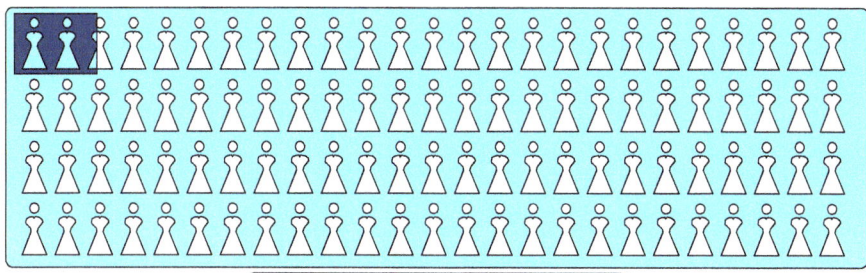

Em 100 mulheres, 2,38 estão sob risco

Fig. 30-1. Risco absoluto de câncer de mama: população geral. (Fonte: Howlader et al., 2012).[33]

- **WHI:** risco relativo de 1,24 (P < 0,001) após 5 anos de TH (24% de aumento no risco)
- **Risco absoluto (população geral):** 2,95 por 100 usuárias

Risco de câncer de mama aos 60 anos após 5 anos de uso de TH (assumindo 24% de aumento no risco)

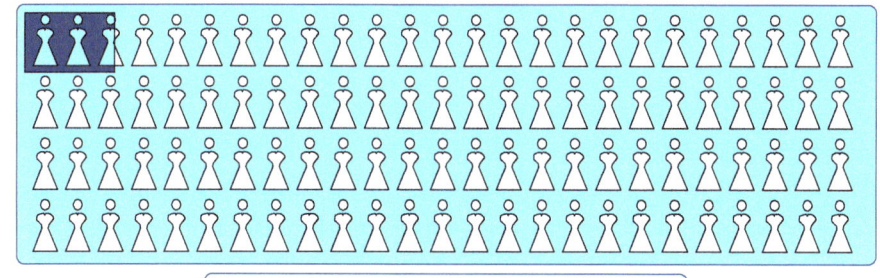

2,95 de 100 usuárias de TH estão sob risco
(< 1 mulher adicional sobre a incidência normal)

Fig. 30-2. Risco absoluto de câncer de mama após uso da TH por 5 anos. (Fonte: Howlader et al., 2012).[33]

REFERÊNCIAS BIBLIOGRÁFICAS

1. Sung H, Ferlay J, Siegel RL, et al. Global Cancer Statistics 2020: GLOBOCAN Estimates of Incidence and Mortality Worldwide for 36 Cancers in 185 Countries. CA Cancer J Clin. 2021;71(3):209-49.
2. Ministério da Saúde. Instituto Nacional do Câncer (INCA). Estimativa 2020: incidência de câncer no Brasil [texto na Internet]. Rio de Janeiro: INCA [Internet]. 2020.
3. Walboomers JM, Jacobs MV, Manos MM, et al. Human papillomavirus is a necessary cause of invasive cervical cancer worldwide. J Pathol. 1999;189(1):12-9.
4. Feng W, Xiao J, Zhang Z, et al. Senescence and apoptosis in carcinogenesis of cervical squamous carcinoma. Modern Pathology. 2007;20:961-6.
5. Cogliano V, Grosse Y, Baan R, et al. Carcinogenicity of combined oestrogen-progestagen contraceptives and menopausal treatment. Lancet.2005;l6:552-3.
6. Hannaford PC, Selvaraj S, Elliot AM, et al. Cancer risk among users of oral contraceptives: co-hort data from the Royal College of General Practitioner's oral contraception study. BMJ. 2007;335:651-8.
7. Shai A, Pitot HC, Lambert PF. Loss synergizlises with estrogen and papillomaviral oncogenes to induce cervical and breast cancers. Cancer Res. 2008;68(8):2622-31.
8. Burkman R, Schlesselman JJ, Zieman M. Safety concerns and health benefits associated with oral contraception. Am J Obstet Gynecol. 2004;190:S5-S22.
9. Gadducci A, Cosio S, Fruzzetti F. Estroprogestin contraceptives and risk of cervical cancer: a debated issue. Anticancer Res. 2020;40(11):5995-6002.
10. Moreno V, Bosch FX, Muñoz N, et al. Effect of oral contraceptives on risk of cervical cancer in women with human papillomavirus infection: the IARC multicentric case-control study. Lancet. 2002;359:1085-92.
11. Smith JS, Green J, Berrington de Gonzalez A, et al. Cervical cancer and use of hormonal contraceptives: a systematic review. Lancet. 2003;361(9364):1159-67.
12. McFarlane-Anderson N, Bazuaye PE, Jackson MD, et al. Cervical dysplasia and cancer and the use of hormonal contraceptives in Jamaican women. BMC Women's Health. 2008;8:9.
13. Medical eligibility criteria for contraceptive use, 5th ed. World Health Organization. 2015(II):123,174.

14. Emons G, Fleckenstein G, Hinney B, et al. Hormonal interactions in endometrial cancer. Endocrine-Related Cancer. 2000;(7):227-42.
15. Gompel A. Progesterone and endometrial cancer. Best Pract Res Clin Obstet Gynaecol. 2020;69:95-107.
16. Kamal AM, Tempest N, Parkes C, et al. Hormones and endometrial carcinogenesis Hormone Molecular Biology and Clinical Investigation. 2016;25(2):129-48.
17. Chlebowski RT, Anderson GL. Menopausal hormone therapy and cancer: changing clinical observations of target site specificity. Steroids. 2014;90:53-9, 153.
18. Shim SH, Lee SJ, Kim SN. Effects of hormone replacement therapy on the rate of recurrence in endometrial cancer survivors: a meta-analysis. Eur J Cancer. 2014;50:1628-37.
19. Deli T, Orosz M, Jakab A. Hormone replacement therapy in cancer survivors – Review of the Literature. Pathol Oncol Res. 2020;26(1):63-78.
20. Horiuchi A, Itoh K, Shimizu M, et al. Toward understanding the natural history of ovarian carcinoma development: a clinicopathological approach. Gynecologic Oncology. 2003;(88):309-17.
21. Kurman RJ, Shih IM. Molecular pathogenesis and extraovarian origin of epithelial ovarian cancer--shifting the paradigm. Hum Pathol. 2011;42(7):918-31.
22. Permuth-Wey J, Sellers TA. Epidemiology of ovarian cancer. Methods Mol Biol. 2009;472:413-37.
23. Effects of Estrogen Plus Progestin on Gynecologic Cancers and Associated Diagnostic Procedures: The Women's Health Initiative Randomized Trial. JAMA. 2003;290(13):1739-48.
24. Jeon SY, Hwang KA, Choi KC. Effect of steroid hormones, estrogen and progesterone, on epithelial mesenchymal transition in ovarian cancer development. J Steroid Biochem Mol Biol. 2016;158:1-8.
25. Rees M, Angioli R, Coleman RL, Glasspool R, et al. European Menopause and Andropause Society (EMAS) and International Gynecologic Cancer Society (IGCS) position statement on managing the menopause after gynecological cancer: focus on menopausal symptoms and osteoporosis. Maturitas. 2020;134:56-61.
26. Olawaiye AB, Cuello MA, Rogers LJ. Cancer of the vulva: 2021 update. Int J Gynaecol Obstet. 2021;155(1):7-18.
27. Sherman KJ, Daling JR, McKnight B, et al. Hormonal factors in vulvar cancer. A case-control study. J Reprod Med. 1994;39(11):857-61.
28. Adams TS, Rogers LJ, Cuello MA. Cancer of the vagina: 2021 update. Int J Gynaecol Obstet. 2021;155(1):19-27.
29. Vessey MP. Exogenous hormones in the aetiology of cancer in women. Journal of the Royal Society of Medicine. 1984;77:542-9.
30. Merino MJ. Vaginal cancer: The role of infectious and environmental factors. Am J Obstet Gynecol. 1991;165(4 Pt 2):1255-62.
31. Yager JD, Davidson NE. Estrogen carcinogenesis in breast cancer. N Engl J Med. 2006;354(3):270-82.
32. Cheng TC, Chen ST, Huang CS et al. Breast cancer risk associated with genotype polymorphism of the catechol estrogen-metabolizing genes: a multigenic study on cancer susceptibility.
33. Int J Cancer. 2005;113:345-53.
34. Singh S, Chakravarti D, Edney JÁ, et al. Relative imbalances in the expression of estrogen metabolizing enzymes in the breast tissue of women with breast carcinoma. Oncol Rep. 2005;14:1091-6.
35. Campagnoli C, Abbà C, Ambroggio S, et al. Pregnancy, progesterone and progestins in relation to breast cancer risk. J Steroid Biochem Mol Biol. 2005;97(5):441-50.
36. Writing Group for the Women's Health Initiative Investigators. Risks and benefits of estrogen plus progestin in healthy postmenopausal women. JAMA. 2002;288:321-33.
37. The Women's Health Initiative Steering Committee. Effects of conjugated equine estrogen in
38. postmenopausal women with hysterectomy. JAMA. 2004;291:1701-12.
39. Chen WY, Manson JE, Hankinson SE, et al. Unopposed estrogen therapy and the risk of invasive breast cancer. Arch Intern Med. 2006;166:1027-32.
40. Manson JE, Chlebowski RT, Stefanick ML, et al. Menopausal hormone therapy and health outcomes during the intervention and ex- tended poststopping phases of the Women's Health Initiative randomized trials. JAMA. 2013;310(13):1353-68.
41. Schierbeck LL, Rejnmark L, Tofteng CL, et al. Effect of hormone replacement therapy on cardiovascular events in recently postmenopausal women: randomized trial. BMJ. 2012;345:e6409.
42. Fournier A, Berrino F, Clavel-Chapelon F. Un- equal risks for breast cancer associated with different hormone replacement therapies: Results from the E3N co-hort study. Breast Cancer Res Treat. 2008;107:103-11.
43. Fournier A, Fabre A, Mesrine S, et al. Use of different postmenopausal hormone therapies and risk of histology and hormone receptor defined invasive breast cancer. J Clin Oncol. 2008;26:1260-8.
44. Lyytinen H, Pukkala E, Ylikorkala O. Breast cancer risk in postmenopausal women using estradiol–progestogen therapy. Obstet Gynecol. 2009;113:65-73.
45. Schneider C, Jick SS, Meier CR. Risk of gyneco- logical cancers in users of estradiol/dydroges- terone or other HRT preparations. Climacteric. 2009;12(6):514-24.
46. IARC. Combined estrogen–progestogen contra ceptives and combined estrogen–progestogen menopausal therapy. IARC Monogr Eval Carcinog Risks Hum. 2007;91:1-528.
47. Dorjgochoo T, Shu XO, Li HL, et al. Use of oral contraceptives, intrauterine devices and tubal sterilization and cancer risk in a large prospec- tive study, from 1996 to 2006. Int J Cancer. 2009;124(10):2442-9.
48. Lu Y, Ma H, Malone KE, et al. Oral contraceptive use and survival in women with invasive breast cancer. Cancer Epidemiol Biomarkers Prev. 2011;20(7):1391-7.
49. Kahlenborn C, Modugno F, Potter DM, et al. Oral contraceptive use as a risk factor for premeno- pausal breast cancer: a meta-analysis. Mayo Clin Proc. 2006;81(10):1290-302.
50. Black MM, Barclay THC, Polednak A, et al. Family history, oral contraceptive usage, and breast cancer. Cancer. 1983;51:2147-51.
51. Rosenberg L, Palmer JR, Rao RS, et al. Case-control study of oral contraceptive use and risk of breast cancer. Am J Epidemiol. 1996;143:25-37.
52. Grabrick DM, Hartmann LC, Cerhan JR, et al. Risk of breast cancer with oral contraceptive use in women with a family history of breast cancer [comment]. JAMA. 2000;284:1791-8.
53. Claus EB, Stowe M, Carter D. Oral contraceptives and the risk of ductal breast carcinoma in situ. Breast Cancer Res Treat. 2003;81:129-6.
54. Gaffield ME, Culwell KR, Ravi A. Oral contraceptives and family history of breast cancer.
55. Contraception. 2009;80(4):372-80.
56. Brabaharan S, Veettil SK, Kaiser JE, et al. Association of hormonal contraceptive use with adverse health outcomes: an Umbrella Review of Meta-analyses of Randomized Clinical Trials and Cohort Studies. JAMA Netw Open. 2022;5(1):e2143730.

OSTEOPOROSE PÓS-MENOPAUSA

Carolina Aguiar Moreira • Angeline Garcez Massignan • Julia Miguel Leitão
Leila Caroline Bianchet Zanatta

INTRODUÇÃO

A osteoporose (OP) é uma doença osteometabólica sistêmica caracterizada pela redução resistência óssea (densidade + qualidade), cujo principal desfecho clínico é a ocorrência de fraturas por baixo impacto.[1] As fraturas osteoporóticas, por sua vez, aumentam a morbidade, podem reduzir a qualidade de vida e aumentar a mortalidade.

Considerando o envelhecimento progressivo da população, a OP é considerada um problema de saúde pública em diversos países. Além de afetar o paciente, a OP também repercute na economia do país. Anualmente, no Brasil, aproximadamente R$ 1,2 bilhão de reais é gasto para tratamento das fraturas osteoporóticas e suas consequências.[2,3]

Apesar da relevância da OP, muitas vezes ela é subdiagnosticada até que o paciente apresente uma fratura. Mesmo assim, ainda que diagnosticada, acredita-se que apenas 1 em cada 5 pacientes, após uma fratura de quadril, receba o tratamento adequado.[4] Dessa forma, os profissionais de saúde precisam estar atualizados para que possam diagnosticar e tratar a OP corretamente e assim prevenir as fraturas.

A OP pode ser **primária** ou **secundária**, sendo a última resultado do uso crônico de algumas medicações ou de doenças que cursam com perda óssea. A OP primária é a forma mais comum e se relaciona com a menopausa e o envelhecimento. Discutiremos neste capítulo a OP pós-menopausa, abordando sua fisiopatologia, diagnóstico e tratamentos disponíveis.

FISIOPATOLOGIA

Durante a vida, o período de maior ganho de massa óssea ocorre na adolescência, com o pico ocorrendo próximo dos 25 anos de idade. Posteriormente, na mulher, ocorre uma tendência de manutenção da densidade óssea até o período da perimenopausa, onde a redução dos níveis de estrógenos pode levar a uma perda óssea significativa de até 5%, principalmente no osso trabecular.[3,4]

O hipoestrogenismo encontrado na pós-menopausa é o grande responsável pela OP primária em mulheres mais velhas. O mecanismo central para perda óssea relacionada com a deficiência hormonal é o aumento da maturação e vida útil dos osteoclastos. Os principais estimuladores para o aumento da osteoclastogênese são o ligante do receptor ativador do fator nuclear *kappa* β (RANKL) e os fatores imunológicos.[4]

A deficiência de estrógeno faz com que o osteoblasto produza mais RANKL e menos osteoprotegerina (OPG). Essa relação RANKL > OPG resulta em maior ativação dos osteoclastos e, consequentemente, maior reabsorção óssea. Além disso, no estado de hipoestrogenismo, há aumento das espécies reativas de oxigênio na medula óssea, o que resulta na expansão de linfócitos T e B, aumento da produção de citocinas osteoclastogênicas, como interleucina-1 (IL-1), IL-6, IL-7, fator de necrose tumoral (TNF) e prostaglandina E2.[5]

Ainda, mulheres na pós-menopausa podem apresentar alterações na microbiota e permeabilidade intestinal. Tais alterações permitem a passagem de moléculas através da submucosa, que estimulam uma resposta imunológica e sistêmica, causando maior produção de citocinas pró-inflamatórias (TNF e IL-1), que terminam por impactar a saúde óssea.[6]

Outros fatores que contribuem para a fragilidade óssea e evolução para OP nas mulheres pós-menopausa estão resumidas no Quadro 31-1.[7]

DIAGNÓSTICO

Como mencionado, a OP é uma doença silenciosa, cuja principal manifestação clínica é também sua complicação mais grave: a ocorrência de fraturas de fragilidade.[1] Assim, busca-se cada vez mais a identificação dos grupos de risco e realização de exames complementares que permitam o diagnóstico da doença antes da ocorrência de fraturas.

Os principais sítios de fratura de fragilidade na OP incluem fêmur proximal, rádio distal e vértebras. A ocorrência

Quadro 31-1. Fatores de risco para osteoporose, além da menopausa.[7]

Raça asiática ou caucasiana

História familiar de fratura de quadril

Fratura prévia

Inatividade física

Uso de glicocorticoides (equivalente a ≥ 5 mg/dia de prednisona por período ≥ 3 meses

IMC < 19 kg/m²

Etilismo (≥ 3 doses ao dia)

Tabagismo

Causas de OP secundária (doenças disabsortivas, DM 1 e 2 mal controlados, hipertireoidismo, menopausa precoce ou cedo (< 40-45 anos), cirrose

IMC = índice de massa corporal; OP = osteoporose; DM = diabetes melito.

de uma fratura em algum desses sítios sem trauma proporcional já leva ao diagnóstico de OP. O impacto na qualidade de vida e aumento de morbimortalidade em pacientes que sofrem fraturas é grande, principalmente nas fraturas de fêmur.[1,8,9]

O advento de tecnologias capazes de medir a densidade mineral óssea (DMO), o melhor entendimento da fisiopatologia da doença, a identificação dos fatores predisponentes e a elaboração de escores de risco tornaram possível o diagnóstico mais precoce e, com isso, modificação da história natural da doença.

As principais sociedades internacionais estabelecem quais grupos devem ser submetidos à investigação de OP. De acordo com o último posicionamento da Latin American Federation of Endocrinology,[8] todas as mulheres a partir dos 50 anos devem ser submetidas à avaliação de fatores de risco para OP através de história clínica, exame físico e escores de risco, sendo o Fracture Risk Assessment Tool (FRAX®) um dos mais utilizados.

A avaliação da DMO através da técnica de densitometria óssea por dupla emissão de raios X (DXA) é considerada o padrão-ouro para diagnóstico. O aparelho calcula a densidade areal óssea por meio da medida do conteúdo mineral ósseo (em gramas) e da área óssea (em cm²). Também são medidos os valores de T-score e Z-score. O T-score reflete o desvio padrão (DP) da DMO em relação à média de indivíduos jovens, enquanto o Z-score reflete o desvio padrão da DMO com a média da população da mesma faixa etária.[7,10]

Para a avaliação da massa óssea nas mulheres pós-menopausa, utiliza-se o valor do T-score conforme a classificação proposta pela Organização Mundial de Saúde (OMS):[10]

- Até -1,0 DP: normal;
- Abaixo de -1 e acima de -2,5 DP: osteopenia;
- Abaixo de -2,5 DP: osteoporose;
- Abaixo de -2,5 DP associado a uma ou mais fraturas de fragilidade: osteoporose grave.

Além da avaliação da quantidade óssea (feita pela medida da DMO), é possível fazer a avaliação da qualidade óssea através do cálculo do Trabecular Bone Score (TBS), por um *software* específico no momento do exame da coluna lombar. O TBS fornece uma medida indireta da microarquitetura óssea e é um fator preditor independente de fraturas vertebrais, quadril e fraturas maiores em mulheres pós-menopausa.[11]

A Sociedade Internacional de Densitometria Clínica (ISCD) recomenda a realização de DXA em mulheres com idade ≥ 65 anos ou mulheres pós-menopausa com menos de 65 anos que apresentem fatores de risco para OP.[12]

Dessa forma, o diagnóstico de OP em mulheres pós-menopausa pode ser feito através de:

- Avaliação por densitometria óssea com T-score ≤ -2,5 DP;
- Ocorrência de fraturas de fragilidade em sítios específicos (coluna, fêmur e rádio distal);
- Escores de risco indicando alto risco de fraturas.

O FRAX® foi desenvolvido com o objetivo de calcular a probabilidade ou o risco absoluto de fraturas de colo de fêmur e fraturas osteoporóticas maiores em 10 anos. O cálculo é realizado com base em diversos dados clínicos que elevam o risco de fratura e podem ser computados, também, os valores de DMO obtidos pela DXA (caso o paciente já tenha realizado).[13] Nos Estados Unidos e Canadá são utilizados limiares fixos para indicar uma intervenção terapêutica. Tais limiares foram estabelecidos por meio de análises específicas das populações destes países.

Não existe uma análise de limiares fixos para a população brasileira. Por isso a Associação Brasileira de Avaliação Óssea e Osteometabolismo (ABRASSO) propõe a interpretação do FRAX® através de limiares de intervenção variáveis de acordo com a idade e outros fatores de risco. Esta proposta segue o *guideline* do Grupo Nacional de Orientações sobre Osteoporose (NOGG) do Reino Unido[13] e foi validada no Brasil como o escore FRAX® Brasil.[14]

AVALIAÇÃO LABORATORIAL

> **IMPORTANTE**
>
> Toda paciente diagnosticada com OP deve ser submetida a uma investigação laboratorial antes do início do tratamento farmacológico com o objetivo de excluir causas secundárias de OP e avaliar possíveis diagnósticos diferenciais, como osteomalácia, hiperparatireoidismo entre outras.

O Quadro 31-2[15] resume os exames iniciais que devem ser solicitados:

A partir desta avaliação inicial e de uma história clínica bem detalhada analisada previamente, podemos aprofundar a investigação conforme a suspeita. As principais causas de OP secundária estão listadas no Quadro 31-3.[8,16,17]

TRATAMENTO NÃO FARMACOLÓGICO

O tratamento não farmacológico é recomendado para todos os pacientes com OP. A prática regular de atividade física aumenta a força muscular e a massa óssea, além de melhorar o equilíbrio e reduzir o risco de quedas e, consequentemente, o risco de fraturas.[18,19] Mudanças de hábito de vida, como cessar tabagismo e evitar consumo excessivo de bebidas alcoólicas, também devem ser estimuladas.[15,20]

Medidas de prevenção de quedas devem ser reforçadas, como iluminação adequada, uso de tapetes antiderrapantes,

Quadro 31-2. Avaliação laboratorial inicial em pacientes com osteoporose[7,15]

Hemograma completo
25-OH-vitamina D
Creatinina
Albumina
Fósforo inorgânico
Fosfatase alcalina
Cálcio sérico
Cálcio na urina de 24 horas
TSH
PTH
Transaminases

Quadro 31-3. Causas de osteoporose secundária[8,16,17]

Medicações

Glicocorticoides
Anticonvulsivantes
Anticoagulantes
Terapia antirretroviral
Pioglitazona
Levotiroxina (excesso)
Lítio
Inibidor da aromatase
Metotrexato
Ciclosporina

Doenças endócrinas

Diabetes mellitus
Hiperparatireoidismo
Síndrome de Cushing
Hipertireoidismo
Hipovitaminose D
Osteogênese imperfeita
Acromegalia
Hipogonadismo

Má absorção

Doença celíaca
Gastrectomia
Cirurgia bariátrica
Doença hepática crônica
Nutrição parenteral prolongada

Doenças hematológicas

Mieloma múltiplo
Leucemias

Outras

Doença pulmonar obstrutiva crônica
Infecção pelo HIV
Tabagismo
Etilismo
Baixa ingestão de cálcio
Hipercalciúria

instalação e uso de corrimão, uso de calçados adequados e barras de apoio em locais escorregadios como o box do banheiro. A avaliação e, se possível, correção de distúrbios de marcha, visuais e auditivos também são importantes.

Pacientes devem preferencialmente ter ingestão alimentar de 1.2000 mg/cálcio por dia e níveis de vitamina D acima de 30 ng/mL, caso não seja possível devem receber suplementação.[15]

Nos casos de OP secundária recomenda-se sempre o tratamento da doença de base.

TRATAMENTO FARMACOLÓGICO

Além das medidas não farmacológicas, o tratamento com drogas específicas para OP está indicado pelas principais sociedades nacionais e internacionais.

Atualmente existem diversas opções de medicamentos que podem ser classificados em **antirreabsortivos** e **anabólicos**. As drogas antirreabsortivas atuam reduzindo a reabsorção óssea. Seus principais representantes incluem os bisfosfonatos, terapia hormonal, moduladores seletivos do receptor de estrógeno (SERMs) e o denosumabe.

Já as drogas anabólicas são medicações capazes de estimular a formação óssea. A teriparatida é uma forma recombinante do PTH e a abaloparatida é um análogo sintético da proteína relacionada com o PTH (PTHrP). Ao contrário do que ocorre no hiperparatireoidismo, em que os níveis persistentemente elevados de PTH estimulam a reabsorção óssea, a teriparatida e abaloparatida promovem picos intermitentes e em doses mais baixas, o que estimula a atividade osteoblástica e a consequente formação óssea.[21] Até o ano de 2022 a medicação abaloparatida não tinha sido liberada no Brasil. No final de 2020, a Agência Nacional de Vigilância Sanitária (ANVISA) aprovou o romosozumabe (anticorpo monoclonal antiesclerostina), um agente dual capaz de diminuir a reabsorção óssea e estimular a formação óssea.

De maneira geral, os medicamentos anabólicos não são a primeira linha de tratamento para OP devido ao custo elevado, necessidade de administração subcutânea e preocupações com segurança a longo prazo. Porém, as evidências atuais colocam os anabólicos como primeiras opções de tratamento em alguns grupos específicos de pacientes, de acordo com o risco de fraturas.[21] A Endocrine Society e a American Association of Clinical Endocrinologists (AACE) propõem algoritmos com base em estratificação do risco de fraturas, para auxiliar na escolha do agente terapêutico (Quadros 31-4 e 31-5).[15,22]

Quadro 31-4. Estratificação de risco de fraturas pela Endocrine Society[23]

Risco Baixo	Risco Moderado	Risco Alto	Risco Muito Alto
T score > -1,0DP E Sem fraturas E FRAX baixo risco	T score -1,0 a -2,5DP E Sem fraturas E FRAX baixo risco	T score < -2,5DP OU Uma fratura prévia OU FRAX alto risco	T score < -2,5DP E Duas ou mais fraturas prévias

FRAX = Fracture Risk Assessment Tool; DP = desvio padrão.

Quadro 31-5. Estratificação de risco de fraturas pela AACE[15]

Risco Baixo	Risco Alto	Risco Muito Alto
T score -1,0 a -2,5DP E Sem fraturas E FRAX baixo risco	T score < -2,5DP OU Uma fratura prévia OU FRAX alto risco	Fratura no último ano OU Fratura na vigência do uso de droga para OP OU Múltiplas fraturas OU Fratura em vigência de uso de droga prejudicial ao osso T score < -3,0DP OU Alto risco de quedas OU FRAX muito alto risco

FRAX = Fracture Risk Assessment Tool; DP = desvio padrão; OP = osteoporose.

Os pacientes classificados como de alto risco devem ser submetidos, preferencialmente, a um dos seguintes agentes antirreabsortivos: alendronato, risedronato, ácido zoledrônico e denosumabe. O ibandronato e raloxifeno podem ser agentes alternativos neste grupo de pacientes. Já para os classificados como de muito alto risco, o tratamento, idealmente, deve ser feito com drogas anabólicas, mesmo naqueles pacientes virgens de tratamento.[15,23]

Bisfosfonados

Os bisfosfonatos (BF) representam a classe terapêutica mais usada no tratamento da OP, cujo uso passou a ser generalizado a partir de 1993. Esses fármacos são absorvidos pelos osteoclastos, causando perda da função celular e potencial apoptose, resultando em menor reabsorção óssea.

Os BF aprovados para o tratamento da OP são o alendronato, risedronato, ibandronato e ácido zoledrônico. Podem ser utilizados tanto por via oral (alendronato 70 mg semanal, risedronato, 35 mg semanal ou 150 mg mensal, ibandronato 150 mg mensal) quanto por via endovenosa (ácido zoledrônico 5 mg anual). Os BF usados por via oral devem ser tomados em jejum, com 1 copo de água pura, evitando o decúbito e a ingestão alimentar pelos próximos 30 a 60 minutos.[24]

Os BF diferem entre si com relação à afinidade ao tecido ósseo e à potência antirreabsortiva; porém, todos apresentam eficácia antifratura já estabelecida por grandes estudos populacionais. Ácido zoledrônico,[25] alendronato[26] e risedronato[27] reduzem risco de fratura vertebral, não vertebral e de fêmur, sendo os resultados mais expressivos com BF endovenosos. O ibandronato mostrou reduzir apenas o risco de fratura vertebral.[28]

Efeitos Colaterais

Entre os efeitos colaterais dos BF via oral, os sintomas esofagogástricos (dispepsia, pirose, regurgitação) são os mais comuns, com prevalência variando de 1 a 10%.[29] Por isso os BF tornam-se contraindicados para pacientes com doenças que retardem o esvaziamento esofágico, como acalasia ou estenose esofágica, e sua prescrição exige maior cuidado em pacientes que já apresentam doenças esofagogástricas como doença do refluxo e doença ulcerosa péptica. Acredita-se que até um terço dos pacientes utilizando BF pode desenvolver reações agudas (febre, mialgia, linfopenia), que diminuem com o uso prolongado. Além disso, como têm eliminação renal, não devem ser prescritos para pacientes com *clearence* de creatinina inferior a 30 mL/min (forma oral) ou < 35 mL/min (forma endovenosa).[29] Outros possíveis efeitos colaterais mais raros e graves dos BF são:

Osteonecrose de mandíbula: baixa prevalência, variando de 0 a 0,04%. A osteonecrose de mandíbula parece estar associada a:[30]

- Doses altas de BF endovenosos, utilizados em pacientes com neoplasia;
- Tempo de tratamento com BF superior a 5 anos;
- Procedimentos dentários invasivos, má higiene bucal e doenças periodontais;
- Uso concomitante de outras drogas, como glicocorticoides;
- Doenças sistêmicas associadas, como diabetes melito.

Fraturas atípicas de fêmur (FAF) parecem estar relacionadas com a supressão excessiva da remodelação óssea, visto um dos fatores de risco para desenvolvimento de FAF ser o uso prolongado dos BF. Pacientes em uso de alendronato por 3 a 5 anos apresentam risco de FAF de 8,8%, enquanto o uso mais prolongado, de 5 a 8 anos e além de 8 anos cursa com risco de cerca de 20 e 43%, respectivamente. Apesar disso, o benefício com o uso dos BF supera o risco de FAF. Estudo recente mostrou que para cada 10.000 mulheres o uso de alendronato por 5 anos cursou com 8 FAF e preveniu 286 fraturas femorais e 859 fraturas vertebrais.[31]

Tempo de Tratamento

Diferentemente de outras drogas antiosteoporóticas, os BF mantêm efeito ósseo após sua suspensão. Isso ocorre porque os BF se ligam fortemente à hidroxiapatita. Quando o osso é reabsorvido, parte da medicação liberada circula local e sistemicamente e se liga novamente às superfícies ósseas. Assim, quando o tratamento é interrompido, o BF residual e recirculante continua a inibir a reabsorção óssea, embora em menor extensão que o tratamento contínuo.[24]

Devido a esse efeito residual, é possível suspender os BF por um período conhecido como *drug holiday* sem deixar o osso desprotegido. Mas, por que suspender uma medicação que traz tanto benefício ósseo? A resposta é: para evitar complicações graves, como osteonecrose de mandíbula e FAF.

O *drug holiday* deve ser considerado para todos os pacientes que trataram por 5 anos com alendronato ou risedronato e 3 anos com ácido zoledrônico.[23] Há pouca informação disponível sobre o ibandronato.

Para suspender a medicação com maior segurança, recomenda-se que o paciente apresente todos os seguintes critérios:[23]

- Ausência de fraturas osteoporóticas prévias ou durante o tratamento;
- T-*score* em fêmur total maior do que -2,5 DP;
- Escore FRAX com baixo ou moderado risco;
- Idade menor que 70 anos.[32]

Caso o paciente não apresente todos os critérios, é considerado como tendo alto risco de fratura e a terapia com BF deve ser estendida para 10 anos, no caso do BF via oral ou 6 anos, se ácido zoledrônico.[23]

Já se o paciente estiver apto a realizar o *drug holiday*, a medicação deve ser suspensa e o paciente deve ser acompanhado com DXA, marcadores de remodelação óssea – se disponíveis – e avaliação clínica e radiológica para rastrear fraturas. O tempo entre as avaliações deve ser individualizado, podendo ocorrer a cada 1 a 3 anos.[4,23]

Após o *drug holiday*, que tende a durar, em média, 1 a 3 anos, o tratamento antiosteoporótico deve ser reiniciado – seja com BF ou outra classe. Se, durante esse período de acompanhamento, o paciente apresentar um dos seguintes critérios, o tratamento deve ser reintroduzido precocemente:

- Nova fratura osteoporótica;
- DMO de fêmur ou coluna lombar < -2,5 DP;
- Aumento dos marcadores de remodelação acima dos valores de referência para mulheres na pós-menopausa.

Caso a paciente, após 10 anos de alendronato ou 6 anos de ácido zoledrônico, permaneça com OP grave e alto risco de fratura, é aceitável a prescrição de medicamentos que atuem na formação óssea, como a teriparatida e o romosozumabe.[4] A Figura 31-1 mostra uma sugestão de acompanhamento dos pacientes.

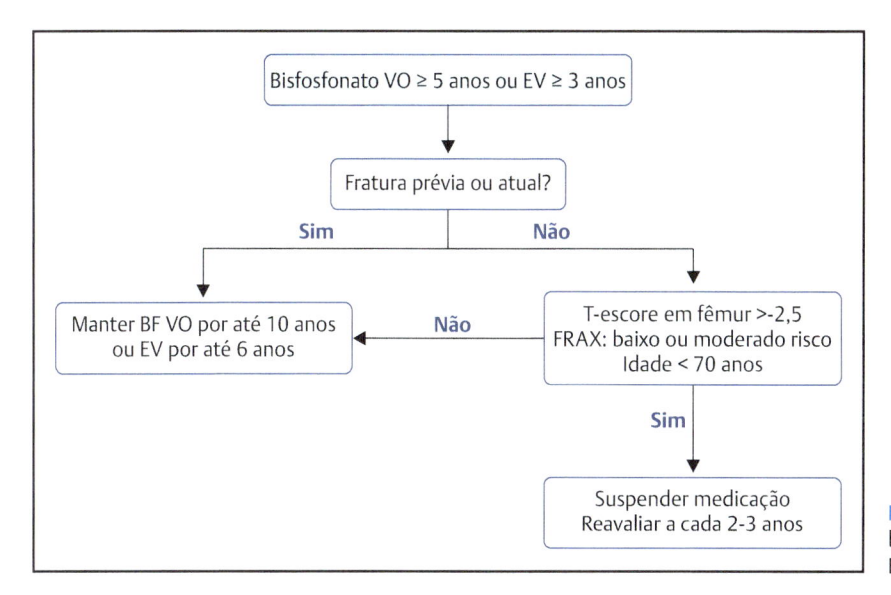

Fig. 31-1. Fluxograma do tratamento com bisfosfonatos: BF = Bisfosfonatos, VO = via oral, EV = endovenoso.

Tratamento Hormonal da Menopausa

A reposição de estrógenos tem efeito preventivo na perda de massa óssea e na redução do risco de fraturas. Por isso algumas sociedades consideram a terapia hormonal (TH), a primeira linha de tratamento da OP em certas mulheres. Por outro lado, devido aos riscos conhecidos da TH, outras sociedades limitam seu uso e até a contraindicam.

O benefício da TH na DMO é conhecido desde 1996 através do *Postmenopausal Estrogen/Progestin Intervention*.[33] Inicialmente, a dose considerada necessária para prevenir a perda óssea era de 0,625 mg de estrógenos equinos conjugados (EEC) ou seu equivalente.[33] No entanto, doses mais baixas têm sido exploradas como uma estratégia para prevenir a perda óssea, minimizando os efeitos colaterais da TH. Doses baixas (0,3-0,45 mg/dia) de EEC, associados ou não aos progestógenos, parecem já ser eficazes, resultando em ganho na DMO de coluna lombar e fêmur total.[34] Da mesma forma, doses baixas (0,5-1 mg/dia) e até ultrabaixas de estradiol cursam com ganho de massa óssea, quando comparado com placebo.[35]

O efeito antifratura dos estrógenos foi identificado em 2003 pelo estudo WHI. O uso de EEC na dose de 0,625 mg isolado ou em associação ao progestógeno demonstrou redução significativa de fraturas vertebrais e de quadril próxima de 34% e de outras fraturas clínicas em torno de 23%.[36]

Quando se decide realizar a TH é preciso definir o tipo de estrógeno, de progestógeno e a via de administração. Em relação ao ganho da DMO, não há tanta diferença entre tipos de estrógeno e suas dosagens, bem como a via de administração. No entanto, em relação à redução do número de fraturas, os maiores estudos disponíveis foram com doses mais elevadas desse hormônio, com poucos estudos avaliando doses reduzidas.[4]

Em relação à via de administração, evidências mostram que ambas as vias, oral e não oral, resultam em benefícios ósseos. Estudos mostram que a via transdérmica também cursa com efeito benéfico no tecido ósseo. Doses ultrabaixas de estradiol transdérmico (0,014 mg/dia) já foram demonstradas aumentarem a DMO em coluna lombar e fêmur total.[37]

Como mencionado, as diretrizes são divergentes sobre a utilização de TH no tratamento da OP. A North American Menopause Society (NAMS) e a Associação Brasileira de Climatério (SOBRAC) recomendam a TH como primeira linha no tratamento da OP para mulheres com idade inferior a 60 anos ou com menos de 10 anos de menopausa. Já as Sociedades Americana e Europeia de Endocrinologia consideram a TH para mulheres com idade inferior a 60 anos ou 10 de menopausa somente quando há intolerância ou contraindicação aos bisfosfonatos ou denosumabe, sintomas climatéricos e baixo risco para evento tromboembólico. Por fim, o American College of Physicians (ACP) recomenda não usar TH para OP.[4]

Moduladores Seletivos do Receptor de Estrógeno (SERMs)

Os SERMs possuem efeitos agonistas ou antagonistas nos receptores de estrógeno, dependendo do local de atuação. Para tratamento da OP, o único representante disponível no Brasil é o raloxifeno, que apresenta efeito agonista no tecido ósseo, antagonista na mama e não estimula o endométrio.[1,38]

São indicados como uma opção de tratamento em pacientes com risco alto de fraturas vertebrais em que não há tanta preocupação com risco de fraturas não vertebrais e de quadril.[15] Uma metanálise comparou raloxifeno com placebo e mostrou uma redução de 40% no risco de fraturas vertebrais.[39] Este efeito protetor parece ser independente da história de fratura vertebral prévia ou não.[40] Não há evidência na literatura de redução significativa do risco de fratura de quadril e fraturas não vertebrais.

O raloxifeno reduz o risco de câncer de mama durante o uso e até 5 anos após o término do tratamento.[41] Assim, deve ser considerado, principalmente, em mulheres com risco elevado de neoplasia de mama.

A dose recomendada é de 60 mg ao dia via oral. Os principais efeitos colaterais incluem cãibras, eventos tromboembólicos e piora de sintomas climatéricos relacionados com o hipoestrogenismo. O risco de trombose é semelhante ao risco do uso de TH contendo estrógenos.[7]

Denosumabe

O Denosumabe (Dmab) foi o primeiro anticorpo monoclonal aprovado para tratamento da OP em 2010. Essa medicação age impedindo a ligação entre RANK e seu ligante (RANKL), localizado na superfície dos osteoclastos. Esse bloqueio impede a maturação e sobrevivência dos osteoclastos, cursando com a ação antirreabsortiva da droga.[42]

As atuais indicações do Dmab são:[23,43]

- Mulheres com OP na pós-menopausa;
- Homens com OP;
- Proteção óssea para mulheres com alto risco de fratura, que estejam tratando neoplasia de mama com inibidores da aromatase;
- Homens em tratamento de câncer de próstata com bloqueio androgênico;
- Prevenção de OP induzida por corticoide em pacientes com alto risco de fratura;
- Falha, intolerância ou contraindicação aos BF;
- Pacientes com necessidade de tratamento osteoporótico, com disfunção renal.

O Dmab é capaz de aumentar a DMO e reduzir o risco de fraturas. Após 3 anos de tratamento com 60 mg a cada 6 meses, há uma redução de 68% do risco de fraturas vertebrais, 40% do risco de fraturas de quadril e 20% do risco de fraturas não vertebrais.[42] Sendo que o menor risco de fratura não vertebral é atingido no 4º ano de tratamento.

Tempo de Tratamento

A Endocrine Society[23] e a European Calcified Tissue Society (ECTS)[44] sugerem que as mulheres na pós-menopausa que iniciaram o tratamento com Dmab devam ter seu risco de fratura reavaliado após 5 anos do início do tratamento. Ao término desse período, se as pacientes mantiverem alto risco de fratura, a orientação é manter o Dmab ou trocar por outra droga antiosteoporótica.

Alto risco de fratura pela Endocrine Society e ECTS:

- Fratura prévia (vertebral ou em quadril);[23,44]
- DMO de fêmur[23,44] ou coluna lombar < -2,5;[23]
- Alto risco de fratura pelo FRAX;[23]
- Comorbidades que aumentam o risco de fratura (p. ex.: doenças disabsortivas e diabetes melito);[44]
- Uso de medicações que aumentam o risco de fratura (p. ex.: corticoide e inibidores da aromatase).[44]

Existem poucas razões clínicas para interromper o uso do Dmab,[45] entre elas:

- Atingir uma meta de tratamento, abordagem *target to treat*, ou seja, suspender Dmab e introduzir outra medicação se T-*score* em colo de fêmur > -2,5 DP;[46]
- Falha do tratamento caracterizada por:[23]
  - Redução da DMO em 5% na coluna lombar, 4% no quadril total e 5% no colo de fêmur, ao longo de 2 anos de tratamento;
  - Duas ou mais fraturas ao longo do tratamento, principalmente fraturas vertebrais;
  - Marcadores de remodelação óssea não supressos (se em uso de antirreabsortivo).
- Eventos adversos e preocupações com os possíveis riscos a longo prazo:
  - Hipocalcemia, mais frequente em pacientes com taxa de filtração glomerular < 30 mL/min/1 m 73m², podendo ter sua incidência reduzida com a manutenção de níveis séricos normais de vitamina D e aporte satisfatório de cálcio;
  - Infecções (ouvido, nariz e garganta, trato urinário, gastrointestinais e endocardite infecciosa), cuja prevalência é < 1%;
  - Osteonecrose de mandíbula, com prevalência abaixo de 0,01%;[47]
  - FAF com evidência limitada correlacionando Dmab com tal complicação. Não existem dados relacionando a duração da terapia e o risco de fratura. Assim, não há indicação de descontinuar a medicação para evitar FAF. No entanto, se houver uma FAF, a recomendação é interromper o Dmab a fim de evitar o agravamento da fratura inicial e reduzir risco de novas fraturas.[48]
- Custo e má adesão;
- Término do tratamento com inibidores da aromatase.[49]

Riscos em Descontinuar Dmab

Diferentemente dos BF, o Dmab não é incorporado ao osso. Dessa forma, seus efeitos antirreabsortivos cessam quando o tratamento é interrompido – ou uma dose programada é omitida –, cursando com aumento da remodelação óssea, redução da DMO e aumento do risco de fraturas vertebrais.

Curiosamente, parece que esse aumento de fraturas decorre de um efeito rebote do Dmab e não somente devido à ausência da medicação.[50] O risco de fratura aumenta após 9 meses da última aplicação do Dmab, com maior incidência de fratura vertebral ocorrendo, em média, após 12 meses da última dose da medicação.[51]

Independentemente do motivo subjacente para a descontinuação do Dmab, é importante que uma conduta, baseada em evidências, seja tomada a fim de minimizar os riscos da interrupção da droga. Uma dessas condutas é a terapia sequencial com BF, como sugerido resumidamente na Figura 31-2.

Teriparatida e Abaloparatida

São agentes **anabólicos** que exercem seus efeitos através da ligação ao receptor PTH-1. A exposição intermitente ao PTH recombinante ou ao PTHrP estimula a formação óssea mais do que estimula a reabsorção óssea, com efeito anabólico no osso. Além disso, o PTH tem efeitos benéficos na microarquitetura óssea e promove aumento da espessura e número de trabéculas, o que pode ser avaliado pela medida do TBS.[21,52,53]

Estudos clínicos em mulheres com OP pós-menopausa demonstraram redução de fraturas vertebrais e não vertebrais nos grupos que receberam teriparatida e abaloparatida, em comparação com o placebo.[39] Essa redução foi independente de idade, DMO inicial e fraturas vertebrais prévias. Uma metanálise publicada em 2019 avaliou o efeito da teriparatida nas fraturas de quadril e mostrou redução de 56% de fraturas após 18 meses de tratamento, em comparação com os controles.[54]

O tratamento é feito com injeções subcutâneas diárias de 20 mcg de teriparatida ou 80 mcg de abaloparatida por, no máximo, 24 meses. Após a suspensão, recomenda-se o tratamento sequencial com algum agente antirreabsortivo para

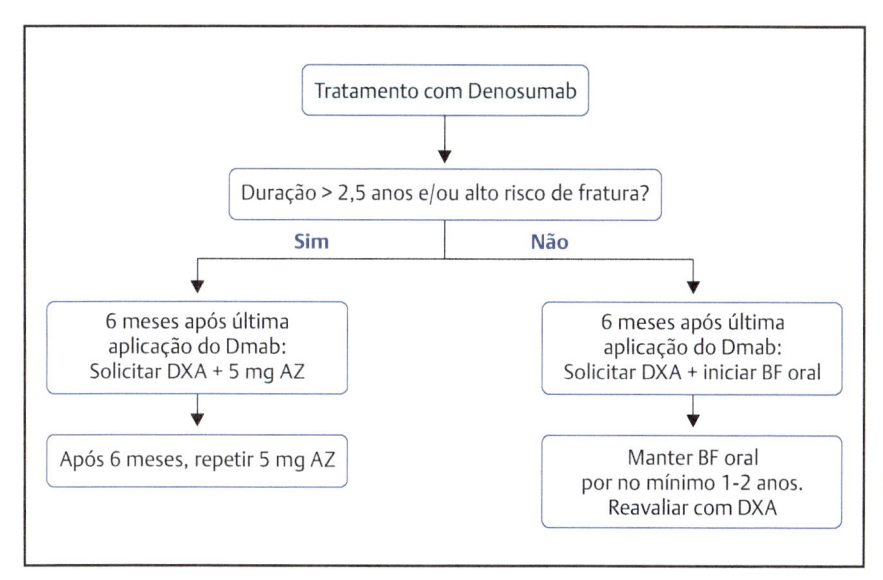

Fig. 31-2. Fluxograma do tratamento sequencial Denosumab (Dmab): BF = Bisfosfonatos, VO = via oral, AZ = ácido zoledrônico, DXA = densitometria óssea.

preservar a massa óssea adquirida durante o tratamento anabólico.[15] A limitação do tempo de tratamento deve-se ao risco teórico de carcinogênese. Estudos em ratos expostos a altas doses de teriparatida mostraram maior risco de desenvolvimento de osteossarcoma; porém, em humanos, não houve confirmação de maior incidência da neoplasia.[22]

As principais contraindicações ao uso de teriparatida ou abaloparatida são: hiperparatireoidismo primário ou secundário, outras causas de hipercalcemia (como doenças granulomatosas crônicas ou hipercalcemia da malignidade), hipercalciúria, nefrolitíase e cenários que cursem com risco aumentado de osteossarcoma (doença de Paget óssea, radioterapia prévia envolvendo o esqueleto, elevações inexplicadas da fosfatase alcalina, neoplasias primárias ou metastáticas do osso, epífises abertas).[21]

Os principais efeitos colaterais incluem tonturas, cãibras, cefaleia, hipercalcemia transitória, aumento discreto no ácido úrico e hipotensão ortostática transitória (nas primeiras doses).[15]

Romosozumabe

A esclerostina é uma proteína produzida pelos osteócitos que regula negativamente a formação óssea através da inibição da via de sinalização Wnt-βcatenina. Ao bloquear a esclerostina, o romosozumabe ativa a via Wnt, estimulando o desenvolvimento e a função dos osteoblastos, com aumento da formação e diminuição da reabsorção óssea.[55] O romosozumabe é a única medicação para OP com este efeito dual–anabólico e, ao mesmo tempo, antirreabsortivo.

O estudo FRAME comparou o uso de romosozumabe *versus* placebo em 7.180 mulheres com OP pós-menopausa. O risco de fraturas vertebrais foi 73% menor no grupo que recebeu romosozumabe por 12 meses.[55] Já o estudo ARCH incluiu 4.093 pacientes pós-menopausa e comparou o uso de romosozumabe por 12 meses seguido de alendronato por 12 meses *versus* uso de alendronato por 24 meses. Houve redução de 48% do risco de fraturas vertebrais, 19% do risco de fraturas não vertebrais e de 38% do risco de fraturas de quadril.[56]

A aplicação é feita com 210 mcg de romosozumabe por via subcutânea, mensalmente, totalizando 12 meses de tratamento. A terapia sequencial com drogas antirreabsortivas está indicada após o término do ciclo. Os efeitos colaterais mais comuns são dores articulares, cefaleia e reação no local da aplicação. Pode ocorrer, também, hipocalcemia, principalmente em pacientes com doença renal crônica avançada.[21]

O estudo ARCH, que comparou o romosozumabe com alendronato, identificou maior incidência de eventos cardiovasculares maiores no grupo do romosozumabe - isto não foi observado no estudo comparativo com placebo (FRAME).[55] Dessa forma, o romosozumabe é contraindicado para pacientes com história de infarto agudo do miocárdio ou acidente vascular encefálico no último ano, bem como para pacientes de alto risco cardiovascular.[15,22] Ainda são necessários mais estudos para compreender melhor a relação entre o anticorpo antiesclerostina e risco cardiovascular.

Há relatos na literatura de osteonecrose de mandíbula e FAF durante ou após o uso de romosozumabe.[22] Assim, naqueles pacientes que possuem indicação de agente anabólico e têm história prévia de fratura atípica, a teriparatida ou abaloparatida são melhores opções do que o romosozumabe.

CONCLUSÃO

A OP é uma doença de alta prevalência nas mulheres na pós-menopausa, que apresenta evolução silenciosa e manifesta-se, clinicamente, através das fraturas de fragilidade. As fraturas osteoporóticas reduzem qualidade de vida e aumentam mortalidade, entretanto, essa doença tem que ser diagnosticada e tratada adequadamente.

O principal objetivo da investigação de OP nos grupos de risco é realizar o diagnóstico precoce e permitir o tratamento adequado, prevenindo a ocorrência de fraturas. Além disso, vale a pena ressaltar que o tratamento não farmacológico é de fundamental importância e deve ser sempre estimulado.

REFERÊNCIAS BIBLIOGRÁFICAS

1. Radominski SC, Bernardo W, Paula AP, et al. Diretrizes brasileiras para o diagnóstico e tratamento da osteoporose

em mulheres na pós-menopausa. Revista Brasileira de Reumatologia. 2017;57(S 2):452-66.
2. Aziziyeh R, Amin M, Habib M, Garcia Perlaza J, Szafranski K, McTavish RK, et al. The burden of osteoporosis in four Latin American countries: Brazil, Mexico, Colombia, and Argentina. Journal of Medical Economics. 2019;22(7):638-44.
3. Cooper C, Ferrari S. IOF Compendium of Osteoporosis, 2nd ed. [Internet]. 2019.
4. Pedro AO, Plapler PG, Szejnfeld VL. Manual Brasileiro de Osteoporose - Orientações práticas para os profissionais de saúde. [Internet], Clanad. 2021.
5. Manolagas SC. Pathogenesis of osteoporosis [Internet]. 2022.
6. Weitzmann MN. Estrogen deficiency and bone loss: an inflammatory tale. Journal of Clinical Investigation. 2006;116(5):1186-94.
7. Cosman F, de Beur SJ, LeBoff MS, et al. Clinician's guide to prevention and treatment of osteoporosis. Osteoporosis International. 2014;25(10):2359-81.
8. Gómez O, Talero AP, Zanchetta MB, et al. Diagnostic, treatment, and follow-up of osteoporosis—position statement of the Latin American Federation of Endocrinology. Archives of Osteoporosis. 2021;16(1).
9. Orwig DL, Chan J, Magaziner J. Hip fracture and its consequences: differences between men and women. Orthopedic Clinics of North America. 2006;37:611-22.
10. World Health Organization 2007. WHO Scientific Group on the Assessment of Osteoporosis at Primary Health Care Level. Brussels. 2004.
11. Silva BC, Leslie WD, Resch H, et al. Trabecular bone score: a noninvasive analytical method based upon the DXA image. Journal of Bone and Mineral Research. 2014;29:518-30.
12. The International Society for Clinical Densitometry (ISCD) - Official Positions [Internet]. 2019.
13. Siris ES, Adler R, Bilezikian J, et al. The clinical diagnosis of osteoporosis: a position statement from the National Bone Health Alliance Working Group. Osteoporosis International. 2014;25(5):1439-43.
14. Zerbini CAF, Szejnfeld VL, Abergaria BH, et al. Incidence of hip fracture in Brazil and the development of a FRAX model. Archives of Osteoporosis. 2015;10(1).
15. Camacho PM, Petak SM, Binkley N, et al. American association of clinical endocrinologists/American college of endocrinology clinical practice guidelines for the diagnosis and treatment of postmenopausal osteoporosis-2020 update. Endocrine Practice. American Association of Clinical Endocrinologists. 2020;26:1-46.
16. DeLange Hudec SM, Camacho PM. Secondary causes of osteoporosis. Endocrine Practice. 2013;19:120-8.
17. Diab DL, Watts NB. Secondary osteoporosis: differential diagnosis and workup. Clinical Obstetrics and Gynecology [Internet]. 2013;56.
18. Gregg EW, Cauley JA, Seeley DG, et al. Physical Activity and osteoporotic fracture risk in older women. Annals of Internal Medicine [Internet]. 1998;129(2).
19. Turner CH. Exercise as a therapy for osteoporosis: the drunk and the street lamp, revisited. Bone. 1998.
20. Hopper JL, Seeman E. The bone density of female twins discordant for tobacco use. The New England Journal of Medicine. 1994.
21. Ensrud KE, Schousboe JT. Anabolic Therapy for Osteoporosis. JAMA. 2021;326(4):350.
22. Shoback D, Rosen CJ, Black DM, et al. Pharmacological management of osteoporosis in postmenopausal women: an endocrine society guideline update. Journal of Clinical Endocrinology and Metabolism. Endocrine Society. 2020;105.
23. Eastell R, Rosen CJ, Black DM, et al. Pharmacological management of osteoporosis in postmenopausal women: An endocrine society clinical practice guideline. Journal of clinical endocrinology and metabolism. Oxford University Press. 2019;104:1595-622.
24. Moreira CA, Zanatta LCB. Osteoporose pós-menopausa. In: Endocrinologia feminina. (LOCAL?): (EDITORS?), 2016. p. 365-78.
25. Black DM, Delmas PD, Eastell R, et al. Once-yearly zoledronic acid for treatment of postmenopausal osteoporosis. NEJM [Internet]. 2007;356.
26. Black DM, Thompson DE, Bauer DC, et al. Fracture risk reduction with alendronate in womenwith osteoporosis: the fracture intervention trial. The Journal of Clinical Endocrinology & Metabolism. 2000;4118-24.
27. Reginster J-Y, Minne HW, Sorensen OH, et al. Randomized trial of the effects of risedronate on vertebral fractures in women with established postmenopausal osteoporosis. Osteoporos International. 2000.
28. Chesnut CH, Skag A, Christiansen C, et al. Effects of oral ibandronate administered daily or intermittently on fracture risk in postmenopausal osteoporosis. Journal of Bone and Mineral Research. 2004;19(8):1241-9.
29. Rosen HN. Bisphosphonate therapy for the treatment of osteoporosis. UpToDate. 2021.
30. Madeira M, Rocha AC, Moreira CA, et al. Prevention and treatment of oral adverse effects of antiresorptive medications for osteoporosis – a position paper of the Brazilian society of endocrinology and metabolism (Sbem), Brazilian society of stomatology and oral pathology (sobep), and Brazilian association for bone evaluation and osteometabolism (abrasso). Archives of Endocrinology and Metabolism. 2020;64(6):664-72.
31. Black DM, Geiger EJ, Eastell R, et al. Atypical femur fracture risk versus fragility fracture prevention with bisphosphonates. New England Journal of Medicine. 2020;383(8):743-53.
32. Anagnostis P, Paschou SA, Mintziori G, et al. Drug holidays from bisphosphonates and denosumab in postmenopausal osteoporosis: EMAS position statement. Maturitas. Elsevier Ireland Ltd. 2017;101:23-30.
33. Effects of Hormone Therapy on Bone Mineral Density - Results From the Postmenopausal Estrogen/Progestin Interventions (PEPI) Trial. JAMA. 1996;276.
34. Lindsay R, Gallagher JC, Kleerekoper M, Pickar JH. Effect of lower doses of conjugated equine estrogens with and without medroxyprogesterone acetate on bone in early postmenopausal women. JAMA [Internet]. 2002;287.
35. Prestwood KM, Kenny AM, Kleppinger A, Kulldorff M. Ultralow-dose micronized 17-estradiol and bone density and bone metabolism in older women a randomized controlled trial [Internet]. JAMA. 2003;290.
36. Cauley JA, John Robbins D, Chen Z, et al. Effects of estrogen plus progestin on risk of fracture and bone mineral density the women's health initiative randomized trial [Internet]. JAMA. 2003;290.
37. Ettinger B, Ensrud KE, Wallace R, et al. Effects of ultralow-dose transdermal estradiol on bone mineral density: a randomized clinical trial. Obstetrics and Gynecology. 2004;104(3):443-51.
38. Kayath MJ. Raloxifeno e osteoporose: revisão de um novo modulador seletivo do receptor de estrógeno. Arquivos Brasileiros de Endocrinologia & Metabologia. 1999;43(6):433-41.
39. Barrionuevo P, Kapoor E, Asi N, et al. Efficacy of pharmacological therapies for the prevention of fractures in postmenopausal women: a network meta-analysis. Journal of Clinical Endocrinology & Metabolism. 2019;104(5):1623-30.
40. Ettinger B. Reduction of vertebral fracture risk in postmenopausal women with osteoporosis treated with

raloxifene - results from a 3-year randomized clinical trial. JAMA. 1999;282(7):637.
41. Cuzick J, Sestak I, Bonanni B, et al. Selective oestrogen receptor modulators in prevention of breast cancer: an updated meta-analysis of individual participant data. Lancet. 2013;381(9880):1827-34.
42. Bone HG, Wagman RB, Brandi ML, et al. 10 years of denosumab treatment in postmenopausal women with osteoporosis: results from the phase 3 randomized FREEDOM trial and open-label extension. Lancet Diabetes and Endocrinology. 2017;5(7):513-23.
43. Noble JA, McKenna MJ, Crowley RK. Should denosumab treatment for osteoporosis be continued indefinitely? Therapeutic Advances in Endocrinology and Metabolism. SAGE Publications Ltd. 2021;12.
44. Tsourdi E, Zillikens MC, Meier C, et al. Fracture risk and management of discontinuation of denosumab therapy: a systematic review and position statement by ECTS. 2020.
45. Noble JA, McKenna MJ, Crowley RK. Should denosumab treatment for osteoporosis be continued indefinitely? Therapeutic Advances in Endocrinology and Metabolism. SAGE Publications Ltd. 2021;12.
46. Cummings SR, Cosman F, Lewiecki EM, et al. Goal-Directed Treatment for Osteoporosis: A Progress Report From the ASBMR-NOF Working Group on Goal-Directed Treatment for Osteoporosis. Journal of Bone and Mineral Research. 2017;32(1):3-10.
47. Khan AA, Morrison A, Hanley DA, et al. Diagnosis and management of osteonecrosis of the jaw: A systematic review and international consensus. Journal of Bone and Mineral Research. John Wiley and Sons Inc. 2015;30:3-23.
48. van de Laarschot DM, Mckenna MJ, Abrahamsen B, et al. Medical management of patients after atypical femur fractures: a systematic review and recommendations from ECTS** European Calcified Tissue Society. 2019.
49. Lamy O, Stoll D, Aubry-Rozier B, Rodriguez EG. Stopping Denosumab. Current osteoporosis reports. Current Medicine Group LLC 1. 2019;17:8-15.
50. Cummings SR, Ferrari S, Eastell R, et al. Vertebral fractures after discontinuation of denosumab: a post hoc analysis of the randomized placebo-controlled FREEDOM Trial and Its Extension. Journal of Bone and Mineral Research. John Wiley and Sons Inc. 2018;33:188-9.
51. Burckhardt P, Faouzi M, Buclin T, Lamy O. Fractures after denosumab discontinuation: a retrospective study of 797 cases. Journal of Bone and Mineral Research. 2021;36(9):1717-28.
52. Jerome CP, Burr DB, van Bibber T, et al. Treatment with human parathyroid hormone (1-34) for 18 months increases cancellous bone volume and improves trabecular architecture in ovariectomized cynomolgus monkeys (Macaca fascicularis). Bone. 2001;28(2):150-9.
53. Bilezikian JP, Hattersley G, Fitzpatrick LA, et al. Abaloparatide-SC improves trabecular microarchitecture as assessed by trabecular bone score (TBS): a 24-week randomized clinical trial. Osteoporosis International. 2018;29(2):323-8.
54. Díez-Pérez A, Marin F, Eriksen EF, et al. Effects of teriparatide on hip and upper limb fractures in patients with osteoporosis: A systematic review and meta-analysis. Bone. 2019;120:1-8.
55. Cosman F, Crittenden DB, Adachi JD, et al. Romosozumab treatment in postmenopausal women with osteoporosis. New England Journal of Medicine. 2016;375(16):1532-43.
56. Saag KG, Petersen J, Brandi ML, et al. Romosozumab or alendronate for fracture prevention in women with osteoporosis. New England Journal of Medicine. 2017;377(15):1417-27.

REPOSIÇÃO HORMONAL NA PRÁTICA: DA TRANSIÇÃO CLIMATÉRICA ATÉ A PÓS-MENOPAUSA TARDIA

Ruth Clapauch

INTRODUÇÃO

Com o aumento da expectativa de vida, atualmente um terço da vida das mulheres ocorre após a menopausa. Como lidar com este período, inclusive fazer ou não terapia hormonal, ainda provoca muitas dúvidas, inclusive, para alguns profissionais de saúde, podendo levar a informações contraditórias que contribuam para aumentar as incertezas da paciente.

A essa questão juntam-se as evidências recentes de que a reposição hormonal tem mais benefícios quando iniciada na **janela de oportunidade**, isto é, desde o período inicial, onde começam as deficiências hormonais, até 10 anos do hipoestrogenismo segundo os conceitos atuais.[1] Portanto, a necessidade de uma decisão geralmente ocorre nos primeiros sintomas do climatério inicial, quando a mulher começa a se questionar: o que sinto tem relação com a chegada da menopausa? Devo fazer ou não fazer reposição hormonal? Quando começar? Que hormônios usar? Quando parar?

Nesse capítulo abordaremos o passo a passo que utilizamos no consultório e ensinamos nos ambulatórios para que as transformações vividas pela mulher na transição climatérica sejam corretamente avaliadas e a conduta adotada torne essa fase da vida mais confortável e segura.

O objetivo é resolver as queixas existentes no momento, porém, sempre visando a saúde a longo prazo, mediante a preparação para um envelhecimento com menos morbidades. Nesse sentido, a reposição hormonal é apenas uma parte da estratégia. A genética, o aconselhamento para a otimização do estilo de vida com atenção ao peso corporal, à atividade física, à massa óssea, orientando sobre a alimentação adequada contemplando também a ingesta de cálcio (preferencialmente alimentar), parada de tabagismo, redução de álcool, checagem dos níveis de vitamina D, avaliação cardiovascular, triagem para câncer e o controle das patologias já existentes são igualmente importantes e devem ser discutidas em cada ocasião de início ou ajuste da reposição hormonal.[1]

> **IMPORTANTE**
>
> Na reposição hormonal da menopausa, a palavra-chave é a individualização, desde o balanço inicial dos motivos para fazer ou para não fazer, até a escolha do esquema e suas mudanças posteriores.

AVALIAÇÃO INICIAL

Consiste em anamnese e exame físico habituais como para todos os pacientes, complementada com perguntas específicas sobre patologias em que o uso de hormônios pode interferir, para o bem ou para o mal, como patologias benignas ou malignas hormônio-dependentes, osteopenia/osteoporose, varizes, trombose venosa ou arterial, pressão arterial, alterações metabólicas.

Os exames complementares básicos são as imagens do último ano – mamografia e ultrassonografia transvaginal – e o perfil metabólico glicídico e lipídico. Outros exames podem ser solicitados, como densitometria óssea mediante história de fatores de risco para osteoporose, provas de função hepática, coagulograma, marcadores inflamatórios e de risco cardiovascular, na presença de história sugestiva.

Somente após uma avaliação individualizada é que poderemos esclarecer as dúvidas sobre riscos e benefícios, **pois estes devem ser individualizados para cada paciente.**

As indicações aprovadas por todas as sociedades médicas para a reposição hormonal da menopausa abrangem a síndrome climatérica e a prevenção e tratamento de osteoporose. Contudo, há outras mudanças na menopausa que podem impactar mais ou menos cada mulher. Estas devem ser esclarecidas e esses benefícios ou riscos explicados para que cada mulher visualize seu balanço pessoal de benefícios e riscos e a opção pela reposição seja acordada e esclarecida. Afinal, a reposição hormonal da menopausa não é obrigatória e deve ter a adesão e o reconhecimento por parte da mulher de que esta é uma atitude saudável e segura.

Também é importante conscientizar a paciente se ela se encontra ou não na janela de oportunidade. **Não estar na janela não é contraindicação para iniciar reposição hormonal**, mas quando os estudos mostram que na média, quando já decorreram mais de 10 anos de hipoestrogenimo, os benefícios geralmente são menores e as morbidades já instaladas, maiores.[1] Nessas situações a decisão de iniciar a reposição hormonal deve ser ainda mais cuidadosa.

Tanto no atendimento inicial quanto nos subsequentes adotamos um fluxograma de 6 perguntas que nos direcionarão se a TH deve ser realizada, mantida ou suspensa e quais os hormônios, doses, vias e esquemas são mais adequados àquela paciente no momento.

PERGUNTAS QUE FAZEMOS EM CADA AVALIAÇÃO CLÍNICA

1 - Em que Fase do Climatério/Menopausa Está a Paciente?

O STRAW+10 (*Stages of Reproductive Aging Workshop+10*)[2] foi um painel que organizou as fases do funcionamento ovariano pós-menarca em três etapas principais: (i) os anos reprodutivos, caracterizados por ciclos ovulatórios; (ii) a transição menopáusica ou climatérica, quando os ciclos anovulatórios e os intervalos entre os ciclos aumentam progressivamente, até a última menstruação (UM), que caracteriza a menopausa; (iii) e a pós-menopausa (Fig. 32-1).

O diagnóstico de menopausa é retrospectivo. A última menstruação só pode ser confirmada 1 ano depois de um sangramento após o qual nenhum outro ocorreu. O período de incerteza quanto ao diagnóstico final da menopausa, do início da irregularidade menstrual até 1 ano após a UM, é também chamado de perimenopausa. Nesse período ainda há risco de gravidez e esse deve ser um dos diagnósticos diferenciais fundamentais, no caso de atraso menstrual.

O critério principal para avaliar o estágio reprodutivo em que a mulher se encontra é o ciclo menstrual. Na transição climatérica inicial a irregularidade menstrual se caracteriza por diferenças nos intervalos de 7 dias ou mais entre um ciclo e outro, eventualmente entremeados por ciclos com diferenças de intervalos menores ou até períodos de ciclos regulares. Nessa fase ocorre deficiência isolada de progesterona, tanto nos ciclos ovulatórios quanto nos anovulatórios.

Na transição climatérica tardia, os intervalos entre as menstruações chegam a 60 dias, até que a última menstruação ocorra. Há oligovulação e deficiência de progesterona acompanhada por deficiência estrogênica intermitente. Os sintomas vasomotores, que são a marca específica de deficiência estrogênica, costumam surgir na transição menopáusica tardia e se intensificar na época da UM.

A menopausa natural ocorre, em média, aos 50 anos, variando de 45 a 55 anos. Quando a UM ocorre antes dos 40 anos, a menopausa é chamada de prematura ou **insuficiência ovariana primária**; entre 40 e 45 anos chama-se **menopausa cedo**; e após os 55 anos (o que ocorre em 2% das mulheres) chama-se **menopausa tardia**. A idade da menopausa guarda relação com a idade de menopausa dos familiares,[3] bem como com hábitos de vida, como tabagismo e, eventualmente, algumas patologias e cirurgias pélvicas.

Chamamos de **menopausa cirúrgica** quando a UM ocorre por histerectomia total; quando a ooforectomia bilateral é realizada, não há dúvida de que a mulher sofre de uma deficiência hormonal completa, mas quando os ovários são preservados, temos que olhar para outros critérios para saber se, de fato, pararam de funcionar, como níveis de FSH > 25 UI/L mais de uma vez, com mais de 1 mês de intervalo, ou níveis de estradiol muito baixos ou sintomas vasomotores que expressam muito bem a deficiência de estrógenos.

> **IMPORTANTE**
>
> Tanto a transição climatérica quanto a menopausa merecem tratamento, com hormônios em esquemas e durações diferentes. Ao situarmos a paciente em seu respectivo estágio na transição climatérica, avisaremos se ainda há chance de gravidez e de seguidas recuperações espontâneas e temporárias de função ovariana, que podem acontecer na pré-menopausa. Tal instabilidade do quadro hormonal pode ocasionar suspensão e mudanças no tratamento hormonal a ser instituído para aquele momento. Na pós-menopausa, o quadro hormonal geralmente é estável e o tratamento pode ser mantido até uma nova avaliação programada, em até 1 ano. No caso da IOP (amenorreia antes dos 40 anos com 2 dosagens de FSH > 40 UI/l), a noção de reversibilidade é ainda mais importante, especialmente na instalação do quadro.

2 - A Paciente Tem Indicação de Tratamento Hormonal?

A pergunta se refere ao momento de cada consulta, inicial ou subsequente.

Estágio	TRANSIÇÃO CLIMATÉRICA		PÓS MENOPAUSA	
	Inicial	Tardia	Inicial	Tardia
	Perimenopausa			
Duração	Variável	1 a 3 anos	2 anos (1+1)	3 a 6 anos	O resto da vida
CRITÉRIO PRINCIPAL				
Ciclo menstrual	Intervalos variáveis, podendo haver diferença persistente ≥ 7 dias em ciclos consecutivos	Intervalos de amenorréia ≥ 60 dias	A partir da UM, amenorreia de pelo menos 1 ano		

UM (0)

Fig. 32-1. Estágios do envelhecimento reprodutivo feminino. Adaptada de Harlow.[2]

Na transição climática inicial as queixas podem ser apenas irregularidade menstrual com ou sem sintomas semelhantes à tensão pré-menstrual, predominantemente psíquicos, inclusive despertar noturno e piora enxaqueca. A insuficiência é de progesterona isolada e deve ser tratada, especialmente em situações em que a paciente esteja sintomática e naquelas mulheres com maior risco para hiperplasia endometrial.

O estrógeno não oposto por progestógeno, em pacientes com útero, é um fator determinante para hiperplasia endometrial[4] e esta, sabidamente, é lesão precursora para desenvolvimento de carcinoma de endométrio, anos ou décadas depois. O risco de carcinoma de endométrio é particularmente aumentado em mulheres obesas (RR 2,45), diabéticas tipo 2 (RR 2,12) e com síndrome metabólica (RR 1,89),[5] tendo as mulheres com histórico de síndrome de ovários policísticos e resistência insulínica também sido citadas. Em pacientes com maior risco, o uso de progestógeno antagonizando os efeitos proliferativos dos estrógenos no endométrio na transição climática inicial é de suma importância, especialmente naquelas que apresentarem metrorragia ou aumento de fluxo menstrual, para prevenção de hiperplasia endometrial.

As doses e vias de progestógenos usadas devem ser as estudadas para a reposição hormonal da menopausa (ver capítulo 28), só que nesta situação estariam antagonizando o estrógeno endógeno. **Vale lembrar que a progesterona natural micronizada tem pouca solubilidade e biodisponibilidade; só é garantido efeito sistêmico protetor do endométrio quando usada por via oral ou vaginal**; já foram descritos casos de câncer e hiperplasia endometrial atípica com uso de progesterona "bioidêntica" manipulada em gel.[6]

Independente da fase de transição climática em que se encontre, a paciente também pode ter queixas **intermitentes ou permanentes de hipoestrogenismo,** como: fogachos, suores e despertar noturno, alterações do humor e da cognição, diminuição do desejo sexual e sintomas geniturinários, incluindo dispareunia, que caracterizam o que chamamos de síndrome climatérica. Além dessas queixas bem categorizadas, o hipoestrogenismo causa ressecamento e adelgaçamento da pele, queda de cabelos e mudanças na composição corporal, como adiposidade visceral[7] e suas consequências,[8] inclusive aumento da incidência de síndrome metabólica e diabetes melito tipo 2,[9] perda de massa óssea[10] e muscular. O líquido sinovial diminui, causando aumento da dor nas articulações.[11] Todas essas mudanças contribuem para as consequências a longo prazo que são observadas após muitos anos, na pós-menopausa tardia, como osteoporose e aumento do risco cardiovascular.[12]

A **síndrome climatérica**, principal indicação da estrogenoterapia, pode ser muito incômoda e impactar na qualidade de vida. Os sintomas vasomotores ocorrem em 75% das mulheres e têm duração média total de 7,4 anos.[13] Nessa situação a reposição estrogênica sistêmica é o tratamento mais eficaz. Contudo, se apenas queixas geniturinárias existem, estrógeno local pode ser suficiente.

Independente das demais queixas, a **prevenção e o tratamento da osteoporose** são indicações de reposição estrogênica, que demonstrou promover ganho de massa óssea em mulheres com osteoporose, osteopenia e massa óssea normal, assim como redução de risco de fraturas vertebrais e de quadril.[14]

Na dúvida de qual deficiência hormonal a paciente apresenta no momento, pode-se fazer um teste usando progestógeno, chamado Teste de Progesterona. Classicamente, utiliza-se medroxiprogesterona (MPA) 10 mg/dia por 5 a 10 dias. Deve-se descartar gravidez antes, pois a MPA é teratogênica. Alternativamente, pode-se usar a progesterona micronizada (P) 300-400 mg/dia, que não é teratogênica. Se ocorrer sangramento até 7 dias após o término do progestógeno, houve estrógeno suficiente nos últimos meses que proliferou o endométrio, e ainda não é menopausa.[15]

Vale ainda fazer o diagnóstico diferencial de queixas atribuídas à menopausa, mas que podem ser causadas por outras patologias, como hipertireoidismo, síndrome carcinoide, pânico e depressão (principalmente se já existirem episódios anteriores) e tratar a doença específica. Outras alterações menstruais, como as decorrentes da síndrome dos ovários policísticos prévia, e de amenorreia hipotalâmica ou hiperprolactinemia, também devem ser consideradas.

3 - Esta Paciente Apresenta Contraindicações ao Uso de Hormônios?

Da mesma forma, a pergunta se refere ao momento de cada consulta. A paciente pode não ter nenhuma contraindicação no início da reposição e vir a apresentar anos mais tarde; nessa ocasião a reposição deverá ser suspensa.

Constituem contraindicações que devem ser rastreadas desde a anamnese inicial a presença ou histórico pessoal de trombose venosa, embolia pulmonar ou trombofilia, bem como trombose arterial como acidente vascular cerebral ou infarto agudo do miocárdio.

Consistem, também, em contraindicações a existência atual ou história de câncer hormônio-dependente (mama, ovário ou endométrio).

Em pacientes com grande risco de câncer hormônio-dependente, quer seja por estágios predisponentes, evidenciado, por exemplo, por biópsia de mama com atipias, quer seja por maior risco genético, como história familiar de 2 parentes de 1º grau com câncer hormônio dependente, ou BRCA positivo, algumas sociedades contraindicam a reposição hormonal.

Mesmo havendo apenas 1 parente de 1º grau (mãe, irmã, filha) com câncer estrógeno-dependente, há risco aumentado de desenvolver a neoplasia, usando ou não reposição hormonal. Nestes casos, eventualmente, pode-se discutir a reposição por curto prazo em paciente muito sintomática que não tenha obtido êxito com medicação não hormonal, obrigatoriamente com consentimento informado. Algumas sociedades consideram risco aumentado ou intermediário de câncer de mama contraindicação relativa, assim como meningioma benigno, alto risco de doença cardíaca e enxaqueca com aura.[16]

Outras contraindicações seriam suspeita de gravidez, hepatopatia grave e sangramento vaginal sem diagnóstico.[17]

Nos casos com contraindicações absolutas à reposição hormonal, procuramos amenizar os sintomas vasomotores com tratamento não hormonal para fogachos (vide capítulo 28), tratamento local com hidratantes e lubrificantes para a síndrome genitourinária associado à vigilância e tratamento com drogas específicas para osteopenia/osteoporose, quando necessário.

Vale lembrar que hormônios **bioidênticos** manipulados não são mais seguros, nem os derivados de plantas e também não devem ser usados quando há contraindicação absoluta.

4 - Esta Paciente Possui Precauções para o Uso de Hormônios?

Consideramos precauções todas as patologias que não impedem a reposição, mas nas quais devemos ajustar a dose e/ou via de administração de estrógenos e/ou o esquema de combinação com progestógenos, por exemplo, as citadas no Quadro 32-1.

Geralmente mulheres com patologias benignas dependentes de estrógenos, como doença fibrocística de mama, miomas, varizes, se beneficiam com doses menores. Algumas patologias necessitam de mais de um ajuste, por exemplo: na endometriose buscamos menor dose estrogênica para evitar proliferação e esquema contínuo para não ocorrer sangramento e dor nos possíveis focos de endometriose. Miomas, principalmente os submucosos, também se beneficiam de baixa dose estrogênica e esquema contínuo para evitar sangramento exagerado.

Trombose estabelecida é contraindicação à reposição, mas quando há maior risco, como na obesidade por exemplo, o ajuste necessário é optar por estrógeno por via não oral.[9] Vale lembrar que na vigência de imobilização e cirurgia é de bom tom suspender a reposição, temporariamente, até a deambulação completa a fim de evitar a associação de múltiplos fatores de risco para trombose.[18]

Mais exemplos de patologias para as quais ajustes na reposição são importantes encontram-se no Capítulo 27.

5 - Quais Hormônios, Doses e Vias Usar?

Progestógenos Suficientes para Proteção Endometrial

Todas as mulheres com útero devem usar progestógeno por pelo menos 12 dias por mês nas doses estudadas para prevenção de hiperplasia endometrial, que é lesão precursora de carcinoma de endométrio.

Atenção deve ser dada à dose de progestógeno – é a mesma dos medicamentos aprovados para reposição. O uso deve ser mensal por pelo menos 12 dias, ou de metade da dose diariamente. Como já citado, a progesterona natural micronizada manipulada em gel ou implante não tem estudos que garantam proteção endometrial.[6]

Estes cuidados se justificam porque o carcinoma de endométrio pode-se manifestar anos ou décadas após estrógeno não oposto, mesmo tendo sido realizada ultrassonografia transvaginal durante o não uso ou uso inadequado de progestógeno, em que não houve espessamento endometrial detectado.

Os estudos de proteção endometrial mostram resultados mais eficientes com o esquema contínuo, todavia, na perimenopausa, este esquema não é aconselhável porque a secreção estrogênica ainda pode acontecer, tornando o surgimento de sangramento imprevisível.[19]

Na mulher com história de endometriose, mesmo histerectomizada, que ainda tem queixas ou passa a ter novamente as dores pélvicas, o uso de progestógeno contínuo é indicado.

Tipos de Progestógenos

O tipo de progestógeno, se tem efeitos adicionais androgênicos ou glicocorticoides ou se é neutro, pode fazer diferença. Mulheres com fatores de risco cardiovascular devem optar por progestógenos neutros que não prejudicam os efeitos benéficos do estrógeno sobre o metabolismo e sobre o endotélio, causando vasodilatação e redução da progressão da aterosclerose em fase inicial. Aquelas que mantêm queixas de redução de desejo intensas, apesar de doses adequadas de estrógenos, podem-se beneficiar de progestógenos mais androgênicos, ou mesmo de tibolona, desde que seu perfil metabólico permita esse uso.[20]

Mulheres com maior risco para câncer de mama devem preferir a progesterona micronizada ou di-hidrogesterona; ambas nos estudos de seguimento não mostraram aumento de risco, ao contrário de progestógenos sintéticos.[21,22]

Dose de Estrógenos

A dose de estrógenos depende da intensidade da síndrome climatérica e das patologias benignas estrógeno-dependentes que a paciente apresentar. Utilizamos uma escala em que a paciente quantifica de 0 a 10 a intensidade de seus sintomas (fogachos, secura vaginal e alterações psíquicas) ao iniciar a reposição.[23] Assim, uma nota 10 sinaliza que a paciente necessita de dose plena de estrógenos – a máxima aprovada nos produtos regulados disponíveis – se não houver qualquer patologia benigna dependente de estrógeno que nos enseje a reduzir esta dose e associar tratamento vaginal e para psiquismo, se for necessário. Nas consultas subsequentes o objetivo é manter a paciente com notas menores que 3 mediante a reposição – que sinalizam sintomas toleráveis – e sem queixas de hiperestrogenismo como mastalgia, peso em membros inferiores e até escapes menstruais. Como regra, usamos a menor dose de estrógeno necessária para alívio dos sintomas, sempre que possível.

Vias de Estrógenos

Vias de estrógenos são as escolhas seguintes, baseadas nas precauções. Lembrar que a reposição é dinâmica. A via oral, com sua primeira passagem hepática, estimula enzimas que aumentam o HDL colesterol e reduzem o LDL, mas também outras que estimulam a síntese de triglicerídeos, de fatores de coagulação e o aumento de substrato de renina.[9] Em uma consulta subsequente, uma paciente pode desenvolver patologia que não existia, por exemplo, hipertensão arterial pela genética ou envelhecimento... e ser mais adequado trocar a via oral de estrógeno que usava há anos para transdérmica.

Quadro 32-1. Algumas situações clínicas em que ajustes na reposição são desejáveis.

Baixa Dose E	E Não Oral	Esquema Contínuo E+P
Doença fibrocística de mama	Hipertrigliceridemia	Miomas
Miomas	Hipertensão arterial	Endometriose
Endometriose	Colecistopatia	Enxaqueca
Varizes	Obesidade (pelo maior risco de trombose)	

E: estrógeno; P: progestógeno

Maiores detalhes sobre as diferenças entre as vias de estrógenos encontram-se nos Capítulos 27 e 28.

6 - Como Monitorizar?

A monitorização inicial é clínica. Em nosso artigo já citado[23] em pacientes em uso de estradiol em gel transdérmico associado a progesterona micronizada, a presença de fogachos ou secura vaginal se correlacionou com níveis de estradiol sérico < 53 pg/mL; enquanto aquelas com mastalgia, edema ou desconforto em membros inferiores apresentaram valores > 193 pg/mL (Fig. 32-2). Estes sintomas se correlacionaram significantemente tanto com as dosagens plasmáticas de estradiol (p = 0,0001) quanto de FSH (p = 0,001). As pacientes assintomáticas mostraram dosagens muito variáveis, com sobreposição de valores em relação aos grupos com hipo e hiperestrogenismo clínico; tal fato demonstra que tais sintomas específicos refletem bem os níveis séricos; porém, quando a paciente é assintomática e há necessidade da verificação de adequação de dose, um exame laboratorial pode ser necessário.

A necessidade de verificação de dose pode existir, por exemplo, na presença de endométrio espessado e/ou quando há sangramento em paciente assintomática. No mais, em geral, o laboratório necessário é para acompanhamento de perfil glicídico e lipídico.

É importante avisar que quando instituído o esquema contínuo de reposição de estrógeno e progestógeno, pequenos escapes são considerados normais nos 6 primeiros meses. Depois desse prazo, qualquer sangramento inesperado deve ser investigado, mediante ultrassonografia transvaginal, suspensão da reposição e, se necessário, histeroscopia.

Excetuada essa questão, as ultrassonografias transvaginais devem ser anuais, bem como as mamografias, estas eventualmente semestrais em caso de BI-RADS 3. Se o laudo for de BIRADS 4, deve-se suspender a reposição e encaminhar para biópsia de mama.

Quando a paciente apresenta osteopenia/osteoporose, também cabe solicitar densitometria periódica para acompanhamento.

TH ATÉ QUANDO?

A maioria dos *guidelines* não recomenda limite de tempo para a reposição hormonal. Como tudo o mais abordado anteriormente, esta é uma atitude individualizada, com base nos riscos e benefícios que cada paciente for apresentando.

Sabemos que existe aumento de risco de câncer de mama quanto maior o tempo de uso, especialmente dos progestógenos sintéticos. No entanto, não fazer reposição hormonal aumenta os riscos de osteoporose e fratura... Qual desses riscos é maior para nossa paciente individual?

Além disso, uma metanálise mostrou 30% de redução no risco de diabetes melito incidental em mulheres que fizeram reposição hormonal[24] comparadas àquelas que não fizeram, além de melhora de vários componentes da síndrome metabólica.

Sobre a doença cardiovascular, principal causa de mortalidade feminina, os estudos são controversos, na dependência de idade de início, tipo de reposição e fatores de risco associados. Um estudo randomizado dinamarquês em mulheres que iniciaram a reposição na janela de oportunidade observou que, após 10 anos de reposição e mais 16 anos de seguimento houve redução de eventos cardiovasculares no grupo tratado, sem aumento do risco de câncer.[25]

Segundo o Prof Ronald Bossemeyer, da Universidade de Santa Maria, RS: **fazer reposição hormonal tem riscos e não fazer reposição hormonal também tem**.

A menos que apareçam contraindicações, as mulheres podem optar por continuar a reposição enquanto os benefícios para elas forem maiores que os riscos. **Para tanto, é mandatório o acompanhamento médico regular.**[26] Mulheres mais velhas se beneficiam por uma redução progressiva de doses de estrógenos, uma vez que geralmente não têm mais fogachos, os riscos de trombose e acidente vascular encefálico

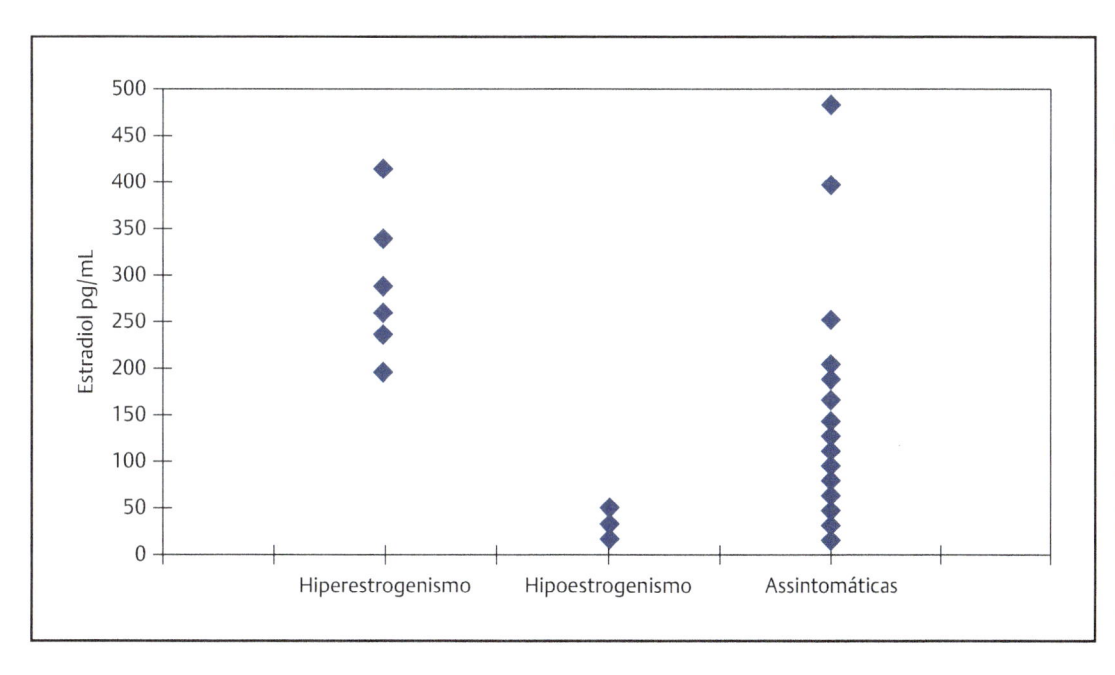

Fig. 32-2. Níveis de estradiol em pacientes em reposição com gel transdérmico. Os sintomas de hiperestrogenismo (mastalgia, peso em membros inferiores) e de hipoestrogenismo (fogachos) foram altamente correlacionados com níveis plasmáticos de E2 > 193 pg/mL e < 53 pg/mL, respectivamente. Pacientes assintomáticas apresentaram valores de estradiol sérico extremamente variáveis.[22]

são dose-dependentes[27] e para manutenção de massa óssea pequenas doses de estrógeno já atuam.[28]

Mulheres saudáveis com menopausa precoce ou cedo parecem ser a que mais se beneficiam da reposição hormonal **estendida**.

CONCLUSÃO

A reposição hormonal não é para todas e certamente não deve ser a mesma para todas.
Deve ser dinâmica conforme a mulher envelhece e aparecem outras morbidades.

IMPORTANTE

O ideal é: A mulher que puder, começar cedo a reposição hormonal – na janela de oportunidade.[20] Adotar um esquema individualizado com a mínima dose eficaz. Ter acompanhamento regular, pelo menos anual. Em cada consulta refazer o balanço de seus benefícios e riscos pessoais. Ajustar o esquema de reposição visando redução progressiva de doses. Usar o máximo possível.

Se a reposição hormonal for suspensa, por aparecer alguma contraindicação ou opção da paciente, devemos dar o devido suporte aos fogachos (se ainda houver), à síndrome geniturinária, à perda de massa óssea e às alterações metabólicas que forem surgindo.

REFERÊNCIAS BIBLIOGRÁFICAS

1. Stuenkel CA, Davis SR, Gompel A, et al. Treatment of symptoms of the menopause: an endocrine society clinical practice guideline. J Clin Endocrinol Metab. 2015;100(11):3975-4011.
2. Harlow SD, Gass M, Hall JE, et al. STRAW + 10 Collaborative Group. Executive summary of the Stages of Reproductive Aging Workshop + 10: addressing the unfinished agenda of staging reproductive aging. J Clin Endocrinol Metab. 2012;97(4):1159-68.
3. Mishra GD, Chung HF, Cano A, et al. EMAS position statement: predictors of premature and early natural menopause. Maturitas. 2019;123:82-8.
4. Furness S, Roberts H, Marjoribanks J, Lethaby A. Hormone therapy in postmenopausal women and risk of endometrial hyperplasia. Cochrane Database Syst Rev. 2012;2012(8):CD000402.
5. Liao C, Zhang D, Mungo C, et al. Is diabetes melito associated with increased incidence and disease-specific mortality in endometrial cancer? A systematic review and meta-analysis of co-hort studies. Gynecol Oncol. 2014;135(1):163-71.
6. Stanczyk FZ, Niu C, Azen C, et al. Determination of estradiol and progesterone content in capsules and creams from compounding pharmacies. Menopause. 2019;26(9):966-71.
7. Sowers M, Zheng H, Tomey K, et al. Changes in body composition in women over six years at midlife: ovarian and chronological aging. J Clin Endocrinol Metab. 2007;92(3):895-901.
8. Mumusoglu S, Yildiz BO. Metabolic Syndrome During Menopause. Curr Vasc Pharmacol. 2019;17(6):595-603.
9. Mauvais-Jarvis F, Manson JE, Stevenson JC, Fonseca VA. Menopausal Hormone Therapy and Type 2 Diabetes Prevention: Evidence, Mechanisms, and Clinical Implications. Endocr Rev. 2017;38(3):173-88.
10. Greendale GA, Sowers M, Han W, et al. Bone mineral density loss in relation to the final menstrual period in a multiethnic co-hort: results from the Study of Women's Health Across the Nation (SWAN). J Bone Miner Res. 2012;27(1):111-8.
11. Monteleone P. Symptoms of menopause – global prevalence, physiology and implications. Nat Rev Endocrinol. 2018;14:199-215.
12. El Khoudary SR, Wildman RP, Matthews K, et al. Endogenous sex hormones impact the progression of subclinical atherosclerosis in women during the menopausal transition. Atherosclerosis. 2012;225(1):180-6.
13. Avis NE, Crawford SL, Greendale G et al. Study of Women's Health Across the Nation. Duration of menopausal vasomotor symptoms over the menopause transition. JAMA Intern Med. 2015;175(4):531-9.
14. Baber RJ, Panay N, Fenton A. IMS Writing Group. 2016 IMS Recommendations on women's midlife health and menopause hormone therapy. Climacteric. 2016;19(2):109-50.
15. Zhang Y, Huang Y, Zhou J. Amenorrhea Evaluation and Management. JAMA. 2022;327(9):877-8.
16. Santen RJ, Heitjan DF, Gompel A, et al. Approach to Managing a Postmenopausal Patient. J Clin Endocrinol Metab. 2020;105(12):dgaa623.
17. Davis SR, Baber RJ. Treating menopause – MHT and beyond. Nat Rev Endocrinol. 2022 May 27. Epub ahead of print.
18. Canonico M. Hormone therapy and risk of venous thromboembolism among postmenopausal women. Maturitas. 2015;82(3):304-7.
19. Hamoda H. BMS medical advisory council. British Menopause Society tools for clinicians: progestogens and endometrial protection. Post Reprod Health. 2022;28(1):40-6.
20. El Khoudary SR, Greendale G, Crawford SL, et al. The menopause transition and women's health at midlife: a progress report from the Study of Women's Health Across the Nation (SWAN). Menopause. 2019;26(10):1213-27.
21. Fournier A, Berrino F, Clavel-Chapelon F. Unequal risks for breast cancer associated with different hormone replacement therapies: results from the E3N co-hort study. Breast Cancer Res Treat. 2008;107(1):103-11.
22. Lyytinen HK, Dyba T, Ylikorkala O, Pukkala EI. A case-control study on hormone therapy as a risk factor for breast cancer in Finland: Intrauterine system carries a risk as well. Int J Cancer. 2010;126(2):483-9.
23. Wygoda, MM, Filippo Jr RB, Gomes MAS, Clapauch R. Monitorizando a terapia de reposição estrogênica (TRE) na menopausa. Arq Bras Endocrinol Metab [online]. 1999;43(5):336-43.
24. Salpeter SR, Walsh JM, Ormiston TM, et al. Meta-analysis: effect of hormone-replacement therapy on components of the metabolic syndrome in postmenopausal women. Diabetes Obes Metab. 2006;8(5):538-54.
25. Schierbeck LL, Rejnmark L, Tofteng CL, et al. Effect of hormone replacement therapy on cardiovascular events in recently postmenopausal women: randomised trial. BMJ. 2012;345:e6409.
26. Genazzani AR, Monteleone P, Giannini A, Simoncini T. Hormone therapy in the postmenopausal years: considering benefits and risks in clinical practice. Hum Reprod Update. 2021;27(6):1115-50.
27. Oliver-Williams C, Glisic M, Shahzad S, et al. The route of administration, timing, duration and dose of postmenopausal hormone therapy and cardiovascular outcomes in women: a systematic review. Hum Reprod Update. 2019;25(2):257-71.
28. Huang AJ, Ettinger B, Vittinghoff E, et al. Endogenous estrogen levels and the effects of ultralow-dose transdermal estradiol therapy on bone turnover and BMD in postmenopausal women. J Bone Miner Res. 2007;22(11):1791-7.

Parte III

Diagnóstico Por Imagem

EXAMES DE IMAGEM EM ENDOCRINOLOGIA FEMININA E ANDROLOGIA

Euderson Kang Tourinho • Carlos A. Bruguera

MAMA

As doenças da mama têm recebido especial atenção. O câncer mamário não é mais condição exclusiva de países ricos e atinge, de modo preocupante, países emergentes. No Brasil, o câncer de mama situa-se entre os cinco mais incidentes entre as mulheres, estimando-se em mais de 50 mil casos, atrás somente dos tumores de pele não melanoma.[1] Considerando a alta mortalidade determinada pelo câncer mamário e consciente da importância do diagnóstico e tratamento precoces, progressos no âmbito da bioengenharia ampliaram a modalidade de instrumentos utilizados na investigação diagnóstica da doença. Naturalmente, as doenças benignas puderam ser criteriosamente mais bem avaliadas, reduzindo, de maneira significativa, o número de procedimentos cirúrgicos. O tema é visto sob vários aspectos, despertando interesse e preocupação, exigindo atenção e cuidados de vários especialistas e profissionais, de modo a preparar ações que visem à saúde mamária, ao diagnóstico e ao tratamento da doença, bem como à reabilitação da paciente.

Mamografia é o exame rotineiramente solicitado no rastreio do câncer, de modo geral, a partir dos 40 anos em pacientes assintomáticos. A indicação do exame deve ser norteada pelo exame físico e pela história clínica, por exemplo, de câncer de mama em parentes próximos.

A ultrassonografia é modalidade de exame usualmente solicitado em complementação ao estudo mamográfico, visando a caracterizar melhor determinados achados, e quando as mamas se revelam densas, de modo a impossibilitar identificação de lesões. Outras indicações da ultrassonografia incluem crianças e mulheres jovens com alterações à palpação ou na paciente de alto risco, assintomática; na mulher grávida, na vigência de processo inflamatório ou na orientação de procedimentos invasivos.

A ressonância magnética vem sendo utilizada de modo crescente. Tomografia por emissão de pósitrons (PET) e outras modalidades de imagens, como tomossíntese e elastografia, são menos utilizadas no presente.

Quando o exame é indicado para rastreio, pressupõe-se que determinados achados serão detectados e, entre eles, alguns serão malignos. Diagnóstico é a habilidade de caracterizar como benigna ou maligna uma lesão detectada.[2]

A mamografia é realizada, rotineiramente, em duas incidências fundamentais: a craniocaudal e a mediolateral, esta inclui maior volume de tecido, sendo realizada em inclinação de 45° ou pouco mais (Fig. 33-1). São as incidências de rastreio utilizadas na detecção. Incidências ou técnicas especiais são úteis em complementação ao estudo de base com o objetivo diagnóstico, visando ao aprofundamento da análise de determinado achado.

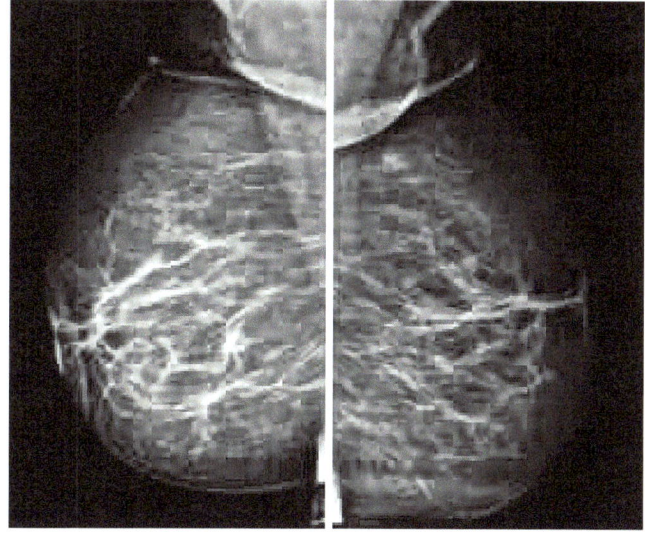

Fig. 33-1. Mamografia mediolateral.

A relação entre tecido fibroglandular e adiposo varia em função da idade, da paridade, das características individuais, entre outros fatores. Além disso, quanto maior for a participação de parênquima fibroglandular, no caso das mamas densas, maior será a dificuldade diagnóstica em relação ao exame mamográfico.

Na década de 1990 surgiu o *Breast Imaging and Reporting Data System* (BI-RADS®), elaborado com a contribuição de especialistas de diversas áreas, representando várias instituições (Colégio Americano de Radiologia, Instituto Nacional do Câncer, da Administração de Alimentos e Drogas, do Colégio Americano de Cirurgiões, de Patologistas, Centros de Controle e Prevenção de Patologia Mamária). Os objetivos do BI-RADS® são padronizar os laudos mamográficos e sistematizar a linguagem na descrição dos achados, comprometendo o radiologista mediante impressão diagnóstica expressa sob a forma de categorias e recomendando conduta. Encontra-se o BI-RADS® na 5ª edição (2013) graças ao aperfeiçoamento ocorrido no curso do tempo. Por ocasião da 4ª edição, o BI-RADS® foi estendido para ultrassonografia e ressonância magnética. Desse modo, a linguagem é uniforme, não sendo possível a utilização de palavras ou termos ambíguos que possam criar dificuldades quanto à interpretação. Não há, pois, espaço para terminologia pessoal, eliminando-se o conflito quanto à interpretação da imagem e à conduta médica.[3]

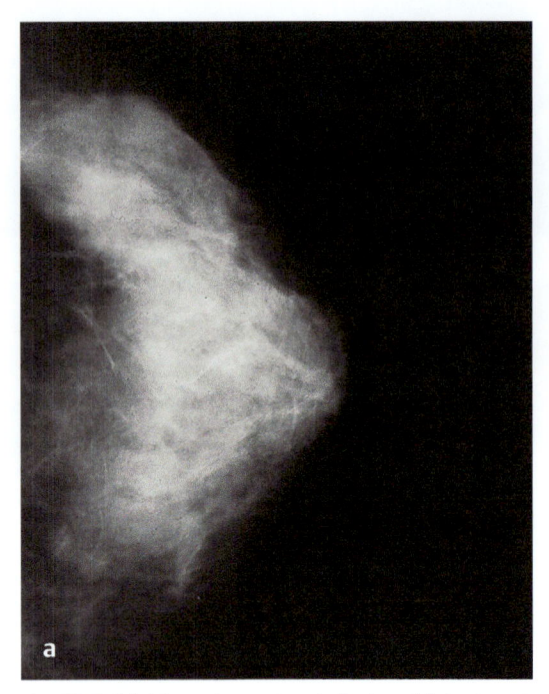

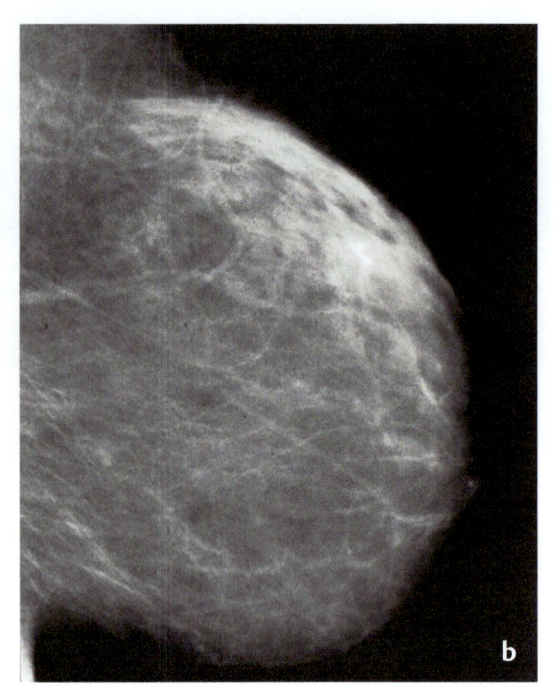

Fig. 33-2. (a) Mama densa. A maioria dos nódulos tem densidade similar, sendo difícil sua identificação. (b) Predomínio de gordura favorece a identificação das lesões mamárias.

O sistema prevê a classificação das mamas consoante à quantidade relativa de parênquima fibroglandular/tecido adiposo. A composição mamária estabelece:

- Mamas quase inteiramente gordurosas;
- Áreas de densidade fibroglandulares esparsas;
- Mamas heterogeneamente densas podendo mascarar pequenas massas;
- Mamas extremamente densas reduzindo a sensibilidade da mamografia.

Dessa classificação, havemos de entender que quanto maior for o componente fibroglandular, maiores serão as dificuldades em relação ao diagnóstico, porquanto, reduz a sensibilidade da mamografia. Em outro extremo, mamas predominantemente adiposas criam ambiente altamente favorável ao diagnóstico (Fig. 33-2).

Diferentes categorias foram criadas, obrigando o radiologista a assumir compromisso quanto à interpretação dos achados após a análise da mamografia. Laudos meramente descritos deixam de existir em decorrência da obrigatoriedade de referir a categoria em que se enquadra a lesão. E, para cada tipo de categoria, é norteada uma conduta. As categorias previstas variam de 0 a 6, conforme resumido no Quadro 33-1:

- *Categoria 0*: o exame é inconclusivo e exige avaliação adicional. Para o esclarecimento, podem ser necessárias incidências especiais, compressão localizada, ampliação de imagem ou outro tipo de exame. A ultrassonografia frequentemente é requisitada na complementação da categoria 0;
- *Categoria I*: não se observam alterações (negativo). As mamas são radiologicamente normais. Recomenda-se novo exame mamográfico no intervalo de 1 ano (paciente com 40 anos ou mais);
- *Categoria II*: nesta categoria os achados são interpretados como benignos. Incluem fibroadenomas calcificados, calcificações secretórias, calcificações com centro radiotransparente, calcificações vasculares e de fios de sutura, nódulos com componente adiposo (lipoma, hamartoma, cisto oleoso), implante mamário, distorção pós-cirúrgica. A conduta é a mesma para a categoria I (Fig. 33-3);
- Categoria III: provavelmente benigno. Nesta categoria encontram-se as lesões com características que sugerem benignidade, mas nas quais não se pode excluir a possibilidade de malignidade. A incidência de doença maligna nesta categoria é de 2% ou menos. Inclui nódulos circunscritos sem calcificação, grupamento de microcalcificações monomórficas e isodensas e assimetria focal. A proposta para esta categoria consiste no acompanhamento mamográfico da lesão em curto intervalo (6/6 meses) por tempo não inferior a 2 anos. Uma vez confirmada a estabilidade da lesão, a reclassificação será feita, incluindo-a na categoria II (Fig. 33-4). O seguimento mamográfico não contempla as

Quadro 33-1. BI-RADS: Resumo das impressões diagnósticas e condutas

Categoria	Interpretação	VPP	Conduta
0	Inconclusivo	–	Exame adicional
I	Negativo (normal)	0%	Exame anual (> 40 anos)
II	Benigno	0%	Exame anual (> 40 anos)
III	Provavelmente benigno	< 2%	Controle semestral
IV (A, B e C)	Suspeito	> 2% < 95%	Biopsia
V	Altamente suspeito	> 95%	Biopsia
VI	Lesão maligna comprovada	–	–

VPP: valor preditivo positivo.

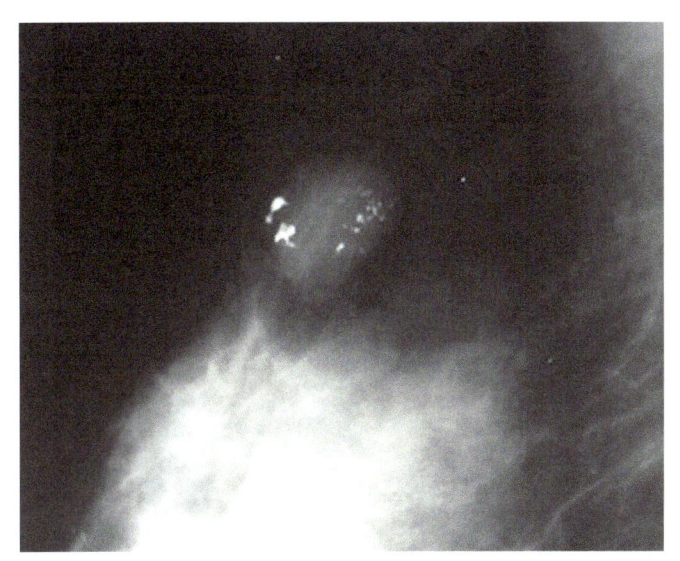

Fig. 33-3. Categoria II: nódulo circunscrito, com calcificações grosseiras. Fibroadenoma.

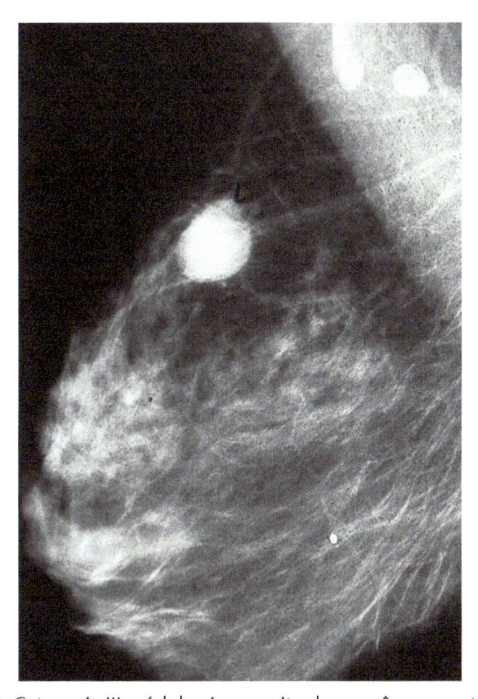

Fig. 33-4. Categoria III: nódulo circunscrito, homogêneo, contorno regular. Indicado seguimento semestral.

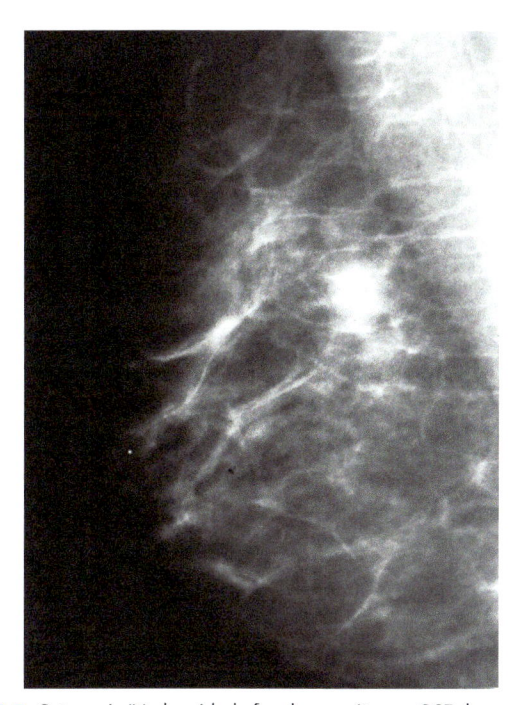

Fig. 33-5. Categoria IV: densidade focal, suspeita, no QSE da mama direita. Necessária biopsia para esclarecimento.

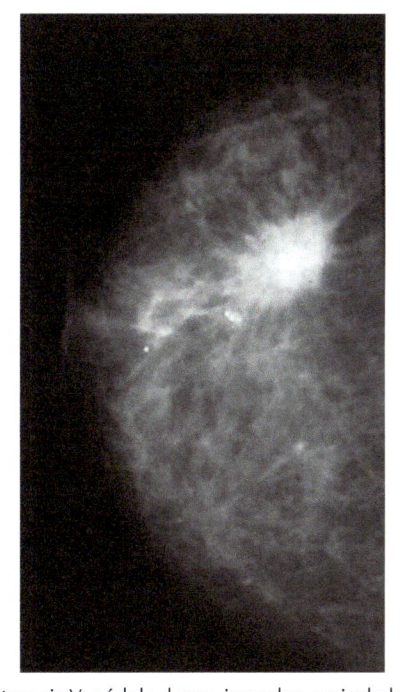

Fig. 33-6. Categoria V: nódulo denso, irregular, espiculado, determinando retração dos tecidos circunvizinhos. Aspectos típicos de câncer.

pacientes que desenvolvem ansiedade, que residem em lugar longínquo sem estrutura para o acompanhamento, que desejam gestar em curto prazo;
- *Categoria IV*: suspeito. Nesta categoria estão incluídos os achados que não têm aspectos tipicamente malignos, mas sinalizam para a probabilidade superior à da categoria III. Está subdividida de IV A, B e C traduzindo suspeita leve, intermediária e moderada, respectivamente. Para as lesões inclusas nesta categoria, indica-se prosseguir a investigação, habitualmente, com biopsia, visando ao estudo histopatológico (Fig. 33-5);
- *Categoria V*: altamente suspeito. Trata-se de lesões com elevada probabilidade de malignidade ($\geq 95\%$). O aspecto mamográfico é tão fortemente sugestivo, que o tratamento cirúrgico pode ser cogitado sem a biopsia prévia. No entanto, considerações oncológicas podem exigir a realização do estudo histopatológico (Fig. 33-6);
- *Categoria VI*: malignidade conhecida. A lesão inclusa nesta categoria já foi biopsiada, estudada histologicamente e classificada como maligna antes do início de qualquer terapia.

O BI-RADS®, em sua 5ª edição, representa nova etapa de evolução do sistema e traz novas contribuições das comissões especiais responsáveis pelo aperfeiçoamento, acréscimo e promoção do sistema. Mudanças foram sugeridas no sentido de prover maior consistência e aplicabilidade quanto à interação dos diversos métodos; revisão da terminologia empregada; supressão da necessidade de registro da quantificação, em porcentagem (**quartilhos**); parênquima fibroglandular/tecido adiposo; simplificação na descrição de grupos de imagens visando definir possíveis confusões quanto à interpretação; recomendações para o estabelecimento das categorias III, IV e V após realização de outras técnicas; além do exame de rastreio mamográfico. Essas mudanças estão essencialmente relacionadas com o trabalho no âmbito do radiologista. A implantação deste último item irá, entre nós, demandar algum tempo.

Para maior aprofundamento no tema, recomenda-se a leitura do ACR BI-RADS® Atlas 5 Editions Changes.

Alterações Funcionais da Mama

Alterações fibrocísticas constituem condição comum nas mamas e traduzem um conjunto de alterações dos dutos e do estroma. As alterações podem-se apresentar de forma isolada ou coexistir com outras. A formação de cisto é a alteração mais comum. O cálcio sob a forma de fosfato e de oxalato pode-se depositar na mama, enriquecendo o quadro de alterações.[4]

Referidas como alterações funcionais benignas da mama, acometem grande número de mulheres e as manifestações clínicas são representadas por dor e espessamento mamário.

Alterações císticas e fibrose são comuns na mama. Ainda não está definido se integram um conjunto de alterações que ocorrem espontaneamente em uma fase da vida ou sobre elas deva-se olhar sob o aspecto patológico. O termo **alterações funcionais benignas da mama**, difundido mais amiúde nas duas últimas décadas, traduz o entendimento de mudanças naturalmente esperadas em determinado período da vida da mulher.

À palpação, é comum identificar aspecto heterogêneo, algo nodular, com zonas de espessamento. A análise da mamografia nem sempre é fácil em virtude das alterações histológicas associadas ao maior acúmulo de líquido e da superposição de imagens, podendo, às vezes, simular outras condições patológicas.[5]

Ao exame ultrassonográfico os aspectos são igualmente variáveis, identificando-se parênquima fibroglandular heterogêneo com áreas de atenuação e/ou aspecto nodular associado a cistos de tamanho variado. Os cistos são desprovidos de importância, salvo quando presentes em mamas de mulheres que integram grupo de alto risco com história familiar. O risco é três vezes maior, embora não haja explicações no momento.[6]

Em face da variedade de apresentação, vezes há em que imagens de aspecto suspeito na mamografia ou no ultrassom conduzem a paciente a submeter-se a procedimento de biopsia, com vista ao esclarecimento diagnóstico.

Mama × Hormônio Exógeno

O uso de estrógeno e progestógeno de modo contínuo e por tempo prolongado aumenta o risco para câncer de mama.[7] Admite-se que a ação hormonal na terapia de reposição atuaria como fator promocional de um processo já iniciado.

A mama necessita de muitos anos para se desenvolver, e sua maturação é completada com a gravidez. Apresenta, ao longo da vida, processo involutivo caracterizado radiologicamente pela redução do parênquima fibroglandular e pelo aumento do componente adiposo. Em algumas mulheres esse processo se inicia precocemente; em outras, são necessárias várias décadas para que o tecido adiposo substitua amplamente as estruturas fibroglandulares.

Mamas ricas em gordura apresentam condições propícias para que imagens suspeitas sejam identificadas precocemente ao exame mamográfico de rastreio.

Em contraste com a mama densa, cujas dificuldades diagnósticas são conhecidas, a mama gordurosa é radiotransparente, tornando fácil a demonstração das várias formas de apresentação do câncer.

Uma pequena parcela de mulheres submetidas à terapia hormonal (TH) apresenta aumento da densidade mamária, quer difusa quer focal (Fig. 33-7). As alterações focais devem ser avaliadas com cuidado porquanto representam uma das formas de apresentação do câncer. Considerando que a TH por tempo prolongado e contínuo aumenta o risco de câncer de mama, achados mamográficos no curso do tratamento devem merecer especial atenção. De modo geral, nos casos duvidosos, o exame ultrassonográfico ou a suspensão temporária por 2 a 3 meses tem permitido a correta interpretação (Fig. 33-8).

ÚTERO E OVÁRIOS

Desde o descobrimento da ultrassonografia e sua difusão no mundo ginecológico e obstétrico, a possibilidade de aplicá-la no controle da ovulação ocupou o mundo científico, primeiro por via suprapúbica, com muitas limitações, e depois por via transvaginal, que é utilizada na maioria dos departamentos especializados.

É imprescindível a repleção vesical ao limite da tolerância, habitualmente obtida mediante a ingestão de 3 a 4 copos de água 1 hora antes do exame. O desconforto e as limitações técnicas reduzem o número de solicitações desse exame por essa via.

O exame por via transvaginal é realizado com a bexiga vazia, podendo-se abordar útero e ovários ao posicionar o transdutor na vagina, protegido por um preservativo descartável, no qual se coloca pequena quantidade de gel ultrassônico. Isso evita que bolhas de ar constituam impedimento à transmissão do ultrassom, obtendo-se, por essa via, excelente representação anatômica.

Os ovários se localizam seguindo os habituais reparos anatômicos, que são os grandes vasos pélvicos até o fundo de saco de Douglas. Os transdutores intracavitários operam com frequência habitual de 6,5 MHz e alcance de imagem aproximada de 8 cm. Se com essa técnica não forem visíveis, é possível recorrer à via suprapúbica com prévio enchimento da bexiga.

MONITORIZAÇÃO DE OVULAÇÃO

Para melhor visualização dos ovários utilizamos a ultrassonografia pélvica transvaginal e, nas pacientes virgens, a via suprapúbica ou transretal. Encontramos 2 ou 3 pequenos folículos menores que 9 mm. Nos novos aparelhos, com maior resolução, podemos encontrar mais e menores folículos. Em alguns casos observa-se uma coroa de pequenos folículos sem aumento ovariano significativo que alguns denominam **micropolicístico**, mas, por se tratar da etapa pré-menstrual, consideramos mais apropriado denominá-lo **micropolifolicular**, quando em adolescentes, posto que não se desenvolveram os sistemas hormonais de regulação da ovulação nem o sistema de

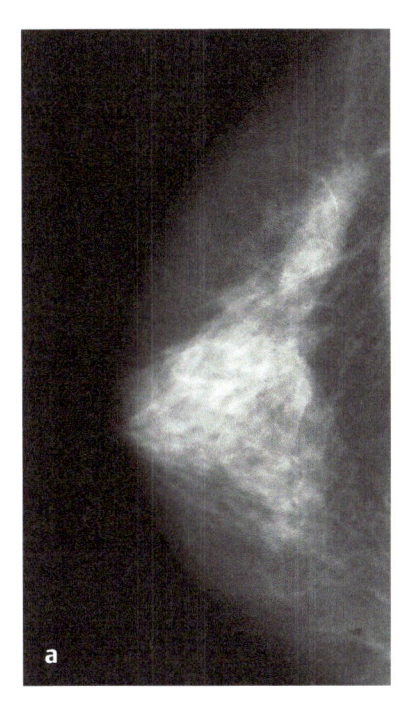

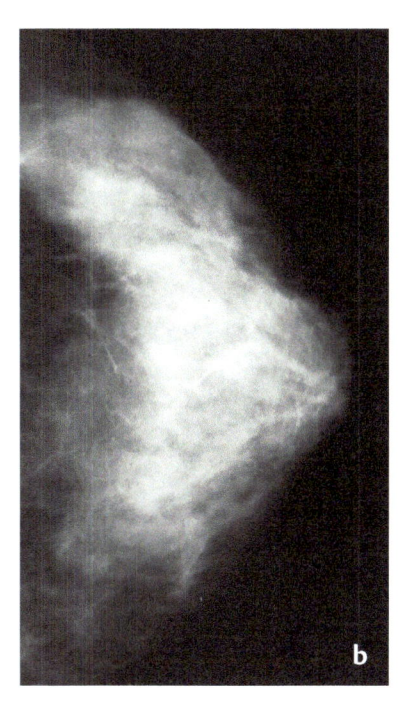

Fig. 33-7. Paciente em que houve aumento de densidade mamária após TH. (a) Mama antes da TH. (b) Dois anos depois.

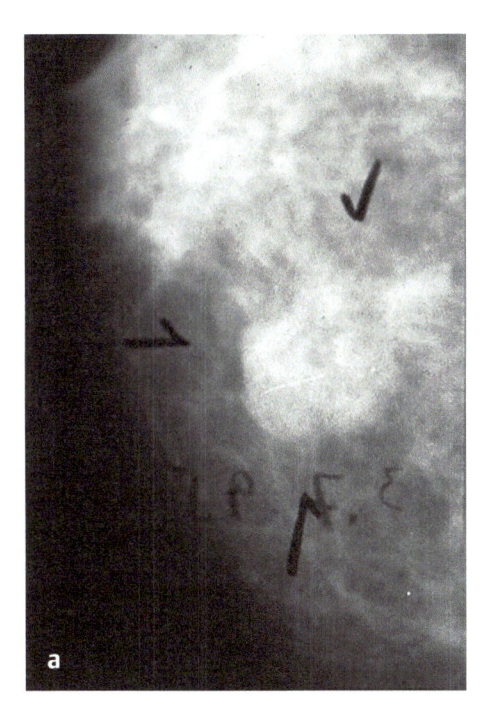

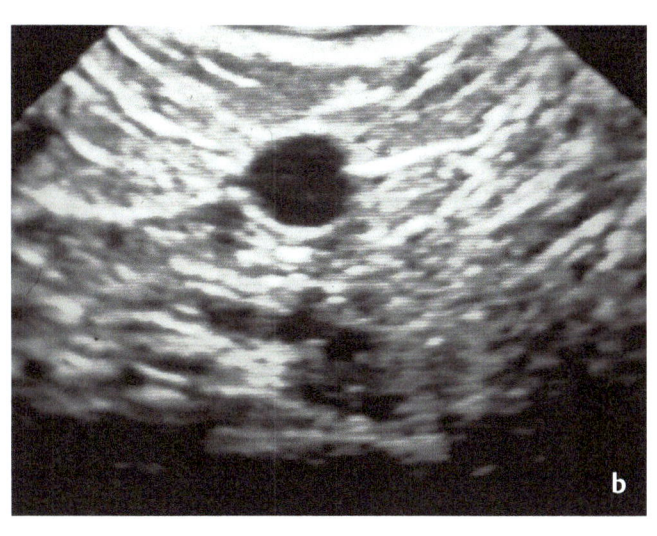

Fig. 33-8. (a) Nódulo identificado após 1 ano do início da TH. (b) O exame ultrassonográfico revela tratar-se de cisto.

alternância entre um ovário e outro. A situação é geralmente corrigida logo após alguns episódios menstruais sem tratamento.

Por via transvaginal, é frequente encontrar vários folículos no ovário normal, como imagens de aspecto cístico, esféricas, de paredes internas lisas, com conteúdo líquido anecoico de tamanhos variáveis (Fig. 33-9). É comum encontrar entre 2 e 3 folículos em cada corte. O folículo cresce progressivamente até o 14º dia, chegando a um tamanho aproximado de 20 a 24 mm, até que se rompe, reduzindo de tamanho e, às vezes, com aparição de líquido no fundo de saco de Douglas ou periuterino (Fig. 33-10).

Durante o tempo de crescimento folicular, o Doppler mostra a presença de pequenas artérias espiraladas ao redor do folículo de baixa resistência periférica (elevada diástole), enquanto o ovário contralateral apresenta um fluxo de alta resistência, já que não requer oxigênio e nutrientes na mesma magnitude que o portador de folículo em maturação.

A maioria dos autores dedicados à reprodução assistida prefere realizar a punção do folículo antes do 14º dia, pois a essa altura já podem encontrar corpos lúteos no lugar de folículos. A estimulação hormonal do ovário deve-se controlar com os três maiores folículos. Pode suceder a hiperestimulação com o desenvolvimento ex-

324 PARTE III • DIAGNÓSTICO POR IMAGEM

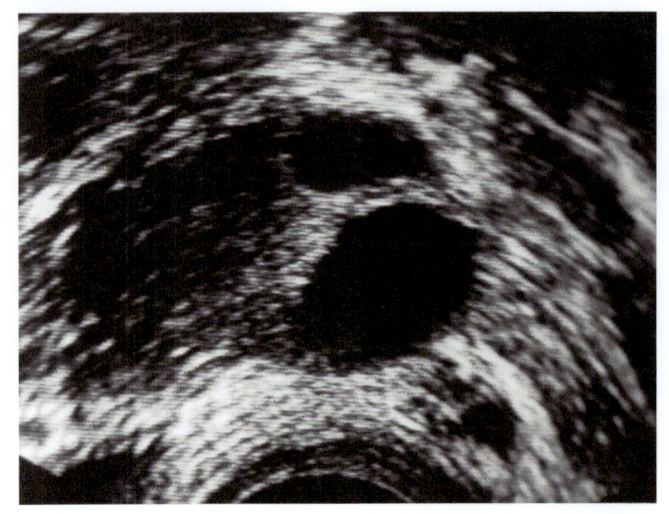

Fig. 33-9. Ovário normal com folículos em desenvolvimento visto por via transvaginal.

ção, característica do corpo lúteo. O Doppler revela que o corpo lúteo tem abundante vascularização, possivelmente em preparação para a produção de hormônios na primeira etapa da gravidez (Fig. 33-10).

Alguns folículos demoram a romper pela presença de uma enfermidade inflamatória pélvica desconhecida até este momento, ou como característica particular da paciente. A regra de que a ovulação ocorre, habitualmente, entre os dias 9º e 17º não é muito precisa. Temos visto gravidez com ovulação fora dessas datas, habitualmente em torno do 18º dia, excepcionalmente em dias próximos à menstruação. Contribui com essa questão o fato de que o óvulo pode sobreviver até 72 horas no peritônio e, os espermatozoides, até 48 horas nas mesmas condições. A ruptura folicular é habitualmente indolor, embora algumas pacientes tenham clara sensação dolorosa do lado que estão ovulando.

Não existe um limite cientificamente comprovado a despeito do tamanho máximo a que chega um folículo antes de romper. Contudo, há consenso de que a partir dos 50 mm de diâmetro se chama **cisto,** basicamente, pelo risco que implica sua ruptura, sua torção ou seu sangramento agudo. De todo modo, àquelas pacientes que vão ser submetidas à intervenção cirúrgica de um cisto com essas características, se aconselha a realização de uma ultrassonografia nos instantes antes da transferência para o centro cirúrgico (Fig. 33-11).

traordinário dos folículos e risco para a paciente, o que exige controle mais frequente. Imediatamente após a ruptura do folículo, que se evidencia pela diminuição do seu tamanho e pela alteração da forma, aparecem alguns finos ecos em seu interior resultantes de pequeno sangramento e observa-se espessamento das paredes, além de retra-

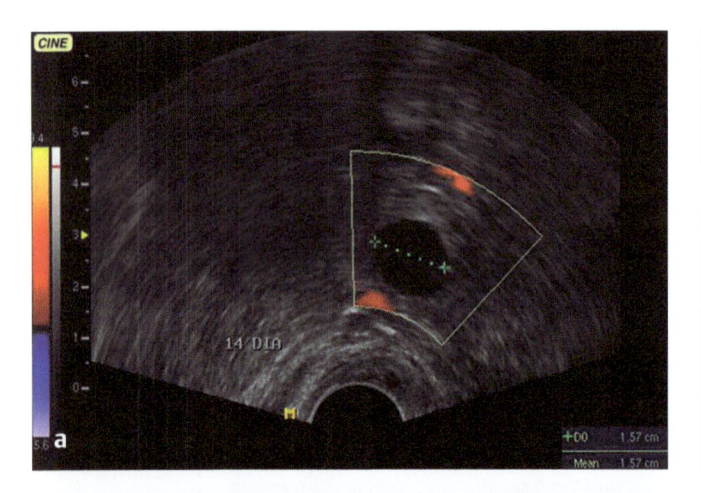

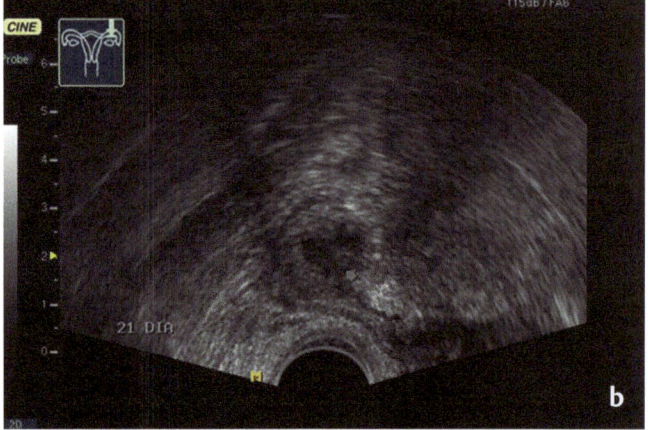

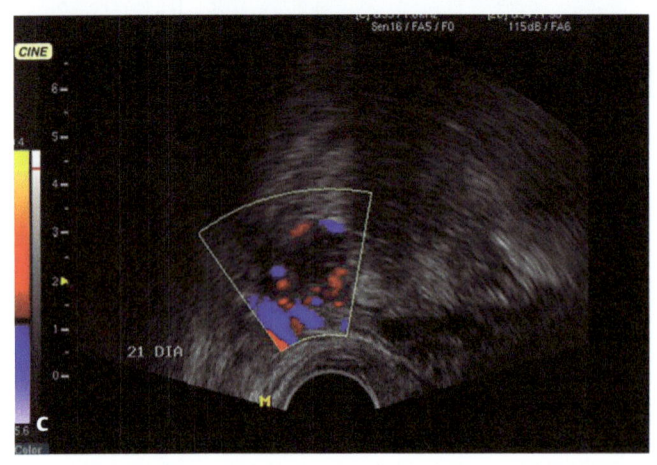

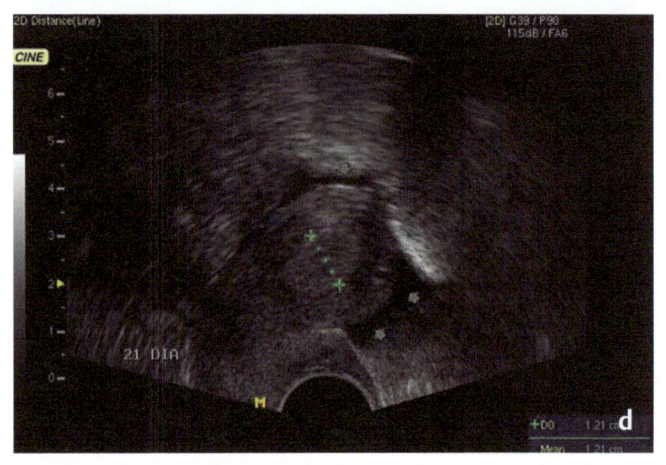

Fig. 33-10. (**a**) Folículo maduro com 20 mm de diâmetro. (**b**) Aspecto após ocorrida a ovulação. (**c**) Fluxo vascular do corpo lúteo ao Doppler colorido. (**d**) Líquido em torno do útero após ruptura folicular.

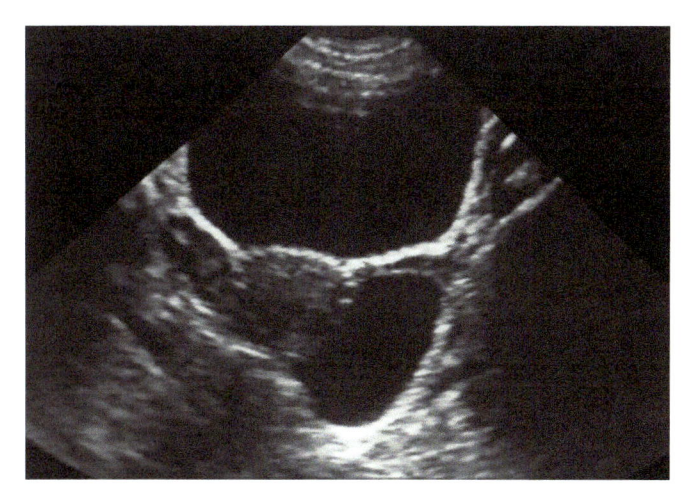

Fig. 33-11. Formação cística de 50 mm de diâmetro no ovário esquerdo, visto na ultrassonografia pélvica.

Existem múltiplos protocolos para o controle preciso da ovulação. A via utilizada é, uniformemente, a transvaginal. Começa-se, habitualmente, com um exame no 9º dia do ciclo, seguido de outro no 12º dia. Daí em diante recomenda-se fazer outro no 14º dia e, se o folículo persistir, seguir fazendo a cada 48 horas, até sua ruptura. Geralmente esse protocolo se estabelece em um comitê com os componentes da equipe de reprodução assistida, modificadas pelas condições particulares de cada paciente e seu histórico de outros controles ou estimulações anteriores.

Durante o ciclo menstrual ocorrem modificações no endométrio visíveis ao ultrassom. A camada basal não se altera durante o ciclo e dela se origina a camada funcional e emergem os vasos que vão nutri-la. A espessura endometrial é avaliada tomando-se como ponto de reparo a interface do miométrio/endométrio. A camada funcional sofre mudanças de espessura e ecogenicidade ao longo do ciclo, tendo cerca de 2 a 3 mm após a menstruação, cerca de 4 a 5 mm, em torno do 8º dia, e em fase folicular tardia, entre 8 a 12 mm. Alterações da ecogenicidade são visíveis e decorrem da proliferação e do arranjo glandular, do depósito de mucina e glicogênio na camada funcional e de alterações vasculares. Na fase periovulatória, é hipoecoico e com aspecto trilaminar e, na fase pré-menstrual, é ecogênico e homogêneo (Fig. 33-12).

MONITORIZAÇÃO DE ÚTERO E OVÁRIOS NA MENOPAUSA

Na menopausa ocorre a involução do tecido ovariano que se manifesta, ultrassonograficamente, por uma diminuição de seu volume e de sua ecogenicidade.

O volume do ovário na mulher adulta normal na menacme oscila entre 5 e 6 cm^3, calculado pela equação que consiste em multiplicar os três diâmetros e o produto final por 0,52. A maioria dos equipamentos proporciona diretamente o volume a partir das medidas dos três diâmetros. O aspecto ultrassonográfico se modifica substancialmente na menopausa. O ovário passa a ser um tecido homogeneamente ecogênico alterado só pela ausência de folículos, tendo centro ecogênico e periferia hipoecoica. Essa condição provoca, às vezes, dificuldade por ser similar ao aspecto do intestino, que tem um centro hiperecogênico correspondente à mucosa e uma periferia hipoecoica similar à parede muscular.

O método convencional de explorar a pelve feminina por meio da bexiga cheia perde valor na menopausa, sendo frequente a não visualização dos ovários por seu tamanho pequeno, motivo pelo qual alguns especialistas finalizam o laudo com o seguinte texto: "não se visualizam os ovários nem massas anexiais".

O método ultrassonográfico adequado é por via transvaginal, realizado com a bexiga vazia e cística com abundante lubrificação do preservativo, já que, com a menopausa, há perda da elasticidade e lubrificação na parede vaginal, o que pode resultar na introdução dolorosa do transdutor. Após colocar o transdutor e identificar o útero e o endométrio, o examinador se dirige aos anexos, buscando os reparos anatômicos habituais para o ovário, que são os grandes vasos pélvicos.

A presença de cirurgia vulvar, infecção ou virgindade é um impedimento para a via transvaginal. Nesses casos pode-se optar pela via transretal, que tem a mesma precisão que a via transvaginal.

O exame dos ovários na pós-menopausa com *color* Doppler e espectral é uma ferramenta de grande valor, já que, em condições normais, encontramos um perfil de velocidades

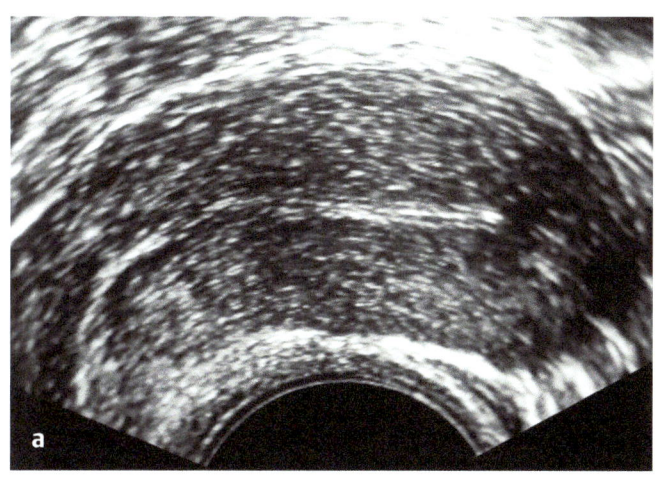

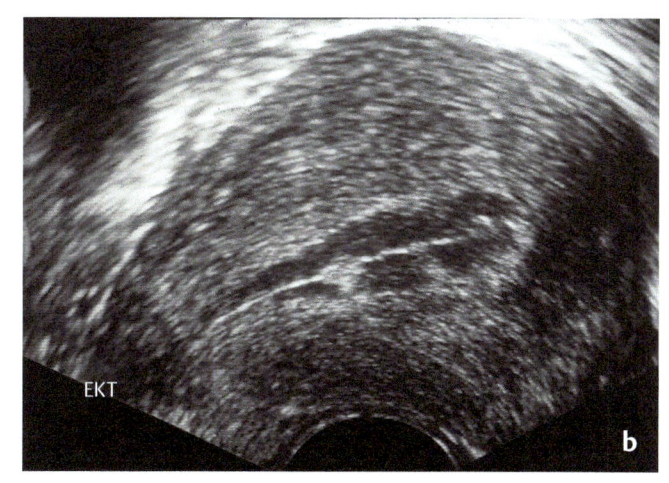

Fig. 33-12. (a) Imagem longitudinal do útero obtida por via transvaginal na fase pós-menstrual. Note que o endométrio é fino. (b) Imagem uterina obtida no mesmo plano por via transvaginal no período periovulatório. Observe que o endométrio tem maior espessura e é hipoecoico, com aparência trilaminar. Três pequenas imagens ecogênicas foram identificadas sugerindo pólipos. O estudo histeroscópico confirmou os achados do exame ultrassonográfico.

com alta resistência periférica e diástole escassa ou reversa, representando que o órgão está consumindo pouco oxigênio e nutrientes justamente por seu estado involutivo.

A aparição de um fluxo diastólico elevado em um ovário menopáusico está ligada à presença de tumores malignos que requerem oxigênio e nutrientes para seu crescimento. É frequente a visualização de pequenos cistos simples na pós-menopausa que devem cumprir certos requisitos para serem considerados como tal (Fig. 33-11):

- Cistos com menos de 50 mm;
- Paredes internas lisas;
- Conteúdo líquido anecoico;
- Ausência de septos ou de proliferação intracística;
- Doppler negativo (o Doppler deve mostrar alta resistência).

Cumprindo esses requisitos, a possibilidade de que se trate de um cisto maligno é muito baixa.

Na pós-menopausa, o endométrio atrofia, tornando-se fino e não ultrapassando 5 mm de espessura. O sangramento que acontece na pós-menopausa deve ser bem avaliado, sobretudo no sentido de afastar a possibilidade de câncer, em face de sua letalidade. Em cerca de 10% dos casos, o sangramento vaginal, nessa fase da mulher, deve-se ao câncer de endométrio cuja prevalência é baixa. Na vigência de sangramento genital com endométrio fino ao exame ultrassonográfico transvaginal, outra causa deverá ser considerada. Adenocarcinoma de endométrio é o mais comum nessa fase e tende a aumentar com a idade. Há sugestão no sentido de usar 4 mm como medida de espessura endometrial máxima, porquanto tornaria mais alta a sensibilidade no sentido de excluir câncer. Nas pacientes submetidas à terapia hormonal cíclica se aceita espessura máxima até 8 mm.

Endométrio atrófico, no entanto, representa a causa mais comum de sangramento. Pólipos, hiperplasia endometrial e mioma submucoso representam outras causas (Fig. 33-13).

Endométrio atrófico tem como causa o hipoestrogenismo. Alterações clínicas similares são observadas na vagina. Não raramente observa-se pequena quantidade de líquido na cavidade endometrial.

Pólipos são formações benignas que se desenvolvem no endométrio, de origem pouco conhecida, constituindo causa de sangramento, sobretudo na perimenopausa e pós-menopausa, e seu

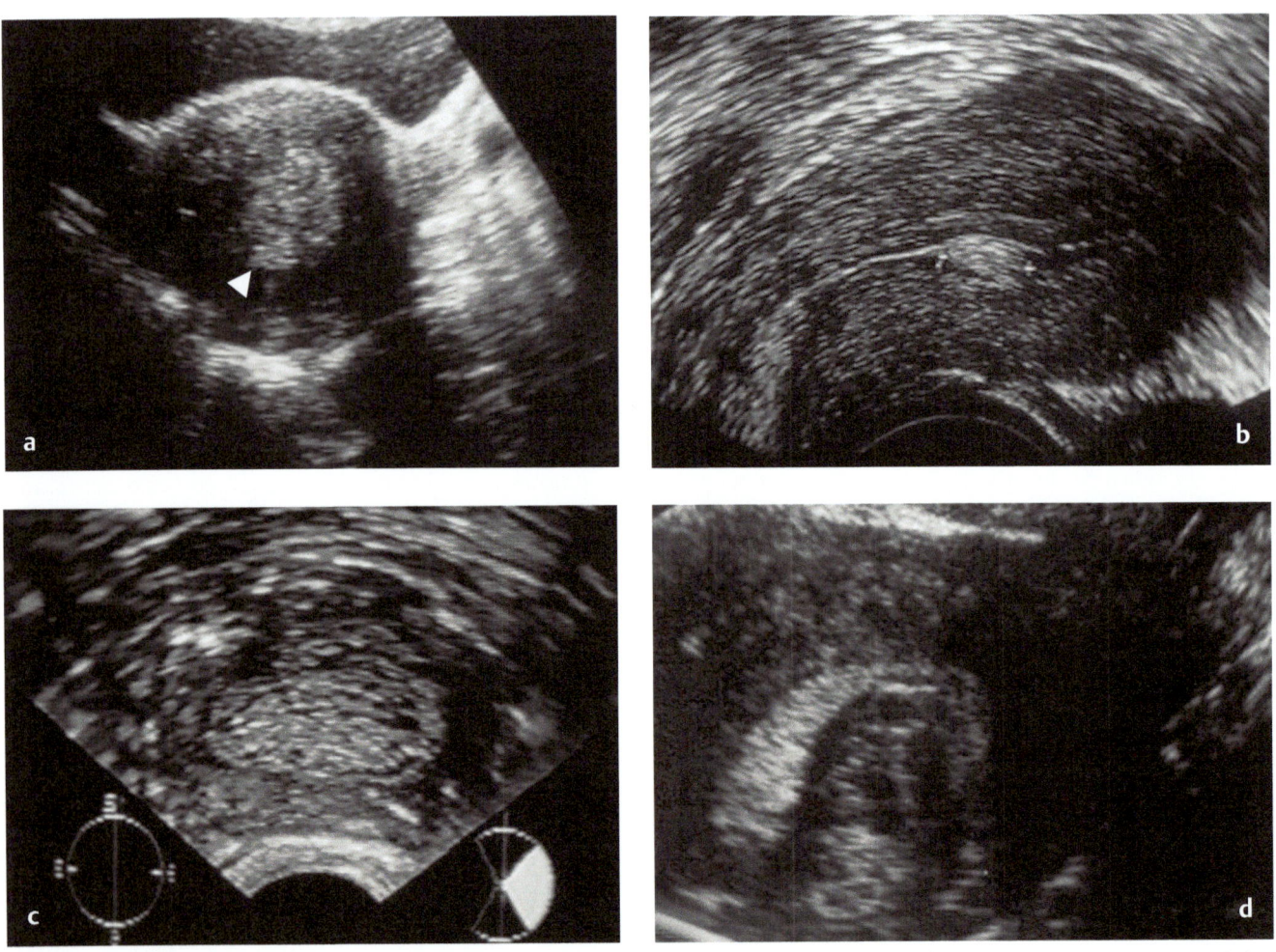

Fig. 33-13. (**a**) Endométrio espessado, irregular e heterogêneo supeito de câncer em paciente com 10 anos de menopausa e sangramento genital. Exame histeroscópico com biópsia e estudo histopatológico confirmou a impressão inicial. (**b**) Útero visto no plano mediano sagital evidenciando imagem nodular hiperecoica, circunscrita, na cavidade endometrial, forma usual de apresentação do pólipo. (**c**) Endométrio espessado. Observe microformações císticas representativas de glândulas endometriais dilatadas. (**d**) Mioma submucoso determinando compressão e desvio do endométrio. Todas as imagens foram obtidas por via transvaginal.

crescimento é estimulado pelo estrógeno e tamoxifen. Representam aglomerado de glândulas endometriais hiperplásicas mescladas com estroma, originando-se a partir da basal, podendo ser sésseis ou pediculados, únicos ou múltiplos, originando-se em qualquer sítio da cavidade endometrial. Pólipo maligno é raro. Usualmente o exame histeroscópio contemplará aprofundamento do estudo, momento em que a biópsia será realizada, ou mesmo sua completa remoção, seguido de estudo histopatológico.

A hiperplasia do endométrio resulta da proliferação glandular anormal. É causa comum de sangramento e se desenvolve a partir da estimulação estrogênica sem aposição. Ao ultrassom vê-se endométrio difusamente espessado, algumas vezes o espessamento é focal. Pequenas formações císticas podem ser observadas em muitos casos e representam glândulas dilatadas.

O mioma uterino é o tumor mais comum na pelve feminina, sua prevalência é maior na fase reprodutiva. É causa pouco comum de sangramento na pós-menopausa, tendo importância na gênese do sangramento os miomas submucosos pelo contato que apresentam com o endométrio comprimindo-o e deslocando-o.

OVÁRIOS POLICÍSTICOS

A síndrome dos ovários policísticos (SOP) inclui alterações da função ovariana, conjugada a hiperandrogenismo e mudanças morfológicas que sinalizam ovários policísticos. Por constituir uma síndrome, nenhum dado isolado deve ser considerado critério para estabelecer o diagnóstico. Tem outros envolvimentos, porquanto aumenta o risco de síndrome metabólica, diabetes tipo 2, provável doença cardiovascular e câncer do endométrio. A SOP deve ser considerada em qualquer mulher adolescente com hirsutismo, acne persistente, irregularidade menstrual ou obesidade.[8]

O consenso de Rotterdam (2003) estabelece como critérios para o diagnóstico da SOP:[9]

- Oligomenorreia e/ou anovulação;
- Sinais de hiperandrogenismo clínico e/ou bioquímico;
- Ovário policístico ao ultrassom.

Embora haja variedade na caracterização do ovário policístico, o consenso estabelece critérios mais rigorosos, porquanto inclui valores relativos à sensibilidade e especificidade para defini-los. A técnica do exame ultrassonográfico preferencial é por via transvaginal, especialmente em obesas, e estabelece:

- Volume > 10 mL;
- 12 ou mais folículos com 2 a 9 mm de diâmetro.

> **IMPORTANTE**
>
> Em função da crescente melhor resolução dos aparelhos de ultrassonografia, um número maior de folículos < 9 mm atualmente está sendo cogitado como ponto de corte para o diagnóstico.

Para cálculo do volume ovariano, é utilizada a fórmula (A × B × C) × 0,52 (A = comprimento; B = largura; C = espessura). Os folículos tendem a ocupar a periferia dos ovários e, no centro, destaca-se estroma amplo e de maior ecogenicidade (Fig. 33-14).

Na ausência de oligomenorreia e/ou amenorreia ou hiperandrogenismo, uma mulher que apresenta, ao exame ultrassonográfico, ovário com aparência policística, não deve ser considerada portadora de SOP. Se houver folículo dominante com diâmetro superior a 10 mm, ou corpo lúteo, deve-se repetir a avaliação no ciclo seguinte.

Informações com mais detalhes implicam utilização de equipamento de ultrassom de boa qualidade, por via transvaginal, nas mãos de um experiente e paciente ultrassonografista.

PRÓSTATA

Embora a ultrassonografia possa ser utilizada em diversas condições relacionadas com doença prostática, na rotina clínica suas indicações são mais limitadas. A ultrassonografia transretal, tida no passado como a modalidade técnica ideal para o rastreio do câncer prostático, foi substituída pela pesquisa do antígeno prostático específico (PSA) associada ao toque retal.

Profundamente situada na pelve, a próstata é acessível ao ultrassom por via transabdominal e transretal. A maioria dos trabalhos é elaborada com base na técnica transretal. Antes de iniciar o exame, deve-se ter em mãos resultado do toque retal, PSA e história clínica.

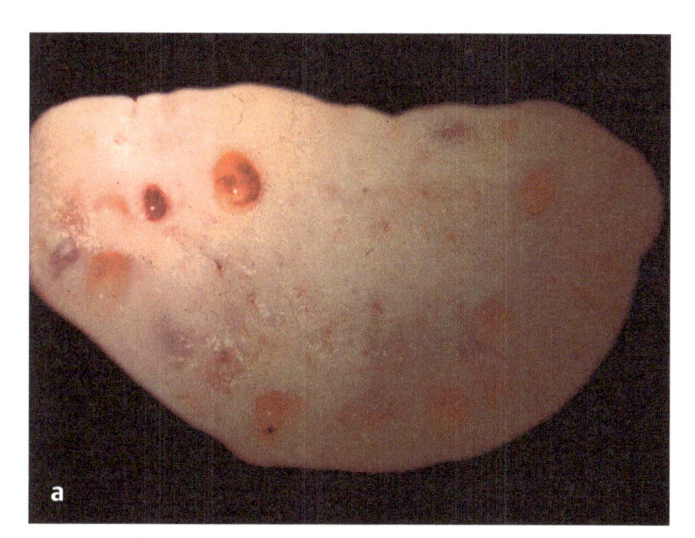

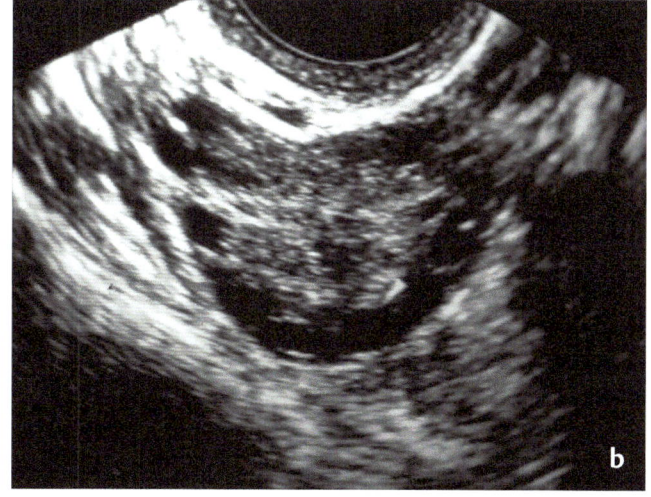

Fig. 33-14. (**a**) Espécime anatomopatológico do ovário policístico exibindo pequenos folículos periféricos e estroma amplo. (Imagem cedida pelo Prof. José Maria Barcelos). (**b**) Imagem ultrassonográfica obtida por via transvaginal. Pequenos folículos na periferia ovariana observando-se, ao centro, estroma amplo e ecogênico.

A próstata é dividida em quatro zonas: a periférica, a de transição, a central e a glandular periuretral. A periférica representa a zona maior, com cerca de 70% do tecido prostático no paciente jovem, antes que se desenvolva a hiperplasia benigna, e constitui sede da maioria dos cânceres. A zona de transição é a menor, representa cerca de 5% do tecido glandular, porém, tem importância, posto que nela se origina a hiperplasia prostática benigna.[10]

O estudo por via abdominal utiliza transdutor com frequência de 3,5 a 5 MHz e, por via transretal, de 5 a 7,5 Mhz. O volume prostático é calculado tendo como ponto de reparo os três maiores diâmetros: o longitudinal, o transverso e o anteroposterior, aplicando-se a fórmula (L × T × AP) × 1,57. Considerando que há similaridade entre volume e peso, uma vez que 1 mL de tecido prostático equivale a 1 g, a medida de volume pode ser convertida com peso.[11] O peso da próstata no jovem é em torno de 20 g. O tempo necessário para duplicação do peso prostático a partir dos 50 anos é de 10 anos.

O aumento da porção interna da glândula é a manifestação mais comum na hiperplasia prostática benigna, tendo ecogenicidade mais baixa em relação à zona periférica. Em face da combinação estroma/glândula, o padrão ecogênico se apresenta variado.12 Nódulos de diferentes ecogenicidades, calcificações e cistos de retenção podem estar presentes na zona de transição. Distúrbios urinários podem ocorrer em pacientes com hiperplasia prostática. Todavia, nem sempre o tamanho da próstata é proporcional às manifestações clínicas. Algumas vezes glândulas muito aumentadas coexistem com pacientes assintomáticos ou oligossintomáticos, e pacientes com glândulas relativamente pequenas apresentam distúrbios importantes da micção.

Diante da manifestação de prostatismo, o exame realizado por via abdominal permite avaliar, de modo satisfatório, o tamanho da próstata, demonstrando o aumento do lobo médio. No mesmo ato, é possível realizar o exame da bexiga com observação de espessamento parietal, divertículos e eventuais tumores (Fig. 33-15). Se necessário, o exame pode ser estendido aos ureteres, sistemas pielocaliciais e rins, obtendo-se, dessa maneira, visão panorâmica do aparelho urinário. A avaliação do resíduo pós-miccional pode ser feita ao solicitar que o paciente esvazie a bexiga, ocasião em que se determina o volume vesical remanescente. O valor normal é 30 mL.[13]

Se não houver suspeita de câncer, a ultrassonografia transretal será desnecessária, uma vez que a técnica por via abdominal contempla com informações o que o médico precisa para orientar a conduta. Caso sejam necessárias medidas prostáticas mais precisas, como para monitorizar o tamanho da glândula no curso do tratamento, deve-se usar a via transretal. Há outras causas de distúrbios urinários que não estão relacionadas com a próstata.

> **IMPORTANTE**
>
> Nos casos de infertilidade, pode ser utilizada a ultrassonografia transretal com vista à detecção de causa obstrutiva envolvendo as vesículas seminais, dilatação dos dutos ejaculatórios e detecção de cistos da linha média que podem constituir barreira à progressão dos espermatozoides.

CÂNCER DE PRÓSTATA

Excluindo o câncer de pele não melanoma, o câncer de próstata é o que mais incide no homem. O rastreamento do câncer prostático é recomendado a partir dos 50 anos, ou dos 40 quando há história familiar. Visa à detecção precoce, em pacientes sem sintomas, oportunidade em que se pode aplicar, com sucesso, os recursos terapêuticos. Inicia-se com o toque retal e a dosagem do PSA. Este, por permitir identificar o câncer em fase inicial, trouxe como consequência redução significativa da doença metastásica.[14]

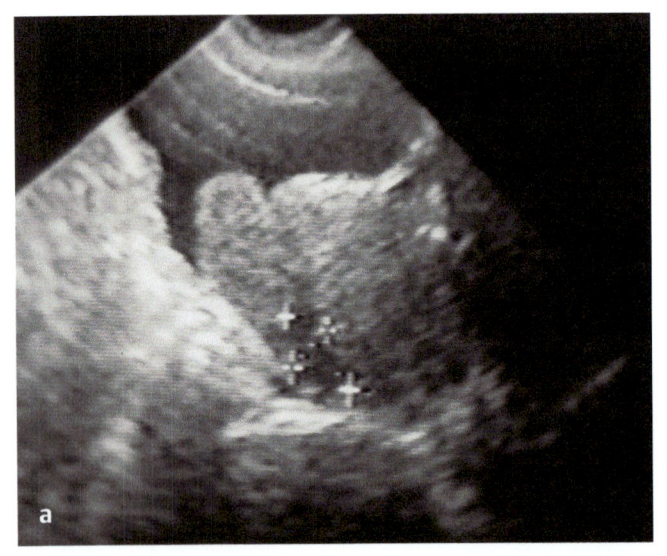

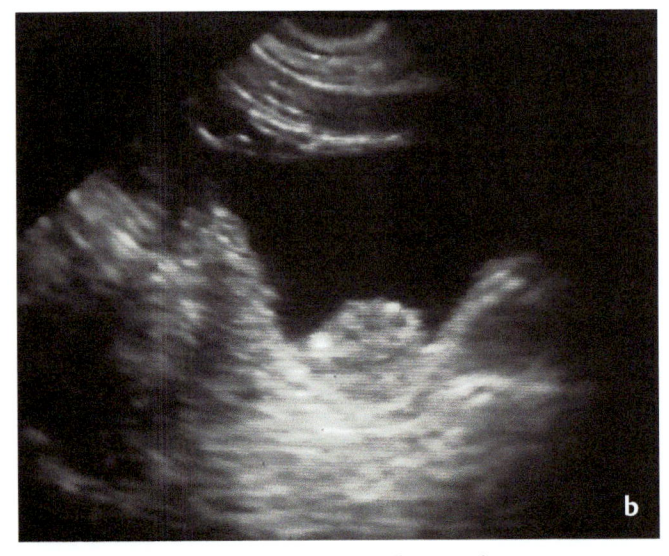

Fig. 33-15. Exame realizado por via transabdominal. (a) Observe a próstata aumentada comprimindo o colo e o assoalho vesical em paciente com hiperplasia. Pequena área hipoecoica (+) é vista na região periférica. (b) Identificação de tumor de bexiga, assintomático, por ocasião do estudo da próstata em paciente com distúrbio urinário.

São necessários cerca de 10 anos para o câncer causar morte. Por isso aplicam-se formas mais amenas de controle da doença após 75 anos de idade, uma vez que não haveria mudanças apreciáveis quanto à longevidade.[10] O tratamento varia do uso de hormônios com finalidade paliativa à prostatectomia radical.

O rastreio do câncer é realizado, rotineiramente, por meio da dosagem do PSA e do toque prostático. Aquele normalmente é secretado por células epiteliais dos dutos, ajudando a fluidificar o produto da ejaculação. Níveis elevados podem ser encontrados no câncer, no entanto, outras condições benignas podem elevá-lo, como prostatite, biopsia, hiperplasia benigna, cistoscopia. A coleta de sangue para a dosagem de PSA deve ser feita antes de qualquer manipulação da glândula.[15]

Níveis séricos normais de PSA, inferiores a 4 μg/mL, podem ser observados em pacientes com câncer de próstata. Caso o toque retal ou o exame ultrassonográfico se revele suspeito, a investigação deve prosseguir. A velocidade de aumento do PSA, no curso de 2 anos, contribui para a distinção entre hiperplasia benigna e câncer de próstata, uma vez que é mais rápido neste.[16]

A ultrassonografia prostática transretal, embora no passado tenham sido superestimadas suas indicações, tem, atualmente, duas aplicações fundamentais: monitorizar a biopsia e orientar o tratamento.

A maioria dos cânceres ocorre na zona periférica da próstata (70%) e apresenta baixa ecogenicidade ao exame ultrassonográfico, sendo hipoecoico. A taxa de detecção do câncer pelo ultrassom transretal é similar à do toque retal, do PSA e da ressonância magnética. Considerando que 60 a 70% dos casos de câncer de próstata são demonstrados pela ultrassonografia transretal, achados suspeitos ao toque e ao PSA e negativos ao ultrassom devem encorajar a realização da biopsia.[16]

Cerca de 30% dos casos de câncer de próstata são isoecoicos e difíceis de demonstração ao ultrassom em face de semelhança com ecogenicidade do tecido normal. Nesses casos o emprego do *Power* Doppler permite estabelecer melhor a dimensão da lesão. O câncer que se manifesta ao exame ultrassonográfico como hiperecoico é infrequente. As características relacionadas com a ecogenicidade de um nódulo devem-se aos componentes histopatológicos presentes.[17]

Quando se programa biopsia prostática, deve-se ter em mente que o procedimento, em face de suspeita clínica, deve contribuir para mudança na orientação do tratamento. A seguir estão descritas as indicações para biopsia:

- Toque retal suspeito;
- PSA > 10 μg/mL. Há sugestões para redução do valor;
- Nódulo visível ao ultrassom transretal;
- Velocidade excessiva de aumento do PSA;
- Fragmentos positivos na prostatectomia transretal;
- Pacientes com adenocarcinoma metastático com câncer primário não evidente.

Antes da realização da biopsia, alguns cuidados devem ser observados, como a interrupção de drogas anticoagulantes ou antiplaquetárias, anti-inflamatórios não esteroides e outras drogas que possam interferir na coagulação.

REFERÊNCIAS BIBLIOGRÁFICAS

1. Estimativa. Incidência de Câncer no Brasil [Internete]. 2016.
2. Kopans DB. Breast Imaging – JB. Philadelphia: Lipincott Company, 1989. p. 33.
3. Kopans DB. Breast Imaging – JB, 3rd ed. Philadelphia: Linpincott Willians & Wilkins, 2007. p. 999-1003.
4. Rabban J. A pathologist's overview of the pathology of breast disease in breast imaging, 3rd ed. Philadelphia: JB Linpincott Williams & Wilkins, 2007. p. 55-6.
5. Junior JLC, Vianna LL, Silva HMS. Imagens da mama. Rio de Janeiro: Revinter, 1999. p. 17.
6. Dupont WD, Page DI. Risk factors for breast cancer in women with proliferative breast disease. N Engl J Med. 1985;312:146-51.
7. Writing Group for the Women's Health Iniciative Investigators. Risk and benefits of estrogen plus progestin in healthy postmenopausal women: principal results from the Women's Health Iniciative randomized controlled trial. JAMA. 2002;288:321-33.
8. Rosenfield RL, Ghai K, Ehrmann DA, Barnes RB. Diagnosis of the polycystic ovary syndrome in adolescence: comparison of adolescent and adult hyperandrogenism. J Pediatr Endocrinol Metab. 2000;13(5):1285-9.
9. Rotterdam ESHRE/ASRM. Sponsered PCOS consensus workshop group. Revised 2003 consensus on diagnostic criteria and long-term health risks related to polycystic ovary syndrome (PCOS). Hum Reprod. 2004;19:41.
10. Toi A, Bree RL. A próstata. In: Charboneau JW, Rumack CM. Tratado de ultrassonografia diagnóstica. Rio de Janeiro: Elsevier. 2006:395-424.
11. Hendrix AJ, Helvoort-van Dommelen CA, van Dijk MA, Reintjes AG, Debruyne FM. Ultrasonic determination of prostatic volume. A cadaver study. Urology. 1989;34(3):123-5.
12. Scherr DS, Eastham J, Ohori M, et al. Prostate biopsy thechniques and indications: when, where and how? Semin Urol Oncol. 2002;20(1):18-31.
13. Shinoara K, Scardino PT, Carters SS, et al. Patologic basis of the sonografic appearance of the normal an malignant prostate. Urol Clin North Am. 1989;16:675-91.
14. Neal DE, Leung HY, Powell PH, et al. Unanswered questions in screening to prostate cancer. Euro J Cancer. 2000;36:1316-21.
15. Thompson I, Carroll P, Coley C, et al. Prostate-especific antigen (PSA) best practice policy vol. 14, n° 2, from American Urological Associoation. Oncology. 2000;14(2):267-86.
16. Shinohara K, Wheleler TM, Scardino PT. The appearence of prostate cancer on transrectal ultrassonography: correlation of imaging and pathological examinations. J Urol. 1989;142:76-82.
17. Hamper UM, Dahnert WF, Eggleston JC, et al. Ultrasonography of prostatic carcinoma employing amplitude-enveloped (AM) and frequency-demodulated (FM) imaging: in vivo, in vitro, and pathologic correlation. J Ultrasound Med. 1986;5(10):557-62.

Parte IV

Sexualidade

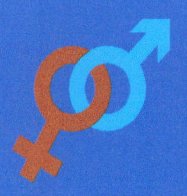

DISFUNÇÕES SEXUAIS FEMININAS

Carmita H. N. Abdo

INTRODUÇÃO

O Manual Diagnóstico e Estatístico de Transtornos Mentais (DSM-5) define disfunção sexual como a incapacidade do indivíduo em participar do ato sexual com satisfação, dificuldade essa persistente ou recorrente, além de vivenciada como algo indesejável, desconfortável e incontrolável, levando a sofrimento significativo.[1] O prejuízo, quanto mais precoce (na vida e no estágio do ciclo de resposta sexual), mais complexos serão o quadro clínico, o tratamento e o prognóstico.[2]

Por sua vez, na Classificação Internacional de Doenças (CID-11), as disfunções sexuais compreendem as diversas formas pelas quais adultos podem ter dificuldade em experimentar atividade sexual satisfatória e não coercitiva.[3]

Estímulos provenientes dos órgãos dos sentidos (visuais, olfativos, táteis, auditivos e gustativos) e/ou do cérebro (fantasias e emoções) desencadeiam a resposta sexual, alcançando o córtex frontal e, através do sistema límbico e do tronco cerebral, condicionam a excitação sexual.[4] Esse mecanismo envolve os influxos eferentes resultantes da estimulação das zonas erógenas (pelas carícias), que sensibilizam os receptores somestésicos. Esses, por sua vez, alcançam o centro reflexo espinal e, por meio dos tratos ascendentes e descendentes da medula, deflagram reações facilitadoras ou inibidoras da excitação sexual. Essa estimulação gera um efeito, mediado pelo córtex motor voluntário, que acionará a musculatura, via sistema piramidal.[5,6]

Reações físicas (além das emocionais) preparam os órgãos genitais da mulher para o intercurso: vagina/útero, anexos e musculatura do assoalho pélvico respondem aos estímulos simpáticos e parassimpáticos, resultando na resposta sexual (vasocongestão local, seguida de miotonia com tumescência e lubrificação vaginal, aumento e elevação do útero, expansão da porção posterior da vagina e aumento do clitóris).[7]

O impulso sexual feminino é regulado por neurotransmissores e hormônios. A liberação de neurotransmissores (dopamina, serotonina e noradrenalina) determina a ereção e a turgidez dos mamilos e o aumento das aréolas mamárias, o enrubescimento facial, a aceleração das frequências cardíaca e respiratória, o aumento da pressão arterial e da temperatura, a piloereção, a miotonia generalizada, a sudorese e a dilatação das pupilas. Essas mudanças físicas têm a função de expressão sexual e de recepção/condução do sêmen pelo canal vaginal. Quanto aos hormônios, a testosterona, produzida pelos ovários e pelas adrenais, motiva para a atividade sexual, enquanto o estrógeno responde pela lubrificação vaginal e pela sensibilidade da pele.[7]

Os músculos da vagina, do períneo e o útero sofrem contrações clônicas reflexas durante a fase orgásmica. Ocorrem expansão máxima do canal vaginal posterior e contração do terço anterior da vagina e do esfíncter anal externo. Segue-se ao orgasmo a fase de resolução, cujo mecanismo é, predominantemente, neuroquímico, acompanhado da liberação de endorfinas que respondem por sensação de bem-estar e relaxamento. O organismo retorna às condições de repouso, pela desaceleração da frequência cardíaca e respiratória e pela normalização da pressão arterial e da temperatura.[7]

> **IMPORTANTE**
>
> A resposta sexual feminina pode ser inibida por diversos fatores, ocasionando as disfunções sexuais. Entre eles citam-se: educação rígida ou história de trauma (abuso sexual na infância/adolescência), conflitos conjugais, ansiedade, depressão, fadiga, falta de atração pela parceria, estimulação inadequada das zonas erógenas, doenças físicas e medicamentos.[8]

Aspectos peculiares da resposta sexual feminina ganharam destaque a partir dos anos 2000. São eles:[9-11]

- Excitação e desejo femininos se integram, fortalecendo-se mutuamente, de modo que muitas mulheres não conseguem delimitar essas duas experiências, que são vivenciadas conjuntamente;
- O modelo feminino é circular: cada fase estimula a próxima e é estimulada pela anterior. Assim, em vez da sequência linear e progressiva (desejo, excitação e orgasmo), o ciclo da mulher compõe-se de elementos sexuais e não sexuais, influenciando cada uma das fases;
- Fatores relacionais (não sexuais) são preditores da motivação sexual feminina. Mágoa e raiva do(a) parceiro(a), além do receio decorrente de experiências prévias desfavoráveis podem prejudicar o estímulo sexual;
- O desejo sexual **espontâneo** (como **gatilho** para o ciclo de resposta sexual) é característico de mulheres em relacionamentos recentes ou em circunstâncias específicas;
- O desejo sexual **responsivo** (por estímulo externo) compõe (mais frequentemente do que o **espontâneo**) o ciclo sexual feminino em relacionamentos mais longos;
- A neutralidade pode ocorrer durante o ato sexual, sendo superada quando o estímulo for efetivo, o que garante o retorno da excitação;
- Finalizado o ciclo de resposta sexual, surgem sentimentos de satisfação ou frustração, independentemente de ter havido ou não orgasmo.

As taxas de disfunção sexual feminina são significativas em qualquer população. Desejo sexual hipoativo e dificuldade para o orgasmo são as queixas mais comuns.[12] No Brasil, a anorgasmia atinge 26,2% das mulheres e a dispareunia, 17,8%.[13] Queixam-se de dificuldade de excitação 26,6% delas,[13] enquanto 9,5% têm desejo sexual hipoativo.[14] Essas médias variam conforme a faixa etária estudada.[13]

CLASSIFICAÇÃO E DIAGNÓSTICO DAS DISFUNÇÕES SEXUAIS FEMININAS

Breve descrição das disfunções sexuais femininas classificadas no DSM-5 e na CID-11 é apresentada no Quadro 34-1.

Em qualquer etapa da vida da mulher podem ocorrer disfunções sexuais, sendo mais comuns acima dos 45 anos de idade as falhas do desejo e da excitação, pela proximidade com climatério e menopausa. As mais jovens apresentam, especialmente, anorgasmia, por falta de experiência e/ou intimidade com o(a) parceiro(a). Dificuldades sexuais masculinas (inexperiência ou inabilidade, desejo excessivo ou diminuído, disfunção erétil ou ejaculação precoce) podem gerar disfunção sexual na mulher ou conduzirem a erros de avaliação.[13]

O diagnóstico baseia-se na sintomatologia e, especialmente, na queixa associada a outros elementos da anamnese. Exames subsidiários auxiliam na identificação da etiologia (alterações hormonais, diabetes, tireoideopatias, dislipidemias, por exemplo).[15]

Deve-se caracterizar a disfunção sexual, conforme os subtipos:[1]

- *Quanto ao início:* ao longo da vida (quando presente desde a iniciação sexual) ou *adquirida* (surge após período de funcionamento adequado);
- *Quanto à ocorrência:* generalizada (caso se manifeste em qualquer situação) ou situacional (quando ocorre somente em determinadas circunstâncias e/ou parcerias);
- *Quanto à intensidade do sofrimento*: mínima, moderada, grave.

Recomenda-se, ainda, investigar se há condições médicas e não médicas associadas à disfunção sexual.[15]

Auxilia o diagnóstico a avaliação de: estado emocional, estado mental, relevância de aspectos culturais e religiosos na vida sexual da mulher, além de saúde geral e sexual do(a) parceiro(a) e estado do relacionamento.[1]

Sofrimento pessoal da mulher clinicamente significativo e mínimo de 6 meses de sintomatologia são critérios indispensáveis para o diagnóstico.[1] O Quadro 34-2 resume os critérios diagnósticos das disfunções sexuais femininas, segundo o DSM-5.

Falhas eventuais ou isoladas não caracterizam quadro sexual disfuncional, pois resultam de condições cotidianas negativas, como preocupação ou cansaço. Também devem ser consideradas a idade e a experiência sexual da mulher: jovens e/ou inexperientes costumam ter mais dificuldade para relaxar/lubrificar durante o ato sexual.

Quadro 34-1. Descrição das disfunções sexuais femininas (adaptado de DSM-5[1] e CID-11[3])

DSM-5	CID-11	Descrição
	HA00 Transtorno do desejo sexual hipoativo	Em homens e mulheres. Ausência ou redução acentuada de desejo ou de motivação para participar em atividade sexual
302.72 Transtorno do interesse/excitação sexual feminino		Falta ou redução de interesse significativo por atividade sexual; redução de pensamentos ou fantasias sexuais; redução da excitação aos estímulos sexuais e durante a atividade sexual
	HA01.0 Transtorno da excitação sexual feminina	Ausência ou redução acentuada de resposta à estimulação sexual, que ocorre apesar do desejo por atividade sexual e estimulação sexual adequada
302.73 Transtorno do orgasmo feminino	HA02 Transtornos do orgasmo	Atraso, ausência ou redução acentuada da intensidade do orgasmo, em mais de 75% das atividades sexuais
302.76 Transtorno de dor genitopélvica/penetração	HA20 Transtorno da dor sexual à penetração	Anteriormente chamado de dispareunia e vaginismo. Dificuldade ou dor durante a penetração vaginal. Pode incluir medo ou ansiedade em relação à penetração ou tensionamento e contração dos músculos do assoalho pélvico durante a relação sexual
Disfunção sexual induzida por substância/medicamento	HA40.2 Disfunção sexual associada ao uso de substâncias psicoativas ou medicamentos	Algum transtorno na função sexual causado pelo início do uso de alguma substância/medicamento, aumento de dose ou descontinuação de alguma substância/medicamento
302.70 Disfunção sexual não especificada	Outra disfunção sexual não especificada	Quando há sintomas característicos e predominantes de disfunção sexual que causam sofrimento clinicamente significativo, mas não satisfazem os critérios diagnósticos para outras disfunções sexuais
302.79 Outra disfunção sexual especificada	Outra disfunção sexual especificada	Os critérios para uma disfunção sexual específica não são satisfeitos e não há informações suficientes para que seja feito um diagnóstico mais específico

Quadro 34-2. Critérios diagnósticos para disfunções sexuais femininas (adaptado de DSM-5)[1]

A) Definição da natureza do transtorno sexual, cuja ocorrência é persistente ou recorrente (incluídos descritores específicos dos sintomas)
B) Duração mínima de 6 meses dos sintomas do critério A
C) Causa sofrimento pessoal clinicamente significativo
D) Não é mais bem explicado por outro transtorno mental não sexual, não está relacionado com grave conflito no relacionamento ou com outros estressores, nem é atribuído a efeitos de substância/medicação ou a condição médica geral

Características associadas que apoiam o diagnóstico:
- Parceria (disfunção sexual do(a) parceiro(a), condição de saúde do(a) parceiro(a), por exemplo)
- Relacionamento (comunicação precária, divergência quanto ao desejo por atividade sexual)
- Vulnerabilidade individual (história de abuso sexual ou emocional, autoimagem corporal insatisfatória), comorbidades psiquiátricas (ansiedade, depressão) ou fatores estressores (desemprego, privações, por exemplo)
- Cultura/religião (proibições/inibições quanto à atividade sexual, atitudes a respeito da sexualidade)
- Fatores médicos (relevantes para prognóstico, curso e tratamento da disfunção sexual)

Consequentemente, essas manifestações não são consideradas disfuncionais em mulheres nessas condições.[1,15]

O diagnóstico de disfunção da excitação e/ou do orgasmo feminino não se observa se essas dificuldades decorrerem de estimulação inadequada pelo(a) parceiro(a).[1] Também não se faz diagnóstico de disfunção sexual caso a dificuldade seja explicada por outra razão, como perda de desejo sexual devida à depressão. Entretanto, se o problema sexual for anterior ao quadro depressivo ou for foco especial de atenção, caracteriza-se a disfunção do desejo sexual, além do quadro depressivo.[16] Assim, a comorbidade de disfunção sexual com alguma condição médica geral pode resultar em dois diagnósticos distintos.[1]

Se determinada disfunção sexual (p. ex., dispareunia) gerar outra (desejo sexual hipoativo), ambas as disfunções devem ser diagnosticadas.[1]

A caracterização diagnóstica acima descrita é útil para o estabelecimento da proposta terapêutica.

Doenças, medicamentos e outras substâncias podem provocar mudanças na resposta sexual feminina, desencadeando ou amenizando o quadro disfuncional (Quadro 34-3).[17]

Entre as doenças que podem prejudicar a função sexual feminina estão: deficiências androgênicas e estrogênicas, diabetes melito, dislipidemia, hipo/hipertireoidismo, hipopituitarismo, disfunção do hormônio do crescimento, hipo/hiperprolactinemia, hiperplasia adrenal congênita (HAC), hipercortisolismo, síndrome dos ovários policísticos (SOP), gota, doença de Addison, doenças cardiovasculares, insuficiência hepática, insuficiência renal, esclerose múltipla, doenças degenerativas, dor pélvica crônica e câncer.[8,18-23]

Merecem destaque como potencialmente capazes de produzir disfunções sexuais: estresse, ansiedade, depressão, transtorno disfórico pré-menstrual, esterilidade, ciclo gravídico-puerperal, ciclo de vida, cirurgias, traumas raquimedulares, patologias pélvicas (inflamações, endometriose, tumores, cistos, gravidez ectópica, algias) e desordens genitais (aderências clitoridianas, fibroses, vaginite atrófica, vulvodinia, age-

Quadro 34-3. Efeitos de substâncias, doenças e drogas sobre as fases do ciclo de resposta sexual (adaptado)[17]

Neurotransmissores e hormônios	Fase 1 Desejo	Fase 2 Excitação	Fase 3 Orgasmo
Incremento	Dopamina Testosterona Estrógeno	Óxido nítrico Acetilcolina	Norepinefrina
Diminuição	Prolactina	—	Serotonina
Doenças/Hábitos	**Mulher > Homem**	**Mulher > Homem**	**Mulher ~ Homem**
	Depressão Doenças médicas Disfunções hormonais Menopausa	Diabetes Hipertensão Depressão Abuso de drogas Alcoolismo Tabagismo Obesidade (Envelhecimento)	Diabetes Depressão Neuropatias
Drogas			
Incremento	Bupropiona Anfetamina Cocaína	Inibidores da fosfodiesterase tipo 5 Bupropiona Prostaglandina	Inibidores da fosfodiesterase tipo 5
Diminuição	Inibidores seletivos da recaptação da serotonina Antipsicóticos	Inibidores seletivos da recaptação da serotonina Anticolinérgicos Álcool	Inibidores seletivos da recaptação da serotonina Betabloqueadores

nesia vaginal, vaginismo, infecções geniturinárias, debilidade muscular, leucorreia, hímen imperfurado e dismenorreia).[17,24]

Medicamentos e substâncias também podem ser prejudiciais à função sexual, como: antidepressivos tricíclicos, inibidores da monoaminoxidase, inibidores seletivos da recaptação da serotonina (ISRS), estabilizadores de humor, anticonvulsivantes, ansiolíticos (benzodiazepínicos), neurolépticos, diuréticos, anti-hipertensivos, hormônios (progesterona, corticoides), antialérgicos, antiulcerosos (cimetidina, ranitidina), anorexígenos, anticancerígenos e drogas de adição (inclusive nicotina).[8,25-28]

ENDOCRINOLOGIA E DISFUNÇÃO SEXUAL FEMININA

A presença de transtornos endócrinos nas disfunções sexuais raramente é pesquisada, assim como a presença de disfunção sexual nas doenças endócrinas e metabólicas[29] raramente é investigada. Isso é particularmente evidente nas mulheres,[30] cuja atividade sexual é essencialmente dependente de hormônios em todas as fases da vida.

Na sequência, apresentaremos aspectos relacionados com a função sexual de mulheres acometidas por distúrbios hipofisários, tireoidianos, adrenais e gonadais, além de doenças metabólicas.

Hipo e Hiperprolactinemia

Aumento transitório da prolactina (PRL) sérica é observado tanto em homens quanto em mulheres em atividades estressantes e, especificamente, após o orgasmo,[31] explicando parcialmente o período refratário (entre um ato sexual e o próximo).[32]

A correlação entre baixos níveis de PRL e disfunção sexual masculina foi bem investigada, como na ejaculação precoce.[33] Entretanto, não existem estudos semelhantes com mulheres.

Níveis cronicamente elevados de PRL estão associados ao transtorno do desejo sexual hipoativo em homens e mulheres.[34] Evidências sólidas confirmam o efeito inibitório da prolactina na secreção de gonadotrofinas e na via dopaminérgica, principal regulador central do desejo e da excitação, reduzindo assim esses parâmetros comportamentais.[35] Nos homens, os efeitos da hiperprolactinemia são parcialmente mediados pela inibição do eixo hipotálamo-hipófise-gonadal, mas algumas evidências também sugerem que um efeito direto é encontrado no desejo sexual.[36] Apesar da falta de evidências a esse respeito, os mesmos mecanismos poderiam, teoricamente, fornecer explicações adicionais para a saúde sexual prejudicada em mulheres afetadas. Mulheres com hiperprolactinemia apresentam menor interesse sexual do que controles[37-39] e o tratamento com drogas dopaminérgicas comumente usadas em diferentes apresentações de hiperprolactinemia melhora significativamente todos os domínios da função sexual.[39,40]

Hormônio do Crescimento

Supõe-se que o hormônio do crescimento (GH) também esteja envolvido na regulação da função sexual: receptores de GH estão localizados nas gônadas e na genitália masculina e feminina, incluindo o oócito, a granulosa e as células testiculares.[41,42]

O nanismo, mesmo em suas formas menos graves, pode-se tornar uma dificuldade psicológica para os indivíduos afetados. Além disso, a deficiência de GH em adultos também está associada à redução da força, ao humor deprimido e à fadiga,[43] sintomas que podem prejudicar a função sexual.

A acromegalia está associada a grave comprometimento da qualidade de vida, insatisfação com a imagem corporal e tendência ao isolamento social, que podem ser causas de disfunções sexuais.[34] Apenas um estudo investigou a função sexual feminina em pacientes com acromegalia. Disfunções sexuais estavam presentes em 68% das pacientes com acromegalia em comparação com 28% das mulheres saudáveis.[44]

Os sintomas da acromegalia tendem a se desenvolver lentamente e, portanto, não surpreende que muitas pacientes possam atribuir a disfunção sexual a qualquer outra causa diferente, como rotina sexual e idade avançada.[18]

Tireoide

As disfunções da tireoide afetam a saúde geral, bem como a saúde sexual e a qualidade de vida. A prevalência de disfunção sexual em mulheres com hipotireoidismo é de 22-46%,[45-47] e de 44-60%, com hipertireoidismo.[48-50]

Nos últimos anos, vários estudos de casos-controle mostraram uma correlação entre hipertireoidismo e disfunção sexual feminina.[48-51] O mecanismo de ação pelo qual as doenças da tireoide induzem disfunções sexuais não é conhecido. As hipóteses mais confiáveis estão relacionadas tanto com a disfunção do eixo hipotalâmico-hipofisário-tireoidiano que altera os níveis de prolactina,[45] quanto com um efeito direto relacionado com os níveis de hormônios tireoidianos circulantes.[49] Esta segunda hipótese pode ser apoiada com base na presença de receptores de hormônios tireoidianos nos genitais.[52]

Mulheres jovens com doença autoimune da tireoide referem, mais frequentemente, problemas com a saúde sexual.[53]

Glândula Adrenal

A glândula adrenal é a principal fonte de andrógenos nas mulheres[54] e, portanto, condições que resultem em liberação prejudicada ou exagerada de hormônios, podem afetar a saúde sexual feminina. Também, condições que não impactam diretamente a secreção de andrógenos pela adrenal (pois os glicocorticoides podem interagir com o receptor de andrógenos) podem induzir uma resposta anômala de sinalização.[18]

A perda de libido é referida por mulheres com insuficiência adrenal, uma vez que quase 50% da produção de andrógenos no organismo feminino provém da adrenal.[54] No entanto, os relatos a esse respeito são inconsistentes: um estudo avaliou a função sexual em uma coorte de mulheres com doença de Addison e concluiu que as pacientes eram tão sexualmente ativas quanto aos controles saudáveis.[55]

A redução de de-hidroepiandrosterona (DHEA) e seu sulfato (DHEAS) na insuficiência adrenal podem estar associados à presença de disfunção sexual, uma vez que ambos contribuem, substancialmente, para a quantidade total de hormônio sexual e para a atividade biológica em mulheres, pela conversão em testosterona e estrógeno nos tecidos periféricos.[56] A insuficiência adrenal está associada à disfunção sexual em mulheres sexualmente ativas e a terapia de reposição com DHEA reduz significativamente a comorbidade com disfunção sexual em relação ao placebo.[57] No entanto, estudos com mulheres mais velhas não confirmam esses resultados, sugerindo que a suplementação de hormônios adrenais deve ser iniciada o mais precocemente possível.[58,59]

As hiperplasias ou tumores adrenais congênitos e adquiridos têm grande efeito sobre a atividade sexual feminina, principalmente pelo consequente hiperandrogenismo. A hiperplasia adrenal congênita (HAC) é uma síndrome clínica que inclui hiperandrogenismo, hipocortisolismo e hipoaldosteronismo, resultantes geralmente da deficiência de 21-hidroxilase. Duas formas de HAC são comumente relatadas: a forma clássica é mais grave e se manifesta com crises de perda de sal e, nas mulheres, virilização pré-natal da genitália externa. Por outro lado, a forma não clássica e de início tardio é clinicamente mais leve, frequentemente descoberta a partir da infância/adolescência.[60] Em ambas as formas, tanto a androgenização pré-natal quanto a masculinização do comportamento infantil foram associadas, embora em menor grau, à orientação bissexual/homossexual.[61] A HAC clássica também se relaciona com transtornos de diferenciação sexual, resultando em genitália ambígua e dificuldades psicossociais ao longo da vida.[62] A função sexual na HAC clássica está severamente prejudicada nessas pacientes.[63] Por sua vez, mulheres com HAC não clássica também apresentam maior prevalência de disfunção sexual e sintomas de depressão.[64]

Hipercortisolismo

A produção exagerada de hormônios esteroides pela glândula adrenal resulta em diferentes fenótipos clínicos, com base no tipo de hormônio produzido. Níveis circulantes excessivos de glicocorticoides originam a síndrome de Cushing. Excitação, lubrificação, orgasmo e satisfação são significativamente menores em mulheres com essa síndrome.[65] A disfunção sexual pode estar correlacionada com o efeito inibitório do cortisol sobre os hormônios sexuais. Suspeita-se de um efeito direto do excesso de cortisol em outros eixos hormonais, no metabolismo da glicose ou em outros sistemas. Além disso, a possibilidade de que mulheres com síndrome de Cushing possam ter redução do desejo sexual (apesar de um relativo hiperandrogenismo) e da qualidade de vida, devido à alteração específica na imagem corporal induzida pela síndrome,[66] deve ser considerada.

Estrógeno

A deficiência de estrógeno pode ter várias causas: menopausa, insuficiência ovariana prematura, síndrome de Turner e doença hipotalâmica hipofisária. O efeito dos baixos níveis de estradiol resulta em secura vaginal e dispareunia, muitas vezes acompanhadas de sintomas de atrofia vulvovaginal.[62] O estradiol também é um modulador da função serotoninérgica, afetando regiões do cérebro que regulam o humor e o desejo, o que também pode ter efeito sobre a função sexual.[18]

Embora a administração sistêmica (ou pelo menos local) de estrógeno continue sendo o melhor tratamento para disfunções sexuais femininas decorrentes de falhas ovarianas congênitas, adquiridas ou dependentes da idade (como a síndrome geniturinária da menopausa [SGM]), muitas mulheres, principalmente neste último grupo, não aceitam a terapia de reposição hormonal (TRH) por medo de consequências neoplásicas.[67] A SGM está associada à diminuição do estrógeno e inclui, mas não se limita a sintomas genitais de secura, queimação, irritação, falta de lubrificação, desconforto ou dor, bem como sintomas de urgência urinária, disúria e infecções do trato urinário.[68]

O ospemifeno é um modulador seletivo do receptor de estrógeno (SERM) que se liga aos receptores de estrógeno e resulta na ativação das vias estrogênicas em alguns tecidos (agonismo, como na vagina) e bloqueio das mesmas vias em outros (antagonismo, como nas mamas). Assim, o ospemifeno tem atividade agonista/antagonista de estrógeno que seletivamente torna o tecido vaginal mais espesso e menos frágil, resultando em redução da dor dependente da SGM que as mulheres experimentam durante a relação sexual.[69] A incidência de sangramento vaginal, sensibilidade mamária, câncer de endométrio e câncer de mama não é significativamente diferente em pacientes tratadas com ospemifeno e a população geral.[70] O ospemifeno é uma nova ferramenta para o tratamento da SGM sintomática moderada a grave em mulheres na pós-menopausa que não são candidatas a terapias estrogênicas vaginais sistêmicas nem tópicas.

Portanto, os estrógenos melhoram a função sexual em mulheres jovens e idosas. Por outro lado, enquanto há recomendações para uso de estrógeno ou ospemifeno na SGM durante a menopausa,[71] poucos dados estão disponíveis para mulheres jovens com déficit de estrógeno.

Deficiência de Testosterona

Nas mulheres, a deficiência de testosterona é difícil de definir, pois os radioimunoensaios comerciais desse hormônio têm baixa precisão.

> **IMPORTANTE**
>
> Nenhum nível único de andrógeno é preditivo de disfunção sexual feminina.[72] Aquelas que recebem suplementação de testosterona devem ser informadas de que um déficit androgênico absoluto ainda não foi demonstrado em mulheres sexualmente disfuncionais.[73]

A testosterona foi positivamente associada à frequência de masturbação e ao desejo. O quartil inferior da testosterona foi negativamente associado à frequência de masturbação, de desejo e de excitação. DHEAS foi positivamente associado à frequência de masturbação e desejo.[74]

Em conjunto, os estudos demonstram relações entre níveis de andrógenos e interesse/excitação sexual em mulheres, mas são necessárias mais pesquisas para estabelecer um nível de corte para andrógenos que distinguirá mulheres com baixo desejo daquelas com função sexual normal.[72]

Uma nova linha de pesquisa, que pode fornecer dados interessantes para as disfunções sexuais femininas, é o uso transdérmico e tópico de testosterona. Um posicionamento conjunto da International Menopause Society, Endocrine Society, International Society for Sexual Medicine e International Society of Endocrinology afirma que o tratamento do desejo sexual hipoativo é a única evidência para terapia com testosterona em mulheres pós-menopausadas.[75] Essa terapia foi aprovada na Europa como adesivos de 300 µg para desejo sexual hipoativo, mas foi descontinuada pelo fabricante.[76]

O DHEA vaginal tópico pode melhorar a disfunção sexual na pós-menopausa, como a dispareunia moderada a grave.[77]

O próprio clitóris, diferentemente do pênis, mantém sua plena responsividade à testosterona em todas as idades da mulher,[78] o que ensejou estudos de baixas doses de gel de testosterona no clitóris de mulheres na pós-menopausa, com resultados preliminares promissores.[18]

Síndrome dos Ovários Policísticos

A maioria das pacientes afetadas desenvolve irregularidades menstruais, como oligomenorreia e hiperandrogenismo. Ambas as condições podem ter carga psicológica e, possivelmente, prejudicar a saúde e a função sexual.[79] A síndrome dos ovários policísticos (SOP) é uma entidade clínica variável, com sintomas leves a severos, que também pode afetar o desenvolvimento sexual, quando ocorre na adolescência, influenciando negativamente a autoestima. Na idade adulta, a SOP pode levar à obesidade, à depressão e à infertilidade, que podem afetar negativamente a saúde sexual.[80]

Diabetes

A função sexual de homens e mulheres está amplamente comprometida no diabetes,[81] como os estudos pioneiros demonstraram.[82] A disfunção sexual feminina tem alta prevalência,[83] estando presente em todos os tipos de diabetes e significativamente associada à depressão.[84] A disfunção endotelial nos tecidos genitais femininos poderia fornecer uma explicação fisiopatológica para tal associação, embora uma relação direta de causa e efeito não possa ser dada como certa.[85]

Um estudo demonstrou que todos os domínios da resposta sexual feminina estão significativamente prejudicados no diabetes tipo 2: idade avançada, maior duração do diabetes, hipertensão e terapia com insulina e antidepressivos estão associadas a pior funcionamento sexual.[86] As consequências psicológicas do diabetes não devem ser subestimadas: a qualidade de vida é severamente afetada pela doença e suas complicações,[87] e entre os pacientes diabéticos, a depressão parece ser mais prevalente no sexo feminino.[88-90]

O tratamento, visando a melhorar o controle glicêmico, demonstrou efeitos positivos, principalmente no desejo e na satisfação sexual.[91]

Gota

Está associada a prejuízo significativo na qualidade de vida, em função da dor e da incapacidade.[92,93] Tanto o componente físico quanto o emocional (da intimidade) estão comprometidos pela gota, com uma carga significativa sobre o relacionamento em homens e mulheres.[94]

O Quadro 34-4 ilustra a correlação de patologias endócrinas e o prejuízo em domínios da função sexual feminina, encontrada em estudos que utilizaram o *Female Sexual Function Index* (FSFI) como medida de disfunção sexual.

TRATAMENTO DAS DISFUNÇÕES SEXUAIS

Dirimir mitos, tabus e preconceitos pode abrandar os problemas sexuais femininos, especialmente daquelas mais jovens e que ainda não têm repercussão desses problemas sobre outros aspectos do relacionamento ou sobre o desempenho sexual do(a) parceiro(a). Legitimar o prazer da mulher e esclarecer

Quadro 34-4. Domínios da função sexual, segundo o *Female Sexual Function Index* (FSFI), e patologias endócrinas associadas às disfunções sexuais femininas (adaptado)[18]

Domínios	Patologias endócrinas
Desejo sexual	Hiperprolactinemia, hipoandrogenismo, diabetes e déficit de estrógeno
Excitação sexual	Hiperprolactinemia, diabetes e hipercortisolismo
Lubrificação	Hipotireoidismo, diabetes e hipercortisolismo
Orgasmo	Diabetes e hipercortisolismo
Satisfação	Diabetes e hipercortisolismo
Dor	Diabetes e deficiência de estrógeno

é, portanto, papel do médico, o que evita a cronificação disfuncional.[16]

Quando não tratadas, as disfunções sexuais tendem a evoluir com agravamento e cronificação, prejudicando outros aspectos da vida, como relacionamento familiar e social, trabalho, autoimagem, autoestima e falta de confiança. Podem originar quadros depressivos e/ou ansiosos, conduzindo a um ciclo vicioso que retroalimenta a disfunção sexual.[16]

Depressão e tratamento antidepressivo com ISRS podem induzir e/ou agravar a disfunção sexual, exigindo, assim, que o perfil da paciente seja avaliado, caso a caso, para prescrição do medicamento mais adequado e que ofereça maior adesão.[27,95] Para os efeitos adversos de antidepressivos sobre a função sexual (especialmente diminuição da libido) são sugeridos **antídotos**, como complementares ao tratamento da depressão. Drogas utilizadas como **antídotos** são administradas com o antidepressivo que está induzindo a disfunção sexual.[27,96,97] A dose desse antidepressivo deve, nesse caso, ser reduzida à metade. Por exemplo: fluoxetina (10 mg/dia) mais bupropiona (150 mg/dia).

Vários tipos de **antídotos** contra disfunção sexual secundária ao uso de ISRS e respectivos mecanismos de ação, doses adequadas e domínios da função sexual atingidos, são apresentados no Quadro 34-5.

Estrógenos são úteis contra os sintomas da menopausa, pois têm efeito sobre o trofismo vaginal, atenuam a dispareunia secundária à atrofia do epitélio da vagina, além de restaurarem o pH e o fluxo sanguíneo vaginais. No entanto, se o desejo hipoativo não for consequente à dor ou ao desconforto durante o ato, ele persistirá, apesar da terapêutica estrogênica. Desta feita, dispareunia cuja causa não seja atrofia da mucosa da vagina deve ser investigada (psicogênica, por infecção geniturinária, tumores, endometriose, gravidez ectópica) e tratada de modo específico.[71]

Sendo a motivação sexual dependente da testosterona, a administração desse hormônio pode restabelecer o interesse sexual e a excitação, favorecendo as fantasias sexuais de mulheres que não respondem ao estrógeno. Esse recurso pode ser utilizado por mulheres pós-menopausadas, pós-ooforectomia, quimio e radioterapia nos ovários. Essas mulheres devem estar sob terapêutica estrogênica.[75,98,99] Na persistência de falta de desejo sexual, outras causas (físicas e

Quadro 34-5. Antídotos para disfunção sexual secundária aos ISRS

Droga	Dose (mg/dia)	Fase(s) do ciclo sexual atingida(s)	Mecanismo de ação
Bupropiona	150-300	Desejo, excitação e orgasmo	Aumento de dopamina
Buspirona	30-60	Desejo, orgasmo	Redução de serotonina
Mirtazapina	15-45	Orgasmo	Antagonista α-2-adrenérgico central e antagonista 5-HT2, 5-HT2C e 5-HT3
Inibidores da fosfodiesterase tipo 5	Variável	Excitação e orgasmo	Aumento de óxido nítrico
Trazodona	200-400	Desejo	Antagonista adrenérgico periférico

Adaptado de Clayton AH, et al.; 2003.[27]

psiquiátricas), que potencialmente explicariam a sintomatologia, devem ser pesquisadas.

Anteriormente se descreveu uma síndrome de insuficiência androgênica, manifesta por desânimo, fadiga, diminuição da sensação de bem-estar, insônia, humor disfórico, diminuição da lubrificação vaginal pós-menopáusica (apesar de adequada terapêutica estrogênica), diminuição da libido, do prazer e da receptividade sexual, alterações na cognição e na memória, perda ou adelgaçamento dos pelos pubianos e perda de massa óssea e muscular.[100] Apesar de estudos bem conduzidos sugerirem que a testosterona é efetiva sobre a motivação sexual, **as evidências atuais ainda são insuficientes para a prescrição de rotina para mulheres ooforectomizadas ou com insuficiência adrenal, que sabidamente apresentam menores níveis de andrógenos.** Quando indicada (conforme descrito no Quadro 34-2), pode ser administrada por via transdérmica (adesivos) ou tópica (gel ou creme), não sendo recomendada a via oral.[75,98,99] Diferentes formulações devem ser utilizadas de acordo com o perfil de cada paciente.[98]

Os níveis androgênicos devem ser mensurados a cada 6 meses para que não haja excessos. Se não houver resposta após 3 meses, a terapia deve ser suspensa, uma vez que não há dados de segurança em longo prazo. Não devem ser prescritas as formulações específicas para homens, por resultarem em doses suprafisiológicas.[99]

São contraindicações formais à terapia androgênica: câncer de útero, câncer de mama, doenças cardiovasculares ou hepáticas. Doses fisiológicas não provocam comportamento agressivo ou voz grave, alterações de lipídeos, lipoproteínas e função hepática, o que pode, entretanto, ocorrer com doses maiores.[75,98,99] Os efeitos adversos (acne, hirsutismo facial e corporal, aumento de peso), se precocemente identificados, costumam ser reversíveis.

No tratamento do desejo sexual hipoativo e da falta de excitação, outra opção medicamentosa são os inibidores da recaptação da dopamina (bupropiona), que recuperam a função sexual de mulheres que não apresentam deficiência hormonal ou doenças sistêmicas como determinantes da disfunção sexual.[101] Bupropiona tem demonstrado eficácia na redução de sintomas da depressão, além de melhorar a qualidade de vida.[101,102] Tem sido sugerido que os agentes dopaminérgicos exercem esse efeito, melhorando o funcionamento sexual e cognitivo, promovendo a perda de peso, diminuindo a fadiga e a hipersonia, bem como melhorando o interesse, o prazer e a energia.[103]

A flibanserina é um novo fármaco não hormonal, com ação no sistema nervoso central, agonista sobre os receptores 5-HT1A e antagonista sobre os receptores 5-HT2A. Sua ligação a esses receptores, em áreas seletivas do cérebro, influencia os neurotransmissores dopamina, noradrenalina e serotonina, os quais atuam no ciclo de resposta sexual. Ao modular estes neurotransmissores, a flibanserina ajuda a restaurar o equilíbrio entre fatores inibitórios e excitatórios, favorecendo o desejo sexual. Está indicada para mulheres na pré-menopausa, com desejo sexual hipoativo não causado por: condições físicas ou psiquiátricas, uso de medicamentos que interfiram com a libido ou conflitos no relacionamento.[104] Ainda indisponível no Brasil, foi aprovada pela FDA em 2015 na dose de 100 mg/dia. Testes clínicos que compararam flibanserina ao placebo demonstraram que mulheres com média de 2 a 3 atos sexuais satisfatórios por mês (no início do estudo) passaram a ter um intercurso a mais ao iniciar o uso da droga.[105] Possíveis efeitos adversos são tontura, boca seca, hipotonia, sonolência, náusea e fadiga, que são potencializados caso haja consumo de álcool, uso de medicamentos como fluconazol (para tratar infecção vaginal) e pílula anticoncepcional.[106]

Com ação sobre o sistema nervoso central, bremelanotide é um agonista dos receptores de melanocortina tipo 4, indicado para desejo sexual hipoativo, em mulheres na pré-menopausa. O uso é injetável, 45 minutos antes do ato sexual.[107] Foi aprovado pela FDA em 2019, mas não está disponível no Brasil.

A disponibilidade de medicamentos eficazes para o tratamento das disfunções sexuais não dispensa as abordagens psicoterápicas para esse fim. Podem ser indicadas nos casos em que as pacientes apresentem disfunções sexuais com componente psicogênico (primário ou secundário à disfunção de origem orgânica), podendo ser aplicadas em combinação com a farmacoterapia, o que potencializa o resultado.[108-110] Psicoterapia individual, terapia sexual e/ou terapia de casal devem ser consideradas, conforme o caso. Disfunções sexuais de origem orgânica também se beneficiam desse expediente, quando o quadro disfuncional abala a autoestima e a autoimagem da mulher.[108]

Um resumo dos esquemas terapêuticos para as disfunções femininas são apresentados no Quadro 34-6.

Quadro 34-6. Tratamento das disfunções sexuais femininas

Desejo sexual hipoativo e inibição da excitação feminina

1. **Se devidos à depressão:**[96,97,102,109,111,112]
- Administrar, sempre que possível, antidepressivo de menor prejuízo à função sexual (p. ex.; bupropiona, mirtazapina, agomelatina, vortioxetina)
- Se necessário, acrescentar "antídotos" caso o tratamento de eleição seja com ISRS que interfira na função sexual:
  - Bupropiona (150-300 mg/dia)*
  - Buspirona (30-60 mg/dia)
  - Mirtazapina (15-45 mg/dia)
  - Trazodona (200-400 mg/dia)

* Não indicada se houver histórico de anorexia, bulimia, antecedentes de convulsão, inquietação, insônia, abuso de álcool ou uso de drogas ilícitas (baixa o limiar convulsígeno)
- Adequação da dose do antidepressivo utilizado (quando possível) ou troca por outro com menor efeito negativo sobre a libido
2. **Flibanserina:** 100 mg/dia ao deitar, via oral; para mulheres na pré-menopausa[104,105]
3. **Bremelanotide:** solução injetável para mulheres pré-menopausadas; aplicar 45 minutos antes do ato sexual[107]
4. **Psicoterapia/terapia sexual/terapia de casal:** em casos de disfunção psicogênica ou mista (orgânica com repercussão psicogênica)[108,110]

Anorgasmia feminina

1. **Antidepressivo:** bupropiona (75 mg/dia), se anorgasmia por depressão[102,109]
2. **Buspirona (15-60 mg, uso sob demanda; 5-15 mg/2 vezes ao dia):** se anorgasmia por ansiedade[113]
3. **Psicoterapia/terapia sexual/terapia de casal:** para compreensão/reestruturação da competência sexual[108,110]

Dispareunia feminina (dor genitopélvica/penetração) e dificuldade de lubrificação

1. **Antidepressivo:** em baixas doses e que não interfira negativamente na função sexual (para redução de dor neuropática)[97,109]
2. **Ansiolítico:** dose variável, conforme o caso[113]
3. **Gel hidrossolúvel:** se lubrificação diminuída[114]
4. **Cremes de estrógeno (uso tópico):** contra atrofia da mucosa e falta de lubrificação vaginal[114]
5. **Tibolona:** melhora lubrificação de mulheres na pós-menopausa[114]
6. **Fisioterapia específica para o assoalho pélvico e os genitais**[109]
7. ***Laser* CO_2 fracionado ou *laser Erbium*:** melhora dispareunia, atrofia vulvovaginal, secura vaginal e ardor, ao induzir a remodelação do colágeno da mucosa vaginal e a regeneração tópica do tecido conjuntivo[115]
8. **Psicoterapia/terapia sexual/terapia de casal:** em casos de disfunção psicogênica ou mista (orgânica com repercussão psicogênica)[108,110]

Terapia androgênica para mulheres[98,99,114]

- Pode ser indicada para o tratamento de desejo sexual hipoativo em mulheres na pós-menopausa em uso de estrógeno
- Contraindicações: câncer de mama ou de útero, síndrome do ovário policístico, níveis baixos de estrógeno, dislipidemia, insuficiência hepática, acne ou hirsutismo grave
- Gel ou adesivo é mais indicado do que por via oral, pois evita a passagem hepática
- Exemplos de prescrição:
- Dose de 300 μg/dia de testosterona em adesivo na pele do abdome ou em 1 grama de gel alcoólico ou Pentravan aplicado na pele, 2 vezes por semana
- Propionato de testosterona 10 ou 20 mg em 1 grama de gel não alcoólico ou em Pentravan por dose, para aplicar no clitóris e nos pequenos lábios em noites alternadas ou 2 vezes por semana

CONSIDERAÇÕES FINAIS

A função sexual da mulher costuma se modificar, na transição menopáusica, caracterizando-se por desejo e capacidade de excitação menos intensos. Consequentemente, as preliminares devem ser mais trabalhadas, antes da penetração peniana, evitando-se que a lubrificação e o relaxamento sejam insuficientes, o que ocasiona dor. Tal quadro resulta da não produção de estrógenos e consequente atrofia da mucosa vaginal. Também, à menor produção de testosterona pelos ovários e suprarrenais,[18,74,100] que, inclusive, é aromatizável a estrógenos.

A partir dos 50 anos, a mulher apresenta menor tensão muscular e ingurgitamento das mamas ao estímulo sexual, reação erétil clitoridiana mais lenta, menor lubrificação e expansão da vagina, além de alterações na estimulação sensorial e no fluxo sanguíneo genital. As condições fisiológicas estão mais bem preservadas em mulheres com vida sexual ativa, quando comparadas àquelas sem atividade sexual.[116,117]

Respondem pela eclosão e manutenção da disfunção sexual feminina, fatores psíquicos ou físicos de diferentes naturezas, independentemente da condição hormonal: autoimagem negativa, baixa autoestima, sentimento de rejeição ao parceiro, problemas geniturinários e saúde geral deficitária.[118] O desinteresse sexual da mulher pode se agravar, especialmente, a partir da quinta década de vida, por dor à relação, insuficiente habilidade sexual ou disfunção sexual do(a) parceiro(a) e efeitos de medicamentos que inibam o desejo sexual.[119]

As disfunções sexuais femininas relacionadas com as alterações endocrinológicas recebem consideração modesta na prática clínica, mas podem revelar doenças cardiovasculares graves, como doenças cerebrovasculares, doença arterial coronariana e doença vascular arterial periférica, com aumento da morbimortalidade, principalmente em mulheres na pós-menopausa.[120]

As disfunções sexuais femininas, ainda que prevalentes na população, podem não ser diagnosticadas, devido às dificuldades das pacientes e/ou dos profissionais da saúde para lidar com aspectos da intimidade sexual, especialmente da mulher.[15] Por outro lado, a preocupação feminina com desempenho e satisfação sexual é crescente. O profissional de saúde deve se preparar para o atendimento ou saber identificar dificuldades sexuais da paciente e encaminhar para o especialista.

Conflitos no relacionamento conjugal podem resultar das disfunções sexuais, desenvolvendo sensação de fracasso e constrangimento. Quando associadas a outros transtornos psiquiátricos (como depressão e ansiedade) ou físicos (alterações hormonais, doenças sistêmicas, por exemplo), essas disfunções exigem tratamento não só sintomatológico, mas das doenças a elas associadas.[15]

CONCLUSÃO

A atividade sexual da mulher resulta da combinação de fatores endócrinos, vasculares, neurais e psíquicos que regulam etapas importantes da resposta sexual, como aumento do fluxo sanguíneo genital, aumento do diâmetro e comprimento do clitóris, aumento do diâmetro luminal vaginal, lubrificação e ingurgitamento da parede da vagina, desejo subjetivo/responsivo, excitação e orgasmo.

Patologias endócrinas e quadros psiquiátricos (depressão, ansiedade, pânico, fobia, entre outros) devem ser investigados e tratados com precocidade, minimizando, dessa forma, repercussão sobre a função sexual feminina.

A lesão vascular pélvica e a neuropatia induzida por alguns fatores metabólicos como dislipidemia, intolerância à glicose, resistência à insulina, diabetes melito e hipertensão arterial sistêmica podem causar insuficiência clitoridiana e redução do ingurgitamento vaginal, resultando em disfunção sexual vasculogênica. Em particular, a obesidade, como resultado do acúmulo excessivo de gordura corporal, está fortemente associada à síndrome metabólica. O tecido adiposo não é um simples órgão de armazenamento de energia, mas exerce importantes funções endócrinas e imunológicas, estando associado a síndrome metabólica, inflamação, doenças cardiovasculares, doenças imunológicas e câncer.

Portanto, patologias endócrinas podem influenciar e associar-se à função sexual feminina por meio de inflamação vascular crônica, estresse oxidativo e aterosclerose, que também podem prejudicar o fluxo sanguíneo genital e o suprimento de oxigênio para a pelve feminina, prejudicando, principalmente, os domínios da função sexual.

Cuidados com a saúde geral são essenciais à prevenção das disfunções sexuais femininas. Hábitos e estilo de vida saudáveis, evitando sedentarismo, obesidade, estresse, tabagismo, consumo excessivo de bebidas alcoólicas e uso de drogas ilícitas, preservam o tecido endotelial do sistema vascular e, com isso, indiretamente, a lubrificação e o ingurgitamento/relaxamento dos genitais, o que favorecerá o intercurso sexual.

REFERÊNCIAS BIBLIOGRÁFICAS

1. Associação Psiquiátrica Americana. Manual diagnóstico e estatístico de transtornos mentais: DSM-5, 5. ed. Porto Alegre: Artmed, 2014.
2. Berman JR, Goldstein I. Female Sexual Dysfunction: Urol Clin North Am. 2001;28:405-16.
3. World Health Organization. International classification of diseases 11th revision (ICD-11); [Internet]. 2011.
4. Chedid S. Etiologia orgânica e mista dos transtornos sexuais femininos e tratamento. In: Abdo CHN. (org.) Sexualidade humana e seus transtornos, 2. ed. São Paulo: Lemos, 2000. p. 69-78.
5. Pfaus JG. Pathways of sexual desire. J Sex Med. 2009;6:1506-33.
6. Schecklmann M, Engelhardt K, Konzok J, et al. Sexual motivation is reflected by stimulus-dependent motor cortex excitability. Soc Cogn Affect Neurosci. 2015;10(8):1061-5.
7. Berman JR, Adhikari SP, Goldstein I. Anatomy and physiology of female sexual function and dysfunction: classification, evaluation and treatment options. Eur Urol. 2000;38(1):20-9.
8. McCabe MP, Sharlip ID, Lewis R, et al. Risk factors for sexual dysfunction among women and men: a consensus statement from the Fourth International Consultation on Sexual Medicine 2015. J Sex Med. 2016;13(2):153-67.
9. Leiblum SR. Redefining female sexual response. Contemporary Ob/Gyn. 2000;45:120-6.
10. Basson R. Human sex response cycles. J Sex Marital Ther. 2001;27:33-43.
11. Basson R. Using a different model for female sexual response to address women's problematic low sexual desire. J Sex Marital Ther. 2001;27(5):395-403.
12. Laumann EO, Nicolosi A, Glasser DB, et al. Sexual problems among women and men aged 40-80 years: prevalence and correlates identified in the Global Study of Sexual Attitudes and Behaviors. Int J Impot Res. 2005;17:39-57.
13. Abdo CHN. Descobrimento sexual do Brasil. Para curiosos e estudiosos. São Paulo: Summus. 2004.
14. Abdo CH, Valadares AL, Oliveira Jr WM, et al. Hypoactive sexual desire disorder in a population-based study of Brazilian women: associated factors classified according to their importance. Menopause. 2010;17(6):1114-21.
15. Hatzichristou D, Kirana PS, Banner L, et al. Diagnosing sexual dysfunction in men and women: sexual history taking and the role of symptom scales and questionnaires. J Sex Med. 2016;13(8):1166-82.
16. Abdo CHN, Fleury HJ. Aspectos diagnósticos e terapêuticos das disfunções sexuais femininas. Rev Psiq Clín. 2006;33:162-7.
17. Stahl SM. Natural estrogen as an antidepressant for women. J Clin Psychiatry. 2001;62(6):404-5.
18. Carosa E, Sansone A, Jannini EA. Female sexual dysfunction for the endocrinologist. Eur J Endocrinol. 2020;182(6):R101.
19. Manolis A, Doumas M. Sexual dysfunction: the prima ballerina of hypertension-related quality-of-life complications. J Hypertens. 2008;26(11):2074-84.
20. Krychman ML, Pereira L, Carter J, Amsterdam A. Sexual oncology: sexual health issues in women with cancer. Oncology. 2006;71(1-2):18-25.
21. Schultz WC, Van De Wiel HB. Sexuality, intimacy, and gynecological cancer. J Sex Marital Ther. 2003;29(1):121-8.
22. Verit FF, Verit A, Yeni E. The prevalence of sexual dysfunction and associated risk factors in women with chronic pelvic pain: a cross-sectional study. Arch Gynecol Obstet. 2006;274:297-302.
23. Payne KA, Binik YM, Amsel R, Khalife S. When sex hurts, anxiety and fear orient attention towards pain. Eur J Pain. 2005;9(4):427-36.
24. Netzer I, Mustafa S, Lowenstein L. Female sexual function and gynecological disorders. Minerva Ginecol. 2010;62(5):467-82.
25. Clayton AH, Balon R. The impact of mental illness and psychotropic medications on sexual functioning: the evidence and management. J Sex Med. 2009;6(5):1200-11.

26. Stadler TH, Bader M, Ückert S, et al. Adverse effects of drug therapies on male and female sexual function. World J Urol. 2006;24(6):623-9.
27. Clayton AH, West SG. The effects of antidepressants on human sexuality. Primary Psychiatry. 2003;10(2):62-70.
28. Balon R. Sexual function and dysfunction during treatment with psychotropic medications. J Clin Psychiatry. 2005;66(11):1488-9.
29. Jannini EA. SM = SM: The interface of systems medicine and sexual medicine for facing non-communicable diseases in a gender-dependent manner. Sex Med Rev. 2017;5(3):349-64.
30. Studd J, Schwenkhagen A. The historical response to female sexuality. Maturitas. 2009;63(2):107-11.
31. Krüger TH, Haake P, Hartmann U, et al. Orgasm-induced prolactin secretion: feedback control of sexual drive? Neurosci Biobehav Rev. 200;26(1):31-44.
32. Wibowo E, Wassersug RJ. Multiple Orgasms in Men-What We Know So Far. Sex Med Rev. 2016;4(2):136-48.
33. Corona G, Mannucci E, Jannini EA, et al. Hypoprolactinemia: a new clinical syndrome in patients with sexual dysfunction. J Sex Med. 2009;6(5):1457-66.
34. Balercia G, Boscaro M, Lombardo F, et al. Sexual symptoms in endocrine diseases: psychosomatic perspectives. Psychother Psychosom. 2007;76(3):134-40.
35. De Rosa M, Zarrilli S, Vitale G, et al. Six months of treatment with cabergoline restores sexual potency in hyperprolactinemic males: an open longitudinal study monitoring nocturnal penile tumescence. J Clin Endocrinol Metab. 2004;89(2):621-5.
36. Sansone A, Romanelli F, Gianfrilli D, Lenzi A. Endocrine evaluation of erectile dysfunction. Endocrine. 2014;46(3):423-30.
37. Kadioglu P, Yalin AS, Tiryakioglu O, et al. Sexual dysfunction in women with hyperprolactinemia: a pilot study report. J Urol. 2005;174(5):1921-5.
38. Krysiak R, Drosdzol-Cop A, Skrzypulec-Plinta V, Okopien B. Sexual function and depressive symptoms in young women with elevated macroprolactin content: a pilot study. Endocrine. 2016;53(1):291-8.
39. Krysiak R, Szkróbka W, Okopień B. The effect of bromocriptine treatment on sexual functioning and depressive symptoms in women with mild hyperprolactinemia. Pharmacol Rep. 2018;70(2):227-32.
40. Krysiak R, Okopień B. Sexual Functioning in Hyperprolactinemic Patients Treated With Cabergoline or Bromocriptine. Am J Ther. 2019;26(4):e433-e440.
41. Lobie PE, Breipohl W, Aragón JG, Waters MJ. Cellular localization of the growth hormone receptor/binding protein in the male and female reproductive systems. Endocrinology. 1990;126(4):2214-21.
42. Ipsa E, Cruzat VF, Kagize JN, et al. Growth hormone and insulin-like growth factor action in reproductive tissues. Front Endocrinol (Lausanne). 2019;10:777.
43. Prodam F, Caputo M, Belcastro S, et al. Quality of life, mood disturbances and psychological parameters in adult patients with GH deficiency. Panminerva Med. 2012;54(4):323-31.
44. Celik O, Hatipoglu E, Akhan SE, et al. Acromegaly is associated with higher frequency of female sexual dysfunction: experience of a single center. Endocr J. 2013;60(6):753-61.
45. Gabrielson AT, Sartor RA, Hellstrom WJG. The impact of thyroid disease on sexual dysfunction in men and women. Sex Med Rev. 2019;7(1):57-70.
46. Krysiak R, Drosdzol-Cop A, Skrzypulec-Plinta V, Okopień B. Sexual function and depressive symptoms in young women with thyroid autoimmunity and subclinical hypothyroidism. Clin Endocrinol (Oxf). 2016;84(6):925-31.
47. Atis G, Dalkilinc A, Altuntas Y, et al. Sexual dysfunction in women with clinical hypothyroidism and subclinical hypothyroidism. J Sex Med. 2010;7(7):2583-90.
48. Atis G, Dalkilinc A, Altuntas Y, et al. Hyperthyroidism: a risk factor for female sexual dysfunction. J Sex Med. 2011;8(8):2327-33.
49. Oppo A, Franceschi E, Atzeni F, et al. Effects of hyperthyroidism, hypothyroidism, and thyroid autoimmunity on female sexual function. J Endocrinol Invest. 2011;34(6):449-53.
50. Pasquali D, Maiorino MI, Renzullo A, et al. Female sexual dysfunction in women with thyroid disorders. J Endocrinol Invest. 2013;36(9):729-33.
51. Krysiak R, Kowalcze K, Okopień B. Sexual function and depressive symptoms in young women with overt hyperthyroidism. Eur J Obstet Gynecol Reprod Biol. 2019;234:43-8.
52. Carosa E, Lenzi A, Jannini EA. Thyroid hormone receptors and ligands, tissue distribution and sexual behavior. Mol Cell Endocrinol. 2018;467:49-59.
53. Sawicka-Gutaj N, Ruchala M, Feldt-Rasmussen U, et al. Patients with benign thyroid diseases experience an impaired sex life. Thyroid. 2018;28(10):1261-9.
54. Bachmann G, Oza D. Female androgen insufficiency. Obstet Gynecol Clin North Am. 2006;33(4):589-98.
55. Erichsen MM, Husebye ES, Michelsen TM, et al. Sexuality and fertility in women with Addison's disease. J Clin Endocrinol Metab. 2010;95(9):4354-60.
56. Labrie F, Bélanger A, Simard J, et al. DHEA and peripheral androgen and estrogen formation: intracinology. Ann N Y Acad Sci. 1995;774:16-28.
57. Arlt W, Callies F, van Vlijmen JC, et al. Dehydroepiandrosterone replacement in women with adrenal insufficiency. N Engl J Med. 1999;341(14):1013-20.
58. Løvås K, Gebre-Medhin G, Trovik TS, et al. Replacement of dehydroepiandrosterone in adrenal failure: no benefit for subjective health status and sexuality in a 9-month, randomized, parallel group clinical trial. J Clin Endocrinol Metab. 2003;88(3):1112-8.
59. van Thiel SW, Romijn JA, Pereira AM, et al. Effects of dehydroepiandrostenedione, superimposed on growth hormone substitution, on quality of life and insulin-like growth factor I in patients with secondary adrenal insufficiency: a randomized, placebo-controlled, cross-over trial. J Clin Endocrinol Metab. 2005;90(6):3295-303.
60. Schernthaner-Reiter MH, Baumgartner-Parzer S, Egarter HC, et al. Influence of Genotype and Hyperandrogenism on Sexual Function in Women With Congenital Adrenal Hyperplasia. J Sex Med. 2019;16(10):1529-40.
61. Meyer-Bahlburg HF, Dolezal C, Baker SW, New MI. Sexual orientation in women with classical or non-classical congenital adrenal hyperplasia as a function of degree of prenatal androgen excess. Arch Sex Behav. 2008;37(1):85-99.
62. Bhasin S, Enzlin P, Coviello A, Basson R. Sexual dysfunction in men and women with endocrine disorders. Lancet. 2007;369(9561):597-611.
63. Gastaud F, Bouvattier C, Duranteau L, et al. Impaired sexual and reproductive outcomes in women with classical forms of congenital adrenal hyperplasia. J Clin Endocrinol Metab. 2007;92(4):1391-6.
64. Krysiak R, Drosdzol-Cop A, Skrzypulec-Plinta V, Okopien B. Sexual function and depressive symptoms in young women with nonclassic congenital adrenal hyperplasia. J Sex Med. 2016;13(1):34-9.
65. Keskin FE, Özkaya HM, Ortaç M, et al. Sexual function in women with Cushing's Syndrome: A controlled study. Turk J Urol. 2018;44(4):287-93.

66. Ning C, Green-Golan L, Stratakis CA, et al. Body image in adolescents with disorders of steroidogenesis. J Pediatr Endocrinol Metab. 2008;21(8):771-80.
67. Kagan R, Kellogg-Spadt S, Parish SJ. Practical treatment considerations in the management of genitourinary syndrome of menopause. Drugs Aging. 2019;36(10):897-908.
68. Portman DJ, Gass ML. Vulvovaginal Atrophy Terminology Consensus Conference Panel. Genitourinary syndrome of menopause: new terminology for vulvovaginal atrophy from the International Society for the Study of Women's Sexual Health and the North American Menopause Society. Maturitas. 2014;79(3):349-54.
69. Goldstein I, Simon JA, Kaunitz AM, Altomare C, Yoshida Y, Zhu J, Schaffer S, Soulban G. Effects of ospemifene on genitourinary health assessed by prospective vulvar-vestibular photography and vaginal/vulvar health indices. Menopause. 2019;26(9):994-1001.
70. Di Donato V, Schiavi MC, Iacobelli V, et al. Ospemifene for the treatment of vulvar and vaginal atrophy: A meta-analysis of randomized trials. Part II: Evaluation of tolerability and safety. Maturitas. 2019;121:93-100.
71. Santoro N, Worsley R, Miller KK, et al. Role of estrogens and estrogen-like compounds in female sexual function and dysfunction. J Sex Med. 2016;13(3):305-16.
72. Davis SR, Davison SL, Donath S, Bell RJ. Circulating androgen levels and self-reported sexual function in women. JAMA. 2005;294(1):91-6.
73. Basson R, Brotto LA, Petkau AJ, Labrie F. Role of androgens in women's sexual dysfunction. Menopause. 2010;17(5):962-71.
74. Randolph JF Jr, Zheng H, Avis NE, et al. Masturbation frequency and sexual function domains are associated with serum reproductive hormone levels across the menopausal transition. J Clin Endocrinol Metab. 2015;100(1):258-66.
75. Davis SR, Baber R, Panay N, et al. Global consensus position statement on the use of testosterone therapy for women. J Clin Endocrinol Metab. 2019;104(10):4660-6.
76. Braunstein GD, Sundwall DA, Katz M, et al. Safety and efficacy of a testosterone patch for the treatment of hypoactive sexual desire disorder in surgically menopausal women: a randomized, placebo-controlled trial. Arch Intern Med. 2005;165(14):1582-9.
77. Simon JA, Goldstein I, Kim NN, et al. The role of androgens in the treatment of genitourinary syndrome of menopause (GSM): International Society for the Study of Women's Sexual Health (ISSWSH) expert consensus panel review. Menopause. 2018;25(7):837-47.
78. Traish AM, Kim N, Min K, et al. Role of androgens in female genital sexual arousal: receptor expression, structure, and function. Fertil Steril. 2002;77(4):S11-8.
79. McCartney CR, Marshall JC. Clinical practice. Polycystic ovary syndrome. N Engl J Med. 2016;375(1):54-64.
80. Zhao S, Wang J, Xie Q, et al. Is polycystic ovary syndrome associated with risk of female sexual dysfunction? A systematic review and meta-analysis. Reprod Biomed Online. 2019;38(6):979-89.
81. Miner M, Esposito K, Guay A, et al. Cardiometabolic risk and female sexual health: the Princeton III summary. J Sex Med. 2012;9(3):641-51.
82. Bultrini A, Carosa E, Colpi EM, et al. Possible correlation between type 1 diabetes melito and female sexual dysfunction: case report and literature review. J Sex Med. 2004;1(3):337-40.
83. Rahmanian E, Salari N, Mohammadi M, Jalali R. Evaluation of sexual dysfunction and female sexual dysfunction indicators in women with type 2 diabetes: a systematic review and meta-analysis. Diabetol Metab Syndr. 2019;11:73.
84. Pontiroli AE, Cortelazzi D, Morabito A. Female sexual dysfunction and diabetes: a systematic review and meta-analysis. J Sex Med. 2013;10(4):1044-51.
85. Maseroli E, Scavello I, Vignozzi L. Cardiometabolic risk and female sexuality-part I. Risk Factors and potential pathophysiological underpinnings for female vasculogenic sexual dysfunction syndromes. Sex Med Rev. 2018;6(4):508-24.
86. Tuncel E, Durgun O, Peynirci H, Ersoy C. Sexual dysfunction in female patients with type 2 diabetes melito: a cross-sectional single-centre study among Turkish patients. Hum Fertil (Camb). 2017;20(3):192-9.
87. Trikkalinou A, Papazafiropoulou AK, Melidonis A. Type 2 diabetes and quality of life. World J Diabetes. 2017;8(4):120-9.
88. Sharif S, Raza MT, Mushtaq S, et al. Frequency of depression in patients with type 2 diabetes melito and its relationship with glycemic control and diabetic microvascular complications. Cureus. 2019;11(7):e5145.
89. Roy T, Lloyd CE. Epidemiology of depression and diabetes: a systematic review. J Affect Disord. 2012;142:S8-21.
90. Anderson RJ, Freedland KE, Clouse RE, Lustman PJ. The prevalence of comorbid depression in adults with diabetes: a meta-analysis. Diabetes Care. 2001;24(6):1069-78.
91. Krysiak R, Drosdzol-Cop A, Skrzypulec-Plinta V, Okopień B. Sexual functioning and depressive symptoms in women with diabetes and prediabetes receiving metformin therapy: a pilot study. Exp Clin Endocrinol Diabetes. 2017;125(1):42-8.
92. Chandratre P, Roddy E, Clarson L, et al. Health-related quality of life in gout: a systematic review. Rheumatology (Oxford). 2013;52(11):2031-40.
93. Singh JA. The impact of gout on patient's lives: a study of African-American and Caucasian men and women with gout. Arthritis Res Ther. 2014;16(3):R132.
94. Singh JA. Gout and sexual function: patient perspective of how gout affects personal relationships and intimacy. BMC Rheumatol. 2019;3:8.
95. Masand PS. Tolerability and adherence issues in antidepressant therapy. Clin Ther. 2003;25(8):2289-304.
96. Clayton AH, Warnock JK, Kornstein SG, et al. A placebo-controlled trial of bupropion SR as an antidote for selective serotonin reuptake inhibitor-induced sexual dysfunction. J Clin Psychiatry. 2004;65:62-7.
97. Taylor MJ, Rudkin L, Bullemor-Day P, et al. Strategies for managing sexual dysfunction induced by antidepressant medication. Cochrane Database Syst Rev. 2013;(5):CD003382.
98. Wender MC, Pompei LM, Fernandes CE. Consenso brasileiro de terapêutica hormonal da menopausa – Associação Brasileira de Climatério (SOBRAC). São Paulo: Leitura Médica. 2014.
99. Wierman ME, Arlt W, Basson R, et al. Androgen therapy in women: a reappraisal: an Endocrine Society clinical practice guideline. J Clin Endocrinol Metab. 2014;99(10):3489-510.
100. Braunstein GD. Androgen insufficiency in women: summary of critical issues. Fertil Steril. 2002;77(4):S94-9.
101. Jefferson JW, Rush AJ, Nelson JC, et al. Estended-release bupropion for patients with major depressive disorder presenting with symptoms of reduced energy, pleasure, and interest: findings from a randomized, double-blind, placebo-controlled study. J Clin Psychiatry. 2006;67(6):865-73.
102. Segraves RT. Bupropion sustained release for the treatment of hypoactive sexual desire disorder in premenopausal women. J Clin Psychopharmacol. 2004;25:339-42.
103. Ishak WW, Davis M, Jeffrey J, et al. The role of dopaminergic agents in improving quality of life in major depressive disorder. Curr Psychiatry Rep. 2009;11(6):503-8.
104. Stahl SM, Sommer B, Allers KA. Multifunctional pharmacology of flibanserin: possible mechanism of therapeutic

action in hypoactive sexual desire disorder. J Sex Med. 2011;8(1):15-27.
105. Robinson K, Cutler JB, Carris NW. First pharmacological therapy for hypoactive sexual desire disorder in premenopausal women: flibanserin. Ann Pharmacother. 2016;50(2):125-32.
106. Dhanuka I, Simon JA. Flibanserin for the treatment of hypoactive sexual desire disorder in premenopausal women. Expert Opin Pharmacother. 2015;16(16):2523-9.
107. Mayer D, Lynch SE. Bremelanotide: new drug approved for treating hypoactive sexual desire disorder. Ann Pharmacother. 2020:1060028019899152.
108. Abdo CH. Terapia para disfunções sexuais. In: Abdo CHN (Ed.). Sexualidade humana e seus transtornos. 5.ed. Atualizada e ampliada. São Paulo: Leitura Médica, 2014. p. 337-52.
109. Kingsberg SA, Althof S, Simon JÁ, et al. Female sexual dysfunction – medical and psychological treatments, Committee 14. J Sex Med. 2017;14(12):1463-91.
110. Fruhauf S, Gerger H, Schmidt HM. Efficacy of psychological interventions for sexual dysfunction: a systematic review and meta-analysis. Arch Sex Behav. 2013;42(6):915-33.
111. Basson R, Gilks T. Women's sexual dysfunction associated with psychiatric disorders and their treatment. Womens Health (Lond). 2018;14:1745506518762664.
112. Goldstein I, Kim NN, Clayton AH, et al. Hypoactive Sexual Desire Disorder: International Society for the Study of Women's Sexual Health (ISSWSH) Expert Consensus Panel Review. Mayo Clin Proc. 2017;92(1):114-28.
113. Moll JL, Brown CS. The use of monoamine pharmacological agents in the treatment of sexual dysfunction: evidence in the literature. J Sex Med. 2011;8(4):956-70.
114. Lara LA, Lopes GP, Scalco SC, et al. Tratamento das disfunções sexuais no consultório do ginecologista. São Paulo: Federação Brasileira das Associações de Ginecologia e Obstetrícia. 2018.
115. Gambacciani M, Palacios S. Laser therapy for the restoration of vaginal function. Maturitas. 2017;99:10-5.
116. Leiblum S, Bachmann G, Kemmann E, et al. Vaginal atrophy in the postmenopausal woman. The importance of sexual activity and hormones. JAMA. 1983;249:2195-8.
117. Dennerstein L, Dudley EC, Hopper JL, Burger H. Sexuality, hormones and the menopausal transition. Maturitas. 1997;26:83-93.
118. Basson R, Wierman ME, van Lankveld J, Brotto L. Summary of the recommendations on sexual dysfunctions in women. J Sex Med. 2010;7(1 Pt 2):314-26.
119. Mimoun S. Menopause, andropause et fonction sexuelle. Gynecol Obstet Fertil. 2003;31(2):141-6.
120. Di Francesco S, Caruso M, Robuffo I, et al. the impact of metabolic syndrome and its components on female sexual dysfunction: a narrative mini-review. Curr Urol. 2019;12(2):57-63.

DISFUNÇÃO ERÉTIL

Sidney Glina ▪ Marcelo Vieira

INTRODUÇÃO

A disfunção erétil (DE), ou impotência sexual, como chamada antes de 1992, é uma das disfunções sexuais masculinas, provavelmente a mais comum e mais conhecida. A DE é definida como a incapacidade de se obter ou manter uma ereção peniana adequada para a penetração vaginal.[1] Embora exista grande variação entre os estudos, provavelmente por usarem metodologias diferentes, a DE pode ser considerada bastante frequente; a prevalência varia de 25 a 30 casos por 1.000 homens ao ano nos EUA e Europa, e aproximadamente 65 casos por 1.000 homens no Brasil, notando-se um nítido aumento da incidência com o avançar da idade.[2]

O melhor entendimento da fisiologia da resposta sexual masculina e da fisiopatologia da DE levou ao surgimento de tratamentos cada vez mais eficazes e seguros. Por sua vez, o lançamento de medicamentos que inibem a fosfodiesterase tipo V e facilitam a ereção aumentou a consciência de médicos e pacientes para um assunto que, durante décadas, foi tabu.

ANATOMIA PENIANA E FISIOLOGIA DA EREÇÃO

A ereção é um fenômeno que depende da integridade de uma série de sistemas. Deve haver integridade do sistema nervoso central e periférico, uma homeostase do eixo hipotálamo-hipofisário-gonadal, fluxo arterial adequado e manutenção da estrutura peniana.[3]

O pênis é formado, basicamente, por três cilindros: dois dorsais, os corpos cavernosos, e um ventral, o corpo esponjoso que contém a uretra. Todos os cilindros são preenchidos por tecido esponjoso e os corpos cavernosos são revestidos por uma túnica conjuntiva elástica, a túnica albugínea.[4]

O tecido esponjoso cavernoso é formado pelos sinusoides, cuja parede é composta por músculo liso, e é revestido por endotélio.[4] A irrigação arterial peniana é feita a partir da artéria ilíaca interna, via artéria pudenda (que se divide em três ramos), a artéria dorsal (que irriga os tecidos superficiais), a artéria bulbar (que irriga a parte proximal do corpo cavernoso) e a artéria cavernosa (que corre no centro dos corpos cavernosos e se comunica com os sinusoides pelas artérias helicinais). A drenagem venosa dos corpos cavernosos inicia-se por um plexo venoso localizado na periferia abaixo da túnica albugínea, que recebe o sangue dos sinusoides e drena por veias emissárias para a veia dorsal profunda, veias cavernosas e veias crurais. Todo esse sistema é comunicado e acaba drenando para o plexo retropúbico e finalmente para a veia ilíaca interna. Já a inervação periférica responsável pelo mecanismo da ereção é mediada pelo sistema nervoso parassimpático por suas fibras periféricas originadas em S2, S3 e S4.[4]

O sistema hormonal, principalmente a testosterona, tem um papel aparentemente limitado na fisiologia da ereção, estando mais relacionado com a libido no homem adulto.

O estado flácido peniano é mantido por contração do músculo sinusoidal que é mediado pelo sistema simpático; nesta condição o sangue arterial drena diretamente para os plexos venosos subalbugíneos, não preenchendo os sinusoides. Quando ocorre o estímulo sexual, os nervos e o endotélio cavernoso por estímulo parassimpático liberam óxido nítrico e prostaglandina E1 que, por sua vez, levam à produção de GMP-cíclico e AMP-cíclico, respectivamente. Estes neurotransmissores induzem ao relaxamento das células musculares sinusoidais e das artérias helicinais. Este relaxamento faz com que o sangue passe a encher os sinusoides e haja grande aumento do fluxo arterial. O enchimento dos corpos cavernosos aumenta o volume peniano (tumescência), quando a túnica albugínea alcança sua máxima distensão, e o influxo de sangue aos corpos cavernosos leva a uma distensão maior dos sinusoides que passam a comprimir os plexos venosos localizados abaixo da albugínea obstruindo a drenagem venosa. A maior entrada de sangue arterial associada à diminuição da drenagem venosa causa elevação na pressão intracavernosa determinando a ereção.[3,4]

Em resumo, o relaxamento da musculatura lisa sinusoidal leva à ereção, e a contração leva à detumescência.

FISIOPATOLOGIA DA DISFUNÇÃO SEXUAL ERÉTIL

Como a ereção é um fenômeno vascular, desencadeado por estímulo neural, mediado por neurotransmissores e que depende da integridade local do órgão de ação, qualquer alteração primária ou secundária nestes sistemas poderá causar DE.

A ação do sistema nervoso simpático sobre a contração da musculatura sinusoidal cavernosa, entre outros fatores, explica a relação entre ansiedade e alterações emocionais e DE.[4] Por essa razão, a causa mais frequente de DE entre pacientes abaixo dos 50 anos é a psicogênica, muito embora os aspectos psicológicos estejam presentes em todas as causas. A influência de aspectos psicológicos é vasta e relaciona-se com ansiedade de desempenho, cansaço, medo, culpa, tensão emocional, falta de conhecimento da sexualidade e depressão. Sempre que existe aumento da ansiedade corre-se o risco de não se conseguir uma ereção adequada.[4]

Entretanto, existem inúmeras condições orgânicas que podem levar à DE. Para que a ereção ocorra é primordial a integridade do endotélio do sinusoide e sabemos que o dano endotelial é o fator comum a quase todas as doenças que causam DE.

A principal causa de DE orgânica é a vascular, incidindo em 40% dos portadores de DE, e se somarmos a este grupo os portadores de diabetes, que também têm alterações vasculares, além das neurológicas, este número sobe a 70%.[5] As doenças causadoras de alterações endoteliais têm efeito sobre os vasos e o endotélio dos sinusoides cavernosos prejudicando o mecanismo de relaxamento sinusoidal. A DE tem fatores de risco em comum com as doenças cardiovasculares, como obesidade, dislipidemias, diabetes, sedentarismo e tabagismo, de tal forma que a DE é reconhecida como manifestação inicial do dano endotelial e sinal de alerta para a instalação de alterações vasculares em outros territórios como coronárias e sistema nervoso central. A prevalência de DE em pacientes com diagnóstico de insuficiência coronariana e doença cerebral vascular é bastante elevada e o aparecimento da DE antecede o surgimento dos sintomas específicos das doenças cardiovasculares em pelo menos 4 anos.[6] Outras causas de alteração vascular são danos locais às artérias que irrigam o pênis, como traumatismo e cirurgias. A drenagem venosa do corpo cavernoso é um mecanismo importante na fisiologia da ereção. A drenagem excessiva do sangue pelo sistema venoso pode ocorrer por desenvolvimento de canais fistulosos venosos com aumento da capacidade de drenagem, alterações da elasticidade ou fibrose da túnica albugínea com prejuízo do mecanismo de compressão venosa, diminuição da capacidade de relaxamento dos sinusoides com prejuízo à distensão dos corpos cavernosos e por comunicações adquiridas entre os corpos cavernosos e esponjoso para o tratamento do priapismo.[7] Entretanto, esta situação clínica, chamada de disfunção veno-oclusiva dos corpos cavernosos, é bastante rara.

A DE causada pelo diabetes é a segunda causa orgânica em frequência.[8] Portadores de diabetes têm alterações vasculares e neurológicas. A microangiopatia, a neuropatia periférica e a deterioração do sinusoide cavernoso estão envolvidas na DE do diabético.[8] Entretanto, a presença da DE está bastante relacionada com o controle inadequado dos níveis de glicemia em longo prazo.[8]

A terceira causa orgânica em frequência é a medicamentosa, com incidência relatada de 15%.[3] Classicamente, associam-se à DE os medicamentos anti-hipertensivos, antidepressivos, tranquilizantes, hipnóticos (fenotiazinas, benzodiazepínicos, barbituratos e meprobamato), antiandrógenos e estrógenos. Entre as drogas de uso recreativo associadas à DE estão o tabaco, o álcool, a maconha e a cocaína. O mecanismo de ação de cada uma dessas drogas varia e muitas vezes não estão esclarecidos. Anti-hipertensivos vasodilatadores e diuréticos estão associados a alterações da pressão arterial. Anti-hipertensivos simpatolíticos de ação central (clonidina, metildopa e reserpina) causam inibição central do desejo. Os tranquilizantes, antidepressivos e hipnóticos agem pela inibição de receptores dopaminérgicos e efeitos anticolinérgicos, diminuindo a libido. Os medicamentos para o tratamento do adenocarcinoma avançado da próstata (antiandrógenos e estrógenos) alteram o eixo hormonal e a secreção de testosterona. As drogas recreativas podem diminuir a libido, ter ação deletéria direta sobre o sinusoide cavernoso, ser fator de risco para doença arterial (tabaco) ou levar a DE por lesão e insuficiência de outros órgãos nos casos de uso crônico (insuficiência hepática no alcoolismo) que alteram a produção de testosterona. Além do exposto, existe a ação sedativa para as drogas que alteram o nível de consciência.[9]

A integridade do sistema nervoso central e do plexo pélvico é importante para a liberação final dos neurotransmissores no sinusoide cavernoso. Dessa forma, traumatismo raquimedular, neuropatias periféricas, doenças degenerativas e sequela de cirurgias como, por exemplo, a prostatectomia radical para o tratamento do câncer de próstata, podem interferir na correta condução do estímulo nervoso.[3]

Em ordem de incidência, as alterações hormonais são menos frequentes.[8] Níveis relativamente baixos de testosterona são suficientes para a manutenção da resposta erétil.[8] Entretanto, modelos animais têm demonstrado que a manutenção destes baixos níveis por tempo prolongado pode levar à apoptose das células musculares dos sinusoides e à consequente fibrose dos corpos cavernosos.[10]

Alterações estruturais do pênis que modifiquem o eixo da ereção causadas pela doença de Peyronie, fibrose dos corpos cavernosos como sequela de priapismo ou por lesões traumáticas também podem causar DE.[3,4]

DIAGNÓSTICO

A rotina diagnóstica das causas de DE sofreu mudanças importantes na última década, sobretudo pela dificuldade em se estabelecer uma causa única ou de certeza em grande número de doentes. Por exemplo, o paciente com neuropatia autonômica diabética e DE pode apresentar todos os testes neurológicos normais, dificultando a comprovação do diagnóstico. Por outro lado, o surgimento de medicamentos orais efetivos e seguros facilitou o tratamento, levando o paciente e o médico a partirem diretamente para a terapêutica sem a preocupação da causa da DE.[11]

No passado, a rotina de exames era extensa e, muitas vezes, invasiva. Atualmente, os exames mais invasivos são reservados a casos muito selecionados como, por exemplo, a arteriografia da artéria pudenda em casos de traumatismo pélvico com suspeita de lesão vascular e perspectiva de revascularização cirúrgica.[11]

A rotina inicia-se com a anamnese dirigida, detalhando a queixa com um histórico sexual, antecedentes mórbidos, doenças associadas, hábitos e estilo de vida. O histórico sexual procura separar DE de outras disfunções sexuais usualmente confundidas pelo doente, como ejaculação precoce, diminuição de libido ou falta de interesse pela parceira, além de aspectos diretamente relacionados com etiologia como presença de ereções noturnas e matinais e relacionamento da queixa a parceira específica ou a determinada prática sexual. A presença de ereções normais matinais ou noturnas durante o sono, durante a masturbação ou com parceiras específicas fala a favor de DE psicogênica. Início do quadro insidioso e ausência de ereções em qualquer situação falam a favor de um quadro orgânico. No auxílio à caracterização da queixa, pode-se utilizar questionários específicos que quantificam a intensidade dos sintomas, como o International Index of Erectile Function (IIEF),[12] que podem facilitar o início da conversa sobre aspectos da função sexual, principalmente para o médico não especialista.

Os antecedentes investigam a presença de doenças que atuam como causa ou fator de risco para DE como diabetes, hipertensão, neuropatias, obesidade, hipercolesterolemia e cirurgias (pélvicas, retroperitoneais, prostatectomia radical, perineais) ou o uso de medicamentos deletérios à função erétil. Nos hábitos e estilo de vida pesquisa-se o uso de drogas recreacionais, sedentarismo, ritmo de vida profissional e nível de estresse pessoal.[11]

O exame físico também será dirigido ao diagnóstico etiológico contendo uma parte geral e outra específica. No exame físico geral dá-se atenção aos sinais de alterações sistêmicas que podem causar ou ser fator de risco para DE como hipertensão, hepatomegalia (insuficiência cardíaca ou hepática), distribuição de pelos, caracteres sexuais secundários, ginecomastia e estado geral. O exame físico específico é voltado aos sistemas nervoso, vascular e aos genitais. São testados reflexos, sensibilidade, reflexos motores e palpação dos pulsos vasculares. O exame do pênis e dos testículos procura por deformidades penianas, placa de fibrose nos corpos cavernosos e verifica a presença, posição e tamanho dos testículos.[11]

Além da anamnese e exame físico, são realizadas dosagens laboratoriais seguindo os mesmos objetivos de diagnóstico de doenças ou fatores de risco para DE, não esquecendo que a DE pode ser o primeiro sinal de diabetes e doenças vasculares. Nesse sentido são recomendadas as dosagens de glicemia de jejum, colesterol, triglicerídeos e antígeno prostático específico (PSA) para pacientes acima de 50 anos. Havendo queixas relacionadas com a diminuição de desejo sexual, indisposição à atividade física, uso de certos medicamentos ou presença de ginecomastia, estende-se os exames dosando níveis de testosterona e prolactina. Outras dosagens são de exceção, justificadas frente a sinais de hipo ou hipertireoidismo.[8]

O fator psicológico sempre está presente em portadores de DE, uma vez que a manutenção da função erétil e a capacidade de manter uma vida sexual saudável interferem diretamente na qualidade de vida e na autoestima. A avaliação psicológica é uma etapa na investigação da etiologia e também auxilia o tratamento, independentemente da modalidade proposta. Essa avaliação inicial pode ser feita pelo próprio urologista que tenha vivência no assunto durante a consulta inicial.[11]

Prosseguir a rotina de exames vai depender das expectativas do paciente em relação ao diagnóstico etiológico e ao desejo por um tratamento curativo. São exames complementares, fora da rotina usual: o teste da ereção fármaco-induzida, medida da rigidez peniana noturna, ultrassonografia com Doppler e arteriografia. O teste da ereção fármaco-induzida é realizado por meio de injeção de uma substância vasoativa (prostaglandina E1 isolada ou em associação à papaverina e fentolamina), que causa vasodilatação no corpo cavernoso. A ocorrência de ereção atesta a integridade dos sistemas arteriais e venosos do pênis, porém, o contrário não é verdadeiro, uma vez que a ansiedade desencadeada pela injeção pode dificultar a ereção, mesmo em pacientes normais. A medida da rigidez peniana é realizada por um aparelho que documenta e mensura as ereções noturnas fisiológicas que acontecem durante a fase REM do sono;[11] a presença destas confirma a integridade da função erétil direcionando para o diagnóstico de DE psicogênica. A ultrassonografia Doppler, feita também com a injeção de drogas vasoativas dentro dos corpos cavernosos, avalia a integridade das artérias cavernosas por meio das medidas de diâmetro em repouso e durante o estímulo e também da velocidade de pico sistólico.[11] Vale a ressalva de que não há como controlar se a injeção intracavernosa foi efetiva ou se houve bloqueio de sua ação pelo sistema simpático, o que faz com que o valor deste exame possa ser questionado, sobretudo quando aponta lesões vasculares. O ideal é que estes exames sejam feitos em ambiente de estímulo erótico: por exemplo, o paciente assistir a um vídeo de conteúdo erótico e assim alcançar o máximo estímulo.[11]

TRATAMENTO

A descoberta de um medicamento efetivo, seguro, administrado por via oral e que tem resposta nas mais diversas etiologias mudou a rotina de tratamento, passando a ser a primeira opção de médicos e doentes.[13] Até o surgimento da sildenafila, em 1998, a DE era tratada apenas com psicoterapia em casos psicológicos, e com a colocação de prótese e, mais recentemente, com injeção intracavernosa de fármacos nos casos orgânicos.

A medicação oral disponível hoje é baseada em inibidores da enzima fosfodiesterase tipo V que regula a quantidade de guanosina monofosfato cíclico (GMPc) nos corpos cavernosos. O GMPc é produto da transformação da guanosina trifosfato por uma enzima, a guanilato-ciclase, que é estimulada pela liberação do óxido nítrico e que determina o relaxamento dos sinusoides cavernosos. A inibição da fosfodiesterase tipo V acarreta aumento no tempo de ação relaxadora por haver acúmulo de GMPc no sinusoide cavernoso.[13]

No mercado brasileiro existem quatro medicamentos inibidores da fosfodiesterase tipo V: sildenafila, tadalafila, vardenafila e lodenafila, pela ordem de lançamento. A sildenafila existe nas dosagens de 25, 50 e 100 mg e é de uso sob demanda, devendo o paciente tomá-la pelo menos uma hora antes da relação sexual, de preferência sem ingerir bebidas alcoólicas pelo risco de retardar o início da ação. Sua meia-vida é de 4 a 6 horas, propiciando um tempo de ação de até 10 horas. A grande maioria dos pacientes tem bom resultado com a dose de 50 mg. A vardenafila tem perfil farmacocinético semelhante à sildenafila e existe nas dosagens de 10 e 20 mg. A dose de 10 mg existe na forma orodispersível, podendo ser colocada sob a língua 1 hora antes da atividade sexual. A tadalafila tem meia-vida mais prolongada, de 17 horas, o que permite uma ação por até 36 horas. Pode ser usada na dose de 20 mg para uso sob demanda, antes da relação sexual, ou na dose de 5 mg para uso diário. A lodenafila existe na dose de 80 mg e deve ser tomada também, no mínimo, 1 hora antes da relação sexual. Tem meia-vida de 4 a 6 horas. Os eventos adversos são semelhantes aos quatro compostos: cefaleia, rubor facial, congestão nasal e mialgia, geralmente sendo de intensidade leve. Esse grupo de drogas tem-se mostrado bastante seguro e sua grande contraindicação é nos pacientes que estão em uso de nitratos, pelo risco de hipotensão grave. A escolha do medicamento depende de vários fatores como custo, experiência do médico e perfil da atividade sexual do paciente. Aparentemente a eficácia da sildenafila, da vardenafila e da tadalafila se equivalem e não existem estudos comparativos com a lodenafila. O uso sob demanda se ajusta bem para pacientes com vida sexual menos ativa, com atividade sexual mais planejada e o uso da tadafila sob demanda ou diário para pacientes que têm um ritmo sexual mais intenso e menos previsível.[14,15]

A opção inicial de tratamento nos casos de DE psicogênica é feito pela psicoterapia, pois tem um potencial de cura da DE, ou em combinação com os inibidores da fosfodiesterase tipo V. Quando se identifica o uso de medicamentos deletérios para função erétil, está indicada a sua suspensão. Muitas vezes são medicamentos que não podem ser substituídos ou suspensos e, nesses casos, a associação à terapia oral pode ter sucesso. Cabe aqui, também, a reposição hormonal nos casos necessários.[8] O controle de doenças associadas também contribui para o resultado do tratamento. Pacientes diabéticos respondem melhor aos inibidores da fosfodiesterase quando estão compensados, da mesma forma que os pacientes com hipogonadismo.[13] Nos casos orgânicos, a primeira opção é sempre a terapia oral, por sua facilidade de uso e segurança. A ausência de resposta a esta primeira linha de tratamento indica a necessidade de mudança para as opções representadas pela injeção de drogas intracavernosas ou o mecanismo de vácuo. A droga mais utilizada é a prostaglandina E1, que pode ser injetada no corpo cavernoso ou na uretra. A injeção de drogas intracavernosas já é utilizada há vários anos com eficácia de 70% e seu maior risco é o desenvolvimento de priapismo ou o surgimento de fibrose na albugínea pelas injeções repetidas. O uso de prostaglandina intrauretral tem resultados ruins, pois ela é absorvida pela mucosa uretral e metabolizada nos pulmões, chegando em concentração insuficiente ao tecido cavernoso. O mecanismo de vácuo força a entrada de sangue no pênis que, posteriormente, é garroteado na base. É uma opção que não traz efeitos sistêmicos, porém, pode provocar hematomas e petéquias locais e reter a ejaculação, além de necessitar de uma curva de aprendizagem (em nosso meio, nunca foi muito aceito pelos pacientes, ao contrário da injeção, que é bastante utilizada).[13]

Na falha de todas as modalidades anteriores, resta o tratamento cirúrgico. Existem duas formas de cirurgia para tratamento da DE: a colocação de prótese peniana e as cirurgias de revascularização. Esta última modalidade tem indicação restrita a pacientes jovens, com trauma perineal e lesão arterial documentada.[3] A mais antiga forma de tratamento da DE é a colocação de prótese. De forma sumária, as próteses substituem o sangue dentro dos corpos cavernosos, conferindo rigidez, que permite a penetração, sem alterar a sensibilidade, o orgasmo ou a ejaculação. Existem basicamente dois modelos de prótese no mercado brasileiro: as semiflexíveis ou maleáveis ou semirrígidas, que são hastes de fios de metal recobertas por silicone); e as próteses infláveis, que têm a vantagem de poderem ser esvaziadas quando seu uso não for necessário e são consideradas mais fisiológicas. Independentemente do tipo da prótese implantada, seu índice de satisfação é alto, acima de 80%. As próteses infláveis têm custo bastante alto, o que dificulta seu uso no Brasil. A complicação pós-operatória mais frequente é a infecção (8%) e a erosão (5%), mais incidentes nos diabéticos e em pacientes com trauma pélvico com lesão uretral. Outra forma de evolução insatisfatória é a falha de mecanismo que leva à revisão e à troca das próteses em até 10% dos operados.[13,16]

Recentemente surgiu um novo tratamento para a DE que é a aplicação de ondas de choque de baixa intensidade. Este tipo de ondas de choque tem efeito de estimular a revascularização dos tecidos e teria indicação nos pacientes com DE vasculogênica. Entretanto, seu uso indiscriminado em todas as causas de DE, associado à não padronização dos aparelhos geradores destas ondas e à falta de estudos de boa qualidade, tem levado este tipo de tratamento a um descrédito.[17]

POR QUE O NÃO ESPECIALISTA DEVE SE INTERESSAR PELA FUNÇÃO SEXUAL DO SEU PACIENTE?

A DE é uma entidade clínica classicamente tratada pelos urologistas. Entretanto, como já vimos, ela é uma situação clínica bastante prevalente e muitos pacientes têm dificuldade em procurar ajuda médica para tratar sua disfunção sexual. Um grande número de homens tem vergonha de fazer este tipo de queixa, outros acham que o médico não vai compreender.[18] No Brasil, o paciente demora em média, 4 anos entre começar a apresentar alterações de sua função erétil e procurar ajuda profissional.[19] Porém, estes mesmos pacientes vão ao médico por outros problemas. E esta é uma oportunidade para se fazer o diagnóstico de um problema que afeta sobremaneira a qualidade de vida do homem e de suas parcerias. Entretanto, a falta de preocupação dos médicos com a saúde sexual dos seus pacientes é uma situação que se repete em muitos consultórios e hospitais no mundo inteiro.

Em 2002, De Berardes et al.[20] publicaram uma enquete que mostrava que 63% dos pacientes diabéticos italianos nunca haviam sido questionados por seus médicos a respeito de sua função sexual, mas a grande maioria havia sido perguntada sobre a condição de seus pés.

Porém, há boas razões para todos os médicos se interessarem pela possível disfunção erétil de seu paciente. A DE pode ser um sinal de outras doenças, como diabetes, hipertensão, dislipidemia e doença coronariana, além de poder dificultar a aderência do paciente a um tratamento de outra patologia mais grave.[6] Dificilmente um paciente com DE tomará um anti-hipertensivo ao ler na bula do medicamento que este pode piorar sua função sexual.

Além disso, a DE tem os mesmos fatores de risco que as doenças cardiovasculares e pode ser um sinalizador da presença destas. Kloner[6] mostrou que a DE é um significativo marcador precoce da presença de uma doença coronariana silenciosa. Segundo este autor, quando o paciente apresenta algum problema erétil, este deve ser questionado sobre os fatores de risco cardiovascular e quando estes estiverem presentes, deve-se investigar a presença de doença vascular.

A função sexual deve constar da história clínica do paciente, da mesma forma que se pergunta sobre todas outras funções (toma algum medicamento? Já foi operado alguma vez? O senhor urina bem? Como está o seu hábito intestinal? etc.). O paciente deve compreender que se trata de um assunto sério e que o médico está disposto a encarar a questão desta maneira. As questões abertas permitem obter mais informações, pois abrem a possibilidade para o paciente se expor:

- Como está sua ereção ultimamente?
- Conte-me como vai seu desempenho sexual.
- Alguma queixa do ponto de vista sexual?

Quando o paciente apresenta algum problema, é importante informar que a DE é uma condição médica bastante comum e que existem várias modalidades de tratamento. É fundamental não fazer piadas e nunca julgar o comportamento sexual do paciente. Esta é uma área bastante sensível e o paciente tem que se sentir à vontade. O médico deve mostrar que entende a dificuldade do paciente.

Muitos profissionais podem-se sentir desconfortáveis por motivos pessoais para tratar de questões sexuais. Não se pode esquecer que os pacientes podem ter crenças e até opções sexuais diferentes da do médico, neste caso, ainda assim, o profissional deve levantar o problema e encaminhar o caso para um especialista.

Existem questionários sobre disfunção erétil que podem ser preenchidos pelo próprio paciente. Um deles é o IIEF-5, abreviado do IIEF (*International Index of Erectile Function*), para avaliar função erétil, desenvolvido por Rosen et al.[21] (Quadro 35-1). O IIEF-5 tem pontuação máxima de 25. Valores a partir de 22 são considerados normais, sem DE; entre 17 e 21 DE leve; de 12 a 16 DE leve a moderada; 8 a 11 moderada; e de 5 a 7 severa. Usando um ponto de corte inferior a 22 pontos, demonstrou-se sensibilidade de 98% e especificidade de 88% para detecção da presença e severidade de disfunção erétil.[21] Este questionário foi validado no Brasil por Rhoden et al.[22] Em muitos lugares é comum estes instrumentos serem deixados na sala de espera ou entregues pela secretária antes da consulta.

Os pacientes queixam-se pouco ou raramente, mesmo aqueles que apresentam fatores de risco para DE. Cabe ao médico fazer esta triagem, seja para melhorar a qualidade de vida dos seus pacientes, seja para identificar as doenças associadas.

REFERÊNCIAS BIBLIOGRÁFICAS

1. National Institutes of Health. Consensus development conference statement on impotence. Int J Impotence Res. 1993;5:181-200.
2. Glina S, Ankier C. Disfunção sexual masculina. In: Lopes AC. Tratado de clínica médica. São Paulo: Roca, 2006. v. 2. p. 2950-64.
3. Pagani E, Di Dio LJA. Bases biomorfológicas e fisiologia da ereção. In: Glina S, Puech-Leão P, Reis JMSM, Pagani E. Disfunção sexual masculina. São Paulo: Instituto H. Ellis, 2002. p. 25-33.
4. Rehman J, Melman A. Fisiopatologia das principais causas de disfunção erétil. In: Glina S, Puech-Leão P, Reis JMSM, Pagani E. Disfunção sexual masculina. São Paulo: Instituto H. Ellis, 2002. p. 59-79.
5. Sohn M. Vascular surgery of the penis. In: Porst H, Buvat J, the Standards Committee of the International Society for Sexual Medicine. Standard practice in sexual medicine. Massachussets: Blackwell, 2006. p. 126-35.
6. Kloner RA. Erectile dysfunction as a predictor of cardiovascular disease. Int J Impot Res. 2008;20:460-5.
7. Glina S, Silva MFR, Puech-Leão P, et al. Venoocclusive dysfunction of corpora cavernosa: comparison of diagnostic methods. Int J Impotence Res. 1995;7:1-10.
8. Buvat J, Maggi M, Gooren L, et al. Endocrine aspects of male sexual dysfunctions. J Sex Med. 2010;7:1627-56.
9. Lewis RW, Fugl-Meyer KS, Corona G, et al. Definitions/epidemiology/risk factors for sexual dysfunction. J Sex Med. 2010;7:1598-607.
10. Baba K, Yajima M, Carrier S, et al. Effect of testosterone on the number of NADPH diaphorase-stained nerve fibers in the rat corpus cavernosum and dorsal nerve. Urology. 2000;56:533-8.
11. Dewitte M, Bettocchi C, Carvalho J, et al. A psychosocial approach to erectile dysfunction: position statements from the European Society of Sexual Medicine (ESSM). Sex Med. 2021;9(6):100434.
12. Rosen RC, Riley A, Wagner G, et al. The international index of erectile function (IIEF): a multidimensional scale for assessment of erectile dysfunction. Urology. 1997;49:822-30.
13. Eardley I, Donatucci C, Corbin J, et al. Pharmacotherapy for erectile dysfunction. J Sex Med. 2010;7:524-40.
14. Morales A, Pagani E, Glina S. Tratamento oral para a disfunção erétil: uma história de evolução. In: Glina S, Puech-Leão P, Reis JMSM, Pagani E. Disfunção Sexual Masculina. São Paulo: Instituto H. Ellis, 2002. p. 187-215.
15. Glina S, Fonseca GN, Bertero EB, et al. Efficacy and tolerability of lodenafil carbonate for oral therapy of erectile dysfunction: a phase III clinical trial. J Sex Med. 2010;7(5):1928-36.
16. Hellstrom WJG, Montague DK, Moncada I, et al. Implants, mechanical devices, and vascular surgery for erectile dysfunction. J Sex Med. 2010;7:501-23.
17. Liu JL, Chu KY, Gabrielson AT, et al. Restorative therapies for erectile dysfunction: position statement from the Sexual Medicine Society of North America (SMSNA). Sex Med. 2021;9(3):100343.
18. Al-Shaiji TF. Breaking the ice of erectile dysfunction taboo: a focus on clinician-patient communication. J Patient Exp. 2022.
19. Glina S, Pagani E. Did sildenafil influence the behavior of patients with erectile dysfunction (ED)? Int. J Imp Res. 2002;14(3):S105.

Quadro 35-1. Questionário IIEF-5

Marque a resposta mais adequada (últimos 6 meses):

Como está sua segurança em atingir e conseguir uma ereção?
(1) Muito baixa | (2) Baixa | (3) Moderada | (4) Alta | (5) Muito alta

Quando tem uma ereção com estímulo sexual, quantas vezes a ereção é firme o suficiente para a penetração?
(0) Sem atividade sexual | (1) Quase nunca ou nunca | (2) Algumas vezes (menos da metade das vezes) | (3) Algumas vezes | (4) A maioria das vezes (mais da metade das vezes) | (5) Quase sempre ou sempre

Durante a relação sexual, com que frequência, consegue manter a ereção após penetrar a parceira?
(0) Sem atividade sexual | (1) Quase nunca ou nunca | (2) Algumas vezes (menos da metade das vezes) | (3) Algumas vezes | (4) A maioria das vezes (mais da metade das vezes) | (5) Quase sempre ou sempre

Durante a relação sexual, quanto foi difícil manter a ereção para completar o ato sexual?
(0) Não consegue atividade sexual | (1) Extremamente difícil | (2) Muito difícil | (2) Difícil | (4) Um pouco difícil | (5) Não foi difícil

Quando tentou relação sexual, com que frequência a mesma foi satisfatória?
(0) Não consegue ter atividade sexual | (1) Quase nunca ou nunca | (2) Algumas vezes (menos da metade das vezes) | (3) Algumas vezes | (4) A maioria das vezes (mais da metade das vezes) | (5) Quase sempre ou sempre

Valores a partir de 22 são considerados normais, sem DE; entre 17 e 21, DE leve; entre 12 e 16, DE leve a moderada; entre 8 e 11, DE moderada; entre 5 e 7, DE severa.

20. De Berardis G, Franciosi M, Belfiglio M, et al. Erectile dysfunction and quality of life in type 2 diabetic patients: a serious problem too often overlooked. Diabetes Care. 2002;25:284-91.
21. Rosen RC, Cappelleri JC, Smith MD, et al. Development and evaluation of an abridged, 5-item version of the International Index of Erectile Function (IIEF-5) as a diagnostic tool for erectile dysfunction. Int J Impot Res. 1999;11:319-26.
22. Rhoden EL, Lemos RR, Riedner CE, et al. Validade do índice internacional de função erétil (IIEF) e IIEF-5 simplificado na avaliação da função eretiva. Braz J Urol. 2001;27(1):18.

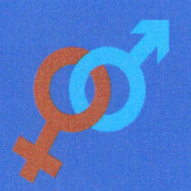

USO DE ANDRÓGENOS EM MULHERES COM TRANSTORNO DE DESEJO E EXCITAÇÃO

Rodolfo Strufaldi ▪ Marcelo Luis Steiner ▪ Luciano de Melo Pompei ▪ Cesar Eduardo Fernandes

INTRODUÇÃO

O uso de andrógenos vem sendo proposto no tratamento de baixo desejo sexual há mais de sete décadas.[1,2] A primeira publicação de um ensaio clínico de androgenioterapia para mulheres na pós-menopausa aconteceu no início da década de 1950.[3] No entanto, o uso de andrógenos nessa população continua sendo um tema controverso, principalmente devido à escassez de dados de segurança em longo prazo.[4] Além disso, na maioria dos países, apenas formulações aprovadas para o uso em homens estão disponíveis, o que aumenta a chance do uso de doses suprafisiológicas por mulheres e aumenta o risco de eventos adversos.[5]

Atualmente, a única indicação com base em evidências para o uso de testosterona (T) é no tratamento do baixo desejo sexual associado à angústia pessoal em mulheres na pós-menopausa, denominada como transtorno ou disfunção do desejo sexual hipoativo (HSDD).[6]

FISIOLOGIA E NÍVEIS DE ANDRÓGENOS DURANTE A VIDA FEMININA

Os andrógenos declinam de maneira lenta e progressiva ao longo do período reprodutivo feminino.[7] Anteriormente foi aventado que um estado de deficiência androgênica se manifestaria clinicamente por diminuição da função sexual, do bem-estar geral e energia, por fadiga, emagrecimento, instabilidade vasomotora, podendo ainda representar alterações na composição corporal e perda de massa óssea.[8] No entanto, esses sintomas são potencialmente atribuíveis a diferentes etiologias, tornando este diagnóstico inadequado.

Semelhantes aos estrógenos, os andrógenos são esteroides sexuais que possuem efeitos bem estabelecidos na modulação estrutural e funcional de tecidos genitais, incluindo o útero, a vagina, as glândulas periuretrais, o vestíbulo vaginal, o clitóris e os pequenos e grandes lábios.[9]

A testosterona tem sido referida habitualmente como a principal representante da androgenicidade plasmática em mulheres. Considera-se biologicamente ativa a testosterona (T) biodisponível que circula livre ou ligada à albumina; e indisponível para ação metabólica a fração aderida à globulina ligadora dos hormônios sexuais (SHBG).[10] Contudo, a afinidade da SHBG pelos andrógenos é maior do que pelos estrógenos, fazendo com que as variações nas concentrações de SHBG influenciem, de forma significativa, nas ações androgênicas.[9]

Os andrógenos, nas mulheres, exercem um papel na sexualidade, influenciando o desejo, o humor, a energia e o bem-estar.[11] Além dos efeitos genitais e sobre a sexualidade, os andrógenos atuam também no Sistema Nervoso Central (SNC), no córtex e em estruturas hipotalâmicas e límbicas, influenciando a liberação de neurotransmissores e modulando importantes funções relacionadas com a sensibilidade, a percepção e o prazer.[12] Dessa forma, fica evidente a importante participação dos andrógenos sobre a função de estruturas centrais e periféricas envolvidas na saúde, comportamento e no bem-estar das mulheres.

Andrógenos e Sexualidade

No universo que representa a função sexual, não se deve desconsiderar os diferentes fatores envolvidos, a exemplo das influências socioculturais, relações interpessoais, condições biológicas e principalmente psicológicas.[13,14]

> **IMPORTANTE**
>
> Não existem evidências de que baixos níveis circulantes de T possam ser responsáveis pelas alterações na função sexual feminina. Não obrigatoriamente o nível androgênico baixo é o fator determinante da reduzida função sexual feminina.

Isto foi observado em um estudo realizado com 1.021 mulheres que laboratorialmente apresentavam baixos níveis de sulfato de de-hidroepiandrosterona (SDHEA), T livre e androstenediona (Δ4A) e, em contrapartida, não relatavam alterações nos domínios de suas funções sexuais, obtidos por meio de questionário de sexualidade.[15]

Além dos efeitos nos genitais, os andrógenos exercem papel neuroestrutural no hipotálamo e no sistema límbico, influenciando a liberação de alguns neurotransmissores envolvidos na sensação de prazer e na percepção.

Com base nas evidências atualmente disponíveis, parece haver uma coparticipação de estrógenos e andrógenos na estruturação da resposta sexual feminina, envolvendo os efeitos conjuntos nos genitais e no cérebro.[9] É reconhecido de longa data, o papel em particular dos estrógenos e dos andrógenos, na modulação da função sexual feminina. Existem receptores para os hormônios sexuais em praticamente todos os tecidos do organismo, com evidente expressão nos tecidos genitais e no cérebro, sugerindo, dessa maneira, que há influência dos hormônios sobre a sexualidade e o comportamento, tanto em nível central, com a excitação e desejo, quanto em nível periférico, na produção de muco e lubrificação genital.[9]

Estudos demonstraram que as usuárias de terapia androgênica tiveram melhora de desejo sexual, excitação, fantasias, frequência, satisfação, orgasmo e do prazer sexual.[16,17] Shifren, em um estudo randomizado, duplo-cego e placebo controlado, mostrou diferença entre o efeito da T transdérmica na função sexual de mulheres ooforectomizadas, quando comparado ao grupo placebo, embora o grupo placebo também tenha apresentado resposta apreciável.[16] Em uma revisão de 8 estudos randomizados controlados contra placebo em grupos de mulheres pós-menopáusicas, por um período de 9 a 24 semanas de uso de estrógenos isolados ou associados a diferentes apresentações de T (oral, implantes, adesivos) com diversas doses, mostrou-se, na sua totalidade, aumento dos domínios dos questionários de sexualidade.[18]

O uso de T em adesivos transdérmicos na dose de 300 mcg/dia, associado a estrógeno, por período de 24 semanas, demonstrou melhora da função sexual, principalmente no desejo em mulheres ooforectomizadas, entre 20 e 70 anos de idade, que apresentavam diagnóstico de desejo sexual hipoativo.[19] Goldstat et al. também demonstraram ação de T transdérmica em mulheres, ainda na menacme, que apresentavam queixa de redução da libido.[20]

Estudo prospectivo que avaliou o efeito de DHEA a 1% em aplicações intravaginais diariamente, durante 12 semanas, em 216 mulheres pós-menopáusicas, mostrou melhora quando comparado ao placebo em vários domínios da sexualidade: 68% excitação, 39% lubrificação, 75% orgasmo e 57% da dispareunia por secura vaginal, sendo considerado uma alternativa terapêutica sem riscos sistêmicos.[17]

É reconhecido que alterações fisiológicas dos órgãos e componentes da anatomia feminina, como vulva, vagina e todo o sistema urogenital, podem comprometer a função sexual das mulheres. Isto pode ser observado na denominada síndrome genitourinária da menopausa. Recentemente, aprovado pela Food and Drug Administration (FDA), o uso de DHEA em cápsulas vaginais na dose de 6,5 mg/dia mostrou melhora nos sintomas de atrofia genital, dispareunia, restaurando o pH e o trofismo da vagina. Estudos nesta mesma direção não evidenciaram efeito estimulatório endometrial, assim como nos níveis séricos dos esteroides sexuais.[21,22]

Efeitos dos Andrógenos na Função Sexual Feminina

Uma constelação de fatores biopsicossociais determina a função sexual nas mulheres.[23] Embora associações têm sido relatadas entre os níveis de andrógenos e a função sexual na menacme e na pós-menopausa das mulheres, as queixas nos distintos domínios da função sexual não têm encontrado correspondência nas variações das concentrações sanguíneas dos andrógenos nas etapas de vida feminina.[24-26]

Em 2019, um posicionamento global de várias sociedades de especialidades concluiu que a única indicação com base em evidências para a terapia com T seria o tratamento de HSDD, sendo considerada esta, a mais comum disfunção sexual feminina.[6] A Sociedade Internacional para o Estudo da Saúde Sexual Feminina (ISSWSH), através de um algoritmo que envolve os processos de cuidado para o diagnóstico de HSSD, desenvolveu uma ferramenta abrangente, acessível e prática para que os profissionais de saúde pudessem realizar o diagnóstico desta condição de saúde (disponível em https://www.mayoclinicproceedings.org/article/S00256196(17)30799-1/fulltext).[27]

O estudo americano, denominado PRESIDE com mulheres na menacme e em idosas, mostrou estimativas de HSDD de 12,4% e 7,4%, respectivamente. Em estudo com mesmo objetivo, publicado na Austrália, a proporção de mulheres também na menacme e idosas é de 32,4% e 13,7%, respectivamente.[14,26,28] Esta diferença entre os dois estudos pode ser explicada não apenas às diferenças de origem sociocultural entre os dois países, mas também relacionadas com as diferenças na metodologia utilizadas nos estudos. Além disso, a diferença de tempo de uma década entre os estudos pode ter influenciado a confiança das mulheres em falar sobre sua função sexual.[24]

Os benefícios terapêuticos do uso de T sobre o bem-estar sexual das mulheres parecem estar relacionados com os efeitos no sistema nervoso central e sobre a resposta genital. Estudo piloto de uso de testosterona em mulheres na pós-menopausa cirúrgica, tratadas com terapia estrogênica, demonstrou que a testosterona amplificou a ativação de áreas cerebrais, como o sistema límbico, envolvido com a excitação sexual.[29] No tocante à resposta genital, a terapia com T aumenta o fluxo sanguíneo vaginal e a expressão vaginal do gene receptor de andrógeno, modulando a atividade da musculatura lisa da vagina.[30,31] Dessa forma, o uso de testosterona intravaginal surgiu como uma alternativa promissora para tratamento da atrofia vulvovaginal.[21,22]

Terapêutica Androgênica: Eficácia e Segurança

Uma revisão sistemática recentemente publicada com meta-análise de ensaios clínicos de terapia de T para as mulheres na pós-menopausa com HSDD, quando comparadas a grupo de usuárias de placebo, mostrou efeitos benéficos da testosterona sobre o placebo, com ou sem tratamento simultâneo de estrógeno.[5] Os benefícios foram observados na frequência dos diferentes domínios de função sexual, como desejo, excitação, orgasmo, capacidade de resposta, autoimagem e redução de angústia pessoal relacionada com a sexualidade. A maioria dos estudos possui poder amostral reduzido, o que dificultou a análise e a conclusão dos reais efeitos da T nas mulheres com HSSD, sendo necessária a realização de ensaios clínicos randomizados de melhor qualidade para esclarecer esta lacuna de conhecimento, assim como esclarecer também os efeitos da testosterona sobre saúde musculoesquelética e desempenho cognitivo.[5]

À luz dos conhecimentos atuais, há escassez de dados disponíveis para o uso de T em mulheres na menacme com relação ao tratamento de HSDD.[6]

Vale ressaltar que as doses prescritas para as mulheres na pós-menopausa não devem exceder as concentrações fisiológicas plasmáticas de T observáveis em mulheres no período reprodutivo, evitando dessa forma efeitos adversos de concentrações suprafisiológicas.[32]

A T oral induz o aumento da fração de colesterol de baixa densidade (LDL) e redução na lipoproteína de alta densidade (HDL), efeito este não é observado quando a terapia é realizada por via transdérmica.[6] Dessa forma, o uso de T transdérmica é considerado a melhor opção. Formulações subcutâneas, injetáveis, ou ainda com T manipulada, denominada de bioidêntica, carecem de comprovação de eficácia e segurança, podendo expor as mulheres aos níveis suprafisiológicos e risco de virilização.[7]

Os eventos adversos relatados em ensaios clínicos com uso terapêutico em níveis fisiológicos de T em mulheres têm-se relacionado apenas com efeitos androgênicos leves, incluindo aumento de pelos e acne.[6,7] Espessamento endometrial e mudança no perfil de densidade mamográfica não foram evidenciados nesses estudos, com o uso de terapia de T em até 52 semanas.[33,34]

A segurança cardiometabólica tem sido uma das maiores preocupações sobre a terapia de T para mulheres. Em relação a isto, todas as mulheres com alto risco de doenças cardiovasculares são excluídas dos ensaios clínicos randomizados. Este critério também tem sido utilizado para as mulheres com história pessoal de câncer de mama. Com pouca evidência ainda e sem clara determinação de redução do risco de câncer de mama, implantes de T foram usados em mulheres portadoras da doença em uso de inibidor de aromatase.[35]

A segurança da terapia com T ainda não está completamente estabelecida para uso em longo prazo. No entanto, seu uso em concentrações fisiológicas no controle e melhora da HSDD em mulheres na pós-menopausa sem doenças cardiovasculares ou histórico de câncer de mama em período de até 24 meses não foi associado a doenças cardiovasculares, câncer ou qualquer outro evento adverso grave.[6,7]

Tratamento e Prescrição de Andrógenos

Não existem dados suficientes, assim como recomendações de uso de T por mulheres na menacme com queixa de HSDD. Entretanto, vale considerar o uso em mulheres jovens menopausadas com HSDD por insuficiência ovariana prematura de etiologia espontânea ou iatrogênica.[36] A T só deve ser prescrita após um exame clínico completo, incluindo avaliação médica, sexual, biopsicossocial e história social, a fim de identificar e gerenciar potencialmente alguns fatores modificáveis[27] (vide Capítulo Disfunções Sexuais Femininas). A ferramenta clínica, proposta pelo ISSWSH, é essencial para estabelecer se o paciente tem experiência psicológica, física ou abuso sexual, relacionamento, crenças, e para determinar suas experiências sexuais, incluindo se há conhecimento e vivência de estímulo sexual adequado. Um componente central da avaliação é estabelecer se o baixo desejo sexual tem sido *vitalício* ou *adquirido*, *generalizado* ou *situacional*. Detalhado histórico médico inclui todos os medicamentos prescritos ou em uso, que podem ter impacto na função sexual. O exame físico pode identificar outros fatores que contribuem com o baixo desejo sexual, assim como galactorreia decorrente de hiperprolactinemia, anemia, sinais de hipotireoidismo ou hipertireoidismo, e uma inspeção ginecológica adequada com objetivo de detectar causas de dispareunia e atrofia vulvovaginal.[27]

> **IMPORTANTE**
>
> É importante reconhecer que resultados laboratoriais com níveis sanguíneos de nenhum andrógeno devem ser utilizados para diagnosticar mulheres com disfunções sexuais.[6] Uma primeira etapa de gestão é muitas vezes sexual e/ou de relacionamento e aconselhamento.

O uso de formulações de T apresenta-se como um enorme desafio na prática clínica, pois na maioria dos países não existem produtos ou formulações aprovadas pelas agências reguladoras.[6] Que se saiba, apenas na Austrália há uma empresa que atualmente produz um creme transdérmico de 1% de T (cada 0,5 mL libera 5 mg de T). Apesar de ter sido testado apenas em grupos de pequena amostragem, o produto demonstrou ser estável do ponto de vista de farmacocinética e efetivo.[37,38] Uma orientação importante às mulheres se faz a respeito que **a percepção clínica de pouca resposta ao uso de T não autoriza a utilização espontânea de doses maiores do que as prescritas, evitando desta maneira níveis suprafisiológicos**. A obtenção de melhora dos sintomas que envolvem a HSDD com uma formulação transdérmica pode ser obtida cerca de **4-6 semanas após o início do tratamento, com melhora máxima no desejo sexual em até 12 a 16 semanas. A terapia deve ser descontinuada caso não haja resposta em até 6 meses de tratamento, estando autorizado a suspensão do mesmo**.[39,40] A avaliação da resposta terapêutica e os sinais clínicos de hiperandrogenismo devem ser sempre monitorados.

Uma grande variedade de formulações de T está disponível há décadas para utilização em homens, enquanto a quase totalidade das agências reguladoras pelo Mundo não aprovou até o presente momento nenhuma apresentação específica para uso em mulheres, com exceção de um adesivo de 300 mcg aprovado pela Agência Europeia de Medicamentos, que foi descontinuado pelo fabricante.

RECOMENDAÇÕES E NÍVEL DE EVIDÊNCIA COM BASE NO GLOBAL CONSENSUS POSITION STATEMENT[6]

Terminologia para Disfunção Sexual Feminina

Desordem ou disfunção do desejo sexual hipoativo (HSDD) e distúrbio de excitação sexual feminina (FSAD) são condições distintas que devem ser categorizadas separadamente ao considerar o impacto dos andrógenos na sua apresentação clínica e na resposta ao tratamento (Grau de Recomendação B).

Embora HSDD e FSAD clinicamente se sobreponham, possuem clínica, etiologias, fatores de risco, respostas às características psicológicas e intervenções biológicas distintas (Grau de Recomendação B).

A estratificação e categorização das HSDD quanto a ser adquirida ou vitalícia, generalizada ou situacional, podem determinar os tratamentos adequados para as disfunções sexuais.

O diagnóstico de HSDD na prática clínica deve ser com base em uma avaliação clínica completa guiada pelos critérios de diagnóstico disponíveis.

Tratamento das Causas Naturais ou Cirúrgicas da HSDD

Terapia com T para mulheres na pós-menopausa, em doses e concentrações que se aproximam dos níveis séricos fisiológicos durante a menacme, exerce efeito benéfico sobre a função sexual quando comparado ao tratamento com placebo. Isto é observado nos subdomínios do desejo sexual, excitação, orgasmo, prazer e resposta sexual, juntamente com a redução nas preocupações e na angústia sexual (Grau de Recomendação A).

A maioria dos estudos de função sexual recrutou mulheres avaliadas como tendo HSDD ou disfunção sexual generalizada, o que não permite a generalização de recomendações para outros tipos de disfunção (Nível de Evidência D).

Apesar de não haver no momento um produto aprovado por agência reguladora, a formulação transdérmica é mais aceita e indicada para prescrição de T em mulheres (Nível de Evidência D).

A terapia manipulada bioidêntica de T não deve ser recomendada para o tratamento de HSDD devido à falta de evidências na eficácia e segurança destes produtos.

Tratamento com Diferentes Preparações de Andrógenos

A de-hidroepiandrosterona (DHEA) de uso sistêmico não está associada à melhora significativa na libido ou na função sexual de mulheres na pós-menopausa que se apresentem com função adrenal normal, não devendo ser recomendada para mulheres com HSDD (Grau Recomendação A).

Há evidência e aprovação do uso de DHEA por via vaginal em mulheres com atrofia vulvovaginal, não havendo recomendação para tratamento do HSDD (Nível de Evidência D).

CONCLUSÕES

As evidências atuais apontam como única indicação de terapia com T o tratamento de mulheres na pós-menopausa com a desordem do desejo hipoativo (HSDD, bem descrito no capítulo Disfunções Sexuais Femininas). Não existem dados suficientes que possam apoiar o uso de T para o tratamento de qualquer outro sintoma ou condição clínica. Os dados disponíveis em metanálises não mostram eventos adversos durante o tempo de uso dos estudos com doses fisiológicas de T, com advertência para não uso em mulheres com alto risco cardiometabólico.

A segurança da terapia de T em longo prazo ainda não está completamente estabelecida.

O diagnóstico de HSDD envolve uma avaliação clínica completa para que outros fatores que contribuem para a disfunção sexual devam ser identificados e abordados, antecedendo o início do tratamento com T.

A dosagem de andrógenos ou dos níveis de testosterona total no sangue não é necessária para determinar o diagnóstico de HSDD.

Ainda se fazem necessárias pesquisas e estudos bem delineados para melhor conhecimento sobre os efeitos da terapia de T no desempenho cognitivo, saúde musculoesquelética, cardiovascular e na segurança em longo prazo, assim como desenvolvimento, aprovação e licenciamento de produtos indicados especificamente para utilização em mulheres.

REFERÊNCIAS BIBLIOGRÁFICAS

1. Burger HG, Hailes J, Menelaus M. The management of persistent symptoms with estradiol-testosterone implants: clinical, lipid and hormonal results. Maturitas. 1984;6:351
2. Davis SR, McCloud PI, Strauss BJG, et al. Testosterone enhances estradiol's effects on postmenopausal bone density and sexuality. Maturitas. 1995;21:227-36.
3. Greenblatt RB, Barfield WE, Garner JF, et al. Evaluation of an estrogen, androgen, estrogen-androgen combination, and a placebo in the treatment of the menopause. J Clin Endocrinol Metab. 1950;10:1547-58.
4. Davis SR, Wahlin-Jacobsen S. Testosterone in women– the clinical significance. Lancet Diabetes Endocrinol. 2015;3:980-92.
5. Islam RM, Bell RJ, Green S, et al. Safety and efficacy of testosterone for women: a systematic review and meta-analysis of randomised controlled trial data. Lancet Diabetes Endocrinol. 2019;7:754-66.
6. Davis SR, Baber R, Panay N, et al. Global Consensus Position Statement on the Use of Testosterone Therapy for Women. Climacteric. 2019;22:429-34.
7. Labrie F, Luu-The V, Labrie C, et al. Endocrine and intracrine sources of androgens in women: inhibition of breast cancer and other roles of androgens and their precursor dehydroepiandrosterone. Endocr Ver. 2003;24:152-82.
8. Judd HL, Lucas WE, Yen SS. Effect of oophorectomy on circulating testosterone and androstenedione levels in patients with endometrial cancer. Am J Obstet Gynecol. 1974;118:793-8.
9. Fernandes CE, Rennó J Jr., Nahas EAP, et al. Síndrome de insuficiência androgênica- Critérios diagnósticos e terapêuticos. Rev Psiq Clin. 2006;33(3):152-61.
10. Tchernof A, Toth MJ, Poechlman ET. Sex hormone-binding globulin levels in middleage premenopausal women. Diabetes Care.1999;22:1875-81.
11. Davis SR, Burger H. Androgen and postmenopausal women. J Clin Endocrinol Metab. 1996;81:2759-63.
12. Cloke B, Christian M. The role of androgens and the androgen receptor in cycling endometrium. Mol Cell Endocrinol. 2012;25;358(2):166-75.
13. Zheng J, Skiba MA, Bell RJ, et al. The prevalence of sexual dysfunction and sexually-related distress in young women: a cross sectional survey. Fertil Steril. 2020;113:426-34.
14. Worsley R, Bell RJ, Gartoulla P, et al. Prevalence and predictors of low sexual desire, sexually related personal distress, and hypoactive sexual desire dysfunction in a community-based sample of midlife women. J Sex Med. 2017;14:675-86.
15. Davis SR, Davison SL, Donath S, et al. Circulating androgen levels and self-reported sexual function in women. JAMA. 2005;294(1):91-6.
16. Shifren JL, Braunstein GD, Simon JA, et al. Transdermal testosterone treatment in women with impaired sexual function after oophorectomy. N Engl J Med. 2000;343:682-8.
17. Labrie F, Archer D, Bouchard C, et al. Effect of intravaginal dehydroepiandrosterone (Prasterone) on libido and sexual dysfunction in postmenopausal women. Menopause. 2009;16(5):923-31.
18. Arlt W. Androgen therapy in women. Eur J Endocrinol. 2006;154(1):1-11.
19. Davis SR, van der Mooren MJ, van Lunsen RH, et al. Efficacy and safety of a testosterone patch for the treatment of hypoactive sexual desire disorder in surgically menopausal women: A randomized, placebo-controlled trial. Menopause. 2006;13(3):387-96.
20. Goldstat R, Briganti E, Tran J, et al.Transdermal testosterone therapy improves wellbeing, mood and sexual function in premenopausal women. Menopause. The Journal of the North American Menopause Society. 2003;10(5):390-98.
21. Labrie F, Archer DF, Koltun W, et al. Efficacy of intravaginal dehydroepiandrosterone (DHEA) on moderate to severe dyspareunia and vaginal dryness, symptoms of vulvovagianl atrophy, and of the genitourinary syndrome of menopause. Menopause. 2016;23(3):243-56.
22. Labrie F, Archer DF, Martel C, et al. Combined data of vaginal prasterone against vulvovaginal atrophy of menopause. Menopause. 2017;24(11):1246-56.

23. Davison SL, Bell R, Donath S, et al. Androgen levels in adult females: changes with age, menopause, and oophorectomy. J Clin Endocrinol Metab. 2005;90:3847-53.
24. Zheng J, Islam MR, Skiba MA, et al. Associations between androgens and sexual function in premenopausal women: a cross-sectional study. Lancet Diabetes Endocrinol. 2020;8(8):693-702.
25. Wahlin-Jacobsen S, Pedersen AT, Kristensen E, et al. Is There a correlation between androgens and sexual desire in women? J Sex Med. 2015;12:358-73.
26. Zeleke B, Bell RJ, Billah B, Davis SR. Hypoactive sexual desire dysfunction in community-dwelling older women. Menopause. 2017;24:391-9.
27. Clayton AH, Goldstein I, Kim NN, et al. The International Society for the Study of Women's Sexual Health Process of Care for Management of Hypoactive Sexual Desire Disorder in Women. Mayo Clin Proc. 2018;93:467-87.
28. Shifren JL, Monz BU, Russo PA, et al. Sexual problems and distress in United States women: prevalence and correlates. Obstet Gynecol. 2008;112:970-8.
29. Archer JS, Love-Geffen TE, Herbst-Damm KL, et al. Effect of estradiol versus estradiol and testosterone on brain-activation patterns in postmenopausal women. Menopause. 2006;13:528-37.
30. Bell RJ, Rizvi F, Islam RM, et al. A systematic review of intravaginal testosterone for the treatment of vulvovaginal atrophy. Menopause. 2018;25:704-9.
31. Baldassarre M, Perrone AM, Giannone FA, et al. Androgen receptor expression in the human vagina under different physiological and treatment conditions. Int J Impotence Res. 2013;25:7-11.
32. Simon JA, Davis SR, Althof SE, et al. Sexual well-being after menopause: An International Menopause Society White Paper. Climacteric. 2018;21:415-27.
33. Davis SR, Hirschberg AL, Wagner LK, et al. The effect of transdermal testosterone on mammographic density in postmenopausal women not receiving systemic estrogen therapy. J Clin Endocrinol Metab. 2009;94:4907-13.
34. Hofling M, Lundstrom E, Azavedo E, et al. Testosterone addition during menopausal hormone therapy: effects on mammographic breast density. Climacteric. 2007;10:155-63.
35. Glaser R, Dimitrakakis C. Testosterone and breast cancer prevention. Maturitas. 2015;82:291-5.
36. Guerrieri GM, Martinez PE, Klug SP, et al. Effects of physiologic testosterone therapy on quality of life, self-esteem, and mood in women with primary ovarian insufficiency. Menopause. 2014;21:952-61.
37. Fooladi E, Reuter SE, Bell RJ, et al. Pharmacokinetics of a transdermal testosterone cream in healthy postmenopausal women. Menopause. 2015;22:44-9.
38. El-Hage G, Eden JA, Manga RZ. A double-blind, randomized, placebo-controlled trial of the effect of testosterone cream on the sexual motivation of menopausal hysterectomized women with hypoactive sexual desire disorder. Climacteric. 2007;10:335-43.
39. Davis SR, Moreau M, Kroll R, et al. Testosterone for low libido in menopausal women not taking estrogen therapy. N Engl J Med. 2008;359:2005-17.
40. Shifren J, Davis SR, Moreau M, et al. Testosterone patch for the treatment of hypoactive sexual desire disorder in naturally menopausal women: results from the INTIMATE NM1 study. Menopause. 2006;13:770-9.

DISFORIA DE GÊNERO – COMO ATENDER E TRATAR

Tayane Muniz Fighera

INTRODUÇÃO

Identidade de gênero é o termo utilizado para descrever a experiência do indivíduo com o gênero com o qual se identifica. Pessoas transgêneros possuem uma identidade de gênero que é diferente do sexo designado ao nascimento, e alguns desses indivíduos buscam assistência médica para intervenções com o objetivo de tornar seu corpo compatível com o gênero de identidade (Quadro 37-1). A expressão do gênero pode-se manifestar pelas roupas, cabelos, atitudes e mudanças corporais induzidas pela terapia hormonal e pela cirurgia de afirmação de gênero. Contudo, o eventual diagnóstico clínico desta condição não está diretamente relacionado com os recursos hormonais ou cirúrgicos utilizados para adequação ao fenótipo desejado.[1,2]

Com o objetivo de reduzir a estigmatização, a nomenclatura utilizada para o espectro de identidades de gênero vem sofrendo mudanças nos últimos anos. A Associação Americana de Psiquiatria adotou, em sua última versão do Manual Diagnóstico e Estatístico de Transtornos Mentais (DSM V), o termo *Disforia de Gênero* referindo-se à incongruência acentuada entre o gênero expresso e o gênero designado, com duração de pelo menos seis meses e associada a sofrimento clinicamente significativo ou prejuízo no funcionamento social, profissional ou em outras áreas importantes da vida do indivíduo. A 11ª edição do Código Internacional de Doenças (CID 11) substituiu o termo *Transexualismo* por *Incongruência de Gênero*, incluído no capítulo de condições relacionadas com a saúde sexual.[1,3,4] Apesar de controversa, a presença desta condição na classificação da Organização Mundial da Saúde é importante para permitir suas abordagens médica e epidemiológica.[1]

Embora não existam estudos epidemiológicos sobre a prevalência dessa população no Brasil, dados de prevalência global de indivíduos com disforia de gênero sugerem prevalência de 4,6 em cada 100.000 pessoas, sendo maior em mulheres trans comparadas aos homens trans (6,8 e 2,6 em cada 100.000, respectivamente).[5] É possível que estes dados estejam subestimados, com base em registros de grandes centros assistenciais nem sempre acessíveis. Na prática, observa-se aumento da prevalência desta condição ao longo do tempo e maior procura para acompanhamento médico e busca por intervenções hormonais e cirúrgicas.[1]

A maioria dos indivíduos trans busca atendimento médico já na vida adulta ou ao final da adolescência, porém muitos relatam a percepção precoce da incongruência de gênero apesar da transição tardia. Este atraso pode ser decorrente da dificuldade em expressar ou reconhecer a própria identidade de gênero ou por barreiras como falta de apoios social e familiar para transição.[2,6] A expressão da identidade de gênero inicia aos 2 anos, e até 2,7% das crianças podem relatar incongruência de gênero que não persiste até a vida adulta em muitos casos.[7,8]

CONSIDERAÇÕES ESPECIAIS NO ATENDIMENTO DE PESSOAS TRANS

É fundamental que o atendimento de pessoas trans seja adequado e acolhedor, respeitando-se as opções individuais desde a recepção e cadastro do paciente, até a consulta médica. A utilização do nome social e o esclarecimento de cada etapa do exame físico com consentimento prévio são medidas importantes para atenuar o desconforto do indivíduo durante o atendimento.[9]

Idealmente, a abordagem da transgeneridade deve ser multidisciplinar com profissionais capacitados e em um serviço especializado.[10] Profissionais de saúde mental devem participar da avaliação de indivíduos adultos sempre que houver suspeita ou identificação de condições mentais associadas e em todos os casos de atendimento às crianças e adolescentes. O diagnóstico adequado é baseado na história médica apresentada por cada indivíduo, dispensando exames complementares. Contudo, condições mentais, como ansiedade, depressão e risco de suicídio, bem como abuso de substâncias, são mais prevalentes em pessoas com disforia de gênero e podem influenciar a avaliação clínica e necessitar de suporte específico.[2,6,9]

Quadro 37-1. Conceitos e terminologia (Adaptado)[1-3]

Identidade de gênero: experiência do indivíduo com o gênero com o qual se identifica.
Cisgeneridade: termo utilizado para pessoas cuja identidade de gênero corresponde ao sexo atribuído ao nascimento.
Incongruência de gênero: incongruência persistente entre o gênero experimentado pelo indivíduo e àquele atribuído ao nascimento. Pode cursar com disforia de gênero, situação associada a sofrimento clinicamente significativo ou prejuízo do funcionamento do indivíduo.
Afirmação de gênero: conjunto de medidas que contribuem para tornar a imagem do indivíduo compatível com o gênero de identidade.
Orientação sexual: termo não relacionado com a identidade de gênero, refere-se à atração sexual de um indivíduo por outro.

TERAPIA HORMONAL DE AFIRMAÇÃO DE GÊNERO

A terapia hormonal em indivíduos trans é frequentemente a primeira intervenção médica usada para aliviar o sofrimento de indivíduos com disforia de gênero (Quadro 37-2).[1,2,9,11] Tem como objetivo reduzir os níveis hormonais endógenos e manter níveis hormonais compatíveis com aqueles do gênero de identidade, promovendo o desenvolvimento de características sexuais secundárias do gênero desejado.[1,10] Estudos prévios mostraram associação positiva entre mudanças corporais decorrentes da terapia hormonal de afirmação de gênero (THAG) e escores de qualidade de vida.[12,13]

É importante ressaltar que nem todos os indivíduos trans desejam realizar tratamentos para afirmação de gênero, seja terapia hormonal ou cirurgia, e isso não modifica a condição em si.[9] Além disso, intervenções não médicas, como remoção de pelos, treinamento para modificação da voz e uso de faixas para reduzir o volume das mamas, são complementares e frequentemente utilizadas mesmo antes da terapia hormonal.[9]

Avaliar o momento adequado para iniciar a THAG considerando aspectos de saúde física, mental e suporte social, informar a respeito dos possíveis riscos e benefícios e esclarecer as mudanças corporais esperadas com o tratamento e o tempo necessário para tais mudanças são etapas importantes antes de iniciar a THAG.[2] De acordo com resolução nº 2.265 de 20 de setembro de 2019 publicada no Diário Oficial da União é permitido realizar a THAG a partir dos 16 anos de idade, sendo necessária a obtenção de consentimento livre e esclarecido e o acompanhamento ambulatorial especializado.[14]

Ainda antes de iniciar a THAG, é necessária a avaliação de condições que possam ser exacerbadas pelo tratamento.

Quadro 37-2. Regimes de terapia hormonal de afirmação de gênero (Adaptado)[1,2,10,11]

Mulheres trans	
Estrógeno oral:	
Estradiol*	2-6 mg/dia
Estrógeno transdérmico:	
17β-estradiol:	
Gel	1,5 mg/dia
Adesivo**	25-100 mcg/dia
Antiandrogênicos:	
Espironolactona	50-200 mg/dia
Acetato de ciproterona	25-50 mg/dia
Agonista de GnRH	3,75 mg IM/mensal ou 11,25 mg IM 3/3 meses
Homens trans	
Testosterona intramuscular:	
Enantato ou cipionato de testosterona	100-200 mg IM a cada 2-4 semanas
Ésteres mistos de testosterona	100-200 mg IM a cada 2-4 semanas
Undecilato de testosterona	1.000 mg a cada 12 semanas
Testosterona transdérmica:	
Gel	50-100 mg/dia

* Estradiol micronizado, valerato de estradiol.
** Troca de adesivo a cada 3 a 5 dias.
IM: intramuscular

Em mulheres trans, história de tromboembolismo, câncer hormônio-dependente, doença arterial coronariana ou cerebrovascular, hiperprolactinemia, hipertrigliceridemia ou colelitíase devem ser avaliadas de forma individualizada.[14] Em homens trans, gravidez é uma contraindicação absoluta à testosterona, enquanto contraindicações relativas incluem hipertensão, apneia do sono e policitemia. Na presença de sangramento menstrual irregular, é recomendada investigação antes de iniciar a THAG. De forma geral, fatores associados a aumento do risco cardiovascular, como obesidade, tabagismo e sedentarismo, devem ser fortemente desestimulados.[3]

A terapia hormonal pode afetar e limitar a fertilidade e é um ponto a ser discutido antes de iniciar o tratamento. O método mais utilizado para preservação de fertilidade em mulheres trans é a criopreservação de esperma, enquanto em homens trans pode ser realizada criopreservação de oócitos ou de embrião.[15]

Mulheres Trans

A terapia estrogênica oral ou transdérmica é a base do tratamento hormonal de mulheres trans, dando-se preferência aos estrógenos naturais, como 17β-estradiol ou valerato de estradiol por seu menor efeito protrombótico, bem como por serem mensuráveis, permitindo o acompanhamento laboratorial dos níveis de estradiol. Evidências sugerem que o risco de trombose pode ser atenuado com a administração da terapia estrogênica pela via transdérmica por evitar o metabolismo hepático inicial da droga, sendo preferida em pacientes com risco cardiovascular elevado e/ou com mais de 40 anos.[2,16] Formulações contendo etinilestradiol, um estrógeno sintético amplamente utilizado no passado, não são recomendadas pelo seu maior potencial tromboembólico e risco cardiovascular associado, além de não ser mensurável em exames laboratoriais.[17] Da mesma forma, formulações contendo estrogênio equino conjugado não são mensuráveis e, portanto, não podem ser monitorizadas, aumentando o risco do uso de doses suprafisiológicas.[2,9] No Brasil não existem formulações disponíveis com estradiol intramuscular para THAG.[1]

O tratamento estrogênico em mulheres trans resulta em mudanças favoráveis no perfil lipídico, com aumento do HDL e redução do LDL colesterol na maioria dos estudos. Contudo, este efeito benéfico é possivelmente atenuado por outros efeitos metabólicos como ganho de peso à custa de aumento da gordura corporal, piora da resistência insulínica e aumento da pressão arterial.[1,17,18]

Doses suprafisiológicas de estrógenos podem, isoladamente, suprimir a produção de andrógenos, porém com risco potencialmente maior de trombose. Neste contexto, a associação a drogas antiandrogênicas possibilita o uso de doses menores de estradiol em pacientes que não tenham realizado cirurgia de afirmação de gênero com gonadectomia.[2,10] Espironolactona e acetato de ciproterona são as drogas mais utilizadas para essa finalidade, ambas disponíveis em nosso meio.[1]

A espironolactona é um antagonista da aldosterona que atua perifericamente inibindo o receptor androgênico de forma dose-dependente e tem sido utilizada de forma *off-label* para esta indicação há décadas.[19] Geralmente é bem tolerada, porém deve ser evitada em pacientes com função renal comprometida. Hipotensão e hipercalemia podem ocorrer em alguns casos, mas são incomuns.[20] O acetato de ciproterona é um progestógeno com atividade antiandrogênica que atua inibindo o receptor androgênico além da sua ação central com supressão de gonadotrofinas e de andrógenos.[19,21] Casos de hiperprolactinemia e presença de prolactinomas já foram descritos em mulheres trans durante a estrogenioterapia, geralmente em uso de altas doses e por tempo prolongado, levando à recomendação de monitorização dos níveis de prolactina antes e durante a terapia hormonal.[1] Contudo, evidências sugerem que o aumento da prolactina esteja relacionado com o uso de acetato de ciproterona, não sendo observado com a associação de terapia estrogênica e espironolactona.[22,23]

Agonistas de GnRH são uma alternativa efetiva para supressão dos níveis de testosterona, porém apresentam custo elevado em comparação às demais opções.[2] Inibidores da 5-α-redutase, como a finasterida, apresentam eficácia limitada em pacientes com níveis de testosterona compatíveis com valores femininos de normalidade.[5]

Homens Trans

O tratamento de homens trans é baseado no uso de testosterona isoladamente. As apresentações mais frequentemente utilizadas são injeções intramusculares de ésteres de testosterona de curta ou longa ação. O intervalo de administração entre as doses é individualizado, de acordo com a resposta clínica, dosagens hormonais e possíveis efeitos adversos observados.[1,11] Dados de uma revisão sistemática em homens trans recebendo terapia androgênica sugerem um efeito desfavorável sob o perfil lipídico e níveis de pressão arterial, aumento dos níveis de hemoglobina (4,9%-12,5%) e hematócrito (4,4%-17,6%) e alterações de enzimas hepáticas.[24] Contudo, na maioria dos casos, estes achados são consistentes com valores masculinos de normalidade e não apresentam relevância clínica significativa.

Efeitos Esperados da Terapia Hormonal em Pessoas Trans

As mudanças físicas podem ser perceptíveis já nos primeiros meses de tratamento. Entre 3 e 6 meses após o início da THAG em mulheres trans, podem ser observadas redução das ereções espontâneas e da libido, redução da oleosidade e suavização da textura da pele, redução na massa e na força muscular e redistribuição da gordura com predomínio ginoide.[10] Ocorre início do desenvolvimento mamário após 3 a 6 meses de tratamento, com máximo desenvolvimento após 2 a 3 anos de THAG. Até o momento, não existem evidências que suportem a associação a progestógenos ou ao uso de doses maiores de estradiol com o objetivo de promover o desenvolvimento mamário.[25] A redução do padrão masculino de crescimento dos pelos faciais e corporais pode ser observada após 6 a 12 meses de tratamento, e pacientes que desejem um efeito mais rápido podem adotar tratamentos tópicos, como remoção dos pelos por *laser* ou eletrólise.[1,2,9] Apesar da mudança observada na percepção da voz em alguns casos, não há alteração significativa quando o início da THAG ocorre após a puberdade.[3,10]

Em homens trans, nos primeiros 6 meses de terapia hormonal, podem ser observados aumento da oleosidade da pele e acne, interrupção dos ciclos menstruais, redistribuição da gordura corporal com predomínio android, aumento da massa muscular e clitoromegalia. Quando os ciclos menstruais não cessam, apesar do uso regular da terapia androgênica e dos níveis adequados de testosterona, pode ser considerada a associação a progestógenos. Alterações no timbre da voz, crescimento dos pelos corporais e padrão masculino de queda de cabelo podem ocorrer nos primeiros 12 meses de tratamento.[1,2,10]

Monitorização e Cuidados Preventivos

O seguimento clínico e laboratorial dos pacientes em hormonoterapia deve ser realizado de forma regular, com intervalos que atendam às necessidades individuais de cada paciente e que permitam acompanhar a resposta ao tratamento e identificar possíveis efeitos adversos precocemente.[1,2] Os riscos envolvidos na THAG são os mesmos associados à reposição hormonal em outras condições e são agravados pelo uso, intencional ou inadvertido, de doses inadequadas e suprafisiológicas de diferentes formulações hormonais.

A Endocrine Society recomenda avaliação clínica e laboratorial a cada 3 meses no primeiro ano de THAG e, após ajustes da terapia e níveis adequados de estradiol e testosterona alcançados, avaliação 1 a 2 vezes por ano.[10] Ajustes no tratamento devem ser realizados com o objetivo de manter os níveis de estradiol e testosterona dentro dos valores de normalidade do gênero de identidade.[1,2,10] Em mulheres trans, os níveis de estradiol e testosterona devem permanecer dentro da faixa de normalidade para mulheres em fase folicular do ciclo menstrual.[1,10] A dosagem de testosterona em homens trans recebendo terapia androgênica pode ser realizada no intervalo médio entre as aplicações para formulações de curta duração e imediatamente antes da próxima aplicação para formulações de longa ação.[10,11] Independente da formulação utilizada, os níveis de testosterona devem permanecer dentro do intervalo de referência para homens cisgênero.[1,10]

A avaliação laboratorial deve incluir hemograma, função renal, eletrólitos, perfil hepático, glicemia de jejum, hemoglobina glicada (para diabéticos ou pré-diabéticos), perfil lipídico, LH, FSH, estradiol, testosterona total e SHBG. Em mulheres trans, a dosagem de prolactina deve ser incluída e realizada periodicamente.[1] Rastreamento para infecções sexualmente transmissíveis (HbsAg, anti-Hbs, anti-HCV, anti-HIV, VDRL, FTA-Abs) pode ser solicitada na avaliação inicial e durante o seguimento conforme indicação clínica.[1]

A prevalência de neoplasias hormônio-dependentes, como carcinoma de mama e próstata, parece ser menor em mulheres trans. Em uma coorte retrospectiva de 2.260 pacientes, 15 casos de câncer de mama foram identificados após uma média de 18 anos de THAG (7-37 anos). Estes dados sugerem um risco 46 vezes maior de câncer de mama em mulheres trans quando comparadas aos homens cis (razão de incidência 46,7, IC 95% 27,2-75,4), porém um risco significativamente menor quando comparadas às mulheres cis (razão de incidência 0,3; IC 95% 0,2-0,4),[26] resultados que foram confirmados em outros estudos observacionais.[27,28] Até o presente momento, na ausência de dados populacionais específicos, o rastreamento oncológico em pessoas trans deve ser realizado da mesma forma que o preconizado para pessoas cisgêneros. Mulheres trans utilizando THAG há 5 anos ou mais devem realizar mamografia anual a partir de 50 anos.[1,2,10] Avaliação urológica e dosagem do PSA devem ser anuais após os 50 anos de idade, mesmo em indivíduos submetidos à cirurgia de afirmação de gênero, uma vez que a próstata seja mantida neste procedimento. Ainda assim, as evidências disponíveis sugerem redução da incidência de câncer de próstata em mulheres trans, recebendo THAG, achado possivelmente relacionado com a privação androgênica prolongada.[29,30] Não há, até o momento, recomendações de rastreamento de rotina para neoplasia de testículo.[1,10]

Em homens trans que não tenham realizado mastectomia, é recomendado manter rastreamento oncológico das mamas de forma similar às mulheres cis, enquanto naqueles submetidos à mastectomia, é recomendado manter exame anual da região sub e periareolar da mama.[10] Dados de uma coorte com 1.229 homens trans em THAG durante tempo médio de 15 anos (2-17 anos) identificaram 4 casos de carcinoma invasivo de mama, incidência menor que aquela observada em mulheres cis (razão de incidência 0,2; IC 95% 0,1-0,5), sendo três deles diagnosticados muitos anos após a realização de mastectomia.[26] Avaliação do endométrio com ultrassonografia transvaginal ou pélvica é recomendada em situações de sangramento uterino anormal.[1] Evidências recentes em indivíduos trans, submetidos à histerectomia após terapia androgênica prolongada, sugerem persistência de atividade endometrial com presença de endométrio proliferativo e achados típicos da histologia uterina, como pólipos, leiomioma e adenomiose.[31,32] Se tecido presente, está indicada também colpocitologia oncótica de colo uterino de forma similar às mulheres cisgênero.[10]

Os esteroides sexuais atuam diretamente na aquisição e preservação da massa óssea em homens e mulheres.[33] Resultados de uma meta-análise recente incluindo 19 estudos[34] mostraram que a THAG está associada ao aumento significativo da DMO em mulheres trans após 12 e 24 meses de tratamento. Ainda assim, alguns estudos observacionais reportaram elevada prevalência de baixa massa óssea em mulheres trans após longo período de THAG.[35-37] A maior parte destes estudos incluiu pacientes previamente submetidas à cirurgia de afirmação de gênero, com hipogonadismo persistente secundário à cirurgia[35-38] e THAG irregular.[38] Além disso, muitos estudos avaliaram dados de DMO areal utilizando valores de referência masculinos para cálculo do Z-escore na análise densitométrica, uma vez que todos os indivíduos passaram pelo desenvolvimento puberal do gênero designado ao nascimento. Esta análise pode ter influenciado os resultados, superestimando a prevalência de baixa DMO nesta população. Recentemente a International Society of Clinical Densitometry (ISCD) publicou uma recomendação sugerindo que a análise da DMO areal em indivíduos jovens (Z-escore) seja realizada utilizando como referência o gênero com o qual o indivíduo se identifica. Já para indivíduos com idade superior a 50 anos, a recomendação é o uso do T-escore, usando como referência o banco de dados feminino.[39] Com relação à THAG em homens trans, os resultados sugerem que a terapia androgênica é capaz de preservar a DMO mesmo após longo período de TH, refletindo a ação anabólica da testosterona.[34] A Endocrine Society[10] recomenda rastreamento para osteoporose com densitometria óssea em mulheres trans a partir de 60 anos, e em qualquer idade em homens e mulheres trans com fatores de risco para perda óssea, incluindo história de gonadectomia seguida de uso irregular da THAG.

O risco de eventos cardiovasculares e tromboembólicos pode estar relacionado com a dose, a via de administração e com o tipo de terapia hormonal utilizada. Apesar do impacto negativo observado em diferentes fatores de risco, como aumento do hematócrito e da pressão arterial, redução do HDL e aumento do LDL colesterol,[24] os dados disponíveis em homens trans mostram que a terapia androgênica não resulta em aumento significativo de eventos cardiovasculares.[40] Em mulheres trans, evidências sugerem maior risco cardiovascular associado à terapia estrogênica, contudo os dados são limitados a estudos observacionais com diferentes regimes de tratamento e sem ajuste para fatores que sabidamente afetam a saúde vascular.[41-43] O etinilestradiol, formulação sintética associada à maior coagulabilidade, é frequentemente utilizado em altas doses por automedicação e está associado a maior potencial trombogênico, devendo assim ser evitado.[1,44] Considerando a baixa frequência de mutações genéticas associadas à trombose, não há recomendação de rastreamento de rotina para trombofilias.[3]

CONSIDERAÇÕES FINAIS

Pessoas transgênero constituem um grupo diverso de indivíduos, cujo gênero de identidade difere daquele designado ao nascimento. Alguns desses indivíduos procuram assistência para realização de tratamentos hormonais e cirúrgicos com o objetivo de desenvolver características corporais compatíveis com seu gênero de identidade. A terapia hormonal é uma etapa importante e, por vezes, a etapa inicial na afirmação do gênero dentro de um processo multidisciplinar. Em mulheres trans, a terapia combinada com estrógeno e antiandrógenos é o tratamento inicial de escolha, enquanto a testosterona isolada é a terapia recomendada em homens trans. Mudanças corporais podem ser observadas já nos primeiros meses de tratamento, com ápice entre 2 e 5 anos. Evidências dos efeitos em longo prazo da THAG ainda são limitadas, e mais estudos são necessários, em especial para mulheres trans.

REFERÊNCIAS BIBLIOGRÁFICAS

1. Trindade CA, Fontes CAP, Costa EMF, et al. Posicionamento conjunto. Medicina diagnóstica inclusiva: cuidando de pacientes transgênero. 2019.
2. Safer JD, Tangpricha V. Care of the Transgender Patient. Ann Intern Med. 2019;171(1):ITC1-ITC16.
3. American Psychiatric Association. Manual diagnóstico e estatístico de transtornos mentais: DSM-5. 5. ed. Porto Alegre, Brasil: Artmed. 2014.
4. Arcelus J, Bouman WP, Van Den Noortgate W, et al. Systematic review and meta-analysis of prevalence studies in transsexualism. Eur Psychiatry. 2015;30(6):807-15.
5. Safer JD, Tangpricha V. Care of Transgender Persons. N Engl J Med. 2019;381(25):2451-60.
6. Rider GN, McMorris BJ, Gower AL, et al. Health and care utilization of transgender and gender nonconforming youth: a population-based study. Pediatrics. 2018;141(3):e20171683.
7. Wallien MS, Cohen-Kettenis PT. Psychosexual outcome of gender-dysphoric children. J Am Acad Child Adolesc Psychiatry. 2008;47:1413-23.
8. Abeln B, Love R. Considerations for the Care of Transgender Individuals. Nurs Clin North Am. 2019;54(4):551-9.
9. Hembree WC, Cohen-Kettenis PT, Gooren L, et al. Endocrine Treatment of Gender-Dysphoric/Gender-Incongruent Persons: An Endocrine Society Clinical Practice Guideline. J Clin Endocrinol Metab. 2017,102(11):3869-903.

10. Gorin-Lazard A, Baumstarck K, Boyer L, D et al. Hormonal therapy is associated with better self-esteem, mood, and quality of life in transsexuals. J Nerv Ment Dis. 2013;201:996-1000.
11. Silva ED, Fighera TM, Allgayer RM, et al. Physical and Sociodemographic Features Associated With Quality of Life Among Transgender Women and Men Using Gender-Affirming Hormone Therapy. Front Psychiatry. 2021;12:621075.
12. Conselho Federal de Medicina. Resolução nº 2.265, [Internet]. 2019.
13. T'Sjoen G, Arcelus J, Gooren L, et al. Endocrinology of Transgender Medicine. Endocr Rev. 2019;40(1):97-117
14. Ainsworth AJ, Allyse M, Khan Z. Fertility Preservation for Transgender Individuals: A Review. Mayo Clin Proc. 2020;95(4):784-92.
15. Rovinski D, Ramos RB, Fighera TM, et al. Risk of venous thromboembolism events in postmenopausal women using oral versus non-oral hormone therapy: A systematic review and meta-analysis. Thromb Res. 2018;168:83-95.
16. Gooren LJ, Wierckx K, Giltay EJ. Cardiovascular disease in transsexual persons treated with cross-sex hormones: reversal of the traditional sex difference in cardiovascular disease pattern. Eur J Endocrinol. 2014;170(6):809-19.
17. van Velzen DM, Paldino A, Klaver M, et al. Cardiometabolic Effects of Testosterone in Transmen and Estrogen Plus Cyproterone Acetate in Transwomen. J Clin Endocrinol Metab. 2019;104(6):1937-47.
18. Spritzer PM, Lisboa KO, Mattiello S, Lhullier F. Spironolactone as a single agent for long-term therapy of hirsute patients. Clin Endocrinol (Oxf). 2000;52(5):587-94.
19. Lobo RA, Shoupe D, Serafini P, et al. The effects of two doses of spironolactone on serum androgens and anagen hair in hirsute women. Fertil Steril. 1985;43(2):200-5.
20. Angus L, Leemaqz S, Ooi O, et al. Cyproterone acetate or spironolactone in lowering testosterone concentrations for transgender individuals receiving oestradiol therapy. Endocr Connect. 2019;8(7):935-40.
21. Defreyne J, Nota N, Pereira C, et al. Transient Elevated Serum Prolactin in Trans Women Is Caused by Cyproterone Acetate Treatment. LGBT Health. 2017;4(5):328-36.
22. Fung R, Hellstern-Layefsky M, Tastenhoye C, et al. Differential Effects of Cyproterone Acetate vs. Spironolactone on Serum High-Density Lipoprotein and Prolactin Concentrations in the Hormonal Treatment of Transgender Women. J Sex Med. 2016;13(11):1765-72.
23. D'hoore L, T'Sjoen G. Gender-affirming hormone therapy: An updated literature review with an eye on the future. J Intern Med. 2022;291(5):574-592
24. Velho I, Fighera TM, Ziegelmann PK, Spritzer PM. Effects of testosterone therapy on BMI, blood pressure, and laboratory profile of transgender men: a systematic review. Andrology. 2017;5(5):881-8.
25. Reisman T, Goldstein Z, Safer JD. A review of breast development in cisgender women and implications for transgender women. Endocr Pract. 2019;25(12):1338-45.
26. de Blok CJM, Wiepjes CM, Nota NM, et al. Breast cancer risk in transgender people receiving hormone treatment: nationwide co-hort study in the Netherlands. BMJ. 2019;365:l1652.
27. Gooren LJ, van Trotsenburg MA, Giltay EJ, van Diest PJ. Breast cancer development in transsexual subjects receiving cross-sex hormone treatment. J Sex Med. 2013;10(12):3129-34.
28. Silverberg MJ, Nash R, Becerra-Culqui TA, et al. Cohort study of cancer risk among insured transgender people. Ann Epidemiol. 2017;27(8):499-501.
29. Deebel NA, Morin JP, Autorino R, et al. Prostate Cancer in Transgender Women: Incidence, Etiopathogenesis, and Management Challenges. Urology. 2017;110:166-71.
30. McFarlane T, Zajac JD, Cheung AS. Gender-affirming hormone therapy and the risk of sex hormone-dependent tumours in transgender individuals-A systematic review. Clin Endocrinol (Oxf). 2018;89(6):700-11.
31. Grimstad FW, Fowler KG, New EP, et al. Uterine pathology in transmasculine persons on testosterone: a retrospective multicenter case series. Am J Obstet Gynecol. 2019;220(3):257. e1-257.e7.
32. Hawkins M, Deutsch MB, Obedin-Maliver J, et al. Endometrial findings among transgender and gender nonbinary people using testosterone at the time of gender-affirming hysterectomy. Fertil Steril. 2021;115(5):1312-17.
33. Vanderschueren D, Venken K, Ophoff J, et al. CLINICAL REVIEW: Sex Steroids and the Periosteum — Reconsidering the Roles of Androgens and Estrogens in Periosteal Expansion. J Clin Endocrinol Metab. 2006;91(2):378-82.
34. Fighera TM, Ziegelmann PK, da Silva TR, Spritzer TM. Bone Mass Effects of Cross-Sex Hormone Therapy in Transgender People: Updated Systematic Review and Meta-Analysis; J Endocr Soc. 2019;3(5):943-64.
35. Fighera TM, Silva E, Lindenau JD, Spritzer PM. Impact of cross-sex hormone therapy on bone mineral density and body composition in transwomen. Clin Endocrinol. 2018;88(6):856-62.
36. Lapauw B, Taes Y, Simoens S, et al. Body composition, volumetric and areal bone parameters in male-to-female transsexual persons. Bone. 2008;43(6):1016-21.
37. T'Sjoen G, Weyers S, Taes Y, et al. Prevalence of low bone mass in relation to estrogen treatment and body composition in male to female transexual persons. J Clin Densitom. 2009;12:306-313.
38. Motta G, Marinelli L, Barale M, et al. Fracture risk assessment in an Italian group of transgender women after gender-confirming surgery. J Bone Miner Metab. 2020;38(6):885-93.
39. https://iscd.org/wp-content/uploads/2021/09/2019-Official-Positions-Adult-1.pdf. Acesso em 24 de fevereiro de 2022.
40. Gooren LJ, Wierckx K, Giltay EJ. Cardiovascular disease in transsexual persons treated with cross-sex hormones: reversal of the traditional sex difference in cardiovascular disease pattern. Eur J Endocrinol. 2014;170(6):809-19.
41. Getahun D, Nash R, Flanders WD, et al. Cross-sex Hormones and Acute Cardiovascular Events in Transgender Persons: A Cohort Study. Ann Intern Med. 2018;169(4):205-13.
42. Wierckx K, Elaut E, Declercq E, et al. Prevalence of cardiovascular disease and cancer during cross-sex hormone therapy in a large co-hort of trans persons: a case-control study. Eur J Endocrinol. 2013;169(4):471-8.
43. Aranda G, Halperin I, Gomez-Gil E, et al. Cardiovascular Risk Associated With Gender Affirming Hormone Therapy in Transgender Population. Front Endocrinol (Lausanne). 2021;12:718200.
44. Safer JD, Tangpricha V. Care of Transgender Persons. N Engl J Med. 2019 19;381(25):2451-60.

Parte V

Andrologia

GINECOMASTIA

Alexandre Hohl • Marcelo Fernando Ronsoni • Simone van de Sande Lee

INTRODUÇÃO

A ginecomastia (GN) é o excessivo desenvolvimento da glândula mamária, masculina, unilateral ou bilateral. Seu termo deriva do grego *gyneka* (mulher) e *mastos* (mama). Geralmente apresenta-se como uma massa móvel subareolar, podendo ser dolorosa ou assintomática. É uma condição benigna e comumente autolimitada, porém, costuma ocasionar prejuízo psicossocial e diminuição da qualidade de vida dos pacientes afetados. O câncer de mama masculino é raro, e a ginecomastia não deve ser considerada como uma condição pré-maligna.[1-4]

O critério para diagnóstico de ginecomastia varia de acordo com cada autor: alguns consideram patologia um disco glandular maior que 0,5 cm, e outros, maior que 2 cm de diâmetro. Estudos mostram tecido mamário palpável em 60% a 80% dos recém-nascidos de ambos os sexos. Já entre os meninos, durante a puberdade, a prevalência de ginecomastia encontra-se entre 50% e 70%. Nos idosos acima de 70 anos, o aumento de mama pode ser encontrado em torno de 50% dos homens.[1-3,5]

FISIOPATOLOGIA

> **IMPORTANTE**
>
> O mecanismo patogênico básico da ginecomastia é o desequilíbrio na relação entre estrógenos e andrógenos.

Os estrógenos promovem estímulo do crescimento glandular, enquanto os andrógenos exercem ação inibitória sobre a glândula. Esse desequilíbrio hormonal decorre de uma maior produção ou atividade estrogênica ou de uma diminuição da produção ou da atividade androgênica.[4] Além disso, a atividade dos receptores de estrógeno e andrógeno pode estar relacionada com as desregulações da sinalização hormonal e consequente aparecimento da ginecomastia.[6,7]

Nos homens, a maior parte dos andrógenos é produzida pelos testículos, enquanto o estradiol é derivado da aromatização da testosterona e androstenediona, principalmente nas células de Sertoli. Uma pequena porção dos estrógenos é convertida a partir da testosterona, pela ação da enzima aromatase ao nível periférico, sendo o tecido adiposo o maior sítio.[1]

Podemos classificar a ginecomastia, quanto à etiologia, em fisiológica ou associada a outras condições. As causas dessa enfermidade estão listadas no Quadro 38-1.[8]

Ginecomastia Fisiológica

Neonatal

Nos primeiros meses de vida, encontramos uma elevação dos estrógenos circulantes no neonato. Esses estrógenos foram produzidos pela unidade materno-fetoplacentária e agem sobre a mama do recém-nascido, promovendo o crescimento da mesma. Dados da literatura estimam a identificação de ginecomastia neonatal em 65% a 90% de todos os neonatos. Também podem estar envolvidos a progesterona e os peptídeos mamotrópicos que caracterizam o meio intrauterino. Na maioria dos casos, o aumento das mamas é bilateral. Além da ampliação mamária, também pode ocorrer uma secreção opaca fisiológica, conhecida popularmente como "leite de bruxa". O desaparecimento acontece em poucas semanas, mas ela pode persistir por períodos mais longos.[4,5] Pode ocorrer reaparecimento da GN nos primeiros meses da infância, período chamado de "minipuberdade", devido a uma ativação transitória do eixo hipotálamo-hipófise-gônada. Não há identificação de interferências no desenvolvimento ou de sequelas durante a infância e, normalmente, a GN não persiste após o primeiro ano de vida.[9,10]

Puberal

Durante a puberdade, há uma fase de elevação dos níveis de estradiol sérico nos meninos, enquanto os níveis de testosterona sérica não se modificam. Nesse caso, notamos que há uma diminuição na relação entre testosterona e estradiol, sendo essa a fisiopatologia básica do crescimento mamário nessa fase. Normalmente a ginecomastia puberal começa 1 ano após o início da puberdade e se apresenta de forma assimétrica e bilateral. Em alguns casos, está associada a uma dor mamária importante, o que estimula a procura por atendimento médico. Por ser uma condição comum, estima-se que acometa aproximadamente 50% dos meninos no meio da puberdade, e em mais de 90% dos casos há resolução espontânea do quadro. Este curso natural de regressão espontânea ocorre entre 1 e 2 anos.[4,9,10] Alguns adolescentes apresentam ginecomastia puberal intermitente,[11] e outros podem apresentar um aumento volumoso da mama (tecido mamário maior que 4 cm), e persistente, chamado de macromastia persistente puberal. Estudos endócrinos nesses pacientes têm falhado em revelar alguma anormalidade hormonal.[3,12] Um estudo identificou que os garotos com ginecomastia puberal apresentaram pico de crescimento mais precoce e níveis séricos de IGF-1 mais elevados.[13] Uma vez atingido o estágio de fibrose do tecido mamário, seja na macromastia seja na forma fisiológica, a

Quadro 38.1 Etiologias de ginecomastia[1-4,8]

Ginecomastia fisiológica

- Ginecomastia neonatal
- Ginecomastia puberal
- Ginecomastia senil

Ginecomastia patológica

- **Aumento de estrógenos séricos**
  - Estrógenos exógenos
  - Aumento da produção de estrógenos
    - Gônadas: tumores de células de Leydig, tumores de células de Sertoli, tumores de células germinativas, desordens de diferenciação sexual (DDS)
    - Adrenais: tumores adrenocorticais, hiperplasia adrenal congênita
    - Tecidos periféricos: obesidade, cirrose hepática, carcinoma hepatocelular, realimentação após desnutrição, hipertireoidismo, síndrome do excesso de aromatase familiar
  - Produção anormal de hormônio gonadotrófico coriônico (hCG)
    - Eutópico: tumores de células germinativas
    - Ectópico: tumores de pulmão, fígado, estômago e rim
- **Diminuição da produção/ação de testosterona**
  - Falência testicular primária
    - Congênita/genética: anorquia congênita, síndrome de Klinefelter, defeitos na biossíntese de testosterona, desordens de diferenciação sexual (DDS)
    - Adquirida: orquite viral (como caxumba e SARS-CoV-2), trauma, castração, doenças neurológicas e granulomatosas (como hanseníase), radioterapia/quimioterapia
  - Deficiências secundárias de testosterona: incluindo hipogonadismo hipogonadotrófico (síndrome de Kallmann e outros defeitos genéticos), adenomas hipofisários, irradiação craniana, traumatismo cranioencefálico, obesidade, abuso de opioides, insuficiência renal
- **Outras causas endocrinológicas:** hipotireoidismo, acromegalia, hiperprolactinemia, após abuso de esteroides androgênicos anabólicos, causas genéticas (como síndrome de Kennedy)
- **Medicamentos**
- **Idiopática**
- **Desreguladores endócrinos**

regressão do volume mamário é muito pequena. Muitas vezes, nesses casos, é necessário fazer uso de terapia medicamentosa ou cirurgia para corrigir a displasia glandular.[5,12]

Senil

Alguns idosos apresentam um declínio da testosterona sérica total e dos níveis de testosterona livre, associado a uma elevação da globulina ligadora dos hormônios sexuais (SHBG). O avanço da idade também está associado a um aumento da massa gorda e da atividade da aromatase no tecido adiposo. A prevalência da ginecomastia senil é altamente variável entre os estudos devido as faixas etárias avaliadas e do critério diagnóstico aplicado, podendo atingir índices próximos a 60%-70%. A ginecomastia senil também se apresenta bilateralmente, é indolor e normalmente não há regressão espontânea. Nessa faixa etária, deve-se atentar para a sobreposição de vários medicamentos que possam vir a causar ginecomastia (Quadro 38-2) e de outras condições, como doenças crônicas, obesidade e outras endocrinopatias.[4,5]

Ginecomastia Patológica

Diversas alterações podem promover um desequilíbrio hormonal, levando à formação da ginecomastia. Esses estados patológicos são classificados, conforme mostra a Figura 38-1.

Fatores locais também desempenham importante função na fisiopatologia. Sabe-se que alterações nos receptores de androgênios ou de estrógenos, aumento da atividade local da aromatase ou diminuição de sua degradação podem levar ao desenvolvimento de ginecomastia, sem que ocorram alterações nos níveis séricos desses hormônios.[5,14]

Alterações da ação ou da secreção de outros hormônios também podem ocasionar ginecomastia, por exemplo, prolactina, tiroxina, cortisol, gonadotrofina coriônica humana, leptina, GH, fator de crescimento semelhante à insulina (IGF) e hormônio luteinizante (LH). A hiperprolactinemia já foi considerada causa primária de ginecomastia, contudo, níveis elevados de prolactina podem ocasionar essa patologia devido a uma inibição da secreção de gonadotrofinas e hipogonadismo secundário, mas não, como se pensava, em virtude da ação direta da prolactina no tecido mamário.[3,5]

Ginecomastia Secundária ao Uso de Medicamentos

Nos últimos anos, vários estudos têm demonstrado o efeito trófico sobre a glândula mamária, decorrente do desequilíbrio hormonal induzido por medicamentos. Vale destacar que o uso indiscriminado de hormônios manipulados "bioidênticos" em gel ou creme tem tomado proporções assustadoras e que tem exposto crianças e adolescentes a hormônios exógenos frequentemente.[15] Os principais medicamentos associados à ginecomastia estão no Quadro 38-2, e seus mecanismos de ação principais estão descritos no Quadro 38-3.[16-18]

Ginecomastia Idiopática

Na maioria das séries publicadas, 50% ou mais das ginecomastias avaliadas não têm alteração endócrina, doença associada

CAPÍTULO 38 • GINECOMASTIA

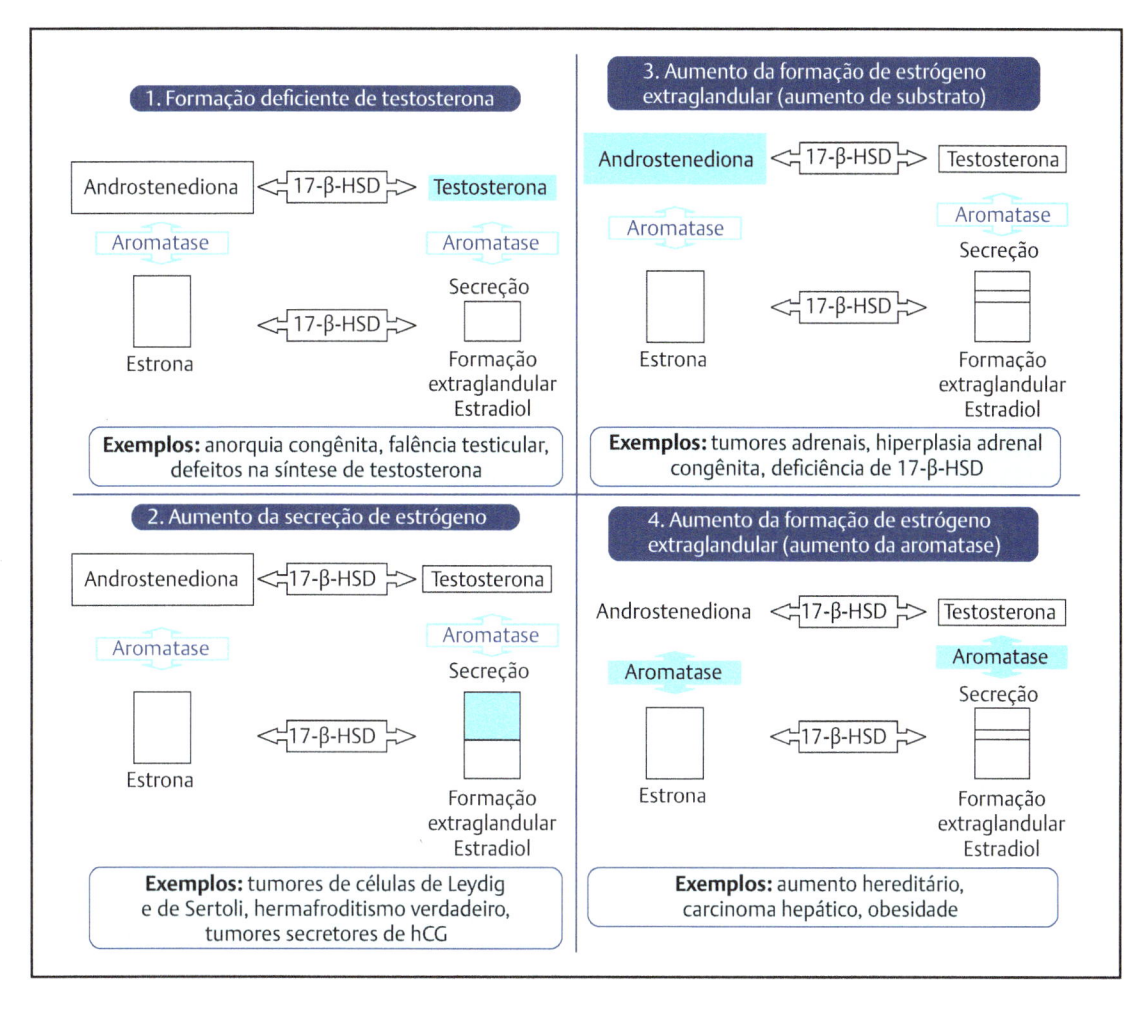

Fig. 38-1. Padrões anormais da relação entre andrógeno e estrógeno. *O componente alterado de cada padrão encontra-se em cada quadro, azul "piscina". **17-β-HSD (hidroxiesteroide desidrogenase); hCG: gonadotrofina coriônica humana.

1. Formação deficiente de testosterona
Androstenediona ⇌ 17-β-HSD ⇌ Testosterona
Aromatase → Estrona
17-β-HSD
Aromatase → Secreção / Formação extraglandular Estradiol
Exemplos: anorquia congênita, falência testicular, defeitos na síntese de testosterona

2. Aumento da secreção de estrógeno
Androstenediona ⇌ 17-β-HSD ⇌ Testosterona
Aromatase → Estrona
17-β-HSD
Aromatase → Secreção / Formação extraglandular Estradiol
Exemplos: tumores de células de Leydig e de Sertoli, hermafroditismo verdadeiro, tumores secretores de hCG

3. Aumento da formação de estrógeno extraglandular (aumento de substrato)
Androstenediona ⇌ 17-β-HSD ⇌ Testosterona
Aromatase → Estrona
17-β-HSD
Aromatase → Secreção / Formação extraglandular Estradiol
Exemplos: tumores adrenais, hiperplasia adrenal congênita, deficiência de 17-β-HSD

4. Aumento da formação de estrógeno extraglandular (aumento da aromatase)
Androstenediona ⇌ 17-β-HSD ⇌ Testosterona
Aromatase → Estrona
17-β-HSD
Aromatase → Secreção / Formação extraglandular Estradiol
Exemplos: aumento hereditário, carcinoma hepático, obesidade

Quadro 38-2. Principais medicamentos associados à ginecomastia e o seu nível de evidência de associação causal

Hormônios
Estrógenos (A), citrato de clomifeno (A), gonadotrofina coriônica humana-hCG (B), esteroides anabolizantes (C), hormônio do crescimento-GH (C)

Antibióticos
Isoniazida (C), metronizadol (C)

Medicamentos cardiovasculares
Bloqueadores do canal de cálcio (C), amiodarona (C), inibidores da enzima conversora da angiotensina (C), digoxina (C)

Inibidores da síntese de andrógenos (medicamentos antiandrogênicos)
Flutamina e bicalutamida (A), finasterida e dutasterida (A), espironolactona (A), eplerenona (B), cetoconazol (B), óleos com efeitos antiandrogênicos, como óleo de lavanda (C)

Medicamentos antiulcerosos
Cimetidina (B), ranitidina (B), inibidores da bomba de prótons-IBPs (B)

Quimioterápicos
Imatinib (C), Metotrexato (C), Agentes alquilantes (C)

Medicamentos psicoativos
Haloperidol (B), Fenotiazinas (B), Diazepam (C)

Drogas de abuso
Álcool (B), Anfetaminas (C), Heroína (C), Cannabis (C), Metadona (C)

Outros medicamentos
Metoclopramida (A), Antirretrovirais (B), Fenitoína (C), Penicilamina (C), Teofilina (C)

Nível de evidência no papel causal da ginecomastia: (A): papel causal comprovado; (B) papel altamente provável e (C) estudos mostrando associação, mas necessitando maiores evidências para estabelecer causa-efeito.

Quadro 38-3. Mecanismos de ação farmacológica de medicamentos potencialmente associados à indução da ginecomastia

Medicamentos	Mecanismos de ação
Diazepam, digoxina, fenitoína, hCG, clomifeno, esteroides anabólicos, estrógenos conjugados e sintéticos	São metabolizados em estrógenos, têm atividade estrogênica intrínseca ou estimulam a síntese de estrógenos
Cimetidina, flutamida, isoniazida, cetoconazol, substâncias citotóxicas (busulfan, vincristina, vimblastina), maconha, metotrexato, metronidazol, omeprazol, penicilamina, ranitidina, espironolactona, bicalutamida	Exibem atividade antiandrogênica ou inibem a síntese de andrógenos
Domperidona, haloperidol, metoclopramida, fenotiazina	Induzem hiperprolactinemia
Diazepam, fenitoína	Aumentam a concentração de SHBG

hCG: hormônio gonadotrófico coriônico. SHBG: globulina ligadora dos hormônios sexuais.

ou uso de medicamento identificável, sendo assim classificadas como ginecomastias idiopáticas.[7]

Desreguladores endócrinos estão entre as causas das ginecomastias idiopáticas, e muitos componentes indutores ainda não foram identificados.

Recentemente, os efeitos deletérios da exposição aos ésteres de ácidos ftálicos (ftalatos) despertaram a atenção da comunidade médica e de agências reguladoras de todo o mundo. Eles são aditivos plastificantes de resinas de cloreto de polivinila (PVC), poliuretano e resinas celulósicas empregados em produção de fibras sintéticas de roupas ou estofados, brinquedos, cosméticos, aditivos alimentares, embalagens. Os ftalatos de alta massa molecular são considerados teratogênicos, hepatotóxicos, nefrotóxicos e, ainda, apresentam efeitos antiandrogênicos e associação à feminilização de fetos masculinos, telarca precoce e, possivelmente, ginecomastia.[19-21] Também foi relatada a associação de ginecomastia à exposição a produtos à base de lavanda, que parece ter efeito estrogênico e antiandrogênico.[22] Outra associação em estudo é a de ginecomastia e o adenovírus AD-36.[23]

CARACTERÍSTICAS CLÍNICAS

A ginecomastia é comum em homens saudáveis e pode ser identificada, com frequência, em um exame físico de rotina. Homens com ginecomastia estável de longa data não necessitam de novas investigações.

> **IMPORTANTE**
>
> A presença de dor mamária ou aumento da mesma, de início recente, fora das faixas etárias consideradas fisiológicas, deve conduzir a uma investigação etiológica mais detalhada.

A principal queixa é o aumento concêntrico uni ou bilateral do componente glandular mamário.

A ginecomastia pode apresentar-se de forma dolorosa ou indolor. A dor mamária (mastodinia) ocorre em 25% dos casos, e aumento da sensibilidade local é descrita por 40% dos pacientes. A ginecomastia crônica é geralmente assintomática.[24]

Secreção mamilar, massa fixa ou massa excêntrica à palpação não são comuns na ginecomastia fisiológica e requerem uma investigação mais apurada.[25-28]

Investigação Clínica

O roteiro clínico de avaliação do paciente com ginecomastia deve incluir anamnese e exame físico completos.[29]

A triagem inicial visa descartar a presença óbvia de câncer de mama ou de testículo.

Ainda é controverso até que ponto a ginecomastia da puberdade necessita de investigações adicionais além do exame físico adequado.[10]

Algumas características importantes a serem abordadas estão listadas a seguir:

- Anamnese:
  - Idade de início e duração;
  - Velocidade de progressão;
  - Ocorrência prévia de ginecomastia;
  - Desenvolvimento puberal e história de criptorquidismo.
- Questionar:
  - Presença de dor;
  - História de uso ou abuso de medicamentos ou substâncias associadas à ginecomastia;
  - Profissão;
  - História familiar;
  - Sintomas de disfunção sexual;
  - Prejuízo psicossocial.
- Exame físico:
  - Peso, altura, índice de massa corporal (IMC), circunferência abdominal, envergadura e medidas dos segmentos corpóreos;
  - Estádio puberal de Tanner;
  - Ausência ou baixa virilização;
  - Habitus (marfanoide, eunucoide);
  - Estigmas de doença hepática crônica;
  - Sinais de hipertireoidismo;
  - **Avaliação das mamas**: tamanho da glândula mamária, assimetria, contorno, presença de massas, existência de descarga papilar (espontânea e à expressão) – deve-se diferenciar de lipomastia;
  - **Avaliação dos testículos**: identificação de testículos em bolsa escrotal ou região inguinal, tamanho, assimetria, consistência, presença de massas palpáveis;
  - **Palpação de tireoide**.

Investigação Laboratorial

A avaliação laboratorial deve incluir a dosagem dos níveis hormonais séricos de testosterona total, estradiol, LH, hormônio estimulador da tireoide (TSH), tiroxina livre (T4L), hCG e prolactina. Pode ser solicitada adicionalmente dosagem de albumina e SHBG para cálculo da testosterona livre e de alfa-fetoproteína como marcador de tumor extragonadal. Também, devem ser avaliados exames de função renal e hepática e outros exames necessários para descartar a presença de doenças crônicas associadas ao surgimento de ginecomastia a partir da suspeita clínica aventada pela anamnese e exame físico.[30]

Exames de Imagem

Exames de imagem devem ser ponderados conforme cada caso. Ultrassonografia de mamas e mamografia são utilizadas para mensurar o componente glandular para elucidar o diagnóstico quando há dúvidas ao exame físico e para realizar diagnóstico diferencial com outros aumentos na região de mamas (p. ex., lipomastia e câncer de mama). Diretriz recente de avaliação de ginecomastia recomenda que deve ser realizada ultrassonografia testicular, associada ao exame físico, uma vez que a identificação de tumor testicular pela palpação apresente baixa sensibilidade.[4,31] Podem ser úteis, de forma individualizada, as avaliações com tomografias computadorizadas de adrenal e de hipófise.[32] O fluxograma da investigação da ginecomastia está ilustrado na Figura 38-2.

Outras Investigações

Outras investigações endocrinológicas e/ou exames de imagens são necessários nas seguintes situações:[3,33]

- Ginecomastia em meninos pré-púberes;
- Macroginecomastia puberal;
- Ginecomastia progressiva em qualquer idade;
- Ginecomastia assimétrica (exceto para ginecomastias neonatal e puberal);
- Suspeita de malignidade em mama, testículos ou outro sítio.

Investigação Genética

Recentemente, um estudo de 25 pacientes com ginecomastia revelou que 72% não apresentavam anormalidades endócrinas identificáveis. Entre os demais foram detectados: síndrome de Klinefelter, síndrome da insensibilidade androgênica (mutação do gene do receptor de andrógeno p.Ala646Asp e p.Ala-45Gly) e deficiência de 17α-hidroxilase/17,20-lyase (mutação heterozigota do gene CYP17A1).[34] Também tem sido estudada a relação dos níveis de kisspeptina e aumento mamário, podendo estar relacionados com seus níveis elevados com o surgimento de ginecomastia em neonatos e crianças pré-púberes.[35] Estudos genéticos mais aprofundados são necessários, entretanto, sugere-se avaliar a necessidade de investigação de pacientes previamente definidos, como ginecomastia

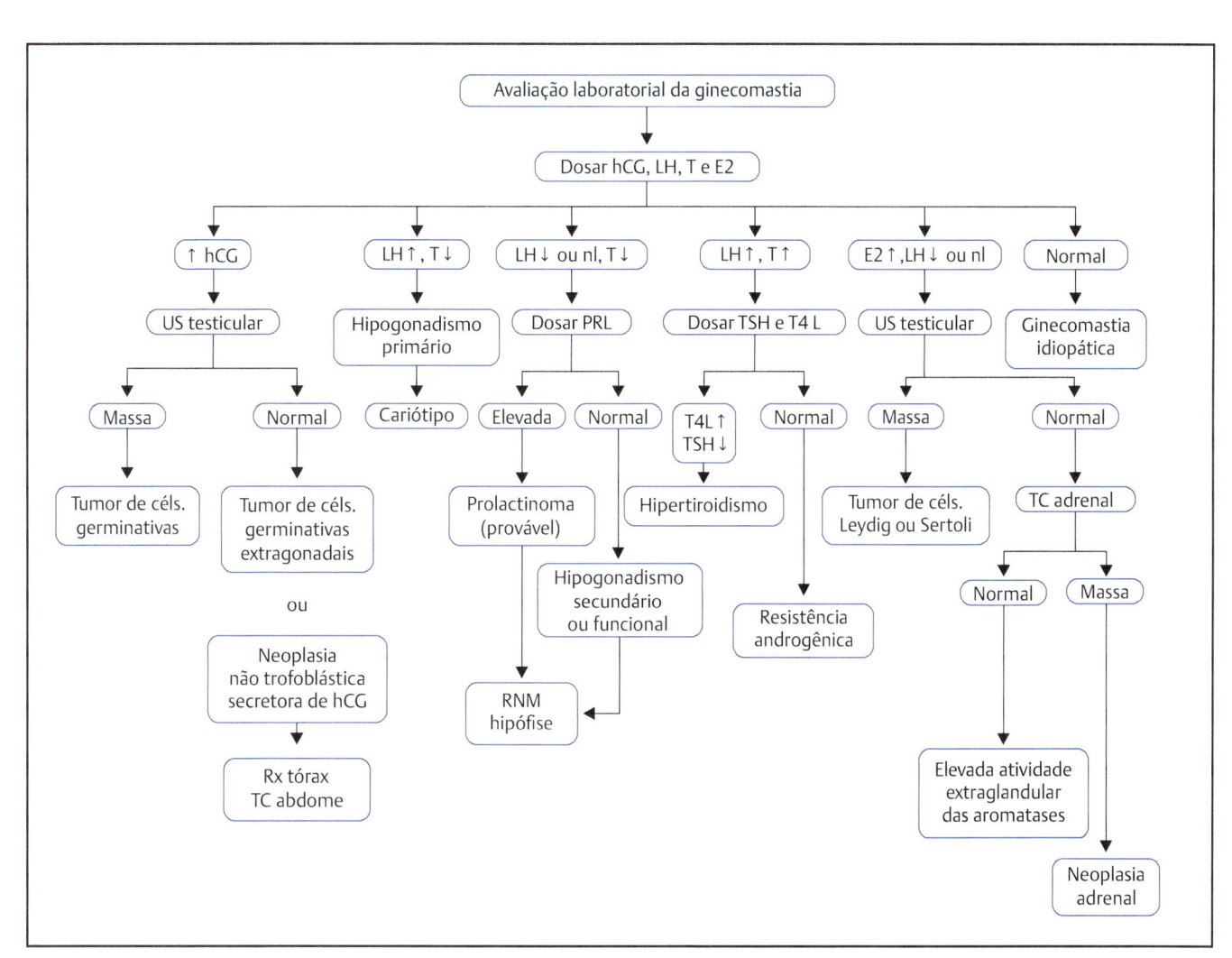

Fig. 38-2. Investigação diagnóstica da ginecomastia. hCG: gonadotrofina coriônica humana; LH: hormônio luteinizante; T: testosterona; E2: estradiol; PRL: prolactina; T4L: T4 livre; TSH: hormônio tireoestimulante; TC: tomografia computadorizada; RM: ressonância magnética; US: ultrassonografia; Rx: radiografia.

fisiológica ou idiopática, quanto à possibilidade de existência de mutações genéticas.[35]

DIAGNÓSTICO DIFERENCAL

O diagnóstico diferencial deve ser feito em casos de lipomas, neurofibromas, carcinoma de mama e obesidade (lipomastia). Lipomas, neurofibromas e carcinoma de mama: geralmente são unilaterais, pouco dolorosos e excêntricos, enquanto a ginecomastia caracteristicamente começa em área subareolar e aumenta concentricamente. Em muitos casos, é difícil estabelecer uma diferenciação entre ginecomastia e lipomastia.

A palpação deve ser feita com o paciente em posição supina, e caso o tecido mamário seja sentido com a ponta dos dedos, trata-se de ginecomastia, mas se não for palpável, refere-se à lipomastia. A verdadeira ginecomastia também pode ser diferenciada da lipomastia por meio de mamografia ou ultrassonografia das mamas.[24]

TRATAMENTO

Pelo seu caráter benigno e autolimitado, a maioria dos casos de ginecomastia não requer tratamento, apenas observação clínica.[36]

IMPORTANTE
Dor importante e constrangimento social indicam a necessidade de terapia específica, devendo o tratamento ser direcionado, conforme os objetivos do paciente.[37]

O tratamento da causa de base ou, se possível, a suspensão do medicamento causador de ginecomastia irão proporcionar regressão do tecido mamário e do desconforto, ao menos, parcialmente. Há uma melhor resposta quando o tratamento é aplicado nos casos de início recente, dentro dos primeiros 6 meses de surgimento. Se o tempo de evolução for maior que 1 ano, dificilmente haverá regressão completa, devido à progressão para tecido fibroso.[1-4,36]

Como opções de tratamento medicamentoso, existem disponíveis substâncias androgênicas e antiestrogênicas, representadas pelos moduladores seletivos do receptor de estrógeno (SERM) e pelos inibidores da aromatase (Quadro 38-4).[36,38]

O uso de testosterona em muitos casos, como na síndrome de Klinefelter, pode até piorar a ginecomastia, por ser aromatizada em estradiol. Desta forma, o paciente deve ser informado que, ao iniciar o tratamento da deficiência hormonal para a síndrome, pode ocorrer aumento da ginecomastia. A di-hidrotestosterona tópica apresenta melhores resultados por não ser aromatizada, entretanto não há formulação comercial disponível no Brasil e não deve ser manipulada para este fim.[36,39]

O SERM (tamoxifeno) tem seu uso crescente, principalmente na ginecomastia puberal grave, de rápida instalação e dolorosa. Os inibidores da aromatase (anastrozol e letrozol) têm-se mostrado eficientes, porém, com menos estudos de avaliação.[40,41]

Uma opção terapêutica possível é a irradiação profilática da região mamária com bons resultados após poucas sessões. Caso opte-se pelo tratamento medicamentoso nestes casos, o tamoxifeno parece ser melhor que o anastrozol, e a administração diária de tamoxifeno parece ser mais adequada que a semanal.[42-47]

Vários métodos cirúrgicos têm sido descritos com bom resultado e mínimas cicatrizes. Sugere-se que o tratamento cirúrgico seja indicado principalmente nos casos de ginecomastia de longa duração, nos que não regridem espontaneamente (pelo período de 1 a 2 anos) ou após terapia medicamentosa ou nos casos de desconforto psicológico ou estético. A extensão e o tipo de cirurgia dependem do tamanho do aumento mamário e da quantidade de tecido adiposo. A combinação de excisão cirúrgica tradicional do tecido glandular e lipoaspiração tem mostrado os resultados mais consistentes e baixa taxa de complicações.[48]

IMPORTANTE
O tratamento cirúrgico (mamoplastia) deve ser considerado por motivos estéticos em pacientes com ginecomastia crônica (predomínio de tecido fibrótico) e naqueles que não responderam à terapia medicamentosa. A mamoplastia é bastante empregada atualmente, entretanto, necessita de um cirurgião experiente para se obterem resultados estéticos satisfatórios.[49,50]

REFERÊNCIAS BIBLIOGRÁFICAS

1. Braunstein GD. Gynecomastia. N Engl J Med. 2007;357:1229-37.
2. Braunstein GD. Gynecomastia. N Engl J Med. 1993;328(7):490-5.
3. Hershkovitz E, Leiberman E. Gynecomastia: a review. Endocrinologist. 2002;12(4):321-32.
4. Kanakis GA, Nordkap L, Bang AK, et al. EAA clinical practice guidelines-gynecomastia evaluation and management. Andrology. 2019;7(6):778-93.
5. Swerdloff RS, Jason NG, Palomeno GE. Gynecomastia: etiology, diagnosis, and treatment. Endotext.com. [Internet]. 2000.
6. Narula HS, Carlson HE. Gynaecomastia—pathophysiology, diagnosis and treatment. Nat Rev Endocrinol. 2014;10:684-98.
7. Hellmann P, Christiansen P, Johannsen TH, et al. Male patients with partial androgen insensitivity syndrome: a longitudinal follow-up of growth, reproductive hormones and the development of gynaecomastia. Arch Dis Child. 2012;97:403-9.
8. Young DB. 6'6 United States Marine seeks treatment for gynecomastia only to learn it is all in his head. Mil Med. 2015;180(12):e1290-2.
9. Akgul S, Kanbur N, Derman O. Pubertal gynecomastia: what about the remaining 10%? J Pediatr Endocrinol Metab. 2014;27:1027-28.
10. Mieritz MG, Christiansen P, Jensen MB, et al. Gynaecomastia in 786 adult men: clinical and biochemical findings. Eur J Endocrinol. 2017;176:555-66.

Quadro 38-4. Tratamento clínico da ginecomastia

Substâncias antiestrogênicas
Modulador seletivo do receptor de estrógeno (SERM):
▪ Tamoxifeno: 10 a 20 mg, 2 vezes/dia, VO (total de 20 a 40 mg/dia)
Inibidores da aromatase:
▪ Anastrozol: 1 mg, 1 vez/dia, VO
▪ Letrozol: 2,5 mg, 1 vez/dia, VO
Substâncias androgênicas
▪ Di-hidrotestosterona: 125 a 375 mg, 1 vez/dia, tópico em gel (comercializado por importação)

VO: via oral.

11. Mieritz MG, Rakêt LL, Hagen CP, et al. A longitudinal study of growth, sex steroids, and IGF-1 in boys with physiological gynecomastia. J Clin Endocrinol Metab. 2015;100:3752-9.
12. Arca MJ, Caniano DA. Breast disorders in the adolescent patient. Adolesc Med Clin. 2004;15(3):473-85.
13. Mieritz MG, Raket LL, Hagen CP, et al. A longitudinal study of growth, sex steroids, and IGF-1 in boys with physiological gynecomastia. J Clin Endocrinol Metab. 2015;100(10):3752-9.
14. Sasano H, Kimura M, Shizawa S. Aromatase and steroid receptors in gynecomastia and male breast carcinoma: An immunohistochemical study. J Clin Endocrinol Metab. 1996;81(8):3063-7.
15. De Pinho JC, Aghajanova L, Herndon CN. Prepubertal Gynecomastia Due to Indirect Exposure to Nonformulary Bioidentical Hormonal Replacement Therapy: A Case Report. J Reprod Med. 2016;61(1-2):73-7.
16. Yun GY, Kim SH, Kim SW, et al. Atypical onset of bicalutamide-induced liver injury. World J Gastroenterol. 2016;22(15):4062-5.
17. Nuttall FQ, Warrier RS, Gannon MC. Gynecomastia and drugs: a critical evaluation of the literature. Eur J Clin Pharmacol. 2015;71(5):569-78.
18. Etminan M, Carleton B, Brophy JM. Risperidone and Risk of Gynecomastia in Young Men. J Child Adolesc Psychopharmacol. 2015;25(9):671-3.
19. Matsumoto M, Mutsuko KH, Makoto E. Potential adverse effects of phthalic acid esters on human health: a review of recent studies on reproduction. Reg Tox Pharmac. 2008;50:37-49.
20. Swan SH. Environmental phthalate exposure in relation to reproductive outcomes and other health endpoints in humans. Environ Res. 2008;108(2):177-84.
21. Yen TH, Lin-Tan DT, Lin JL. Food safety involving ingestion of foods and beverages prepared with phthalate-plasticizer-containing clouding agents. J Formos Med Assoc. 2011;110(11):671-84.
22. Diaz A, Luque L, Badar Z, et al. Prepubertal gynecomastia and chronic lavender exposure: report of three cases. J Pediatr Endocrinol Metab. 2016;29(1):103-7.
23. Kocazeybek B, Saribas S, Ergin S. The role of Ad-36 as a risk factor in males with gynecomastia. Med Hypotheses. 2015;85(6):992-6.
24. Derkacz M, Chmiel-Perzyska I, Nowakowski. Gynecomastia: a difficult diagnostic problem. Polish Journal of Endocrinology. 2011;62(2):190-203.
25. Anderson MS, Broggi E, Biller BM. Occult Leydig cell tumor in a patient with gynecomastia. Endocr Pract. 2001;7(4): 267-71.
26. English III JC, Middlleton C, Patterson JW, et al. Cancer of the male breast. Internation Journal of Dermatology. 2000;39:881-6.
27. Giordano SH, Buzdar AU, Hortobagyi GN. Breast cancer in men. Ann Intern Med. 2002;137(8):678-87.
28. Coyne JD. Gynecomastia with atypical ductal hyperplasia and ductal carcinoma in situ associated with invasive breast carcinoma in a male patient on antiretroviral therapy: a case report. Int J Surg Pathol. 2016;24(2):139-41.
29. Griffin JE, Wilson JD. Disorders of the testes and the male reproductive tract. In: Larsen PR (Eds.). Williams Textbook of Endocrinology. 10. ed. St Louis: W. B. Saunders. 2003. p. 741-6.
30. Calzada L, Torres-Colleja J, Martinez JM, et al. Measurement of androgen and estrogen receptors in breast tissue from subjects with anabolic steroid-dependent gynecomastia. Life Sciences. 2001;(69):1465-9.
31. Lotti F, Maggi M. Ultrasound of the male genital tract in relation to male reproductive health. Hum Reprod Update. 2015;21:56-83.
32. Rahmani S, Turton P, Shaaban A, et al. Overview of gynecomastia in the modern era and the Leeds Gynaecomastia investigation algorithm. Breast J. 2011;17(3): 246-55.
33. Ensat F, Edelbauer M, Wechselberger G. Unilateral gynecomastia in a prepubertal boy. Eur J Pediatr. 2012;171(1):197.
34. Paris F, Gaspari L, Mbou F, et al. Endocrine and molecular investigations in a co-hort of 25 adolescent males with prominent/persistent pubertal gynecomastia. Andrology. 2016;4(2):263-9.
35. Kaya A, Orbak Z, Polat H, et al. Plasma kisspeptin levels in newborn infants with breast enlargement. J Clin Res Pediatr Endocrinol. 2015;7(3):192-6.
36. Johnson RE, Kermott CA, Murad MH. Gynecomastia: evaluation and current treatment options. Therap Clin Risk Manag. 2011;145-8.
37. Rew L, Young C, Harrison T, et al. A systematic review of literature on psychosocial aspects of gynecomastia in adolescents and young men. J Adolesc. 2015;43:206-12.
38. Braunstein GD. Aromatase and gynecomastia. Endocr Relat Cancer. 1999;6(2):315-24.
39. Yurci A, Yucesoy M, Unluhizarci K. Effects of testosterone gel treatment in hypogonadal men with liver cirrhosis. Clin Res Hepatol Gastroenterol. 2011;35(12):845-54.
40. Lawrence SE, Faught KA, Vethamuthu J, et al. Beneficial effects of raloxifene and tamoxifen in the treatment of pubertal gynecomastia. J Pediatr. 2004;145(1):71-6.
41. Akgul S, Derman O, Kanbur N. The effect of tamoxifen on pubertal bone development in adolescents with pubertal gynecomastia. J Pediatr Endocrinol Metab. 2016;29(1):77-83.
42. Boccardo F, Rubagotti A, Battaglia M, et al. Evaluation of tamoxifen and anastrozole in the prevention of gynecomastia and breast pain induced by bicalutamide monotherapy of prostate cancer. J Clin Oncol. 2005;23:808-15.
43. Dobs A, Darkes MJM. Incidence and management of gynecomastia in men treated for prostate cancer. J Urol. 2005;174:1737-42.
44. Plourde PV. Safety and efficacy of anastrazole for the treatment of pubertal gynecomastia: a randomized, double blind, placebo-controlled trial. J Clin Endocrinol Metab. 2004;89(9):4428-33.
45. Fagerlund A, Cormio L, Palangi L, et al. Gynecomastia in patients with prostate cancer: a systematic review. PLoS One. 2015;10(8):e0136094.
46. Neu B, Sautter V, Momm F, et al. Radiotherapy for prevention and therapy of gynecomastia due to antiandrogen treatment in prostate cancer patients. Strahlenther Onkol. 2011;187(12):771-7.
47. Ting AC, Chow LW, Leung YF. Comparison of tamoxifen with danazol in the management of idiopathic gynecomastia. Am Surg. 2000;66(1):38-40.
48. Fagerlund A, Lewin R, Rufolo G, et al. Gynecomastia: a systematic review. J Plast Surg Hand Surg. 2015;49(6):311-8.
49. Handschin AE, Bietry D, Husler R, et al. Surgical management of gynecomastia – a 10-year analysis. World J Surg. 2008;32:38-44.
50. Bowers SP, Pearlman NW, McIntyre Jr. RC, et al. Cost-effective management of gynecomastia. Am J Surg. 1998;176:638-4.

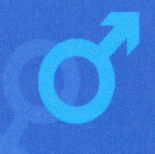

CRIPTORQUIDIA E HIPOSPADIA

Maria Helena Palma Sircili ▪ Rafael Loch Batista ▪ Berenice Bilharinho de Mendonça

CRIPTORQUIDIA

O termo criptorquidia deriva do grego *Kryptos* que significa oculto e *orquis*, que significa testículo. Por definição, todo testículo que estiver fora do seu local habitual é denominado criptorquídico.[1,2] Esta é uma condição comum, que afeta cerca de 1:20 nascidos do sexo masculino. Cerca de metade destes casos apresenta apenas atraso na descida testicular, e a descida normalmente ocorre sem intervenção até o 3º mês após o nascimento.[3] Apesar de prevalente, muitas questões referentes ao manejo ideal da criptorquidia permanecem em aberto, especialmente referente ao prognóstico da fertilidade na vida adulta.[4,5] O conhecimento da embriologia, assim como dos mecanismos moleculares e celulares envolvidos no desenvolvimento da genitália masculina, tem crescido muito nos últimos anos.[6] Em conjunto, estas evidências suportam que o complexo processo da descida testicular é controlado direta e indiretamente por hormônios.

Embriologia

Até 7 a 8 semanas de vida intrauterina, a posição intra-abdominal das gônadas é igual em ambos os sexos.[7] Com o início da diferenciação sexual, as gônadas diferenciadas em testículos iniciam a produção de hormônio antimülleriano (AMH) pelas células de Sertoli e de andrógenos e INSL3 pelas células de Leydig.[3,8] Esses hormônios desempenham um papel na virilização fetal, o que inclui a descida testicular. Durante a fase inicial da migração testicular a regressão do ligamento cranial, e o afilamento do gubernáculo permite que o testículo seja mantido próximo da região inguinal.[9] Entre 25 a 30 semanas de gestação, os testículos descem rapidamente através do canal inguinal e posteriormente mais lentamente através da região púbica até a região escrotal. A descida deve ser completa com cerca de 35 semanas de gestação.[3]

Etiologia

Qualquer alteração nesta relação intrincada entre o controle hormonal e os processos anatômicos que sucedem a descida testicular pode resultar em criptorquidia.[7] Alterações no AMH, INSL3, assim como distúrbios na ação androgênica, descritas como Distúrbios da Diferenciação Sexual,[10] abordadas no Capítulo 1 deste livro, podem apresentar criptorquidia como parte do fenótipo, o que reforça o papel hormonal na descida testicular.[11] Além do DDS outras síndromes genéticas são frequentemente associadas à criptorquidia, o que inclui distúrbios hipotalâmicos, defeitos neurológicos congênitos, como espinha bífida e síndromes associadas a defeitos da parede abdominal, como onfalocele, gastroquise e extrofia da bexiga.[12,13]

Recentemente, o papel ambiental na etiologia tanto da criptorquidia quanto da hipospadia tem sido explorado sobre a perspectiva dos disruptores endócrinos. Com base em estudos epidemiológicos e toxicológicos, há evidências relacionando os efeitos da dieta materna, assim como exposição a substâncias, como pesticidas, ftalatos, bisfenol A e bifenilos policlorados, a maior ocorrência de hipospadias e micropênis.[14]

Apresentação Clínica

Até 4%-5% dos recém-nascidos do sexo masculino apresentam criptorquidia [15]. Essa prevalência cai pela metade aos 3 meses de idade, considerando que metade dos casos apresentará descida testicular espontânea até essa idade.[15] A incidência de criptorquidia aumenta para 30% a 45% nos meninos prematuros.[9] Cerca de 85% dos testículos criptorquídicos são palpáveis, e 60% a 70% são unilaterais.[9] Entre os testículos não palpáveis, 25% a 50% estão intra-abdominais, e 15% são ausentes ou atróficos.[16] Testículos criptorquídicos ectópicos são raros, podendo ocorrer no períneo, região pré-púbica ou canal inguinal.[9] Nos casos de criptorquidia bilateral com testículos não palpáveis, devemos investigar a presença de diferenças do desenvolvimento sexual 46,XX com quadro de virilização completa.[17]

Alterações Endócrinas da Criptorquidia

Em meninos com criptorquidia, os níveis de gonadotrofinas e testosterona podem ser mais baixos do que os relatados em meninos sem criptorquidia durante a fase de minipuberdade (0-3 meses de idade).[18] O aumento pós-natal da testosterona, dentro da minipuberdade, também é menor nos indivíduos com criptorquidia.[19] A produção pós-natal de AMH também pode ser comprometida na criptorquidia. O mesmo é descrito com a inibina B, que aumenta durante a minipuberdade e permanece aumentada até os dois anos de idade, e este aumento não é tão substancial entre indivíduos com criptorquidia.

Diagnóstico

O diagnóstico da criptorquidia depende essencialmente do exame clínico. O exame físico deve ser cuidadoso com o paciente em ambiente aquecido e preferencialmente em pé ou sentado. Durante a palpação devemos primeiro ocluir o anel inguinal externo para evitar que o testículo suba para a região inguinal pela contração do cremaster e palpar a bolsa a seguir. Nem sempre o testículo criptorquídico é palpável, mesmo quando está na região inguinal. Os exames de imagem têm baixa acurácia para localizar os testículos não palpáveis. A ultrassonografia tem sensibilidade de 45% e especificidade de 78%, enquanto a ressonância magnética tem sensibilidade de 65% e especificidade de 100%, porém deve ser realizada sob anestesia geral nas crianças.[20] Nestes casos, a laparoscopia diagnóstica é a indicada, pois além de ter sensibilidade e especificidade muito elevadas, também é terapêutica, e a orquidopexia pode ser realizada no mesmo procedimento (Fig. 39-1).

Em paralelo, dosagem de inibina B e AMH devem ser realizadas para avaliar a presença de células de Sertoli funcionantes. O diagnóstico molecular não é recomendado de rotina, exceto em casos sindrômicos ou suspeita de DDS. No entanto, em casos da ocorrência simultânea de hipospadia e criptorquidismo, a investigação de DDS é recomendada.

Tratamento

O tratamento hormonal da criptorquidia é bastante controverso. Embora estudos clínicos avaliando o tratamento com hCG (gonadotrofina coriônica humana) e com GnRH (hormônio liberador de gonadotrofinas) demonstrem taxas de resposta que variam entre 10%-50%, o benefício foi marginal em ensaios clínicos randomizados e controlados com placebo para os dois tipos de tratamento.[21-23] Por esse motivo, este tratamento hormonal não é incluído em consensos sobre o manejo da criptorquidia.

Tratamento Cirúrgico – Orquidopexia

Deve ser realizada precocemente a partir dos 6 meses de idade idealmente entre 6 e 18 meses de vida para minimizar o comprometimento da fertilidade e diminuir riscos de tumor da gônada[5]. A abordagem cirúrgica da criptorquidia está relacionada diretamente com a localização das gônadas. A orquidopexia de testículos palpáveis é realizada por via inguinal ou escrotal, enquanto que testículos não palpáveis são abordados por via abdominal. A laparoscopia neste contexto tornou-se o procedimento de escolha tanto para o diagnóstico, quanto para o tratamento de testículos intra-abdominais. Quando há uma condição anatômica desfavorável para a colocação do testículo intra-abdominal na bolsa, podemos realizar a orquidopexia em 2 tempos pela técnica de Fowler Stephens, que consiste na ligadura do cordão espermático, mantendo a nutrição do testículo pelos vasos do deferente, dando uma maior mobilidade ao testículo que será posicionado na bolsa no segundo tempo cirúrgico.[24]

Complicações

Entre as complicações da orquidopexia, podemos ter a lesão do deferente, atrofia testicular no pós-operatório por comprometimento da vascularização durante a cirurgia e posicionamento final do testículo acima da bolsa testicular.

Prognóstico

O prognóstico em relação à fertilidade ainda é relativamente incerto. No entanto, evidências recentes da literatura apontam melhora nas taxas de fertilidade em indivíduos com abordagem cirúrgica precoce.[3,25,26] O risco de malignidade é

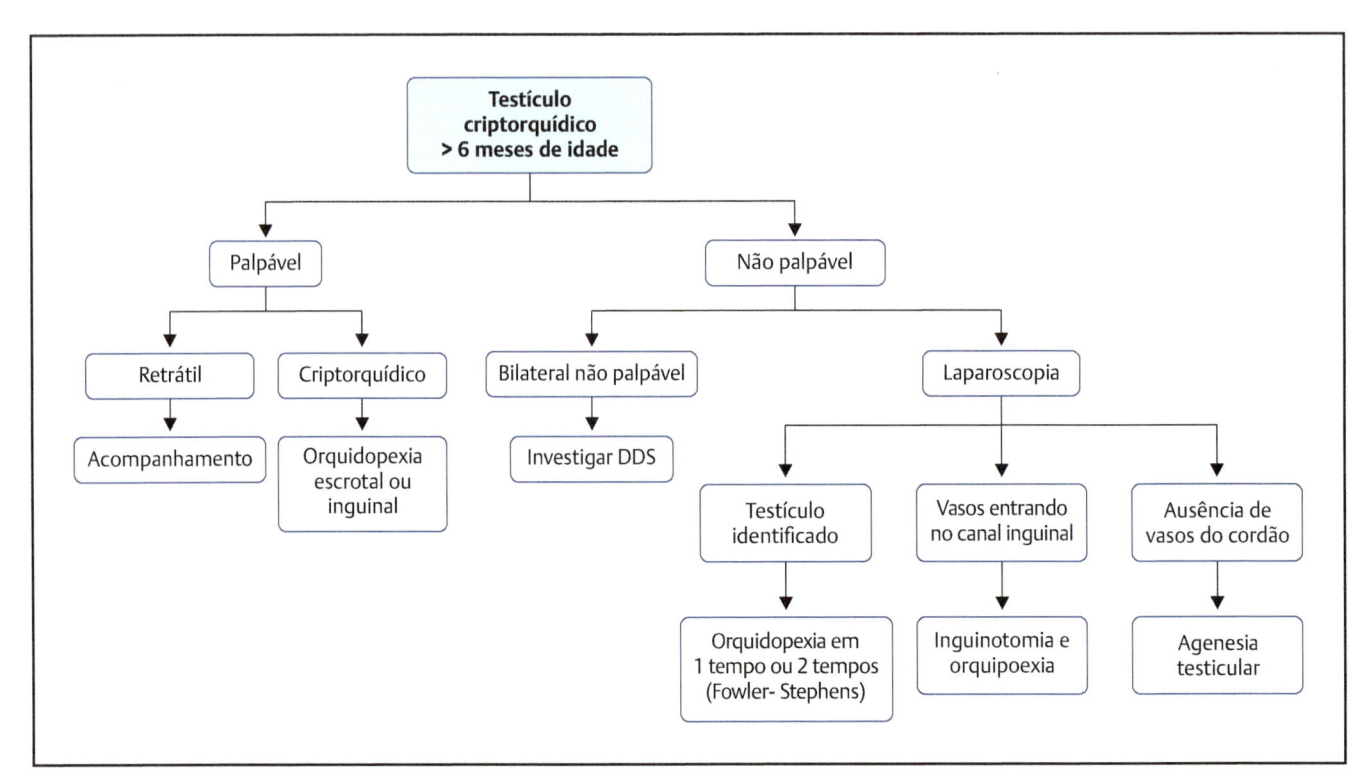

Fig. 39-1. Fluxograma do manejo da criptorquidia. (Com base no algoritmo da avaliação e tratamento de testículo criptorquídico da Associação Americana de Urologia.)[20]

estimado entre 5-10 vezes maior que indivíduos sem criptorquidia, quando a orquidopexia é realizada na infância tardia, um dado que também reforça a indicação precoce de correção cirúrgica.[9,27]

HIPOSPADIAS

A hipospadia é a segunda alteração congênita mais comum em recém-nascidos do sexo masculino após a criptorquidia. Ocorre em 1 para 150 a 300 nascimentos vivos.[28,29] É caracterizada pela presença do meato uretral na parte ventral do pênis, devido ao fechamento incompleto das estruturas penianas durante a embriogênese, sendo normalmente acompanhada de curvatura peniana e distribuição irregular do prepúcio com um capucho dorsal. A classificação da hipospadia de acordo com a localização anatômica está ilustrada na Figura 39-2.

A posição do meato uretral é utilizada para classificar as hipospadias em distais, mediais penianas e proximais (Fig. 39-2). Quanto mais distante o meato uretral se posiciona em relação à extremidade glandar, maior a severidade da hipospadia e mais complexo o tratamento cirúrgico.

As anomalias mais comuns associadas à hipospadia são hérnia inguinal, hidrocele e criptorquidia, sendo as duas primeiras as mais comuns (9% a 16%).[30] A criptorquidia pode estar presente em 7% das hipospadias, mas sua incidência aumenta para quase 10%, quando a hipospadia é proximal.[30-35]

> **IMPORTANTE**
>
> Em casos em que a hipospadia é identificada concomitantemente com a criptorquidia (seja uni ou bilateral), a possibilidade de DDS 46,XY deve ser afastada.[9] Nesses casos, dosagens de testosterona, di-hidrotestosterona, gonadotrofinas (LH e FSH), AMH e inibina B estão recomendadas para investigação hormonal, especialmente durante o período da minipuberdade.[36] Em crianças com mais de 6 meses de idade, pode ser necessário estímulo com gonadotrofinas para a avaliação hormonal.[11] A incidência de DDS em pacientes com hipospadia distal simples é similar à da população em geral, mas é aumentada em casos de hipospadias proximais.[16] Nesses casos, a investigação genética está recomendada.

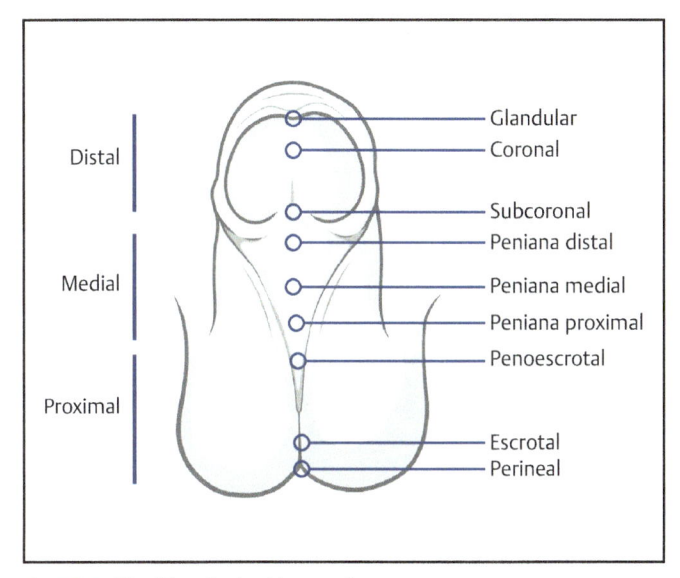

Fig. 39-2. Classificação das hipospadias.

Etiologia

Diversos fatores têm sido relacionados com a ocorrência de hipospadias, que incluem predisposição genética, estímulo hormonal pré-natal inadequado, fatores materno-placentários e fatores ambientais.[6]

Quanto à predisposição genética, é descrito que 7% dos pacientes com hipospadia têm parentes de primeiro, segundo e terceiro graus com hipospadia, e a chance de um indivíduo masculino com um irmão afetado por hipospadia apresentar hipospadia é de 9%-17%.[9,37,38]

Hipospadia severa é reportada mais frequentemente em casos esporádicos, enquanto que casos leves são mais frequentemente familiares.[9] **Hipospadia é descrita no fenótipo de cerca de 200 síndromes.** No entanto, a causa genética da hipospadia é identificada em apenas 30% dos casos. Diversos genes têm sido implicados como causas moleculares da hipospadia, e muitos destes genes estão também implicados na etiologia molecular do DDS 46,XY.[39,40]

A relação da hipospadia com fatores materno-placentários é evidente pela clara associação de hipospadia ao tamanho para a idade gestacional. Além disso, a hipospadia é reportada em recém-nascidos de mães com fatores como hipertensão, oligodrâmio e parto prematuro e existe uma estimativa de maior risco de hipospadia em recém-nascidos concebidos por fertilização *in vitro*.[41,42] Como os métodos de fertilização *in vitro* (FIV) são associados a baixo peso e prematuridade, é possível que estes fatores desempenhem um papel na etiologia da hipospadia, e que o efeito da FIV na hipospadia seja indireto.

Embora hipospadia possa ocorrer como uma alteração isolada, é frequente a associação de hipospadia com outros defeitos do desenvolvimento masculino, como microfalo e criptorquidia.[43] Isso reforça que a hipospadia pode ser parte do espectro fenotípico de distúrbios da diferenciação sexual, como a disgenesia gonadal.[44]

Tratamento

O tratamento da hipospadia é cirúrgico e tem como objetivo obter um falo reto com funções urinária e sexual adequadas, bem como um resultado cosmético satisfatório. A cirurgia consiste na ortofaloplastia, que é a retificação da haste peniana, na neouretroplastia que leva a uretra até a extremidade glandar e na redistribuição do prepúcio para a região ventral peniana, corrigindo assim o capucho dorsal.

A idade do paciente na correção cirúrgica é importante. O momento da cirurgia deve avaliar potenciais efeitos psicológicos adversos da cirurgia, o risco anestésico para a criança, o grau de desenvolvimento peniano que facilitará um reparo bem-sucedido e diferenças na cicatrização de feridas com a idade dos meninos.[45] A consciência genital começa a ocorrer por volta dos 18 meses de idade.[46] Meninos submetidos a cirurgias precoces (geralmente antes dos 12 meses de idade) experimentaram menos ansiedade e obtiveram melhores resultados psicossexuais em comparação a meninos submetidos a cirurgias em idades mais avançadas.[47,48] Meninos operados em uma idade precoce também podem apresentar menos complicações, um achado que reforça a necessidade da correção precoce.[48] Comparativamente falando, a cirurgia de hipospadia em adultos está associada a uma maior taxa de complicações.[49] Com base nesses estudos, em 1996, a Academia

Americana na Seção de Pediatria em Urologia recomendou que a cirurgia de hipospadia fosse realizada entre as idades de 6 e 12 meses.[50]

Estimulação Androgênica Pré-Operatória

O uso do tratamento com andrógenos no pré-operatório na cirurgia de hipospadia é controverso. O tamanho da glande (largura inferior a 14 mm) tem sido associado a aumento do risco de complicações no momento do reparo cirúrgico.[51] Tratamento androgênico pré-operatório, na forma de DHT, gonadotrofina coriônica humana (hCG), ou testosterona, pode ser usado em meninos pré-púberes para aumentar o tamanho da glande e do pênis.[52,53] O aumento do tamanho da glande diminui a tensão na glandoplastia e aumenta a quantidade de tecido disponível para uretroplastia, diminuindo potencialmente a taxa de complicações. As preocupações com a estimulação androgênica nesses meninos incluem comportamento agressivo, ereções aumentadas, descoloração da pele e características masculinas secundárias, todas sendo transitórias e desaparecendo espontaneamente dentro de 6 meses após a última dose.[52,54] Alguns cirurgiões preferem evitar testosterona pré-operatória devido a um risco aumentado de sangramento como resultado do aumento da angiogênese. Outros acreditam que ocorre má cicatrização de feridas após a exposição ao andrógeno.[55,56] Portanto, o uso de andrógenos é controverso.[57,58]

Correção Cirúrgica

A reconstrução peniana sempre foi um desafio para os cirurgiões e um procedimento com grande número de complicações pós-operatórias. Várias técnicas foram descritas para a correção da hipospadia, e a escolha da melhor técnica cirúrgica está diretamente relacionada com o grau de complexidade da hipospadia. A curvatura peniana é um dos parâmetros utilizados para definir se a correção cirúrgica se dará em tempo único ou estagiada, em 2 tempos cirúrgicos. Curvaturas menores que 30° podem ser corrigidas em tempo único, enquanto para maiores que 30° são recomendadas correções em dois tempos. As hipospadias distais normalmente apresentam curvatura discreta e são corrigidas em tempo único, enquanto as proximais quase sempre necessitam de dois tempos cirúrgicos. No primeiro tempo cirúrgico é realizada a retificação peniana e redistribuição do prepúcio, preparando um leito para confeccionar a neouretra, e no segundo tempo cirúrgico a tubularização do prepúcio ventral e formação da neouretra.

Pós-Operatório e Complicações

Na maior e mais abrangente análise de resultados, uma meta-análise de Pfistermuller *et al.*, em 2014, incluiu 49 estudos com 4.675 meninos submetidos a um reparo TIP (tubulirazed incised plate).[59] Eles identificaram um total de 10,6% de complicações, com taxa de reoperação de 4,5%, com seguimento em média de 16,1 meses. Das complicações avaliadas, fístulas (5,7%) foram as mais comuns, seguidas por estenose de meato uretral (3,6%) e estenose uretral (1,3%). Entre as complicações menos frequentes temos os divertículos de uretra, curvatura residual e ainda pelos no canal uretral. Sessenta por cento das complicações da uretroplastia ocorrem dentro de 1 ano após a cirurgia. Complicações, como estenose uretral ou curvatura peniana, podem ocorrer de forma tardia.[60] Assim, os meninos operados de hipospadia devem ser monitorados até a puberdade. Os fatores de risco potenciais para complicações após a uretroplastia incluem: a hipospadia proximal, largura da glande menor que 14 mm, ausência de retalhos recobrindo a neouretra e operação prévia de hipospadia. As complicações da uretroplastia dobraram em pessoas submetidas a uma segunda uretroplastia para correção da hipospadia em comparação àquelas submetidas ao reparo primário.[61]

Acompanhamento em longo prazo de pacientes que fizeram cirurgia de hipospadia indica que eles são mais propensos a ter problemas ejaculatórios, são menos satisfeitos com a função sexual, e são mais propensos a estar insatisfeitos com a aparência de seu pênis do que os controles.[62] Embora diversos avanços tenham sido alcançados no manejo da hipospadia, essa condição permanece um desafio.

REFERÊNCIAS BIBLIOGRÁFICAS

1. Lee PA, Houk CP. Cryptorchidism. Curr Opin Endocrinol Diabetes Obes. 2013;20:210-16.
2. Braga LH, Lorenzo AJ. Cryptorchidism: A practical review for all community healthcare providers. Can Urol Assoc J. 2017;11(1-2/1):S26-S32.
3. Makela JA, Koskenniemi JJ, Virtanen HE, Toppari J. Testis Development. Endocr Rev. 2019;40(4):857-905.
4. D'Oro A, Rosoklija I, Yerkes EB, et al. Cheng, Proximal Hypospadias and Acquired Cryptorchidism: Incidence, Morphology and Potential Clinical Implications. J Urol. 2021;206(5):1291-9.
5. Wayne C, Chan E, Nasr A, et al. Canadian Association of Paediatric Surgeons Evidence-Based, What is the ideal surgical approach for intra-abdominal testes? A systematic review. Pediatr Surg Int. 2015;31(4):327-38.
6. Kalfa N, Gaspari L, Ollivier M, et al. Sultan, Molecular genetics of hypospadias and cryptorchidism recent developments. Clin Genet. 2019;95(1):122-31.
7. Hutson JM, Southwell BR, Li R, et al. The regulation of testicular descent and the effects of cryptorchidism. Endocr Rev. 2013;34(5):725-52.
8. Cools M, Nordenström A, Robeva R, et al. Springer, K. Schweizer, V. Pasterski, C.A.B.w.g. 1, Caring for individuals with a difference of sex development (DSD): a Consensus Statement. Nat Rev Endocrinol. 2018;14(7):415-29.
9. Hutson JM. Cryptorchidism and Hypospadias, in: Feingold KR, Anawalt B, Boyce A, et al. (Eds.). Endotext, South Dartmouth (MA). 2000.
10. Baral SD, Poteat T, Strömdahl S, et al. Worldwide burden of HIV in transgender women: a systematic review and meta-analysis. Lancet Infect Dis. 2013;13(1):214-22.
11. Wisniewski AB, Batista RL, Costa EMF, et al. Management of 46,XY Differences/Disorders of Sex Development (DSD) Throughout Life. Endocr Rev. 2019.
12. Raitio A, Syvanen J, Tauriainen A, et al. Congenital abdominal wall defects and cryptorchidism: a population-based study. Pediatr Surg Int. 2021;37(7):837-41.
13. Ceccanti S, Migliara G, De Vito C, Cozzi DA. Prevalence, management and outcome of cryptorchidism associated with gastroschisis: A systematic review and meta-analysis. J Pediatr Surg. 2021.
14. Gaspari L, Tessier B, Paris F, et al. Endocrine-Disrupting Chemicals and Disorders of Penile Development in Humans. Sex Dev. 2021;15(1-3):213-28.
15. Virtanen HE, Toppari J. Embryology and physiology of testicular development and descent, Pediatr Endocrinol Rev. 2014;11(2):206-13.

16. Hutson JM, Balic A, Nation T, Southwell B, Cryptorchidism. Semin Pediatr Surg. 2010;19(1):215-24.
17. Sijstermans K, Hack WW, Meijer RW, van der LM. Voort-Doedens, The frequency of undescended testis from birth to adulthood: a review. Int J Androl. 2008;31(1):1-11.
18. Lee PA, Houk CP. Cryptorchidism. Curr Opin Endocrinol Diabetes Obes. 2013;20(1):210-16.
19. Baker BA, Morley R, Lucas A. Plasma testosterone in preterm infants with cryptorchidism, Arch Dis Child. 1988;63(2):1198-200.
20. Kolon TF, Herndon CD, Baker LA, et al. In: Tasian JS, Barthold A. American Urological, Evaluation and treatment of cryptorchidism: AUA guideline, J Urol. 2014;192(3):337-45.
21. Rajfer J, Handelsman DJ, Swerdloff RS, et al. Hormonal therapy of cryptorchidism. A randomized, double-blind study comparing human chorionic gonadotropin and gonadotropin-releasing hormone. N Engl J Med. 1986;314(8):466-70.
22. deMuinck Keizer-Schrama SM, Hazebroek FW, Matroos AW, et al. Double-blind, placebo-controlled study of luteinising-hormone-releasing-hormone nasal spray in treatment of undescended testes. Lancet 1(8486). 1986:876-80.
23. Bica DT, Hadziselimovic F. Buserelin treatment of cryptorchidism: a randomized, double-blind, placebo-controlled study. J Urol. 1992;148(2-2):617-21.
24. Fowler R, Stephens FD. The role of testicular vascular anatomy in the salvage of high undescended testes. Aust N Z J Surg. 1959;29:92-106.
25. Thorup J, Haugen S, Kollin C, et al. In: Nordenskjold, S. Taskinen, Surgical treatment of undescended testes. Acta Paediatr. 2007;96(5):631-7.
26. Feyles F, Peiretti V, Mussa A, et al. Improved sperm count and motility in young men surgically treated for cryptorchidism in the first year of life. Eur J Pediatr Surg. 2014;24(5):376-80.
27. Kathrins M, Kolon TF. Malignancy in disorders of sex development. Transl Androl Urol. 2016;5(5):794-8.
28. Elliott CS, Halpern MS, Paik J, et al. Epidemiologic trends in penile anomalies and hypospadias in the state of California, 1985-2006. J Pediatr Urol. 2011;7(1):294-8.
29. Springer A, van den Heijkant M, Baumann S. Worldwide prevalence of hypospadias. J Pediatr Urol. 2016;12(1):152 e151-157.
30. Wu WH, Chuang JH, Ting YC, et al. Developmental anomalies and disabilities associated with hypospadias. J Urol. 2002;168(1):229-32.
31. Hjertkvist M, Damber JE, Bergh A. Cryptorchidism: a registry based study in Sweden on some factors of possible aetiological importance. J Epidemiol Community Health. 1989;43(4):324-9.
32. Cryptorchidism: a prospective study of 7500 consecutive male births, 1984-8. John Radcliffe Hospital Cryptorchidism Study Group. Arch Dis Child. 1992;67(7):892-9.
33. Shima H, Ikoma F, Terakawa T, et al. Developmental anomalies associated with hypospadias. J Urol. 1979;122(5):619-21.
34. Sorber M, Feitz WF, de Vries JD. Shortand mid-term outcome of different types of one-stage hypospadias corrections. Eur Urol. 1997;32(4):475-9.
35. Weidner IS, Moller H, Jensen TK, Skakkebaek NE. Risk factors for cryptorchidism and hypospadias. J Urol. 1999;161(5):1606-9.
36. van der Horst HJ, de Wall LL. Hypospadias, all there is to know. Eur J Pediatr. 2017;176(4):435-41.
37. Stoll C, Alembik Y, Roth MP, Dott B. Genetic and environmental factors in hypospadias. J Med Genet. 1990;27(9):559-63.
38. Schnack TH, Zdravkovic S, Myrup C, et al. Familial aggregation of cryptorchidism--a nationwide co-hort study. Am J Epidemiol. 2008;167(12):1453-7.
39. Leitao Braga B, Lisboa Gomes N, Nishi MY, et al. Variants in 46,XY DSD-Related Genes in Syndromic and Non-Syndromic Small for Gestational Age Children with Hypospadias. Sex Dev. 2022;16(1):27-33.
40. Gomes NL, Batista RL, Nishi MY, et al. Contribution of clinical and genetic approaches for diagnosing 209 index cases with 46,XY Differences of Sex Development. J Clin Endocrinol Metab. 2022.
41. Kallen B, Finnstrom O, Lindam A, et al. Congenital malformations in infants born after in vitro fertilization in Sweden. Birth Defects Res A Clin Mol Teratol. 2010;88(1):137-43.
42. Zhang Z, Liu X, Wei C, et al. Assisted reproductive technologies and the risk of congenital urogenital tract malformations: A systematic review and meta-analysis. J Pediatr Urol. 2021;17(1):9-20.
43. Atta I, Ibrahim M, Parkash A, et al. Etiological diagnosis of undervirilized male/XY disorder of sex development. J Coll Physicians Surg Pak. 2014;24(2):714-18.
44. Gomes NL, Lerário AM, Machado A, et al. Long-term outcomes and molecular analysis of a large co-hort of patients with 46,XY disorder of sex development due to partial gonadal dysgenesis. Clin Endocrinol (Oxf). 2018.
45. Bermudez DM, Canning DA, Liechty KW. Age and pro-inflammatory cytokine production: wound-healing implications for scar-formation and the timing of genital surgery in boys. J Pediatr Urol. 2011;7(1):324-31.
46. Schultz JR, Klykylo WM, Wacksman J. Timing of elective hypospadias repair in children. Pediatrics. 1983;71(1):342-51.
47. Belman AB, Kass EJ. Hypospadias repair in children less than 1 year old. J Urol. 1982;128(6):1273-4.
48. Perlmutter AE, Morabito R, Tarry WF. Impact of patient age on distal hypospadias repair: a surgical perspective. Urology. 2006;68(1):648-51.
49. Hensle TW, Tennenbaum SY, Reiley EA, Pollard J. Hypospadias repair in adults: adventures and misadventures. J Urol. 2001;165(1):77-9.
50. American Academy of Pediatrics. Timing of elective surgery on the genitalia of male children with particular reference to the risks, benefits, and psychological effects of surgery and anesthesia. Pediatrics. 1996;97(4):590-4.
51. Bush NC, Villanueva C, Snodgrass W. Glans size is an independent risk factor for urethroplasty complications after hypospadias repair. J Pediatr Urol. 2015;11(6):355 e351-355.
52. Asgari SA, Safarinejad MR, Poorreza F, et al. The effect of parenteral testosterone administration prior to hypospadias surgery: A prospective, randomized and controlled study. J Pediatr Urol. 2015;11(1):143 e141-146.
53. Gearhart JP, Jeffs RD. The use of parenteral testosterone therapy in genital reconstructive surgery. J Urol. 1987;138(4-2):1077-8.
54. Faasse MA, Johnson EK, Bowen DK, et al. Is glans penis width a risk factor for complications after hypospadias repair? J Pediatr Urol. 2016;12(4):202 e201-205.
55. Ashcroft GS, Mills SJ. Androgen receptor-mediated inhibition of cutaneous wound healing. J Clin Invest. 2002;110(5):615-24.
56. Gilliver SC, Ruckshanthi JP, Hardman MJ, et al. 5alpha-dihydrotestosterone (DHT) retards wound closure by inhibiting re-epithelialization. J Pathol. 2009;217(1):73-82.
57. Gorduza DB, Gay CL, de Mattos ESE, et al. Does androgen stimulation prior to hypospadias surgery increase the rate of healing complications? – A preliminary report. J Pediatr Urol. 2011;7(3):158-61.
58. Menon P, Rao KLN, Handu A, et al. Outcome of urethroplasty after parenteral testosterone in children with distal hypospadias. J Pediatr Urol. 2017;13(1):292 e291-292 e297.
59. Pfistermuller KL, McArdle AJ, Cuckow PM. Meta-analysis of complication rates of the tubularized incised plate (TIP) repair. J Pediatr Urol. 2015;11(3):54-9.

60. Grosos C, Bensaid R, Gorduza DB, Mouriquand P. Is it safe to solely use ventral penile tissues in hypospadias repair? Long-term outcomes of 578 Duplay urethroplasties performed in a single institution over a period of 14 years. J Pediatr Urol. 2014;10(6):1232-7.
61. Snodgrass W, Bush NC. Re-operative urethroplasty after failed hypospadias repair: how prior surgery impacts risk for additional complications. J Pediatr Urol. 2017;13(1):289 e281-289 e286.
62. Schlomer B, Breyer B, Copp H, et al. Do adult men with untreated hypospadias have adverse outcomes? A pilot study using a social media advertised survey. J Pediatr Urol. 2014;10(4):672-9.

HIPOGONADISMO MASCULINO NO JOVEM

Luiz Augusto Casulari ▪ Adriana Lofrano-Porto

INTRODUÇÃO

A secreção pulsátil do hormônio liberador das gonadotrofinas (GnRH) por neurônios especializados no núcleo arqueado e na área pré-óptica do hipotálamo estimula a produção de FSH e LH pela hipófise, os quais regulam a esteroidogênese e espermatogênese nos testículos. Esses processos compõem a base da fisiologia reprodutiva em homens ao longo de toda a vida e ocorrem de maneira sincronizada em diferentes fases do desenvolvimento. O início da puberdade é precedido por dois períodos de ativação do eixo hipotálamo-hipófise-testicular: a vida fetal e a chamada minipuberdade na primeira infância. O eixo hipotálamo-hipófise-testículo é ativo no feto até próximo da metade da gestação e, em seguida, permanece em repouso até o parto. A restrição é removida após o parto, ocasionando a liberação das gonadotrofinas, evento que caracteriza a minipuberdade. Em meninos, o aumento da produção de testosterona pelos testículos, mediado pela secreção pulsátil de LH e FSH pela hipófise, inicia-se por volta de uma semana após o parto, com pico entre um e três meses e, em seguida, diminui até as concentrações mínimas que se mantêm até o início do período puberal. Tanto na minipuberdade, quanto na puberdade propriamente dita, também ocorre estímulo à produção de inibina B pelas células de Sertoli, do hormônio antimulleriano e do peptideo similar à insulina 3 (INSL-3) pelas células de Leydig.[1]

A puberdade caracteriza-se, portanto, por reativação do sistema do hipotálamo-hipófise-testículo após anos do período pré-puberal em que esse eixo permanece inativo. Nessa fase crucial do desenvolvimento reprodutivo masculino, ocorrem aumento progressivo do volume testicular e do pênis, maturação sexual, aumento da velocidade de crescimento, alterações da composição corporal e mudanças no comportamento psicossocial. **Clinicamente, considera-se atraso puberal quando há virilização incompleta ou ausente em meninos com mais de 14 anos, associada a um volume testicular menor do que 4 mL pelo menos, e falta ou baixa produção de espermatozoides**.[1]

Em condições não fisiológicas, perturbações em qualquer nível do eixo hipotálamo-hipófise-testicular podem ocasionar hipogonadismo masculino. Esse é classificado em **hipogonadismo primário**, quando o comprometimento da função desse eixo origina-se nos testículos, que não são capazes de produzir quantidades suficientes de testosterona. Nesse caso, é chamado também **de hipogonadismo hipergonadotrófico**, uma vez que as concentrações plasmáticas das gonadotrofinas LH e FSH apresentem-se altas devido à ausência da retroalimentação negativa exercida pela testosterona e metabólitos, como o estradiol, na hipófise e no hipotálamo. Por outro lado, quando a perturbação no eixo hipotálamo-hipófise-testicular se origina na hipófise e/ou no hipotálamo, a deficiência de testosterona decorre da secreção ausente ou inapropriada das gonadotrofinas e, portanto, o hipogonadismo é denominado **secundário ou hipogonadismo hipogonadotrófico**.

Este capítulo abrange os aspectos mais relevantes sobre a apresentação clínica, diagnóstico, diagnóstico diferencial e abordagem terapêutica do hipogonadismo quando este se apresenta desde a idade puberal até o adulto jovem. Exclui-se aqui o hipogonadismo de início tardio ou associado ao envelhecimento, o hipogonadismo associado à obesidade e/ou ao diabetes, bem como as desordens da diferenciação sexual, condições que serão abordadas em outros capítulos.

CAUSAS

No Quadro 40-1, estão apresentadas as causas do hipogonadismo em homens jovens de acordo com o local principal da lesão: hipogonadismo primário ou hipergonadotrófico, e hipogonadismo secundário ou hipogonadotrófico.

Hipogonadismo Hipergonadotrófico ou Primário

No hipogonadismo masculino primário as concentrações de FSH e LH são elevadas porque a insuficiência está nos testículos. Nesses casos, pode ocorrer comprometimento mais significativo da espermatogênese em relação à produção de testosterona.

As causas podem ser congênitas ou adquiridas, como mostrado no Quadro 40-1.

É necessário destacar que homens jovens com queixa de infertilidade podem ter hipogonadismo primário. Portanto, está indicada a realização de cariótipo, porque aproximadamente 30% dos casos de infertilidade masculina podem estar associados a alterações cromossômicas.[2]

A **síndrome de Klinefelter** é a principal causa genética de hipogonadismo hipergonadotrófico. O cariótipo mais comum é 47,XXY. Apresenta-se na infância, adolescência ou idade adulta. As características fenotípicas incluem infantilismo sexual, micropênis, criptorquidia variável, testículos pequenos e de consistência firme, ginecomastia e varizes dos membros inferiores.[3] Comparados a jovens normais, os portadores dessa síndrome possuem maior frequência de alterações cardiometabólicas, como sobrepeso/obesidade, dislipidemia e doença hepática gordurosa não alcoólica. Disfunção neurocognitiva é variável, sendo que alguns casos apresentam cognição totalmente preservada.[4]

A **síndrome de Noonan** caracteriza-se por baixa estatura e sinais faciais típicos: hipertelorismo, ptose palpebral, fissuras palpebrais inclinadas para baixo, orelhas baixadas e giradas posteriormente, além de lentigos, pescoço alado e cardiopatias congênitas.[5] O cariótipo é 46,XY nos meninos. A espermatogênese está alterada, e a criptorquidia está presente em 60% a 80% dos pacientes. Cerca de 10% dos pacientes têm anormalidades renais que frequentemente incluem dilatação da pélvis renal.[6]

As **distrofias miotônicas** estão associadas ao hipogonadismo, tendo como consequência puberdade retardada, déficit de crescimento, osteoporose e anormalidades metabólicas. A diminuição da testosterona pode causar diminuição da massa e força muscular. Como a reposição do hormônio reverte essas situações, essa é indicada aos pacientes com distrofias miotônicas.[7]

Além das causas sindrômicas de origem genética e que cursam com hipogonadismo primário (hipergonadotrófico) mencionadas anteriormente, é importante lembrar que alguns casos de distúrbios do desenvolvimento sexual (DDS) constituem diagnóstico diferencial de hipogonadismo hipogonadotrófico, por exemplo, a síndrome do homem XX e casos de resistência variável ao LH resultantes de mutações no gene receptor do LH (*LHCGR*).

A **síndrome do homem XX** tem amplo espectro clínico e cursa com aparência fenotípica masculina normal, ocasionalmente com sutis alterações, como micropênis e distribuição de gordura corporal de padrão ginoide.[2,8-10] Alguns casos apresentam alterações fenotípicas mais graves com genitália ambígua ou mesmo DDS ovotesticular.[11] Raros casos de homens XX que se apresentaram concomitantemente com adenoma hipofisário não funcionante podem ter o diagnóstico dificultado, porque, nesses casos, as concentrações de gonadotrofinas também estão baixas.[10] Geralmente, as dosagens hormonais mostram FSH e LH elevados, testosterona baixa, inibina B e hormônio antimulleriano baixos.[2,8,9,11] A síndrome do homem XX é resultante, geralmente, por um cruzamento desigual entre os braços curtos (braços p) dos cromossomos sexuais (X e Y) durante a gametogênese, que resulta em um cromossomo X anormal, que contém o gene *SRY*, o qual desempenha papel crucial no desenvolvimento e na diferenciação do sexo masculino durante os primeiros dias de vida fetal. Contudo, em poucos casos a presença do gene *SRY* não é identificada, e o mecanismo genético não é conhecido.[8,11]

Os portadores de **mutações inativadoras do receptor do LH** apresentam um espectro de manifestações clínicas, que incluem desde micropênis isolado, até hipospadia, puberdade atrasada. Cursam com hipoplasia das células de Leydig. Diferentes mutações resultam em graus variáveis de perda de função do receptor, com masculinização incompleta durante o período fetal. Em alguns casos, pode ocorrer defeito completo de masculinização da genitália, resultando em genitália externa feminina, amenorreia primária e mamas hipotróficas. Para os interessados em aprofundar no estudo, o artigo de Al-thumairy *et al.*[12] apresenta uma completa lista das mutações no receptor do LH e as suas manifestações clínicas.

Como apresentado no Quadro 40-1, os exemplos das causas adquiridas são: orquite, parotidite, síndrome da imunodeficiência adquirida, toxinas, fármacos entre outros.[13]

Hipogonadismo Hipogonadotrófico ou Secundário

As causas podem ser congênitas ou adquiridas, como mostrado no Quadro 40-1.

O **retardo constitucional da puberdade e do crescimento** é a causa mais frequente de atraso puberal e associa-se à deficiência transitória de GnRH devido a uma demora na reativação do eixo hipotálamo-hipófise-testicular. Embora atrasada, a puberdade se inicia e se completa naturalmente na maioria dos casos. Ocorre em adolescentes saudáveis, que se

Quadro 40-1. Principais causas de hipogonadismo em homens jovens

Hipogonadismo primário ou hipergonadotrófico

Causas congênitas:
- Síndrome de Klinefelter
- Síndrome de Noonan
- Distrofia miotônica
- Síndrome do homem XX
- Mutações no receptor do LH ou do FSH
- Criptorquidia
- Anorquia

Causas adquiridas:
- Orquite infecciosa
- Radiação
- Uso de agentes alquilantes e antineoplásicos
- Glicocorticoides
- Trauma
- Torção testicular
- Orquiectomia
- Doenças crônicas (cirrose, insuficiência renal crônica)
- Autoimune
- Síndrome da imunodeficiência adquirida

Hipogonadismo secundário ou hipogonadotrófico

Causas congênitas:
- Retardo constitucional da puberdade e crescimento
- Hipogonadismo hipogonadotrófico isolado normósmico
- Deficiência isolada de LH
- Síndrome de Kallmann
- Hipogonadismo associado a outras deficiências hipofisárias
- Síndrome de Prader-Willi

Causas adquiridas:
- Hiperprolactinemia
- Análogos do GnRH
- Glicocorticoides
- Opiáceos
- Doenças crônicas (HIV, cirrose, insuficiência renal crônica, doença pulmonar obstrutiva crônica)
- Diabetes melito
- Cistos e tumores hipotálamo-hipofisários
- Hemocromatose
- Sarcoidose
- Tuberculose hipofisária
- Trauma
- Idiopático

apresentam com estatura reduzida para a idade cronológica, mas com apropriada idade óssea e desenvolvimento puberal, uma vez que é ativado. É mais comum em meninos e com história familiar de atraso puberal.

O **hipogonadismo hipogonadotrófico isolado normósmico** é uma doença genética rara que cursa geralmente com grave deficiência de GnRH. A ausência da "minipuberdade", isto é, a ativação do eixo hipotálamo-hipófise-testicular logo após o nascimento em meninos pode sugerir o diagnóstico precocemente. Pode ocorrer micropênis com ou sem criptorquidia, porém não ocorre hipospadia. Na adolescência, chama a atenção a ausência ou mínima virilização, baixa libido, disfunção erétil e, às vezes, algum grau de ginecomastia. Nos casos de diagnóstico mais tardio, na idade adulta, observam-se proporções corporais eunucoides e, tipicamente, diminuição da massa muscular e distribuição ginecoide da gordura corporal. Em 75% dos pacientes, a puberdade nunca ocorre espontaneamente.[1]

É importante lembrar ainda que raros casos de **deficiência isolada de LH** foram descritos em associação a mutações no gene que codifica a cadeia beta do LH. A cadeia beta truncada impede a dimerização da proteína e a secreção do LH no sangue periférico. Nesses homens, observam-se sinais de deficiência de testosterona, com secreção de FSH normal. O FSH preservado, na ausência de LH associa-se a hipogonadismo congênito com testículos tópicos e de tamanho intermediário (entre 8 e 10 mL), basicamente composto de túbulos seminíferos, com ausência de células de Leydig.[14] O olfato é preservado nesses casos.

A **síndrome de Kallman** caracteriza-se por deficiência grave de GnRH associada às alterações do olfato. É uma das causas de hipogonadismo hipogonadotrófico congênito. A sua apresentação ocorre na adolescência ou na idade adulta e, raramente, no período neonatal. As principais características clínicas são infantilismo sexual, micropênis, criptoquirdia uni ou bilateral, anosmia ou hiposmia, fenda palatina, malformações renais, hipoacusia e sincinesia bimanual.[1,15,16] É importante a investigação da função olfatória com testes disponíveis: escore do teste de identificação do olfato da Universidade da Pensilvânia (UPSIT) e *Sniffin Sticks*. O teste com o uso de substâncias voláteis quimioestimulantes nas narinas pode ser útil quando não há disponibilidade de testes específicos.

A deficiência combinada de hormônios da hipófise é rara e pode-se manifestar como:

A) Deficiência de pelo menos dois hormônios hipofisários;
B) Componente de outras síndromes (p. ex.: displasia septo-óptica);
C) A síndrome da interrupção da haste hipofisária com hipófise posterior ectópica.[17]

Na *síndrome de Prader-Willi,* o hipogonadismo é a manifestação mais comum. As causas da deficiência podem ser por disfunção hipotalâmica, insuficiência testicular ou ambas. O hipogonadismo está associado a outras alterações, como fadiga, depressão, diminuição da força e massa muscular, aumento da massa gorda, diminuição da qualidade de vida sexual e aumento do risco de osteoporose e doenças cardiovasculares. Assim, a reposição com testosterona é importante para controlar essa situação. Recentemente, um grupo de especialistas internacionais propôs recomendações para a condução do hipogonadismo em adultos com a síndrome de Prader-Willi.[18] Em síntese, devem-se solicitar dosagens de testosterona total nos afetados em idade puberal e verificar sinais e sintomas de hipogonadismo. Se a concentração da testosterona for inicialmente normal, esta avaliação deve ser repetida a cada ano. Quando constatada a deficiência de testosterona, inicia-se a reposição de maneira gradual, se não houver contraindicações, e sempre com controle dos possíveis efeitos adversos do medicamento nesses casos.

MANEJO DA PUBERDADE ATRASADA MASCULINA

Na Figura 40-1, apresentamos o algoritmo para a condução de homens com puberdade atrasada.[1] Nas situações de falha na virilização com volume testicular abaixo de 2 desvios-padrão e concentração de testosterona baixa, recomendam-se as dosagens de FSH e LH. Se essas estiverem elevadas, o **hipogonadismo é primário**, e a investigação deve ser conduzida para as causas testiculares (Quadro 40-1). Dosagens normais ou baixas de gonadotrofinas e concentração normal de testosterona indicam **hipogonadismo secundário**.[1,13,15,16]

> **IMPORTANTE**
>
> O diagnóstico de retardo da puberdade por hipogonadismo hipogonadotrófico isolado é de exclusão. Assim, devem-se afastar outras etiologias (vide a tabela) como a síndrome metabólica, obesidade e/ou diabetes melito.[19,20] Doenças crônicas que levam à desnutrição grave, como doença de Chron e colites ulcerativas, também devem ser investigadas. O baixo peso, o excesso de exercício físico e o estresse também são causas de hipogonadismo hipogonadotrófico funcional. A hemocromatose juvenil (tipo 2 A) pode-se apresentar com puberdade atrasada ou não ocorrer devido ao hipogonadismo hipogonadotrófico.[21] O uso de opiáceos, e em especial a maconha, é cada vez mais frequente nos jovens e inibe a secreção do GnRH, o que ocasiona hipogonadismo hipogonadotrófico.[22] As alterações da hipófise também podem levar ao atraso da puberdade e devem ser investigadas, como deficiência combinada de hormônios da hipófise, tumores, doenças infiltrativas entre outras.

Afastadas essas condições, que também estão associadas ao atraso puberal, é necessário fazer o diagnóstico diferencial entre o hipogonadismo hipogonadotrópico congênito e o retardo constitucional do crescimento e puberdade.

As seguintes características fenotípicas estão associadas ao mais provável diagnóstico de hipogonadismo hipogonadotrópico congênito: micropênis e/ou criptoquirdia, anosmia, lábio leporino e/ou fenda do palato, alterações esqueléticas, sincinesia, agenesia renal, agenesia de dentes, deficiência auditiva, ataxia entre outros. Nesses casos, usualmente o volume do testículo é menor de 1 mL, e a inibina B está abaixo de 60 pg/mL. Comumente ocorrem mutações patogênicas em genes no hipogonadismo hipogonadotrópico congênito.[1,15,16]

Feito esse diagnóstico, iniciam-se o tratamento de reposição de testosterona e, sempre que possível, a indução da secreção dos hormônios LH e FSH (Veja a seguir – seção tratamento).

Na idade adulta, recomenda-se reavaliar o paciente porque pode haver recuperação do eixo hipotálamo-hipófise em cerca de 10% a 20% dos pacientes.[1]

Se todas essas condições descritas anteriores não forem encontradas, o diagnóstico de retardo constitucional do crescimento e puberdade é o mais provável. Pode-se somente es-

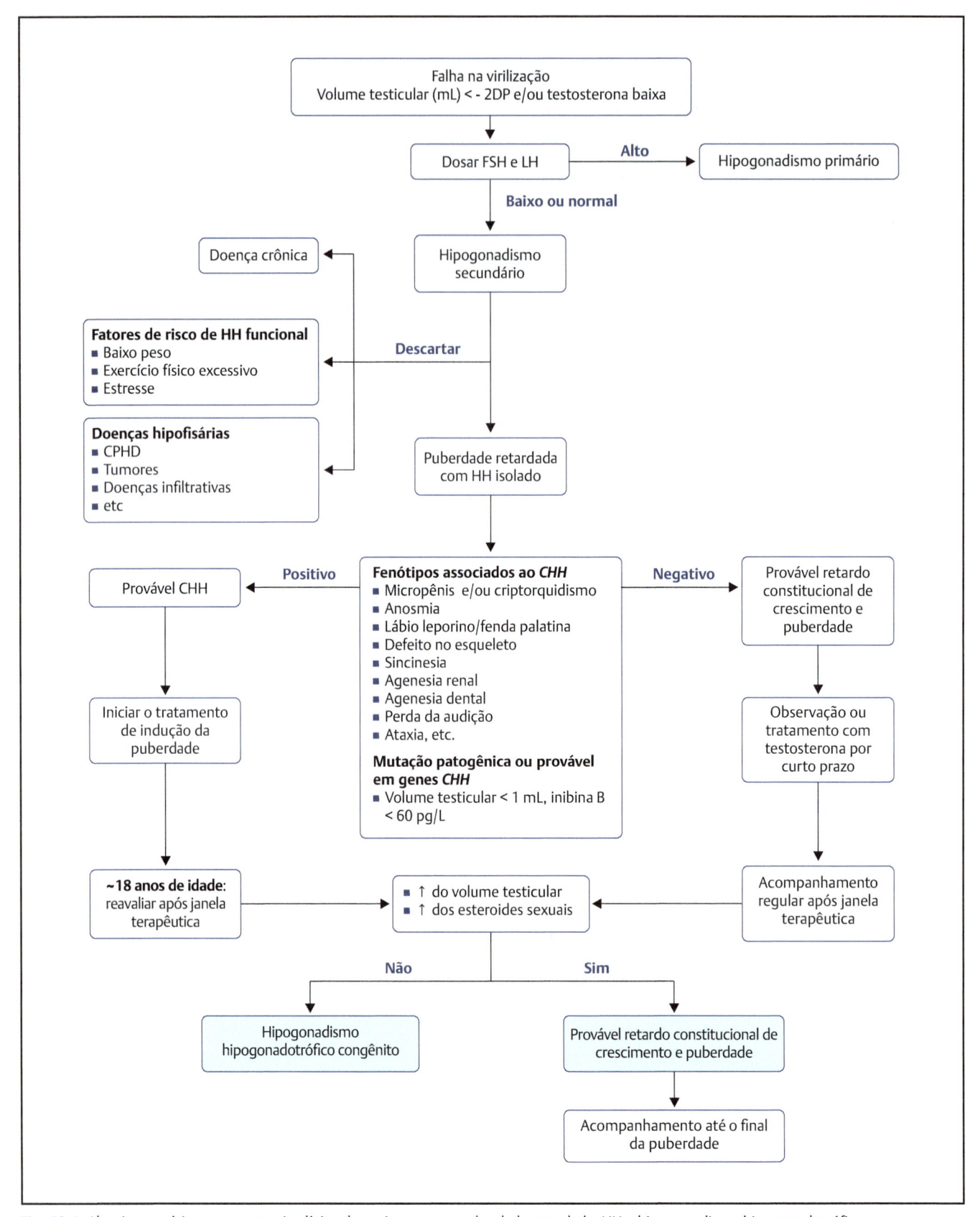

Fig. 40-1. Algoritmo prático para o manejo clínico de pacientes com puberdade retardada. HH = hipogonadismo hipogonadotrófico; CPHD = deficiência combinada de hormônios da hipófise; CHH = hipogonadismo hipogonadotrófico congênito. (Modificada da referência, com autorização da autora, Nelly Pitteloud.)[1]

perar o surgimento da puberdade ou fazer o tratamento com testosterona por curto prazo para desencadear a puberdade. Deve-se esperar como resposta o aumento progressivo do volume do testículo e dos hormônios sexuais.

Se isso ocorrer, o diagnóstico de retardo constitucional do crescimento e puberdade é confirmado e deve-se acompanhar o indivíduo até o final da puberdade. Se esses eventos não ocorrerem, avalia-se novamente a possibilidade de hipogonadismo hipogonadotrófico congênito.

TRATAMENTO

Hipogonadismo Hipogonadotrófico Congênito

No período neonatal, quando presentes o micropênis e/ou a criptorquidia e confirmação laboratorial da deficiência de gonadotrofinas, o tratamento tem o objetivo de induzir crescimento do pênis e estimular o testículo. Vários esquemas de estímulo dos testículos já foram usados. O emprego de hCG pode ser efetivo em alguns casos para o tratamento da criptorquidia com objetivo de evitar comprometimento das células germinativas. Contudo, em pacientes com testículos tópicos foi descrito efeito de apoptose nessas células germinativas. Foi descrito que o uso de rFSH e rLH em vários esquemas no primeiro ano de vida foi efetivo em induzir aumento do pênis e testículos, descida testicular até a bolsa escrotal e ao aumento da inibina B. É possível que esse tratamento facilite a resposta de indução testicular na puberdade e a fertilidade no futuro em crianças tratadas precocemente. Para discussão mais detalhada e referências, consultar Young, 2019.[1]

A cirurgia de orquipexia para mover o testículo até o escroto ainda é o tratamento de escolha porque reduz o risco de tumor maligno no testículo e melhora o prognóstico da fertilidade na vida adulta.

A indução da puberdade tem os seguintes objetivos: induzir a virilização, atingir a estatura-compatível com o canal familiar, a saúde óssea, a composição corporal normal e bom desenvolvimento psicossocial, além da fertilidade.

No início da idade puberal, pode-se iniciar tratamento com cipionato de testosterona na dose de 50 mg, mensalmente, e aumentar gradualmente em 50 mg a cada 4 a 6 meses de acordo com a avaliação clínica, até a dose adulta de 200 mg a cada 2 a 3 semanas, durante os primeiros dois anos. As vantagens são a indução gradual da virilização, e de baixas concentrações de estradiol, o que é importante para maturação óssea progressiva. O uso cauteloso evita o fechamento epifisário precoce, inibição do volume do testículo e redução do potencial de fertilidade.

Para induzir a puberdade sem esses inconvenientes do uso da testosterona, pode-se usar o hCG, que estimula o crescimento do testículo e a espermatogênese. É necessário que o paciente tenha aderência ao tratamento. As doses iniciais são 2.000 UI, via subcutânea, duas vezes por semana, aumentando gradualmente até 5.000 UI a cada seis meses. Uma alternativa, porém, de maior custo, é o uso de rFSH, na dose de 75 a 150 UI subcutâneo, três vezes por semana.

No adulto podemos usar o cipionato de testosterona, 200 mg intramuscular, a cada 2 a 3 semanas. O intervalo deve ser ajustado pela dosagem de testosterona. Tem bom custo-benefício. Outra alternativa é o undecanato de testosterona, com injeções a cada 10 a 12 semanas, e o intervalo entre elas deve ser ajustado pela dosagem de testosterona. O uso de testosterona em gel na dose de 50 a 80 mg por dia é não invasivo e autoaplicável, mas requer cuidados para evitar contaminação de outras pessoas pelo contato.

O tratamento da infertilidade do adulto pode ser feito com o uso de bomba de infusão de GnRH, subcutâneo, 25 ng/kg por pulso a cada duas horas, disponível em alguns serviços de referência. A dose é adaptada de acordo com a dosagem de testosterona. Os seguintes esquemas de gonadotrofinas podem ser usados: hCG 500 a 1.500 UI, subcutânea, três vezes por semana, com a dose ajustada de acordo com a dosagem de testosterona. O uso de rFSH, na dose de 75 a 150 UI subcutâneo, três vezes por semana, deve ser ajustado com a dosagem de FSH e contagem de espermatozoides.

A reposição transdérmica de testosterona é efetiva em manter a atividade sexual, o humor, a composição corporal e adequada densidade mineral óssea em homens com hipogonadismo.[23] Contudo, alguns pacientes não têm boa aderência ao tratamento, e deve-se ficar atento à possibilidade de terem osteopenia ou osteoporose. É preconizado o uso de vitamina D para manter as concentrações acima de 30 micro/L, e a ingestão de cálcio acima de 1.000 mg por dia. Também devem ser avaliados para serem identificadas as alterações metabólicas associadas ao hipogonadismo – sobrepeso ou obesidade e síndrome metabólica –, que necessitam de avaliação periódica.

Hipogonadismo Hipergonadotrófico

A reposição de testosterona é o pilar para o tratamento do hipogonadismo em rapazes.[13,16] O mais comum uso da testosterona é para induzir a puberdade em portadores de retardo constitucional do crescimento e puberdade. Atualmente, no Brasil, temos as apresentações de testosterona de uso intramuscular: cipionato de testosterona em ampolas de 200 mg, undecilato de testosterona 1.000 mg e uma mistura de 100 mg de decanoato de testosterona, 60 mg de isocaproato de testosterona, 60 mg de fempropionato de testosterona e 30 mg de propionato de testosterona em ampolas de 250 mg. Testosterona em gel transdérmico, já descrita anteriormente para o hipogonadismo hipogonadotrófico na dose de 50 mg por sachê por dia, também está disponível. Todas essas medicações não são para uso pediátrico. Contudo, novas apresentações para reposição da testosterona ainda não disponíveis no Brasil, que estão sendo descritas, podem ser atrativas para facilitar a aderência ao tratamento:[13,16] gel nasal, usado duas a três vezes ao dia, com alta concentração do hormônio porque evita a primeira passagem pelo fígado; cápsula oral com testosterona, uso duas vezes ao dia (necessita de cuidados na ingesta, como alimentos sem gordura e efeitos colaterais gastrintestinal); ésteres de testosterona subcutâneo, semanalmente (testosterona mais estável).

A reposição de testosterona nos pacientes com síndrome de Klinefelter, quando comparado ao homem normal, evidenciou alto sofrimento psíquico, representado principalmente por pensamentos obsessivos, hostilidade, fobias, além do psicoticismo, que é um padrão de personalidade tipificado por agressividade e hostilidade interpessoal.

O autodirecionamento e a autotranscendência, juntamente com o uso predominante de estratégias de enfrentamento focadas na emoção, delineiam a personalidade dos pacientes com síndrome de Klinefelter. A depressão e a somatização mostram-se preditores de insatisfação geral com a vida. A depressão, a raiva e a ideação paranoica, ao contrário, emergiram como preditores de insatisfação com a vida sexual.[24] Então, esses autores aconselham a os endocrinologistas terem a cooperação de profissionais de saúde mental para promover um melhor resultado na condução da doença nos pacientes com esta síndrome.

Após um ano, os resultados da reposição da testosterona por via transdérmica ou injetável são semelhantes quanto às concentrações de testosterona, colesterol, glicemia, hemoglobina A1, hematócrito, hemoglobina e de PSA, além das avaliações hepáticas e da densidade óssea em coluna e costela. Contudo, LH e FSH são mais elevados com a reposição transdérmica.[25]

Um estudo randomizado, duplo-cego, com 0,06 mg/kg ao dia de oxandrolona por dois anos, em crianças entre 4 e 12 anos, mostrou melhora significativa do índice de osso saudável.[26]

Devido aos progressos na condução no tratamento da infertilidade masculina, é possível proporcionar ao portador de síndrome de Klinefelter ser pai de seu próprio filho. O espermatozoide pode ser recuperado, usando-se a técnica cirúrgica de extração de espermatozoide (TESE) ou a técnica avançada de microdissecção TESE (microTESE), usando-se microscópio cirúrgico de alta potência. Com essa recuperação do espermatozoide, usa-se a tecnologia de reprodução assistida: injeção do espermatozoide intracitoplasmática no óvulo. Apesar de a possibilidade ser muito pequena de transmissão genética da alteração cromossômica do pai, pode-se usar o teste genético - sequenciamento da próxima geração - antes da implantação para afastar essa possibilidade.[27] Maior volume testicular e as menores concentrações de FSH e LH influenciaram positivamente o resultado da microTESE. O uso prévio de citrato de clomifeno, a idade e as concentrações de testosterona não foram significativamente importantes.[28]

REFERÊNCIAS BIBLIOGRÁFICAS

1. Young J, Xu C, Papadakis GE, et al. Clinical management of congenital hypogonadotropic hypogonadism. Endocr Rev. 2019;40(2):669-710.
2. Baziz1 M, Hamouli-said Z, Ratbi I, et al. Cytogenetic investigation in a group of ten infertile men with non-obstructive azoospermia: first Algerian 46, XX syndrome. Iran J Public Health. 2016;45(6):739-47.
3. Kanakis GA, Nieschlag E. Klinefelter syndrome: more than hypogonadism. Metabolism. 2018;86:135-44.
4. Salonia A, Rastrelli G, Hackett G, et al. Paediatric and adult-onset male hypogonadism. Nat Rev Dis Primers. 2019;5(1):38.
5. Ekvall S, Wilbe M, Dahlgren J, et al. Mutation in NRAS in familial Noonan syndrome – case report and review of the literature. BMC Med Genet. 2015;16:95.
6. El Bouchikhi I, Belhassan K, Moufid FZ, et al. Noonan syndrome-causing genes: molecular update and an assessment of the mutation rate. Int J Pediatr Adolesc Med. 2016;3(4):133-42.
7. Cruz Guzman OR, Chávez García AL, Rodríguez-Cruz M. Muscular dystrophies at different ages: metabolic and endocrine alterations. Int J Endocrinol. 2012;2012:485376.
8. Valetto A, Bertini V, Rapalini E, Simi P. A 46,XX SRY-negative man with complete virilization and infertility as the main anomaly. Fertil Steril. 2005;83(1):216-9.
9. Jain M, Veeramohan V, Chaudary I, Halder A. The sertoli cell only syndrome and glaucoma in a sex – determining region Y (SRY) positive XX infertile male. J Clin Diagnostic Res. 2013;7:1457-9.
10. Yalcin MM, Ozkan C, Akturk M, et al. 46 XX male syndrome with hypogonadotropic hypogonadism: A case report. North Clin Istanb. 2018;6(3):308-11.
11. Chiang H-S, Wu Y-N, Wu C-C, Hwang J-L. Cytogenic and molecular analyses of 46,XX male syndrome with clinical comparison to other groups with testicular azoospermia of genetic origin. J Formos Med Assoc. 2013;112(2):72-8.
12. Althumairy D, Zhang X, Baez N, Barisas G, et al. Glycoprotein G-protein coupled receptors in disease: luteinizing hormone receptors and follicle stimulating hormone receptors. Diseases. 2020;8(3):35.
13. Chioma L, Cappa M. Hypogonadism in male infants and adolescents: new androgens formulations. Horm Res Paediatr. 2021.
14. Lofrano-Porto A, Barra GB, Giacomini LA, et al. Luteinizing hormone beta mutation induces hypogonadism in men and women. N Engl J Med. 2007;357(9):897-904.
15. Stamou MI, Georgopoulos NA. Kallmann syndrome: phenotype and genotype of hypogonadotropic hypogonadism. Metabolism. 2018; 86:124-34.
16. Rey RA. Recent advancement in the treatment of boys and adolescents with hypogonadism. Ther Adv Endocrinol Metab. 2022;13:20420188211065660.
17. Kelberman D, Rizzoti K, Lovell-Badge R, et al. Genetic regulation of pituitary gland development in human and mouse. Endocr Rev. 2009;30(7):790-829.
18. Pellikaan K, Ben Brahim Y, Rosenberg AGW, et al. Hypogonadism in adult males with Prader-Willi Syndrome – Clinical recommendations based on a Dutch Cohort Study, review of the literature and an International Expert Panel Discussion. J Clin Med. 2021;10(19):4361.
19. Caldas ADA, Porto AL, Motta LDC, Casulari LA. Relationship between insulin and hypogonadism in men with metabolic syndrome. Arq Bras Endocrinol Metab. 2009;53(8):1005-11.
20. Casulari LA, Caldas ADA, Domingues Casulari ML, Lofrano-Porto A. Effects of metformin and short-term lifestyle modification on the improvement of male hypogonadism associated with metabolic syndrome. Minerva Endocrinol. 2010;35(3):145-52.
21. De Sanctis V, Soliman AT, Mohamed A, et al. Hypogonadism in male thalassemia major patients: pathophysiology, diagnosis and treatment. Acta Biomed 2018;89 (2):6-15.
22. Duca Y, Aversa A, Condorelli RA, et al. Substance abuse and male hypogonadism. J Clin Med. 2019;8(5):732.
23. Wang C, Cunningham G, Dobs A, et al. Long-term testosterone gel (AndroGel) treatment maintains beneficial effects on sexual function and mood, lean and fat mass, and bone mineral density in hypogonadal men. J Clin Endocrinol Metab. 2004;89(5):2085-98.
24. Fabrazzo M, Accardo G, Abbondandolo I, et al. Quality of life in Klinefelter patients on testosterone replacement therapy compared to healthy controls: an observational study on the impact of psychological distress, personality traits, and coping strategies. J Endocrinol Invest. 2021;44(5):1053-63.
25. Kabilan A, Skakkebæk A, Chang S, Gravholt CH. Evaluation of the efficacy of transdermal and injection testosterone therapy in Klinefelter syndrome: A real-life study. J Endocr Soc. 2021;5(6):bvab062.
26. Vogiatzi MG, Davis SM, Ross JL. Cortical bone mass is low in boys with Klinefelter syndrome and improves with oxandrolone. J Endocr Soc. 2021;5(4):bvab016.
27. Tong J, Zhao X-M, Wan A-R, Zhang T. PGT or ICSI? The impression of NGS-based PGT outcomes in nonmosaic Klinefelter syndrome. Asian J Androl. 2021;23(6):621-6.
28. Alrabeeah K, Addar A, Alothman A, et al. Effect of hormonal manipulation using clomiphene citrate prior to microdissection testicular sperm retrieval. Urol Ann. 2021;13(3):254-7.

HIPOGONADISMO MASCULINO TARDIO

CAPÍTULO 41

Ruth Clapauch • Ciciliana Maíla Zilio Rech

INTRODUÇÃO

Nas últimas décadas houve um interesse crescente a respeito da repercussão do envelhecimento nas mudanças do sistema reprodutor masculino, como na produção de testosterona, bem como na sua ligação a proteínas plasmáticas.[1]

A testosterona total (TT) circulante abrange três formas: testosterona ligada à SHBG, ligada à albumina e testosterona livre (TL) (Fig. 41-1).[2] A ligação com a albumina é fraca, permitindo interação com o receptor androgênico (RA), assim como ocorre com a fração livre; juntas, elas constituem a fração de testosterona biodisponível (TB), que é a biologicamente ativa. A SHBG, ao contrário, liga-se fortemente à testosterona, impedindo que a fração a ela ligada atue no RA.

A partir dos 40 anos de idade é descrita uma redução de 1% ao ano na produção testicular da TT, que pode ser acelerada por diferentes condições, como obesidade, diabetes, tabagismo, doenças agudas e crônicas.[1,3] Na direção contrária, a *Sex Hormone Binding Globulin* (SHBG) aumenta com o envelhecimento. Em decorrência da queda da TT e do aumento da SHBG, ocorre uma queda ainda maior, de 2% a 3% ao ano, nas frações TL e TB, que são as formas biologicamente ativas, e um aumento relativo na fração de T ligada à SHBG. Na dependência dos níveis absolutos de SHBG e TT quando o indivíduo é adulto jovem, que são determinados geneticamente,[4] da idade atual e do estado de saúde do homem idoso, um quadro de hipogonadismo pode ou não ocorrer em determinado homem, mais ou menos tardiamente.

Hipogonadismo masculino tardio é definido como uma síndrome clínica e bioquímica associada ao envelhecimento, compreendendo sintomas característicos associados a níveis de testosterona repetidamente abaixo do limite inferior da referência para o adulto jovem.[5,6] A idade após a qual a deficiência de testosterona pode ser classificada como de início tardio ainda é motivo de debate. Os pontos de corte variam amplamente, dos 35 aos 65 anos.[1,7-10]

No hipogonadismo tardio associado ao envelhecimento, **não há aumento compensatório das gonadotrofinas**, como o que permite classificar o hipogonadismo em jovens como primário (de origem testicular) ou secundário (de origem central). Ocorre que no idoso o eixo hipotálamo-hipofisário também parece adaptar-se a menores níveis de testosterona. O LH aumenta muito pouco, mantendo-se geralmente dentro dos valores de referência. Ocorre também uma redução da quantidade e da atividade das células de Leydig. Por esta razão o hipogonadismo tardio é entendido como **misto**, com componentes testicular e central.

Em estudos populacionais foi observado que alguns indivíduos apresentavam um quadro de hipogonadismo **compensado** ou **subclínico**[7] caracterizado por testosterona no limiar inferior e LH aumentado, associado à obesidade e pouco ou nenhum sintoma de deficiência androgênica. No acompanhamento desses casos observou-se evolução da maioria para hipogonadismo estabelecido, mas quase a metade deles cursou com reversão para eugonadismo, especialmente naqueles homens com menos de 60 anos que eram obesos e emagreceram, atingindo IMC < 30 kg/m².[11] Essas situações passaram a constituir uma entidade própria, qual seja, o hipogonadismo masculino associado à obesidade, situação crescentemente comum em homens não tão idosos, descrita no próximo capítulo.

A prevalência de hipogonadismo aumenta com a idade; se além da TT considerarmos a SHBG e, portanto, a fração livre da testosterona para o diagnóstico, a prevalência aumenta ainda mais (Quadro 41-1). Contudo, o *screening* universal de hipogonadismo em homens com > 40 anos não é recomendado, bem como a aplicação de questionários, em vista da baixa especificidade.

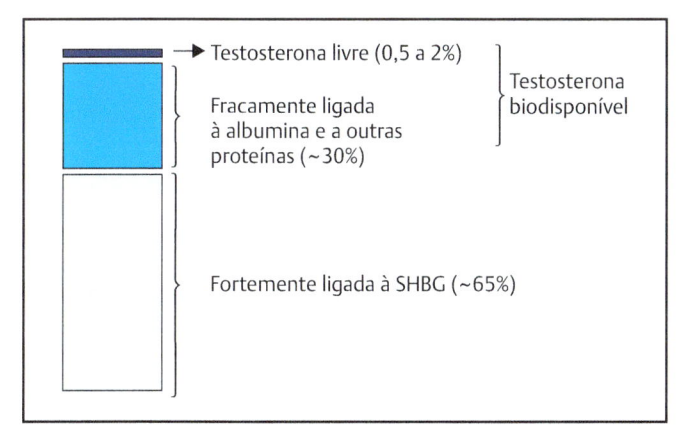

Fig. 41-1. Testosterona total e frações no plasma de homens jovens.[2]

- Testosterona livre (0,5 a 2%)
- Fracamente ligada à albumina e a outras proteínas (~30%) } Testosterona biodisponível
- Fortemente ligada à SHBG (~65%)

Quadro 41-1. Percentual de homens com TT ou de índice de testosterona livre (TT/ SHBG) abaixo da referência para adultos jovens

Faixa etária	TT < 325 ng/dL	TT/SHBG < 0,153 nmol/nmol
De 40 a 60 anos	12	9
De 60 a 69 anos	19	34
De 70 a 79 anos	28	68
Acima dos 80 anos	49	91

Os valores de TT considerados foram os no limite inferior da referência do *kit* utilizado. Baseada no Baltimore Longitudinal Study on Aging.[13]

Quadro 41-2. Sintomas associados ao hipogonadismo masculino tardio

Sexuais	Diminuição da libido Disfunção erétil, menor frequência de ereções matinais
Somáticos	Fadiga, menor massa e força muscular Menor massa óssea Aumento da gordura visceral e síndrome metabólica Fogachos Menor eritropoiese Redução de pelos corporais e faciais
Psíquicos	Alterações cognitivas Depressão Redução da motivação e da concentração

> **IMPORTANTE**
>
> Vale ressaltar que o diagnóstico de hipogonadismo masculino tardio necessita ser baseado em queixas clínicas específicas associadas à comprovação laboratorial, e que para esta comprovação uma única dosagem não é suficiente.[12] Sabe-se que os níveis da TT podem variar substancialmente em resposta a doenças agudas, medicamentos, entre outros frequentes no idoso, e, portanto, uma única dosagem baixa da TT precisa sempre ser confirmada. Ainda, os valores de TT considerados baixos sempre devem ser específicos para o *kit* usado e a população estudada. E, finalmente, uma vez firmado o diagnóstico de hipogonadismo em um homem idoso, é importante investigar se há outras causas que mereçam abordagem específica, e não automaticamente atribuir o hipogonadismo ao envelhecimento.

DIAGNÓSTICO

Clínico

Ao contrário do hipogonadismo clássico, o hipogonadismo masculino tardio geralmente se apresenta de forma mais sutil, com queixas menos específicas, que incluem fadiga, irritabilidade, humor depressivo, redução da concentração, memória e desempenho físico associados a distúrbios do sono, frequentemente mimetizando sintomas de comorbidades preexistentes e efeitos da própria idade. Entretanto as queixas mais específicas englobam três esferas principais que parecem estar comprometidas no hipogonadismo masculino tardio, distribuindo-se os sintomas mais validados em **sexuais**, **somáticas** e **psíquicas** (Quadro 41-2). Em uma publicação nossa, observamos em consonância com a maioria dos autores[12-14] que a **redução da libido no homem** foi a queixa que mais se correlacionou com o diagnóstico laboratorial, representado neste caso pelos níveis de TL calculada (dosada 2 vezes), bem como os da TB (Quadro 41-3). Diversos autores concordam que redução da libido masculina é um dos sintomas mais específicos e sensíveis, podendo já se manifestar mediante níveis não tão baixos de TT,[15] enquanto outros sintomas se exteriorizaram apenas com valores bem mais reduzidos de testosterona (Quadro 41-4).[16] Por isto a queixa de baixa libido tem grande peso para o diagnóstico clínico e é a queixa que mais costuma responder ao tratamento com TRT.[12] Outro sintoma da esfera sexual é a **disfunção erétil**, cuja quantificação objetiva pode ser avaliada por um questionário, validado em nosso meio, o IIEF.[17] Contudo, mundialmente e conforme observamos também em homens brasileiros,[14] disfunção erétil é extremamente prevalente em idosos (Quadro 41-5).

> **IMPORTANTE**
>
> Outras causas, principalmente vasculares, podem estar envolvidas, portanto disfunção erétil isolada é uma queixa menos específica que a redução de libido para o diagnóstico de hipogonadismo. Porém quando ocorrem juntas, e especialmente quando a disfunção erétil não responde a inibidores de fosfodiesterase 5, reforçam a suspeita clínica de hipogonadismo.

Ao nível somático, no exame físico do idoso hipogonádico, esperamos encontrar redução de massa muscular e aumento de adiposidade, inclusive abdominal. Além dessas características buscam-se redução de pelos, especialmente pubianos, axilares, de barba e eventualmente ginecomastia. Não a hábito eunucoide, como no hipogonadismo presente desde a puberdade (Fig. 41-2).

As características psíquicas incluem estado depressivo e distúrbios cognitivos, ambos leves.

Vale ressaltar que o diagnóstico clínico é difícil, uma vez que os sintomas sejam, em grande parte, comuns a outras patologias e até ao envelhecimento; além disso, os níveis de testosterona que determinam sintomas parecem sofrer variação individual, possivelmente baseada em polimorfismos do RA. Inclusive foram descritos homens totalmente assintomáticos, apesar de apresentarem baixos níveis de T.[18]

Quadro 41-3. Correlação da queixa de baixa libido com TL calculada e TB (adaptado)[14]

Dosagens	Sim (%)	Não (%)	OR (IC 95%)	P	Sensibilidade (%)	Especificidade (%)
2 TLc < 6,5 ng/dL	(77,5)	(22,5)	2,70 (1,15 a 6,5)	0,01	77,5	43,9
1 TB < 140 ng/dL	(73,9)	(26,1)	3,25 (1,01 a 4,86)	0,03	73,9	43,7

Baixa libido foi avaliada por sim ou não à pergunta **você tem diminuição de desejo?** Em 40/213 idosos que tiveram 2 TLc < 6,5 ng/dL. OR: *odds ratio*; IC: intervalo de confiança. TT: testosterona total; TLc testosterona livre calculada; TB: testosterona biodisponível. A TLc foi calculada pela fórmula de Vermeulen considerando-se TT, SHBG e albumina.[13]

CAPÍTULO 41 • HIPOGONADISMO MASCULINO TARDIO

Quadro 41-4. Acúmulo de sinais e sintomas de hipogonadismo tardio de acordo com os níveis de TT (Adaptada)[16]

Testosterona total (ng/dL)	Sinais e sintomas
< 345	Perda da libido Perda de vigor Obesidade
< 288	Depressão Alteração de sono Distúrbios de memória Diabetes melito tipo 2
< 230	Fogachos Disfunção erétil

Quadro 41-5. Prevalência de disfunção erétil de acordo com a idade em homens brasileiros (adaptado)[14]

Pontuação pelo IIEF-5	≤ 59 anos (%)	60 a 69 anos (%)	≥ 70 anos (%)	Total (%)	Valor-p[1]
22 a 25 (sem DE)	41,4	30,3	16,3	26,3	**0,0088**
17 a 21 (leve)	31	22,5	26,3	25,3	0,6311
12 a 16 (leve/moderada)	17,2	21,3	13,8	17,7	0,432
8 a 11 (moderada)	6,9	10,1	15	11,6	0,424
≤ 7 (severa)	3,4	15,7	28,8	19,2	**0,006**
Valor-p	0,0002	0,003	0,03	–	–

De acordo com a pontuação do IIEF considera-se DE (disfunção erétil) ausente, leve, moderada e severa.

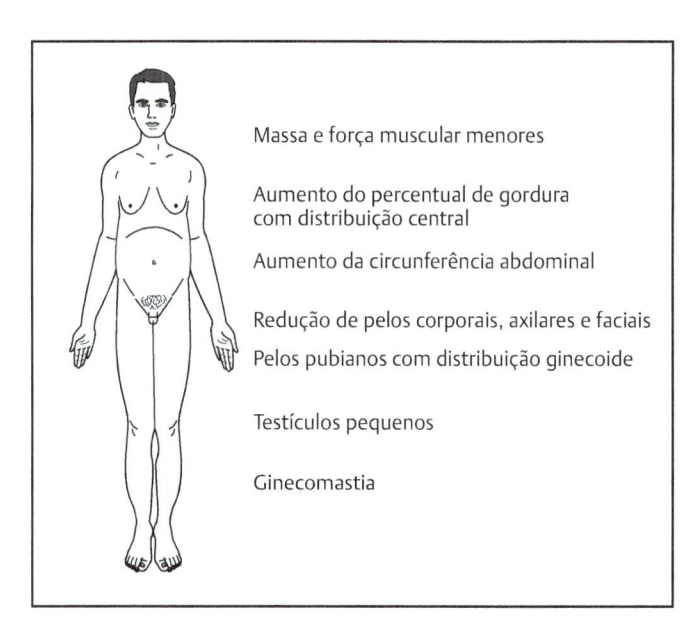

Fig. 41-2 Hábito hipogonádico instalado no adulto após a fase de crescimento: não há eunucoidismo.

Características indicadas na figura:
- Massa e força muscular menores
- Aumento do percentual de gordura com distribuição central
- Aumento da circunferência abdominal
- Redução de pelos corporais, axilares e faciais
- Pelos pubianos com distribuição ginecoide
- Testículos pequenos
- Ginecomastia

Certas condições e doenças estão associadas a maior risco de hipogonadismo tardio. São elas: osteoporose, obesidade, hipertensão arterial, síndrome metabólica, diabetes tipo 2, infecção por HIV,[19] uso de corticoides, opioides e antipsicóticos. Atualmente o MOSH - *Male Obesity Secondary Hypogonadism* - vem sendo identificado como uma entidade clínica distinta, e é discutido no Capítulo 42 deste livro.

Laboratorial

O ponto de corte para a definição laboratorial do hipogonadismo ainda gera muita discussão.[20] A European Academy of Andrology (EAA) considera níveis de TT < 230 mg/dL diagnósticos e entre 230-350 ng/dL controversos para a definição laboratorial,[12] devendo ser repetidos. Níveis de TT > 350 ng/dL descartariam hipogonadismo, segundo a EAA e a International Society of The Aging Male (ISSAM).[12,16] A ISSAM recomenda que homens sintomáticos com dosagens de TT > 350 mg/dL e aqueles na faixa controversa com testosterona livre abaixo da referência sejam submetidos a um teste terapêutico com testosterona, a depender do julgamento clínico e na ausência de contraindicações, em função de possíveis polimorfismos do RA que determinem maior ou menor sensibilidade à testosterona. Outra abordagem consiste em verificar os níveis de TL mediante a dosagem da SHBG: níveis de TL (calculada) de 6,5 a 7 ng/dL são considerados como limite inferior da normalidade.[16]

A coleta de sangue para dosagem de TT deve ser sempre realizada entre 7 e 11 horas da manhã,[21] quando teoricamente ocorreria o pico circadiano da secreção deste hormônio, embora com o envelhecimento esta oscilação se atenue. A coleta deve ser preferencialmente em jejum, uma vez que a ingesta de glicose foi associada à queda dos níveis de TT em 15% a 30 % independente da presença de intolerância à glicose.[20] É muito importante não dosar TT em vigência de doenças agudas, que sabidamente levam a *downregulation* do eixo hipotálamo-hipofisário, com consequente redução na secreção de testosterona.[22] Se forem encontrados valores de TT < 350 ng/dL, estes devem ser confirmados em uma segunda coleta com, no mínimo, 1 mês de intervalo. Nesta segunda dosagem, TL e

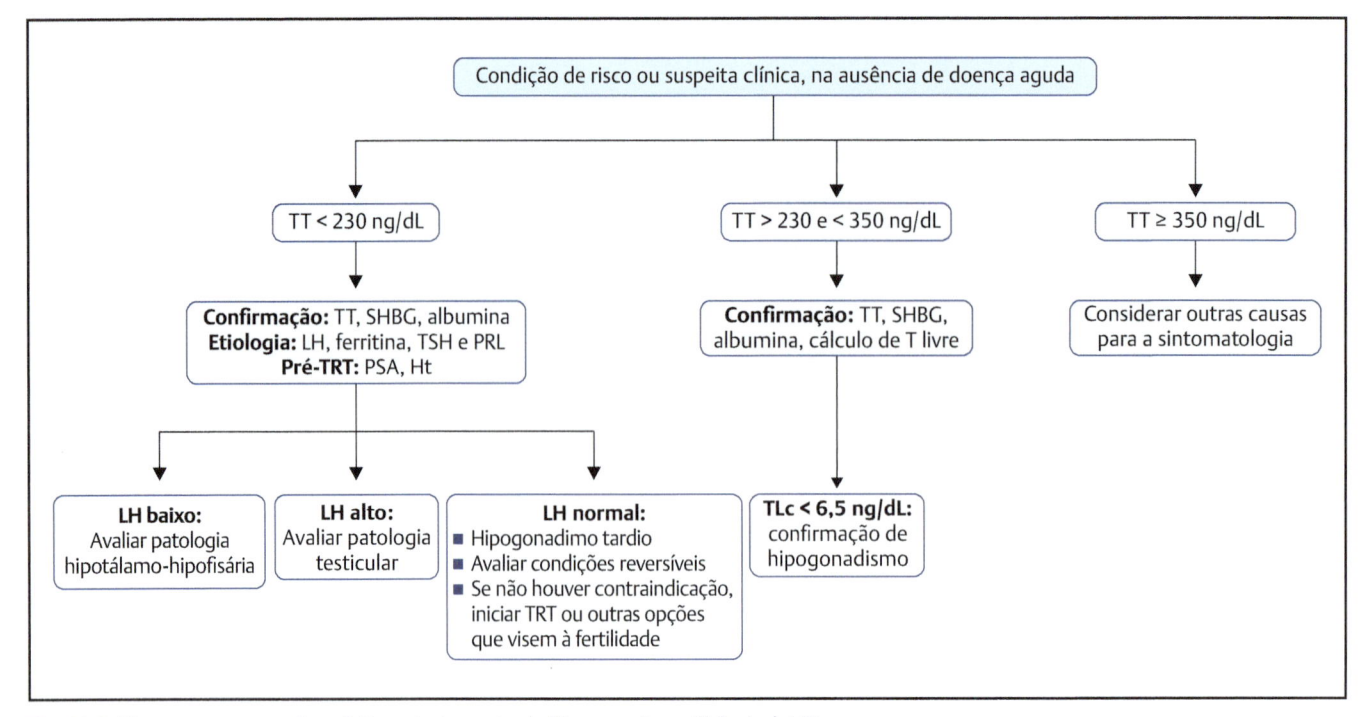

```
                    Condição de risco ou suspeita clínica, na ausência de doença aguda
                                              │
          ┌───────────────────────────────────┼───────────────────────────────────┐
          ▼                                   ▼                                   ▼
   TT < 230 ng/dL                     TT > 230 e < 350 ng/dL                TT ≥ 350 ng/dL
          │                                   │                                   │
          ▼                                   ▼                                   ▼
  Confirmação: TT, SHBG, albumina    Confirmação: TT, SHBG,           Considerar outras causas
  Etiologia: LH, ferritina, TSH e PRL  albumina, cálculo de T livre    para a sintomatologia
  Pré-TRT: PSA, Ht                            │
          │                                   ▼
  ┌───────┼───────┐                  TLc < 6,5 ng/dL:
  ▼       ▼       ▼                  confirmação de
LH baixo: LH alto: LH normal:        hipogonadismo
Avaliar   Avaliar  ■ Hipogonadimo tardio
patologia patologia ■ Avaliar condições reversíveis
hipotálamo-testicular ■ Se não houver contraindicação,
hipofisária           iniciar TRT ou outras opções
                      que visem à fertilidade
```

Fig. 41-3. Fluxograma para o diagnóstico e tratamento do hipogonadismo (Adaptado).[20]

TB podem ser avaliadas, principalmente se houver dissociação dos quadros clínico e laboratorial e em situações que interfiram com a SHBG. Obesidade, acromegalia e hipotireoidismo sabidamente reduzem a SHBG, enquanto envelhecimento, doença hepática, hipertireoidismo e uso de anticonvulsivantes aumentam. A segunda dosagem, confirmatória, também já pode contemplar o diagnóstico diferencial com outras causas de hipogonadismo. O fluxograma para diagnóstico laboratorial está representado na Figura 41-3.

Além da preocupação em obedecer ao horário correto da coleta, também há cuidados importantes com os métodos de dosagem, especialmente os relacionados com a avaliação da testosterona livre. Os ensaios comerciais habitualmente disponíveis para dosagem de TL (imunoenzimáticos) não devem ser usados, pois têm confiabilidade limitada. O ideal seria a dosagem por diálise por equilíbrio, mas este método só é disponível em centros de pesquisa. Vermeulen[23] então elaborou uma fórmula que se correlacionou estritamente com a dosagem de TL por diálise de equilíbrio e atualmente este é o método recomendado na prática para avaliação tanto da de TL, quanto da TB. O cálculo pode ser feito diretamente no site http://www.issam.ch/freetesto.htm, ou por um aplicativo, desde que se conheçam as dosagens de TT, SHBG e albumina.

Os métodos de espectrometria de massa são mais precisos para dosagens de esteroides sexuais em geral, mas em nosso meio também não são amplamente disponíveis.

Diferencial

O Quadro 41-6 relaciona doenças ou condições que podem ser causas básicas de hipogonadismo, em qualquer faixa etária e inclusive serem diagnosticadas, mesmo quando o indivíduo é idoso. Estas situações devem ser lembradas no diagnóstico diferencial; algumas são potencialmente reversíveis.[24]

Nesse sentido, durante a segunda dosagem de T (confirmatória) é útil agregar dosagens que possam excluir ou apontar outras causas básicas para o hipogonadismo, a saber: LH, FSH e prolactina para investigação de disfunções hipotálamo-hipofisárias, TSH para avaliação da função tireoidiana (sintomas de hipotireoidismo podem simular sintomas de hipogonadismo) e ferritina para pesquisa de hemocromatose. Doença pulmonar obstrutiva crônica, artrite reumatoide, doença renal crônica, HIV, obesidade, síndrome metabólica, stress,[5] uso pregresso de esteroides anabolizantes, depressão resistente e interferência de certos medicamentos na função gonadal também podem ser causas de hipogonadismo (Quadro 41-7). Quando possível, a modificação ou a suspensão de drogas que potencialmente interferem com a produção de T deve ser realizada.

O uso pregresso de anabolizantes sempre deve ser questionado. Hipogonadismo pode ocorrer de forma reversível ou irreversível após uso de esteroides anabolizantes, na dependência de dose, duração e suscetibilidade individual. Para recuperação do eixo gonadal pode-se prescrever um breve período de reposição de testosterona injetável ou transdérmica associada a citrato de clomifeno (CC) 25 mg/dia para estímulo hipotalâmico, liberação de LH e consequente aumento de T testicular. Após 4 semanas dosa-se testosterona: se os níveis permanecerem baixos, podem-se associar 4 semanas de gonadotrofina coriônica humana (hCG) 1.000 a 3.000 UI 3 × por semana. Após 8 semanas, se a testosterona permanecer baixa, provavelmente o dano não foi revertido, a Terapia de Reposição de testosterona (TRT) deverá ser instituída de forma duradoura. Infelizmente, em alguns pacientes após longo uso de anabolizantes, os estímulos da função testicular com clomifene ou HCG podem não ser eficazes.[12] No entanto, se houver aumento de testosterona após CC e HCG, a dose desses

Quadro 41-6. Causas de hipogonadismo masculino (adaptado)[24]

Sistêmicas	Testiculares (↑LH e FSH)	Hipotálamo-hipofisárias (LH e FSH ↓/normal)
■ **Patologias agudas ou crônicas** • Doença pulmonar obstrutiva crônica • Doença renal crônica • HIV • Diabetes melito 2	■ **Adquiridas** • Orquite • Varicocele • Trauma • Quimioterapia/Radioterapia • Toxinas ■ **Congênitas** • Síndrome de Klinefelter • Criptorquidismo • Mutações em enzimas responsáveis pela biossíntese de andrógenos • Mutações no receptor de FSH/LH • Distrofia miotônica ■ **Funcionais** • Induzida por drogas (inibidores de esteroidogênese adrenal). Doenças crônicas sistêmicas. Abuso de álcool	■ **Estruturais:** tumorais, pós-cirurgias, radiação, trauma) ■ **Doenças infiltrativas:** hemocromatose, sarcoidose, histiocitose, amiloidose ■ **Genéticas:** síndrome de Kallmann, mutações na subunidade β do LH/FSH, idiopático ■ **Funcionais** • Hiperprolactinemia • Obesidade • Diabetes tipo 2 • Apneia do sono • HIV/AIDS • Síndrome de Cushing • Abuso de álcool (hipogonadismo primário e secundário) • Induzida por drogas (opioides, maconha, esteroides anabolizantes, psicotrópicos causando hiperprolactinemia, bloqueadores de 5 alfa-redutase, bloqueadores de receptor androgênico...)

estimuladores do eixo deverá ser reduzida progressivamente, até que níveis fisiológicos de testosterona sejam alcançados.[25]

Mudança de estilo de vida e redução de peso devem ser as primeiras orientações em indivíduos obesos ou com sobrepeso. Conforme já citado, obesidade e resistência à insulina cursam com reduções de T potencialmente reversíveis com perda de peso, aumento de atividade física e controle de comorbidades.[26] Em um estudo longitudinal europeu, 42,9% dos indivíduos identificados laboratorialmente como hipogonádicos deixaram de sê-lo anos depois, especialmente os que perderam peso (OR = 2,24 [1,04-4,85] e reduziram sua circunferência abdominal (OR = 1,93 [1,01-3,70]).[11] Uma perda tão pequena quanto 5% do peso inicial levou a aumentos de TT; quando a perda foi de 15% do peso, o efeito de aumento da TT foi máximo.

TRATAMENTO

Após o diagnóstico preciso, por meio de quadro clínico compatível e comprovação laboratorial com pelo menos 2 dosagens, e na ausência de causa subjacente, o padrão ouro de tratamento é a TRT. Como regra, deve-se sempre evitar a via oral, pelo maior risco de toxicidade hepática.[5,12] Formas de testosterona com meia-vida curta, como a testosterona transdérmica, são as ideais para início de tratamento, uma vez que a administração diária permite ajustes ou descontinuação rápida, se houver necessidade. Os ésteres injetáveis de curta duração podem causar flutuações nos níveis séricos de T, frequentemente causando alterações no humor e estão mais associados à eritrocitose. Atualmente, o undecilato de testosterona injetável e o gel transdérmico são as apresentações mais bem-aceitas para reposição em longo prazo. As principais características dos medicamentos disponíveis atualmente no Brasil para TRT encontram-se descritas no Quadro 41-8.

Com a TRT há redução parcial ou total da espermatogênese; desta forma, quando se visa à fertilidade, recomendam-se outras opções que não suprimam a função testicular, e que ao contrário, a estimulem, como, por exemplo: FSH 75-150 UI 3 × semana ou HCG 2.000-5.000 UI 2 a 3 × semana[27] são preferíveis em caso de dano hipotálamo-hipofisário, quando a função testicular estiver preservada; citrato de clomifeno 25 mg/dia,[28] inibidores da aromatase, como o anastrozol 1 mg 2 × por semana ou diário,[29] GnRH pulsátil a partir de 5 μg a cada 2 horas (no caso de patologia hipotalâmica),[30] podem ser usados quando o eixo hipotálamo-hipófise-gônada estiver intacto. Respeitando-se a origem do hipogonadismo, todos estes são eficazes em estimular nos testículos a produção de T e de espermatozoides (Fig. 41-4). A aferição do espermograma deve ser feita, no mínimo, após 3 meses da instituição do tratamento. No momento não temos moduladores seletivos de receptores androgênicos (SARMs) adequados para tratamento, mas medicamentos com este perfil estão em desenvolvimento.

Benefícios e Riscos da TRT

As melhores evidências sobre desfechos de TRT em indivíduos com hipogonadismo tardio são dos TTrials,[10] um conjunto de sete ensaios clínicos randomizados, controlados por placebo, que incluiu 788 homens hipogonádicos sintomáticos com > 65 anos e níveis de TT < 275 mg/dL, e que utilizaram T gel por 12 meses como tratamento ativo. A TRT foi associada a:

Quadro 41-7. Medicamentos que podem interferir na função gonadal e seu mecanismo de ação

Bloqueio no receptor androgênico

Espironolactona, digoxina, cimetidina

Alteração na produção ou liberação de LH/FSH

IECA, antagonistas de canal de cálcio, reserpina, dopamina, antidepressivos tricíclicos, antipsicóticos, etanol, corticoides, isoniazida, penicilamina, esteroides anabolizantes, agonistas do GnRH

Elevação da SHBG

Anticonvulsivantes, hormônios tireoidianos

Redução da SHBG

Insulina, glicocorticoides, progestógenos, andrógenos

Quadro 41-8. Testosteronas recomendadas para TRT disponíveis no Brasil (adaptado)[22]

Tipo	Administração	Composição	Monitorização	Vantagens	Desvantagens
Ésteres de curta duração	IM, a cada 2 a 3 semanas	Cipionato de T 200 mg	Níveis em torno de 300 ng/dL antes da próxima injeção OU Níveis 400 a 500 ng/dL no meio do intervalo entre as injeções	Custo mais baixo, eficaz, injeções podem ser autoadministradas	Pico na administração e queda rápida após; alguma dor na injeção; maior risco de policitemia pelos níveis suprafisiológicos
		Propionato de T 30 mg + Decanoato de T 100 mg + Fenilpropionato de T 60 mg + Isocaproato de T 60 mg			
Ésteres de longa duração	IM, 2ª dose após 6 semanas, doses seguintes a cada 10 a 14 semanas	Undecilato de T 1.000 mg	Níveis 400 a 500 ng/dL no meio do intervalo entre as injeções	Níveis de T estáveis após a 2ª aplicação	Injeção oleosa, dolorosa
Gel cutâneo a 1%	Transdérmica, 1 a 2 sachês de 5 g/dia pela manhã em braços e tórax, cobrir a região, lavar mãos após	25 a 100 mg/dia sachês de 5 g contendo 50 mg de T Dose média 50 mg/dia	Após 1 semana esperam-se níveis de T entre 400 a 500 ng/dL, a qualquer hora do dia	Conveniente, mimetiza o ritmo circadiano, facilidade de aplicação. Boa tolerância. Menos eritrocitose que a testosterona injetável	Risco de transferência cutânea, irritação rara (< 4% dos homens). Níveis de DHT suprafisiológicos

TRT: terapia de reposição de testosterona; T: testosterona; DHT: di-hidrotestosterona.

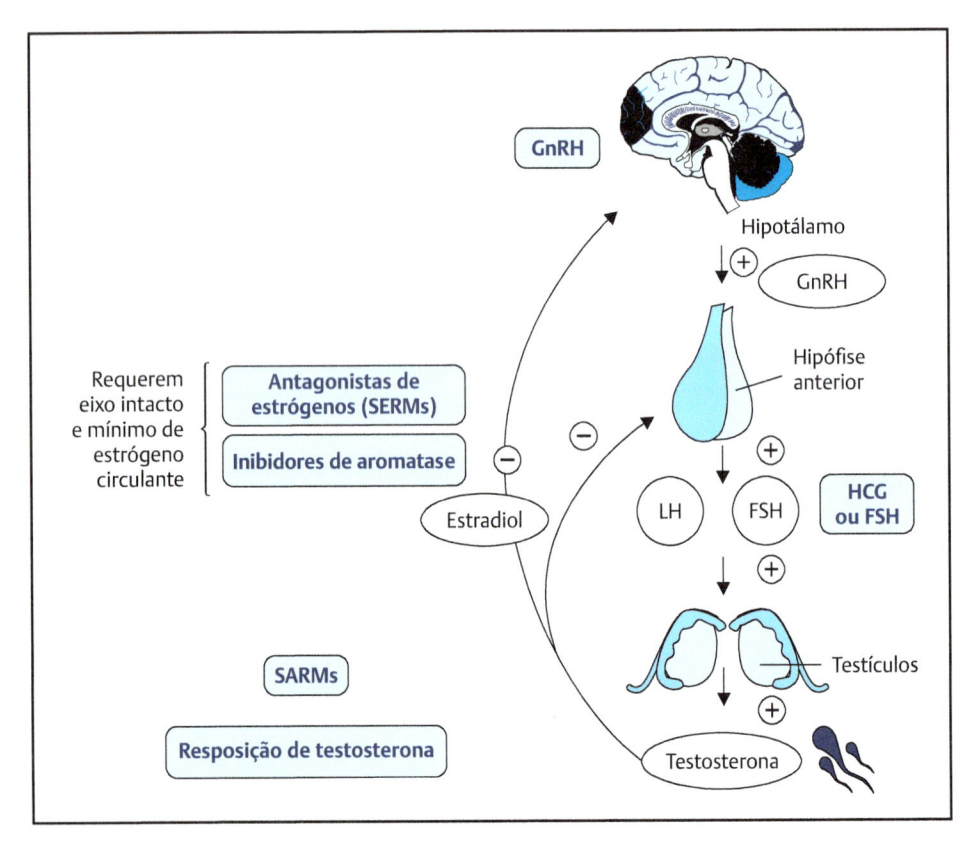

Fig. 41-4. Opções de tratamento do hipogonadismo segundo seu local de ação. SERM: moduladores seletivos de receptores estrogênicos; SARM: moduladores seletivos de receptores androgênicos.

A) Aumento da atividade sexual, da libido e da função erétil;
B) Melhora discreta do humor e redução e sintomas depressivos;
C) Aumento de hemoglobina em homens que apresentavam anemia;
D) Aumento de densidade mineral óssea e força.

Não houve melhora na energia ou na função cognitiva. Os achados foram discordantes em relação à mobilidade e *performance* física.

Os consensos concordam que a principal esfera de melhora com a TRT é a sexual, em especial a libido.[20] A melhora da função erétil, principalmente nos casos de disfunção moderada à grave, em que há maior possibilidade de doença vascular concomitante, é bem menos evidente.

Embora alguns trabalhos de curta duração tenham demonstrado melhora da composição corporal e de parâmetros metabólicos, a TRT não deve ser prescrita para redução de peso em homens obesos, nem para controle glicêmico em diabéticos ou melhora de síndrome metabólica por falta de evidência clara de ensaios clínicos randomizados que demonstrem estes efeitos em longo prazo. Apesar da ausência de comprovações definitivas, os pacientes devem ser alertados sobre a possibilidade de melhora com a TRT. Também não é recomendada TRT para redução de risco de fraturas em indivíduos de alto risco, nem para a melhora de sintomas depressivos. Ainda, não deve ser prescrita para redução de morbidade e mortalidade em doenças crônicas, como infecção por HIV/AIS, insuficiência cardíaca, doença pulmonar obstrutiva crônica, doença renal crônica, doenças inflamatórias intestinais ou para prevenção de hipogonadismo induzido por opioides ou glicocorticoides em usuários destas classes de medicamentos. Da mesma forma, não deve ser utilizada como terapia antienvelhecimento ou como ferramenta para melhorar *performance* esportiva ou função cognitiva.[12]

Os efeitos da TRT são gradativos. Cada efeito tem um determinado tempo de início e de manifestação máxima (Quadro 41-9),[31] na dependência também da dose e da via de administração utilizadas. Por isso, a monitorização deve ser constante. Um dos riscos mais tardios é o aumento do hematócrito, que é maior com formas injetáveis (44%) que com transdérmicas (15%),[22] depende da dose e idade do paciente. Caso o hematócrito chegue a 54%, recomenda-se descontinuar a TRT e, após normalização, retomá-la em menor dosagem. Hematócrito > 48%-50%, a depender de comorbidades (doença pulmonar obstrutiva crônica, apneia do sono, insuficiência cardíaca, tabagismo) e risco cardiovascular pode ser contraindicação para início de TRT, se não houver investigação adicional.[12] Quanto à monitorização prostática, aumentos iniciais de 0,3 a 0,6 µg/L no PSA são usuais e não representam risco. Aumentos maiores demandam avaliação prostática mais cuidadosa.[1] TRT apresentou efeitos terapêuticos benéficos em homens com LUTS (*low urinary tract symptoms*), particularmente no componente irritativo (urgência miccional).[32]

As evidências mais recentes apontam que a TRT deve ser duradoura, desde que os pacientes tenham hipogonadismo estabelecido, apresentem melhora clínica e não desenvolvam contraindicações ao longo do tempo. A interrupção do tratamento resultou em piora do perfil metabólico, dos sintomas prostáticos (aumento do volume miccional residual e adelgaçamento da parede vesical) e da disfunção erétil, comparado ao grupo que foi submetido à TRT contínua por até 11 anos.[33]

Outros efeitos adversos podem compreender acne, pele oleosa, ginecomastia, infertilidade, estímulo a câncer subclínico (mama e próstata, que é atualmente também discutível) e disfunção hepática principalmente com preparações orais. Efeitos em doença cardiovascular e apneia do sono ainda estão em debate,[34-36] porém, cada vez mais, a TRT tem sido considerada segura em indivíduos com fatores de risco cardiovascular, mediante avaliação clínica cuidadosa.[35] As evidências a respeito de tromboembolismo venoso (TEV) são limitadas e discordantes. É possível que a TRT aumente o risco de TEV apenas em pacientes com trombofilia, reforçando a importância de uma adequada anamnese antes do tratamento.[12,37]

Não há evidência conclusiva de que a TRT aumente risco de surgimento/ crescimento de câncer de próstata (caP) de baixo grau.[38] Em metanálises de estudos controlados por placebo não houve aumento de risco de caP em homens que receberam TRT. Atualmente admite-se que os andrógenos tenham uma capacidade finita de estimular o crescimento prostático *(saturation model)* e que este estímulo máximo ocorreria com baixas concentrações de T.[39]

Casos mais avançados de caP são objeto de questionamento atualmente. As diretrizes da Sociedade Europeia de Urologia, bem como as da Sociedade Britânica e EAU, contraindicam TRT em paciente com caP metastático ou localmente avançado.[7,20] Em contraste, as diretrizes da Endocrine

Quadro 41-9. Benefícios e riscos da TRT, tempo de instalação e de efeito máximo (adaptado)[31]

	Início descrito (meses)	Máximo atingido (meses)
Benefícios		
Aumento da libido	3	6
Qualidade de vida	3	78
Depressão	3	30
Composição corporal (aumento de massa magra e redução de massa gorda)	2 a 12	52
Redução de triglicerídeos, insulina e HOMA-IR	3	12
Redução da glicemia	3	24
Redução de LDL colesterol	3	21
Função erétil	12	26
Aumento da DMO	26	156
Riscos		
Eritrocitose	3	9-12
Aumento do PSA	3	6
Redução de HDL colesterol	3	21
Aumento de volume prostático	12	24 ou +

Redução da cintura também foi descrita como melhora da composição corporal.[33]
Eritrocitose pode levar à policitemia. DMO: densidade mineral óssea.
PSA: antígeno prostático específico.

Society se posicionam contra uma recomendação geral por falta de estudos randomizados e controlados.[40] Já a EAA não recomenda TRT em caP de próstata não tratado.[12] O câncer de próstata e sua relação com os esteroides sexuais está discutido no Capítulo 45 deste livro.

Avaliação Pré-Tratamento e Monitorização

A avaliação inicial prostática inclui idade, história familiar, etnia, PSA e toque retal; caso PSA > 4 ng/mL ou haja nodulação ao toque, uma biópsia transretal guiada por ultrassom pode ser necessária. Em casos suspeitos a TRT só deve ser iniciada, se a biópsia for negativa. Durante TRT, aumentos de PSA > 1,4 µg/L em 1 ano devem ser igualmente investigados.[40]

Além da atenção com a próstata através de PSA e toque retal, a avaliação pré-tratamento deve incluir testes de função hepática e hematócrito, visando rastrear as contraindicações à TRT (Quadro 41-10).

Os efeitos do tratamento sobre as queixas sexuais, somáticas e psíquicas podem ser acompanhados pela anamnese ou através de questionários. Os efeitos físicos de manifestam com aumento de massa magra e redução de circunferência abdominal, observáveis já com 8 semanas de TRT.[41] Os níveis alvo de testosterona ficam entre 350 a 600 ng/dL.[40] Níveis mais altos não são necessários e podem inclusive ter efeitos adversos cardiovasculares e em hematócrito. Se os níveis de TT estiverem abaixo ou acima da meta, o intervalo de aplicação deve ser ajustado ou pode-se modificar a dose da medicação. Os intervalos para a avaliação de homens em TRT sem intercorrências devem ser de 3,6 e 12 meses após sua instituição e, a partir daí, anualmente.[1] Os parâmetros avaliados incluem bem-estar, libido, atividade sexual, avaliação dos níveis séricos de testosterona, hematócrito, lipídios, PSA, toque retal e, a cada 2 anos, densidade mineral óssea (Quadro 41.11).

Quadro 41-10. Contraindicações para a TRT (adaptado)[40]

- Desejo de ter filhos em curto prazo
- Câncer de próstata
- Câncer de mama
- Pacientes sem avaliação urológica adicional com nódulo ou endurecimento da próstata
- PSA > 4 ng/mL
- Hematócrito > 48% antes do tratamento ou > 54% durante TRT
- Hiperplasia prostática benigna com sinais obstrutivos (IPPS> 19)
- Insuficiência cardíaca congestiva não controlada
- Apneia do sono obstrutiva grave não tratada
- Infarto do miocárdio ou AVC recente

Quadro 41-11. Monitorização da TRT (adaptado)[40]

- **Clínica:** bem-estar, libido, atividade sexual
- **Laboratorial:** testosterona total, SHBG, albumina
- **Hematócrito e PSA:** antes do tratamento, 3, 6, 12 meses no 1º ano, depois anual
- **Toque retal:** 1 vez/ano ou se sintomas/aumento de PSA
- **Densitometria óssea:** antes se fratura espontânea ou trauma mínimo, osteoporose, perda de altura e repetir a cada 2 anos

DOENÇA CARDIOVASCULAR E TRT

Hipogonadismo está associado à hipertensão arterial, dislipidemia, resistência insulínica e diabetes melito, aterosclerose, aumento de mortalidade geral e por doença CV.[42] Não é possível estabelecer, por estudos transversais, se a redução de testosterona for causa ou consequência dessas patologias. Yeap et al.[43] observaram uma curva em U na associação entre T e mortalidade cardiovascular, em que níveis de T nos quartis mais altos e mais baixos apresentavam maior risco de mortalidade do que os intermediários. Nesse sentido, formas injetáveis de curta duração de T foram associadas a maior risco de eventos CV comparadas a gel transdérmico,[44] possivelmente pelos maiores níveis plasmáticos observados no início da aplicação parenteral de curta duração.

Os artigos relatando maior risco CV em homens que usaram TRT foram baseados em banco de dados, em que não havia informação sobre se de fato foi realizado o diagnóstico cuidadoso de hipogonadismo, conforme recomendado anteriormente, e muito menos sobre monitorização.[45] O aumento do uso de testosterona sem o devido embasamento clínico e laboratorial, sem monitorização, de fato pode representar um risco para o paciente e para o médico. A análise destes estudos pelas European Medicines Agency, American Association of Clinical Endocrinologists, American College of Endocrinology e Mayo Clinic propiciaram posicionamentos de que não há evidência atual de que TRT esteja relacionada com aumento de risco CV em indivíduos com real hipogonadismo, quando a reposição objetiva níveis seguros e é monitorada cuidadosamente. Nos TTrials, que incluíram pacientes com ≥ 65 anos, não se observou aumento no risco cardiovascular. São necessários estudos controlados em longo prazo para que seja evidenciado o verdadeiro impacto da TRT em desfechos clínicos, principalmente cardiovasculares. O estudo TRAVERSE,[46] iniciado, em 2018, com metodologia para avaliar segurança cardiovascular e eficácia em longo prazo, comparando testosterona e placebo, ambos em gel em indivíduos com hipogonadismo, tem previsão de duração de 10 anos. Contudo, como segurança as atuais diretrizes estabeleceram que as evidências atuais que associam TRT e risco de doença cardiovascular são insuficientes. A Endocrine Society não recomenda a prescrição de testosterona para indivíduos com histórico de infarto agudo do miocárdio ou revascularização miocárdica nos últimos 6 meses.[40]

Não há até o momento evidências de benefícios do uso generalizado da TRT em idosos com hipogonadismo de início tardio.[47,48] Apesar de os critérios diagnósticos serem os mesmos, tem-se sugerido um ponto de corte de TT < 200 mg/dL para indicar TRT e que os níveis de TT sejam mantidos entre 300 e 400 ng/dL. A avaliação de riscos e benefícios deve ser individualizada, e a monitorização tão mais cuidadosa, quanto maior número de morbidades o paciente apresentar. As preparações transdérmicas são as preferidas pelo menor risco de eritrocitose.

CONCLUSÃO

Concluindo, entre todas as formas de hipogonadismo, o hipogonadismo tardio é caracterizado por desafios específicos. É uma condição de alta prevalência e que, em vista do envelhecimento populacional e do crescimento da obesidade, tende a crescer ainda mais. O diagnóstico deve ser criterioso, e o tratamento deve ser mantido em níveis fisiológicos e monitorizado de perto, focando em reais benefícios para o paciente e monitorizando hematócrito e próstata. As inúmeras condições associadas ao hipogonadismo devem ser reconhecidas e abordadas. Os benefícios se concentram na função sexual, há efeitos na composição corporal e metabólicos discretos; desfechos clínicos em longo prazo ainda necessitam de maiores estudos.

REFERÊNCIAS BIBLIOGRÁFICAS

1. Kaufman JM, Lapauw B, Mahmoud A, et al. Aging and the Male Reproductive System. Endocr Rev. 2019;40(4):906-72.
2. Rosner W, Auchus RJ, Azziz R, et al. Position statement: utility, limitations, and pitfalls in measuring testosterone: an Endocrine Society position statement. J Clin Endocrinol Metab. 2007;(2):405-13.
3. Travison TG, Araujo AB, Kupelian V, et al. The relative contributions of aging, health, and lifestyle factors to serum testosterone decline in men. J Clin Endocrinol Metab. 2007;92(2):549-55
4. Travison TG, Zhuang WV, Lunetta KL, et al. The heritability of circulating testosterone, oestradiol, oestrone and sex hormone binding globulin concentrations in men: the Framingham Heart Study. Clin Endocrinol (Oxf). 2014;80(2):277-82
5. Lunenfeld B, Mskhalaya G, Zitzmann M, Arver S, Kalinchenko S, Tishova Y, et al. Recommendations on the diagnosis, treatment and monitoring of hypogonadism in men. Aging Male. 2015;18(1):5-15.
6. Wang C, Nieschlag E, Swerdloff R, Behre HM, Hellstrom HJ, Gooren LJ, et al. Consensus statement. Investigation, treatment and monitoring of late-onset hypogonadism in males. ISA, ISSAM, EAU, EAA and ASA recommendations. Eur J Endocrinol. 2008;159(5):507-14.
7. Hackett G, Kirby M, Edwards D, et al. British Society for Sexual Medicine Guidelines on Adult Testosterone Deficiency, With Statements for UK Practice. J Sex Med. 2017;14(12):1504–23.
8. Morales A, Bebb RA, Manjoo P, et al. Diagnosis and management of testosterone deficiency syndrome in men: clinical practice guideline. CMAJ. 2015;187(18):1369–77.
9. World Health Organization. World report on Ageing and Health. 2015.
10. Snyder PJ, Bhasin S, Cunningham GR et al. Lessons From the Testosterone Trials. Endocr Rev. 2018;39(3):369-86.
11. Rastrelli G, Carter EL, Ahern T, et al. Development of and recovery from secondary hypogonadism in aging men: prospective results from the EMAS. J Clin Endocrinol Metab. 2015;100(8):3172-82.
12. Corona G, Goulis DG, Huhtaniemi I, et al. European Academy of Andrology (EAA) guidelines on investigation, treatment and monitoring of functional hypogonadism in males: Endorsing organization: European Society of Endocrinology. Andrology. 2020;8(5):970-87.
13. Harman SM, Metter EJ, Tobin JD, et al. Longitudinal effects of aging on serum total and free testosterone levels in healthy men. Baltimore Longitudinal Study of Aging. J Clin Endocrinol Metab. 2001;86(2):724-31.
14. Clapauch R, Braga DJC, Marinheiro LP, et al. Risk of late-onset hypogonadism (andropause) in Brazilian men over 50 years of age with osteoporosis: usefulness of screening questionnaires. Arq Bras Endocrinol Metabol. 2008;52(9):1439-47.
15. Zitzmann M, Faber S, Nieschlag E. Association of specific symptoms and metabolic risks with serum testosterone in older men. J Clin Endocrinol Metab. 2006;91(11):4335-43.
16. Lunenfeld B, Mskhalaya G, Zitzmann M, et al. Recommendations on the diagnosis, treatment and monitoring of hypogonadism in men. Aging Male. 2015;18(1):5-15.
17. Rosen RC, Riley A, Wagner G, et al. The international index of erectile function (IIEF): a multidimensional scale for assessment of erectile dysfunction. Urology. 1997;49:822-30.
18. Singh P. Andropause: current concepts. Indian J Endocrinol Metab. 2013;17(3):S621-9.
19. Rochira V, Guaraldi G. Hypogonadism in the HIV-infected man. Endocrinol Metab Clin North Am. 2014;43(3):709-30.
20. Giagulli VA, Castellana M, Lisco G, Triggiani V. Critical evaluation of different available guidelines for late-onset hypogonadism. Andrology. 2020;8(6):1628-41.
21. Diver MJ, Imtiaz KE, Ahmad AM, et al. Diurnal rhythms of serum total, free and bioavailable testosterone and of SHBG in middle-aged men compared with those in young men. Clinical Endocrinology. 2003;58:710-7.
22. Basaria S. Male hypogonadism. Lancet. 2014;383(9924):1250-63.
23. Vermeulen A, Verdonck L, Kaufman JM. A critical evaluation of simple methods for the estimation of free testosterone in serum. J Clin Endocrinol Metab. 1999;84:3666-72.
24. Chan I, Fui MN, Zajac JD, Grossmann M. Assessment and management of male androgen disorders: an update. Aust Fam Physician. 2014;43(5):277-82.
25. Rahnema CD, Lipshultz LI, Crosnoe LE, et al. Anabolic steroid-induced hypogonadism: diagnosis and treatment. Fertil Steril. 2014;101(5):1271-9.
26. Corona G, Rastrelli G, Morelli A, et al. Treatment of Functional Hypogonadism besides Pharmacological Substitution. World J Mens Health. 2020;38(3):256-70.
27. Liu PY, Wishart SM, Handelsman DJ. A double-blind, placebo-controlled, randomized clinical trial of recombinant human chorionic gonadotropin on muscle strength and physical function and activity in older men with partial age-related androgen deficiency. J Clin Endocrinol Metab. 2002;87(7):3125-35.
28. Da Ros CT, Averbeck MA. Twenty-five milligrams of clomiphene citrate presents positive effect ontreatment of male testosterone deficiency – a prospective study. Int Braz J Urol. 2012;38(4):512-8.
29. Leder BZ, Rohrer JL, Rubin SD, et al. Effects of aromatase inhibition in elderly men with low or borderline-low serum testosterone levels. J Clin Endocrinol Metab. 2004;89(3):1174-80.
30. Han TS, Bouloux PM. What is the optimal therapy for young males with hypogonadotropic hypogonadism? Clin Endocrinol (Oxf). 2010;72(6):731-7.
31. Saad F, Aversa A, Isidori AM, et al. Onset of effects of testosterone treatment and time span until maximum effects are achieved. Eur J Endocrinol. 2011;165(5):675-85.
32. Okada K, Miyake H, Ishida T, et al. Improved lower urinary tract symptoms associated with testosterone replacement therapy in Japanese men with late-onset hypogonadism. Am J Mens Health. 2016.
33. Yassin A, Nettleship JE, Talib RA, et al. Effects of testosterone replacement therapy withdrawal and re-treatment in hypogonadal elderly men upon obesity, voiding function and prostate safety parameters. Aging Male. 2016;19(1):64-9.
34. Layton JB, Meier CR, Sharpless JL, et al. Comparative Safety of Testosterone Dosage Forms. JAMA Intern Med. 2015;175(7):1187-96.
35. Tanna MS, Schwartzbard A, Berger JS, et al. Management of hypogonadism in cardiovascular patients: what are the implications of testosterone therapy on cardiovascular morbidity? Urol Clin North Am. 2016;43(2):247-60.
36. Dimopoulou C, Ceausu I, Depypere H, et al. EMAS position statement: testosterone replacement therapy in the aging male. Maturitas. 2016; 84:94-9.

37. Corona G, Torres LO, Maggi M. Testosterone Therapy: What We Have Learned From Trials. J Sex Med. 2020;17(3):447-60.
38. Roddam AW, Allen NE, Appleby P, Key TJ. Endogenous sex hormones and prostate cancer: a collaborative analysis of 18 prospective studies. J Natl Cancer Inst. 2008;100:170-83.
39. Morgentaler A, Zitzmann M, Traish AM, et al. Fundamental concepts regarding testosterone deficiency and treatment: international expert consensus resolutions. Mayo Clin Proc. 2016;91(7):881-96.
40. Bhasin S, Brito JP, Cunningahm GR, et al. Testosterone Therapy in Men with Hypogonadism: An Endocrine Society Clinical Practice Guideline. J Clin Endocrinol Metab. 2018;103(5):1715-44.
41. Andrade Jr ES, Clapauch R, Buksman S. Short term testosterone replacement therapy improves libido and body composition. Arq Bras Endocrinol Metabol. 2009;53(8):996-1004.
42. Granata R, Isgaard J. Cardiovascular issues in endocrinology. Front Horm Res. Basel: Karger. 2014;43:1-20.
43. Yeap BB, Alfonso H, Chubb SA, et al. In older men an optimal plasma testosterone is associated with reduced all-cause mortality and higher dihydrotestosterone with reduced ischemic heart disease mortality, while estradiol levels do not predict mortality. J Clin Endocrinol Metab. 2014;99(1):E9-18.
44. Ramasamy R, Scovell JM, Kovac JR, Lipshultz LI. Testosterone supplementation versus clomiphene citrate for hypogonadism: an age matched comparison of satisfaction and efficacy. J Urology. 2014;192:875-9.
45. Morgentaler A, Miner MM, Caliber M, et al. Testosterone therapy and cardiovascular risk: advances and controversies. Mayo Clin Proc. 2015;90(2):224-51.
46. Bhasin S. Effects of long-term testosterone treatment on cardiovascular outcomes in men with hypogonadism: Rationale and design of the TRAVERSE study. Am Heart J 2022;245:41-50.
47. Bhattacharya RK, Bhattacharya SB. Late-Onset Hypogonadism and Testosterone Replacement in Older Men. Clin Geriatr Med. 2015;31(4):631-44.
48. Lisco G, Giagulli VA, De Tullio A, et al. Age-Related Male Hypogonadism and Cognitive Impairment in the Elderly: Focus on the Effects of Testosterone Replacement Therapy on Cognition. Geriatrics (Basel). 2020;5(4):76.

HIPOGONADISMO MASCULINO ASSOCIADO À OBESIDADE

CAPÍTULO 42

Emmanuela Callou • Ieda T. N. Verreschi • Patrícia T. Monteagudo

INTRODUÇÃO

O hipogonadismo masculino significa ausência ou diminuição da função testicular, caracterizando-se por sinais e sintomas da deficiência androgênica e níveis repetidamente baixos de testosterona (T) sérica.

Simplificadamente, como já descrito nos capítulos anteriores, o hipogonadismo masculino pode ser **orgânico**, ocasionado por distúrbios estruturais, destrutivos ou congênitos no eixo hipotálamo-hipófise-testicular (HHT). Nessa situação, pode-se manifestar em qualquer idade e ser decorrente de patologia testicular (hipogonadismo primário), apresentando níveis elevados de gonadotrofinas e reduzida resposta das células de Leydig, ou ser secundário a um distúrbio do hipotálamo e/ou hipófise, então com níveis baixos ou inapropriadamente normais de gonadotrofinas a despeito dos baixos valores de andrógenos (Quadro 42-1).

Ao contrário, o **hipogonadismo funcional** é decorrente de uma condição de deficiência androgênica na ausência de patologias intrínsecas do HHT ou de condições que suprimam o eixo, como hiperprolactinemia e síndrome de Cushing endógena. Nessa condição, os níveis reduzidos de T não são acompanhados da elevação do LH, caracterizando esse hipogonadismo como secundário.[1]

Após a terceira década de vida, os níveis de T sérica diminuem de 0,4% a 2% por ano nos homens.[2]

> **IMPORTANTE**
>
> Paralelamente à idade, outros fatores podem contribuir de forma importante para a diminuição dos níveis androgênicos no sexo masculino, como obesidade, síndrome metabólica e medicamentos, como opioides e glicocorticoides.[2,3] Nessas situações, os níveis de andrógenos baixos podem ser devido à supressão funcional do eixo HHT. Cresce o número de estudos que demonstram ser a obesidade causa isolada da redução dos níveis de T.[1,4,5]

EPIDEMIOLOGIA

Nos últimos 40 anos, a prevalência da obesidade aumentou de forma alarmante em todo o mundo, sendo tal patologia reconhecida como um problema de saúde pública global. Dados da OMS apontam que 650 milhões de adultos em todo o mundo estavam com obesidade.[6] No Brasil, o percentual de obesos cresceu 88,6% nos últimos 13 anos, saltando de 11,4%, em 2006,[7] para 21,5%, em 2019.[8]

Quadro 42-1. Tipos e padrão laboratorial de hipogonadismo

	Hipogonadismo Primário	Hipogonadismo Secundário
Causa	Orgânica	Orgânica ou funcional
Comprometimento	Periférico: nas gônadas	Central: Hipófise e/ou Hipotálamo
Padrão Laboratorial:		
Gonadotrofinas: LH, FSH	↑↑	Normais ou ↓
Testosterona	↓	↓

O aumento da prevalência da obesidade é acompanhado de comorbidades, como diabetes melito, hipertensão, apneia obstrutiva do sono, aterosclerose, disfunção sexual e infertilidade. Nos homens o aumento da adiposidade é associado à redução dos níveis androgênicos, condição conhecida como **hipogonadismo associado à obesidade (HGAO)**.[9]

Estima-se que o hipogonadismo afete 2,1%-12,8% dos homens adultos.[1] Diversos estudos vêm apontando uma relação inversa entre obesidade e níveis de testosterona. No *Hypogonadism Males Study*, que incluiu 2.165 homens ≥ 45 anos, a Obesidade foi o principal fator de risco associado ao hipogonadismo, seguida por diabetes melito e hipertensão (RR 2,38, 2,09 e 1,84, respectivamente).[5] A cada 5 unidades de aumento no IMC o risco da prevalência de hipogonadismo aumentava 1,65.[5] No estudo EMAS (*The European Male Ageing Study*), quando comparados a indivíduos de peso normal, os com sobrepeso (IMC 25-30 kg/m²) e com obesidade (IMC ≥ 30 kg/m²) apresentaram redução dos níveis de TT de 66 ng/dL e 147 ng/dL, respectivamente.[10] Em recente metanálise, a prevalência de HGAO em homens com obesidade grave foi de 64%.[11]

FISIOPATOLOGIA

A fisiopatologia do hipogonadismo em homens obesos é multifatorial. Nesses pacientes o excesso de tecido adiposo contribui para a deficiência androgênica ao nível hipotalâmico-hipofisário, envolvendo a redução da secreção de gonadotrofinas. Dentre os mecanismos envolvidos podem-se listar:

- Maior atividade da enzima aromatase no tecido adiposo e consequente aumento da conversão periférica de

testosterona em estradiol, com hiperestrogenismo interferindo na pulsatilidade das gonadotrofinas e na regulação negativa do eixo HHT;[10-11]
- Efeitos inibitórios sobre as gonadotrofinas induzidos pelos mediadores inflamatórios (FNT-α e IL-6) produzidos nos adipócitos;[11-12]
- A leptina estimula a produção de GnRH nos neurônios hipotalâmicos via kisspeptinas.[13] A resistência a esse hormônio presente na obesidade poderia influenciar negativamente a produção de LH;[13,14]
- Resistência periférica à insulina, causando hiperinsulinemia e reduzindo a produção hepática de SHBG, a proteína carreadora de testosterona, o que reduziria os níveis de T.[13] A hiperinsulinemia é um dos fatores que aumenta a atividade da aromatase.

QUADRO CLÍNICO

Em consonância com aumento da prevalência da obesidade, estudos recentes têm apontado aumento do hipogonadismo nas últimas décadas.[1,5] No entanto, essa condição costuma ser subdiagnosticada. O HGAO pode apresentar-se com sinais e sintomas similares, porém, na maioria dos casos mais sutis, quando comparado ao hipogonadismo clássico (Quadro 42-2),[15] e o quadro clínico se associa mais à quantidade de gordura que à sua distribuição. Além do mais, frequentemente existe sobreposição dos sinais e sintomas com as doenças coexistentes.

Queixas sexuais, como redução da libido e de ereções matinais além da disfunção erétil, principalmente se coexistentes, são as que mais se associam ao hipogonadismo.[16] **A redução da libido foi o sintoma mais encontrado de deficiência androgênica em diversos estudos.**[16,17] Esses pacientes podem apresentar ainda perda da energia e vitalidade,[16] distúrbios do humor, como depressão e diminuição da sensação de bem-estar, irritabilidade, declínio cognitivo, redução da memória e fogachos.[16] O desbalanço entre estradiol e testosterona se associa à intensidade dos sintomas depressivos nos homens obesos.[18]

Por outro lado, dentre os sintomas associados ao hipogonadismo podem ser elencados alterações na composição corporal, como aumento da adiposidade, redução da massa magra; regressão nas características sexuais secundárias, como perda dos pelos faciais e corporais e redução do volume testicular; anemia e oligo ou azoospermia com prejuízo na fertilidade.

Quadro 42-2. Sinais e sintomas da deficiência androgênica

Sinais	Sintomas
- Redução da libido - Diminuição das ereções matinais espontâneas - Disfunção erétil - Perda da energia e vitalidade - Distúrbios do humor - Irritabilidade - Declínio cognitivo - Redução de memória - Fogachos	- Aumento da adiposidade - Redução de massa magra - Diminuição da massa óssea - Perda de pelos faciais e corporais - Redução do volume testicular - Infertilidade

A testosterona reduz o acúmulo corporal de gordura pela inibição da lipase lipoproteica. Esse mecanismo se dá pela ligação ao receptor androgênico (RA).[19] A densidade do RA é diferente no tecido adiposo visceral comparada ao subcutâneo, de sorte que a adiposidade visceral é a que mais está relacionada com o hipogonadismo.[20-21]

A testosterona é um hormônio anabólico e promove o aumento de massa muscular. A administração de T promove aumento da síntese proteica muscular, hipertrofia das fibras musculares e aumento de células satélites, que promovem aumento da força muscular.[22] A redução desse andrógeno está, portanto, associado à redução da massa magra, com possibilidade de sarcopenia, condição em que se verifica a redução da massa e força muscular.

A perda de osso associada ao envelhecimento e à deficiência de estrógeno (que aumenta a reabsorção óssea) é o principal componente da fisiopatologia da osteoporose primária, sendo que o aumento do IMC não se associa ao risco de fraturas vertebrais. Mas observa-se, sim, o aumento do risco de fraturas quanto maior o percentual de gordura corporal, tanto quanto maior o risco de quedas.[23] Pode-se inferir menor massa muscular, como observado no hipogonadismo. Por outro lado, como observado anteriormente, o homem obeso com hipogonadismo pode apresentar níveis supranormais de estrógenos, e o efeito desses fatores ainda não foi analisado nesta população.

DIAGNÓSTICO

O diagnóstico de HGAO é baseado na presença de sinais e sintomas de deficiência androgênica associado a concentrações persistentemente baixas nas concentrações séricas de testosterona total (TT) e/ou testosterona livre (TL), associado a LH e FSH baixos ou inapropriadamente normais, em pacientes com IMC ≥ 30 kg/m², **na exclusão de outras causas orgânicas e funcionais**.[15,24]

A redução dos níveis séricos de testosterona deve ser confirmada por um ensaio validado, pela manhã, colhida em jejum até as 10 h e com amostras em 2 dias diferentes.[25] Tais cuidados são necessários, pois a testosterona tem ritmo circadiano, com pico sérico pela manhã e nadir no final da tarde,[25] apresenta redução após ingestão alimentar[26] e pode estar temporariamente diminuída após doenças agudas.[27]

O valor exato dos níveis de TT que firmariam o diagnóstico de hipogonadismo permanece controverso. Recentemente a Endocrine Society e Partnership for the Accurate Testing of Hormones apoiaram um projeto para averiguar os valores de referência da TT em homens adultos saudáveis, baseado em 4 grandes estudos de coorte na Europa e Estados Unidos; valores de TT de 303 e 264 ng/dL foram compatíveis com percentis de 5,0 e 2,5 respectivamente.[28] A Academia Europeia de Andrologia considera valores de TT consistentemente reduzidos < 231 ng/dL e borderline 231-350 ng/dL.[15]

O padrão ouro para a dosagem da TT é a cromatografia líquida de alta *performance* associada à espectrofotometria de massa (LC-MS), contudo esse método é trabalhoso e caro.[29] A maioria dos laboratórios clínicos usa imunoensaios que, se bem padronizados, podem mostrar boa correlação com a LC-MS em homens adultos.[30]

No plasma, cerca de 2% da testosterona circulam livres, 44% encontram-se ligadas à SHBG e 54% ligam-se à albumina e a outras proteínas. As frações livre e ligada à albumina estão prontamente disponíveis para os tecidos, sendo a junção dessas duas denominada testosterona biodisponível. Nos homens que apresentam situações que alterem os valores de SHBG (Quadro 42-3),[31] a TL deve ser determinada diretamente por diálise de equilíbrio ou indiretamente pela fórmula de Vermeulen[32] que utiliza a TT, albumina e SHBG, visto que os imunoensaios que utilizam TL não apresentam boa acurácia.[29] Poucos estudos correlacionaram os valores de TL com sinais e sintomas de deficiência androgênica, sendo os valores sugeridos 65 pg ou 6,5 ng/mL.[16]

DIAGNÓSTICO DIFERENCIAL

O diagnóstico de HGAO só deve ser confirmado após a exclusão de causas orgânicas e de outras formas do hipogonadismo funcional (Quadro 42-4).[15]

É imperativa história clínica detalhada, para avaliação de doenças crônicas e agudas, uso de medicamentos e presença de sinais e sintomas de efeito de massa no sistema nervoso central.

O LH deve ser mensurado em adição às dosagens de TT matinais, para diferenciação das formas primárias e secundárias. RM de sela túrcica deve sempre ser realizada se existir evidência clínica de efeito de massa, como distúrbios visuais, cefaleia e hiperprolactinemia, ou se concentrações de TT < 175 ng/dL.[33]

TRATAMENTO

Perda de Peso

Os níveis de testosterona nos indivíduos com HGAO são discretamente reduzidos e flutuam próximo ao limite inferior da normalidade. Dessa forma, estratégias terapêuticas que resultem em modesto aumento dos níveis T podem ser suficientes para a normalização de seus níveis séricos, pois a supressão do eixo HHT no HGAO é potencialmente reversível.[1,4,11,15]

> **IMPORTANTE**
>
> Nesse sentido, a redução do peso se constitui na primeira linha terapêutica para tratamento do HGAO.[1,4,15] Redução do peso pode melhorar os níveis séricos de TT pela diminuição da resistência à insulina e à leptina, com consequente normalização da sinalização da kisspeptina, redução dos marcadores inflamatórios e redução da atividade da aromatase.[1,4,11,34]

Dados do estudo longitudinal EMAS evidenciaram que perda > 5% do peso corporal foi associado a significativo aumento da TT (58 ng/mL).[35] Redução do peso > 15% foi associada à marcante elevação da TT (164 ng/dL), da TL (52 pg/mL), bem como do LH (2,2 UI/L).[35] Rastrelli *et al.*[4] encontraram que redução do IMC, cintura abdominal, idade mais jovem e alto nível educacional foram preditores de reversão para o eugonadismo. No entanto, apesar do incremento dos valores TT e TL citados, grande número de pacientes que perdem peso com mudança de estilo de vida recuperam em longo prazo.

A cirurgia bariátrica tem-se consolidado com uma técnica de melhor controle do peso em longo prazo em pacientes com obesidade grave. A resolução do HGAO em homens obesos severos submetidos à cirurgia bariátrica foi de 87%, com elevações médias nas concentrações de TT 232,62 ng/dL, TL calculada de 2,22 ng/dL, SHBG 22,4 pmol/L, LH 1,0 U/L e de FSH 1,8 U/L.[11] Em metanálise, com 1.273 homens com obesidade grave submetidos à cirurgia bariátrica, resultados similares foram encontrados na elevação da TT, TL, LH, FSH e SHBG, além de redução importante nos níveis de insulina e estradiol.[34]

Diversos autores vêm propondo que o HGAO seja uma indicação potencial para a cirurgia bariátrica. Seguindo esse raciocínio, o Conselho Federal de Medicina acrescentou em sua lista de comorbidades, para a indicação de cirurgia bariátrica em pessoas com IMC ≥ 35 kg/m², infertilidades masculina e feminina além de disfunção erétil.[36]

Reposição de Testosterona

Quando a reversão do hipogonadismo não ocorre a contento com a perda de peso ou as estratégias de controle ponderal não são satisfatórias em longo prazo, a terapia de reposição de testosterona (TRT) pode ser benéfica.[15] Os pacientes elegíveis para essa terapia devem ser avaliados quanto às contraindicações da mesma (Quadro 42-5).

Dada a natureza potencialmente reversível do hipogonadismo funcional, a EAA[15] sugere iniciar a TRT preferivelmente com preparações de curto período de ação, como gel, do que com preparações injetáveis de longa ação.

A terapia deve ser instituída por um período de 3 a 6 meses. Muitos pacientes experimentam alívios dos sintomas após 3 meses do início da terapia e normalização dos níveis de T.[1,15] Se a melhora clínica não ocorrer após 6 meses de doses suficientes, a terapia deve ser descontinuada e outras possíveis etiologias para os sintomas ou outras modalidades terapêuticas devem ser instituídas.[15] Se os indivíduos apresentarem benefícios clínicos significativos, mudança para preparações de longa ação pode ser discutida.[15] É importante que

Quadro 42-3. Condições que podem alterar as concentrações séricas de SHBG (Modificado)[31]

Redução da concentração de SHBG	Aumento da secreção de SHBG
■ Obesidade	■ Envelhecimento
■ Diabetes Melito tipo 2	■ HIV/SIDA
■ Glicocorticoides	■ Hipertireoidismo
■ Andrógenos e Progestógenos	■ Estrógenos
■ Hipotireoidismo	■ Cirrose hepática ou hepatite
■ Acromegalia	■ Anticonvulsivantes
■ Síndrome Nefrótica	

Quadro 42-4. Etiologias do hipogonadismo funcional (modificado)[15]

- Doenças crônicas e agudas
- Uso de medicamentos, como opioide, glicocorticoide, análogos do GnRH, drogas psicotrópicas que promovam hiperprolactinemia etc.
- HIV/SIDA
- Abuso de canabinoides e andrógenos
- Obesidade, DM2, apneia obstrutiva do sono

Quadro 42-5. Contraindicações à reposição de testosterona (modificado)[37]

	Condição	Observação
Eritrocitose	Hematócrito > 48% * ou 54%	Risco de trombose
Câncer de próstata	Metastático, ou se PSA > 4ng/dL sem aval urologista	Se prostatectomia com cura, sob controle estrito
Câncer de Mama	Homens com CA mama	
Doença cardiovascular	Insuficiência cardíaca ou isquemia graves ou não controladas	
Sintomas urinários baixos	Somente repor se sintomas leves ou moderados	Acentua hiperplasia prostática benigna
Apneia do Sono	Grave, pode piorar	Controverso
Desejo de ter filhos	Se maior que desejo na melhora sintomática	

* Endocrine Society.

os médicos dialoguem com seus pacientes sobre os riscos e benefícios da TRT, bem como os prós e contras das preparações de T disponíveis.

Diversos estudos documentam que a TRT comparada ao placebo melhora os sintomas sexuais nos homens com níveis de T < 270 ng/dL.[32,37] Os melhores resultados são mais observados na libido e função sexual do que na disfunção erétil.[32,38] Quando o objetivo é a fertilidade, a T está contraindicada, e são sugeridos os moduladores seletivos dos receptores androgênicos ou inibidores de aromatase.[15,32]

Diversos autores sugerem que o tratamento em longo prazo com T produz efeitos benéficos no peso e circunferência abdominal, independente da dieta e exercício físico.[32,38-39] No entanto, a maioria dos estudos não é duplo-cego nem placebo controlados, e os efeitos em longo prazo da TRT na composição corporal são incertos.

Modulador Seletivo do Receptor Estrogênico

O citrato de clomifeno age como antagonista estrogênico fraco no hipotálamo, restaurando o eixo HHT e normalizando os níveis de T e estimulando a espermatogênese.[15,39] Inúmeras publicações avaliaram seu uso no tratamento de homens com HGAO.[15,39] Apesar de não apresentar efeitos colaterais importantes e despontar como uma opção terapêutica, seu uso ainda é *off label* em nosso meio e existe número limitado de estudos placebo controlados sobre sua utilização.

Inibidores de Aromatase

Um dos mecanismos envolvidos na fisiopatologia do HGAO é o aumento da atividade da aromatase no tecido adiposo.[15,39] Tal enzima aumenta a produção de estradiol a partir da testosterona, contribuindo para redução dos níveis de LH. Alguns estudos avaliaram com sucesso o uso de letrozol nesses pacientes, evidenciando redução dos níveis de estradiol, aumento dos de LH e TT, e estabilidade do SHBG e estímulo à espermatogênese.[15,39] Vale notar que essa medicação no Brasil é considerada *off label* para tratamento do hipogonadismo, e seu uso está associado ao aumento no risco de osteoporose. A maioria dos estudos que avaliaram sua utilização ainda é limitada, apresentando pequeno número de pacientes e curto período de seguimento.

CONCLUSÃO

A prevalência de obesidade vem aumentando de forma alarmante em todo o mundo. Nos homens o aumento da adiposidade é associado ao Hipogonadismo. O diagnóstico de HGAO é com base na presença de sinais e sintomas de deficiência androgênica, associado a concentrações séricas de T persistentemente baixas em pacientes com IMC ≥ 30 kg/m², na exclusão de causas orgânicas e outras etiologias funcionais.

Como os níveis de T no HGAO são discretamente reduzidos, estratégias terapêuticas que resultem em modesto aumento dos níveis séricos de T podem ser suficientes para a sua normalização. Nesse sentido, medidas terapêuticas que foquem na redução do peso constituem a primeira linha de tratamento. Quando a reversão do hipogonadismo não ocorre com a perda de peso ou as estratégias de controle ponderal não forem satisfatórias, a reposição de testosterona pode ser benéfica.

REFERÊNCIAS BIBLIOGRÁFICAS

1. Grossmann M, Matsumoto AM. A perspective on middle-aged and older men with functional hypogonadism: focus on holistic management. J Clin Endocrinol Metab. 2017;102:1067.
2. Wu FC, Tajar A, Pye SR, et al. Hypothalamic-pituitary-testicular axis disruptions in older men are differentially linked to age and modifiable risk factors: the European Male Aging Study. J Clin Endocrinol Metab. 2008;93:2737-45.
3. Travison TG, Araujo AB, Kupelian V, et al. The relative contributions of aging, health, and lifestyle factors to serum testosterone decline in men. J Clin Endocrinol Metab. 2007;92:549-55.
4. Rastrelli G, Carter EL, Ahern T, et al. Development of and Recovery from Secondary Hypogonadism in Aging Man: Prospective Results from the EMAS. J Clin Endocrinol Metab. 2015;100:3172-82.
5. Mulligan T, Frick MF, Zuraw QC, et al. Prevalence of hypogonadism in males aged at least 45 years: the HIM study. Int J Clin Pract. 2006;60:762-9.
6. OMS. Obesity and overweight [Internet]. 2016.
7. Vigitel. Vigilância de fatores de risco e proteção para doenças crônicas por inquérito telefônico. MINISTÉRIO DA SAÚDE, Brasília-DF. 2006.
8. Vigitel. Vigilância de fatores de risco e proteção para doenças crônicas por inquérito telefônico. MINISTÉRIO DA SAÚDE, Brasília-DF. 2019.
9. Saboor Aftab SA, Kumar S, Barber TM. The role of obesity and type 2 diabetes melito in the development of male obesity-associated secondary hypogonadism. Clin Endocrinol (Oxf). 2013;78:330-7.
10. Tajar A, Forti G, O'Neill TW, et al. EMAS Group. Characteristics of secondary, primary, and compensated hypogonadism in aging men: evidence from the European Male Ageing Study. J Clin Endocrinol Metab. 2010;95(4):1810-8.
11. Escobar-Morreale HF, Santacruz E, Luque-Ramírez M, Botella Carretero JIB. Prevalence of 'obesity-associated

11. gonadal dysfunction' in severely obese men and women and its resolution after bariatric surgery: a systematic review and meta-analysis. Human Reproduction Update. 2017;23(4):390-408.
12. Pittas AG, Joseph NA, Greenberg AS. Adipocytokines and insulin resistence. J Clin Endocrinol Metab. 2004;89:447-52.
13. Nancy M. Lainez and Djurdjica Coss. Obesity, Neuroinflammation, and Reproductive Function. Endocrinology. 2019;160: 2719-36.
14. Hammoud GO, Gibson M, Peterson CM, et al. Obesity and male reproductive potential. J Androl. 2006;27(5):619-26.
15. Corona G, Goulis DG, Huhtaniemi I, et al. European Academy of Andrology (EAA) guidelines on investigation, treatment and monitoring of functional hypogonadism in males. Andrology. 2020;8:970-87.
16. Wu FC, Tajar A, Beynon JM, et al. Identification of late-onset hypogonadism in middle-aged and elderly men. N Engl J Med. 2010;363-123-35.
17. Rastrelli G, Corona G, Maggi M. Both comorbidity burden and low testosterone can explain symptoms and signs of testosterone deficiency in men consulting for sexual dysfunction. Asian J Androl. 2020;22:265-73.
18. Monteagudo PT, Falcao AA, Verreschi ITN, Zanella MT. The imbalance of sex-hormones related to depressive symptoms in obese men. The Aging Male. 2016;19(1):20-26.
19. Finkelstein JS, Yu EW, Burnett-Bowie SA. Gonadal steroids and body composition, strength, and sexual function in men. N Engl J Med. 2013;369:2457.
20. Vermeulen A, Goemaere S, Kaufman JM. Testosterone, body composition and aging. J Endocrinol Invest. 1999;22(5):110-6.25.
21. Couillard C, Gagnon J, Bergeron J, et al. Contribution of body fatness and adipose tissue distribution to the age variation in plasma steroid hormone concentrations in men: the HERITAGE family study. J Clin Endocrinol Metab. 2000;85:1026-31.
22. Tirabassi G, delli Muti N, Boldreghini E, et al. Central body fat changes in men affected by post-surgical hypogonadotropic hypogonadism undergoing testosterone replacement therapy are modulated by androgen receptor CAG polymorphism. Nutr Metab Cardiovasc Dis. 2014;24:908-13.
23. Gandham A, Zengin A, Bonham MP, et al. Incidence and predictors of fractures in older adults with and without obesity defined by body mass index versus body fat percentagem. Bone 2020; 140: 115546.
24. Kapoorn D, Malkin CJ, Channert KS, Jones TH. Androgens, insulin resistance and vascular disease in men. Clin Endocrinol (Oxf) 2005;63(3): 239-50.
25. Brambilla DJ, Matsumoto AM, Araujo AB, McKinlay JB. The effect of diurnal variation on clinical measurement of serum testosterone and other sex hormone levels in men. J Clin Endocrinol Metab. 2009;94:907-13.
26. Gagliano-Jucá T, Li Z, Pencina KM, et al. Oral glucose load and mixed meal feeding lowers testosterone levels in healthy eugonadal men. Endocrine. 2019;63:149-56.
27. Spratt DI, Bigos ST, Beitins I, et al. Both hyper- and hypogonadotropic hypogonadism occur transiently in acute illness: bio- and immunoactive gonadotropins. J Clin Endocrinol Metab. 1992;75:1562-70.
28. Travison TG, Vesper HW, Orwoll E, et al. Harmonized reference ranges for circulating testosterone levels in men of four co-hort studies in the United States and Europe. J Clin Endocrinol Metab. 2017;102(4):1161–73.
29. Rosner W, Auchus RJ, Azziz R, et al. Position statement: Utility, limitations, and pitfalls in measuring testosterone: an Endocrine Society position statement. J Clin Endocrinol Metab 2007;92(2):405-13.
30. Huhtaniemi IT, Tajar A, Lee DM, et al. Comparison of serum testosterone and estradiol measurements in 3174 European men using platform immunoassay and mass spectrometry; relevance for the diagnostics in ageing men. Eur J Endocrinol. 2012;166:983-91.
31. Bhasin S, Brito JP, Cunningham GR, et al. Testosterone Therapy in Men with Hypogonadism: An Endocrine Society Clinical Practice Guideline. J Clin Endocrinol Metab. 2018;103(5):1715–44.
32. Vermeulen A, Verdonck L, Kaufman JM. A critical evaluation of simples methods for the estimation of free testosterone in serum. J Clin Endocrinol Metab. 1999;84(10):3666-72.
33. Das G, Surya A, Okosieme O, et al. Pituitary imaging by MRI and its correlation with biochemical parameters in the evaluation of men with hypogonadotropic hypogonadism. Endocr Pract. 2019;25:926-34.
34. Wen JP, Wen LY, Zhao YJ, et al. Effect of Bariatric Surgery on Sexual Function and Sex Hormone Levels in Obese Patients: A Meta-Analysis. Journal of the Endocrine Society. 2018;2(2):117-32.
35. Camacho EM, Huhtaniemi IT, O'Neill TW, et al. Age associated changes in hypothalamic–pituitary–testicular function in middle-aged and older men are modified by weight change and lifestyle factors: longitudinal results from the European Male Ageing Study. Eur J Endocrinol. 2013;168(3):445-55.
36. Conselho Federal de Medicina – CFM. Detalha lista de comorbidades que podem levar à indicação da cirurgia bariátrica. 2016.
37. CFM Resolução nº 2131/15.
38. Barbonetti A, D'Andrea S, Frncavilla S. Testosterone replacement therapy (review). Andrology 2020;8:1551-66.
39. Snyder PJ, Bhasin S, Cunningham GR, et al. Lessons From the Testosterone Trials. Endocr Rev. 2018;39:369-86.
40. Molina Veja M, Muñoz Garach A, Damas Fuentes M, et al. Secondary male hypogonadism: a prevalent but overlooked comorbidity of obesity. Asian J Androl. 2018;20:531-8.

ANABOLIZANTES: USOS E ABUSOS

Bruno Lima Linhares ▪ Eduardo de Paula Miranda ▪ Raniere da Mata Moura
Neidmar da Mata ▪ Luiz Otavio Torres

INTRODUÇÃO

Anabolizantes são hormônios esteroides, derivados sintéticos da testosterona, cujas estruturas sofreram modificações para maximizar os efeitos anabólicos e minimizar os efeitos androgênicos, às vezes, indesejáveis.

As ações biológicas desses hormônios são classificadas de acordo com seus alvos de ação. Assim, efeitos androgênicos estão relacionados com o aparelho reprodutor e caracteres sexuais masculinos, enquanto as ações anabólicas ocorreriam em outros tecidos.

A testosterona é o principal andrógeno endógeno. Predomina em indivíduos do sexo masculino, sendo sintetizado em 95% pelas células de Leydig nos testículos e em 5% pela adrenal, a partir do colesterol.

Os andrógenos desempenham diferentes funções, conforme o período da vida. No período embrionário, sua ação é central para o desenvolvimento do fenótipo masculino. Na puberdade, o hormônio é responsável pela manifestação das características sexuais masculinas. No homem adulto, a testosterona regula muitos processos fisiológicos, incluindo o metabolismo de proteínas musculares, metabolismo ósseo, funções sexuais, cognitivas, níveis de lipídios plasmáticos e a eritropoiese.[1]

Durante várias décadas, a testosterona e seus derivados sintéticos foram utilizados com fins anabólicos e androgênicos. De início, seu uso se restringia a fisiculturistas, mas logo se tornaram cada vez mais populares entre os atletas recreativos. Porém, seu uso de modo abusivo e em larga escala, por pessoas que desejam aumentar a massa muscular por razões estéticas ou por atletas para aumentar o desempenho físico, caracteriza *doping,* como identificado pela Agência Mundial Antidoping (WADA, World Anti-Doping Agency).

Um conceito prático bastante útil é a diferenciação entre o **uso apropriado**, **mau uso** e **abuso** de testosterona e seus derivados.[2] Testes bioquímicos para avaliação de testosterona e prescrições do hormônio masculino quase triplicaram nos últimos anos; no entanto, é evidente pela prática clínica que há muitos homens usando testosterona sem uma indicação clara.[3-5] Alguns estudos estimam que até 25% dos homens que recebem terapia de testosterona (TT) não têm sua dosagem sérica testada antes de iniciar o tratamento. Dos homens que são tratados com testosterona, quase metade não tem seus níveis séricos verificados após o início da terapia.[4,5] Enquanto até um terço dos homens que recebem TT não atende aos critérios para serem diagnosticados como hipogonádicos,[4,5] há uma grande porcentagem de homens que necessitam de TT e não a recebem devido a preocupações clínicas, principalmente em torno do desenvolvimento de câncer de próstata e eventos cardiovasculares, apesar das evidências atuais não darem suporte a essas preocupações.[6]

O mau uso de testosterona ou seus derivados é definido como a prescrição médica regular de andrógenos sem uma indicação clínica válida. O uso indevido mais frequente é representado pela TT prescrita para disfunção sexual e/ou sintomas inespecíficos na ausência de hipogonadismo comprovado.[7] Outra forma prevalente de uso indevido de testosterona é a sua prescrição cada vez mais frequente como um tônico antienvelhecimento. Na população idosa, as expectativas e os benefícios desejados são muitas vezes mal direcionados, com os pacientes buscando tratamento principalmente devido ao declínio da função sexual (principalmente função erétil), relacionado com a idade. No entanto, a disfunção erétil (DE) tem uma etiologia predominantemente neurovascular em vez de hormonal, sendo improvável que a TT sozinha corrija essa disfunção sexual. Mesmo assim, a testosterona ainda é amplamente prescrita para tratar DE não causada por uma deficiência androgênica comprovada.[2,8]

Já o abuso de andrógenos é caracterizado pelo seu uso ilícito, sem receita médica e para fins não médicos.[2]

Os efeitos dos esteroides anabólico-androgênicos (EAA) decorrem da ativação de receptores androgênicos intranucleares, resultando em um aumento da transcrição gênica, com consequente elevação da síntese de proteínas. Nos miócitos, isto se traduz por maior produção das proteínas actina e miosina. Quando administrados em combinação com o treinamento físico e consumo elevado de proteínas, os EAA aumentam, sem dúvida, a massa muscular e o peso corporal.

> **IMPORTANTE**
>
> Não existem esteroides androgênicos puros, ou seja, não é possível dissociar os efeitos androgênicos dos anabólicos. A distinção entre ambos os efeitos depende do grau de afinidade com que os esteroides androgênicos interagem nos tecidos-alvo.[9] Caracteristicamente, a maioria dos anabolizantes se liga com menor afinidade aos receptores androgênicos que os andrógenos propriamente ditos.

A testosterona endógena provém de precursores com fraca ação androgênica, como a di-hidroepiandrosterona (DHEA) e a androstenediona, ambos com potencial para uso abusivo. Em alguns tecidos, a testosterona é convertida ao metabólito ativo di-hidrotestosterona (DHT), um potente andrógeno, por ação da enzima 5-redutase. Tem sido demonstrado que a DHT se liga com avidez aos receptores presentes na pele, no couro cabeludo, na próstata, exercendo três a quatro vezes o efeito androgênico da testosterona. Assim, nestes tecidos, os efeitos androgênicos da testosterona são mediados via DHT-5-alfa reduzida. Como a DHT não pode sofrer nova redução, nem é um substrato para a aromatase, ela não pode ser convertida em metabólitos estrogênicos. O mesmo é observado em derivados da DHT, como a drastonolona, que tem atividade androgênico-anabólica, porém, não estrogênica, não obstante tenha ação antiestrogênica.

A testosterona é convertida em estradiol pela enzima aromatase nos tecidos adiposo, mamário, prostático, hepático e, em menor grau, no hipotálamo e no osso.[10] No hipotálamo, é importante regulador da função gonadal. Outros mecanismos de efeitos anabólicos diretos e indiretos incluem a capacidade de os EAA deslocarem os glicocorticoides de seus receptores.[9] São capazes de aumentar a atividade da creatinafosfoquinase no músculo esquelético, limitando o catabolismo proteico. Apesar de ainda não haver evidência, parece que estimulam o hormônio de crescimento (GH) e a síntese do fator de crescimento insulina-símile 1 (IGF-1). O aumento na circulação do IGF-1 determinaria uma *up-regulation* dos receptores IGF-1.[11] Os EAA estimulam a síntese de eritropoietina, atuam também na síntese de colágeno e na densidade mineral óssea.[12,13]

PREVALÊNCIA DO ABUSO DE EAA E IDADE DE INÍCIO

Para quantificar a ameaça à saúde pública do abuso de andrógenos, é imperativo conhecer sua prevalência. Uma metanálise relatou uma prevalência geral ao longo da vida do uso de EAA de 6,4% para homens e de 1,6% para mulheres.[14] Estima-se que o uso de EAA entre homens que frequentam a academia seja de 15% a 25%, com uma prevalência crescente ao longo dos últimos anos. **No mesmo estudo, os autores estimaram que 32,5% (intervalo de confiança de 95% (IC), 25,4%-39,7%) dos usuários de EAA desenvolvem dependência aos andrógenos.**[15] A maioria dos EAA é obtida no mercado negro (85,2%), com médicos sendo responsáveis pelo fornecimento ilegal de 7,4%-21% dos usuários.[16] Um estudo de revisão demonstrou que os EAA são geralmente fabricados por farmácias não regulamentadas, portanto, de qualidade ou conteúdo desconhecidos, e são facilmente obtidos com compras *online* não regulamentadas.[17] Além disso, uma análise retrospectiva de mais de 6.000 pacientes que procuraram tratamento para hipogonadismo sugeriu que o abuso prévio de EAA é a etiologia mais frequente de hipogonadismo severo em homens jovens.[18]

Uma revisão sistemática de quatro bancos de dados indicou que a prevalência de uso destas substâncias no Brasil varia de 2,1% a 31,6%, de acordo com a região e as características da amostra analisada,[19] embora pertençam à lista de substâncias proibidas pelo Comitê Olímpio Internacional (COI).[20]

Embora se acredite tradicionalmente que o uso de andrógenos comece entre adolescentes, a grande maioria dos casos de abuso de EAA na verdade começa após a adolescência.[20] Embora sujeito a várias limitações, o mesmo estudo mencionado anteriormente, com base em dados agrupados de nove pesquisas nos Estados Unidos, Austrália e Reino Unido, mostrou consistentemente que o uso de EAA começa mais tarde do que a maioria das outras drogas, com apenas 22% dos usuários (IC 95%, 19%-25%) começando antes dos 20 anos.[15]

ASPECTOS BIOFARMACOLÓGICOS DE AGENTES ANABÓLICOS

A testosterona, se ingerida, é logo absorvida na circulação hepática e rapidamente inativada pelo fígado. A maioria das apresentações farmacêuticas dos andrógenos foi projetada para contornar esse catabolismo hepático e evitar certos efeitos colaterais. Ato contínuo, a síntese de EAA a partir de modificações químicas na molécula da testosterona, objetivou alterar propriedades farmacológicas, como: relação da potência anabólico-androgênica, afinidade pelo receptor, mudanças em sua metabolização, eficácia pela via oral, diminuição da aromatização entre outras. As principais modificações da molécula da testosterona são a alquilação na posição 17α (compostos oralmente ativos) e a esterificação na posição 17β (compostos parenteralmente ativos). Os primeiros são resistentes à metabolização hepática, enquanto os injetáveis são lipofílicos e com liberação lentificada para a circulação sanguínea.

Os EAA incluem:

- Ésteres de testosterona (injetáveis): cipionato, enantato e propionato de testosterona;
- Andrógenos sintéticos: podem ser subdivididos em derivados alquilados, como danazol e estanozolol, sendo estes os mais hepatotóxicos. Não obstante, os derivados da nortestosterona (decanoato de nandrolona) apresentam muito uso abusivo, pelo grande efeito anabólico e sobrevida longa. Esteroides de uso exclusivamente veterinário, como a boldenona, lamentavelmente também são utilizados, principalmente, por fisiculturistas. Todavia, a diversidade química é cada vez maior objetivando evitar detecção pelos protocolos de rastreios *antidoping*. Isto ficou evidenciado, em 2003, pela descoberta da tetra-hidrogestrinona (THG), um esteroide planejado modificado (por *drug design*);[21,22]
- Precursores androgênicos: incluem a androstenediona e a DHEA. Ambos os compostos já foram comercializados ilegalmente na composição de suplementos alimentares. A androstenediona vendida como fármaco contra o envelhecimento foi proscrita pelos seus efeitos colaterais. Por sua vez, já foram apregoadas supostas propriedades antienvelhecimento ou anabólicas para a DHEA. Em decorrência do risco de efeitos adversos e ausência de estudos bem controlados, ela não é recomendada, sobretudo em adolescentes e mulheres.
- Moduladores hormonais:
  - *Inibidores de aromatase*: anastrozol, androstatrienodiona, letrozol, aminoglutetimida, exemestrano, formestano, testolactona;
  - *Moduladores seletivos dos receptores estrogênicos (*SERMs, selective estrogen receptor modulators*)*: podemos citar o tamoxifeno, raloxifeno, toremifeno e o clomifeno. Estas moléculas foram desenvolvidas com o objetivo de

aumentar a seletividade tecidual, sobretudo nos tecidos muscular e ósseo. Assim, têm ação antiestrogênica no tecido mamário e ações estrogênicas no osso e vasos sanguíneos. Atuam também no perfil lipídico. Empregados, muitas vezes, para combater os efeitos adversos dos EAA, por exemplo, a ginecomastia;
- Moduladores seletivos dos receptores androgênicos (SARM, selective androgen receptor modulators):[23,24] por terem alta especificidade para os receptores androgênicos em musculatura esquelética e osso e fraca ação agonista ou antagonista em tecidos andrógeno-responsivos, como próstata e glândulas sebáceas[25] aventa-se seu emprego em sarcopenia. Porém, desde 2008, constam como agentes proibidos pela WADA;

- Outra forma de dispor de testosterona endógena é: pelo uso de gonadotrofinas (Gns; p. ex., hormônio luteinizante [LH], gonadotrofina coriônica humana [hCG]). As Gns, usadas para estimular a espermatogênese, prevenir a atrofia testicular e produzir testosterona endógena em homens com hipogonadismo central também são usadas de forma ilícita, sobretudo, para evitar a detecção de testosterona exógena.
- Moduladores metabólicos:
  - *Insulinas*: agonistas do receptor ativado de proliferação peroxissomal δ (PPARδ; p. ex., GW1516) e agonistas do eixo proteína quinase PPARδ-AMP-ativada (AMPK; p. ex., AICAR);
  - *Inibidores de miostatina*: a inibição da miostatina determina hipertrofia muscular.[26]

Categorias Básicas de Compostos Androgênicos Ativos

Os compostos androgênicos derivam de quatro grupos moleculares, a citar:

- Testosterona ligada a ésteres, como undecanoato, cipionato, propionato entre outros;
- 19-Nortestosterona, ligados a diferentes ésteres;
- Boldenona, ligada ao éster undecilato;
- Trembolona, ligada ao éster acetato.

Dos grupos citados anteriormente, os que apresentam maior efeito anabólico são os derivados da 19-nortestosterona. Incluem-se neste grupo o fenopropionato e o decanoato de nandrolona. Entre os EAA injetáveis, os mais usados no Brasil são: decanoato de nandrolona, cipionato de testosterona, undecilato de testosterona, estanozolol e uma associação de propionato, fenilpropionato, caproato e isocaproato de testosterona; e entre os de uso oral: oximetalona, estanozolol, oxandrolona.[27] Cumpre considerar que todos os EAA são virilizantes, se administrados em altas doses durante longos períodos. Seus efeitos biológicos e clínicos são dependentes de suas estruturas químicas, da conversão a compostos mais potentes, como, por exemplo, a DHT ou de sua aromatização a estrógenos.[22,28] A não conversão a estrógenos caracteriza-os como sendo andrógenos puros.

Esquemas de Uso Abusivo de Anabolizantes

As principais diferenças entre o uso clínico correto dos andrógenos e o abuso dessas drogas são a dosagem e o esquema de administração adotado neste segundo cenário. Normalmente, o uso médico ocorre em um nível para reposição fisiológica, de forma contínua e com intervalos regulares de uso. Por outro lado, os esquemas de uso abusivo empregados comumente são: ciclo, empilhamento (*stacking*) e pirâmide. O termo ciclo se refere ao uso intermitente dos EAA, em que o consumo dura cerca de 4 a 12 semanas. Os ciclos são seguidos por pausas de cerca de 4 a 6 semanas. Esse padrão se baseia na crença de que as pausas previnam a dessensibilização de receptores, quando grandes doses são empregadas. O empilhamento é caracterizado pelo uso simultâneo de dois ou mais EAA, orais e injetáveis, com aumento progressivo da dose por períodos curtos. Nas pirâmides, as doses vão se elevando ao longo do processo, chegando a valores superiores a 10 a 40 vezes as doses estudadas, com posterior regressão das doses. Os EAA injetáveis, principalmente os de uso intramuscular, têm maior sobrevida, posologia semanal, mensal ou trimestral e são menos hepatotóxicos. Os EAA orais são de uso diário, são eliminados mais rapidamente pelo organismo e com menor risco de positividade no controle *antidoping*.

O esquema mais empregado é o de empilhamento, em que se acredita que as inúmeras combinações dos diferentes agentes minorem os efeitos indesejáveis. Tradicionalmente, um ciclo típico inclui uma pilha de múltiplos EAA, em doses combinadas de 500 a 1.500 mg/semana, durando em média 4 a 12 semanas. Os andrógenos mais utilizados nesse esquema são os ésteres de testosterona: nandrolona, estanozolol, metandienona e trembolona juntos com a testosterona. Tal prática é totalmente diferente do uso da testosterona por recomendação médica, feito em doses fixas.[20,29]

Os usuários de EAA costumam também abusar de outras substâncias, tanto drogas recreativas tradicionais, como medicamentos comumente prescritos na prática clínica, mas aqui utilizados de forma inadequada. Essas drogas "acessórias" não esteroidais, comumente utilizadas por essa população, podem ser agrupadas de acordo com seus efeitos desejados: fornecer efeitos anabólicos adicionais (por exemplo, hormônio de crescimento humano e insulina), neutralizar os efeitos colaterais negativos dos EAA (inibidores da aromatase e antagonistas dos receptores de estrógeno), aumentar perda de gordura e água (por exemplo, diuréticos, hormônios tireoidianos e agonistas dos receptores b2-adrenérgicos) e reativar a produção endógena de testosterona ao final de um ciclo na tentativa de reduzir os sintomas de abstinência (hCG).[20] Os efeitos colaterais desses "medicamentos acessórios" incluem dor de cabeça, náusea, diarreia, ondas de calor e dor óssea. O uso não supervisionado de diuréticos, insulina, tiroxina, clembuterol e opioides pode precipitar uma série de emergências médicas agudas.[2,20]

Suplementos Ergogênicos

Mais de 20% dos suplementos descritos como apenas nutricionais e legalmente vendidos *online* ou em lojas de varejo contêm EAA. Sabe-se que em alguns suplementos certas substâncias são adicionadas ilegalmente, como tetra-hidrogestrinona (THG) e androstenediona, que são convertidas em testosterona ou em compostos similares no corpo. Estes suplementos podem também conter SERMs, inibidores de aromatase, hCG e inibidores da 5-fosfodiesterase (PDE5i).[30]

As organizações internacionais estabelecem uma lista de classes de substâncias e métodos que atletas são proibidos de utilizar durante as competições e treinamentos. Estão incluídos, mas não limitados a eles, os antiestrogênicos (clomifeno, ciclofenila, fulvestranto), os SARMs, tibolona, zeranol, zilpaterol e os SERMs entre outros. No Brasil, existe o ABCD (Autoridade Brasileira de Controle de Dopagem) que regulamenta as competições nacionais, cabendo aos atletas e médicos sempre buscar as recomendações atualizadas.

Ao aconselhar e desenvolver um plano de tratamento para o paciente com hipogonadismo induzido por anabolizantes (HIEAA), é essencial investigar se o paciente está tomando algum suplemento nutricional e onde foi obtido.[30] O consumo de suplementos alimentares (pós/barras proteicas, isotônicos esportivos, creatina, multivitaminas etc.) está crescendo em todo o mundo, tanto nos esportes, quanto na população em geral. Junto com sua crescente popularidade, vários estudos destacaram a presença de contaminantes não declarados e substâncias proibidas nesses produtos, incluindo EAA e certos estimulantes, como efedrina e sibutramina.[31] Segundo uma revisão bibliográfica, que incluiu 23 estudos entre 2000 e 2017, a taxa de contaminação por erros de rotulagem, seja por omissão de substâncias presentes no produto seja por erros na quantificação de concentrações, é relativamente alta.[31] Em um dos estudos mais relevantes, 634 suplementos não hormonais foram analisados para testosterona e pró-hormônios, nandrolona e pró-hormônios e boldenona. Os autores mostraram que 15% das amostras desses suplementos continham hormônios ou pró-hormônios que não estavam identificados no rótulo.[32] A contaminação pode ocorrer de forma não intencional (contaminação cruzada) ou intencional, quando concentrações consideráveis de pró-hormônios ou outras substâncias proibidas são adicionadas ao produto pelo fabricante, a fim de potencializar seus efeitos. Portanto, a venda livre de suplementos alimentares sem que as autoridades sanitárias realizem as fiscalizações necessárias, e a expansão *online* da publicidade e comercialização desses produtos tornou-se uma questão de saúde pública global.[31]

DIAGNÓSTICO

O diagnóstico do consumo de EAA requer que o médico esteja atento aos sinais de alarme do uso abusivo de medicamentos e suplementos nutricionais.

Deve-se questionar: tempo de uso, quais substâncias e esquemas empregados, principalmente em frequentadores de academias e esportistas.

O exame físico deve ser completo com procura ativa de sintomas e/ou sinais de abuso, como: acne, alopecia, estrias, ginecomastia e atrofia testicular, no sexo masculino. Na mulher, deve-se observar a ocorrência de aumento do clitóris, hirsutismo, alteração da voz, amenorreia. Comportamento agressivo pode ser outro achado. Também é importante determinar o IMC, avaliar pressão arterial, pulso, sinais de insuficiência cardíaca, realizar palpação abdominal para descartar hepatomegalia e ainda toque retal, quando indicado.[30] Queixas comuns no pós-ciclo de anabolizantes incluem: humor depressivo, fadiga, letargia, insônia e diminuição da libido.

Diagnóstico Analítico

Na suspeita de abuso de EAA é importante o controle analítico, com testes de *doping* e identificação de drogas ilícitas no sangue ou na urina. As amostras recolhidas para o controle *antidoping* são sempre efetuadas na presença de supervisão direta, no sentido de se evitar manipulação das amostras. Os controles analíticos estão sumarizados no Quadro 43-1.

Nem sempre é possível distinguir entre testosterona endógena e exógena. Para isso, utiliza-se a razão testosterona/epitestosterona (T/E), considerada normal se os valores estiverem entre 0,1 e 6,0. A amplitude desses valores se deve à variabilidade genética, sobretudo em asiáticos. Isso é possível porque a epitestosterona é um epímero da testosterona biologicamente inativo. A taxa de excreção urinária é semelhante à da testosterona, apresentando uma razão aproximada de 1:1. Por não haver interconversão entre os epímeros, na existência de testosterona exógena, percebe-se aumento na razão T/E.

A supressão persistente do hormônio luteinizante (LH) e do hormônio folículo-estimulante (FSH) no sangue pode confirmar o uso de andrógenos exógenos, juntamente com um baixo nível sérico de testosterona, indicando o uso de andrógenos sintéticos. Entretanto, o "teste diagnóstico" mais útil é perguntar sobre o uso de EAA.[33]

Diagnóstico Diferencial

Como o uso de EAA determina um estado de hipogonadismo hipogonadotrófico (secundário), é importante distinguir se o hipogonadismo é de causa primária (testicular) ou secundária (central).

No hipogonadismo secundário grave, os níveis de testosterona são < 150 ng/dL. A imagem da hipófise realizada por ressonância magnética serve para excluir doença hipotalâmica infiltrante e/ou tumor hipofisário produtor de diferentes hormônios (prolactina, TSH e GH entre outros) ou pan-hipopituitarismo. A análise do líquido seminal e medida da testosterona se fazem necessárias.[34]

INDICAÇÕES E CONTRAINDICAÇÕES DE ANABOLIZANTES

No passado, em períodos de guerra, os EAA eram utilizados em vítimas subnutridas e também para reduzir a fadiga e aumentar a agressividade de soldados. Posteriormente, seu emprego foi sugerido para melhorar o rendimento físico de atletas. Foram ainda empregados em diversas condições clínicas, incluindo deficiência de testosterona, reposição hormonal (hipogonadismo, orquiectomia), atraso puberal, alguns tipos de disfunção erétil, doenças crônicas debilitantes e/ou severo catabolismo muscular (caquexia associada à AIDS, câncer avançado, insuficiência renal crônica, uso prolongado de glicocorticoides), osteoporose, algumas neoplasias (câncer de

---

Quadro 43-1. Parâmetros analíticos a serem avaliados na suspeita de uso abusivo de EAA

- Hemograma - Elevação da hemoglobina e hematócrito
- Renal - Creatinina elevada pelo maior catabolismo celular
- Lipídica - Aumento de LDL e diminuição de HDL
- Hepática - Transaminase elevada, mais com os agentes orais
- Prostática - PSA pode-se elevar em indivíduos > de 45 anos
- Ionograma, glicose, testosterona, SHBG LH, FSH,
- E2, GH, IGF-1, PRL, TSH e T4 livre - Variáveis dependentes do esquema de EAA empregado ou da condição clínica
- Líquido seminal - Oligospermia, azoospermia
- Uroanálise - Pesquisa de drogas na urina

mama), queimaduras severas (auxiliando na cicatrização), alguns tipos de anemia, devido à estimulação da eritropoiese, endometriose entre outras. Porém seu maior emprego clínico era após grandes cirurgias, para inibir a perda de proteínas e auxiliar na regeneração muscular.

Atualmente, o uso abusivo de EAA vem-se expandindo muito entre atletas profissionais de alto desempenho e também nos amadores, nos tratamentos para rejuvenescimento, em clínicas de estética, no sentido de reduzir a massa gorda e aumentar a massa magra. Contudo, sob esse aspecto, ainda não há evidência científica de sua eficácia. **Para todos os casos supracitados, não somente não há indicação do uso de anabolizantes, como existem riscos de eventos adversos importantes**.

As contraindicações podem ser classificadas em dois grupos:

- *Absolutas*: são condições em que a terapia androgênica se associa a alto risco de efeitos adversos, como, por exemplo, no câncer de mama;
- *Relativas*: apneia do sono grave não tratada, DPOC, eritrocitose/policitemia (hematócrito ≥ 54 %), ICC, síndrome nefrótica, cirrose e insuficiência hepática, câncer de próstata, hiperprolactinemia não tratada, epilepsia, enxaqueca.[34]

Atualmente, o único uso recomendado de testosterona é a reposição hormonal nas síndromes de deficiência androgênica masculina. Todavia, há quem indique para a desordem de desejo hipoativo feminino, empregando-se baixas doses, no sentido de melhorar a disfunção sexual na mulher (ver Capítulo 36).[35]

ABORDAGEM TERAPÊUTICA PARA RECUPERAÇÃO APÓS USO ABUSIVO DE ANABOLIZANTES

Devido à falta de publicações, e poucos estudos de metanálise, as recomendações de condutas disponíveis para o tratamento de complicações induzida pelo EAA têm sido dificultadas. O conhecimento atual se baseia, em sua maioria, nos casos de pacientes submetidos à retirada do EAA. Em algumas condições, a terapia de suporte é suficiente. Durante as consultas, é importante avaliar a regressão da sintomatologia e dos achados analíticos (Quadro 43-2).

IMPORTANTE

Os pacientes devem ser instruídos sobre o que pode ocorrer com a suspensão da droga, como surtos psicóticos e ideação suicida. Se os sintomas forem graves ou prolongados, a terapêutica medicamentosa e hospitalização podem ser necessárias. Os antidepressivos, analgésicos para cefaleias, mialgias e artralgias têm sido utilizados no tratamento dos sintomas de abstinência. Alguns casos necessitam de terapia comportamental.

Muitos usuários hesitam em suspender a utilização de EAA pelo receio dos sintomas de hipogonadismo induzido pelos EAA (HIEAA) e da perda muscular. Muitas vezes os usuários solicitam aos médicos diagnósticos ou terapias injustificadas, sem a intenção de parar o uso abusivo dos andrógenos. Eles acreditam que, fazendo terapia de reposição com testosterona (TRT) fora do ciclo, aumentam a sua capacidade de resposta e melhoram a segurança.

Além de os estudos disponíveis apresentarem vários fatores de confusão importantes, outras situações bastante co-

Quadro 43-2. Efeitos adversos em usuários de EAA, condutas para tentar minimizar esses efeitos e as recomendações médicas pertinentes

Efeitos colaterais	Condutas dos usuários	Recomendações médicas
Redução de testosterona endógena	SERMs para reativar o eixo(clomifeno)	Descontinuar o uso de EAA Iniciar protocolo de recuperação com TRT, SERMs ou hCG
Ginecomastia	Tamoxifeno Inibidores de aromatase Cabergolina e bromocriptina para galactorreia	Na ginecomastia crônica o tratamento é cirúrgico. Na ginecomastia aguda, usar SERMs (tamoxifeno). Não usar hCG, nem inibidores de aromatase pelos efeitos adversos
Atrofia testicular	Injeções de hCG	Reversão da atrofia testicular com suspensão dos EAA e recuperação do eixo HHG; hCG é indicado quando não há resposta aos SERMs
Disfunção sexual	PDE5i Afrodisíacos naturais Cabergolina Mesterolona para efeitos androgênicos Dapoxetina	PDE5i Dapoxetina (ainda não aprovada)
Disfunção hepática	Uso de leite de Cardo, supostamente hepatoprotetor, nos usuários de EAA orais	Descontinuar o uso de EAA Avaliar função hepática
Alopecia - O uso de EAA pode piorar alopecia	Finasterida profilática para alopecia	Já inibidores de 5-alfa-redutase podem piorar sintomas de HIEAA

EAA: andrógenos anabolizantes esteroides; HHG: eixo hipotálamo-hipófise-gonadal; HIEAA: hipogonadismo induzido por EAA; hCG: gonadotrofina coriônica humana; PDE5i: inibidores da 5-fosfodiesterase; SERMs: moduladores seletivos de receptores estrogênicos; TRT: terapia de reposição com testosterona.

muns nesse cenário podem dificultar a condução desses pacientes. Os usuários de EAA costumam tomar altas doses de suplementos dietéticos e nutracêuticos, que podem conter substâncias que não estão declaradas no rótulo e não foram cuidadosamente estudadas quanto à sua segurança. Entre as substâncias frequentemente encontradas em suplementos alimentares usados em esportes, mas não listadas no rótulo, estão os pró-hormônios, esteroides anabolizantes e estimulantes mentais. Os EAA obtidos no mercado negro ou pela internet podem ser falsificados ou contaminados com outras substâncias. Usuários de anabolizantes podem tomar medicamentos veterinários que não foram feitos para consumo humano, tornando difícil determinar se os efeitos colaterais são devidos ao próprio hormônio ou do veículo utilizado.[31] Além disso, o paciente muitas vezes não sabe quais anabolizantes, e a quantidade de cada um deles está realmente utilizando.

Considerações Fisiopatológicas Sobre Hipogonadismo Induzido por Anabolizantes

O uso de EAA determina hipogonadismo hipogonodrotrópico, por supressão do eixo hipotalâmico-hipofisário-gonadal (HHG), devido à inibição da liberação pulsátil do hormônio liberador de gonadotrofinas (GnRH), com subsequente redução das Gns (LH e FSH).

A duração dessa supressão é variável e depende de fatores, como: tipo de droga usada; esquema de abuso; tempo de uso; idade do indivíduo; cinética de resposta do eixo HHG. É possível que esquemas de duração mais curtos, com doses mais baixas, em indivíduos mais jovens, e níveis de testosterona basais mais elevados, associem-se a uma recuperação mais rápida da função do eixo HHG após a suspensão dos EAA.[30] O hipogonadismo clássico resulta de um distúrbio do eixo HHG, levando à interrupção na produção de testosterona e a uma síndrome de perda de massa muscular e de pelos do corpo, diminuição da libido, fadiga e outros sintomas e sinais menos específicos.

Declínios naturais fisiológicos dos níveis de testosterona ocorrem com o envelhecimento e pela presença de doenças crônicas, como obesidade, diabetes, hipertensão, uso de nicotina etc.[36-38] O Estudo longitudinal de Baltimore mostrou ocorrer redução da testosterona total sérica em < 5% em homens com 20 a 30 anos de idade, 12% entre 50 a 60 anos e de 19 a 49% com idades de 60 a 80 anos.[39] Em homens adultos, os níveis de testosterona são mais baixos à tarde e à noite pela variação circadiana. Se a testosterona total for substancialmente inferior ao intervalo de referência (geralmente entre 300 a 1.000 ng/mL [10 a 35 nmol/L], dois valores < 230 ng/mL [8 nmol/L]) indicariam hipogonadismo. O uso da testosterona livre calculada pode ser um importante aliado na indicação de deficiência androgênica, sobretudo em valores limítrofes, já que a dosagem direta desta fração hormonal da testosterona através do método laboratorial de diálise de equilíbrio é pouco disponível em nosso meio. A avaliação do LH e FSH ajuda a distinguir se o hipogonadismo é de causa primária ou secundária (ver Capítulos anteriores).[40]

Tratamento Medicamentoso do Hipogonadismo Induzido por Esteroides Anabolizantes (HIEAA)

A conduta terapêutica para o HIEAA requer o uso criterioso de vários agentes, como: terapia de reposição de testosterona (TRT), hCG e SERMs. O foco do tratamento é o bloqueio estrogênico no hipotálamo, restaurando os pulsos de GnRH e a liberação de Gns, com consequente estímulo à produção de testosterona, na tentativa de se evitar um hipogonadismo permanente. Em pacientes com sintomas graves, um tratamento por quatro semanas com TRT transdérmica ou injetável pode fornecer melhora imediata. A administração simultânea de citrato de clomifeno, 25 mg em dias alternados, vai estimular a liberação de LH e induzir o testículo a produzir testosterona. Em pacientes com ginecomastia, a dose de 20 mg de tamoxifeno/dia irá bloquear os receptores estrogênicos na mama e estimular o eixo HHG.[30] Após quatro semanas de tratamento, reavaliar as dosagens. Se a resposta das Gns for insuficiente e os níveis de testosterona forem baixos, recomenda-se fazer hCG (1 a 3.000 UI, 3 vezes/semana), mantendo-se a mesma dose inicial de SERM. Na ocorrência de ginecomastia, manter o hCG e fazer tamoxifeno (10 mg b.i.d) ou anastrozol. Com 8 semanas, reavaliar. Se o paciente continuar sintomático e com níveis de testosterona total baixos, provavelmente há falha testicular. Nesta circunstância, recomenda-se prolongar a TRT. Se os níveis de testosterona se elevarem, e os de Gns encontrarem-se apropriados, pode-se reduzir a dose de SERM em 50% com 10 semanas, e manter por 12 a 16 semanas, até que os níveis-alvo de testosterona sejam alcançados.[41] Em homens com insuficiência testicular, a recuperação da função hormonal pode ser limitada, requerendo acompanhamento mais rigoroso (Fig. 43-1).

Os médicos que avaliam pacientes com hipogonadismo também devem considerar a possibilidade de uso furtivo de EAA. Por exemplo, casais podem-se queixar de infertilidade quando o homem usou andrógenos sem revelar à parceira. Da mesma forma, indivíduos que experimentam hipogonadismo devido à abstinência de andrógenos podem retomar seu uso clandestinamente por longos períodos de tempo, sem informar seus médicos.[42]

EFEITOS ADVERSOS DO USO DE ANABOLIZANTES E MANEJO DAS COMPLICAÇÕES

A maioria dos dados sobre os efeitos, em longo prazo, de EAA em humanos vem de relatos de casos e de estudos epidemiológicos informais. Vários sistemas poderão ser acometidos dependendo do tipo de EAA usado, com consequências, como: hepatotoxicidade, cardiotoxicidade, policitemia, dislipidemia, hipertensão arterial, humor lábil, ginecomastia, atrofia testicular e infertilidade, além de outros (Quadro 43-2). Os efeitos adversos são mais comuns em mulheres, podendo apresentar uma ação virilizante, e em adolescentes. Alguns desses efeitos são permanentes, como a voz mais grave no sexo feminino, calvície de padrão masculino e ginecomastia.

Para exemplificar o impacto negativo que pode ser gerado por esse tipo de prática, um estudo retrospectivo dinamarquês, que incluiu 545 homens que testaram positivo para EAA, mostrou que essa população tinha um risco aumentado de morrer (*hazard ratio* 3,0, IC 95% 1,3 -7,0) e significativamente mais internações hospitalares em comparação ao grupo-controle.[43]

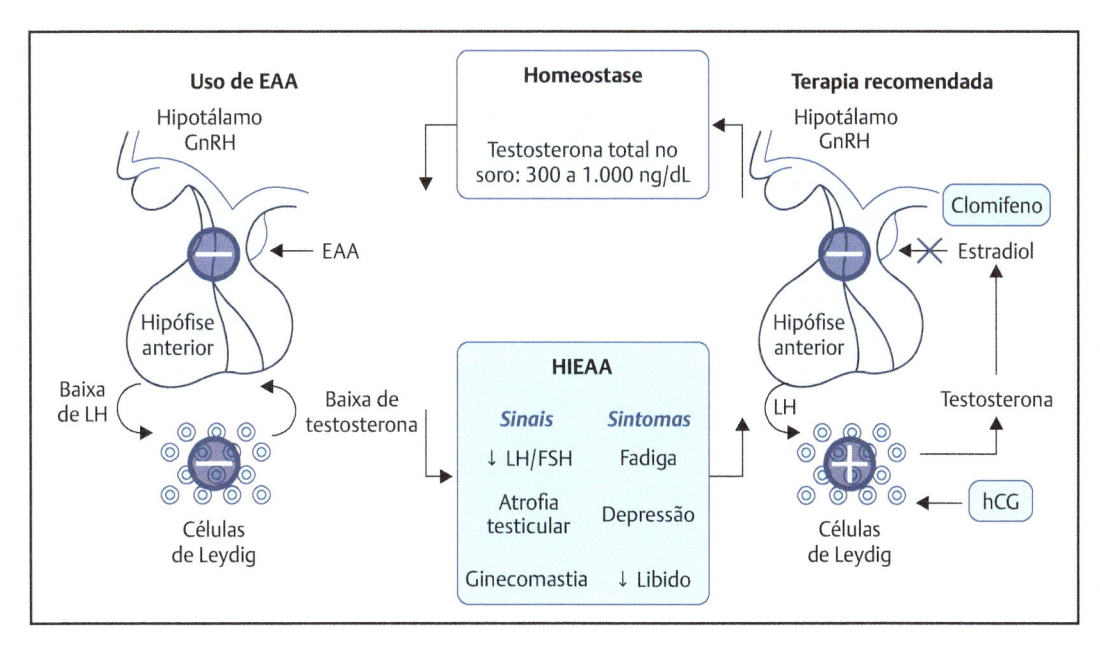

Fig. 43-1. Ilustração da fisiopatologia do hipogonadismo induzido pelos esteroides androgênicos (HIEAA) e mecanismos de estratégias de tratamento. A terapia de recuperação de baseia no bloqueio estrogênico do hipotálamo e na restauração dos pulsos de GnRH e liberação de gonadotrofinas (LH) com consequente estímulo à produção de testosterona. (Adaptado de Rahnema.)[19]

Efeitos no Sistema Cardiovascular

Por décadas, uma literatura crescente, composta principalmente de relatos de casos e pequenos estudos observacionais, sugeriu que o uso de EAA pode estar associado a uma variedade de efeitos cardiovasculares, incluindo cardiomiopatia, infarto do miocárdio, acidentes vasculares cerebrais, anormalidades de condução e de coagulação.[44]

Desses potenciais efeitos adversos, os dados mais fortes estão relacionados com a dislipidemia. O uso de EAA tem sido consistentemente associado a baixas concentrações séricas de colesterol HDL e altas concentrações de colesterol LDL. Esse efeito é particularmente evidente com EAA orais alquilados, que podem causar profunda supressão do HDL sérico.[33] Entretanto, o curso de tempo e a possível reversibilidade das alterações no perfil lipídico após o abuso de EAA ainda não são completamente conhecidos.

Essa variedade de efeitos cardiovasculares adversos pode representar um problema de saúde pública subestimado e ainda não reconhecido. Assim, quando os médicos encontrarem homens jovens que apresentem evidências de disfunção inexplicada do ventrículo esquerdo ou doença arterial coronariana prematura, a cardiotoxicidade por abuso de EAA deve ser considerada no diagnóstico diferencial. Uma vez que aproximadamente 80% dos usuários de EAA são simplesmente levantadores de peso recreativos em vez de atletas competitivos, a possibilidade de abuso de esteroides deve ser considerada mesmo em indivíduos que não se considerem atletas.[44]

Ginecomastia

A ginecomastia ocorre em até metade dos usuários de EAA. Os EAA suscetíveis a aromatizações são os mais prováveis. Suplementos de ervas, como *Tribulus terrestres* e *Serenoa repens,* podem também agravar a ginecomastia,[45] bem como a utilização de hCG. A melhora dos sintomas na ginecomastia aguda recente é o melhor indicador de prognóstico para a resposta terapêutica. A ginecomastia crônica, com características fibróticas, tem indicação cirúrgica. O tamoxifeno parece ser o agente mais seguro e eficaz para o tratamento da ginecomastia induzida pelos EAA. Também pode ser útil pelo fato de favorecer o aumento da secreção de Gns, reativando o eixo HHG. Os inibidores da aromatase, como o anastrozol, também podem ser utilizados nesse cenário; no entanto, é necessária uma monitorização de possíveis efeitos adversos decorrentes dessa terapia, já que a consequente diminuição dos níveis de estrógeno podem piorar queixas sexuais já existentes, como diminuição de libido.[30]

Efeitos na Função Sexual

Disfunção erétil e diminuição da libido são queixas comuns dos usuários de EAA, especialmente durante o pós-ciclo, quando os níveis endógenos de testosterona são mais baixos. Agentes como a nandrolona têm a reputação de causar disfunção erétil, quando utilizada isoladamente. Este efeito provavelmente se deve a uma ação progestogênica e androgênica do seu metabólito 5-alfa-di-hidronandrolona. Mais de 25% dos usuários de EAA afirmam usar inibidores da 5-fosfodiesterase (PDE5i) como profilaxia ou como tratamento para a disfunção erétil. Vários fornecedores na internet oferecem EAA e outras drogas, como dapoxetina, bromocriptina, cabergolina, além de PDE5i. Os usuários de EAA também utilizam ervas "afrodisíacas", em que foram encontrados análogos de PDE5i licenciados.

Efeitos no Sistema Reprodutivo e Infertilidade

O fato de o uso de EAA suprimir o eixo HHG, diminuindo a testosterona intratesticular (TIT), pode ser importante fator causal de infertilidade masculina. Níveis adequados de TIT são necessários para espermatogênese. Portanto, os usuários de EAA podem apresentar azoospermia ou oligospermia, bem como dismorfia e dismotilidade espermática. Um retorno da TIT é o fator mais importante para a restauração da espermatogênese e o manejo da infertilidade EAA-induzida. Ao mesmo tempo, deve ser tratado o hipogonadismo hipogonadotrópico subjacente. Após a descontinuação do EAA, a maioria dos casos de oligospermia ou azoospermia induzida pelo EAA é suscetível de se resolver espontaneamente dentro de 4-12 meses. Podem ser empregadas gonadotrofinas (hCG, hMG) como terapêutica. O tempo de recuperação da espermatogênese, no entanto, com ou sem tratamento, é variável. A azoospermia pode persistir apesar de exaustivo tratamento médico. Claramente, o manejo da infertilidade masculina induzida por EAA deve ser de início conservador. O hCG preserva a função e impede atrofia testicular. Os SERMs podem ser igualmente eficazes para a prevenção da atrofia testicular induzida por EAA, embora os estudos comparativos de qualidade não estejam disponíveis. O hCG pode ser adicionado ao protocolo, se a resposta para o tratamento primário com SERMs for inadequada.

Efeitos Neuropsiquiátricos

O abuso de EAA pode precipitar profundos efeitos no cérebro e no comportamento. Comportamento agressivo, ansiedade, mudanças extremas de humor, de depressão à mania ou hipomania, têm sido associados ao uso de esteroides nos últimos anos.[46] Tanto a exposição quanto a abstinência de andrógenos podem causar uma variedade de efeitos neurotóxicos, que estão apenas começando a ser explorados.

Um estudo de base populacional com 10.259 estudantes do ensino médio investigou o impacto do abuso de EAA na saúde mental e descobriu que ele está associado a problemas psiquiátricos, como ansiedade, depressão e baixa autoestima. Este estudo também relatou que os usuários de EAA eram mais propensos a tomar medicamentos para problemas de saúde mental do que os não usuários, com uma taxa alarmante de 30% de tentativas de suicídio no primeiro grupo.[47]

Policitemia

Níveis suprafisiológicos de andrógenos plasmáticos estimulam a produção de eritropoietina de modo dose-dependente, podendo conduzir a policitemia secundária clinicamente significativa. O aumento na viscosidade do plasma pode ser um fator que contribui para eventos adversos cardiovasculares em usuários de EAA, especialmente naqueles pacientes com fatores de risco coronariano preexistentes. Todavia, esta relação potencial não tem sido definitivamente demonstrada por metanálises. No entanto, a correção da policitemia grave em usuários de EAA deve ser tentada por flebotomia. Em última análise, a interrupção de EAA e uma restauração dos níveis hormonais endógenos normais são fundamentais para reduzir o risco do paciente para potenciais complicações associadas à policitemia.

CONCLUSÃO

O abuso de EAA e outros suplementos ergogênicos é uma realidade preocupante. Essa epidemia se deve à facilidade na obtenção, à publicidade enganosa, à falta de informações sobre seus efeitos adversos, acrescido da elevação do consumo entre amadores. É importante que profissionais de saúde se sensibilizem para esse problema e reconheçam os principais indicadores de abuso, como: hipertrofia muscular com aumento de peso, alterações de comportamento, acne, sinais de virilização na mulher, inexplicada elevação da pressão arterial e alterações analíticas. Embora outros efeitos adversos não sejam conhecidos, os identificados atualmente são inúmeros e comprometem diversos sistemas. Portanto, há uma necessidade imperiosa de campanhas publicitárias e programas educacionais dirigidos à população em geral, e, sobretudo, aos adolescentes, no sentido de alertar para as potenciais sequelas ameaçadoras à vida. Talvez se faça necessária uma força-tarefa mundial para conter esse avanço.

REFERÊNCIAS BIBLIOGRÁFICAS

1. Saudan C, Baume N, Robinson N, et al. Testosterone and doping control. Br J Sports Med. 2006;40(1):i21-4.
2. Linhares BL, Miranda EP, Cintra AR, et al. Use, Misuse and Abuse of Testosterone and Other Androgens. Sex Med Rev. 2021.
3. Malik RD, Lapin B, Wang CE, et al. Are we testing appropriately for low testosterone? Characterization of tested men and compliance with current guidelines. J Sex Med. 2015;12(1):66-75.
4. Malik RD, Wang CE, Lapin B, et al. Characteristics of Men Undergoing Testosterone Replacement Therapy and Adherence to Follow-up Recommendations in Metropolitan Multicenter Health Care System. Urology. 2015;85(6):1382-8.
5. Baillargeon J, Urban RJ, Kuo YF, et al. Screening and monitoring in men prescribed testosterone therapy in the U.S., 2001-2010. Public Health Rep. 2015;130(2):143-52.
6. Mulhall JP, Trost LW, Brannigan RE, et al. Evaluation and Management of Testosterone Deficiency: AUA Guideline. J Urol. 2018;200(2):423-32.
7. Handelsman DJ. Androgen misuse and abuse. Best Pract Res Clin Endocrinol Metab. 2011;25(2):377-89.
8. Handelsman DJ. Testosterone: use, misuse and abuse. Med J Aust. 2006;185(8):436-9.
9. Hartgens F, Kuipers H. Effects of androgenic-anabolic steroids in athletes. Sports Med. 2004;34(8):513-54.
10. Tracz MJ, Sideras K, Boloña ER, et al. Testosterone use in men and its effects on bone health. A systematic review and meta-analysis of randomized placebo-controlled trials. J Clin Endocrinol Metab. 2006;91(6):2011-6.
11. Kersey RD, Elliot DL, Goldberg L, et al. National Athletic Trainers' Association position statement: anabolic-androgenic steroids. J Athl Train. 2012;47(5):567-88.
12. Arnold AM, Peralta JM, Thonney ML. Ontogeny of growth hormone, insulin-like growth factor-I, estradiol and cortisol in the growing lamb: effect of testosterone. J Endocrinol. 1996;150(3):391-9.
13. Parkinson AB, Evans NA. Anabolic androgenic steroids: a survey of 500 users. Med Sci Sports Exerc. 2006;38(4):644-51.
14. Sagoe D, Molde H, Andreassen CS, et al. The global epidemiology of anabolic-androgenic steroid use: a meta-analysis and meta-regression analysis. Ann Epidemiol. 2014;24(5):383-98.
15. Pope HG, Jr., Kanayama G, Athey A, et al. The lifetime prevalence of anabolic-androgenic steroid use and dependence in Americans: current best estimates. Am J Addict. 2014;23(4):371-7.
16. Hall RC, Hall RC. Abuse of supraphysiologic doses of anabolic steroids. South Med J. 2005;98(5):550-5.
17. McBride JA, Carson CC 3rd, Coward RM. The Availability and Acquisition of Illicit Anabolic Androgenic Steroids and Testosterone Preparations on the Internet. Am J Mens Health. 2018;12(5):1352-7.
18. Coward RM, Rajanahally S, Kovac JR, et al. Anabolic steroid induced hypogonadism in young men. J Urol. 2013;190(6):2200-5.
19. Abrahin OS, Sousa EC, Santos AM. Prevalence of the use of anabolic-androgenic steroids in Brazil: a systematic review. Subst Use Misuse. 2014;49(9):1156-62.

20. Pope HG, Jr., Wood RI, Rogol A, et al. Adverse health consequences of performance-enhancing drugs: an Endocrine Society scientific statement. Endocr Rev. 2014;35(3):341-75.
21. Fragkaki AG, Angelis YS, Tsantili-Kakoulidou A, et al. Schemes of metabolic patterns of anabolic androgenic steroids for the estimation of metabolites of designer steroids in human urine. J Steroid Biochem Mol Biol. 2009;115(1-2):44-61.
22. Fragkaki AG, Angelis YS, Koupparis M, et al. Structural characteristics of anabolic androgenic steroids contributing to binding to the androgen receptor and to their anabolic and androgenic activities. Applied modifications in the steroidal structure. Steroids. 2009;74(2):172-97.
23. Thevis M, Schänzer W. Synthetic anabolic agents: steroids and nonsteroidal selective androgen receptor modulators. Handb Exp Pharmacol. 2010(195):99-126.
24. Yarrow JF, McCoy SC, Borst SE. Tissue selectivity and potential clinical applications of trenbolone (17beta-hydroxyestra-4, 9, 11-trien-3-one): A potent anabolic steroid with reduced androgenic and estrogenic activity. Steroids. 2010;75(6):377-89.
25. Choi SM, Lee BM. Comparative safety evaluation of selective androgen receptor modulators and anabolic androgenic steroids. Expert Opin Drug Saf. 2015;14(11):1773-85.
26. Angulo J, El Assar M, Rodríguez-Mañas L. Frailty and sarcopenia as the basis for the phenotypic manifestation of chronic diseases in older adults. Mol Aspects Med. 2016;50:1-32.
27. Saudan C, Baume N, Mangin P, Saugy M. Urinary analysis of 16(5alpha)-androsten-3alpha-ol by gas chromatography/combustion/isotope ratio mass spectrometry: implications in anti-doping analysis. J Chromatogr B Analyt Technol Biomed Life Sci. 2004;810(1):157-64.
28. El Osta R, Almont T, Diligent C, et al. Anabolic steroids abuse and male infertility. Basic Clin Androl. 2016;26:2.
29. Eklöf AC, Thurelius AM, Garle M, et al. The anti-doping hot-line, a means to capture the abuse of doping agents in the Swedish society and a new service function in clinical pharmacology. Eur J Clin Pharmacol. 2003;59(8-9):571-7.
30. Rahnema CD, Lipshultz LI, Crosnoe LE, et al. Anabolic steroid-induced hypogonadism: diagnosis and treatment. Fertil Steril. 2014;101(5):1271-9.
31. Martínez-Sanz JM, Sospedra I, Ortiz CM, et al. Intended or Unintended Doping? A Review of the Presence of Doping Substances in Dietary Supplements Used in Sports. Nutrients. 2017;9(10).
32. Geyer H, Parr MK, Mareck U, et al. Analysis of non-hormonal nutritional supplements for anabolic-androgenic steroids - results of an international study. Int J Sports Med. 2004;25(2):124-9.
33. Anawalt BD. Diagnosis and Management of Anabolic Androgenic Steroid Use. J Clin Endocrinol Metab. 2019;104(7):2490-500.
34. Bhasin S, Cunningham GR, Hayes FJ, et al. Testosterone therapy in men with androgen deficiency syndromes: an Endocrine Society clinical practice guideline. J Clin Endocrinol Metab. 2010;95(6):2536-59.
35. Braunstein GD, Sundwall DA, Katz M, et al. Safety and efficacy of a testosterone patch for the treatment of hypoactive sexual desire disorder in surgically menopausal women: a randomized, placebo-controlled trial. Arch Intern Med. 2005;165(14):1582-9.
36. Seftel AD. Re: Critical Update of the 2010 Endocrine Society Clinical Practice Guidelines for Male Hypogonadism: A Systematic Analysis. J Urol. 2016;195(2):441.
37. Wu FC, Tajar A, Beynon JM, et al. Identification of late-onset hypogonadism in middle-aged and elderly men. N Engl J Med. 2010;363(2):123-35.
38. Laaksonen DE, Niskanen L, Punnonen K, et al. Testosterone and sex hormone-binding globulin predict the metabolic syndrome and diabetes in middle-aged men. Diabetes Care. 2004;27(5):1036-41.
39. Harman SM, Metter EJ, Tobin JD, et al. Longitudinal effects of aging on serum total and free testosterone levels in healthy men. Baltimore Longitudinal Study of Aging. J Clin Endocrinol Metab. 2001;86(2):724-31.
40. Surampudi P, Swerdloff RS, Wang C. An update on male hypogonadism therapy. Expert Opin Pharmacother. 2014;15(9):1247-64.
41. Moskovic DJ, Katz DJ, Akhavan A, et al. Clomiphene citrate is safe and effective for long-term management of hypogonadism. BJU Int. 2012;110(10):1524-8.
42. Kanayama G, Kaufman MJ, Pope Jr. HG. Public health impact of androgens. Curr Opin Endocrinol Diabetes Obes. 2018;25(3):218-23.
43. Horwitz H, Andersen JT, Dalhoff KP. Health consequences of androgenic anabolic steroid use. J Intern Med. 2019;285(3):333-40.
44. Baggish AL, Weiner RB, Kanayama G, et al. Cardiovascular Toxicity of Illicit Anabolic-Androgenic Steroid Use. Circulation. 2017;135(21):1991-2002.
45. Toorians AW, Bovee TF, De Rooy J, et al. Gynaecomastia linked to the intake of a herbal supplement fortified with diethylstilbestrol. Food Addit Contam Part A Chem Anal Control Expo Risk Assess. 2010;27(7):917-25.
46. Bertozzi G, Salerno M, Pomara C, Sessa F. Neuropsychiatric and Behavioral Involvement in AAS Abusers. A Literature Review. Medicina (Kaunas). 2019;55(7).
47. Gestsdottir S, Kristjansdottir H, Sigurdsson H, Sigfusdottir ID. Prevalence, mental health and substance use of anabolic steroid users: a population-based study on young individuals. Scand J Public Health. 2020:1403494820973096.

HIPERPLASIA BENIGNA DA PRÓSTATA

Carlos Teodósio da Ros • Márcio Augusto Averbeck

INTRODUÇÃO

A hiperplasia benigna da próstata (HBP) é um diagnóstico histológico, caracterizado pela proliferação de tecido epitelial glandular, músculo liso e tecido conectivo na zona de transição, por ação dos andrógenos testiculares e de outros fatores ainda não identificados, que têm início aos 40 anos de idade.[1] Ocorre um aumento do número de células epiteliais e estromais na região periuretral da próstata provavelmente devido a uma menor taxa de morte celular.[2] É a doença prostática mais prevalente no homem, tem origem multifatorial, e sua fisiopatologia ainda não está completamente entendida, sendo a quarta condição clínica mais diagnosticada nos Estados Unidos e, provavelmente, em todo o mundo, depois da doença coronariana, da hipertensão arterial sistêmica e do diabetes melito. A incidência da HBP é crescente e acompanha o aumento da idade.[3]

O termo prostatismo, que incluía todos os sinais e sintomas relacionados com a micção, foi substituído por Sintomas do Trato Urinário Inferior (do inglês *Lower Urinary Tract Symptoms* – LUTS), no início dos anos 2000.[4] Essa nova expressão (LUTS) inclui os sintomas associados ao armazenamento da urina (frequência, noctúria, urgência, incontinência), ao esvaziamento (jato fraco, intermitência, hesitação, esforço) e à pós-micção (esvaziamento incompleto, gotejamento) (Quadro 44-1). A alteração da nomenclatura proposta e adotada se deve ao fato de que os sintomas do trato urinário inferior são inespecíficos e, desta forma, podem estar associados à disfunção da bexiga, obstrução da saída da urina causada pela própria hiperplasia da próstata ou por estenose da uretra, bem como a doenças sistêmicas, distúrbios neurológicos e infecções do trato urinário.[5]

Quadro 44-1. Classificação dos sintomas do trato urinário inferior

Sintomas de armazenamento	Sintomas de esvaziamento	Sintomas pós-miccionais
Polaciúria	Jato urinário fino e fraco	Gotejamento terminal
Noctúria	Intermitência	Esvaziamento incompleto
Urgência	Esforço miccional	
Incontinência		

LUTS são frequentes, têm origem multifatorial e apresentam um efeito negativo sobre a qualidade de vida dos homens. Em muitas ocasiões, os LUTS se relacionam com um descompasso entre o funcionamento da bexiga, colo vesical, próstata e uretra, bem como do sistema nervoso central.[4] As causas mais importantes destes sintomas (LUTS) são: HBP, bexiga hiperativa, poliúria noturna, hipoatividade do detrusor, bexiga neurogênica, câncer de bexiga, estenose uretral, infecções urinárias, corpos estranhos e prostatites.[4,6]

O crescimento da próstata, por sua vez, aumenta a resistência uretral, resultando em modificações compensatórias da função vesical. Estas alterações vesicais, associadas ao processo de envelhecimento, levam à polaciúria, urgência miccional, noctúria entre outras queixas.[7] A obstrução ao fluxo de urina causada pelo crescimento da próstata pode gerar efeitos deletérios na bexiga e para o trato urinário superior, na dependência da gravidade da obstrução e do tempo transcorrido desde o diagnóstico. Mirone *et al.* avaliaram fragmentos da parede vesical de pacientes submetidos à ressecção transuretral (RTU) da próstata (grupo obstruído) e à RTU de bexiga (grupo controle, sem obstrução infravesical). Este estudo demonstrou que a deposição de colágeno na parede vesical foi maior em homens obstruídos do que em controles. Além disso, o conteúdo médio de colágeno foi diretamente proporcional ao grau de obstrução (50,45% +/- 8,22% em pacientes com LUTS severos *versus* 43,09% +/- 7,05% em pacientes com LUTS moderados).[8] Interessante é o fato que o grau de obstrução ao fluxo urinário não está necessariamente relacionado com o tamanho da próstata.[2]

Um estudo observacional, que envolveu mais de 14.000 homens adultos, com idade maior do que 40 anos, demonstrou uma incidência de 71% de LUTS, sendo mais frequentes os distúrbios de esvaziamento. Um quarto dos pacientes, porém, apresentava uma combinação dos três tipos de sintomas: esvaziamento, armazenamento e pós-miccional.[9]

Um estudo de acompanhamento demonstrou que os sintomas do trato urinário inferior, depois de quatro anos, podem ter uma rápida progressão. Além disso, 31% dos homens passaram de sintomatologia leve para manifestações mais graves.[10]

Estima-se que, pelo menos, 50% dos homens com mais de 60 anos tenham sintomas do trato urinário inferior de moderados a graves, e que necessitam de alguma intervenção terapêutica.[1,7,11] Esta sintomatologia, causada pela HBP, usualmente não é um problema grave de saúde, mas a repercussão sobre a qualidade de vida dos homens é bastante significativa.[12]

DIAGNÓSTICO

A avaliação diagnóstica de homens com LUTS é realizada por anamnese dirigida, exame físico (que inclui o toque retal), exames de laboratório (antígeno prostático específico ou PSA, função renal e exame qualitativo de urina) e aplicação de questionários, como o IPSS (*International Prostatic Symptom Escore*) (Quadro 44-2) ou AUASI (*American Urological Association Symptom Index*), com objetivo de quantificar as queixas e estimar o impacto na qualidade de vida do paciente.[13] O exame de urina é útil para excluir infecção urinária associada (diagnóstico diferencial). A imagem do trato urinário, através de uma ecografia abdominal total, já fornece informações sobre a anatomia do trato urinário, espessura do músculo detrusor, resíduo urinário e o tamanho e protrusão intravesical da próstata (lobo mediano).[7] O diário miccional retrata o número de micções por dia, facilitando o entendimento do incômodo do paciente. Além disso, esse diário miccional é especialmente útil em pacientes com noctúria, pois permite excluir poliúria noturna, que é uma condição caracterizada por aumento na proporção de urina produzida durante o horário de sono (> 33% do total de urina produzida em 24 horas) e tem tratamento específico. A urofluxometria livre permite estimar, de maneira não invasiva, o fluxo urinário máximo (Qmax). O estudo urodinâmico completo e a uretrocistoscopia não são utilizados rotineiramente, mas fornecem importantes informações que podem nortear a escolha do tratamento a ser empregado.[14]

O exame digital da próstata (ou toque retal) é importante para rastreamento do câncer de próstata, e também para obter uma estimativa do tamanho da glândula, que é um parâmetro útil na decisão terapêutica.[15-17]

O antígeno prostático específico (PSA) é um exame indicado para o diagnóstico de câncer de próstata ou para auxiliar no processo decisório do tratamento dos sintomas urinários (avaliação do risco de progressão de HBP/LUTS).[7,18] O PSA é empregado como método complementar no rastreamento do câncer de próstata, pois apresenta uma sensibilidade que varia de 68% a 80%, e uma especificidade de 69% a 90%. Porém, sabe-se que o PSA sofre influências de fatores internos e externos, como a idade, histologia, ploidia do tumor, instrumentação uretral, prostatite, infecção do trato urinário, biópsia de próstata e medicações (inibidores da 5-alfa-redutase).[19] Existe também uma estreita correlação entre o nível plasmático e o volume da próstata.[12] Então, sua interpretação deve ser muito cuidadosa, sendo muito importante a evolução deste exame e o acompanhamento do paciente.

Quadro 44-2. IPSS – Questionário empregado para classificação dos sintomas urinários

	Escore Internacional de sintomas prostáticos (IPSS)	Nenhuma vez	Menos que 1 vez em cada 5	Menos que a metade das vezes	Cerca de metade das vezes	Mais que a metade das vezes	Quase sempre
1	No último mês, quantas vezes você teve a sensação de não esvaziar completamente a bexiga após terminar de urinar?	0	1	2	3	4	5
2	No último mês, quantas vezes você teve de urinar novamente menos de 2 h após ter urinado?	0	1	2	3	4	5
3	No último mês, quantas vezes você observou que, ao urinar, parou e recomeçou várias vezes?	0	1	2	3	4	5
4	No último mês, quantas vezes você observou que foi difícil conter a urina?	0	1	2	3	4	5
5	No último mês, quantas vezes você observou que o jato urinário estava fraco?	0	1	2	3	4	5
6	No último mês, quantas vezes você teve de fazer força para começar a urinar?	0 Nenhuma	1 1 vez	2 2 vezes	3 3 vezes	4 4 vezes	5 5 vezes
7	No último mês, quantas vezes, em média, você teve de se levantar à noite para urinar?	1	2	3	4	5	6
8	Qualidade de vida	0 (excelente)	1	2	3	4	5 (péssima)

Pontuação total das primeiras sete questões: de 0 a 7 = sintomas leves; 8 a 19 = sintomas moderados; 20 a 35 = sintomas graves.

vectiva de vapor d'água (Rezum[...]
jato de água de alta velocidade[...]
novas técnicas minimamente in[...]
fício de proporcionar melhora [...]
rio inferior e do fluxo urinário [...]
com preservação da função ejac[...]
melhora do Qmax pode ser infer[...]
paração à técnica padrão-ouro ([...]
2021 das Diretrizes da Socieda[...]
uretral prostático foi adicionad[...]
cirúrgico da HBP, uma vez que [...]
clínicos com período de seguim[...]
estudos consistentes, com acom[...]
prazo, ainda são necessários par[...]
lhor quais perfis de pacientes [...]
uso destas novas técnicas minim[...]
retratamento e custo elevados d[...]
bém podem ser vistos como fato[...]
dispositivos Urolift e o iTind já fo[...]
(registros nº 80117580890 e nº 8[...]
te), mas ainda não fazem parte [...]

CONCLUSÕES

A HBP representa uma causa freq[...]
(LUTS) em homens com idade su[...]
to de homens sintomáticos dev[...]
a etiologia dos LUTS costuma se[...]
te identificar os diversos perfis [...]
impacto na qualidade de vida, c[...]
de progressão da doença. Atualm[...]
medicamentos que podem ser út[...]
combinação no tratamento dos [...]
adores, inibidores da fosfodieste[...]
-redutase, antimuscarínicos e be[...]
dos inibidores da 5-alfa-redutase[...]
mero de pacientes que necessita[...]
pois esta classe medicamentosa p[...]
da doença através da diminuição[...]
eventos de progressão. Mas o tra[...]
sendo o tratamento padrão-our[...]
disponíveis podem gerar efeitos a[...]
ser amplamente discutidos com [...]
dos pacientes devem ser avaliada[...]
do tratamento a ser instituído.

REFERÊNCIAS BIBLIOGRÁFIC[AS]

1. Berry SJ, Coffey DS, Walsh PC, Ew[...] of human benign prostatic hyper[...] 1984;132(3):474-9.
2. Roehborn CG, Strand DW. Benign[...] Chapter 144, Part XV Prostate. In:[...] Kavoussi LR, Peters CA. Campbell[...] Philadelphia, PA, USA: Elsevier. In[...] Edition. 2021.
3. Platz EA, Joshu CE, Mondul AM, e[...] of lower urinary tract symptoms [...] of United States men. J Urol. 2012[...]
4. Abrams P, Cardozo L, Fall M, et al.[...] terminology of lower urinary tra[...] Standardization Subcommittee o[...] Society. Neurourol Urodyn. 2002;[...]

Quadro 44-3. Risco de progressão dos LUTS

- Idade > 50 anos
- IPSS > 7 pontos
- Qmax (fluxo urinário máximo) < 12 mL/s
- Volume da próstata > 40 g
- Nível de PSA total > 1,6 ng/mL

A HBP é uma doença progressiva, e existem alguns marcadores clínicos de progressão (Quadro 44-3).[20]

MANEJO DA DOENÇA

As medidas comportamentais e modificações da dieta já podem trazer algum benefício. A redução na ingesta de líquidos no final da tarde e noite, diminuição da ingesta de álcool e cafeína, tratamento da constipação, **treinamento vesical** para controlar a urgência, e os exercícios perineais ajudam naqueles casos com sintomas mais leves.[7,12]

TRATAMENTO MEDICAMENTOSO

Os objetivos do tratamento dos pacientes sintomáticos com HBP são: aliviar os sintomas, evitar complicações (como retenção urinária aguda), reduzir a necessidade de cirurgia ligada à HBP e melhorar a qualidade de vida do paciente.[21]

A partir da década de 1990, houve uma importante modificação nas condutas urológicas para o manejo da LUTS causadas por HBP, com a chegada dos inibidores da 5-alfa-redutase e dos alfabloqueadores. As diretrizes de diversas associações urológicas internacionais para o tratamento de homens com HBP sintomática visam guiar a melhor escolha terapêutica na dependência do subtipo de LUTS e da presença ou não de fatores de risco para progressão da doença (Quadro 44-4).[7,12,21]

A maioria das diretrizes de tratamento sugere que os pacientes que apresentam sintomas leves (sem incômodo associado), próstata pequena (< 30 g) e baixo risco de progressão sejam apenas observados e orientados sobre mudança de hábitos e de dieta. Se os sintomas forem leves, com próstatas maiores do que 40 g, o risco de progressão é maior, de modo que, em alguns casos, recomenda-se o uso preventivo de inibidores de 5-alfa-redutase, desde que o paciente entenda e aceite a necessidade de tratamento medicamentoso por um longo prazo.[7,12,21] As drogas inibidoras da 5-alfa-redutase (5ARI) (finasterida e dutasterida) reduzem entre 70% e 95% dos níveis circulantes de di-hidrotestosterona,[22] por conseguinte, diminuem o volume prostático e os níveis séricos do PSA e aumentam os níveis de TT.[23]

Naqueles pacientes com próstatas pequenas, mas sintomáticos (IPSS > 7), podemos prescrever alfabloqueadores ou inibidores da fosfodiesterase-5, de uso diário. São medicações que levam a um relaxamento da musculatura prostática e do colo vesical, facilitando o esvaziamento da bexiga. E naqueles, com próstatas maiores do que 40 g e também sintomáticos (IPSS > 7), em especial quando há fatores de risco para progressão da doença, a combinação de um alfabloqueador com um inibidor da 5-alfa-redutase (5ARI) é a melhor opção.[24] Os 5ARI são utilizados, com sucesso, não só para o tratamento dos sintomas urinários decorrentes da HBP, mas também para evitar as possíveis complicações, como a retenção urinária aguda e/ou necessidade de cirurgia para HPB.[25,26]

Para os pacientes com próstatas pequenas e sintomas de armazenamento residuais, que não respondem à monoterapia com alfabloqueador ou inibidor da fosfodiesterase-5, a combinação de um alfabloqueador com um antimuscarínico é uma boa alternativa. Neste cenário, demonstrou-se que a associação de antimuscarínico é segura, desde que o resíduo urinário pós-miccional não seja elevado (< 150 mL) e que o fluxo urinário máximo não seja muito reduzido (< 5 mL/s).[7,12,21] Mas, se a queixa for predominantemente de armazenamento, podemos lançar mão de drogas antimuscarínicas ou beta-3 agonistas, que agem na parede vesical, promovendo melhora da capacidade de armazenamento vesical.[7,12]

E ainda, se a queixa principal for poliúria noturna, além das sugestões para mudança de comportamento e estilo de vida, prescreve-se desmopressina (análogo do hormônio antidiurético). Nesta situação específica é importante monitorizar o nível plasmático de sódio durante o tratamento.[7]

O tratamento é, então, determinado pelo perfil clínico de cada paciente (subtipo de LUTS), pelo potencial impacto na qualidade de vida e pelo risco de progressão da doença. As preferências e expectativas do paciente devem ser sempre levadas em consideração. As medicações podem ser alteradas e/ou associadas, dependendo da situação. Desta forma vamos poder ajustar e propor um tratamento medicamentoso que tem por objetivo reduzir os sintomas e proteger o trato

Quadro 44-4. Opções terapêuticas para os sintomas do trato urinário inferior em homens segundo as diretrizes da Associação Europeia de Urologia[7]

Tratamento clínico	Início da ação	IPSS (redução)	Qmax (aumento)	Tamanho da próstata (redução)
Orientação e observação	Meses	1,3%-5,7%	-	-
Alfabloqueadores	Dias	30%-40%	1,4-3,2 mL/s	-
5ARI	Meses	13%-38%	1,4-2,2 mL/s	15-28%
Antimuscarínicos e β3-adrenérgicos	Semanas	35%-54%	-	-
iPDE5	Dias	17%-37%	-	-
Alfabloqueador e 5ARI	Dias	38%-49%	2,3-3,8 mL/s	12-27%
Alfabloqueador e antimuscarínico	Dias	31%-66%	1,4-3,2 mL/s	-

5ARI: inibidores da 5-alfa-redutase; IPDE5: inibidores da fosfodiesterase-5.

urinário, diminuindo as chance
tratamento cirúrgico. Os pacien
medicamentoso devem ser reav
para determinar a resposta clíni
sos (Quadro 44-5). A reavaliação
se houve melhora, quais sintoma
persistem. O uso de questionário
a realização de urofluxometria
pós-miccional podem ser utiliza
metro comparativo). Para os pa
resposta ao tratamento instituí
após 6 meses e, então, acompar
não ocorra deterioração dos sint
mento cirúrgico).[7,12,21]

Pacientes que fazem uso de
devem ser acompanhados regular
pois sabemos que sua redução é
Nestes casos, o PSA basal deve ser
gem deve ser realizada após 6 me
aumento do PSA em vigência do
5-alfa-redutase deve ser valoriza
do, com o objetivo de excluir nec

TRATAMENTO CIRÚRGICO

A hiperplasia prostática benigna (
siva que se caracteriza pela deteri
urinário inferior ao longo dos ar
os sintomas, muitas vezes, com
medicamentos orais ou tratamen
mas seu tratamento é cirúrgico. C
rapêuticas, houve uma diminuiçã

Quadro 44-5. Eventos adversos mais
medicamentoso para HBP/LUTS

Classe Medicamentosa (exemplos)	E
Alfabloqueadores (tansulosina, doxasosina, alfuzosina)	A o
Inibidores da 5-alfa-redutase (finasterida, dutasterida)	D ej di
Antimuscarínicos (oxibutinina, tolterodina, solifenacina, darifenacina)	B t (e co co fe
Beta-3 Agonista (mirabegrona)	H
Inibidor da fosfodiesterase-5 (tadalafila)	R g di co co q ni

* Eventos adversos relatados por 1% a 15% d

24. Füllhase C, Chapple C, Cornu JN, et al. Systematic review of combination drug therapy for non-neurogenic male lower urinary tract symptoms. Eur Urol. 2013;64(2):228-43.
25. Fullhase C, Schneider MP. 5 alpha reductase inhibitores and combination therapy. Urol Clin North Am. 2016;43(3):325-36.
26. Kuiper JG, Bezemer ID, Diressen MT, et al. Rates of prostate surgery and acute urinary retention for benign prostatic hyperplasia in men treated with dutasteride or finasteride. BMC Urol. 2016;16(1):53.
27. Malaeb BS, Yu X, McBean AM, Elliot SP. National trends in surgical therapy for benign prostatic hyperplasia in the United States (2000-2008). Urology. 2012;79(5):1111-6.
28. Izard J, Nickel JC. Impact of medical therapy on transurethral resection of the prostate: two decades of change. BJU Int. 2011;108(1):89-93.
29. Lerner LB, McVary KT, Barry MJ, et al. Management of lower urinary tract symptoms attributed to benign prostatic hyperplasia: AUA Guidelines Part II – Surgical Evaluation and Treatment. J Urol. 2021;206(4):818-26.
30. Issa MM. Technological advances in transurethral resection of the prostate: bipolar versus monopolar TURP. J Endourol. 2008;22(8):1587-95.
31. Omar MI, Lam TB, Alexander CE, et al. Systematic review and meta-analysis of the clinical effectiveness of bipolar compared with monopolar transurethral resection of the prostate (TURP). BJU Int. 2014;113(1):24-35.
32. Kojima M, Inui E, Ochiai A, et al. Reversible change of bladder hypertrophy due to benign prostatic hyperplasia after surgical relief of obstruction. J Urol. 1997;158(1):89-93.
33. Cornu JN, Ahyai S, Bahcmann A, et al. A systematic review and meta-analysis of functional outcomes and complications following transurethral procedures for lower urinary tract symptoms resulting for benign prostatic obstruction: an update. Eur Urol. 2015;67(6):1066-96.
34. Reich O, Gratzke C, Stief CG. Techniques and long-term results of surgical procedures. Eur Urol. 2006;49(6):970-8.
35. Gratzke C, Barber N, Speakman MJ, et al. Prostatic urethral lift vs. transurethral resection of the prostate: 2-year results of the BPH6 prospective, multicenter, randomized study. BJU Int. 2017;119(5):767-75.
36. Roehrborn CG, Barkin J, Gange SN, et al. Five year results of the prospective randomized controlled prostatic urethral L.I.F.T. study. Can J Urol. 2017;24(3):8802-13.
37. Franco JVA, Jung JH, Imamura M, et al. Minimally invasive treatments for benign prostatic hyperplasia: a Cochrane network meta-analysis. BJU Int. 2021.

TESTOSTERONA E CÂNCER DE PRÓSTATA

Daniel de Freitas G. Soares • Luiza Ramos Rhoden • Ernani Luis Rhoden

INTRODUÇÃO

O aumento da expectativa de vida da população mundial e o consequente envelhecimento populacional resultam em impacto significativo na saúde e na qualidade de vida.[1] Com o aumento da idade, as concentrações séricas de testosterona tendem a diminuir, podendo trazer consequências físicas, cognitivas e sexuais.

Essa diminuição é algumas vezes referida como "andropausa" ou "hipogonadismo tardio". Entretanto, diferentemente do climatério feminino, período em que há deficiência completa de estrógenos com consequências clínicas previsíveis, no homem a diminuição de andrógenos relacionada com a idade é modesta e progressiva, e suas possíveis consequências clínicas nem sempre são tão evidentes como as que ocorrem no climatério (Fig. 45-1).

Nas últimas décadas houve um crescente reconhecimento dos efeitos da testosterona sobre o metabolismo masculino e os benefícios da sua reposição em homens com hipogonadismo. Entre esses, destacam-se melhora da libido e da *performance* sexual, aumento da massa muscular e da densidade mineral óssea, diminuição da gordura corporal, melhora do humor e, possivelmente, da longevidade (Quadro 45-1).[2,3]

Os sintomas de deficiência de testosterona no adulto não raramente confundem-se com os próprios efeitos do envelhecimento. O diagnóstico do hipogonadismo depende, portanto, da presença de sinais e sintomas de hipogonadismo associados à evidência bioquímica de diminuição da testosterona total sérica matinal, em duas ou mais ocasiões.

Os valores normais de testosterona total estabelecidos em diretrizes clínicas, no entanto, variam, sendo que a maioria dos especialistas estima um valor acima de 300 ng/dL como normal. Dados de metanálise documentam que a terapia com testosterona é efetiva quando os níveis basais são menores do que 12 nmol/L (350 ng/dL).[4] O interesse em terapias com testosterona sempre precipitou debates sobre sua segurança, especialmente no que diz respeito às doenças da próstata. A discussão sobre conceitos considerados inquestionáveis durante décadas torna-se, nesse contexto, indispensável.

Deve ficar claro que o uso de testosterona não está indicado em homens eugonádicos, e que o objetivo do tratamento é restabelecer níveis hormonais à faixa normal para homens jovens.

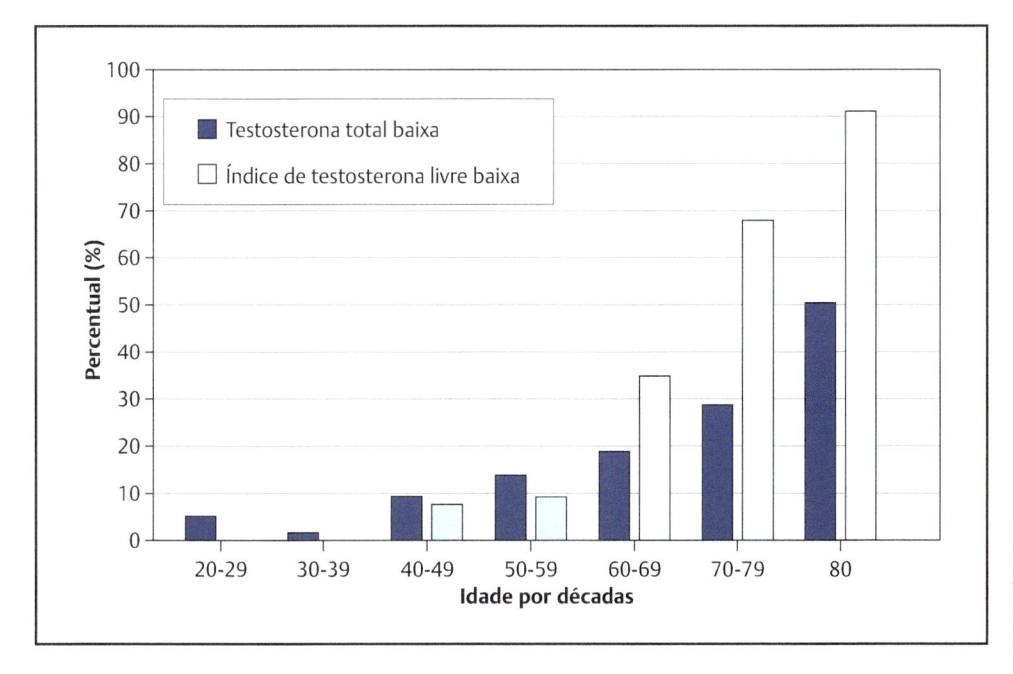

Fig. 45-1. Prevalência de níveis baixos de testosterona total e índice de testosterona livre como indicador de hipogonadismo masculino por década de vida. (Adaptada).[1]

Quadro 45-1. Efeitos biológicos dos andrógenos (Adaptado)[2]

Tecido-Alvo	Efeito
Órgãos sexuais	Estímulo da diferenciação pré-natal e desenvolvimento até a puberdade dos testículos, pênis, epidídimo, vesículas seminais e próstata. Nos adultos, manutenção desses tecidos e início e manutenção da espermatogênese
Função sexual e comportamento	Estímulo e manutenção da função sexual do homem. Modulação central e periférica da função erétil. Melhora da libido quando administrada a homens hipogonádicos, bem como do humor, memória, energia e sensação de bem-estar
Ossos	Crescimento linear, fechamento das epífises, aumento da densidade mineral óssea. Os andrógenos estimulam a proliferação de células ósseas *in vitro*. O hipogonadismo é fator de risco para osteoporose em homens
Músculo	Efeito anabólico. Aumento do equilíbrio nitrogenado, da massa corporal magra e do peso corpóreo. Aumento do tamanho de todas as células musculares, com pouco efeito em seu número
Fígado	Aumento da síntese de fatores de coagulação, lipase hepática de triglicerídeos, ácido siálico, alfa-1-antitripsina e haptoglobulina. Diminuição da síntese de SHBG, outras proteínas carregadoras de hormônios, transferrina e fibrinogênio
Rins	Estímulo à produção de eritropoetina
Coração	Vasodilatação coronariana
Lipídios	Diminuição do tecido adiposo corporal e visceral. Meninos adolescentes com puberdade tardia e homens hipogonádicos possuem concentrações plasmáticas de HDL diminuídas
Medula óssea e sistema imune	Efeitos supressores na resposta imune, tanto humoral quanto celular, e anti-inflamatórios
Pele e fâneros	Responsável pelo padrão masculino de crescimento de pelos. Os folículos pilosos podem metabolizar a testosterona em DHT. Aumento da produção sebácea da pele, envolvida com o desenvolvimento de acne

TESTOSTERONA E CÂNCER DE PRÓSTATA

A testosterona é o principal andrógeno circulante no homem, sendo 90% da sua produção realizada nas células de Leydig testiculares. Andrógenos são indispensáveis para a diferenciação dos ductos de Wolff, da próstata e da genitália externa masculina.[4] No entanto a relação entre câncer de próstata e testosterona segue controversa, certamente resultante do desconhecimento que cerca a etiologia da doença, uma vez que, até o momento, apenas idade e fatores genéticos são associados de forma consistente ao seu surgimento.

É justificável concluir que o câncer de próstata seja, pelo menos em parte, uma doença dependente de testosterona. Além da presença quase universal de receptores androgênicos em espécimes de prostatectomia, o benefício clínico das terapias de deprivação androgênica (ADT, *androgen deprivation therapy*) em homens com neoplasia avançada é inquestionável.[5,6]

Diversas publicações, todavia, falharam em sustentar o conceito da testosterona-dependência, em que a elevação dos níveis de testosterona ou seus metabólitos levaria ao crescimento de tecido prostático, tanto benigno quanto maligno. A melhora física, sexual e cognitiva experimentada por homens hipogonádicos submetidos a tratamento com testosterona não é acompanhada de uma incidência de câncer significativamente distinta dos grupos-controle ou mesmo da população em geral.[7,8]

Níveis séricos endógenos de testosterona parecem exercer efeitos limitados sobre as células prostáticas. Diversos estudos sugerem que a testosterona estimula o crescimento do câncer de próstata apenas em níveis muito baixos, próximos aos níveis de castração, e que variações na concentração de testosterona endógena dentro dos limites fisiológicos ou mesmo em níveis suprafisiológicos não parecem influenciar os níveis de PSA. Este efeito limitado seria decorrente da saturação dos receptores androgênicos das células prostáticas.[9,10]

O modelo da saturação dos receptores androgênicos (Fig. 45-2) é coerente ao justificar a paradoxal observação de que o tecido prostático é extremamente sensível a variações da testosterona em baixas concentrações, mas se torna indiferente às alterações em níveis mais elevados, a partir de determinado limite (ponto de saturação). A capacidade máxima dos

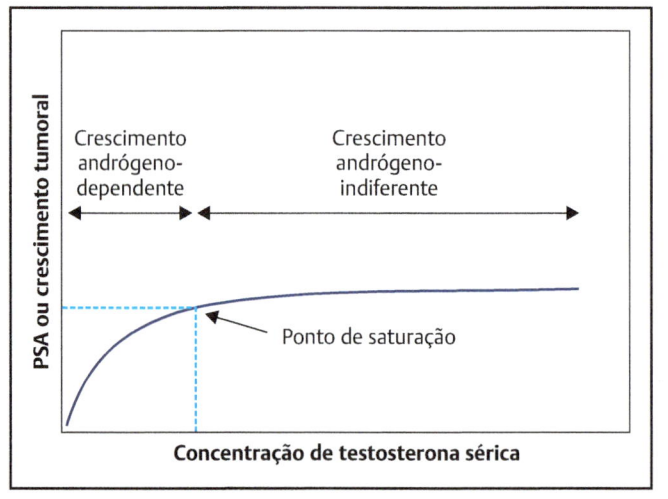

Fig. 45-2. O modelo de saturação. Concentrações crescentes de andrógenos produzem aumento do crescimento ou função do tecido da próstata, conforme refletido pelas concentrações de antígenos específicos da próstata, até que um limite seja alcançado (o ponto de saturação), além do qual não há mais capacidade de induzir alterações acionadas por andrógenos. O câncer de próstata é extremamente sensível a alterações nos andrógenos em baixas concentrações (dependente de andrógenos), mas não responde a alterações nas concentrações de andrógenos acima do ponto de saturação (indiferente aos andrógenos). As evidências atuais sugerem que o ponto de saturação para o tecido prostático humano é de aproximadamente 250 ng/dL (aproximadamente 8 nmol/L). O ponto de saturação será diferente entre os indivíduos e varia consideravelmente entre os diferentes tipos de tecido. PSA = antígeno prostático específico. (Adaptada).[10]

andrógenos de se ligarem aos receptores androgênicos (RA) parece ocorrer, portanto, em concentrações bastante baixas de testosterona, mas está sujeita a variações individuais, como níveis e interações com outras moléculas, como SHBG (*sex hormone-binding globulin*, globulina ligadora de hormônios sexuais) e os próprios RAs, por exemplo, bem como outros mecanismos fisiológicos. Na prática clínica, o ponto de saturação parece se situar entre 4 e 8 nmol/L (125 a 250 ng/dL).[11]

Observações adicionais fornecem suporte ao modelo de saturação. Estudos em animais demonstram que a reposição de testosterona ou DHT em machos castrados restabelece o volume prostático aos níveis pré-castração, mas não maiores. Culturas celulares de câncer de próstata demonstram curvas de dose-resposta com aumento do número de células, conforme a concentração de andrógeno aumenta, mas atingem um máximo a partir do qual não há crescimento adicional.[10] Estudos em homens com câncer de próstata metastático submetidos a ADT com medicamentos análogos de GnRH também falharam em demonstrar aumento de PSA durante o intervalo de elevação de testosterona (efeito *flare*) (Fig. 45-3).[12]

Testosterona Sérica Basal e Risco de Câncer de Próstata

Durante anos um grande número de estudos foi realizado por distintos autores em diferentes partes do mundo, tentando estabelecer uma relação causal entre níveis séricos de testosterona e risco de câncer de próstata. Neste contexto merece destaque o estudo publicado pelo Endogenous Hormones and Prostate Cancer Collaborative Group que avaliou os dados dos 18 melhores estudos prospectivos que tiveram como objetivo avaliar a relação entre níveis séricos de hormônios e os riscos de câncer de próstata (totalizando 3.886 homens com câncer de próstata e 6.438 homens nos grupos-controle). O trabalho concluiu que nenhum dos andrógenos (testosterona, di-hidrotestosterona ou seus metabólitos) apresentou relação com risco de câncer de próstata.[13]

Outra metanálise, que incluiu 25 estudos retrospectivos comparando os níveis séricos de testosterona de homens com câncer de próstata com controles, demonstrou que, em 4 destes estudos, homens com câncer de próstata efetivamente apresentaram níveis séricos mais elevados de testosterona. Entretanto, em 15 deles os níveis de testosterona foram semelhantes em homens com ou sem câncer de próstata. O mais interessante foi o surpreendente fato de que em 6 destes estudos uma relação inversa foi observada, ou seja, homens com diagnóstico de câncer de próstata apresentaram níveis séricos de testosterona mais baixos do que aqueles que não tiveram este diagnóstico.[14]

Mais recentemente, Muller publicou a análise de 3.255 homens do grupo placebo do estudo REDUCE (*Reduction by Dutasteride of Prostate Cancer Events*), submetidos a biópsias de próstata 2 e 4 anos após ingresso no estudo, demonstrando ausência de associação entre níveis de testosterona e DHT e risco de câncer de próstata.[15]

Outros autores que avaliaram pacientes submetidos à biópsia de próstata demonstraram de forma consistente uma relação inversa entre níveis de testosterona e neoplasia prostática. Ou seja, baixos níveis de testosterona estariam associados a maior risco de biópsias positivas para câncer.[16-21]

Diversos estudos destacam a testosterona sérica basal baixa como fator de risco para uma evolução desfavorável do câncer de próstata.[22-25] Lane *et al.* demonstraram que homens hipogonádicos tiveram um risco 2,4 vezes maior de desenvolverem tumores de próstata de alto grau (escore de Gleason 8-10) quando comparados a homens eugonádicos, além de apresentarem maior incidência de recorrência bioquímica após a prostatectomia.[26] Trabalho publicado por Yamamoto também traz a testosterona sérica menor do que 300 ng/dL no pré-operatório como fator preditivo independente para recidiva bioquímica, doença de alto grau e margens cirúrgicas positivas após prostatectomia radical.[27]

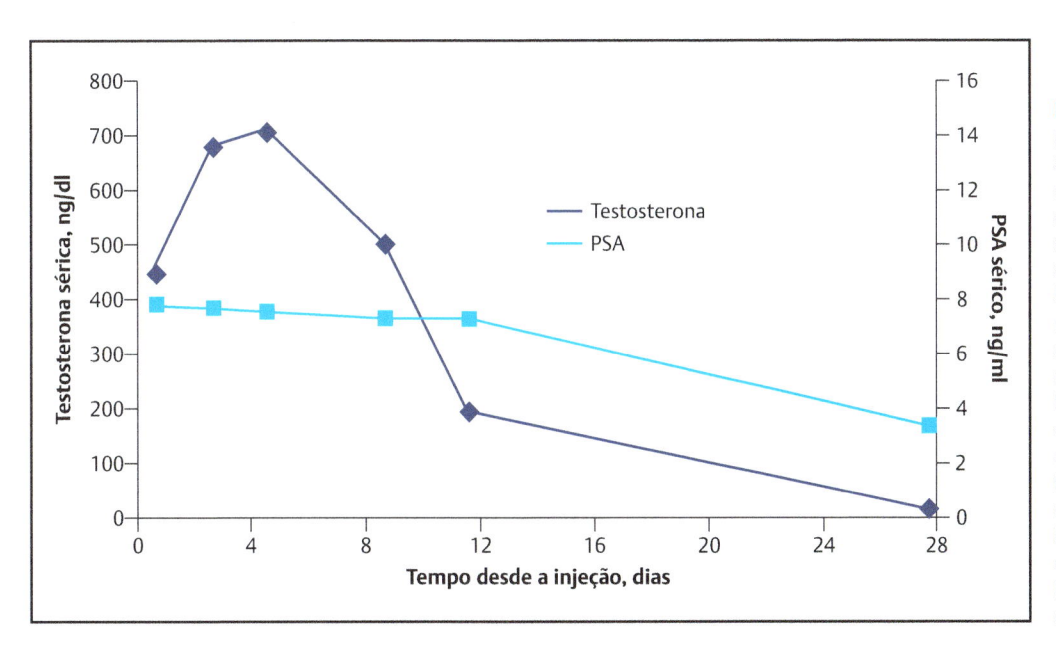

Fig. 45-3. Resposta do antígeno prostático específico (PSA) ao aumento da testosterona em 25 homens com câncer de próstata metastático. As concentrações de testosterona aumentaram aproximadamente 50% em homens com doença metastática que receberam análogo do hormônio liberador de gonadotrofinas (GnRH). O PSA permaneceu inalterado durante o *flare* e depois caiu rapidamente quando a testosterona sérica declinou em direção à faixa de castração. PSA = antígeno prostático específico. (Adaptada de Morgentaler e Traish).[10] (Dados de Tomera *et al.*).[12]

Terapia com Testosterona e Incidência de Câncer de Próstata

Não há estudos prospectivos controlados com tamanho amostral e tempo de seguimento adequados para estimar o verdadeiro risco de câncer de próstata em pacientes expostos à reposição de testosterona. No entanto as evidências existentes até o momento não conferem aumento de risco.

Estudo publicado por Rhoden e Morgentaler, no início dos anos 2000, já demonstrava que a taxa de detecção de câncer de próstata em pacientes submetidos à reposição de testosterona não era maior do que aquela observada na população em geral.[28]

Revisão sistemática de 11 estudos controlados por placebo demonstrou que homens hipogonádicos em terapia com testosterona não apresentaram aumento nem na incidência de câncer, nem na agressividade dos tumores diagnosticados. Apenas 7 (1,3%) dos 543 pacientes do grupo tratado desenvolveram câncer de próstata, enquanto 5 (1,5%) tiveram o diagnóstico entre os 333 homens grupo-controle.[29]

Mais recente metanálise, que incluiu 27 ensaios clínicos randomizamos controlados por placebo, não demonstrou aumento de PSA ou de risco de câncer de próstata após administração de terapia com testosterona durante 1 ano.[30]

Diversos estudos não controlados reforçam o conceito de que o tratamento de homens hipogonádicos com testosterona não precipita ou acelera o surgimento de doenças prostáticas, nem está associado a piores desfechos clínicos. Um grande estudo observacional incluindo 10.311 pacientes e 28.029 controles falhou em demonstrar aumento de risco de câncer de próstata após seguimento de 5,3 anos, sendo que o subgrupo que recebeu maior dose cumulativa de testosterona teve, na verdade, seu risco diminuído.[31]

As evidências atuais são consistentes para sustentar que a prescrição das diversas formulações de testosterona é segura, desde que respeitadas as indicações, doses e estratégias de monitoramento.

Terapia com Testosterona em Pacientes com Câncer de Próstata Tratado

Embora este tópico permaneça controverso, percebe-se um número crescente de trabalhos demonstrando que homens hipogonádicos tratados previamente por neoplasia prostática, especialmente aquelas de potencial menos agressivo e sem sinais de recidiva, podem ser candidatos à suplementação androgênica. Porém deve-se reforçar que as evidências até o momento são limitadas para permitir conclusões definitivas, especialmente por razões metodológicas (tempo de seguimento insuficiente, amostras pequenas, ausência de grupo-controle ou heterogeneidade na população ou no regime terapêutico estudados).[32]

Uma recente metanálise, derivada de 13 estudos, totalizando 608 pacientes acompanhados por 1-189 meses, concluiu que a terapia com testosterona não aumentou o risco de recorrência bioquímica após tratamento de câncer de próstata, sendo que 109 homens tinham história de neoplasia de alto risco.[33] Conclusões semelhantes são reportadas em outra revisão sistemática, que incluiu 21 estudos.[34]

Em resumo, a literatura recente não permite atribuir um aumento de risco de câncer de próstata à reposição hormonal em homens com deficiência de testosterona. Embora seja prudente evitar a prescrição de testosterona em pacientes com câncer de próstata avançado, a carência de dados prospectivos em longo prazo em homens submetidos a tratamento oncológico deve limitar a indicação de tratamento apenas para homens com baixos níveis de testosterona que estejam sintomáticos, em decisão compartilhada, após esclarecimento de que os riscos em longo prazo ainda precisam ser mais bem avaliados, o que torna fundamental a adesão ao acompanhamento médico rigoroso.

ESTRATÉGIAS DE SELEÇÃO E MONITORAMENTO

A abordagem do paciente candidato à terapia de reposição com testosterona deve obedecer a uma sequência ordenada de avaliação. Além do quadro clínico sugestivo e da avaliação bioquímica hormonal compatível, a ausência de contraindicações também deve ser documentada.

> **IMPORTANTE**
>
> Neste contexto a estratificação do risco individual de câncer de próstata se faz necessária antes do início de tratamentos hormonais, devendo incluir os históricos pessoal e familiar de cânceres de próstata e mama, dosagem de PSA e exame digital da próstata. Sintomas miccionais devem ser detalhadamente documentados.[28] O paciente deve, ainda, ser capaz de compreender os riscos relacionados com o tratamento e aderir às estratégias de monitorização (Quadro 45-2).

Quadro 45-2. Recomendação de monitorização do paciente em suplementação andrógena[28]

Parâmetro	Basal	3 meses	6 meses	12 meses	Anualmente	18-24 meses
Sintomas de hipogonadismo	X	X	X	X	X	
Sintomas miccionais	X	X	X	X	X	
Exame digital da próstata	X	X	X	X	X	
Testosterona total	X	X	X	X	X	
PSA	X	X	X	X	X	
Hematócrito	X	X	X	X	X	
Perfil lipídico	X		X	X	X	
Glicemia	X		X	X	X	
Densitometria óssea	X					X

É importante reconhecer que o risco de câncer de próstata antes dos 40 anos é baixo, bem como é baixa a mortalidade por câncer de próstata após os 70 anos. Portanto qualquer rastreamento para câncer de próstata nesses extremos etários deve ser individualizado e discutido com o paciente.[35]

A maioria dos estudos foi delineada para que fossem atingidos níveis de testosterona entre 280 e 873 ng/dL (9,6 a 30 nmol/L), devendo-se então buscar essa faixa terapêutica. A resposta à testosterona é dose e tempo-dependente, melhorando sintomas sexuais já nos primeiros 3 meses de tratamento.[36] De acordo com a meia-vida da formulação prescrita, a primeira avaliação clínica pode ser indicada entre 45 e 90 dias após o início do tratamento, para avaliação tanto da resposta, quanto dos efeitos adversos.

A testosterona está envolvida não só no microambiente prostático, mas também em diversos outros sistemas, como, por exemplo, no estímulo medular à eritropoiese. Logo, além do PSA, a avaliação de hematócrito também é mandatória antes e durante a reposição androgênica. Elevações de hematócrito acima de 54% requerem interrupção do tratamento devido ao risco de eventos tromboembólicos. Pacientes de alto risco para trombose ou com hematócrito muito elevado podem necessitar flebotomia.[37]

O perfil glicometabólico basal de homens hipogonádicos deve ser avaliado antes do início do tratamento e, no mínimo, anualmente. Anormalidades não corrigidas com a própria testosterona, associada a mudanças em hábitos de vida, podem ter indicação de intervenção medicamentosa específica.[38]

O hipogonadismo também está associado à diminuição da densidade mineral óssea e risco de fraturas. Densitometria óssea deve, portanto, ser considerada no início do tratamento e após 18 a 24 meses.[38]

CONCLUSÕES

A terapia com testosterona é extremamente eficaz no controle de sintomas de hipogonadismo, melhorando a qualidade de vida e, possivelmente, contribuindo para a longevidade. Evidências clínicas atuais sugerem que seu uso não é arriscado como já foi pensado, especialmente no que se refere à incidência e ao prognóstico do câncer de próstata. Embora a informação disponível seja proveniente de estudos com limitações amostrais ou metodológicas, há consenso em sustentar a sua segurança.

Como consequência, há um nítido e progressivo aumento na prescrição de formulações hormonais para homens com deficiência de testosterona, o que, por sua vez, resulta em aumento da produção científica e na exploração de novos cenários clínicos, como, por exemplo, em pacientes com câncer de próstata tratado ou em protocolos de vigilância ativa.

É importante reforçar que, até que haja evidências definitivas, pacientes que preencham critérios para inclusão em programas de terapia com testosterona devem manter monitorização rigorosa e por longo prazo, tendo seu risco de câncer de próstata estratificado antes do ingresso e reavaliado a cada visita de seguimento.

REFERÊNCIAS BIBLIOGRÁFICAS

1. Harman SM, Metter EJ, Tobin JD, et al. Longitudinal effects of Aging on serum total and free testosterone levels in healthy men. J Clin Endocr and Metab. 2001.
2. Behre HM. Testosterone Action, Deficiency, Substitution. Third Edition. Cambridge University Press. 2004.
3. Traish AM, Miner MM, Morgentaler A, Zitzmann M. Testosterone deficiency. Am J Med. 2011;124:578-87.
4. Corona G, et al. Meta-analysis of Results of Testosterone Therapy on Sexual Function Based on International Index of Erectile Function Scores. Eur Urol. 2017;72:1000.
5. Tindall DJ, Rittmaster RS. The rationale for inhibiting 5alpha reductase isoenzymes in the prevention and treatment of prostate cancer. J Urol. 2008;179:1235-42.
6. Huggins C, Hodges CV. Studies on prostatic cancer. I. The effect of castration, of estrogen and of androgen injection on serum phosphatases in metastatic carcinoma of the prostate. Cancer Res. 1941;1:293.
7. Cooper CS, Perry PJ, Sparks AE, et al. Effect of exogenous testosterone on prostate volume, serum and semen prostate specific antigen levels in healthy young men. J Urol. 1998;159:441.
8. Monath JR, McCullough DL, Hart LJ, et al. Physiologic variations of serum testosterone within the normal range do not affect serum prostate specific antigen. Urology. 1995;46:58.
9. Morgentaler A. Testosterone and prostate cancer: an historical perspective on a modern myth. Eur Urol. 2006;50:935-9.
10. Morgentaler A, Traish AM. Shifting the paradigm of testosterone and prostate cancer: the Saturation Model and the limits of androgen-dependent growth. Eur Urol. 2009;55:310.
11. Marks LS, Mazer NA, Mostaghel E, et al. Effect of testosterone replacement therapy on prostate tissue in men with late-onset hypogonadism: a randomized controlled trial. JAMA. 2006;296:2351-61.
12. Tomera K, Gleason D, Gittelman M, et al. The gonadotropin-releasing hormone antagonist abarelix depot versus luteinizing hormone releasing hormone agonists leuprolide or goserelin: initial results of endocrinological and biochemical efficacies in patients with prostate cancer. J Urol. 2001;165:1585-9.
13. Roddam AW, Allen NE, Appleby P, Key TJ. Endogenous sex hormones and prostate cancer: a collaborative analysis of 18 prospective studies. J Natl Cancer Inst. 2008;100:170-83.
14. Slater S, et al. Testosterone: its role in development of prostate cancer and potential risk from use as hormone replacement therapy. Drugs and Aging. 2000;17(6):431-9.
15. Muller RL, Gerber L, Moreira DM, et al. Serum testosterone and dihydrotestosterone and prostate cancer risk in the placebo arm of the reduction by dutasteride of prostate cancer events trial. Eur Urol. 2012;62:757-64.
16. Morgentaler A, Bruning III CO, DeWolf WC. Occult prostate cancer in men with low serum testosterone levels. JAMA. 1996;276:1904-6.
17. Morgentaler A, Rhoden EL. Prevalence of prostate cancer among hypogonadal men with prostate-specific antigen levels of 4.0 ng/mL or less. Urology. 2006;68:1263-7.
18. Hoffman MA, DeWolf WC, Morgentaler A. Is low serum free testosterone a marker for high grade prostate cancer? J Urol. 2000;163:824-7.
19. García-Cruz E, Piqueras M, Huguet J, et al. Low testosterone levels are related to poor prognosis factors in men with prostate cancer prior to treatment. BJU Int. 2012;110:E541-6.
20. Karamanolakis D, Lambou T, Bogdanos J, et al. Serum testosterone: a potentially adjunct screening test for the assessment of the risk of prostate cancer among men with modestly elevated PSA values (> or =3.0 and <10.0ng/mL). Anticancer Res. 2006;26:3159-66.
21. Rhoden EL, Riedner CE, Morgentaler A. The ratio of serum testosterone-to-prostate specific antigen predicts prostate cancer in hypogonadal men. J Urol. 2008;179:1741-4.
22. Schatzl G, et al. High-grade prostate cancer is associated with low serum testosterone levels.

23. Prostate. 2001;47(1):52-8.
24. Massengill JC, et al. Pretreatment total testosterone level predicts pathological stage in patients with localized prostate cancer treated with radical prostatectomy. J Urol. 2003;169:1670-5.
25. Teloken C, et al., Low serum testosterone levels are associated with positive surgical margins in radical retropubic prostatectomy: hypogonadism represents bad prognosis in prostate cancer. J Urol. 2005;174:2178-80.
26. Lane BR, et al., Low testosterone and risk of biochemical recurrence and poorly differentiated prostate cancer at radical prostatectomy. Urology. 2008;72:1240-5.
27. Yamamoto S, et al. Preoperative serum testosterone as an independent predictor of treatment failure radical prostatectomy. Eur Urol. 2007:696-701.
28. Rhoden EL, Morgentaler A. Risks of testosterone-replacement therapy and recommendations for monitoring. N Engl J Med. 2004;350:482-92.
29. Shabsigh R, Crawford ED, Nehra A, Slawin KM. Testosterone therapy in hypogonadal men and potential prostate cancer risk: a systematic review. Int J Impot Res. 2009;21:9-23.
30. Boyle P, et al. Endogenous and exogenous testosterone and the risk of prostate cancer and increased prostate-specific antigen (PSA) level: a meta-analysis. BJU Int. 2016;118:731.
31. Wallis CJ, et al. Survival and cardiovascular events in men treated with testosterone replacement therapy: an intention-to-treat observational co-hort study. Lancet Diabetes Endocrinol. 2016;4:498.
32. Gray H. Recurrence of prostate cancer in patients receiving testosterone supplementation for hypogonadism. Am J Health-Syst Pharm. 2015:536.
33. Teeling F, et al. Testosterone Therapy for High-risk Prostate Cancer Survivors: A Systematic Review and Meta-analysis. Urology. 2019;126:16.
34. Kardoust Parizi M, et al. Oncological safety of testosterone replacement therapy in prostate cancer survivors definitive local therapy: A systematic literature review and meta-analysis. Urol Oncol. 2019;37:637.
35. Mottet, N. et al. Updated Guidelines for Metastatic Hormone-sensitive Prostate Cancer: Abiraterone Acetate Combined with Castration Is Another Standard. Eur Urol. 2017: S0302.
36. Snyder PJ, et al. Lessons From the Testosterone Trials. Endocr Ver. 2018;39:369.
37. Corona G, et al. Testosterone treatment and cardiovascular and venous thromboembolism risk: what is 'new'? J Investig Med. 2017;65:964.
38. Rochira V, et al. EAA clinical guideline on management of bone health in the andrological outpatient clinic. Andrology. 2018;6:272.

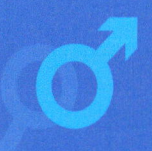

OSTEOPOROSE EM HOMENS

Dalisbor Marcelo Weber Silva • Patricia Muszkat • Marise Lazaretti-Castro

INTRODUÇÃO

As fraturas ocorrem, predominantemente, no sexo masculino, até cerca de 60 anos de idade, provavelmente secundárias a traumas. A partir de então as mulheres ultrapassam rapidamente os homens em número de fraturas. A osteoporose como causa de fraturas aparecerá mais tardiamente no sexo masculino, e contudo, com o aumento da expectativa de vida, está se tornando cada vez mais um problema de saúde pública. Estima-se que os homens tenham uma perda de densidade mineral óssea (DMO) de 1% ao ano com o avançar da idade[1] e que 1 em cada 8 homens com idade acima de 50 anos sofrerá uma fratura osteoporótica.[2] Dentre essas fraturas, as de quadril são as que apresentam maior morbidade e mortalidade – aproximadamente 30% das fraturas de quadril ocorrem em homens.[3] Apesar de ter havido maior reconhecimento da osteoporose no sexo masculino, ainda é muito menos provável que um homem receba o diagnóstico de osteoporose após sofrer uma fratura do que uma mulher.[4]

As fraturas representam a principal consequência clínica da osteoporose. Johnell e Kanis fizeram uma revisão da prevalência de fraturas osteoporóticas e evidenciaram que, da incidência anual de 9 milhões de fraturas, 39% foram em homens.[3] Assim como nas mulheres, o risco de apresentar uma nova fratura é notavelmente maior quando já se sofreu uma fratura após um trauma de baixo impacto.[5] Um em cada 15 homens com fratura de quadril com 60 anos ou mais irá morrer durante o tratamento hospitalar e 1/3 destes que sobrevivem após a alta morrerá em 1 ano. A mortalidade até 1 ano após a fratura de quadril é maior em homens do que em mulheres (38% *vs.* 28%, respectivamente), principalmente nos pacientes com mais idade, mas também está aumentada após fraturas osteoporóticas vertebrais ou em outros sítios. Este excesso de mortalidade em relação às mulheres parece associado à maior prevalência de comorbidades em homens, sendo que o risco de ele morrer de doença cardiovascular após uma fratura de quadril é de 2,7 (95% IC 1,6-4,4). O tratamento da osteoporose parece induzir a uma melhora na expectativa de vida (entre 8 e 11%) destes homens.[6]

DIAGNÓSTICO E DIAGNÓSTICO DIFERENCIAL

A osteoporose em homens é uma entidade heterogênea, com múltiplas causas subjacentes. Apesar de ser útil considerar cada uma das possíveis causas individualmente para melhor compreensão da patogênese, diferentes fatores podem estar presentes em um mesmo indivíduo.[7] As principais causas de perda óssea no homem podem ser classificadas em causas **primárias** (relacionadas com a idade e com osteoporose idiopática) e causas **secundárias**. Estudos usando a tomografia computadorizada quantitativa (QCT) evidenciaram que durante a vida ocorre grande diminuição da DMO volumétrica na coluna, constituída, principalmente, de osso trabecular. Esse mesmo padrão foi visto em osso trabecular do colo do fêmur, do rádio distal e da tíbia distal, e parece se iniciar a partir da terceira década de vida, tanto em homens quanto em mulheres. Por outro lado, a DMO volumétrica cortical nesses mesmos sítios permaneceu relativamente estável até a idade de 65 a 70 anos, passando a decair a partir de então.[8,9]

Alguns estudos também definiram o papel do estrógeno e da testosterona no risco de fratura em homens. O estrógeno tem uma função importante na regulação da densidade óssea, na reabsorção óssea e na perda óssea em homens idosos. Existem evidências de que o estradiol desempenha papel fundamental sobre o risco de fratura em homens idosos. Vários trabalhos demonstraram a existência de um limiar do nível de estradiol – que pode variar dependendo do ensaio utilizado – abaixo do qual o risco de fratura nos homens é aumentado.[7] A testosterona também contribui para o risco de fratura (provavelmente por meio de efeitos não esqueléticos, como massa muscular), para o equilíbrio ou para o risco de quedas, apesar de serem necessárias mais pesquisas para que isso seja comprovado.

IMPORTANTE

Em 40 a 60% dos homens pode-se identificar uma causa secundária à osteoporose.[10] Na presença de uma baixa DMO em homens é importante rastrear uma causa subjacente. Segundo diferentes estudos, a osteomalacia pode estar presente em 4 a 47% dos homens com fratura de fêmur, sendo que, na maioria dos casos relatados, essa porcentagem é inferior a 20%.[11,12] Apesar de a magnitude exata do problema causado pela osteomalácia em homens ser incerta, o diagnóstico diferencial de baixa massa óssea e de fraturas em homens deve incluir a osteomalácia. Dentre as causas de osteoporose secundária, podemos listar:
- Hipogonadismo;
- Alcoolismo;
- Excesso de glicocorticoide (endógeno ou exógeno);
- Distúrbios gastrointestinais (síndromes de má absorção, doença celíaca, cirrose biliar primária, pós-gastrectomia);
- Doença pulmonar obstrutiva crônica;
- Doenças sistêmicas (artrite reumatoide, mieloma múltiplo, mastocitose);
- Uso de medicações (anticonvulsivantes, hormônio tiroidiano, quimioterápicos);
- Hábitos (tabagismo, sedentarismo).

Tanto a dinapenia (perda da força muscular associada ao envelhecimento) como a sarcopenia (perda de massa muscular associada ao envelhecimento) contribuem também para a deterioração da microarquitetura óssea e aumento no risco de quedas e fraturas em homens idosos.[6]

RASTREAMENTO E INVESTIGAÇÃO

Existem algumas discussões a respeito da avaliação diagnóstica a partir da densitometria óssea, uma vez que os critérios usados pela Organização Mundial da Saúde (OMS) foram desenvolvidos para mulheres.[13] Assim, discute-se se, para o diagnóstico de osteoporose em homens, deve-se usar o T-*score* referente a homens ou a mulheres. Alguns dados indicam que a relação entre o valor absoluto de DMO e o risco de fraturas é a mesma para homens e mulheres.[14] Por outro lado, outros estudos notaram diferenças nessa relação nos dois sexos: essa distinção seria mais evidente em jovens e tornar-se-ia menos evidente em homens mais velhos.[15]

A ferramenta FRAX (ver a seguir), que prediz o risco absoluto de fraturas em 10 anos, utiliza o valor absoluto da DMO do colo do fêmur ou, se o T-*score* for usado, recomenda os valores de referência do NHANES para mulheres. Desde 2013, segundo as recomendações da International Society of Clinical Densitometry (ISCD), deveríamos usar dados de referência da população feminina para diagnóstico de osteoporose em homens. Em relação ao rastreamento de osteoporose, a ISCD recomenda que seja feita uma densitometria óssea em todos os homens acima de 70 anos ou antes, se houver fator de risco clínico.

A anamnese e o exame físico podem nos dar alguma evidência de fatores que podem contribuir para a osteoporose, como alteração genética, nutricional, ambiental, social ou farmacológica. A avaliação laboratorial de rotina deve incluir dosagens de creatinina, cálcio, fósforo, fosfatase alcalina, testosterona e hormônio luteinizante (LH), função hepática e um hemograma completo, além de uma análise da excreção de cálcio em urina de 24 horas.[16] Por conta da alta prevalência de deficiência de vitamina D, os níveis de 25-hidroxivitamina D também devem ser avaliados em pacientes com osteoporose. Se houver evidência de alguma condição associada à perda de massa óssea, como hiperparatiroidismo, malignidade, síndrome de Cushing, tireotoxicose, má absorção ou outras, a avaliação deve ser feita com testes específicos para cada entidade.

A testosterona é o exame padrão para avaliar o hipogonadismo, mas os níveis de estradiol parecem estar mais intimamente associados à DMO do que aos níveis de testosterona. Homens que apresentam menor atividade da aromatase podem apresentar baixas concentrações de estradiol e nível de testosterona normal. Entretanto, a falta de sensibilidade adequada dos ensaios de dosagem do estradiol para baixas concentrações limita seu uso na prática clínica. Dependendo do contexto clínico, outras medidas podem ser necessárias, como paratormônio (PTH) e cortisol urinário de 24 horas, mas há pouca informação sobre sua utilidade a não ser que haja indicação clínica específica. Da mesma forma, níveis altos de marcadores de remodelação óssea parecem estar relacionados com maior perda óssea e com fraturas, e podem nos orientar quanto ao tratamento a ser proposto, mas é ainda incerto se, na prática, isso adiciona alguma informação a mais do que a medida de DMO.[6]

ABORDAGEM TERAPÊUTICA

A decisão sobre o tratamento da osteoporose deve ser baseada na avaliação clínica, investigação diagnóstica, avaliações de risco de fraturas, e as medidas de DMO (densidade mineral óssea). No tratamento da osteoporose em homens deve-se levar em conta a causa básica, visto que, em algumas publicações, em até 60% dos casos existe uma causa secundária.[10]

> **IMPORTANTE**
>
> Diretrizes recentes recomendam o tratamento para homens com 50 anos ou mais que apresentem qualquer um dos seguintes dados: fratura de quadril ou vertebral; T-*score* de -2,5 ou menos no colo do fêmur ou na coluna após uma avaliação adequada para excluir causas secundárias; ou baixa massa óssea (T-*score* entre -1,0 e -2,5 no colo do fêmur ou coluna) e um risco de fratura de quadril de pelo menos 3% em 10 anos ou risco de fratura osteoporótica maior (coluna, antebraço, quadril ou ombro), de pelo menos 20% em 10 anos (utilizando o FRAX, segundo a National Osteoporosis Foundation – NOF).[17,18]

No Brasil, a determinação dos limites de intervenção utiliza a metodologia elaborada pela National Osteoporosis Guideline Group (NOGG), que leva em conta a chance de uma pessoa ter uma fratura comparada a outra da mesma idade que já teve a fratura.

Em 2008, a OMS desenvolveu a Ferramenta de Avaliação de Risco de Fratura (FRAX; disponível para o Brasil em https://abrasso.org.br/calculadora/calculadora/), que estima o risco de 10 anos de fratura osteoporótica maior e fratura de quadril.[19] Esta ferramenta da web baseada em pontuação leva em conta a DMO e outros fatores de risco clínicos, incluindo histórico pessoal e familiar de fratura, idade, peso, raça, sexo, uso de corticosteroides, tabagismo e consumo de álcool, e que auxilia na decisão de tratamento medicamentoso.[20] Numa decisão clínica de tratamento, estas informações devem ser levadas em conta pelo médico assistente, munindo o paciente de informações sobre riscos de fraturas, e não apenas olhar para um resultado baseado no T-*score*.[21]

As recomendações gerais preventivas e de mudança de hábito de vida devem ser seguidas, conforme Quadro 46-1.

Quadro 46-1. Medidas gerais preventivas e de mudança de hábito de vida

- Exercícios contra a gravidade (exercícios de resistência para melhorar massa muscular, força e equilíbrio) – pelo menos 3×/semana
- Cálcio: 1.200–1.500 mg/dia – através da dieta, suplementação, ou ambos
- Vitamina D: 800–2.000 UI/dia, especialmente para homens > 65 anos; manter 25(OH)D ≥ 30 ng/mL (75 nmol/L)
- Programas de prevenção de quedas (incluindo nas casas, cuidados da visão, exercícios para equilíbrio, tai chi)
- Evitar uso abusivo de álcool
- Parar de fumar

Cálcio e Vitamina D

O cálcio isolado ou em combinação com a vitamina D reduz o risco de fraturas em 12% em homens e mulheres com 50 anos ou mais (NNT = 63).[22] O Conselho de Alimentação e Nutrição do Instituto de Medicina (IOM), nos EUA,[23] estabeleceu padrões para uma ingestão diária de cálcio e vitamina D suficiente para manter a saúde óssea e metabolismo do cálcio normal. A recomendação é de 1.000-1.200 mg de cálcio por dia (pela dieta e/ou suplementos, quando necessário) e 600-800 UI de vitamina D diariamente.[24] O consumo de cálcio em homens com mais de 50 anos deveria ser de 1.200 mg. Há controvérsia sobre ambas as substâncias; a preocupação é que muito também pode ser prejudicial.[25,26] Para a população em geral, a IOM afirmou que doses de cálcio até 2.000 mg por dia e vitamina D até 4.000 UI por dia são, provavelmente, seguras. A maioria dos especialistas concorda que o objetivo é manter os níveis séricos de 25-hidroxivitamina D acima de 30 ng/mL (74,88 nmol/L).[27-29]

O homem com osteoporose de coluna ou do quadril (geralmente são medidos o colo femoral e o quadril total) é um bom candidato à terapia porque os estudos demonstram que as terapias disponíveis aumentam a densidade óssea e, em alguns casos, diminuem fraturas morfológicas. Alguns dos estudos incluíram homens com osteopenia (geralmente um T-*score* na coluna ou quadril entre -2 e -2,4), mais evidência de uma fratura por trauma mínimo. A ISCD (International Society for Clinical Densitometry) recomenda medir a densidade óssea do terço distal do rádio naqueles homens em quem a DXA (densitometria óssea) de coluna não pode ser interpretada (http://www.iscd.org/visitors/pdfs/2007OfficialPositions-Portuguese.pdf). Também em pacientes com artrite no quadril[30] e, particularmente, para os homens em terapia de privação de andrógeno para o câncer da próstata[31] ou hiperparatireoidismo.

Em relação ao tratamento medicamentoso, a maioria dos estudos em homens é pequena e se apoia na aprovação destes para mulheres na pós-menopausa.

Bisfosfonatos

Assim como nas mulheres, esta é a classe de drogas de primeira escolha no tratamento da osteoporose em homens. Aprovados para este fim, eles podem ser de uso oral como alendronato e risedronato, ou intravenoso, como ácido zoledrônico.[16] Os bisfosfonatos são potentes agentes antirreabsortivos e também são eficazes nos homens com perda de massa óssea a partir de causas secundárias, como a utilização de corticosteroides, a terapia de privação de andrógenos, doenças reumatológicas e hipogonadismo.[16]

A dose habitual é de 70 mg de alendronato ou 35 mg de risedronato semanal. Existe uma dose de 150 mg mensal de risedronato que só foi aprovado para a osteoporose pós-menopausa, mas os homens têm sido tratados mesmo sem adição à bula ou *off-label* com esta conveniente preparação. Para pacientes com contraindicações ao uso de orais (p. ex., distúrbios da motilidade esofágica) ou que tiveram efeitos colaterais gastrointestinais aos bifosfonatos orais, o ácido zoledrônico intravenoso foi aprovado por aumentar a densidade óssea nos homens e também mostrou boa evolução em estudos após fratura de quadril.[32,33] Esta preparação também é conveniente porque é dada como infusão intravenosa uma vez por ano (5 mg ao longo de, pelo menos, 15 minutos).

Todos os três bifosfonatos aprovados para os homens aumentarão a DMO e diminuirão a remodelação óssea com o objetivo de redução da fratura. No estudo principal do alendronato, uso diário, a densidade óssea da coluna aumentou 7,1% e colo femoral de 2,5% em 2 anos, em comparação com os valores basais.[34] Além disso, havia alguma evidência de que o alendronato diminuiu fraturas morfológicas vertebrais avaliadas por alterações à radiografia. O alendronato semanal foi usado como grupo comparador no estudo do ácido zoledrônico, e o aumento da densidade óssea foi de forma semelhante entre as medicações.[32] Ambos os bisfosfonatos aumentaram a densidade óssea da coluna por mais de 6% em 2 anos. Por outro lado, num ensaio de pós-fratura de quadril,[33] com ácido zoledrônico, em comparação com a infusão de placebo, a taxa de fratura clínica reduziu, subsequentemente, em homens e mulheres, embora uma análise separada dos homens não tenha sido relatada. Além disso, a mortalidade foi diminuída nos pacientes que receberam ácido zoledrônico. Dois anos de risedronato semanal também demonstraram aumento da densidade óssea da coluna de 6% em comparação com os valores basais e diminuição dos marcadores de formação óssea em homens.[35] Em um pequeno estudo em homens com acidente vascular cerebral,[36] a terapia de risedronato foi associada a menor número de fraturas de quadril. Estes dados mostram que a maioria dos estudos no homem é muito pequena para avaliar fratura como desfecho. Em vez disso, substitutos de fratura são usados com o pressuposto de que se uma droga afeta da mesma forma homens e mulheres, então é provável que a medicação também terá o mesmo impacto salutar sobre o risco de fratura.

Hormônio Paratireóideo (PTH) Recombinante (Teriparatida)

Medicação de caráter puramente anabólico para o tratamento da osteoporose, a teriparatida é formada pelos primeiros 34 aminoácidos do PTH. Este peptídeo é usado em injeções subcutâneas diárias, pelo tempo de até 2 anos. Enquanto a secreção contínua de PTH, como no hiperparatireoidismo, leva à perda óssea, o uso intermitente desta fração do hormônio tem efeito contrário, resultando em importante aumento da DMO.

Aprovada também para tratamento da osteoporose masculina, visto que a teriparatida reduz fratura em mulheres,[37] e porque os desfechos para fratura (DMO e marcadores de *turnover* ósseo) são similares em homens e mulheres com esta droga, assume-se que a teriparatida diminuirá a incidência de fraturas em homens.

Em injeções subcutâneas diárias, há boas evidências de que PTH recombinante humano (teriparatida) aumente a densidade mineral óssea na coluna lombar e colo do fêmur em homens com osteoporose.[38] Num ensaio controlado com placebo, 437 homens com DMO mais de dois desvios padrões abaixo da média do adulto jovem foram randomizados para receber a teriparatida (20 ou 40 mcg por dia) ou placebo.[39] O grupo de tratamento teve aumento dose-dependente na DMO da coluna vertebral (5,4%, com dose de 20 mcg; 9% com dose de 40 mcg) e colo do fêmur (1,5%, com 20 mcg de dose; 2,9%, com dose de 40 mcg) em comparação com o placebo.

Em outro estudo randomizado, comparado com o placebo, os homens tratados com teriparatida mostraram uma redução de 51% na incidência de novas fraturas vertebrais (RRA = 6 por cento; NNT = 17; P = 0,07).[40]

A teriparatida está indicada em homens que sofrem de osteoporose grave ou múltiplos fatores de risco para fratura, ou nos quais o tratamento com bifosfonatos tenha falhado. Recomenda-se que o uso de teriparatida seja limitado a 2 anos.[23] Os dados sobre uso combinando do PTH com um bisfosfonato não se mostraram mais eficazes. Em um estudo de 83 homens com baixa densidade mineral óssea, o tratamento com PTH sozinho aumentou a DMO mais do que o alendronato sozinho ou em combinação de ambos.[41]

Testosterona

O tratamento com testosterona no envelhecimento do homem para preservação da massa óssea e muscular, assim como a qualidade de vida, permanece uma área de grande debate. Os estudos de testosterona e massa óssea são limitados, e nenhum usou fratura como desfecho primário; o que se observa é que o efeito na DMO é maior quando usado em adolescentes hipogonádicos.[42] Amory et al. acharam, em 3 anos, em hipogonádicos com mais de 65 anos de idade, aumento de 8,9% na DMO de coluna no grupo que utilizou testosterona intramuscular quando comparados ao grupo-placebo, além de melhora da força muscular e da composição corporal.[43] Uma metanálise de 8 ensaios envolvendo 365 homens mostrou que a testosterona intramuscular foi associada a ganho de 8% na DMO lombar em comparação com placebo (95% CI, 4 a 13%).[44] Snyder et al., também em homens com mais de 65 anos de idade, mas desta vez eugonádicos, não observaram aumento de DMO no grupo que utilizou testosterona transdérmica comparada ao grupo-placebo.[45]

Nair et al., em um estudo de 2 anos randomizado, duplo-cego e controlado, envolvendo 87 homens idosos com baixos níveis séricos de sulfato de DHEA e testosterona biodisponível, mostraram que o DHEA (de-hidroepiandrosterona – andrógeno adrenal) não teve efeito na composição corporal, na força muscular e na sensibilidade à insulina, enquanto os homens que receberam testosterona transdérmica tiveram pequeno aumento da massa magra. Ambos os grupos tiveram aumento discreto de 2% na DMO de colo femoral, mas não observado na coluna, quadril total ou rádio. Também não melhoraram a qualidade de vida nem houve aumento do PSA (antígeno prostático específico).[46]

Assim, a terapia com testosterona aumenta a densidade mineral óssea em homens que têm baixos níveis de testosterona. Não há estudos que avaliaram o efeito da testosterona sobre fraturas. Até agora os benefícios da testosterona têm sido vistos apenas com formulações intramusculares. O valor da terapia de testosterona em homens com níveis normais de testosterona é controversa. Com base nos dados atuais, o Instituto de Medicina Americano recomenda que melhores estudos sejam realizados e possam nos trazer informações mais evidentes, principalmente, em relação ao ganho de massa óssea e prevenção de fraturas osteoporóticas.

Denosumabe

É um anticorpo monoclonal que se acopla ao RANKL (ligante do receptor ativador do fator nuclear κβ – responsável pela formação e manutenção do osteoclasto), agindo como potente droga antirreabsortiva. Num estudo randomizado, duplo-cego e multicêntrico, Smith et al. avaliaram a ação do denosumabe na dose de 60 mg SC cada 6 meses versus placebo (734 pacientes em cada grupo) em pacientes recebendo terapia de deprivação androgênica para câncer de próstata,[47] e observaram, em 24 meses, aumento da DMO de 5,6% no grupo denosumabe, comparado com perda de 1% no grupo-placebo ($P < 0,001$). Denosumabe também foi associado a ganho de DMO significantes em quadril total, colo femoral, e rádio distal. Em 36 meses, os pacientes do grupo denosumabe tiveram diminuição de 62% na incidência de novas fraturas vertebrais ($1,5 \times 3,9$% no grupo-placebo, $P < 0,006$). É aprovado na Europa para tratamento de homens osteoporóticos em terapia de deprivação androgênica por câncer de próstata.

Outros Agentes

Calcitonina e o modulador seletivo do receptor de andrógeno (SERM), raloxifeno, demonstraram claro benefício no tratamento de mulheres com osteoporose.[48,49] No entanto, não há estudos de boa qualidade avaliando a redução do risco de fratura em homens.

Sabendo que o estrógeno apresenta um papel crítico na formação óssea do homem, a hipótese de uso destas medicações para tratamento da osteoporose e prevenção de fratura seria plausível. Embora não aprovados para tratamento da osteoporose em homens, o raloxifeno é capaz de reduzir o *turnover* ósseo em homens com baixos níveis de estradiol endógeno[50,51] e mostrou efeitos positivos na DMO em múltiplos sítios em homens com supressão gonadal para terapia de câncer de próstata.[52] Outro SERM, toremifeno, em uma avaliação de 1.389 pacientes em tratamento de câncer de próstata em deprivação androgênica, reduziu significativamente fraturas vertebrais.[53] Assim, SERM parece ser uma boa opção para homens hipogonádicos com perda óssea em tratamento de câncer de próstata, mas necessita de estudos de eficácia em homens idosos sem supressão gonadal.[21]

Sobre os SARMs (moduladores seletivos de receptores androgênicos, embora haja alguns estudos em animais que mostram benefícios no osso e músculo sem efeitos adversos na próstata,[54] não há dados em seres humanos sobre efeitos esqueléticos e não esqueléticos (especialmente massa muscular e sua função) ou segurança destes compostos.[21]

Novos Medicamentos

Romosozumabe é um anticorpo monoclonal antiesclerostina humanizado que demonstrou aumentar a formação óssea e reduzir a reabsorção óssea, sendo, então, a primeira medicação que desacopla o mecanismo de reabsorção seguido de formação.[55] O aumento da massa e resistência óssea na ausência de esclerostina funcional foi observado em roedores e seres humanos afetados por esclerosteose e doença de van Buchem. A neutralização recentemente eficaz da esclerostina com um anticorpo monoclonal surgiu como uma nova abordagem terapêutica.[56] O Estudo BRIDGE, randomizado de fase III (estudo duplo-cego controlado por placebo avaliando a eficácia e segurança de romosozumabe no tratamento de homens com osteoporose), foi realizado num período de 12 meses.[57] Foram avaliados homens com idade entre 55 e 90 anos com T-*score* de densidade mineral óssea (DMO) basal na coluna lombar (CL), quadril total (QT) ou colo do fêmur de ≤ -2,5 ou ≤ -1,5 com histórico de fratura de fragilidade não vertebral ou vertebral. Os indivíduos foram randomizados 2:1 para receber romosozumabe 210 mg por via subcutânea mensalmente ou placebo por 12 meses. O *endpoint* primário de eficácia foi a alteração percentual da linha de base na DMO de CL no mês 12. Em 245 indivíduos (163 romosozumabe, 82 placebos), no mês 12, a alteração percentual média da linha de base na DMO de CL e QT foi significativamente maior para o grupo romosozumabe do que para o grupo-placebo (CL, 12,1% *vs* 1,2%; QT, 20,5% *vs*. 2,5%; P, 0,001). Os eventos adversos e eventos adversos graves foram equilibrados entre os dois grupos, com um desequilíbrio numérico nos eventos adversos cardiovasculares graves positivamente adjudicados [romosozumabe, 8 (4,9%) *vs* placebo, 2 (2,5%)]. Com base nas análises de subgrupo, o romosozumabe também foi eficaz para o tratamento de homens com osteoporose por hipogonadismo.

Em conclusão, as terapias da osteoporose têm sido estudadas extensivamente em mulheres e, em menor grau, em homens. Mesmo nos estudos de homens, a maioria das medidas de resultados incluiu DMO e marcadores bioquímicos de remodelação como substitutos para a eficácia, sem desfechos de fratura, especialmente fraturas de quadril e não vertebrais. Estudos anteriores em homens incluíram o tratamento com os bisfosfonatos alendronato, risedronato e ácido zoledrônico; denosumabe; e teriparatida. Todas as terapias demonstraram aumentar a DMO.[57] Os estudos que mostram redução de fraturas vertebrais com alendronato, risedronato, ácido zoledrônico, denosumabe e teriparatida foram mais limitados e não foram desenvolvidos ou projetados para demonstrar eficácia antifratura, em particular para fraturas não vertebrais e de quadril.

Agentes farmacológicos aprovados para o tratamento da osteoporose no homem estão listados no Quadro 46-2.[23]

EFEITOS ADVERSOS E MANEJO

Os bisfosfonatos são drogas geralmente bem toleradas, mas quando por via oral devem ser usadas em jejum de pelo menos 30 minutos antes do café da manhã, com bastante água, e as pessoas não devem se deitar durante aproximadamente 60 minutos. Mesmo assim, irritação esofageana ou dispepsia podem ocorrer. Em pacientes com desordem de motilidade esofageana, refluxo gastroesofágico sem tratamento, ou Síndrome de Barrett, por exemplo, os bisfosfonatos orais são contraindicados. Nestes casos, uma boa alternativa seria usarmos o ácido zoledrônico, por ser intravenoso.

Todos os bisfosfonatos são potencialmente nefrotóxicos, embora estudos com risedronato[58] e ácido zoledrônico[59] tenham mostrado poucas evidências de tal toxicidade. No entanto, deve-se ter precaução do uso em pacientes com diminuição de função renal (*clearance* de creatinina < 30 mL/ minuto).

Outro sintoma é a dor no corpo (sintomas semelhantes a uma gripe) que ocorre, principalmente, com a medicação intravenosa, porém, de curta duração, e que pode ser prevenido com analgésicos. Não devem ser usados em pacientes hipocalcêmicos.

Dois outros potenciais efeitos colaterais dos bisfosfonatos são a osteonecrose de mandíbula e fratura subtrocantérica atípica de fêmur. A osteonecrose é uma área de exposição óssea na boca, geralmente após extração dentária. De tratamento difícil, a incidência é muito pequena, e a despeito de vários estudos de revisão a respeito, acredita-se que o valor do tratamento com bisfosfonatos prevenindo fratura osteoporótica seja muito maior do que o risco desta complicação.[60] O mesmo pode ser dito em relação à fratura subtrocantérica atípica de fêmur, quando ocorre é geralmente em mulheres em uso de alendronato. Aqui também há muitos estudos de revisão e,[61,62] da mesma forma, é muito maior o número de pacientes que conseguem evitar fraturas típicas osteoporóticas de fêmur com bisfosfonatos, do que estes provocarem fraturas atípicas.[63] O mais importante é conseguirmos identificar quais pacientes estão mais propensos a este tipo de complicação e usarmos outra terapia.

Não há estudos de longo tempo com bisfosfonatos em homens. Black *et al.* em mulheres sugere que após 5 anos de tratamento o paciente deveria fazer avaliação de DMO com DXA.[64] No caso de ganho significativo de DMO e de o paciente deixar de ser osteoporótico, a medicação poderia ser interrompida por 1 a 2 anos e reavaliado com DXA. Por outro lado, caso persista o diagnóstico de osteoporose, a medicação deveria ser mantida por 2 anos e reavaliado com DXA. É muito importante questionar se o paciente está fazendo uso regular da medicação, pois a aderência aos bisfosfonatos é pobre e os pacientes não se sentem diferentes ao usá-las.[65] Há um estudo em homens sugerindo que a realização de DXA em 2 anos aumenta a aderência.[66]

Os efeitos colaterais com teriparatida são diferentes daqueles dos bisfosfonatos. É comum os pacientes apresentarem tontura e câimbras. Poucos pacientes apresentam hipercalcemia transitória de 4 a 6 horas após a injeção, com melhora em 24 horas, assim como hipercalciúria. Por ser uma medi-

---

Quadro 46-2. Drogas aprovadas para tratamento de osteoporose em homens (adaptado à nossa realidade)

Alendronato: 10 mg/dia e 70 mg/semana (evitar em pacientes com função renal < 30 mL/min; advertência sobre ingestão oral, 30 minutos antes do café da manhã com um copo d'água, não se deitar nos próximos 60 minutos; evitar em pacientes com hipocalcemia).

Risedronato: 5 mg/dia, 35 mg/semana e 150 mg/mensal (evitar em pacientes com função renal < 30 mL/min; advertência sobre ingestão oral, 30 minutos antes do café da manhã com um copo d'água, não se deitar nos próximos 60 minutos; evitar em pacientes com hipocalcemia).

Ácido zoledrônico: 15 mg intravenoso por 15 minutos a cada 12 meses (evitar em pacientes com função renal < 30 mL/min; sugerir ingestão de 2 copos d'água antes e depois da infusão; evitar em pacientes com hipocalcemia).

Teriparatida: 20 mcg/dia subcutâneo (duração máxima do tratamento por 2 anos; contraindicados em pacientes com história de malignidade, doença de Paget ou hipercalcemia ou que recebeu irradiação esquelética).

Denosumabe: 60 mg injeção subcutânea cada 6 meses.

cação de alto custo, é reservada a pacientes de alto risco para fraturas. Também há uma preocupação com osteossarcoma, um efeito colateral que ocorreu num determinado tipo de rato de laboratório, e que fez seu uso ser restrito a 2 anos. No entanto, nenhum caso de osteossarcoma foi descrito em seres humanos. Há evidências de que o uso de bisfosfonatos após 2 anos de teriparatida preservam a massa óssea ganha, podendo, ainda, aumentar a DMO.[67]

CONCLUSÃO

Embora tenha havido avanços consideráveis em nossa compreensão e opções de gerenciamento para a osteoporose masculina, há uma série de lacunas importantes no conhecimento. Assim, embora o algoritmo FRAX adote como referência a DMO absoluta do colo femoral e o T-*score* feminino, a questão de saber se os valores de referência do sexo masculino ou feminino devem ser usados para definir a osteoporose em homens continua sendo uma área ativa de debate. Isto, obviamente, afeta a questão da verdadeira prevalência da osteoporose masculina. Em termos de patogênese da perda óssea, melhor compreensão é necessária dos fatores hormonais e não hormonais que causam a perda óssea em homens, particularmente os mecanismos subjacentes à significativa perda de massa óssea trabecular em homens (e mulheres) na vida adulta jovem. Estudos adicionais são também necessários em relação ao potencial da medição dos níveis séricos de estradiol, para além de níveis de testosterona no soro, utilizando ensaios de espectroscopia de massa normalizados na avaliação de homens com baixa massa óssea. Estudos adicionais sobre o uso de SERMs e SARMs e os benefícios esqueléticos e não esqueléticos *versus* riscos do tratamento com testosterona de homens idosos precisam ser mais elucidados, sobretudo naqueles homens que apresentam declínio dos níveis de testosterona total e biodisponível. Finalmente, dado que a osteoporose em homens continua a ser um transtorno subdiagnosticado e subtratado,[68] aumentando a sensibilização do público para esta importante causa de morbidade e mortalidade em homens, é a chave para garantir que, ao envelhecer, os homens possam ser poupados das consequências dessa doença, que é evitável e tratável.

REFERÊNCIAS BIBLIOGRÁFICAS

1. Hannan MT, Felson DT, Dawson-Hughes B, et al. Risk factors for longitudinal bone loss in elderly men and women: The Framingham osteoporosis study. J Bone Miner Res. 2000;15:710-20.
2. Melton 3rd LJ, Chrischilles EA, Cooper C, et al. How many women have osteo porosis. J Bone Miner Res. 1992;7:1005-10.
3. Johnell O, Kanis JA. An estimate of the worldwide prevalence and disability associated with osteoporosis fractures. Osteoporos Int. 2006;17:1726-33.
4. Curtis JR, Adachi JD, Saag KG. Bridging the osteoporosis quality chasm. J Bone Miner Res. 2009;24:3-7.
5. Center JR, Bliuc D, Nguyen TV, Eisman JA. Risk of subsequent fracture after low-trauma fracture in men and women. JAMA. 2007;297:387-94.
6. Vilaca T, Eastell R, Schini M. Osteoporosis in men. Lancet Diabetes Endocrinol. Epub 2022 Mar 2. PMID: 35247315. 2022;10(4):273-283.
7. Khosla S. Update in male osteoporosis. J Clin Endocrinol Metab. 2010;95:3-10.
8. Riggs BL, Melton III LJ, Robb RA, et al. Population-based study of age and sex differences in bone volumetric density, size, geometry, and structure at different skeletal sites. J Bone Miner Res. 2004;19:1945-54.
9. Riggs BL, Melton LJ, Robb RA, et al. A population-based assessment of rates of bone loss at multiple skeletal sites: Evidence for substancial trabecular bone loss in young adult women and men. J Bone Miner Res. 2008;23:205-14.
10. Rochira V, Balestrieri A, Madeo B, et al. Osteoporosis and male age-related hypogonadism: role of sex steroids on bone (patho)physiology, Eur J Endocrinol. 2006;154:175-85.
11. Hordon LD, Peacock M. Osteomalacia and osteoporosis in femoral neck fracture. Bone Miner. 1990;11:247-59.
12. Wilton TJ, Hosking DJ, Pawley E, et al. Osteomalacia and femoral neck fractures in the elderly patient. J Bone Joint Surg Br. 1987;69:388-90.
13. Kanis JA. Assessment of fracture risk and its application to screening for postmenopausal osteoporosis: Synopsis of a WHO report. WHO Study Group. Osteoporos Int. 1994;4:368-81.
14. Johnell O, Kanis JA, Oden A, et al. Predictive value of BMD for hip and other fractures. J Bone Miner Res. 2005;20:1185-94.
15. Cummings SR, Cawthon PM, Ensrud KE, et al. BMD and risk of hip and nonvertebral fractures in older men: A prospective study and comparison with older women. J Bone Miner Res. 2006;21:1550-6.
16. Khosla S, Amin S, Orwoll E. Osteoporosis in Men. Endocrine Reviews. 2008;29:441-64.
17. National Osteoporosis Foundation. NOF's clinician's guide to prevention and treatment of osteoporosis [Internet]. 2005.
18. Dawson-Hughes B, Tosteson AN, Melton LJ III, et al.; National Osteoporosis Foundation Guide Committee. Implications of absolute fracture risk assessment for osteoporosis practice guidelines in the USA. Osteoporos Int. 2008;19(4):449-58.
19. World Health Organization. WHO scientific group on the assessment of osteoporosis at primary health care level. Summary meeting report. Geneva, Switzerland: World Health Organization; [Internet]. 2007.
20. Tosteson AN, Melton 3rd LJ, Dawson-Hughes B, et al. Cost-effective osteoporosis treatment thresholds: the United States perspective. Osteoporos Int. 2008;19:437-47.
21. Khosla S. Update in Male Osteoporosis. J Clin Endocrinol Metab. 2010;95:3-10.
22. Tang BM, Eslick GD, Nowson C, et al. Use of calcium or calcium in combination with vitamin D supplementation to prevent fractures and bone loss in people aged 50 years and older: a meta-analysis. Lancet. 2007;370(9588):657-66.
23. Rao SS, Budhwar N, Ashfaque A. Osteoporosis in Men. Am Fam Physician. 2010;82(5)503-8.
24. Ross AC, Manson JE, Abrams SA, et al. The 2011 report of dietary reference intakes for calcium and vitamin D from the Institute of Medicine: what clinicians need to know. J Clin Endocrinol Metab. 2011;96:53-8.
25. Lewis JR, Calver J, Zhu K, et al. Calcium supplementation and the risks of atherosclerotic vascular disease in older women: results of a 5-year RCT and a 4.5 year follow-up. J Bone Miner Res. 2011;26:35-41.
26. Bolland MJ, Avenell A, Baron JA, et al.; Effect of calcium supplements on risk of myocardial infarction and cardiovascular events: meta-analysis. BMJ. 2010;341:c3691.
27. Khazai N, Judd SE, Tangpricha V. Calcium and vitamin D: skeletal and extraskeletal health. Curr Rheumatol Rep. 2008;10(2):110-7.
28. Heaney RP, Holick MF. Why the IOM recommendations are deficient. J Bone Miner Res. 2011;26:455-7.
29. Rosen CJ. Vitamin D insufficiency. N Engl J Med. 2011;364:248-54.

30. Chaganti RK, Parimi N, Lang T, et al. Bone mineral density and prevalent osteoarthritis of the hip in older men for the Osteoporotic Fractures in Men (MrOS) Study Group. Osteoporos Int. 2010;21:1307-16.
31. Adler RA, Hastings FW, Petkov VI. Treatment thresholds for osteoporosis in men on androgen deprivation therapy: T-escore versus FRAX™. Osteoporos Int. 2010;21:647-53.
32. Orwoll E, Miller P, Adachi J, et al. Efficacy and safety of once-yearly i.v. infusion of zoledronic acid 5 mg versus once-weekly 70 mg oral alendronate in the treatment of male osteoporosis: a randomized, multicenter, doubleblind, active-controlled study. J Bone Miner Res. 2010;25:2239-50.
33. Lyles KW, Cólon-Emeric CS, Magaziner JS, et al. Zoledronic acid in reducing clinical fractures and mortality after hip fracture. N Engl J Med. 2007;357:1799-809.
34. Orwoll E, Ettinger M, Weiss S, et al. Alendronate for the treatment of osteoporosis in men. N Engl J Med. 2000;343:604-10.
35. Boonen S, Orwoll ES, Wenderoth D, et al. Once-weekly risedronate in men with osteoporosis: results of a 2-year, placebo-controlled, double-blind, multicenter study. J Bone Miner Res. 2009;24:719-25.
36. Sato Y, Iwamoto J, Kanoko T, Satoh K. Risedronate sodium therapy for prevention of hip fracture in men 65 years or older after stroke. Arch Intern Med 2005;165:1743-8.
37. Neer RM, Arnaud CD, Zanchetta JR, et al. Effect of parathyroid hormone (1-34) on fractures and bone mineral density in postmenopausal women with osteoporosis. N Eng J Med. 2001;344:1434-41.
38. Cranney A, Papaioannou A, Zytaruk N et al.; Clinical Guidelines Committee of Osteoporosis Canada. Parathyroid hormone for the treatment of osteoporosis: a systematic review. CMAJ. 2006;175(1):52-9.
39. Orwoll ES, Scheele WH, Paul S, et al. The effect of teriparatide [human parathyroid hormone (1-34)] therapy on bone density in men with osteoporosis. J Bone Miner Res. 2003;18(1):9-17.
40. Kaufman JM, Orwoll E, Goemaere S, et al. Teriparatide effects on vertebral fractures and bone mineral density in men with osteoporosis: treatment and discontinuation of therapy. Osteoporos Int. 2005;16(5):510-6.
41. Kurland ES, Cosman F, McMahon DJ, et al. Parathyroid hormone as a therapy for idiopathic osteoporosis in men: effects on bone mineral density and bone markers. J Clin Endocrinol Metab. 2000;85(9):3069-76.
42. Ebeling PR. Clinical practice. Osteoporosis in men. N. Engl J Med. 2008;358:1474-82.
43. Amory JK, Watts NB, Easley KA, et al. J Clin Endocrinol Metab. 2004;89: 503-10.
44. Tracz MJ, Sideras K, Boloña ER, et al. Testosterone use in men and its effects on bone health. A systematic review and meta-analysis of randomized placebo-controlled trials. J Clin Endocrinol Metab. 2006;91(6):2011-6.
45. Snyder PJ, Peachey H, Hannoush P, et al. J Clin Endocrinol Metab. 1999;84:1966-72.
46. Nair KS, Rizza RA, O'Brien P, et al. DHEA in elderly women and DHEA or testosterone in elderly men. N Engl J Med. 2006;355:1647-59.
47. Smith MR, Egerdie B, Hernandez Toriz N, et al. Denosumab in men receiving androgen-deprivation therapy for prostate cancer. N Engl J Med. 2009;361:745-55.
48. Chesnut CH III, Silverman S, Andriano K, et al. A randomized trial of nasal spray salmon calcitonin in postmenopausal women with established osteoporosis: the prevent recurrence of osteoporotic fractures study. PROOF Study Group. Am J Med. 2000;109(4):267-76.
49. Ettinger B, Black DM, Mitlak BH, et al. Reduction of vertebral fracture risk in postmenopausal women with osteoporosis treated with raloxifene: results from a 3-year randomized clinical trial. Mutliple Outcomes of Raloxifene Evaluation (MORE) Investigators. JAMA. 1999;282(7):637-45.
50. Doran PM, Riggs BL, Atkinson EJ, Khosla S. Effects of raloxifene, a selective estrogen receptor modulator, on bone turnover markers and serum sex steroid and lipid levels in elderly men. J Bone Miner Res. 2001;16(11):2118-25.
51. Uebelhart B, Herrmann F, Pavo I, Draper MW, Rizzoli R. Raloxifene treatment is associated with increased serum estradiol and decreased bone remodeling in healthy middle-aged men with low sex hormone levels. J Bone Miner Res. 2004;19:1518-24.
52. Smith MR, Fallon MA, Lee H, Finkelstein JS. Raloxifene to prevent gonadotropin-releasing hormone agonist-induced bone loss in men with prostate cancer: a randomized controlled trial. J Clin Endocrinol Metab. 2004;89:3841-6.
53. Lin DW, Marks LS, Morton RA, Rodriguez D. Positive fracture reduction trial of toremifene 80 mg in men on ADT demonstrates significant fracture risk in untreated placebo group. Journal of Urology 2009; 181:229.
54. Kilbourne EJ, Moore WJ, Freedman LP, Nagpal S; Selective androgen receptor modulators for frailty and osteoporosis. Curr Opin Investig Drugs. 2007;8:821-9.
55. Lim SY, Bolster M. Profile of romosozumab and its potential in the management of osteoporosis. Drug Des Devel Ther. 2017;11:1221-31.
56. Mariscal G, Nunez JH, Bhatia S, et al. Safety of romosozumab in osteoporotic men and postmenopausal woman: a meta-analysis and systematic review. Monoclonal Antibodies in Immunodiagnosis and Immunotherapy. 2020;39(2):1-8.
57. Lewiecki EM, Blicharski T, Goemaere S, et al. A phase III randomized placebo-controlled trial to evaluate efficacy and safety of romosozumab in men with osteoporosis. J Clin Endocrinol Metab. 2018;103:3183-93.
58. Miller PD, Roux C, Boonen S, et al. Safety and efficacy of risedronate in patients with age-related reduced renal function as estimated by the Cockcroft and Gault method: a pooled analysis of nine clinical trials. J Bone Miner Res. 2005;20:2105-15.
59. Boonen S, Sellmeyer DE, Lippuner K, et al. Renal safety of annual zoledronic acid infusions in osteoporotic postmenopausal women. Kidney Int. 2008;74:641-8.
60. Khosla S, Burr D, Cauley J, Dempster DW, Ebeling PR, Felsenberg D, et al. Bisphosphonate-associated osteonecrosis of the jaw: report of a task force of the American Society for Bone and Mineral Research. J Bone Miner Res. 2007;22(10):1479-91.
61. Rizzoli R, Akesson K, Bouxsein M, et al. Subtrochanteric fractures after long-term treatment with bisphosphonates: a European Society on Clinical and Economic Aspects of Osteoporosis and Osteoarthritis, and International Osteoporosis Foundation Working Group Report. Osteoporos Int. 2011;22:373-90.
62. Shane E, Burr D, Ebeling PR, et al. Atypical subtrochanteric and diaphyseal femoral fractures: report of a task force of the American Society for Bone and Mineral Research. J Bone Miner Res. 2010;25:2267-94.
63. Vestergaard P, Schwartz F, Renjmark L, Mosekilde L. Risk of femoral shaft and subtrochanteric fractures among users of bisphosphonates and raloxifene. Osteoporos Int. 2011;22:993-1001.
64. Black DM, Schwartz AV, Ensrud KE, et al. Effects of continuing or stopping alendronate after 5 years of treatment: the Fracture

Intervention Trial Long-term Extension (FLEX): a randomized trial. JAMA. 2006;296:2927-38.
65. Patrick AR, Brookhart MA, Losina E, et al. The complex relation between bisphosphonate adherence and fracture reduction. J Clin Endocrinol Metab. 2010;95:3251-9.
66. Hansen KE, Swenson ED, Baltz B, et al. Adherence to alendronate in male veterans. Osteoporos Int. 2008;19:349-56.
67. Kurland ES, Heller SL, Diamond B, et al. The importance of bisphosphonate therapy in maintaining bone mass in men after therapy with teriparatide [human parathyroid hormone (1-34)]. Osteoporos Int. 2004;15:992-7.
68. Forsen L, Sogaard AJ, Meyer HE, et al. Survival after hip fracture: short- and long-term excess mortality according to age and gender. Osteoporos Int. 1999;10:73-8.

Parte VI

Envelhecimento na Mulher e no Homem

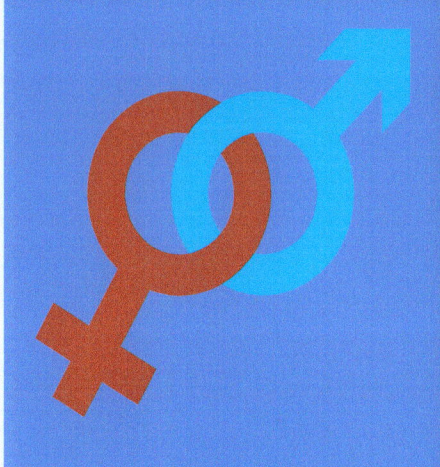

PREVENÇÃO DA OSTEOPOROSE

CAPÍTULO 47

Victoria Zeghbi Cochenski Borba • Cássio Slompo Ramos • Thaísa Hoffmann Jonasson

INTRODUÇÃO

A osteoporose (OP) é uma importante doença para a atenção primária à saúde, por estar associada ao aumento do número de fraturas e ao consequente prejuízo à qualidade de vida, e apresenta aumento progressivo de sua incidência em decorrência do envelhecimento populacional. Acomete até 7% dos homens e 17% das mulheres, podendo alcançar 70% das mulheres acima de 80 anos de idade.[1] Em virtude desse grande aumento na incidência e prevalência, a OP se tornou uma área de interesse crescente para o desenvolvimento de novas drogas dirigidas ao seu tratamento. Entretanto, cuidados primários, assim como estratégias de prevenção, devem ser adotados a fim de evitarmos as pessimistas projeções mundiais sobre o número de fraturas.[2]

As fraturas vertebrais clínicas e de quadril estão entre as consequências mais devastadoras da OP, sendo as mulheres as mais afetadas. Um estudo latino-americano mostrou que 11,18% de mulheres acima dos 50 anos apresentavam fraturas vertebrais e dados do National Institute of Health (NIH) apontam que, a partir dos 50 anos, 30% das mulheres e 13% dos homens da raça branca poderão sofrer algum tipo de fratura óssea.[3-5] A prevenção da osteoporose deve ser iniciada com cuidados durante a gestação e permanecer por toda a vida, havendo um impacto diferente da prevenção para cada etapa. Neste capítulo abordaremos os fatores de risco principais relacionados com a osteoporose e as medidas preventivas que podem ser adotadas nas diferentes fases da vida, incluindo a prevenção de quedas e fraturas.

FATORES QUE INTERFEREM NA MASSA ÓSSEA AO LONGO DA VIDA

Infância e Adolescência

A aquisição de massa óssea inicia-se na vida intrauterina e a maior parte da deposição de cálcio e fósforo ocorre no terceiro trimestre da gestação. A mineralização óssea normal continua na infância e adolescência e é resultado de dois processos, o de modelação e remodelação óssea.[6]

A infância, assim como a puberdade, é um período da vida em que ocorre intenso crescimento ósseo: 90% da massa óssea serão formados até o fim da adolescência. Nessa fase há predomínio da formação em relação à reabsorção óssea. Na idade adulta, após os 30 anos, não existe mais incremento na massa óssea. Portanto, a infância e a adolescência são períodos importantes para a formação óssea e para a prevenção da osteoporose nas pessoas mais idosas.[7]

Vários fatores podem influenciar a massa óssea, sendo divididos entre aqueles que não podem ser modificados, como sexo, idade, proporção corporal, genética e etnia; e fatores que podem ser modificados, como hormônios e hábitos de vida que incluem atividade física, tabagismo, consumo de álcool e dieta. A interação desses fatores genéticos, hormonais, ambientais e nutricionais vão influenciar o desenvolvimento do pico de massa óssea na maturidade e sua subsequente perda de massa óssea com o envelhecimento.[8]

Fatores Genéticos

A genética e a etnia são fatores de risco não modificáveis para a osteoporose, portanto, indivíduos da raça branca e descendentes de asiáticos e hispânicos têm mais chance de desenvolver a osteoporose. Um dos fatores de risco mais importantes para a osteoporose é a história familiar positiva, enfatizando a importância da genética na patogênese da doença.[9] Estudos com gêmeos e famílias com osteoporose mostraram alta hereditariedade da densidade mineral óssea (DMO) e outros determinantes do risco de fratura, como as propriedades ultrassonográficas do osso, a geometria do esqueleto e a remodelação óssea. As fraturas osteoporóticas também têm um componente hereditário, porém, esse componente perde importância com a idade, pois os fatores ambientais, como o risco de queda, assumem maior relevância. A suscetibilidade à osteoporose é governada por muitas variantes genéticas e sua interação com os fatores ambientais, como a dieta e o exercício.[10] Apesar de um progresso grande na identificação de genes e loci que contribuem para a regulação da DMO e das fraturas nos últimos anos, a maioria das variantes genéticas que regulam esses fenótipos ainda permanece obscura.[11]

Fatores Hormonais

Durante a infância, a velocidade do crescimento esquelético, bem como a atividade da placa de crescimento está altamente relacionada com o hormônio de crescimento, IGF-1 e hormônio tireoidiano que, junto com os hormônios que controlam o metabolismo do cálcio, PTH e vitamina D, são importantes para a aquisição de um nível adequado de pico da massa óssea.[12] Os hormônios sexuais também influenciam a deposição de cálcio nos ossos. Alterações da puberdade, como puberdade tardia, amenorreia primária ou secundária são fatores de risco para osteoporose.[13]

Atividade Física

A prática da atividade física deve ser estimulada desde a infância, pois nessa fase de crescimento e aquisição do pico de massa óssea existe uma grande proporção de osteoblastos ativos, o que torna a atividade física especialmente efetiva nesta época da vida. O exercício estimula o ganho de massa e a força no osso, contribuindo para a prevenção da osteoporose na idade adulta.[14] Porém, o tipo e a intensidade de exercícios necessários para afetar o desenvolvimento do esqueleto na infância ainda não está bem estabelecido.[15] Uma metanálise com 22 estudos mostrou que exercícios que envolvem peso têm efeito positivo no ganho de massa óssea na infância, principalmente quando realizados no início da puberdade.[16] Outro estudo utilizando a tomografia computadorizada quantitativa periférica (pQCT), que permite avaliar com mais detalhes a geometria e a força do osso cortical, analisou 410 crianças com 10 anos de idade que realizaram um programa de atividades com pesos e mostrou aumento da força do osso tibial em meninos pré-puberais após um período de 16 meses de avaliação.[17] A avaliação de 1.748 adolescentes com idade média de 15,5 anos por meio de pQCT da tíbia concluiu que atividades físicas vigorosas estavam relacionadas com ganho de massa óssea cortical, porém, atividades físicas leves ou moderadas não mostravam benefício na massa óssea.[18] Um estudo com 422 crianças de 4 anos de idade evidenciou que o incremento de 10 minutos de atividades físicas moderadas ou vigorosas ao dia pode aumentar 100 mg de conteúdo mineral ósseo em quadril, tanto em meninos quanto em meninas. Se essa diferença na densidade mineral óssea entre os quartis inferiores e superiores do nível de atividade física se mantiver na idade adulta, pode significar uma redução de 30 a 50% no risco de fraturas.[19]

Apesar de atividade física vigorosa ser melhor para o ganho de massa óssea, um estudo realizado na Bélgica com 210 crianças de 6 a 12 anos mostrou que mesmo a atividade física leve aumentou o conteúdo mineral ósseo e o Z *score* da DMO areal mesmo após diversos ajustes. O sedentarismo nesse mesmo grupo apresentou correlação negativa com os parâmetros ósseos.[20]

Nutrição

O cálcio é necessário para o crescimento e desenvolvimento normal do esqueleto. Uma ingestão adequada de cálcio é crítica para a obtenção do pico de massa óssea e modificação da taxa de perda óssea associada ao envelhecimento.[21,22] Leite e seus derivados são a principal fonte de cálcio da dieta. Os laticínios têm a vantagem adicional de serem boas fontes de proteína e outros micronutrientes que são importantes para o osso. Outras fontes de cálcio incluem alguns vegetais verdes, como o brócolis, e peixes de águas frias como a sardinha e o salmão. Apesar de outros vegetais também apresentarem quantidade razoável de cálcio, alguns contêm substâncias que se ligam ao cálcio impedindo sua absorção, como os oxalatos presentes no espinafre e os fitatos presentes no feijão, cereais e grãos. Deve-se ressaltar que os oxalatos e fitatos somente ligam-se com o cálcio dentro dos alimentos que os contêm, não interferindo com outros alimentos ou bebidas. As bebidas de soja, às vezes chamadas de leite de soja, não contêm grandes quantidades de cálcio, devendo-se utilizar aquelas que são enriquecidas com cálcio.[23]

A importância do cálcio alimentar na massa óssea, no período da infância e adolescência, já está bem estabelecida. Existe preocupação com a proporção de adolescentes, principalmente meninas que não conseguem atingir os níveis recomendados de cálcio alimentar. A suplementação de cálcio na dieta pode ajudar na aquisição de um maior pico de massa óssea e, assim, reduzir o risco de fratura com a idade.[24] Um estudo com 96 meninas adolescentes com baixa ingestão de cálcio e que foram suplementadas com citrato de cálcio mostrou melhora da massa óssea, porém, esse efeito foi perdido após a interrupção da suplementação.[25] A ingestão adequada de cálcio também potencializa o ganho de massa óssea associada ao exercício. O mesmo estudo citado anteriormente, com 422 crianças, evidenciou que mesmo naquelas que realizaram exercícios moderados e vigorosos havia diferença na densidade mineral óssea relacionada com a ingestão de cálcio. Nos voluntários ativos com ingestão de cálcio abaixo de 800 mg/dia houve 2,3% de aumento na densidade mineral óssea, enquanto nos que apresentavam ingestão acima de 800 mg/dia o aumento foi de 5,4%.[19]

> **IMPORTANTE**
>
> As recomendações atuais da Organização Mundial da Saúde são de 300 a 400 mg/dia de cálcio para lactentes, 400 a 700 mg/dia para crianças e 1.300 mg/dia para adolescentes.[24]

Outro nutriente de grande importância para a saúde do osso é a vitamina D, que está presente em poucos alimentos e a principal fonte é a síntese endógena que ocorre quando a pele é exposta aos raios UVB solares. Quando a criança ou o adolescente não tem exposição adequada à luz solar, isso resulta em deficiência de vitamina D, que causa mineralização inadequada do osso.[26] A adolescência parece ser a fase da vida durante as duas primeiras décadas que tem a maior prevalência de baixos níveis de vitamina D. Níveis graves de deficiência de vitamina D provocam o raquitismo nas crianças, porém, níveis moderados de deficiência, embora não provoquem raquitismo, podem dificultar a obtenção do pico geneticamente programado de massa óssea para essas crianças. Estudos já demonstraram que graus de insuficiência e deficiência de vitamina D em adolescentes podem causar efeitos adversos na saúde óssea.[27] Um estudo de 12 meses de duração com suplementação de vitamina D em 212 meninas adolescentes mostrou aumento na massa óssea do fêmur de 17,2% quando comparado com o grupo-placebo.[28]

A importância do cálcio e da vitamina D para o processo de formação óssea foi demonstrada em um estudo com 198 crianças mostrando correlação dos níveis de cálcio do cordão umbilical ao nascimento com a massa óssea neonatal. Além disso, 31% das mães apresentavam insuficiência de vitamina D (11 a 20 ng/dL) no terceiro trimestre de gestação e 18% apresentavam deficiência (menor que 10 ng/dL). Os filhos de mães deficientes em vitamina D apresentaram pior massa óssea de corpo total aos 9 anos de idade.[29] Em resumo, na infância, parece existir uma interação positiva entre o consumo de cálcio e a atividade física vigorosa para o aumento dos parâmetros de massa óssea.[19]

Em um posicionamento com revisão sistemática sobre pico de massa óssea, a International Osteoporosis Foundation se posiciona favoravelmente ao consumo de leite e derivados na infância e adolescência e questiona o impacto de dietas vegetarianas restritas ou veganas sobre o osso.[30]

Gestação e Contracepção

Na gestação e amamentação, ocorrem grandes mudanças na homeostase do cálcio materno e metabolismo ósseo a fim de atender à demanda de cálcio para o feto e recém-nascido. O esqueleto fetal requer 30 gramas de cálcio durante toda a gestação, compensados pelo organismo materno por um aumento da absorção intestinal de cálcio mediada por diversos fatores. Durante a amamentação e apesar das controvérsias entre os estudos, aqueles controlados e com dados da pré-gestação mostram diminuição de 4% na densidade mineral óssea (DMO) da coluna lombar com pouca ou nenhuma alteração em fêmur. A diminuição da DMO ocorre em resposta à transferência de cálcio para o feto em combinação com a diminuição da reabsorção renal de cálcio. Na amamentação, aproximadamente 300 a 1.000 mg de cálcio é perdido no leite materno por dia.[31] Em contraste com a gravidez, esse fornecimento de cálcio adicional não é compensado por um aumento na absorção gastrointestinal.[32] Após o parto, a maioria dos estudos mostra diminuição na DMO relacionada com o tempo de amamentação, sendo pior nas mulheres que amamentam por períodos maiores que 4 meses. Existe, porém, recuperação da DMO nos 19 meses pós-parto.[33,34]

A gestação e a lactação têm impacto muito maior quando ocorrem na adolescência, dobrando o risco de osteoporose pós-menopausa, mesmo após ajuste para diversos fatores.[35]

Outro impacto da gestação relacionado com o metabolismo ósseo é a relação entre o nível de vitamina D materno com pré-eclâmpsia severa, duração da gestação e diabetes gestacional, assim como com fatores relacionados com a saúde fetal, por exemplo, crescimento ósseo e função cognitiva.[36,37] Os níveis de vitamina D baixos durante a vida intrauterina podem influenciar no aparecimento de diabetes tipo 1, asma, rinite, composição corporal além de outras doenças relacionadas com o *imprinting* neonatal.[36,38]

Tabagismo

O tabagismo materno durante a gestação tem influência negativa no ganho de massa óssea intraútero. Um estudo avaliou 145 recém-nascidos através de densitometria óssea (DXA) e mostrou associação negativa do tabagismo materno ao conteúdo mineral ósseo dos recém-nascidos.[39] O tabagismo na adolescência, normalmente acompanhado de outros hábitos de vida deletérios para o osso, tem um efeito negativo na DMO areal e espessura cortical, com maior risco de fraturas de estresse (30%) independente da atividade física.[30]

Idade Gestacional

A idade materna acima de 36 anos, na gestação, está associada à diminuição do pico de massa óssea da coluna lombar em meninos quando comparados com filhos de mulheres mais jovens. Outro estudo mostrou que filhos de mulheres que engravidaram com mais idade tiveram aumento do risco de fraturas na infância.[40,41]

Uso de Contraceptivos na Adolescência

Na adolescência temos que considerar, ainda, o impacto dos contraceptivos na massa óssea de meninas, seja oral ou intramuscular. O uso de medroxiprogesterona intramuscular mostrou ter efeitos negativos na massa óssea, sendo pior em adolescentes. Apesar de o efeito dos contraceptivos orais serem controversos, tem-se que considerar que em doses baixas não fornecem a quantidade necessária de estrógeno, e ainda podem inibir o hormônio similar à insulina (IGF-1).[42]

Adultos

Nos adultos a prevenção da osteoporose deve iniciar pela pesquisa de fatores de risco, esta poderá ser realizada com o cálculo do risco e fratura utilizando ferramentas como o FRAX e também em medidas simples de prevenção de fraturas.

Em seguida apresentaremos os principais agentes que interferem positiva ou negativamente na massa óssea.

Álcool

O consumo crônico de grandes quantidades de álcool tem um efeito bem conhecido sobre o osso, diminuindo a DMO e aumentando o risco de fratura. O mecanismo seria, principalmente, por redução da formação óssea, porém, outros fatores também contribuem, como a diminuição da absorção intestinal de cálcio, interferência com o metabolismo hepático da vitamina D e alterações hormonais, como o hipogonadismo e o hipercortisolismo.[43] Por outro lado, uma metanálise que avaliou 33 estudos demonstrou relação positiva e direta do álcool sobre a DMO tanto em coluna como em fêmur e somente a ingestão de quantidades maiores que duas doses ao dia foram associadas ao aumento do risco de fratura.[44] Especula-se que esse possível efeito benéfico da baixa ingestão ocorreria pelo aumento da conversão de androstenediona a estrona.[43]

Apesar dessas controvérsias, muitos estudos já demonstraram que a suspensão da ingestão de álcool está associada a ganho na DMO, como demonstrado em um estudo com 44 homens que tiveram aumento significativo na DMO de coluna e fêmur após 3 a 4 anos de suspensão do alcoolismo.[45]

Não pode ser esquecido o aumento no risco de fratura relacionado com a perda do equilíbrio e quedas associados ao consumo de álcool.

Tabagismo

O tabagismo pode acelerar a reabsorção óssea através de alterações no metabolismo do cálcio e vitamina D. Uma metanálise que avaliou 40.753 pacientes envolvidos em 86 estudos mostrou que indivíduos que fumam têm redução significativa da massa óssea em relação aos não fumantes, sendo essa diferença maior em homens e nos idosos e estando relacionada com o número de cigarros ao dia. Além disso, mostrou que a interrupção do tabagismo pode ter efeito benéfico na massa óssea. Portanto, o tabagismo é considerado um fator de risco independente, relacionado com a intensidade do consumo diário, que aumenta o risco de fratura e que pode ser parcialmente revertido com a interrupção do tabagismo.[46]

Um estudo de histomorfometria óssea em pacientes com doença pulmonar obstrutiva crônica (DPOC) mostrou uma relação negativa entre a menor conectividade e o número de anual de maços de cigarro consumidos.[47]

Atividade Física

A atividade física é importante para melhorar e manter a massa óssea em todas as idades. Deve ser praticada desde a infância porque proporciona massa muscular mais forte e consequente estrutura esquelética bem desenvolvida. Segundo o Colégio Americano de Ciência do Esporte (ACMS), o treinamento com peso é essencial para o desenvolvimento normal e para a manutenção de um esqueleto saudável.[48] O princípio dos benefícios desse tipo de exercício com carga para a massa óssea está ligado diretamente ao estresse mecânico da musculatura envolvida. Essa deformidade momentânea gera uma cascata de eventos osteoblásticos em resposta às modificações na tensão do osso, que reflete uma adaptação à sobrecarga imposta pelo meio ambiente.[49] Vários estudos demostraram que programas de atividade física que envolvam exercícios de impacto, treinamento de força específico e treinamento de equilíbrio e coordenação podem manter ou aumentar a DMO óssea da coluna e do quadril bem como diminuir a frequência de quedas entre os pacientes com osteopenia ou osteoporose.[50] Além disso, um estudo que acompanhou mulheres se exercitando durante 16 anos mostrou benefício quando a frequência foi maior que 2 vezes na semana.[51]

Como existe uma adaptação do osso aos exercícios, estes devem ter particularidades para que sejam efetivos como: devem ter carga intermitente e dinâmica; cargas de alta magnitude e rápidas; tipos de carga diversificados estimulam mais que cargas repetidas; poucas repetições bem realizadas são suficientes para uma resposta adaptativa e, finalmente, cargas intensas por períodos curtos são mais eficazes que carga contínua. Os exercícios multicomponentes, além de melhorarem a massa óssea, levam à melhora da mobilidade, equilíbrio e funcionalidade, como demonstrado em uma metanálise sobre exercícios multicomponentes, programa que mistura exercícios de alta velocidade combinado com tarefas simuladas.[52]

Dieta

Dieta rica em cálcio e vitamina D mostrou ser efetiva na manutenção da massa óssea e na prevenção da osteoporose. Porém, na prática diária, é difícil manter níveis normais de cálcio e vitamina D somente com a alimentação. A suplementação somente de cálcio teve mínimos efeitos positivos na densidade mineral óssea. Quando a suplementação foi associada à vitamina D, mostrou redução significativa em fraturas e melhora da massa óssea.[53] Uma metanálise com estudos controlados e randomizados para avaliar a eficácia da suplementação de cálcio e vitamina D na redução do risco de fraturas mostrou que a suplementação a partir da meia-idade reduziu 30% o risco de fraturas de quadril e 15% de outras fraturas, quando comparado ao placebo.[54]

Alguns estudos observacionais e randomizados observaram efeitos negativos da suplementação de cálcio na doença cardiovascular,[55,56] porém, a maioria demonstrou que a suplementação foi segura.[57] Apesar desses resultados, recomenda-se suplementar a quantidade que a dieta não oferece, pois o aumento de risco cardiovascular não foi visto com o cálcio alimentar, mesmo nos estudos que evidenciaram essa associação.[58]

Cafeína e refrigerantes, apesar de apontados como fatores de risco, carecem de dados que comprovem ou afastem seus efeitos deletérios sobre a massa óssea. A cafeína parece induzir um balanço de cálcio urinário negativo.[59] O uso de refrigerantes tipo cola, ricos em fósforo, estão associados à diminuição da absorção de cálcio e aumento da calciúria, e menor DMO, principalmente, em fêmur, porém, as quantidades necessárias para que estes eventos ocorram não estão definidas.[60]

A deficiência de vitamina D também pode ser prevenida pela exposição solar de, no mínimo, 18% da superfície corporal (braços e pernas parcialmente) por 15 minutos, entre o período das 10 às 15 horas, na primavera e no verão. No outono e inverno, a síntese de vitamina D pela pele praticamente não ocorre.[61] A exposição ao sol que gere um mínimo eritema na pele é equivalente a 20.000 UI de vitamina D suplementada.[62]

PREVENÇÃO MEDICAMENTOSA

Terapia Hormonal (TH)

Após atingir o pico de massa óssea começa uma perda progressiva que varia de 0,3 a 0,5% ao ano. Mulheres na pós-menopausa têm essa redução acelerada, podendo ser até 10 vezes maior do que a observada no período pré-menopausa, em decorrência do reduzido nível de estrógeno que causa um desbalanço no metabolismo ósseo, com aumento da taxa de reabsorção óssea.[63] Após os 50 anos de idade, a mulher tem 40% de chance de uma fratura osteoporótica e 16% de fratura de fêmur.[64] Portanto, há quase um consenso universal de que a terapia hormonal (TH), efetivamente, trata e previne não só os sintomas da menopausa quanto a osteoporose. O estudo WHI mostrou significativa redução na fratura de quadril nas mulheres que receberam TH e sem diagnóstico prévio de osteoporose, comparado ao placebo.[65] Já é conhecido o efeito benéfico do estrógeno oral na manutenção e até aumento da densidade mineral óssea, mas outros estudos também mostraram a resposta satisfatória do estrógeno transdérmico no osso,[66,67] inclusive em doses muitos baixas (0,014 mg/dia), que não são tão eficazes em reduzir sintomas vasomotores, mas aumentam a densidade mineral óssea da coluna lombar em 2,6% em relação ao placebo.[68] Estudos também mostram redução dos marcadores de remodelação óssea com a TH.[69]

Tibolona

Hormônio esteroide sintético tem ações estrogênicas por ligar-se ao receptor estrogênico. O uso de tibolona por 2 anos em mulheres na pós-menopausa precoce evitou a perda da massa óssea, principalmente, em osso trabecular tanto em doses de 1,25 mg ao dia como com 2,5 mg ao dia.[70-72] Porém, pode aumentar a incidência de acidente vascular cerebral em mulheres idosas com osteoporose.[73]

Moduladores Seletivos dos Receptores de Estrógeno (SERMs)

O raloxifeno, um modulador seletivo dos receptores de estrógeno (SERM), tem ação estimuladora sobre os receptores estrogênicos do osso, aparelho cardiovascular e lipídios.[74] Portanto, previne e trata a osteoporose, reduz o risco de fraturas vertebrais em 40% em pacientes com osteoporose,[75] além de prevenir a dislipidemia e placas ateromatosas vasculares.[74] Por não agir nos receptores estrogênicos de mamas e útero, pode prevenir câncer nesses órgãos.[74] Pelos seus efeitos favoráveis na massa óssea e redução de fraturas, pode ser usado tanto na prevenção quanto no tratamento de mulheres na pós-menopausa.[75] É indicado para mulheres que têm intolerância aos estrógenos naturais, que apresentam mastalgia com TH e que não tenham fogachos, um importante fator limitante ao seu uso na pós-menopausa recente.[76] O aumento no risco de tromboembolismo venoso é o evento adverso mais temido com o uso do raloxifeno.[77]

Drogas Antirreabsortivas

Os antirreabsortivos são medicações de primeira linha e com ampla experiência no tratamento da osteoporose. A American Association of Clinical Endocrinologists (AACE) recomenda o uso de alguns bisfosfonatos como o alendronato, risedronato e ácido zoledrônico para prevenção de osteoporose.[78]

O alendronato foi comparado ao placebo em 447 mulheres entre 40 a 59 anos de idade, no período de 6 a 36 meses pós-menopausa, e evidenciou aumento de densidade óssea tanto de colo de fêmur quanto de corpo total, no grupo alendronato.[79] O risedronato também mostrou prevenir a diminuição da massa óssea em mulheres na fase inicial da menopausa, aumentou densidade óssea de coluna lombar e fêmur, comparado ao placebo.[80] O estudo Horizon também mostrou a eficácia do ácido zoledrônico na prevenção de fraturas vertebral, de quadril e outras fraturas, em mulheres na pós-menopausa com osteoporose.[81] Recentemente o uso de ácido zoledrônico a cada 18 meses mostrou ser superior em prevenir fraturas vertebrais comparado ao placebo.[82]

MEDIDAS PREVENTIVAS NÃO MEDICAMENTOSAS

Apesar de os fatores genéticos terem uma importância preponderante na determinação do risco de uma pessoa vir a desenvolver osteoporose, os hábitos de vida como a alimentação e a atividade física também influenciam o desenvolvimento da massa óssea na infância e puberdade, bem como a perda da massa óssea que ocorre com a idade.[74]

Infância e Adolescência

Nunca é cedo para investir na saúde óssea e a prevenção da osteoporose inicia-se com ótimo crescimento e desenvolvimento ósseo na infância. Nesse período recomenda-se:

- Assegurar a adequada ingestão de cálcio na infância (Quadro 47-1);[83]
- Evitar condições de desnutrição proteica;
- Manter uma quantidade suficiente de vitamina D (Quadro 47-2);[84]
- Participar de atividades físicas regulares;
- Evitar o tabagismo, bem como o convívio com pessoas que tenham esse hábito;
- Exposição aos raios solares ultravioletas, diretamente na pele, pois o uso de roupas ou a exposição através de vidros reduz a eficácia da síntese epidérmica de vitamina D.

Adultos

Uma vez que o pico de massa óssea foi atingido, ele é mantido por um processo de remodelação óssea contínuo em que o osso velho é removido e um osso novo é formado em seu lugar. Esse processo é responsável pela força óssea durante toda a vida. Qualquer fator que cause alteração nesse ciclo de remodelação pode levar à rápida perda de massa óssea e tornar o osso mais frágil. Portanto, para prevenção de osteoporose e manutenção da massa óssea os adultos devem:

- Manter níveis adequados de cálcio na dieta (Quadro 47-1);[83]
- Evitar desnutrição proteica, particularmente, com o uso de dietas de emagrecimento severas ou distúrbios de alimentação;
- Manter níveis adequados de vitamina D (Quadro 47-2);[84]
- Participar de atividades físicas regulares, principalmente as que utilizam pesos;
- Evitar o tabagismo e o convívio com pessoas com esse hábito;
- Evitar o excesso de uso de álcool.

Quadro 47-1. Recomendação da ingestão de cálcio segundo a Organização Mundial de Saúde (OMS), de acordo com a faixa etária

Faixa etária	Cálcio (mg/dL)
Crianças e adolescentes	
0 a 6 meses	300 a 400
7 a 12 meses	400
1 a 3 anos	500
4 a 6 anos	600
7 a 9 anos	700
10 a 18 anos	1.300
Mulheres	
19 anos à menopausa	1.000
Pós-menopausa	1.300
Gestação (último trimestre)	1.200
Lactação	1.000
Homens	
19 a 65 anos	1.000
Acima de 65 anos	1.300

Quadro 47-2. Recomendação da ingestão de vitamina D de acordo com as recomendações da Sociedade Americana de Endocrinologia (Endocrine Society)[84]

Faixa etária	Vitamina D (UI/dia)
Crianças e adolescentes	
0 a 12 meses	400 a 1.000
1 a 18 anos	600 a 1.000
Mulheres	
Acima de 19 anos	1.500 a 2.000
Gestação	1.500 a 2.000
Lactação	1.500 a 2.000
Homens	
Acima de 19 anos	1.500 a 2.000

Gestação

A saúde óssea começa com uma boa nutrição e saúde materna, o que vai influenciar a massa óssea e a densidade mineral óssea do feto. Vitamina D, cálcio e atividade física têm um papel principal na saúde óssea tanto da gestante como do feto. Portanto, para prevenção da osteoporose, a gestante deve:

- Manter níveis adequados de cálcio na dieta (Quadro 47-1);[83]
- Evitar desnutrição proteica;
- Manter níveis adequados de vitamina D (Quadro 47-2);[84]
- Participar de atividades físicas regulares;
- Evitar o tabagismo e o convívio com pessoas com esse hábito.

CONCLUSÃO

A massa óssea na idade adulta e na velhice depende tanto do pico de massa óssea adquirido durante o crescimento como da subsequente perda de massa óssea que ocorre com a idade. Portanto, o desenvolvimento do máximo de massa óssea durante o crescimento e a redução da perda óssea relacionada com o envelhecimento são as duas principais estratégias para a prevenção da osteoporose. Apesar de não dispormos de estudos que comprovem o benefício de medidas não farmacológicas na prevalência de fraturas, devemos considerar o ganho na DMO na saúde global.

REFERÊNCIAS BIBLIOGRÁFICAS

1. Fontes TMP, Araújo LFB, Soares PRG. Osteoporose no climatério I: epidemiologia, definição, rastreio e diagnóstico. Femina. 2012;40(2):109-16.
2. Dreinhöfer KE, Mitchell PJ, Bégué T, et al. A global call to action to improve the care of people with fragility fractures. Injury. 2018;49(8):1393-7.
3. Komatsu RS, Ramos LR, Szejnfeld VL. Incidence of proximal femur fractures in Marilia, Brazil. J Nutr Health Aging. 2004;8(5):362-67.
4. Clark P, Cons-Molina F, Delezé M, et al. The prevalence of vertebral fractures in Latin American countries: the Latin-American Vertebral Osteoporosis Study (LAVOS). Osteoporos Int. 2009;20:275-82.
5. NIH Consensus Statement, n. 111. Osteoporosis prevention, diagnosis and therapy. 2000;17:1-36.
6. Henwood MJ, Binkovitz L. Update on pediatric bone health. J Am Osteopath Assoc. 2009;109:5-12.
7. Stránský M, Ryšavá L. Nutrition as prevention and treatment of osteoporosis. Physiol Res. 2009;58(1):S7-11.
8. Tański W, Kosiorowska J, Szymańska-chabowska A. Osteoporosis – risk factors, pharmaceutical and non-pharmaceutical treatment. Eur Rev for Med and Pharm Scienc. 2021;25:3557-66.
9. Williams F, Spector TD. The genetics of osteoposis. Acta Reum Port. 2007;32:231-40.
10. Ralston SH, Uitterlinden AG. Genetics of osteoporosis. Endocrine Reviews. 2010;31:629-62.
11. Zhu X, Bai W, Zheng H. Twelve years of GWAS discoveries for osteoporosis and related traits: advances, challenges and applications. Bone Res. 2021:1-19.
12. Bandeira F, Lazaretti-Castro M, Bilezikian JP. 2010. Hormones and bone. Arq Bras Endocrin Metab. 2010;52(2).
13. Bonjour JP, Chevalley T, Ferrari S, et al. The importance and relevance of peak bone mass in the prevalence of osteoporosis. Salud Publica Mex. 2009;51(1):S5-17.
14. Troy KL, Mancuso ME, Butler TA, et al. Exercise early and often: effects of physical activity and exercise on women's bone health. Int J Environ Res Public Health. 2018;15(5):878.
15. Noll M, Mendonça CR, Rodrigues AP, et al. Narrative review of the influence of high-intensity interval training on adolescents' bone health: commentary and perspectives. Transl Pediatr. 2021;10(1):160-4.
16. Hind K, Burrows M. Weight-bearing exercise and bone mineral accrual in children and adolescents: a review of controlled trials Bone. 2007;40:14-27.
17. Macdonald HM, Kontulainen SA, Khan KM. Is a school-based physical activity intervention effective for increasing tibial bone strength in boys and girls? J Bone Miner Res. 2007;22(3):434-46.
18. Sayers A, Mattocks C, Deere K, et al. Habitual levels of vigorous, but not moderate or light, physical activity is positively related to cortical bone mass in adolescents. J Clin Endocrinol Metab. 2011;96:E793-802.
19. Harvey NC, Cole ZA, Crozier SR, et al. Physical activity, calcium intake and childhood bone mineral. Osteoporos Int. 2012;23(1):121-30.
20. Sioen I, Michels N, Polfliet C, et al. The influence of dairy consumption, sedentary behaviour and physical activity on bone mass in Flemish children: a cross-sectional study. BMC Public Health. 2015;15:717.
21. More J. Children's bone health and meeting calcium needs. J Fam Health Care. 2008;18(1):22-4.
22. Mc Donald HM, Kontulainen SA, Khan KM, et al. Is a school-based physical activity intervention effective for increasing tibial bone strength in boys and girls? J Bone Miner Res. 2007;22:434-46.
23. International Osteoporosis Foundation. Invest in your bones. Bone appétit – the role of food and nutrition in building and maintaining strong bonés [Internet]. 2006.
24. World Health Organization. Vitamin and mineral requirements in human nutrition, 2nd ed. World Health Organization; [Internet]. 2005.
25. Lambert HL, Eastell R, Karnik K. Calcium supplementation and bone mineral accretion in adolescent girls: an 18-mo randomized controlled trial with 2-y follow-up. Am J Clin Nutr. 2008;87:455-62.
26. Cashman KD. Diet, nutrition, and bone health. J Nutr. 2007;137:2507S-12S.
27. Hallal PC, Siqueira FV, Menezes AMB. The role of early life variables on the risk of fractures from birth to early adolescence: a prospective birth co-hort study. Osteoporos Int. 2009;20:1873-9.
28. Viljakainen HT, Natri AM, Karkkainen M, et al. A positive dose-response effect of vitamin D supplementation on site-specific bone mineral augmentation in adolescent girls: a doubleblinded randomized placebo controlled 1-year intervention. J Bone Miner Res. 2006;21:836-44.
29. Javaid MK, Crozier SR, Harvey NC, et al. Maternal vitamin D status during pregnancy and childhood bone mass at age 9 years: a longitudinal study. Lancet. 2006;367:36-43.
30. Weaver CM, Gordon CM, Janz KF, et al. The National Osteoporosis Foundation's position statement on peak bone mass development and lifestyle factors: a systematic review and implementation recommendations. Osteoporos Int. 2016;27(4):1281-1386. Epub 2016 Feb 8. Erratum in: Osteoporos Int. 2016;27(4):1387.
31. Hallal PC, Siqueira FV, Menezes AMB. The role of early life variables on the risk of fractures from birth to early adolescence: a prospective birth co-hort study. Osteoporos Int. 2009;20:1873-9.
32. Capozzi A, Scambia G, Lello S. Bone metabolism in pregnancy and lactation. Minerva Obstet Gynecol. 2021;73(6):697-703.

33. Cooper MS. Disorders of calcium metabolism and parathyroid disease. Best Pract Res Clin Endocrinol Metab. 2011;25(6):975-83.
34. Møller UK, Við Streym S, Mosekilde L, et al. Changes in bone mineral density and body composition during pregnancy and postpartum. A controlled co-hort study. Osteoporos Int. 2012;23(4):1213-23.
35. Cho GJ, Shin JH, Yi KW, et al. Adolescent pregnancy is associated with osteoporosis in postmenopausal women. Menopause. 2012;19(4):456-60.
36. Viljakainen HT, Saarnio E, Hytinantti T, et al. Maternal vitamin D status determines bone variables in the newborn. J Clin Endocrinol Metab. 2010;95(4):1749-57.
37. De-Regil LM, Palacios C, Lombardo LK. Vitamin D supplementation for women during pregnancy. Cochrane Database Syst Rev. 2016;(1):CD008873.
38. Tapia G, Mårild K, Dahl SR, et al. Maternal and Newborn Vitamin D-Binding Protein, Vitamin D Levels, Vitamin D Receptor Genotype, and Childhood Type 1 Diabetes. Diabetes Care. 2019;42(4):553-9.
39. Godfrey K, Walker-Bone K, Robinson S, et al. Neonatal bone mass: influence of parental birth weight, maternal smoking, body composition, and activity during pregnancy. J Bone Miner Res. 2001;16:1694-703.
40. Rudäng R, Mellström D, Clark E, et al. Advancing maternal age is associated with lower bone mineral density in young adult male offspring. Osteoporos Int. 2012;23:475-82.
41. Javaid MK, Crozier SR, Harvey NC. Maternal vitamin D status during pregnancy and childhood bone mass at age 9 years: a longitudinal study. Lancet. 2006;367(7):36-43.
42. Bachrach LK. Hormonal contraception and bone health in adolescents. Front Endocrinol (Lausanne). 2020;11:603.
43. Maurel DB, Boisseau N, Benhamou CL. Alco-hol and bone: review of dose effects and mechanisms. Osteoporos Int. 2012;23:1-16.
44. Berg KM, Kunins HV, Jackson J.L et al. Association between alcohol consumption and both osteoporotic fracture and bone density. Am J Med. 2008;121(5):406-18.
45. Song T, Chin J, Jung D, et al. Increased bone mineral density after abstinence in male patients with alcohol dependence. Clin Psychopharmacol Neurosci. 2018;16(3):282-9.
46. Ward KD, Klesges RC. A meta-analysis of the effects of cigarette smoking on bone mineral density. Calcif Tissue Int. 2001;68:259-70.
47. Kulak CA, Borba VC, Jorgetti V, et al. Skeletal microstructural abnormalities in postmenopausal women with chronic obstructive pulmonary disease. J Bone Miner Res. 2010;25(9):1931-40.
48. American College of Sports Medicine. Physical activity and bone health. Medicine Science Sports Exercise. 2004;36(11):1986-96.
49. Daly RM, Via J, Duckham RL. Exercise for the prevention of osteoporosis in postmenopausal women: an evidence-based guide to the optimal prescription. Braz J of Phys Ther. 2019;23(2):170-80.
50. Lirani-Galvão AP, Lazaretti-Castro M. Physical approach for prevention and treatment of osteoporosis. Arq Bras Endocrinol Metab. 2010;54(2):171-8.
51. Kemmler W, Stengel S, Kohl M. Exercise frequency and bone mineral density development in exercising postmenopausal osteopenic women. Is there a critical dose of exercise for affecting bone? Results of the erlangen fitness and osteoporosis prevention study. Bone. 2016;89:1-6.
52. Daly RM and Giangregorio L. Exercise for osteoporotic fracture prevention and management. Cap 67, page 517-525. Primer on the Metabolic Bone Diseases and Disorders of Mineral Metabolism, Ninth Edition. Edited by John P. Bilezikian. © 2019 American Society for Bone and Mineral Research. Published by John Wiley & Sons, Inc. [Internet]. 2019.
53. Ewald D. Osteoporosis prevention and detection in general practice. Aust Fam Physic. 2012;41(3):104-8.
54. Weaver CM, Alexander DD, Boushey CJ, et al. Calcium plus vitamin D supplementation and risk of fractures: an updated meta-analysis from the National Osteoporosis Foundation. Osteoporos Int. 2016;27:367-76.
55. Bolland MJ, Barber PA, Doughty RN, et al. Vascular events in healthy older women receiving calcium supplementation: randomised controlled trial. BMJ. 2008;336:262-6.
56. Bolland MJ, Grey A, Avenell A, et al. Calcium supplements with or without vitamin D and risk of cardiovascular events: reanalysis of the Women's Health Initiative limited access dataset and meta-analysis. BMJ. 2011;342:d2040.
57. World Congress on Osteoporosis. Osteoarthritis and musculoskeletal diseases. Málaga, Espanha. Resumo. 2016:311.
58. Yang C, Shi X, Xia H, et al. The evidence and controversy between dietary calcium intake and calcium supplementation and the risk of cardiovascular disease: a systematic review and meta-analysis of cohort studies and randomized controlled trials. J Am Coll Nutr. 2020;39:352-70.
59. Reuter SE, Schultz HB, Ward MB. The effect of high-dose, short-term caffeine intake on the renal clearance of calcium, sodium and creatinine in healthy adults. Br J Clin Pharmacol. 2021;87(11):4461-6.
60. Chen L, Liu R, Zhao Y, et al. High Consumption of Soft Drinks Is Associated with an Increased Risk of Fracture: A 7-Year Follow-Up Study. Nutrients. 2020;12(2):530.
61. Kopiczko A. Assessment of intake of calcium and vitamin D and sun exposure in the context of osteoporosis risk in a study conducted on perimenopausal women. Prz Menopauzalny. 2014;18(2):79-83.
62. Hossein-nezhad A, Holick MF. Vitamin D for health: a global perspective. Mayo Clin Proc. 2013;88:720-55.
63. Radominski SC, Pinto-Neto AM, Marinho RM, et al. Osteoporose em mulheres na pós-menopausa. Rev Bras Reumatol. 2004;44(6):426-34.
64. Chrischilles EA, Butler CD, Davis CS, et al. A model of lifetime osteoporosis impact. Arch Intern Med. 1991;151:2026-32.
65. Cauley JA, Robbins J, Chen Z, Cummings SR. Effects of estrogen plus progestin on risk of fracture and bone mineral density: the Women's Health Initiative randomized trial. JAMA. 2003;290(13):1729-38.
66. Shulman LP. Transderzmal hormone therapy and bone health. Clinical Interv in Aging. 2008;3(1):51-4.
67. Samsioe G. Transdermal hormone therapy: gels and patches. Climacteric. 2004;7:347-56.
68. Ettinger B, Ensrud KE, Wallace R, et al. Effects of ultralow-dose transdermal estradiol on bone mineral density: a randomized clinical trial. Obstet Gynecol. 2004;104:443-51.
69. Richman S, Edusa V, Fadiel A, et al. Low-dose estrogen therapy for prevention of osteoporosis: working our way back to monotherapy. Menopause. 2006;13:148-55.
70. Khajuria DK, Razdan R, Mahapatra. Medicamentos para o tratamento da osteoporose: revisão. Rev Bras Reumatol. 2011;51(4):365-82.
71. Beardsworth SA, Kearney CE, Purdie DW. Prevention of postmenopausal bone loss at lumbar spine and upper femur with tibolone: a two-year randomised controlled trial. Br J Obstet Gynaecol. 1999;106:678-83.
72. Berning B, Kuijk CV, Kuiper JW, et al. Effects of two doses of tibolone on trabecular and cortical bone loss in early postmenopausal women: a two-year randomized, placebo-controlled study. Bone. 1996;19:395-9.

73. Cummings SR, Ettinger B, Delmas PD, et al. The effects of tibolone in older postmenopausal women. N Engl J Med. 2008;359(7):697-708.
74. Radominski SC, Bernardo W, Paula AP, et al. Brazilian guidelines for the diagnosis and treatment of postmenopausal osteoporosis. Rev Bras Reumatol. 2017;57(2).
75. Kanis JA. Assessment of fracture risk and its application to screening for postmenopausal osteoporosis. Synopsis of a WHO Report. Osteoporos Int. 1994;4:368-81.
76. Russo LAT. Osteoporose pós-menopausa: opções terapêuticas. Arq Bras Endocrinol Metab. 2001;45(4):401-6.
77. Ettinger B, Black DM, Mitlak BH, et al. Reduction of vertebral fracture risk in postmenopausal women with osteoporosis treated with raloxifene: results from a 3-year randomized clinical trial. Multiple outcomes of raloxifene evaluation (MORE) Investigators. JAMA. 1999.
78. Camacho PM, Petak SM, Binkley N, et al. American Association of Clinical Endocrinologists/American College of Endocrinology Clinical Practice Guidelines for the Diagnosis and Treatment of Postmenopausal Osteoporosis – 2020 Update. Endocr Pract. 2020;26(1):1-46.
79. Ravn P, Bidstrup M, Wasnich RD, et al. Alendronate and estrogen-progestin in the long-term prevention of bone loss: four-year results from the early postmenopausal intervention cohort study. A randomized, controlled trial. Ann Intern Med. 1999;131(12):935-42.
80. Fogelman I, Ribot C, Smith R, et al. Risedronate reverses bone loss in postmenopausal women with low bone mass: results from a multinational, double-blind, placebo-controlled trial. BMD-MN Study Group. J Clin Endocrinol Metab. 2000;85(5):1895-900.
81. Black DM, Delmas PD, Eastell E, et al. Once-year zoledronic acid for treatment of postmenopausal osteoporosis. NEJM. 2007;356(18):1809-22.
82. Reid IR, Horne AM, Mihov B, et al. Fracture prevention with zoledronate in older women with osteopenia. N Engl J Med. 2018;379(25):2407-16.
83. Report of a joint FAO/WHO expert consultation Thailand, [Internet]. 2002.
84. Holick MF, Binkley NC, Bischoff-Ferrari HÁ, et al. Evaluation, treatment, and prevention of vitamin D deficiency: an Endocrine Society clinical practice guideline. J Clin Endocrinol Metab. 2011;96(7):1911-30.

DENSITOMETRIA ÓSSEA: INDICAÇÕES E ANÁLISE

CAPÍTULO 48

Henrique Pierotti Arantes ▪ Luiz Henrique de Gregório ▪ Sergio Setsuo Maeda

INTRODUÇÃO

A osteoporose é a doença osteometabólica mais frequente da prática clínica e é caracterizada por diminuição da densidade mineral óssea associada a alterações da microarquitetura óssea, o que acarreta aumento do risco de fraturas de fragilidade.[1] É importante relembrar que a força óssea é determinada pela densidade mineral óssea (DMO) e outras propriedades do osso, como arquitetura óssea (geometria óssea, tamanho e forma), características de microarquitetura (conectividade e espessamento trabecular, espessamento cortical e porosidade cortical), propriedades da matriz óssea, grau de mineralização, *turnover* ósseo, entre outros.[2]

Para o rastreamento da osteoporose existe um consenso quanto à indicação da densitometria óssea por absorciometria de raios X de dupla energia (DXA), pois claramente haverá benefício na identificação dos indivíduos de maior risco para fraturas. Trata-se de um método sensível, preciso, rápido e seguro.[3] Neste capítulo serão abordados os princípios técnicos básicos do exame de densitometria óssea por DXA, indicações, contraindicações, interpretação correta do exame e suas limitações, além de outros avanços.

TECNOLOGIA PARA AVALIAÇÃO DE MASSA ÓSSEA POR DXA

O aparelho de DXA consiste em uma mesa de exame, aberta, em que o(a) paciente permanece deitado(a) durante o exame. Um braço móvel em formato de C movimenta-se para a realização do exame (Fig. 48-1). Na porção superior desse braço há detectores que absorverão os raios X produzidos na parte inferior da mesa. O tubo de raios X gera os feixes de fótons em dois níveis diferentes de energia. Ainda abaixo da mesa de exame existe o colimador, que direciona os fótons para a área de interesse e evita o espalhamento da radiação.

A diferença de atenuação dos feixes de fótons nos diferentes tecidos auxilia a distinguir entre osso e tecido mole e permite quantificar a DMO. No feixe de baixa energia (30 a 50 KeV), a atenuação do osso é maior que das partes moles. Já no feixe de alta energia (maior 70 KeV), a atenuação do osso e partes moles é semelhante.

A exposição radiológica para o paciente é muito baixa (1 a 5 μSv) comparada à radiação a que somos expostos diariamente na superfície da Terra (5 a 8 μSv).[4] Devido a esse fato, não há necessidade de utilização de protetores para os pacientes nem para os técnicos que realizam o exame (somente devem permanecer 1,8 metro ou mais de distância de tubo de raios X da mesa) ou nas paredes da sala de exame.

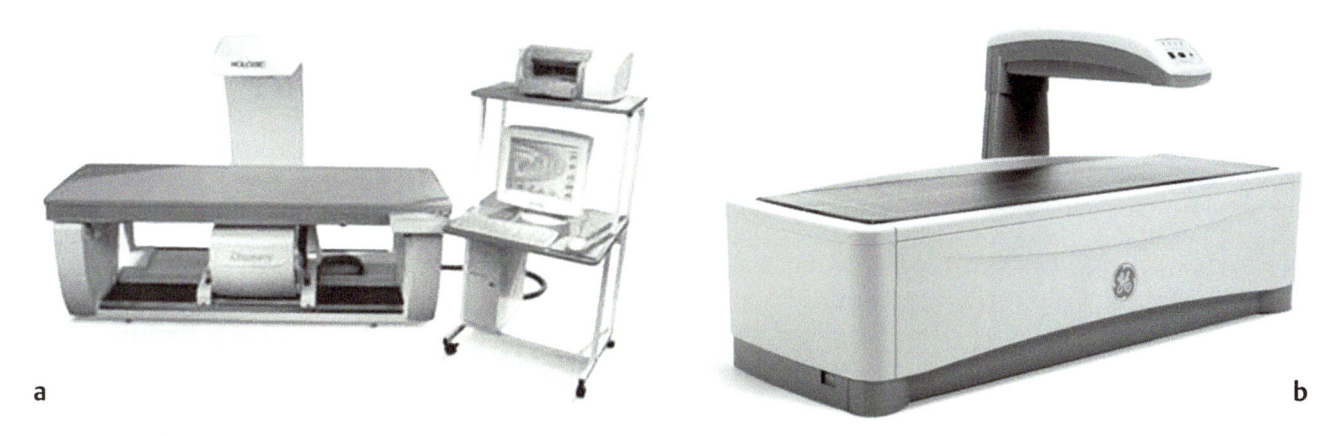

Fig. 48-1. Aparelhos de DXA dos dois principais fabricantes. (**a**) Aparelho da Hologic. (**b**) Aparelho da GE/Lunar.

> **IMPORTANTE**
>
> Salientar que as diversas marcas e modelos de aparelhos de DXA utilizam diferentes parâmetros para gerar os fótons. Há diferenças no tipo de varredura dos feixes produzidos (em lápis ou leque), diversos algoritmos para determinação de contornos ósseos, além de diferenças no posicionamento da região de interesse, principalmente no colo do fêmur. Dessa forma, não devemos comparar exames realizados em aparelhos diferentes; ou em aparelhos de marcas e modelos iguais, mas de clínicas diferentes, a não ser que tenha sido realizada calibração cruzada (ver seção Monitorização – Importância da mínima variação significativa (MVS) para maiores informações). Dessa forma sugere-se que o acompanhamento seja realizado no mesmo aparelho do exame anterior.

A DXA mede o conteúdo mineral ósseo (em gramas) e a área óssea (em cm²), fornecendo a densidade mineral óssea areal em gramas/cm². Vale a pena lembrar que, devido ao fato de se medir uma densidade areal e não volumétrica, esse exame pode induzir distorções no resultado final caso haja variações extremas de tamanho ósseo, identificadas ao exame clínico pela estatura corporal.[5]

O exame ainda fornece o T-*score*, que corresponde ao número de desvios padrão (DP) distantes da média da DMO em adultos jovens (20 a 29 anos), com base no banco de dados fornecido pelo estudo norte-americano National Health and Nutrition Examination Survey (NHANES) III e o Z-*score*, que é o número de DP distante da média para a própria idade do paciente. Na Figura 48-2 é possível observar os parâmetros descritos [Bone Mineral Density (BMD)] = DMO, T-*score* e Z-*score*).

A densitometria óssea por DXA avalia sítios centrais, como coluna lombar e fêmur proximal (de maior importância) e sítios periféricos, como antebraço distal (rádio 33%), sendo este último o único sítio periférico validado para diagnosticar osteoporose pelo critério da Organização Mundial da Saúde (OMS). Pelo menos dois sítios devem ser avaliados, usualmente coluna e fêmur. Importante ressaltar que doenças osteodegenerativas e fraturas podem, falsamente, elevar a DMO e devem ser consideradas para uma correta interpretação do exame. Caso não seja possível avaliar um desses sítios, complementa-se o exame com a realização do antebraço não dominante. As principais indicações para realização de antebraço não dominante são: coluna ou fêmur não mensurável e/ou interpretável (p. ex., em casos de prótese de quadril bilateral), pacientes muito obesos (acima do limite de peso do aparelho) e hiperparatireoidismo. Para crianças, adolescentes e indivíduos até os 19 anos, os sítios recomendados são a coluna lombar e o corpo total menos a cabeça (TBLH; Total Body Less Head, em inglês).

Diversos estudos demonstram que há uma excelente correlação entre DMO e fratura, ou seja, quanto mais baixa a DMO, maior o risco de fraturas.[6] Todavia, pacientes podem apresentar fraturas por fragilidade apesar de apresentarem densidade mineral óssea normal ou em faixa de osteopenia, uma vez que os outros determinantes da força óssea podem estar alterados, parâmetros estes não avaliados no exame de densitometria óssea.

Para avaliação da microarquitetura óssea estão disponíveis, apenas para pesquisa científica, a tomografia computadorizada periférica de alta resolução[7] e ressonância magnética computadorizada.[8] Todavia, esses métodos não apresentam padronizações para uso populacional. Já para a avaliação da densidade mineral óssea, temos disponível a DXA e um *software* que avalia parâmetros indiretos de microarquitetura óssea chamado Trabecular Bone Escore (TBS).[9]

COMO INTERPRETAR O EXAME CORRETAMENTE E QUAL CLASSIFICAÇÃO UTILIZAR?

Primeiramente, deve-se avaliar a qualidade do exame realizado. Não se pode apenas olhar o laudo do exame, devem-se avaliar as imagens para checar se o exame apresenta aquisição e análise adequadas. Na Figura 48-3 pode-se observar uma aquisição de coluna lombar, que deve estar alinhada (linha branca) e centrada. Não pode haver artefatos visíveis ou movimentos, e a imagem deve incluir as seguintes referências anatômicas: cristas ilíacas bilaterais e simétricas, último par de costelas e parte da vértebra L5 visível (círculo). Já o posicionamento correto do fêmur compreende a diáfise femoral alinhada (perpendicular ao plano), com rotação interna da perna adequada (pequeno trocanter pouco ou não visível), sem artefatos e inclusão adequada de tecido mole abaixo do ísquio e acima do trocanter maior. E, finalmente, o antebraço não dominante deve estar reto e alinhado, sem movimento ou artefato e com a primeira fileira dos ossos do carpo visíveis. No caso de impossibilidade de análise do antebraço não dominante (p. ex., fratura prévia no sítio), deve-se adquirir e analisar o antebraço dominante (se o sítio for analisável).

A classificação mais utilizada para a interpretação do exame é a proposta pela Organização Mundial da Saúde (OMS), que utiliza o T-*score* como referência e deve ser utilizado em mulheres na pós-menopausa ou transição menopausal e em homens com mais de 50 anos (Quadro 48-1).[10] Para homens abaixo de 50 anos, mulheres na menacme, crianças e adolescentes, o Z-*score* abaixo ou igual a −2,0 é caracterizado como massa óssea abaixo do esperado para a faixa etária e Z-*score* acima de −2,0 como dentro do esperado para a faixa etária. Não é possível fechar o diagnóstico de osteoporose com base somente no exame de densitometria óssea na faixa etária abaixo de 50 anos em homens, mulheres na menacme, crianças e adolescentes.

O motivo de utilizar o T-*score* igual ou menor que −2,5 como ponto de corte para o diagnóstico de osteoporose é que este valor identifica aproximadamente 30% das mulheres na pós-menopausa como portadoras de osteoporose, em medidas realizadas em coluna, fêmur ou antebraço. Este percen-

Quadro 48-1. Classificação da OMS para diagnóstico de osteoporose

Classificação da OMS	T-score
Normal	Até −1,0
Osteopenia	Entre −1,1 e −2,4
Osteoporose	Menor ou igual a −2,5
Osteoporose estabelecida	Menor ou igual a −2,5 e uma ou mais fraturas de fragilidade

Referência de densitometria: L1-L4 (BMD)

Densitometria

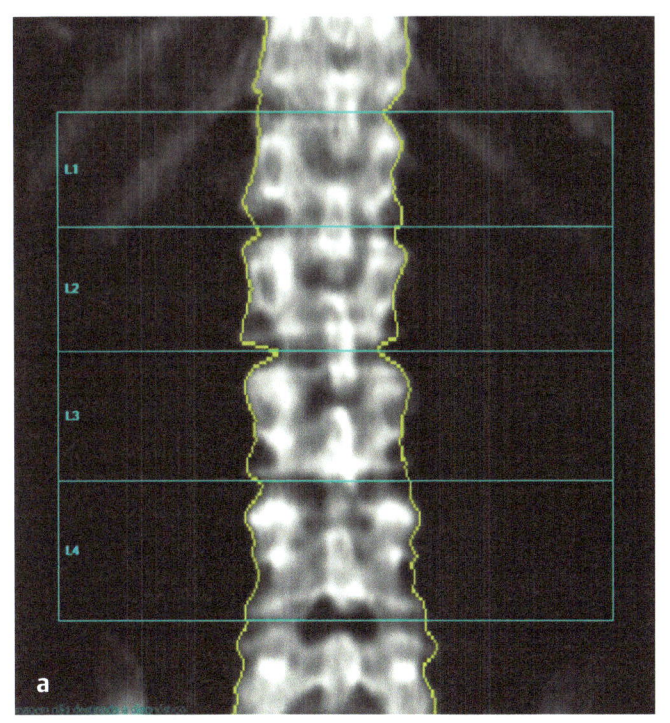

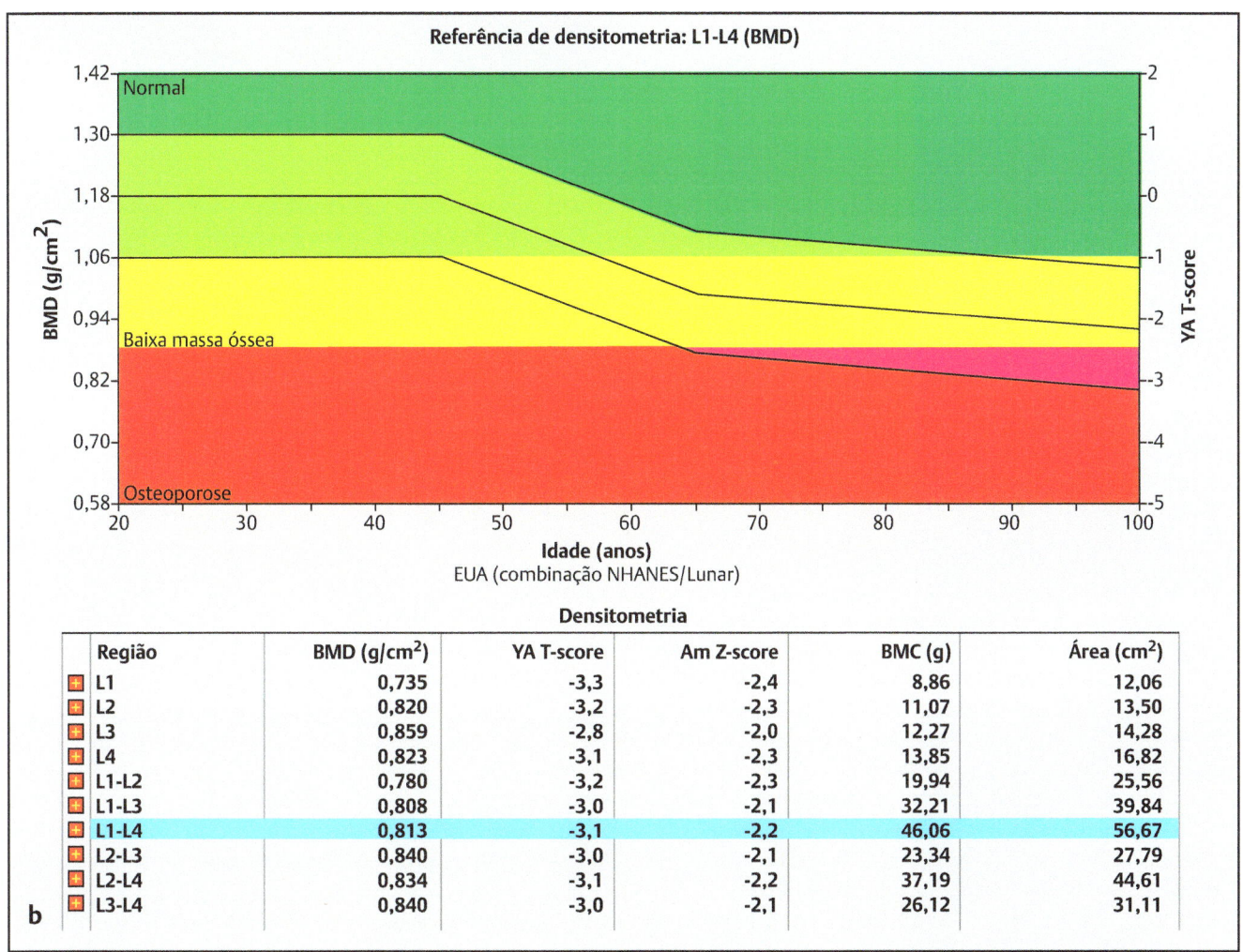

Região	BMD (g/cm²)	YA T-score	Am Z-score	BMC (g)	Área (cm²)
L1	0,735	-3,3	-2,4	8,86	12,06
L2	0,820	-3,2	-2,3	11,07	13,50
L3	0,859	-2,8	-2,0	12,27	14,28
L4	0,823	-3,1	-2,3	13,85	16,82
L1-L2	0,780	-3,2	-2,3	19,94	25,56
L1-L3	0,808	-3,0	-2,1	32,21	39,84
L1-L4	0,813	-3,1	-2,2	46,06	56,67
L2-L3	0,840	-3,0	-2,1	23,34	27,79
L2-L4	0,834	-3,1	-2,2	37,19	44,61
L3-L4	0,840	-3,0	-2,1	26,12	31,11

Fig. 48-2. Densitometria óssea de coluna lombar em mulher de 55 anos com densidade mineral óssea classificada como osteoporose pelo T-score: -3,1.

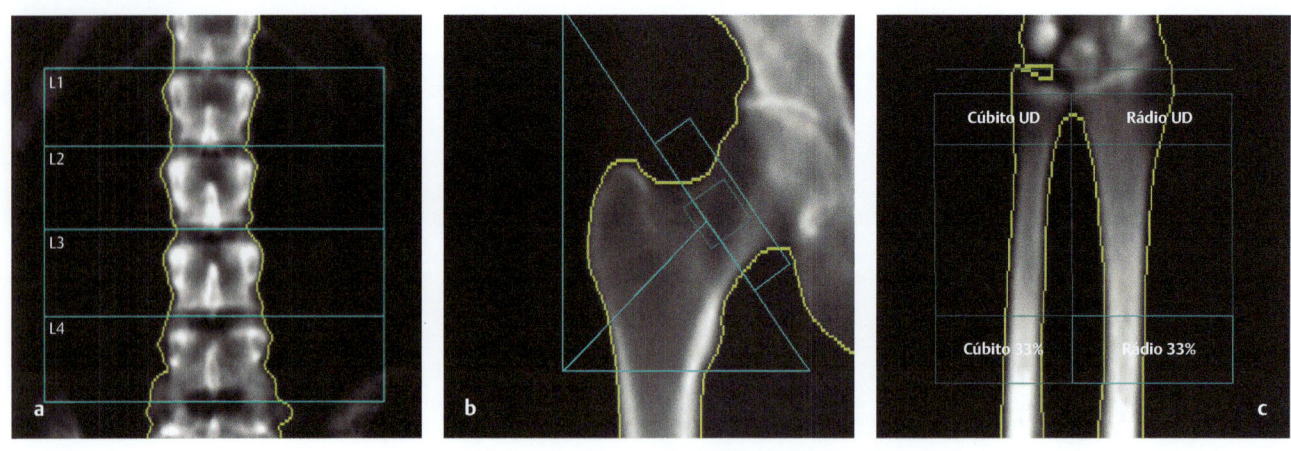

Fig. 48-3. (a) Posicionamento. (b) Aquisição ideal dos sítios da coluna lombar, fêmur. (c) Antebraço.

tual é o equivalente ao risco de fraturas na vida nesses sítios.[10] Deve-se atentar que se o paciente apresentar uma ou mais fraturas de fragilidade, caracterizada como aquela de baixo impacto, usualmente por queda da própria altura ou menos, já apresenta osteoporose clínica. Outro parâmetro que vem sendo utilizado em alguns países é baseado no Fracture Risk Assessment Tool (FRAX), criado em 2008 pela Organização Mundial da Saúde (OMS).[11] Essa ferramenta, disponível gratuitamente *online*, estima o risco em 10 anos de fratura de quadril e fraturas maiores a partir de fatores de risco clínico: idade, sexo, baixo peso (índice de massa corporal menor ou igual a 19 kg/m^2) tabagismo, etilismo (3 unidades por dia), história pessoal de fratura de fragilidade, história de fratura de quadril nos pais, uso crônico de glicocorticoide (por 3 ou mais meses), causa secundária de osteoporose e artrite reumatoide, com ou sem a densidade mineral óssea do colo femoral, e é utilizado em alguns países para definir indicação de tratamento farmacológico para osteoporose. No Reino Unido, pacientes acima de um limite estabelecido são candidatos a tratamento farmacológico sem necessidade de realização do exame de DXA.[12] No Brasil, a avaliação e limiares de intervenção terapêutica são baseados na metodologia do UK National Osteoporosis Guideline Group (NOGG), aplicado ao FRAX Brasil.[13] A calculadora do FRAX Brasil está disponível *online*, pelo endereço eletrônico: https://abrasso.org.br/calculadora/calculadora/.

Os melhores sítios para monitoramento do tratamento são coluna lombar e fêmur total. Como já mencionado, os exames subsequentes devem ser realizados no mesmo aparelho e, exceto em casos especiais, em intervalos não inferiores a 1 ano, uma vez que a alteração da DMO se faz de modo lento.[9] Nos casos de hiperparatireoidismo primário e uso de glicocorticoide ou síndrome de Cushing, a densitometria pode ser repetida em período inferior (6 meses).

PARA QUEM SOLICITAR O EXAME DE DXA?

As principais indicações para realização de densitometria óssea segundo o posicionamento oficial da International Society for Clinical Densitometry (ISCD), em 2019, estão listadas no Quadro 48-2.[14]

Quadro 48-2. Indicações para realização de densitometria óssea segundo posicionamento oficial da ISCD em 2019[14]

Mulheres com idade igual ou superior a 65 anos

Mulheres na pós-menopausa ou na transição menopausal com menos de 65 anos e fator de risco para baixa massa óssea, como: baixo peso, fratura prévia, uso de medicamento de alto risco ou doença ou condição associada à perda de massa óssea. Deve-se considerar realização de densitometria óssea em mulheres que interrompem terapia de reposição hormonal de acordo com as indicações listadas anteriormente

Homens com idade igual ou superior a 70 anos

Homens com menos de 70 anos e fator de risco para baixa massa óssea, como baixo peso, fratura prévia, uso de medicamento de alto risco ou doença ou condição associada à perda de massa óssea

Adultos com antecedente de fratura por fragilidade

Indivíduos que não estejam em tratamento, porém, nos quais a identificação de perda de massa óssea possa determinar a indicação do tratamento

Adultos com antecedente de doença ou condição clínica associadas à baixa massa óssea

Adultos em uso de medicamentos associados à baixa massa óssea ou perda óssea

Indivíduos em tratamento para osteoporose para monitoramento de sua eficácia

Indivíduos para os quais são consideradas intervenções farmacológicas para osteoporose

Importante lembrar que há diversos fatores de risco e situações clínicas que se associam à osteoporose, tanto em adultos (homens e mulheres) quanto em crianças (Quadro 48-3) e que podem indicar a realização do exame.[15]

CONTRAINDICAÇÕES

A única contraindicação absoluta à realização de DXA é para mulheres grávidas ou que possam estar grávidas, devido à radiação ionizante do exame (apesar da baixa radiação). Outra contraindicação é a impossibilidade de o paciente permanecer deitado durante o exame ou ter peso acima do limite máximo permitido, que é variável e depende do modelo e do fabricante.

Quadro 48-3. Principais causas de osteoporose secundária em todas as faixas etárias

Desordens endocrinológicas

Acromegalia
Diabetes melito
Hiperparatireoidismo primário
Hipogonadismo
Síndrome de Cushing
Tireotoxicose
Hipogonadismo primário e secundário
Hipogonadismo provocado por terapia de deprivação hormonal masculina e feminina

Desordens gastrointestinais

Cirrose biliar primária
Cirurgia bariátrica
Doença celíaca
Doença de Crohn
Doença inflamatória intestinal
Gastrectomia
Retocolite ulcerativa

Desordens relacionadas com o colágeno

Síndrome de Ehlers-Danlos
Síndorme de Marfan
Osteogênese imperfeita*

Desordens renais

Acidose tubular renal
Hipercalciúria
Insuficiência renal crônica

Doenças sistêmicas

Artrite reumatoide
Desordens neuromusculares
Doença pulmonar obstrutiva crônica
Espondilite anquilosante
Gamopatia monoclonal
Infecção pelo HIV
Lúpus eritematoso sistêmico
Mastocitose
Mieloma múltiplo
Talassemia
Outras malignidades

Medicamentosa

Análogo GnRH
Anticonvulsivantes
Excesso de hormônio tireoidiano
Glicocorticoide
Heparina
Inibidores de bomba de prótons
Inibidores seletivos de recaptação de serotonina
Inibidores de aromatase
Imunossupressores
Pioglitazona
Quimioterápicos

Outras causas

Alcoolismo
Nutrição inadequada
Pós-transplante
Tabagismo

*Há mutações não relacionadas ao colágeno em algumas formas de osteogênese imperfeita. Adaptado de Mirza e Canalis, 2015.[15]

PRINCIPAIS UTILIDADES DA DXA

A principal utilidade da DXA é ser amplamente disponível para o diagnóstico de osteoporose. Estudos de biomecânica demonstram forte correlação entre força mecânica e DMO medida por DXA.[16] Estudos de coorte prospectivos demonstram correlação entre fratura e DMO medida por DXA.[17] Ensaios clínicos randomizados demonstram redução do risco de fraturas com os medicamentos para o tratamento da osteoporose e a seleção dos pacientes foi realizada por meio do exame de DXA.[18] Ainda nos ensaios clínicos, há correlação entre redução do risco de fraturas e aumento da DMO.[19]

MONITORIZAÇÃO: IMPORTÂNCIA DA MÍNIMA VARIAÇÃO SIGNIFICATIVA (MVS)

Para os exames de seguimento, como descrito previamente, devem-se analisar as imagens e não somente a parte escrita do laudo, especialmente para checar se o posicionamento dos sítios da coluna lombar e fêmur são semelhantes e comparáveis. Caso haja diferença no posicionamento, isso pode interferir na interpretação do resultado. Após esta etapa inicial, deve-se conhecer o erro de precisão e a mínima variação significativa de cada serviço para a correta interpretação do exame.

O erro de precisão expressa a reprodutibilidade ou consistência de medidas repetidas. Cada centro deve ter seu erro de precisão calculado periodicamente para todos os aparelhos, independentemente de marca e modelo, uma vez que é através deste erro que poderemos afirmar se houve diferença real nos exames comparativos. Para este cálculo avalia-se uma amostra de 30 pacientes representativos do serviço, nos sítios da coluna lombar e fêmur, através de duas medidas repetidas de cada paciente, com reposicionamento do(a) paciente após cada aquisição. Outra forma é avaliar 15 pacientes com três medidas de cada um e reposicionamento entre os exames. Uma vez determinado o valor desse erro, calcula-se o intervalo de confiança 95% do mesmo e encontra-se a mínima variação significativa (MVS). Somente valores maiores que esta margem podem ser considerados reais, ou seja, se a variação da densidade mineral óssea ficar dentro daquele intervalo, o laudo deve ser de que a densidade mineral óssea permaneceu estável no período analisado. Caso fique acima ou abaixo desta margem, pode-se inferir que houve ganho ou perda de densidade mineral óssea, respectivamente, no período avaliado. Importante frisar que não é recomendado utilizar o coeficiente de variação de fábrica do aparelho.

Nos exames comparativos, a recomendação da ISCD é que o serviço de densitometria óssea deve descrever no laudo os valores de DMO do exame atual e anterior em cada sítio e a MVS do serviço, além de uma conclusão se houve ganho, perda ou manutenção da DMO no período avaliado.

A calibração cruzada é a realização do procedimento descrito anteriormente quando o paciente realiza um exame em um primeiro aparelho e o segundo exame em outro aparelho, na mesma clínica ou em clínicas diferentes.

PERIODICIDADE PARA SOLICITAÇÃO DE EXAME NO SEGUIMENTO DO PACIENTE

Ainda com relação aos exames comparativos, há uma dúvida frequente de com que periodicidade deve ser solicitada densitometria óssea no seguimento. O período de intervalo entre exames deve ser determinado de acordo com a condição clínica de cada paciente, seus fatores de risco clínico, medicamentos de alto risco para osteoporose e histórico de fratura de fragilidade prévia. Habitualmente, nova medida de DMO é apropriada 1 ano após o início ou mudança do tratamento. Em condições associadas à perda óssea rápida, como tratamento com glicocorticoides ou hiperparatireoidismo primário, exames com periodicidade menor (6 meses) já podem identificar alterações significativas. Maiores intervalos deverão ser observados quando a eficácia terapêutica já estiver estabelecida ou nos casos de paciente de baixo risco.

Para pacientes de mais baixo risco, estudo de seguimento de 15 anos realizado com 4.957 mulheres americanas na pós-menopausa tardia, com 67 anos ou mais, com DMO normal ou em faixa de osteopenia e sem histórico de fratura de quadril ou fratura vertebral clínica ou sem tratamento para osteoporose, demonstrou que em pacientes com osteopenia e T-*score* entre -2,00 e -2,49 pode-se repetir o exame em 1 ano, T-*score* entre -1,50 a -1,99 pode-se repetir o exame em 5 anos e em pacientes com T-*score* acima de -1,49, o intervalo pode ser de até 15 anos.[20]

Portanto, fatores clínicos de risco associados devem ser considerados para a tomada de decisão quanto à periodicidade de repetição do exame.

VERTEBRAL FRACTURE ASSESSMENT (VFA) – DEFINIÇÃO E INDICAÇÕES

VFA é um método ainda pouco utilizado no Brasil de visualização da imagem de coluna torácica e lombar para detectar fraturas vertebrais.[21] Apresenta como vantagens ser realizado no mesmo momento em que se faz a densitometria óssea da coluna e do fêmur, acarretando maior comodidade para o paciente; apresenta custo mais acessível e menor exposição radiológica comparada à radiografia da coluna (que é o padrão ouro para a identificação de fraturas vertebrais). Para fraturas moderadas e graves pela classificação semiquantitativa de Genant,[22] apresenta boa correlação com os raios X.

Quando a medida da DMO for indicada, a realização complementar de estudo de VFA deve ser considerada nas mulheres com mais de 70 anos e homens com mais de 80 anos, pacientes com perda estatural de 4 cm desde a idade adulta jovem, história de fratura vertebral prévia referida e não documentada, e em pacientes em uso prolongado de glicocorticoides por via oral ou parenteral (maior ou igual a 5 mg de prednisona ou equivalente por dia, por 3 ou mais meses).

O diagnóstico de fratura deve basear-se em avaliação visual e incluir indicação de grau/gravidade, utilizando-se os critérios de avaliação semiquantitativa (SQ) desenvolvidos por Genant *et al.*[22]

A decisão de recomendar ou realizar estudos complementares adicionais à DXA deve basear-se no quadro clínico de cada paciente, incluindo os resultados de VFA.

TRABECULAR BONE ESCORE (TBS): DEFINIÇÃO E O QUE TRAZ DE INFORMAÇÃO ADICIONAL?

Outro avanço foi o desenvolvimento do *software* denominado Trabecular Bone Escore (TBS) que faz a análise a partir do exame da coluna lombar do paciente avaliado por DXA. Utiliza variação de intensidade em uma escala de cinza (*pixels*), por meio de cálculos por variograma experimental e pode ser utilizado em todos os exames do aparelho, atuais e prévios. Este método avalia parâmetros indiretos relacionados com a microarquitetura óssea e apresenta correlação positiva com número e espessamento trabecular e conectividade, parâmetros estes não avaliados pela densitometria óssea. A interpretação do exame é: quanto maior o valor estimado, melhores são os parâmetros indiretos de qualidade óssea. O TBS é expresso como número absoluto. Diversos estudos demonstram associação entre TBS e fratura vertebral, de colo de fêmur e outros tipos de fraturas osteoporóticas em mulheres na pós-menopausa, independentemente da DMO, além de poder ser preditor de fraturas em causas secundárias de osteoporose, como diabetes melito.[9]

Segundo as posições oficiais da ISCD14, o TBS associa-se a risco de fraturas nas seguintes situações:

- *Mulheres na pós-menopausa*: TBS está associado a risco de fratura vertebral, quadril e fraturas osteoporóticas maiores;
- *Homens acima de 50 anos*: TBS está associado a risco de fratura de quadril e fraturas osteoporóticas maiores;
- *Diabetes melito (DM) tipo 2*: TBS está associado a risco de fraturas osteoporóticas maiores em mulheres na pós-menopausa com DM tipo 2.

Outros pontos ressaltados no posicionamento da ISCD são:

- TBS pode ser utilizado em associação ao FRAX para ajuste no risco de fraturas;
- TBS não deve ser utilizado isoladamente para a tomada de decisão terapêutica;
- O papel do TBS no monitoramento de terapia antirreabsortiva é incerto e pode ter uso potencial para o monitoramento de terapia anabólica.

É interessante observar que em um estudo a osteoartrite de coluna não interferiu na análise do TBS, diferentemente da densitometria óssea na coluna.[23]

Os pontos de cortes propostos na literatura são: microarquitetura normal = 1,350; microarquitetura parcialmente degradada entre 1,200 e 1,350 e microarquitetura degradada abaixo de 1,200.[24]

O TBS está aprovado pela Agência Nacional de Vigilância Sanitária (ANVISA) para utilização no Brasil desde maio de 2016.

Nomenclatura e casas decimais corretas a serem utilizadas (Quadro 48-4).

A nomenclatura correta deve ser:

- DXA e não DEXA;
- VFS;
- T-*score*;
- Z-*score*.

Quadro 48-4. Casas decimais para valores dos resultados do exame de densitometria óssea

Descritor	Casas decimais	Exemplo
Densidade mineral óssea (DMO)	3	0,950
Conteúdo mineral ósseo (CMO)	2	32,00
Área	2	45,50
T-score	1	−3,1
Z-score	1	−2,1
Percentuais em relação aos dados de referência	Número inteiro	78%

CONCLUSÕES

DXA é o método de referência para mensurar a densidade mineral óssea areal, com acurácia, precisão e reprodutibilidade adequadas.

Permite diagnosticar corretamente osteoporose, estima o risco de fraturas e serve para monitoramento dos pacientes em tratamento.

Deve-se atentar para a correta aquisição e interpretação do exame, visando minimizar erros. Os exames comparativos devem vir acompanhados da MVS para a correta identificação se houve ou não alteração da densidade mineral óssea.

VFA e TBS são *softwares* opcionais que agregam informações ao exame de densitometria óssea.

REFERÊNCIAS BIBLIOGRÁFICAS

1. Consensus Development Conference V. Diagnosis, prophylaxis, and treatment of osteoporosis. Am J Med. 1993;90:646-50.
2. Watts NB. Bone quality: getting closer to a definition. J Bone Miner Res. 2002;17:1148.
3. Blake GM, Fogelman I. The role of DXA bone density scans in the diagnosis and treatment of osteoporosis. Postgrad Med J. 2007;83:509-17.
4. Njeh CF, Fuerst T, Hans D, et al. Radiation exposure in bone mineral density assessment. Appl Radiat Isot. 1999;50(1):215.
5. Lage AZ, Brandão CA, Mendes JR, et al. High degree of discordance between three-dimensional and two-dimensional lumbar spine bone mineral density in Turner's syndrome. J Clin Densitom. 2005;8:461-6.
6. Marshall D, Johnell O, Wedel H. Meta-analysis of how well measures of bone mineral density predict occurrence of osteoporotic fractures. BMJ. 1996;312:1254-9.
7. Boutroy S, Bouxsein ML, Munoz F, Delmas PD. In vivo assessment of trabecular bone microarchitecture by high-resolution peripheral quantitative computed tomography. J Clin Endocrinol Metab. 2005;90(12):6508-15.
8. Krug R, Carballido-Gamio J, Banerjee S, et al. In vivo ultra-high-field magnetic resonance imaging of trabecular bone microarchitecture at 7 T. J Magn Reson Imaging. 2008;27(4):854-9.
9. Silva BC, Bilezikian JP. Trabecular bone escore: perspectives of an imaging technology coming of age. Arq Bras Endocrinol Metabol. 2014;58(5):493-503.
10. Kanis JA, Melton LJ, Christiansen C. The diagnosis of osteoporosis. J Bone Miner Res. 1994;9:1137-41.
11. Kanis JA, Johnell O, Oden A, et al. FRAX and the assessment of fracture probability in men and women from the UK. Osteoporos Int. 2008;19(4):385.
12. Compston J, Bowring C, Cooper A, et al. National Osteoporosis Guideline Group. Diagnosis and management of osteoporosis in postmenopausal women and older men in the UK: National Osteoporosis Guideline Group (NOGG) update 2013. Maturitas. 2013;75(4):392-6.
13. Zerbini CAF, Szejnfeld VL, Abergaria BH, et al. Incidence of hip fracture in Brazil and the development of a FRAX model. Arch Osteoporos; [Internet]. 2015;10:28.
14. ISCD Official Positions – Adult; [Internet]. 2019.
15. Mirza F, Canalis E. Management of endocrine disease: secondary osteoporosis. Pathophysiology and management. Eur J Endocrinol. 2015;173(3):R131-51.
16. Lotz JC, Cheal EJ, Hayes WC. Fracture prediction for the proximal femur using finite element models: Part I-Linear analysis. J Biomech Eng. 1991;113(4):353.
17. Marshall D, Johnell O, Wedel H. Meta-analysis of how well measures of bone mineral density predict occurrence of osteoporotic fractures. BMJ. 1996;312(7041):1254.
18. Cranney A, Guyatt G, Griffith L, et al. Osteoporosis Methodology Group and The Osteoporosis Research Advisory Group. Meta-analyses of therapies for postmenopausal osteoporosis. IX: Summary of meta-analyses of therapies for postmenopausal osteoporosis. Endocr Rev. 2002;23(4):570.
19. Wasnich RD, Miller PD. Antifracture efficacy of antiresorptive agents are related to changes in bone density. J Clin Endocrinol Metab. 2000;85(1):231.
20. Gourlay ML, Fine JP, Preisser JS, et al. Study of Osteoporotic Fractures Research Group. Bone-density testing interval and transition to osteoporosis in older women. N Engl J Med. 2012;366(3):225-33.
21. Lewiecki EM, Laster AJ. Clinical review: clinical applications of vertebral fracture assessment by dual-energy x-ray absorptiometry. J Clin Endocrinol Metab. 2006;91(11):4215.
22. Genant HK, Wu CY, van KC, Nevitt MC. Vertebral fracture assessment using a semiquantitative technique. J Bone Miner Res. 1993; 8:1137-48.
23. Kolta S, Briot K, Fechtenbaum J, et al. TBS result is not affected by lumbar spine osteoarthritis. Osteoporos Int. 2014;25(6):1759-64.
24. McCloskey EV, Odén A, Harvey NC, et al. A meta-analysis of trabecular bone escore in fracture risk prediction and its relationship to FRAX. J Bone Miner Res. 2016;31(5):940-8.

COMPOSIÇÃO CORPORAL POR DXA | USO CLÍNICO E INTERPRETAÇÃO

João Lindolfo C. Borges ▪ Fernanda Sousa Cardoso Lopes ▪ Sergio Setsuo Maeda

INTRODUÇÃO

O método Dual Energy X-Ray Absorsiometry (DXA) é amplamente utilizado na prática clínica para a avaliação da densidade mineral óssea (DMO), identificação de risco de fraturas e avaliação de intervenções terapêuticas na saúde osteometabólica.[1] A evolução tecnológica que o DXA apresentou nos últimos anos estendeu sua aplicabilidade clínica.

> **IMPORTANTE**
>
> Atualmente, devido ao refinamento na qualidade da imagem, resolução e tempo de aquisição de imagens associado ao avanço tecnológico dos softwares utilizados, o DXA se tornou uma ferramenta de boa acurácia para acessar o status metabólico do indivíduo, pela aferição dos diversos compartimentos na composição corporal.[2,3]

O excesso de tecido adiposo é o que melhor caracteriza a obesidade de um indivíduo, e há muito se busca a ferramenta de maior acurácia para a discriminação do componente de gordura corporal e sua distribuição. Muitas técnicas são utilizadas para a avaliação de composição e quantificação de gordura corporal, em sua maioria índices antropométricos, como: medida de circunferência abdominal, relação cintura-quadril, índice de massa corporal (IMC = peso/altura^2 medido em kg/m^2).[1] O IMC é o mais amplamente utilizado, porém, não diferencia as particularidades de distribuição de gordura entre homens e mulheres. Estes métodos são baratos, de fácil execução, mas não avaliam ou medem que tipo de tecido está presente nos vários compartimentos, como tecido magro, tecido ósseo ou tecido gorduroso.[2,4,5]

Técnicas de imagem como tomografia computadorizada (TC) e a ressonância nuclear magnética (RNM) são utilizadas para a avaliação de composição corporal. Ambas as tecnologias conseguem discriminar os diferentes tipos de tecidos celulares: pele, músculo esquelético e tecido adiposo, e são consideradas padrão-ouro na avaliação da composição corporal. Apesar disso, a TC e a RNM apresentam inúmeras desvantagens comparadas ao DXA: elevada exposição à radiação (no caso da TC); necessitam de muita colaboração do paciente para captação das imagens somada ao alto custo (no caso da RNM); além da impossibilidade de se fazer um escaneamento completo do paciente na prática clínica de maneira rotineira.[3]

Estudos mostraram que há forte correlação entre os achados de composição corporal (massa de gordura e massa magra) encontrados no DXA e na TC e RNM – metodologias já bem estabelecidas para esta prática. Ou seja, o DXA é um método de boa acurácia (com margem de erro de 2 a 6%) e fácil execução, não invasivo, de baixo custo e baixa exposição à radiação. Em situações em que é necessária uma avaliação quantitativa da composição corporal, o DXA seria o método de escolha, mas em situações nas quais são necessárias medidas de regiões específicas ou de regiões com infiltração de gordura nos tecidos, apenas a TC e a RNM seriam métodos viáveis para a aferição.[2-4]

AQUISIÇÃO E INTERPRETAÇÃO DE IMAGENS POR DXA

O principal fundamento do DXA é a medida da transmissão dos raios X pelo corpo em alta e baixa energia. A fonte gera um feixe de raios X que consiste em partículas de fóton carregadas com dupla energia eletromagnética. Existe um feixe de baixa energia e outro de alta energia, que varia de acordo com o fabricante. No momento em que os fótons atravessam um tecido, ocorrem interações físicas que reduzem a intensidade do feixe e levam à sua atenuação (que depende da energia do fóton e da densidade e espessura dos tecidos humanos por ele atravessado).[5]

A utilização da dupla energia de raios X é necessária para a diferenciação entre os tecidos ósseo e mole (composto de água, pele, gordura e músculo). Em baixa energia, a atenuação óssea é maior que a dos tecidos moles. Já em alta energia, a atenuação do tecido ósseo é semelhante à dos tecidos moles. Dessa maneira, o aparelho permite suprimir o impacto de sobreposição dos tecidos moles e elimina a necessidade de espessura uniforme para a aquisição da leitura.[5]

Para discriminação dos tecidos moles em tecido adiposo e tecido livre de gordura, o DXA mede as razões de atenuação das duas energias dos fótons em sítios anatômicos que não contêm osso. Quando não há osso na região, a razão de atenuação dos dois tipos de fótons está linearmente relacionada com a proporção de gordura existente no tecido mole (Fig. 49-1).[5]

A análise do DXA é baseada em um modelo de três compartimentos: massa de gordura, massa magra e conteúdo mineral ósseo.[3,6]

A distribuição dos tecidos corporais é expressa em percentuais de corpo total e suas regiões: percentual de gordura (massa gorda), percentual de tecidos moles e músculo (massa magra) e percentual de tecido ósseo – conteúdo mineral ósseo. Vários estudos calcularam curvas que podem ser usadas como referência para diferentes populações.[1]

As Figuras 49-1 e 49-2 mostram como, em várias situações, pode haver mudanças drásticas de composição corporal sem mudanças significativas do peso. A avaliação do peso por

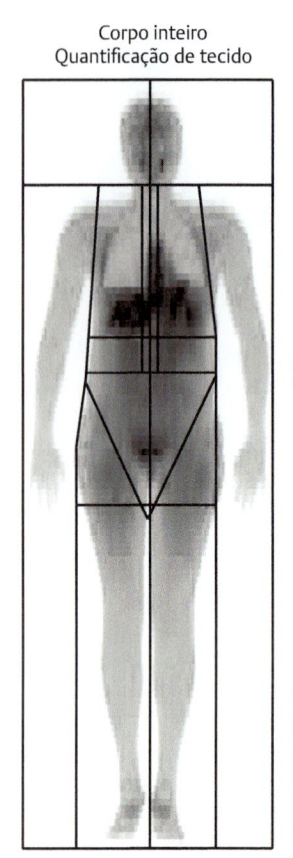

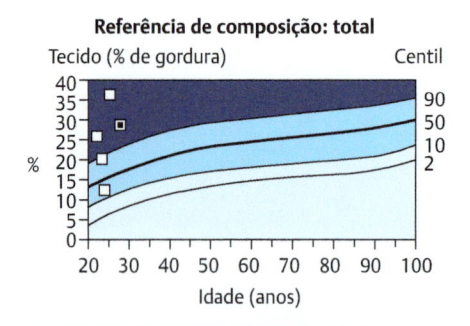

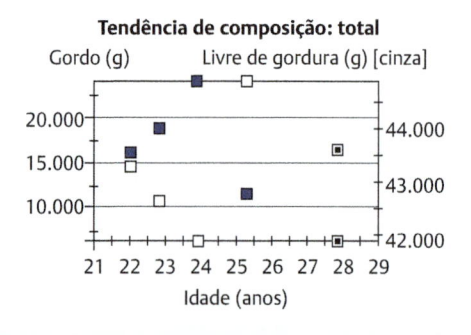

Data	Idade (anos)	% de gordura	Centil	Peso total (kg)	Tecido adiposo (g)	Tecido magro (g)	IMC (g)
14 fev 2021	27,8	29,1	99	58,4	16,408	39,963	1,907
29 jul 2018	25,2	36,8	100	66,7	23,845	40,936	1,876
13 mar 2017	23,9	12,6	27	51,1	6,207	43,085	1,791
13 fev 2016	22,8	20,3	86	54,8	10,747	42,214	1,805
05 mai 2015	22	26,1	99	58,2	14,698	41,884	1,873

Tendência: distribuição Medido Data	Data	Androide % de gordura	Ginoide % de gordura	A/G	Corpo total (% de gordura)
14/02/2021	14 fev 2021	31,9	39,4	81	29,1
29/07/2018	29 jul 2018	43,5	46,7	93	36,8
13/03/2017	13 mar 2017	11,5	21,4	54	12,6
13/02/2016	13 fev 2016	19,8	31,8	62	20,3
05/05/2015	05 mai 2015	30,8	36,7	84	26,1

Fig. 49-1. Paciente do sexo masculino portador de artrite reumatoide. Apesar de baixo IMC, 21 kg/m², ele tinha 26,1%, ou quase 15 kg, de gordura na primeira medida (2015). Com a retirada do glicocorticoide (GC), o percentual de gordura caiu para 12,6% em 2007, sem nenhuma outra intervenção. Com a reintrodução do GC, a porcentagem de gordura subiu até 36,5% ou 23,8 kg.

uma balança não demonstra o que acontece na composição dos tecidos.

A razão de gordura androide/ginoide (relação A/G) também é uma informação oferecida pelo DXA e é uma importante ferramenta para acessar o risco de doenças cardiovasculares em pacientes com excesso de peso. O excesso de gordura androide está associado a risco aumentado para os desfechos cardiovasculares (Fig. 49-2).[1]

As medidas antropométricas usualmente utilizadas não conseguem diferenciar a gordura visceral da gordura subcutânea. A gordura visceral abdominal é particularmente importante, já que é uma grande contribuinte para anormalidades metabólicas associadas a excesso de peso. Um método desenvolvido totalmente automatizado para segmentar gordura abdominal em visceral e subcutânea utilizando a região androide determinada pelo DXA foi aprovado para utilização na prática clínica pelo FDA. Um *software* comercial adicional é necessário para a aferição da gordura visceral (CoreScan ou Hologic's InnerCore ou GE Healthcare). A técnica de aferição da gordura visceral foi demonstrada em estudos populacionais e todos demonstraram alta correlação entre os achados de gordura visceral pelo DXA em comparação com TC e RNM.[1] Embora estudos populacionais tenham estabelecido valores de referência para o VAT (*visceral adipose tissue*), os valores ainda precisam ser padronizados, principalmente com estudos prospectivos avaliando fatores de risco cardiometabólicos e desfechos cardiovasculares.

Os sistemas DXA regulamentados e aprovados pelo FDA nos Estados Unidos são os sistemas Lunar iDXA (GE), sistema Hologic DXA (Hologic) e sistema Norland DXA (Norland).[2]

USO CLÍNICO

O objetivo da avaliação da composição corporal é quantificar e avaliar como os tecidos muscular e gorduroso respondem às diversas situações de saúde e intervenções. Dessa maneira é possível acessar os efeitos metabólicos do envelhecimento, da obesidade, de diferentes estados de desnutrição e de doenças consumptivas.[3]

A análise central e regional do DXA tem demonstrado alta sensibilidade e consistência técnica para a detecção de mudanças na distribuição de gordura regional em períodos de tempo relativamente curtos (6 meses a 1 ano de intervalo).[6] Desta maneira, é a ferramenta de escolha para avaliação de intervenções terapêuticas, por exemplo, reposição hormonal em pacientes hipogonádicos, efeitos lipoatróficos de determinadas drogas, tratamento de sarcopenia em idosos, tratamento medicamentoso ou cirúrgico para pacientes obesos.[7]

A avaliação da massa gorda pode ser feita pelo Índice de Massa Gorda (IMG = Gordura total em kg/altura²). Kelly *et al.* propôs valores de referência diferenciados para homens

Data	Idade (anos)	% de gordura	Centil	Peso total (kg)	Tecido adiposo (g)	Tecido magro (g)	IMC (g)
08 abr 2021	46,2	28	87	95,5	25.929	66.645	2,941
10 dez 2019	44,9	26,9	83	94,3	24.548	66.823	2,892
27 nov 2018	43,8	27,1	85	93,4	24.520	65.974	2,906
08 set 2015	40,6	33,5	99	97	31.664	62.798	2,512
24 jun 2015	40,4	37	100	93,9	33.813	57.489	2,578

Tendência: distribuição Medido Data	Data	Androide % de gordura	Ginoide % de gordura	A/G	Corpo total (% de gordura)
08/04/2021	08 abr 2021	42,0	26,8	157	28,1
10/12/2019	10 dez 2019	42,1	25,3	157	26,9
27/11/2018	27 nov 2018	40,1	26,5	157	27,1
08/09/2015	08 set 2015	40,0	32,4	157	33,5
24/06/2015	24 jun 2015	50,7	36,4	157	37,0

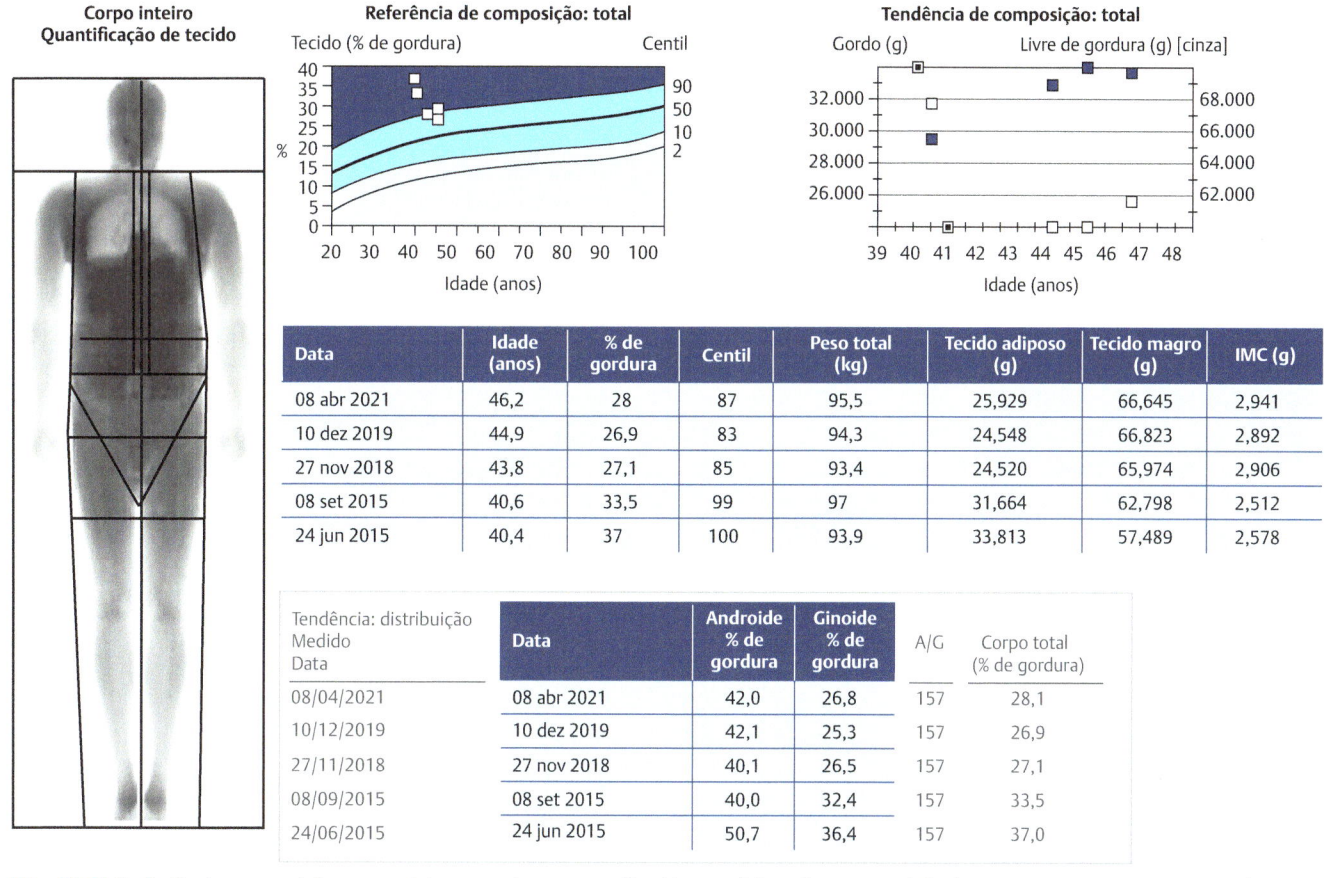

Fig. 49-2. Evolução da composição corporal de um paciente masculino hipogonádico. Com a reposição de testosterona, a porcentagem de gordura diminuiu de 33% ou 34 kg para 26,9% ou 25 kg. Intervalo entre as aferições de menos de 3 meses (24/06/2015 a 08/09/2015).

e mulheres, sendo respaldado pelo consenso da ISCD (Quadro 49-1).[8,9]

A avaliação da massa magra é feita, preferencialmente, pelo Índice de Baumgartner ou Índice de Massa Magra Apendicular (IMMA = massa magra dos braços + pernas em kg/altura^2). Os valores de referência também são diferenciados para os sexos (> 5,45 kg/m^2 para mulheres e > 7,26 kg/m^2 para os homens).[10]

A sarcopenia é considerada um critério maior para a perda de força idade-relacionada e está associada a incapacidade, quedas, fraturas e fragilidade. A massa muscular e a força são componentes críticos para a manutenção de funcionalidade física, mobilidade e vitalidade. Além disso, observa-se que a sarcopenia está associada à maior extensão de dias de internação hospitalar, complicações infecciosas e não infecciosas e aumento de mortalidade.[3,4,11]

É importante, também, salientar que a sarcopenia não é uma situação clínica restrita a pacientes magros ou de baixo peso. O envelhecimento, frequentemente paralelo a aumento de perda muscular e aumento de percentual de gordura, pode culminar em uma condição chamada obesidade sarcopênica, uma síndrome que une os riscos metabólicos tanto da obesidade quanto da sarcopenia. Essa síndrome vem aumentando gradativamente sua prevalência em todo o mundo.[3]

A avaliação do desempenho físico e a avaliação qualitativa (em geral, a força de preensão palmar e a velocidade da marcha, respectivamente, os critérios mais utilizados) são necessárias para um diagnóstico completo da sarcopenia. Na ausência dessa avaliação qualitativa, o laudo do DXA deve se limitar a mencionar a ocorrência de "baixa massa muscular" sem estabelecer o diagnóstico de sarcopenia.[9]

Os resultados de muitos estudos longitudinais que exploram a habilidade do DXA de medir com acurácia as mudanças em composição corporal são encorajadores. Estudos desenhados para identificar mudanças corporais durante perda de peso ou em preparação de atletas para competições demonstraram achados sem diferenças significativas entre o padrão-ouro e o DXA.[4,11-17]

Quadro 49-1. Classificação do Índice de Massa Gorda[8,9]

Categoria	Homens	Mulheres
Déficit grave de gordura	< 2	< 3,5
Déficit moderado de gordura	2 a < 2,3	3,5 a < 4
Déficit leve de gordura	2,3 a < 3	4 a < 5
Normal	3-6	5 a 9
Sobrepeso	> 6 a 9	> 9 a 13
Obesidade classe I	> 9 a 12	> 13 a 17
Obesidade classe II	> 12 a 15	> 17 a 21
Obesidade classe III	> 15	> 21

CONTRAINDICAÇÕES

DXA é um exame que utiliza baixas doses de raios X, aproximadamente 5-30 μSv de dose de radiação no *scan* de corpo inteiro. Mas apesar de pouca radiação, a ISCD contraindica, absolutamente, a utilização de DXA em gestantes.[4,6] Pacientes que fizeram uso de radiofármacos podem ter interferência na leitura do *scan*, logo, é uma contraindicação relativa. Tão logo se tenha passado o tempo de depuração deste, o DXA pode ser realizado. Também é necessário que o paciente fique imóvel durante a aquisição, que dura de 5 a 10 minutos. Finalmente, é preciso verificar o limite de peso que o aparelho suporta.[4,6]

LIMITAÇÕES DO MÉTODO

É necessária a calibração do aparelho, além do rigor técnico na aquisição, análise e na confecção do laudo.

As mesas dos aparelhos de DXA têm limitações quanto ao peso máximo suportado, variando entre 158 a 204 kg, de acordo com cada fabricante e modelo.

O paciente deve ser posicionado com o corpo centralizado na mesa de escaneamento DXA, com a linha central da mesa usada como referência para alinhamento do paciente. As palmas das mãos do paciente devem estar voltadas para baixo e colocadas a pelo menos 1 cm do corpo; se isso não for possível, as mãos podem ser colocadas de lado. Os pés devem ser mantidos em posição neutra, os membros superiores em ângulo reto ou leve, o queixo para cima, em posição neutra, e a cabeça próxima ao limite superior da mesa de exame, sem ultrapassá-lo. A consistência na colocação das mãos em cada centro é essencial ao monitoramento longitudinal, pois as alterações na colocação das mãos podem resultar em alterações na medição do tecido.

Nos casos de obesidade em que o paciente não consegue a aquisição total, pode-se optar pelo uso da imagem em espelho a partir do dimídio adquirido de forma completa.

Os artefatos externos removíveis sempre devem ser retirados. Porém, podem ser fontes de interferência as situações de edema e os grandes artefatos cirúrgicos não removíveis.

CONCLUSÃO

O DXA é um modelo molecular de três compartimentos que inclui gordura, tecido mole magro (água, proteína, glicogênio e minerais dos tecidos moles) e conteúdo mineral ósseo. Considerando aspectos de acurácia, precisão, custo, duração e distribuição regional, o DXA é considerado um excelente método para avaliação da composição corporal quando comparada a outros métodos como pletismografia, bioimpedância elétrica e ultrassonografia, principalmente na avaliação da massa gorda. A avaliação da composição corporal pelo DXA pode ser útil em pacientes com obesidade ou distúrbios hormonais, nutricionais ou neuromusculares, bem como na medicina esportiva, com pouca exposição do paciente à radiação. Para relatórios confiáveis, adequados e reprodutíveis, é necessária grande atenção aos aspectos relacionados com os procedimentos de controle de qualidade, preparação, remoção de artefatos externos, aquisição, análise e interpretação dos dados.

REFERÊNCIAS BIBLIOGRÁFICAS

1. Lorente Ramos RM, Azpeitia Armán J, Arévalo Galeano N, et al. Dual Energy XRAY absorpiometry: fundamentals, methodology. Radiologia. 2012;54(5):410-23.
2. Choi YJ. Dual Energy X-RAY absorpiometry: beyond bone mineral density determination. Endocrinol Metab (Seoul). 2016;31(1):25-30.
3. Heymsfield SB. Multi-component molecular level body composition reference methods: evolving concepts and future directions. Obes Rev. 2015;16(4):282-94.
4. Guglielmi G, Ponti F, Agostini M, et al. The Role of DXA in sarcopenia. Review. Aging Clin Exp Res. 2015.
5. The International Society for Clinical Densitometry. ISCD official positions on body composition: indications and use; [Internet]. 2013.
6. Toombs RJ, Ducher G, Shepherd JA, De Souza MJ. The impact of recent technological advances on the Trueness and Precision of DXA to assess Body Compositon. Review. Obesity (Silver Spring). 2012;20(1):30-9.
7. Schousboe JT1, Shepherd JA, Bilezikian JP, Baim S. Executive Summary of the 2013 International Society for Clinical Densitometry Position Development Conference on Bone Densitometry. J Clin Densitom. 2013 Oct-Dec;16(4):455-66.
8. Kelly TL, Wilson KE, Heymsfield SB. Dual energy X-Ray absorptiometry body composition reference values from NHANES. PLoS One. 2009;4:e7038.
9. Petak S, Barbu CG, Yu EW, et al. The Official Positions of the International Society for Clinical Densitometry: body composition analysis reporting. J Clin Densitom. 2013;16:508-19.
10. Baumgartner RN, Koehler KM, Gallagher D, et al. Epidemiology of sarcopenia among the elderly in New Mexico. Am J Epidemiol. 1998;147:755-63.
11. Bilsborough JC, Greenway K, Opar D, et al. The accuracy and precision of DXA for assessing body composition in team sport athletes. J Sports Sci. 2014;32(19):1821-8.
12. Evans EM, Misic MM, Mallard DM. A technique to assess body composition and sarcopenia using DXA: application for an obese population. Eur J Clin Nutr. 2010;64(2):218-20.
13. Sillanpää E, Häkkinen A, Häkkinen K. Body composition changes by DXA, BIA, and skinfolds during exercise training in women. Eur J Appl Physiol. 2013;113(9):2331-41.
14. Thibault R, Pichard C. The evaluation of body composition: a useful tool for clinical practice. Ann Nutr Metab. 2012;60(1):6-16.
15. Pitts S, Blood E, Divasta A, Gordon CM. Percentage body fat dual-energy X-ray absorptiometry is associated with menstrual recovery in adolescents with anorexia nervosa. J Adolesc Health. 2014;54(6):739-41.
16. Kakinami L, Henderson M, Chiolero A, et al. Identifying the Best body mass index metric to assess adiposity change in children. Arch Dis Child. 2014;99(11):1020-4.
17. Völgyi E, Tylavsky FA, Lyytikäinen A, et al. Assessing Body Composition With DXA and Bioimpedance: effects of obesity, physical activity, and Age. Obesity (Silver Spring). 2008;16(3):700-5.

SARCOPENIA E FRAGILIDADE: AVALIAÇÃO E TRATAMENTO

Fábio Ferreira de Moura • Ricardo de Andrade Oliveira

DEFINIÇÃO

O termo sarcopenia tem origem na língua grega, onde *sarco* significa "carne" e, *penia*, "diminuição ou escassez". Sarcopenia é uma síndrome definida por perda progressiva e generalizada de massa músculoesquelética acompanhada de perda da força muscular e do desempenho físico.[1,2] Este diagnóstico deve ser considerado no grupo de pacientes idosos, assim como naqueles com doenças crônicas, que apresentam declínio da funcionalidade física e/ou força.[3-5]

DIAGNÓSTICO

De acordo com o Grupo Europeu de estudo da Sarcopenia em Idosos (EWGSO), o diagnóstico de sarcopenia deve ser baseado na presença de baixa massa muscular associada a pelo menos um dos critérios de perda da função muscular (força muscular ou perda de desempenho muscular) ou a ambos (Quadro 50-1).[6]

ETIOLOGIA E CLASSIFICAÇÃO

A sarcopenia é uma condição, em geral, multifatorial, podendo ter múltiplas causas e diversas consequências. Apesar de ser comum em idosos, também pode estar presente em adultos mais jovens, em especial na presença de doenças crônicas debilitantes, como doença renal crônica, diabetes melito, uso crônico de corticosteroides etc. Raramente pode-se identificar uma causa clara e única de sarcopenia.

Poder ser classificada como:

- *Sarcopenia Primária*: é a sarcopenia relacionada com a idade, onde não se identifica outra causa que não o próprio envelhecimento;
- *Sarcopenia Secundária*: a sarcopenia é considerada secundária quando associada a uma ou mais causas identificáveis. Na maioria dos casos, a sarcopenia secundária é multifatorial. Podemos dividir, didaticamente, a sarcopenia secundária em três subcategorias:
  - Relacionada com a inatividade: como resultado de estilo de vida sedentário ou imobilidade;
  - Relacionadas com doenças crônicas associadas à falência de órgãos ou sistemas (coração, pulmão, fígado, rins, cérebro); na presença de doenças inflamatórias (doenças inflamatórias intestinais, doenças reumatológicas com uso crônico de corticosteroides); câncer: e a doenças endócrinas (obesidade, diabetes melito, hipogonadismo etc.);
  - Relacionada com a nutrição inadequada; resultante de ingesta calórica e/ou proteica inadequada ou de síndromes disabsortivas que prejudiquem a absorção de nutrientes.

ESTÁGIOS DA SARCOPENIA

O Grupo Europeu de estudo da Sarcopenia em Idosos (EWGSO), em sua atualização de 2019, apresentou um estadiamento da sarcopenia para auxiliar clinicamente no manuseio desta condição, dividindo-a em pré-sarcopenia, sarcopenia e sarcopenia severa.[6]

A **pré-sarcopenia** é caracterizada por baixa massa muscular sem haver alteração de força muscular ou desempenho físico. Esse estágio pode ser identificado somente com técnicas de medidas precisas em comparação com referências ou padrões populacionais.

O estágio de **sarcopenia** é caracterizado pela baixa massa muscular associada à baixa força muscular ou baixo desempenho físico.

Finalmente, a **sarcopenia severa** é o estágio onde se encontram todos os três critérios associados (Quadro 50-2).

A SARCOPENIA E SEU IMPACTO NA MORBIMORTALIDADE: POR QUE É IMPORTANTE RECONHECERMOS ESTA ENTIDADE

A perda da massa muscular, força e qualidade do músculo esquelético tem impacto importante no âmbito populacional, uma vez que implica risco de perda da funcionalidade destes indivíduos, assim como com aumento do risco de quedas, que podem ser potencialmente danosas, sobretudo na população de idosos. Além disso, a presença de sarcopenia aumenta o

Quadro 50-1. Critérios diagnósticos para sarcopenia

Critério 1 + um dos dois seguintes ou ambos
1. Baixa massa muscular (**obrigatório**)
2. Perda de força muscular
3. Perda de desempenho físico

Quadro 50-2. Estágios da sarcopenia

	Massa muscular	Força muscular	Desempenho
Pré-Sarcopenia	↓	Normal	Normal
Sarcopenia	↓	Força muscular **OU** desempenho ↓	
Sarcopenia severa	↓	↓	↓

risco de desenvolvimento de outras doenças endocrinometabólicas, como diabetes melito e osteoporose. Ainda, existe uma correlação entre a qualidade muscular e o declínio das funções físicas.[7,8]

SARCOPENIA E DOENÇAS ENDÓCRINAS

Diabetes e Sarcopenia

A diminuição da massa muscular apendicular já foi descrita em indivíduos idosos com diabetes melito, em populações asiáticas e ocidentais.[9] Idosos diabéticos têm maior risco de apresentarem incapacidades, apresentam menor força e qualidade muscular, apesar de os diabéticos apresentarem maior quantidade de massa muscular em braços e pernas. Controle glicêmico insatisfatório (HbA1c > 8%) e duração do diabetes superior a 6 anos foram relacionados com pior qualidade muscular. Além disso, a taxa de perda muscular foi mais acentuada na população de diabetes melito, quando comparada à população sem esta comorbidade.[10]

Obesidade e Sarcopenia

A obesidade sarcopênica é definida como aumento de massa gorda em um indivíduo idoso sem o adequado crescimento paralelo da massa muscular e da força. Desta feita, o indivíduo torna-se desproporcionalmente fraco em relação ao seu peso corporal. A maneira de estimar em um idoso a normalidade entre a proporção de gordura e músculo é ainda motivo de controvérsias. Define-se a obesidade pelo índice de massa corporal (IMC) ≥ 30 kg/m² e obesidade central pela circunferência superior a 102 cm nos homens e 88 cm nas mulheres.[11] Segundo Baumgartner,[12] sarcopenia é definida por exame de composição corporal por densitometria óssea por dupla emissão de raios X (DXA), como a massa muscular apendicular dividida pela altura ao quadrado em metros, índice de massa muscular (IMM) dois desvios ou mais abaixo do valor de referência de indivíduos jovens de acordo com sexo. Ajustes a esta fórmula foram realizados levando em consideração a quantidade de gordura apendicular, o que pode melhorar a avaliação real em pacientes com sobrepeso e obesidade.[13]

Quando avaliada por quantidade de massa muscular, estima-se que 4 a 12% dos indivíduos obesos apresentem sarcopenia associada.[14] Um aumento da mortalidade por todas as causas foi visto em homens com obesidade sarcopênica.[15]

São vários os mecanismos comuns à obesidade e sarcopenia. Por um lado, a presença de sarcopenia diminui a taxa metabólica basal (TMB) e contribui para o aumento do tecido adiposo. Por outro, o excesso de adiposidade aumenta a chamada **mioestetatose** com aumento de gordura intramuscular, contribuindo para a piora da qualidade do tecido muscular, implicando menor desempenho e força muscular. Além disso, no envelhecimento, ocorre uma diminuição de uma variedade de estímulos neurais, hormonais e tróficos para o músculo que, associados à má nutrição, inatividade física, alterações hormonais, estados pró-inflamatórios e perda de unidades alfa-motoras no sistema nervoso central aceleram a perda de massa muscular e da força. A presença da resistência insulínica causada pela deposição de gordura no músculo também favorece o catabolismo do mesmo. Por fim, a diminuição do fator de crescimento relacionado com a insulina (IGF-I) e da testosterona, que ocorrem com a adiposidade, estão também relacionados com a diminuição da força muscular.[15]

Osteoporose e Sarcopenia

É reconhecido que músculo e ossos possuem diversos aspectos em comum. Por exemplo, ambos apresentam um metabolismo dinâmico com remodelação constante. Ambos também apresentam um pico entre 25 a 35 anos, seguido de um declínio progressivo ao longo da vida, principalmente após os 50. Além disso, são afetados por fatores comuns como a imobilidade, o envelhecimento e alterações metabólicas como a deficiência de vitamina D, por exemplo. O impacto que a sarcopenia tem no número de fraturas foi observado em pacientes após fratura de quadril quanto a fragilidade e quedas.[16]

Outras Endocrinopatias e Sarcopenia

Diversas desordens endócrinas podem cursar com sarcopenia. Dentre elas, podemos citar o **hipogonadismo masculino, hipertireoidismo, hipercortisolismo, deficiência de GH e de vitamina D**. Estudos realizados com homens em deprivação androgênica para tratamento de câncer de próstata metastático mostram diminuição da massa muscular magra e aumento da gordura corporal comparado a controles não tratados. No hipertireoidismo ocorre diminuição de até 20% da massa muscular e 40% da força, que melhoram após o tratamento. Na síndrome de Cushing, o excesso de cortisol causa uma fraqueza muscular proximal devido a diversos fatores como a inibição da síntese proteica, degradação de proteínas musculares, diminuição de IGF-1, além do aumento da miostatina. Na deficiência de GH, a reposição do hormônio melhora a distribuição da gordura corporal e aumenta a massa muscular em proporção semelhante àquela da atividade física em pacientes não tratados.[18] A deficiência de vitamina D está relacionada com o aumento do número de quedas em idosos, assim como a reposição em pacientes deficientes leva à melhora da força de preensão e menor número de quedas.[17]

MÉTODOS UTILIZADOS PARA O DIAGNÓSTICO DE SARCOPENIA

Como discutido anteriormente, o diagnóstico de sarcopenia deve levar em consideração a quantidade de músculo (massa muscular) e a funcionalidade desses músculos, avaliados através da força muscular e do desempenho físico. Esta foi a principal mudança na atualização do *workshop* europeu, onde a força muscular assumiu um papel preponderante em relação à quantidade de músculo. O desafio maior é termos um método acurado e que tenha sensibilidade suficiente para mostrar as mudanças que possam ocorrer no mesmo indivíduo.[6] O Quadro 50-3 resume os métodos que podem ser utilizados na avaliação da massa muscular, da força, e do desempenho físico.

Medidas da Massa Muscular

Atualmente, dispõe-se de vários métodos diferentes para avaliação de massa muscular esquelética (MME). A bioimpedância (BIA) e a densitometria de corpo total por dupla emissão de raios X (DXA) são métodos mais acessíveis. Já a ressonância magnética (RM) e a tomografia computadorizada (TC) são métodos mais específicos, porém, mais dispendiosos e/ou

Quadro 50-3. Métodos utilizados para o diagnóstico de sarcopenia

Parâmetro		
Massa muscular	Força muscular	Desempenho físico
Densitometria (DXA)*	Força de preensão	Velocidade de marcha
Bioimpedância	Flexão/extensão dos joelhos	Teste curto de desempenho físico
RNM	Pico expiratório	Teste do levantar e ir
TC		Teste da potência de subir em escadas
Excreção de creatinina marcada		

*Dual-energy X-ray absorptiometry (DXA).

envolvem exposição à radiação. A excreção de creatinina urinária, embora pouco utilizada para este fim na prática clínica, é também um parâmetro de estimativa de MME. Cada método apresenta vantagens e limitações. A DXA, BIA, RM e TC fornecem uma medida indireta da massa muscular podendo sofrer interferência, por exemplo, de mudanças na água corporal. A excreção urinária de creatinina marcada é uma medida direta, porém, só utilizada em pesquisa. Nenhum destes métodos é o ideal na prática clínica, seja por custo ou disponibilidade. Dos métodos citados anteriormente, os que consideramos mais práticos e exequíveis são a DXA e Bioimpedância (BIA). A DXA tem-se mostrado a mais promissora, por ser acessível, ter boa reprodutibilidade, menor custo que a ressonância magnética ou tomografia, além de mínima radiação.[18,19]

Densitometria de Corpo Total

O critério amplamente utilizado para definição da massa muscular normal por DXA é o de Baumgartner *et al.,* que assumiu que a massa muscular dos 4 membros obtida por DXA seria a massa esquelética apendicular (MEA, em tradução livre do inglês *appendicular skeletal mass* – ASM) e definiu como índice de massa muscular esquelética (IME, em tradução livre do inglês *skeletal mass index* – SMI), a MEA em quilogramas, dividida pela altura em metros, ao quadrado (IME = MEA kg/A² metros). O ponto de corte de normalidade seria 2 desvios abaixo do IME médio de determinada população, sendo sexo-específica. Originalmente, valores abaixo de 7,26 kg/m² para homens e 5,45 kg/m² para mulheres caracterizariam baixa massa muscular. Outros critérios, no entanto, foram propostos na população com obesidade com o objetivo de reduzir o número de falsos negativos em pacientes com obesidade sarcopênica.[20]

Bioimpedância

A BIA baseia-se na passagem de uma corrente elétrica de baixa intensidade pelo corpo do indivíduo, sendo determinados os valores de impedância, resistência, reactância e o ângulo de fase, através dos quais é realizada uma estimativa da composição corporal. Desta forma, trata-se de um método duplamente indireto, sendo os compartimentos corporais estimados por meio de derivação estatística a partir de comparação com outros métodos considerados padrão-ouro, como a DXA ou a pesagem subaquática. Sua realização deve ser feita respeitando-se algumas condições, por exemplo, o estado de hidratação corporal, pois como a água é um excelente condutor de eletricidade, ela pode alterar a acurácia do método. De qualquer modo, é um método não invasivo, indolor, livre de radiação, rápido, seguro, simples, barato e relativamente preciso, caso realizado de maneira correta. Vale ressaltar que existem diversos aparelhos para a realização de bioimpedanciometria. Eles podem utilizar apenas dois pontos (bipolares) ou quatro pontos de contato com o corpo (tetrapolares). Ainda, podem utilizar apenas uma frequência elétrica (monofrequêncial) ou várias frequências elétricas (multifrequencial). Os aparelhos multifrequenciais são os que apresentam maior similaridade de resultados com a DXA. A diretriz brasileira recomenda um preparo pré-bioimpedância: suspensão de diuréticos e abstenção de álcool por 24 horas; abstenção de exercício físico 12 horas; jejum de 4 horas (inclusive líquidos); urinar antes do exame. O Quadro 50-4 mostra algumas situações clínicas que prejudicam a acurácia do método.[18]

Avaliação da Força Muscular

A força muscular pode ser avaliada por técnicas validadas. Apesar de a força dos membros inferiores ser mais relevante para traduzir a capacidade de marcha e força física, a força de preensão manual tem sido amplamente usada e correlaciona-se bem com o desempenho físico. Deve-se avaliar o objetivo, a disponibilidade e a facilidade do método utilizado, antes de decidir qual técnica deve ser usada. O fator custo, logicamente, também deve ser levado em conta. Estes métodos sofrem influência do entusiasmo e disposição do paciente em executá-los.[6]

Força de Preensão Manual

A força de preensão isométrica de mãos correlaciona-se fortemente com a potência muscular das extremidades inferiores, do torque extensão do joelho e área muscular transversal da panturrilha. Existe uma correlação linear entre a força de preensão basal e a incapacidade para as atividades diárias.[6] O dinamômetro de preensão manual é o aparelho mais utilizado na prática clínica.

Flexão/Extensão do Joelho

Capacidade de força traduz a magnitude de geração da força, enquanto o poder traduz a taxa de trabalho por unidade de tempo. A força do extensor da perna pode ser avaliada

Quadro 50-4. Situações onde a bioimpedância apresenta baixa acurácia

- Pacientes gravemente desnutridos IMC < 16 km²
- Pacientes com obesidade grau II ou grau III
- Período menstrual
- Estados edematosos (anasarca, ascite, mixedema)
- Pacientes com lesões dermatológicas extensas, difusas
- Doenças neuromusculares

Nestas situações, portanto, o exame deve ser proscrito, sob pena de resultados imprecisos e, até mesmo, errôneos.

com equipamentos comerciais de forma isométrica ou isocinética, sendo que a última reflete mais a função muscular em atividade cotidiana (teste de avaliação isocinética). Pode ser medida com o sujeito sentado em uma cadeira de espaldar reto, perna não suportada e o joelho flexionado a 90° ou com dinamômetros comerciais modernos que medem a força isométrica, isocinética e de torque concêntrico em várias velocidades angulares. Na prática clínica, seu uso é limitado à pesquisa clínica na maioria dos centros.[6]

Pico de Fluxo Expiratório

Em pessoas sem desordens pulmonares (asma, DPOC) determina a força da musculatura respiratória, porém, as pesquisas com esta técnica para o diagnóstico de sarcopenia ainda são escassas.[6]

Avaliação do Desempenho Físico

O desempenho físico pode ser avaliado através de vários testes já validados e fáceis de serem utilizados na prática clínica.

Velocidade da Marcha

É um teste rápido e fácil. O limiar normal é de 1 metro por segundo e mudanças significativas a partir de 0,1 metro por segundo, relacionam-se fortemente com mortalidade.

Teste Curto de Desempenho Físico (do inglês *Short Physical Performance Battery* – SPPB)

Fornece informações sobre equilíbrio, marcha, força, e resistência a partir de três tarefas físicas simples O escore total do SPPB tem valores entre 0 e 12 pontos e representa o desempenho dos MMII dos idosos por meio da seguinte graduação: 0 a 3 pontos, quando é incapaz ou mostra desempenho muito ruim; 4 a 6 pontos representa baixo desempenho; 7 a 9 pontos, em caso de moderado desempenho, e 10 a 12 pontos, bom desempenho. Este teste pode ser usado na prática clínica quanto em pesquisas.[6]

Teste de Marcha Habitual

Representa uma relação não linear com a força das pernas, significando que pequenas mudanças em idosos podem ter grandes repercussões no desempenho.

Teste Cronometrado – Levantar e ir, em inglês *get-up-and-go*

Mede o tempo de execução de tarefas funcionalmente importantes. A pessoa deve levantar-se de uma cadeira, andar uma distância curta, virar-se, voltar e se sentar, mede a dinâmica do equilíbrio em uma escala de 5 pontos.

Teste da Potência de Subir Escada, em inglês, *stair climb power test* (SCPT)

Correlaciona-se com 5 técnicas mais complexas para medir a potência da perna e tem sido sugerido para ambientes de pesquisa.[6]

TRATAMENTO

Não existe tratamento específico aprovado para a sarcopenia. Entretanto, um grande corpo de evidências aponta para diferentes recursos nutricionais, incluindo alguns suplementos alimentares, e de atividade física que apresentam benefício em pacientes com sarcopenia.

Exercício Físico

A inatividade física é, provavelmente, o fator mais importante para o desenvolvimento da sarcopenia. Alguns estudos em animais mostram que períodos superiores a 7 dias de imobilização podem causar até 30% de redução de massa muscular que se deve ao aumento da produção de enzimas proteolíticas, principalmente através do aumento na atividade do sistema ubiquinina/proteossomo sobre as cadeias de miosina. É possível que uma diminuição da resposta ao GH e o aumento da produção de citocinas inflamatórias também estejam envolvidas na gênese da sarcopenia.[21]

Quota calórica e Qualidade Nutricional

A diminuição da ingesta alimentar associada à idade é comum e multifatorial, acomete até 50% dos idosos e causa uma diminuição na ingestão de alimentos (diminuição da quota calórica); normalmente está associada a uma diminuição da ingestão dos nutrientes adequados, principalmente proteínas (piora da qualidade da alimentação). É consequência da saciedade precoce decorrente de menor secreção do hormônio anorexígeno grelina, além do aumento da secreção dos hormônios colecistoquinina e leptina. As alterações do paladar, as alterações cognitivas e do humor, notadamente a depressão, além dos fatores socioeconômicos, também contribuem para essa anorexia. Portanto, uma quota calórica de 30 a 40 Kcal/dia, adequando, principalmente, a ingestão de proteínas, é imprescindível tanto para a prevenção quanto para o tratamento da sarcopenia. Uma quota proteica adequada (aproximadamente, 1,2 g por quilo por dia), às custas de proteínas com alto valor biológico e distribuída de modo uniforme entre as refeições (no mínimo, dividir a quota proteica entre 3 refeições) aumenta a síntese proteica muscular e previne a sarcopenia.[22]

A maior parte dos estudos indica que idosos necessitam de ingestão proteica superior a de adultos jovens, por conta do fenômeno da **resistência anabólica** encontrada em idosos, o que quer dizer que, para obter uma mesma síntese de proteína muscular, idosos necessitam do dobro de proteínas por porção do que o requerido por adultos jovens.[23] Um estudo encontrou uma associação entre maior ingestão proteica, caracterizada por uma ingestão de 20% das calorias diárias provenientes de proteínas, com diminuição da mortalidade geral em pacientes com mais de 65 anos, sugerindo que o aumento da ingestão proteica diária em idosos poderia estar associada à maior longevidade, possivelmente, através de um combate à sarcopenia.[24]

Diminuição da Ingestão de Álcool

O uso crônico de álcool está associado à diminuição da síntese proteica muscular (em ratos, a diminuição da síntese proteica chega a 75%), dose-dependente, sem considerar os déficits vitamínicos ou disfunções hepáticas associados ao alcoolismo. Portanto, o uso contínuo de álcool em doses superiores a 30-40 gramas por dia em homens e 15-20 gramas por dia em mulheres, doses consideradas como os limites de ingestão seguros, deve ser desestimulado.[25]

Interromper o Tabagismo

Dentre outros benefícios encontrados, o abandono do tabagismo deve ser encorajado também no que diz respeito à prevenção/tratamento da sarcopenia. O tabaco promove aumento da expressão muscular de miostatina, uma proteína que inibe a síntese proteica muscular e aumenta o risco de sarcopenia. Provavelmente, a perda de peso atribuída ao tabagismo decorre, principalmente, de perda de massa magra. Portanto, por esse e outros motivos, o tabagismo deve ser interrompido.[26]

> **IMPORTANTE**
>
> **Terapias estabelecidas e aplicáveis a todos os pacientes:** A prática regular de exercícios de resistência, 2 a 3 vezes por semana, melhora a massa e a força musculares, através do aumento da síntese proteica, da melhora da função mitocondrial e da diminuição da apoptose dos miócitos. É digno de nota que o aumento na força precede o aumento da massa, sugerindo melhora na qualidade do músculo antes da hipertrofia. Ocorre um aumento, principalmente, de fibras do tipo 2. O exercício aeróbico não altera a massa magra, porém, diminui a gordura corporal, especialmente a gordura visceral, diminuindo a resistência à insulina.[27,28] A combinação de exercício aeróbico e anaeróbico está especialmente indicada para obesos sarcopênicos.[29] A Sociedade de Geriatria da União Europeia recomenda 1,2 g/kg por dia de proteínas de alto valor biológico para todos os pacientes com 65 anos ou mais, podendo chegar a 1,5 g/kg naqueles com doenças crônicas, exceto nos pacientes com insuficiência renal grave (com clearance de creatinina abaixo de 30 mL/min/m2) onde deve ser realizada restrição proteica. O maior aumento na síntese proteica foi observado quando os pacientes dividiram a quota proteica total em três porções iguais ao longo do dia.[30]

Terapias Potenciais em Análise

Vitamina D

A vitamina D, na realidade, possui receptores no músculo esquelético, participando de diversos processos metabólicos neste tecido, sendo a fraqueza muscular um sintoma típico associado à sua deficiência. O uso de vitamina D está associado à prevenção de quedas em idosos,[31] e melhora da *performance* física principalmente, em pacientes com níveis de vitamina D abaixo de 30 nmol/L.[32] Um estudo brasileiro demonstrou que a suplementação de vitamina D aumentou a força muscular de pacientes deficientes de vitamina D, com 65 anos ou mais, após 2 a 12 meses de tratamento.[33]

Aminoácidos de Cadeia Ramificada

Os aminoácidos essenciais arginina, alanina e leucina regulam diversos processos celulares, em particular a taxa de síntese e degradação de proteínas. Seu uso está associado a aumento da síntese proteica e diminuição da resistência à insulina.[34] Evidências acumuladas apontam, especialmente, para a importância da leucina. Destaca-se que este aminoácido participa diretamente da ativação da via da m-TOR, fundamental na síntese proteica muscular. Os dados atualmente disponíveis apontam que a suplementação de leucina tem potenciais efeitos sobre o metabolismo muscular em idosos e que há uma dose mínima que exerça esses efeitos.[35]

Hidroximetilbutirato (HMB)

HMB é um metabólito do aminoácido leucina. Alguns estudos sugerem que o HMB possa proteger e reestruturar o músculo nos indivíduos com maior risco de lesão muscular e/ou que apresentam grande perda de massa magra.[35] Parece que o HMB é capaz de estabilizar a membrana da célula muscular, modular a degradação de proteínas e estimular a síntese proteica.[36] Uma revisão sistemática recente incluiu 3 trabalhos, perfazendo um total de 204 pacientes idosos com sarcopenia, e mostrou aumento de massa magra e preservação de força muscular com o uso de HMB. A dose diária eficaz seria 3 g por dia.[36] Uma metanálise também recente avaliou o papel do HMB em idosos com sarcopenia em 2.137 pacientes. Apesar da heterogeneidade dos estudos (definição de sarcopenia, dose de HMB utilizada, variáveis físicas adotadas), os autores concluíram que o uso do HMB esteve associado a aumento de massa e força muscular, embora destaquem que o efeito foi de pequena magnitude.[37]

Ácidos Graxos Ômega-3

A suplementação de ômega-3 durante 8 semanas, na dose de 4 g/dia (contendo 1,86 g de ácido eicosapentaenoico [EPA] e 1,50 g de ácido docosa-hexanoico [DHA]), aumentou a síntese proteica em idosos.[38] Uma revisão sistemática recente avaliou o possível papel do ômega-3 na prevenção/tratamento da sarcopenia. Os autores concluíram que seu uso em idosos sarcopênicos, em especial combinado com suplementos proteicos, e a prática de exercício físico resistido, poderia ser estratégia eficaz neste contexto. No entanto, mais estudos se fazem necessários. Existem também questões ainda não atendidas em relação à dose, frequência e combinação com outros suplementos.[39]

Creatina

Existem poucos estudos em pacientes idosos e a maioria deles foi de curta duração, com amostras pequenas e sempre avaliando o uso da creatina associada a exercício físico resistido. Um estudo demonstrou que a suplementação com creatina, na dose fixa de 5 g por dia, associada a exercício físico resistido 3 vezes por semana durante 3 meses, aumentou a massa e a força muscular em idosos com mais de 65 anos.[40] Outro estudo utilizou a creatina com uma dose de ataque de 0,3 mg/kg/dia por 5 dias, seguida de uma dose de manutenção de 0,07 mg/kg/dia, em homens idosos. Tais indivíduos foram submetidos a um protocolo de treinamento resistido 3 vezes por semana, 3 séries de 10 repetições, utilizando 12 grupos musculares. Mais uma vez, aumento de massa magra e força muscular (em membros inferiores) foram os achados observados.[41]

Em uma metanálise de 6 estudos, com 357 pacientes idosos, o uso de creatina associada a exercício resistido resultou em maior ganho de massa muscular que o exercício resistido isolado.[42] Nos estudos anteriores não houve diferenças na incidência de eventos adversos graves entre os grupos intervenção e placebo, inclusive em relação à função renal. Um trabalho conduzido pelo The National Institute of Neurological Disorders and Stroke Exploratory Trials in Parkinson Disease

Program avaliou o impacto da suplementação com creatina em portadores de doença de Parkinson (DP), idosos em sua maioria (média de idade 62 anos). Utilizando-se uma dose de 10 gramas/dia de creatina mono-hidratada e por um período mínimo de 5 anos, os autores não encontraram benefício algum do suplemento na progressão da doença em pacientes com DP. Entretanto, não houve aumento de risco de nenhum evento adverso grave no grupo da creatina. Este estudo é considerado importante no estabelecimento da segurança da suplementação com creatina, mesmo em idosos, numa dose até mais alta do que a usada habitualmente na prática clínica e por um período extenso (5-8 anos).[43]

IECA/BRA – Drogas que Bloqueiam o Sistema Renina-Angiotensina-Aldosterona

Em modelos animais, a ativação do sistema renina-angiotensina-aldosterona levou a aumento no consumo de proteínas musculares, diminuído após a administração de IECA.[44] Em um pequeno estudo duplo-cego randomizado em idosos com dificuldade de locomoção, porém, sem ICC, o uso de perindopril resultou em melhora da *performance* muscular em idosos sarcopênicos.[45,46] Mais estudos nesta linha se fazem necessários para uma conclusão definitiva.

Terapias Hormonais Recomendadas em Situações Específicas

A reposição hormonal com testosterona ou com Hormônio do Crescimento (GH) está indicada para os pacientes que apresentam sarcopenia associada a déficits comprovados desses hormônios.[19,47] Um estudo recente avaliou o impacto da reposição de testosterona em idosos com deficiência deste hormônio sobre diversos parâmetros de função física, como força e potência muscular, assim como testes funcionais e fadiga muscular. Os autores encontraram uma melhora clínica modesta, mas com significância estatística em alguns dos parâmetros como força muscular e massa magra. Entretanto, o significado clínico destas mudanças permanece incerto.[48] Novos estudos são necessários, especificamente, na população de idosos sarcopênicos portadores de hipogonadismo para se ter uma evidência mais definitiva do papel da reposição de testosterona nesta população.[49] Por fim, é importante destacar os dados do estudo TOM (The Testosterone in Older Men with Mobility Limitations), estudo randomizado desenhado para avaliar os efeitos da administração de testosterona em idosos com limitação física e baixos níveis de testosterona. Durante o estudo, devido a uma maior ocorrência de eventos cardiovasculares no grupo que recebeu testosterona, o comitê de segurança do estudo sugeriu a interrupção do mesmo e descontinuação da medicação.[50] O impacto da terapia de reposição de testosterona sobre o risco cardiovascular está sendo avaliado num estudo em andamento. O TRAVERSE *trial* está avaliando o impacto cardiovascular desta terapia em indivíduos adultos e idosos com alto risco cardiovascular e deficiência de testosterona. Os dados finais do estudo têm previsão de serem publicados em 2022.[51]

O Quadro 50-5 resume as estratégias para o tratamento da sarcopenia.

Terapias Emergentes (Não Aprovadas para Uso Clínico)

SARMs (Selective Androgen Receptor Modulators)

O Enobosarm, em estudos de fase II foi associado a aumento na massa magra e melhora na capacidade funcional, com o melhor resultado sendo obtido com a dose de 3 mg por dia.[52] É importante destacar que em abril de 2021 a ANVISA publicou a resolução 791/2021. Através desta fica proibida a comercialização, distribuição, fabricação, importação, manipulação, propaganda e uso desses produtos. De acordo com a ANVISA, os efeitos desses produtos, categorizados como medicamentos, são desconhecidos no corpo humano a longo prazo e o objetivo da medida, que se aplica a produtos industrializados e manipulados, importados e nacionais e a meios físicos e remotos, é proteger a saúde da população.[53]

Antagonistas da Mioestatina

A mioestatina é uma proteína que bloqueia a síntese proteica muscular. Em estudos iniciais, a utilização de anticorpos antimioestatina por via subcutânea cursou com aumento da massa e melhora da função muscular em ratos.[54] Em um estudo de fase 2 em idosos, o uso do anticorpo monoclonal LY2495655, na dose de 315 mg SC por dia por 24 semanas, resultou em aumento da massa muscular apendicular (aproximadamente 400 gramas de músculo) e da *performance* física.[55]

Quadro 50-5. Tratamento da Sarcopenia

Terapias estabelecidas	Terapias em análise	Terapias para situações específicas	Terapias futuras
Exercício físico	Vitamina D	Reposição de testosterona	SARM
Ingestão proteica adequada	Aminoácidos de cadeia ramificada	Reposição de GH	Antagonistas da miostatina
	Hidroximetilbutirato (HMB)		Agonistas da grelina
	Ácidos graxos ômega 3		
	Creatina		
	IECA/BRA		

Agonistas da Grelina

A anamorelina, um agonista oral do receptor de grelina, aumentou o apetite, o peso corporal e a massa magra em pacientes com caquexia induzida por câncer de pulmão.[56] Seu uso para o tratamento de sarcopenia está sendo avaliado.

CONCLUSÃO

A sarcopenia é uma condição clínica multifatorial que implica piora de qualidade de vida, assim como em aumento de morbimortalidade. Seu diagnóstico é realizado por meio da avaliação da massa muscular, da função muscular e desempenho físico. Esta condição está ligada a uma série de distúrbios endócrinos. As principais terapias disponíveis para sua prevenção/tratamento passam, obrigatoriamente, por mudanças no estilo de vida, realização de exercício físico resistido regularmente, adequação da ingestão de proteínas e suporte nutricional adequado. O uso de suplementos alimentares pode ser uma ferramenta válida em casos selecionados. A proteína do soro do leite (*whey protein*) e a creatina são os suplementos com maior nível de evidência e serão tratados em detalhes no próximo capítulo.

REFERÊNCIAS BIBLIOGRÁFICAS

1. Delmonico MJ, Harris TB, Lee JS, et al. Alternative definitions of sarcopenia, lower extremity performance, and functional impairment with aging in older men and women. J Am Geriatr Soc. 2007;55:769-74.
2. Goodpaster BH, Park SW, Harris TB, et al. The loss of skeletal muscle strength, mass, and quality in older adults: The health, aging and body composition study. J Gerontol A Biol Sci Med Sci. 2006;61:1059-64.
3. Iannuzzi-Sucich M, Prestwood KM, Kenny AM. Prevalence of sarcopenia and predictors of skeletal muscle mass in healthy, older men and women. J Gerontol A Biol Sci Med Sci. 2002;57:M772-7.
4. Chien MY, Huang TY, Wu YT. Prevalence of sarcopenia estimatedusing a bioelectrical impedance analysis prediction equation in community-dwelling elderly people in Taiwan. J Am Geriatr Soc 2008;56:1710-5.
5. VON Teixeira, LI Filippin, RM Xavier Mecanismos de perda muscular da Sarcopenia. Rev Bras Reumatol. (São Paulo) 2012;52(2).
6. Cruz-Jentoft AJ, Bahat G, Bauer J, et al. Sarcopenia: revised European consensus on definition and diagnosis. Age Ageing. 2019;48(1):16-31.
7. Moore AZ, Caterugli G, Metter EJ, et al. Difference in Muscle Quality over the Adult Life Span and Biological Correlates in the Baltimore Longitudinal Study of Aging Journal of the American Geriatrics Society. 2014;62(2):230-6.
8. Kim KS, Park KS, Kim MJ, et al. Type 2 diabetes is associated with low muscle mass in older adults. Geriatr Gerontol Int. 2014;14(1):115-21.
9. Park SW, Goodpaster BH, Strotmeyer ES, et al. Decreased muscle strength and quality in older adults with type 2 diabetes: the health, aging, and body composition study. Diabetes. 2006;55(6):1813-8.
10. Obesity: preventing and managing the global epidemic. Report of a WHO consultation. World Health Organ Tech Rep Ser. 2000;894:i-xii:1-253.
11. Baumgartner RN, Koehler KM, Gallagher D, et al. Epidemiology of sarcopenia among the elderly in New Mexico. Am J Epidemiol. 1998 Apr 15;147(8):755-63. Erratum in: Am J Epidemiol. 1999;149(12):1161.
12. Newman AB, Kupelian V, Visser M, et al. Study Investigators. Sarcopenia: alternative definitions and associations with lower extremity function. J Am Geriatr Soc. 2003;51(11):1602-9.
13. Stenholm S, Harris TB, Rantanen T, et al. Sarcopenic obesity: definition, cause and consequences. Curr Opin Clin Nutr Metab Care. 2008;11(6):693-700.
14. Atkins JL, Whincup PH, Morris RW, et al. Sarcopenic obesity and risk of cardiovascular disease and mortality: a population-based co-hort study of older men. J Am Geriatr Soc. 2014;62(2):253-60.
15. Prado CM, Wells JC, Smith SR, et al. Sarcopenic obesity: A Critical appraisal of the current evidence. Clin Nutr. 2012;31(5):583-601.
16. Frisoli A Jr, Chaves PH, Ingham SJ, Fried LP. Severe osteopenia and osteoporosis, sarcopenia, and frailty status in community-dwelling older women: results from the Women's Health and Aging Study (WHAS) II. Bone. 2011;48(4):952-7.
17. Kalyani RR, Corriere M, Ferrucci L. Age-related and disease-related muscle loss: the effect of diabetes, obesity, and other diseases. Lancet Diabetes Endocrinol. 2014;S2213-8587(14)70034-8.
18. Cômodo ARO, Dias ACF, Tomaz BA, et al. Utilização da Bioimpedância para Avaliação da Massa Corpórea. Associação Brasileira de Nutrologia e Sociedade Brasileira de Nutrição Parenteral e Enteral. Projeto Diretrizes Da Associação Médica Brasileira. 2009.
19. Gonçalves et al. Capacidade preditiva de diferentes equipamentos de bioimpedância elétrica, com e sem preparo prévio, na avaliação de adolescentes. J Pediatr. (Rio de Janeiro) 2013;89:567-74.
20. Baumgartner RN, Koehler KM, Gallagher D, et al. Epidemiology of sarcopenia among the elderly in New Mexico. Am J Epidemiol. 1998;147(8):755-63. Erratum in: Am J Epidemiol. 1999;149(12):1161.
21. Bar-Shai M, et al. Exercise and immobilization in aging animals: the involvement of oxidative stress and NF-kappaB activation. Free Radic Biol Med. 2008;44:202-14.
22. Chapman IM et al. The anorexia of ageing. Biogerontology. 2002;3:67-71.
23. Symons TB, et al. Aging does not impair the anabolic response to a protein-rich meal. Am J Clin Nutr. 2007;86:451-6.
24. Levine ME, et al. High-protein diet in middle age may increase risk for Diabetes, Cancer and Mortality. Cell metab. 2014.
25. Rom O, et al. Lifestyle and Sarcopenia – Etiology, Prevention, and Treatment. Rambam Maimonides Med J. 2012;3(4):e0024.
26. Petersen AM, et al. Smoking impairs muscle protein synthesis and increases the expression of myostatin and MAFbx in muscle. Am J Physiol Endocrinol Metab. 2007;293(3):E843-8.
27. Waters DL, et al. Advantages of dietary, exercise-related, and therapeutic interventions to prevent and treat sarcopenia in adult patients: an update. Clinical Interventions in Aging. 2010;5:259-70.
28. Roth SM, Ferrel RE, Hurley BF. Strength training for the prevention and treatment of sarcopenia. The Journal of Nutrition, Health & Aging. 2000;4(3):143-55.
29. Villareal DT, Aguirre L, Gurney AB, et al. Aerobic or resistance exercise, or both, in dieting obese older adults. N Engl J Med. 2017;376(20):1943-55.
30. Bauer J, et al. Evidence-based recommendations for optimal dietary protein intake in older people: a position paper from the PROT-AGE Study Group. J Am Med Dir Assoc. 2013;14(8):542-59.
31. Murad M H, et al. The effect of vitamin D on falls: a systematic review and meta-analysis. JCEM. 2011;96:2997-3006.
32. Beaudart C, Buckinx F, Rabenda V, et al. The effects of vitamin d on skeletal muscle strength,muscle mass, and muscle power: a

systematic review and meta-analysis of randomized controlled trials. J Clin Endocrinol Metab. 2014;99(11):4336-45.
33. Moreira-Pfrimer LD, Pedrosa MA, Teixeira L, Lazaretti-Castro M. Treatment of vitamin D deficiency increases lower limb muscle strength in institutionalized older people independently of regular physical activity: a randomized double-blind controlled trial. Ann Nutr Metab. 2009;54(4):291-300.
34. Manders R J, et al. Insulinotropic and muscle protein synthetic effects of branched-chain amino acids: potential therapy for type 2 diabetes and sarcopenia. Nutrients. 2012;4(11):1664-78.
35. Barillaro C, Liperoti R, Martone AM, et al. The new metabolic treatments for sarcopenia. Aging Clin Exp Res. 2013;25(2):119-27.
36. Oktaviana J, Zanker J, Vogrin S, Duque G. The Effect of β-hydroxy-β-methylbutyrate (HMB) on sarcopenia and functional frailty in older persons: a systematic review. J Nutr Health Aging. 2019;23(2):145-50.
37. Bear DE, Langan A, Dimidi E, Wandrag L, et al. β-Hydroxy-β-methylbutyrate and its impact on skeletal muscle mass and physical function in clinical practice: a systematic review and meta-analysis. Am J Clin Nutr. 2019;109(4):1119-32.
38. Smith GI, et al. Dietary omega-3 fatty acid supplementation increases the rate of muscle protein synthesis in older adults: a randomized controlled trial. Am J Clin Nutr. 2011;93(2):402-12.
39. Dupont J, Dedeyne L, Dalle S, et al. The role of omega-3 in the prevention and treatment of sarcopenia. Aging Clin Exp Res. 2019;31(6):825-36.
40. Brose A, Parise G, Tarnopolsky MA. Creatine supplementation enhances isometric strength and body composition improvements following strength exercise training in older adults. J Gerontol A Biol Sci Med Sci. 2003;58(1):11-9.
41. Chrusch MJ, Chilibeck PD, Chad KE, et al. Creatine supplementation combined with resistance training in older men. Med Sci Sports Exerc. 2001;33(12):2111-7.
42. Devries MC, Phillips SM. Creatine supplementation during resistance training in older adults-a meta-analysis. Med Sci Sports Exerc. 2014;46(6):1194-203.
43. Kieburtz K, Tilley BC, Elm JJ, et al. Writing Group for the NINDS Exploratory Trials in Parkinson Disease (NET-PD) Investigators. Effect of creatine mono-hydrate on clinical progression in patients with Parkinson disease: a randomized clinical trial. JAMA. 2015;313(6):584-93.
44. Sartiani L, Spinelli V, Laurino A, et al. Pharmacological perspectives in sarcopenia: a potential role for renin-angiotensin system blockers? Clin Cases Miner Bone Metab. 2015;12(2):135-8.
45. Sumukadas D, Witham MD, Struthers AD, et al. Effect of perindopril on physical function in elderly people with functional impairment: a randomized controlled trial. CMAJ. 2007;177:867-74.
46. Chen YL, Yang KC, Chang HH, et al. Low serum selenium level is associated with low muscle mass in the community-dwelling elderly. J Am Med Dir Assoc. 2014;15(11):807-11.
47. Giannoulis MG, Sonksen PH, Umpleby M, et al. The effects of growth hormone and/or testosterone in healthy elderly men: a randomized controlled trial. J Clin Endocrinol Metab. 2006;91(2):477-84.
48. Storer TW, Basaria S, Traustadottir T, et al. Effects of Testosterone Supplementation for 3 Years on Muscle Performance and Physical Function in Older Men. J Clin Endocrinol Metab. 2017;102(2):583-93.
49. Shin MJ, Jeon YK, Kim IJ. Testosterone and Sarcopenia. World J Mens Health. 2018;36(3):192-8.
50. Basaria S, Coviello AD, Travison TG, et al. Adverse events associated with testosterone administration. N Engl J Med. 2010;363(2):109-22.
51. A Bhasin S, Lincoff AM, Basaria S, et al. TRAVERSE Study Investigators. Effects of long-term testosterone treatment on cardiovascular outcomes in men with hypogonadism: rationale and design of the TRAVERSE study. Am Heart J. 2021;245:41-50.
52. Dalton JT, et al. The selective androgen receptor modulator GTx-024 (Enobosarm) improves lean body mass and physical function in healthy elderly men and postmenopausal women: results of a double-blind, placebo-controlled phase II trial. J Cachexia Sarcopenia Muscle. 2011;2(3):153-61.
53. https://www.gov.br/anvisa/pt-br/assuntos/noticias-anvisa/2021/medida-proibe-comercializacao-de-produtos-que-contenham-sarm.
54. Wang Q e McPherron AC. Myostatin inhibition induces muscle fibre hypertrophy prior to satellite cell activation. J Physiol. 2012;590(9):2151-65.
55. Becker C, Lord SR, Studensky SA, et al. Myostatin antibody (LY2495655) in older weak fallers: a proof-of-concept, randomised, phase 2 trial. Lancet Diabetes Endocrinol. 2015;3(12):948-57.
56. Currow BC, Aberneth AP. Anamorelin hydrochloride in the treatment of cancer anorexia-cachexia syndrome. Future Oncology. Posted online on January 28, 2014.

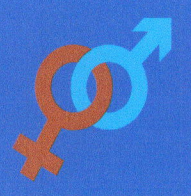

SUPLEMENTOS ALIMENTARES COMO PRESCREVER?

Roberto Luís Zagury

INTRODUÇÃO

O uso de suplementos alimentares (SA) vem crescendo de maneira considerável ao longo dos últimos anos. Tal fenômeno, de certo, não mais se restringe ao ambiente competitivo profissional e se expressa também no âmbito dos praticantes de exercício amadores – em especial dentro das academias de musculação e por parte dos corredores de rua. Nos EUA, segundo Bailey et al.,[1] 50% dos adultos referem uso de algum SA no último mês. O mesmo cenário pode ser visto no Brasil. Segundo dados de um inquérito realizado em 1.007 domicílios das cidades do RJ, SP, Salvador, Brasília, Porto Alegre, Belém e Fortaleza, no ano de 2015, em 54% dos lares houve relato de uso de SA.[2] Além disso, muitas vezes, o uso se dá em fases tão precoces quanto aos 11 anos de idade. A fonte de informação são os amigos e os usuários não sabem sequer informar as doses que utilizam, o que os faz incorrer no uso de doses maiores do que aquelas preconizadas.[3,4] Outro dado digno de nota é o fato de que é prática comum a combinação de diversos SA de uma só vez (polifarmácia), prática ainda carente de respaldo científico de maneira geral. Cumpre lembrar, por fim, que, com alguma frequência, constata-se contaminação com substâncias não declaradas nos rótulos e até mesmo metais pesados.[5]

Por outro lado, o uso de SA encontra, sim, espaço, porém, em situações específicas, de modo que não devem ser sempre encarados como vilões.

INDICAÇÕES

Resumidamente, pode-se dizer que há quatro indicações para o uso de SA:

- Praticantes de atividade física que alcançam um volume ou uma intensidade de treinamento muito elevada, pois, muitas vezes, não conseguirão atender às suas demandas em termos de macro e/ou micronutrientes apenas ajustando a sua dieta. Por exemplo: um indivíduo que faz musculação 6 vezes/semana, durante 2h30 minutos em cada sessão de exercício, e que pesa 80 kg precisa de cerca de 1,8 g de proteína/kg/d, ou seja, em sua dieta serão necessários 144 g de proteína por dia, de modo contínuo/regular, a fim de promover ganho de massa magra (anabolismo muscular). Na prática, isso representaria ter que consumir, diariamente, de 6 a 8 pedaços de peito de frango grelhado ou 24 ovos cozidos – algo muito pouco prático e difícil de ser realizado e mantido em longo prazo. Assim, parte desse aporte proteico seria oferecido via dieta (a maior parte), e o restante (aquilo que não se consegue oferecer via alimentação) por meio do uso de um suplemento proteico (p. ex., *Whey Protein* – WP);[6]
- Atletas muito pesados, por vezes, mesmo quando treinam em intensidade moderada, não conseguem atender às suas necessidades via dieta apenas. Por exemplo, no caso de um praticante de judô que pesa 120 kg e que treina 3 vezes/semana, 1 h por sessão, caso se opte por oferecer 1,2 g de proteína por kg de peso por dia, seriam necessários os mesmos 144 g do exemplo anterior;[6]
- Os SA, por vezes, têm seu uso indicado **por conveniência**, o que significa que serão utilizados devido à indisponibilidade de tempo, por parte do paciente, para preparar uma refeição adequada. Por exemplo, um médico que não consegue parar para lanchar no meio da tarde, pois está atendendo no consultório de maneira ininterrupta, e que, ao final do dia, vai à academia correr na esteira, poderia lançar mão de uma barrinha de proteína rica também em carboidratos (CHO), de modo a evitar comer um bolo com café trazido por um funcionário;[6]
- Por fim, chega-se à última grande indicação para uso de SA: ganho de *performance* (efeito ergogênico).[6]

É sempre bom relembrar que quando se fala de SA, a constituição de uma equipe multiprofissional é etapa fundamental para obter os resultados esperados. Precisam estar em contato frequente o professor de educação física, a nutricionista e o médico para que se possa orquestrar tudo de maneira harmônica, lembrando sempre que a SA só faz sentido após otimizar o máximo possível, a dieta/plano nutricional do indivíduo.

CONTRAINDICAÇÕES

Todas as informações contidas neste capítulo só podem ser aplicadas a populações previamente hígidas, ou seja, sem comorbidades associadas.

Assim, foge ao escopo deste capítulo a indicação dos SA para pessoas com doenças associadas ou em populações especiais (p. ex., idosos sarcopênicos ou pessoas com diabetes melito).

De maneira geral, os SA foram estudados de maneira mais rigorosa em indivíduos saudáveis, sendo escassos trabalhos em pessoas com doença renal crônica, crianças, pacientes com nefrolitíase, entre outros. Outro ponto fundamental a ser levado em conta é a necessidade de uso do bom senso sempre nesse campo médico de atuação, procurando evitar os exageros, com frequência vistos no dia a dia. Deve-se atentar ao fato de que os SA devem ser entendidos como medicamentos, e não como algo inócuo e totalmente livre de eventos adversos (*misperception*).

CLASSIFICAÇÃO DOS SUPLEMENTOS ALIMENTARES

Segundo a International Society of Sports Nutrition (ISSN),[6] os SA podem ser didaticamente divididos em quatro grupos:

1. *Evidências robustas que suportam eficácia e aparentemente seguros*: SA para os quais a maior parte dos estudos feitos atesta segurança bem como eficácia;
2. *Evidências limitadas ou mistas em termos de eficácia*: substâncias ainda pouco estudadas ou com estudos conflitantes – alguns apontando em um sentido enquanto outros sinalizando em sentido oposto;
3. *Pouca ou nenhuma evidência que ateste sua segurança e/ou eficácia*: compostos apenas com plausibilidade biológica favorável, mas sem estudos significativos publicados;
4. *Aparentemente inefetivos*: estudos mostram que se trata de substâncias inefetivas.

Parece razoável, portanto, indicar apenas os SA do grupo 1. Em algumas situações muito específicas e ocasionais podemos lançar mão dos SA que figuram no grupo 2. No Quadro 51-1 são citados os principais integrantes de cada uma dessas categorias.

Por outro lado, é importante ressaltar que essa não é a única classificação de SA existente e que não há consenso na literatura quanto a quais SA podem ser prescritos e quais devem ter seu uso desencorajado. Em função disso podem ocorrer alguns **desencontros** para um ou outro SA. Um exemplo claro disso é o BCAA, suplemento considerado do grupo 2 pela ISSN, porém, considerado inefetivo pela ANVISA; há, inclusive, uma resolução (ANVISA 18/10) sobre o tema, em que a referida entidade coloca, textualmente, que esse SA não deve ser indicado para atletas, por não ter eficácia comprovada. O mesmo ocorre com alguns outros suplementos quando comparamos a sua classificação pela ISSN *versus* o entendimento do Australian Institute of Sport (AIS), cuja classificação será descrita a seguir.[7]

Além disso, a classificação da ISSN tem foco em eficácia, faltando, em nossa visão, uma avaliação mais criteriosa com relação à segurança.

Outro ponto a ser levado em conta é a questão regulatória local; muitas vezes, um suplemento pode ser considerado legal em um país, porém, ilegal em outro.

Sendo assim, a grande mensagem que fica é a seguinte: não existe uma classificação única e consensual na literatura acerca dos SA, cabendo ao médico assistente do paciente uma análise criteriosa da literatura disponível e uma avaliação de riscos × benefícios na hora de indicar ou não um SA. Deve-se sempre ter em mente que os SA não são isentos de riscos. Estima-se que eles sejam responsáveis, nos EUA, por cerca de 23.000 visitas a serviços de emergência por ano.[8]

Conforme apontado anteriormente, outra classificação existente é a ABCD – proposta pelo AIS, órgão ligado ao governo federal australiano, exposta no Quadro 51-2.[7]

Doping – Lista de substâncias proibidas pela WADA

Anualmente a World Antidoping Agency (WADA) publica uma lista de substâncias proibidas,[9] ou seja, medicamentos, SA ou métodos considerados ilegais dentro do ambiente dos esportes profissionais. Tal documento sempre deve ser consultado quando se cuida de atletas envolvidos em competições para as quais há testagem *antidoping*. Além disso, mesmo para praticantes de nível amador, considera-se de bom tom consultar e se posicionar contra o uso de qualquer item presente na lista, uma vez que pode haver prejuízo para a saúde da pessoa. Existe hoje um aplicativo de celular gratuito oferecido pela WADA que possibilita consultar essa lista. Em casos de praticantes que, por uma razão médica, necessitem utilizar alguma das substâncias proibidas, é possível fazer o *download* de um formulário específico, que funciona como uma justificativa de uso de tais medicamentos (autorização para uso terapêutico – AUT). Vale lembrar que a lista da WADA engloba substâncias proibidas por diferentes motivos, como o fato de conferirem vantagem competitiva, oferecem risco à saúde do atleta, mascararem o uso de anabolizantes ou outros agentes, reduzirem a dor muscular provocada pelo excesso de treinamento, entre outros.

Suplementos Alimentares mais Utilizados

Whey Protein

O WP pode ser definido como o subproduto líquido advindo do processo de produção do queijo a partir do leite.[10] Trata-se de um sobrenadante de coloração amarelo-transparente extremamente rico em proteínas de alto valor biológico, dentre as quais destacam-se: β-lactoglobulina, α-lactalbumina, imunoglobulinas, lactoferrina, lactoperoxidase.[11] Cada uma delas tem potenciais funções importantes, como: efeito antimicrobiano, efeito anti-inflamatório e adsorção de lipídios da dieta. A suplementação com WP tem por objetivo maximizar a síntese proteica muscular induzida pelo exercício físico, visando a um efeito anabólico, ou seja, aumento de massa muscular. Vale lembrar que, como foi dito anteriormente, o WP só está indicado para pessoas que não conseguem atender às suas demandas nutricionais por meio da dieta e naqueles praticantes que alcançam volumes ou intensidades de treinamento mais elevados (p. ex., pessoas que se exercitam por mais de

Quadro 51-1. Classificação de alguns suplementos alimentares de acordo com a International Society for Sports Nutrition (Adaptado)[6]

Categoria	Integrantes
Evidências robustas que suportam eficácia e aparentemente seguras	**Pensando em ganho de massa magra:** HMB/creatina monoidratada/aminoácidos essenciais/suplementos proteicos (p. ex,: whey protein) **Pensando em melhora de desempenho:** Beta-alanina/cafeína anidra/carboidratos/creatina monoidratada/bicarbonato de sódio/fosfato de sódio/água e repositores eletrolíticos
Evidências limitadas ou mistas em termos de eficácia	**Pensando em ganho de massa magra:** ATP/BCAA/ácido fosfatídico **Pensando em melhora de desempenho:** BCAA/aminoácidos essenciais/citrulina/nitrato/taurina/quercetina/HMB/glicerol
Pouca ou nenhuma evidência que ateste sua segurança e/ou eficácia	Glutamina/TCM/*Tribulus Terrestris*/CLA/ribose/Alfacetoglutarato

Quadro 51-2. Classificação ABCD do Australian Institute of Sports (Adaptado)[7]

Categoria	Explicação	Representantes
A	Evidência científica robusta para uso em situações específicas no esporte	**Sports foods:** Bebidas esportivas/gel de carboidrato/barrinhas esportivas/*whey protein* **Suplementos médicos:** Ferro/cálcio/probióticos/multivitamínicos/vitamina D/zinco **Suplementos ergogênicos:** Cafeína anidra/beta-alanina/creatina monoidratada/glicerol/nitrato (suco de beterraba)/bicarbonato de sódio
B	Suporte científico emergente/ainda necessita de mais estudos/uso pode ser considerado dentro de protocolos de pesquisa ou a partir da análise individual do caso	Colágeno/carnitina/cúrcuma/N-acetilcisteína/cetonas/óleo de peixe/vitamina C
C	Estudos não suportam eficácia OU ausência de estudos	BCAA/magnésio/leucina/ácido alfalipoico/pré-bióticos/tirosina/fosfato/vitamina E
D	Suplementos banidos OU considerados de alto risco para contaminação cruzada com substância considerada *doping*	DHEA/androstenediona/*Tribulus Terrestris* ou outros **boosters de testosterona**/maca/efedrina/DMAA (Dimetil-amilamina)/andarine/ostarine/ligandrol/*Colostrum*

1 h 30 minutos por sessão 5 ou 6 vezes por semana ou aqueles cujo treinamento envolva intensidade de mais de 70% do V_{O2} máximo). Nesse sentido, apresenta-se, no Quadro 51-3,[12] a necessidade proteica de acordo o tipo e a intensidade de AF. Alguns pontos de extrema importância devem ser lembrados quando se indicar WP a um praticante de AF:

- O uso de doses maiores do que 25 g de WP por tomada (ou 10 g de aminoácidos essenciais) provavelmente não produz aumento adicional da síntese proteica muscular (conceito conhecido como *muscle full effect*); sendo assim, aqui, a ideia de **quanto mais, melhor,** não se aplica;[13]
- Cada porção de WP deve conter, no mínimo, 3 g de leucina, a fim de otimizar a ação anabolizante, uma vez que é esse aminoácido de cadeia ramificada (BCAA) o principal responsável pelo estímulo à via da mTOR – o grande efetor intracelular das reações de anabolismo corporal;[14]
- A quantidade total de proteínas que foi calculada como ideal para um indivíduo deve ser distribuída ao longo do dia, não devendo ser concentrada a oferta em apenas uma ou duas tomadas grandes. Dividir a ingestão de WP em três ou mais tomadas ao longo do dia parece produzir resultados mais satisfatórios;[15]
- Com relação ao momento da administração do WP, o período de até 3 horas após o término da sessão de exercício (chamado **janela anabólica** parece ser o momento ideal, pois o músculo esquelético encontra-se mais ávido/receptivo à proteína dietética. Porém, vale lembrar que o consumo proteico em até 48 horas após o fim da atividade física ainda é capaz de elevar a síntese proteica muscular para além dos valores basais. Por conta disso, é comum que se indique esse suplemento no período pós-treino;[16]
- Sobre os efeitos que podem ser esperados com o uso de WP por praticantes de exercícios de resistência (musculação), pode ser citada uma revisão sistemática conduzida recentemente por Pasiakos *et al.*,[17] em que os autores concluem que o benefício, em termos de ganho de massa magra, bem como de força muscular, só se dá após algumas semanas de treinamento (tanto em indivíduos treinados como em destreinados), ou seja, no início do treinamento com pesos, o uso de WP não produz benefício adicional em relação ao placebo. Somente conforme o treinamento se prolonga é que há vantagem para os usuários de WP.

Quadro 51-3. Necessidades proteicas diárias de acordo com o tipo e a intensidade do exercício

Tipo/intensidade do exercício	Necessidade proteica (g/kg/d)*
Sedentários	0,8 a 1
Endurance (exercício aeróbio) de intensidade leve	0,8 a 1
Endurance (exercício aeróbio) de intensidade moderada	1,2 a 1,4
Endurance (exercício aeróbio) de intensidade elevada – atletas de elite	1,6
Exercício de resistência (musculação)	1 a 1,7

* Praticantes do gênero feminino: demanda 15% menor.
Fonte: Australian Institute of Sports.[12]

Creatina

A creatina (CR) figura entre os SA mais prescritos e, desse modo, deve ser de conhecimento de todo médico que deseja atuar nesse campo. Dentre os usuários de CR, 74% têm os amigos como fonte de informação, 55% não sabem sequer a dose que utilizam e 23% usam doses maiores do que aquelas recomendadas.[4]

Para compreender em quais modalidades esportivas o uso da CR promove aumento no desempenho, faz-se necessário lembrar um conceito básico de bioenergética, a saber: as atividades de alta intensidade (e, por consequência, de curtíssima duração) são aquelas que usam como via bioenergética principal a creatina-fosfoquinase (ATP-CP), uma via dita anaeróbia, ou seja, uma via na qual as reações enzimáticas ocorrem de modo independente da presença de oxigênio. Sendo assim, só tem sentido pensar em suplementação com CR no caso de exercícios caracterizados por pequenas sessões de alta intensidade e duração menor do que 30 s, em especial nos exercícios anaeróbios que apresentam sequências repetidas de estímulo (p. ex., musculação e atividades do tipo *stop and go*, como voleibol, futebol e rúgbi). Não faz sentido prescrever CR para um praticante de corridas de rua (situação em que a via metabólica/bioenergética a ser utilizada, preferencialmente, é outra, diferente da via do ATP-CP), pois não haverá, nesse caso, benefício ergogênico.

A CR é um composto nitrogenado não proteico e não essencial, ou seja, há produção endógena de CR pelo fígado e pelo pâncreas a partir de glicina, metionina e arginina. Existem, também, fontes dietéticas, como a carne bovina, o atum e o salmão; no entanto, são necessários de 2 a 3 kg de carne de boi ou de peixe por dia para se ofertar 5 g de CR (a quantidade catabolizada diariamente). Outra função fisiológica da CR dentro da célula é o fato de que ela funciona como um sistema de tamponamento de H+, pois consome esse íon, protegendo contra a acidose induzida pelo exercício (um dos fatores limitantes do desempenho), e atua na ressíntese de ATP em curto prazo.[18]

De maneira geral, pode-se esperar um ganho de 5 a 15% na *performance* com a suplementação com CR. Seu uso possibilita que o praticante treine mais intensamente por mais tempo; com isso, espera-se um ganho de 1 a 2,5 kg de massa magra acima do observado com o placebo. Vale lembrar que parte desse ganho de peso se deve a edema celular, uma vez que a CR exerce ação osmótica já dentro da fibra muscular. Em alguns tipos de exercício, o ganho de peso (ainda que de massa livre de gordura) pode ser indesejável (e até mesmo ergolítico, promovendo perda de desempenho). Vale lembrar que existem indivíduos tidos como **não respondedores** a suplementos com CR. Até o momento ainda não existem fatores clínicos preditores que identifiquem os praticantes que não melhoram seu desempenho com o uso da CR. A eficácia da CR em termos de ação ergogênica tem sido relatada de modo consistente na literatura, e há, inclusive, algumas metanálises e revisões sistemáticas sobre o tema, bem como um posicionamento oficial da ISSN.[18]

Com relação à segurança, pode-se dizer, de maneira resumida, que:

- Estudos com duração de até 5,6 anos mostram que a droga é segura do ponto de vista renal;[19,20]
- Aumentos (reversíveis) da ordem de 30% nos níveis séricos de creatinina são esperados, entretanto, nem sempre representam perda de função renal, uma vez que a CR pode apresentar reação cruzada com os ensaios de creatinina. Além disso, pelo fato de a suplementação com CR produzir aumento de massa muscular, aumento de níveis séricos de creatinina são esperados. Por fim, quando se aumenta o *pool* intramuscular de CR por meio da suplementação, há maior conversão de CR em creatinina e subsequente elevação em seus níveis séricos. O ideal para a avaliação da função renal em usuários de CR seria por meio do *clearance* de crômio 51 – EDTA (método restrito à pesquisa – não disponível em laboratórios comerciais de análises clínicas).[19,20]

Ainda sobre a questão da segurança da suplementação com CR, cabe citar um estudo emblemático realizado com um perfil de pacientes bastante diferente daquele habitualmente visto nesse contexto. O trabalho em questão foi conduzido em pessoas com doença de Parkinson e média etária de 62 anos (955 pacientes).[21] Esse estudo foi patrocinado pelo National Institutes of Health (NIH), órgão de fomento à pesquisa ligado ao governo federal norte-americano, e foi desenvolvido em 45 centros de pesquisa clínica nos EUA e Canadá. Os sujeitos envolvidos nessa pesquisa foram randomizados para receber CR monoidratada 10 g ao dia ou placebo e foram acompanhados por 4 anos. O estudo concluiu que a CR monoidratada não se mostrou eficaz para o tratamento da doença de Parkinson. Por outro lado, sinalizou para a segurança renal da CR em uma população muito mais frágil do que aquela que costuma utilizá-la, uma vez que não houve diferença no que diz respeito aos eventos adversos renais quando comparados os dois grupos (CR e placebo).

Do ponto de vista prático, a CR deve ser utilizada da seguinte maneira: 1) faz-se uma fase inicial de carga com duração de 3 dias (*loading phase*), em que se utiliza 0,3 g/kg de peso/dia (dividido em 4 ou 5 tomadas diárias). Depois disso, recomenda-se um período de manutenção com 3 a 5 g por dia e duração variável (de 4 a 6 semanas, de maneira geral, podendo-se fazer uso de modo contínuo na dependência da análise de cada caso). Por fim, pode-se sugerir um período *off* (sem uso da CR), de 2 a 4 semanas, sendo o ciclo reiniciado ao fim desse período de descanso.[18] Vale lembrar que há que se ter bom senso e cuidar para evitar exageros, vistos com frequência nessa área.

Com relação ao tipo de CR a ser recomendada aos pacientes, é importante ressaltar que existem, atualmente, cerca de 17 tipos distintos de CR no mercado, porém, a CR monoidratada segue sendo a mais estudada e, portanto, a mais indicada.[18,22]

Cafeína

A cafeína (1,3,7-trimetilxantina) é o estimulante químico mais consumido no mundo. Após sua rápida absorção via trato gastrintestinal, sofre metabolização hepática e há formação subsequente de três metabólitos: paraxantina, teofilina e teobromina. Os níveis séricos começam a se elevar dentro de 15 a 45 minutos, alcançando pico de concentração após 1 hora da ingestão. Após cruzar a barreira hematencefálica, atua como antagonista dos receptores de adenosina no sistema nervoso central, produzindo uma série de efeitos potencialmente ergogênicos: diminuição da chamada **fadiga central**; efeito analgésico com redução da percepção de dor (via estímulo à secreção de betaendorfina); melhora na capacidade de concentração e alteração na economia energética durante o exercício, com maior *reliance* na mobilização de ácidos graxos livres oriundos dos estoques em tecido adiposo e oxidação lipídica dentro do músculo em atividade (com isso há um efeito poupador de glicogênio, o que produz melhora de desempenho em exercício aeróbio tipo *endurance*).[23]

CONCLUSÃO

Posturas do tipo *just say no*, em geral, empurram o paciente para o uso indevido de suplementos alimentares. Este capítulo, evidentemente, não esgota o assunto, porém, tem por objetivo oferecer ao leitor conceitos fundamentais sobre SA capazes de resolver a maior parte dos casos nos consultórios. Cabe, então, ao médico, pesar potenciais benefícios e riscos em cada situação, a fim de indicar ou desaconselhar o uso.

REFERÊNCIAS BIBLIOGRÁFICAS

1. Bailey RL, Gache JL, Lentino CV, et al. Thomas PR et al. Dietary supplement use in the United States, 2003-2006. J Nutr. 2011;141:261-6.
2. New Release. ABIAD divulga pesquisa inédita sobre consumo de suplementos alimentares no país [Internet]. 2014.
3. Dodge TL, Jaccard JJ. The effect of high school sports participation on the use of performance enhancing substances in young adulthood. J Adoles Health. 2006;39(3):367-73.
4. Smith J, Dahm DL. Creatine use among a select population of high school athletes. Mayo Clin Proc. 2000;75(12):1257-63.
5. Kashkin KB, Kleber HD. Hooked on hormones? An anabolic steroid addiction hypothesis. JAMA. 1989;262(22):3166-70.
6. Kerksick CM, Wilborn CD, Roberts MD, et al. ISSN exercise & sports nutrition review update: research & recommendations. J Int Soc Sports Nutr. 2018;15:38.
7. AIS. ABCD Classification System. Disponível em: http://https://www.ais.gov.au/nutrition/supplements. Acesso em 27 fev 2022.
8. Geller AI, Shehab N, Weidle NJ, et al. Emergency department visits for adverse events related to dietary supplements. NEJM. 2015;373:1531-40.
9. World Anti-doping Agency. Disponível em: https://www.wada-ama.org. Acesso em 26 maio 2016.
10. Hoffman JR, Falvo MJ. Protein – Which is the best? J Sports Sci Med. 2004;3(3):118-30.
11. Sousa GT, Lira FS, Rosa JC, et al. Dietary whey protein lessens several risk factors for metabolic diseases: a review. Lipids Health Dis. 2012;11:67-76.
12. AIS. Protein. Disponível em: http://www.ausport.gov.au/ais/nutrition/factsheets/basics/protein_-_how_much. Acesso em 26 maio 2016.
13. Moore DR, Robinson MJ, Fry JL, et al. Ingested protein dose response of muscle and albumin protein synthesis after resistance exercise in young men. Am J Clin Nutr. 2009;89:161-8.
14. Dreyer HC, Drummond MJ, Pennings B, et al. Leucine en riched essential amino acid and carbohydrate ingestion following resistance exercise enhances mTOR signaling and protein synthesis in human muscle. Am J Physiol Endocrinol Metab. 2008;294(2):E392-E400.
15. Areta JL, Burke LM, Ross ML, et al. Timing and distribution of protein ingestion during prolonged recovery from resistance exercise alters myofibrillar protein synthesis. J Physiol. 2013;591(9):2319-31.
16. Burd NA, Tang JE, Moore DR, Phillips SM. Exercise training and protein metabolism: influences of contraction, protein intake, and sexbased differences. J Appl Physiol. 2009;106(5): 1692-701.
17. Pasiakos SM, McLellan TM, Lieberman HR. The effects of protein supplements on muscle mass, strength, and aerobic and anaerobic power in healthy adults: a systematic review. Sports Med. 2015;45:111-31.
18. Buford TW, Kreider RB, Stout JR. International society of sports nutrition position stand: creatine supplementation and exercise. J Int Soc Sports Nutr. 2007;4:6-14.
19. Poortmans JR, Francaux M. Long-term oral creatine supplementation does not impair renal function in healthy athletes. Med Sci Sports Exerc. 1999;31(8):1108-10.
20. Kreider RB, Melton C, Rasmussen CJ, et al. Longterm creatine supplementation does not significantly affect clinical markers of health in athletes. Mol Cell Biochem. 2003;244(1-2):95-104.
21. Writting Group for the NINDS Exploratory Trials in Parkinson Disease (NET-PD) Investigators. Effect of Creatine Mono-hydrate on Clinical Progression in patients with Parkinson Disease – A Randomized clinical trial. JAMA. 2015;313(6):584-93.
22. Jager R, Purpura M, Shao A, et al. Analysis of efficacy, safety and regulatory status of novel forms of creatine. Amino Acids. 2011;40:1369-83.
23. Goldstein ER, Ziegenfuss T, Kalman D, et al. International society of sports nutrition position stand: caffeine and performance. J Int Soc Sports Nutr. 2010;7(1):5-20.

USO E ABUSO DE VITAMINA D

CAPÍTULO 52

Francisco Bandeira ▪ Lucian Batista de Oliveira

INTRODUÇÃO

A vitamina D (VitD) tem importância reconhecida para a saúde óssea desde a primeira metade do século XX, a partir de estudos sobre a etiologia do raquitismo. Como há grande variabilidade na intensidade da sua síntese cutânea, observada em estudos com diferentes populações e fotótipos de pele, e as fontes dietéticas de VitD são escassas, sua suplementação se tornou cada vez mais frequente, especialmente com o surgimento de estudos demonstrando vários potenciais benefícios extraesqueléticos. Esse cenário tornou factível o uso abusivo da suplementação de VitD, podendo gerar toxicidade, com prejuízos ósseos e multissistêmicos.[1]

FONTES DE VITAMINA D E CATEGORIZAÇÃO COMO HORMÔNIO

A VitD é obtida, na sua forma inativada, através da síntese cutânea, da ingesta alimentar ou da suplementação. Para a sua ativação são necessárias duas hidroxilações, explicadas mais adiante. As fontes alimentares de origem vegetal fornecem a vitamina D2 (ergocalciferol), enquanto as de origem animal são ofertadas na forma de vitamina D3 (colecalciferol).[2] Ambas são absorvidas no intestino delgado.[3] Já a síntese cutânea ocorre a partir da exposição aos raios ultravioletas B (UVB), que convertem o substrato 7-deidrocolesterol (7-DHC) em pré-vitamina D3.[2-4]

É válido ressaltar que a quantidade de VitD obtida na alimentação é comumente reduzida, correspondendo a, no máximo, 20% das necessidades, pois as fontes mais abundantes são peixes gordurosos de águas profundas, incomuns na dieta da maioria das populações.[3] Outras fontes naturais são óleo de fígado de bacalhau, gema de ovo e cogumelos silvestres. Algumas indústrias ao redor do mundo oferecem leites e cereais com adição de VitD.[2]

O receptor de VitD (VDR, do inglês *vitamin D receptor*) é do tipo nuclear e está presente em quase todos os tecidos, o que explica o fato de a VitD atuar na expressão de 3% do genoma humano.[3,4] Pela capacidade de ser sintetizada pelo organismo e pela presença de receptores específicos em múltiplos órgãos e sistemas, a VitD pode ser classificada como um hormônio, do tipo esteroide.[1,3]

A Figura 52-1 resume as formas naturais de obtenção de VitD e os fatores que as interferem.

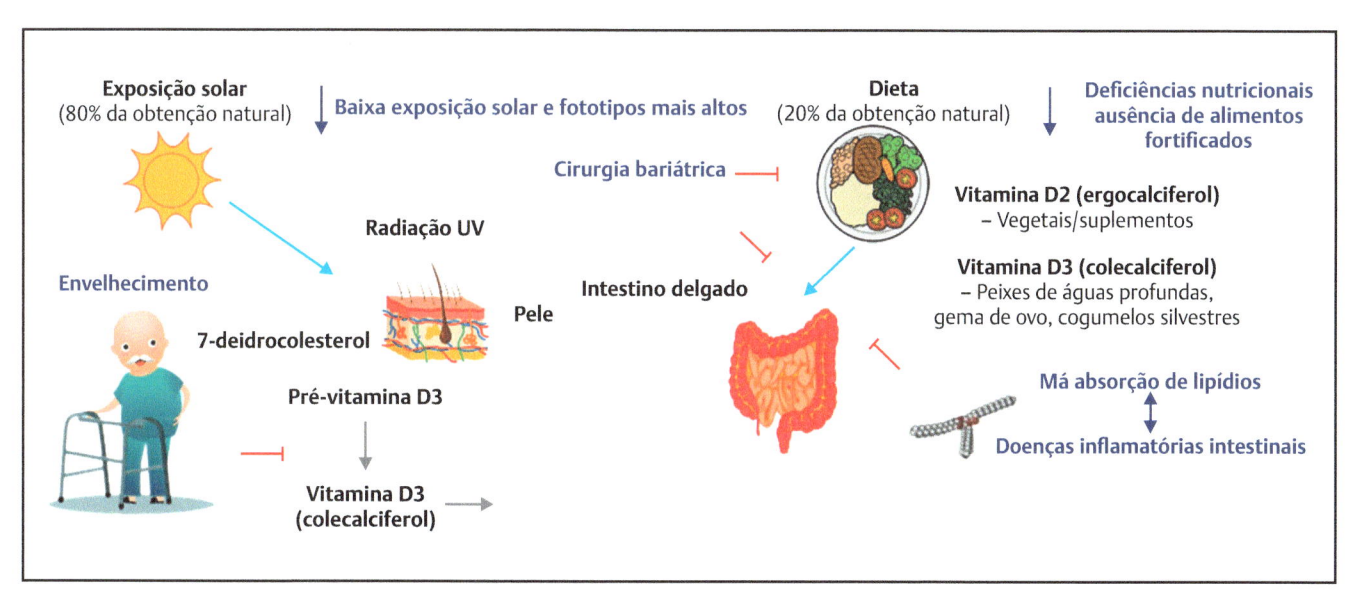

Fig. 52-1. Fontes naturais de vitamina D e fatores que interferem na sua síntese ou absorção. (Adaptada de Bilezikian JP, et al.; 2021.)[3]

SÍNTESE CUTÂNEA

O precursor de VitD na pele – 7-DHC – está presente nas membranas celulares dos queratinócitos da epiderme e nos fibroblastos da derme.[5] O 7-DHC, ao absorver os fótons UVB, é transformado em pré-vitamina D3, molécula instável que, quando exposta ao calor, é convertida, em no máximo 48 horas, em vitamina D3, forma estável, que é liberada no espaço extracelular e, em seguida, ganha a circulação.[3,4]

Existem alguns fatores que limitam a síntese cutânea de vitamina D3, como a competição entre a melanina e o 7-DHC pelos fótons UVB, além da conversão do 7-DHC em dois fotoisômeros da pré-vitamina D3 que são inertes biologicamente (lumisterol e taquisterol).[3,6] Esses mecanismos podem ser considerados protetores, evitando intoxicações por VitD relacionadas com alta exposição solar e consequente síntese endógena exacerbada.[7]

TRANSPORTE E ATIVAÇÃO

A primeira hidroxilação necessária para a ativação da VitD ocorre no fígado, dando origem à 25-hidroxi-vitamina D (25OHD), ou calcidiol, que corresponde à principal forma circulante e armazenada.[2,8] Por ser lipofílica, o principal tecido de depósito é o adiposo, havendo, também, estoque significativo no tecido muscular.[3,9] A segunda hidroxilação ocorre, predominantemente, nos rins, através da enzima 1-alfa-hidroxilase, dando origem à 1,25-di-hidroxi-vitamina D [1,25-(OH)$_2$D], ou calcitriol, que constitui a forma ativa da vitamina.[2,3] A 1-alfa-hidroxilase é codificada pelo gene *CYP27B1*, expresso especialmente nas células renais, entretanto, muitos outros tecidos também são capazes de sintetizar tal enzima em menor monta (como monócitos, próstata, mama, placenta, pulmão, cólon, cérebro, células betapancreáticas etc.), que são capazes de promover a ativação local da VitD, propiciando uma ação parácrina e autócrina do hormônio. Da mesma forma, os rins e outros tecidos-alvo podem sintetizar a 24-hidroxilase, responsável por converter a 25OHD em 24,25-di-hidroxi-vitamina D, forma inativa.[1,3,10] Os metabólitos excedentes e inativos da VitD são excretados na bile (principal via de eliminação), nas fezes e na urina.[3,10]

De forma semelhante a outros hormônios esteroides, o calcitriol e o calcidiol, assim como o colecalciferol não hidroxilado, circulam majoritariamente ligados a uma proteína transportadora sintetizada no fígado, a proteína ligadora da vitamina D (VDBP).[2,10] Oitenta e cinco a 90% da VitD circula ligada à VDBP, 10 a 15% ligada à albumina e a lipoproteínas e cerca de 1% na forma livre. A fração livre e a ligada à albumina constituem a VitD biodisponível.[2]

A 25OHD tem afinidade muito maior com a VDBP do que a apresentada pela 1,25-(OH)$_2$D, que tem alta afinidade pelo VDR, o que favorece a captação celular e consequente ação nuclear da 1,25-(OH)$_2$D. As diferentes afinidades com a VDBP explicam, em parte, a grande diferença na meia-vida das moléculas: a 1,25-(OH)$_2$D tem meia-vida de apenas 4-6 horas, enquanto a 25OHD tem meia-vida de aproximadamente 2-3 semanas.[2]

A Figura 52-2 resume as hidroxilações da VitD, necessárias para a sua ativação, e potenciais fatores que as limitam.

RESUMINDO AS AÇÕES DA VITAMINA D

Quanto às ações da VitD, destacam-se as relacionadas com a saúde óssea, que são mais bem estabelecidas e compreendidas. A VitD apresenta ações diretas e indiretas no osso. Existe a expressão de VDR nos osteoblastos e em outros tecidos relacionados com o metabolismo ósseo, como intestino, paratireoides e rins.[3,11]

A VitD modifica a expressão de genes relacionados com a diferenciação osteoblástica, culminando em ativação da mineralização óssea. Há 1-alfa-hidroxilase nos osteoblastos, possibilitando ativação local da VitD, assim como nas outras células ósseas (osteócitos e osteoclastos).[11,12]

No intestino, a 1,25-(OH)$_2$D promove o aumento de absorção de cálcio e de fósforo. A produção da forma ativa de

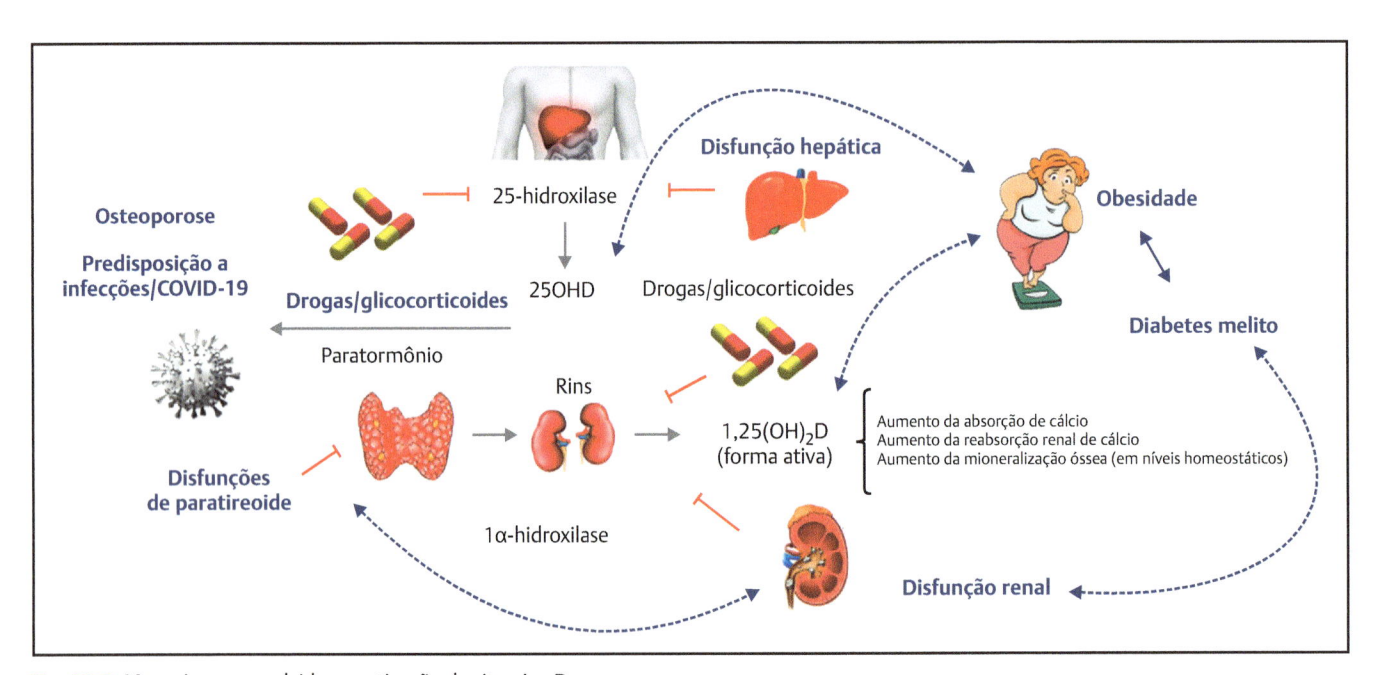

Fig. 52-2. Mecanismos envolvidos na ativação da vitamina D.

VitD é estimulada pelo paratormônio (PTH), de modo que a hipovitaminose D seja uma importante causa de hiperparatireoidismo secundário, enquanto altos níveis de VitD geram valores baixos de PTH, caracterizando um mecanismo de *feedback* negativo. A nível renal, a 1,25-(OH)$_2$D propicia o aumento da reabsorção de cálcio, com atuação especialmente nos túbulos distais.[2,3,10]

As ações extraesqueléticas da VitD têm os mecanismos menos compreendidos, porém, podemos destacar alguns que já foram observados, direta ou indiretamente, tanto em estudos de ciências básicas quanto em estudos com humanos: expressão de fatores de crescimento e ativação de vias metabólicas no tecido muscular, além de modulação da captação de cálcio no retículo sarcoplasmático, otimizando a maquinaria contrátil; regulação sobre a produção de citocinas e atuação local no sistema imune, em células como monócitos e macrófagos, tendo atividade imunomoduladora, anti-inflamatória e antiproliferativa (o que explicaria os apontamentos que a associam com melhora da função endotelial e sua atuação inibitória sobre infecções respiratórias e no crescimento de células neoplásicas); papel no neurotrofismo e na neuroimunomodulação (atuando na regulação da síntese de fator de crescimento nervoso e de neurotrofinas).[1]

As principais evidências relacionadas com os benefícios ósseos e extraesqueléticos da VitD serão abordadas mais adiante neste capítulo.

AVALIANDO O *STATUS* DE VITAMINA D

Dosagem da 25-Hidroxivitamina D como Escolha

A 25OHD é a forma classicamente armazenada, sendo também a principal forma circulante e a escolha para dosagem laboratorial. Seus níveis refletem a ingesta e a síntese cutânea, além de ser o metabólito com meia-vida mais prolongada.[2]

As concentrações séricas dos outros metabólitos de VitD geralmente não são dosadas na prática clínica, surgindo como opções apenas no contexto de pesquisas ou de situações especiais. Os níveis de 1,25-(OH)$_2$D são úteis se houver um defeito na conversão de 25OHD em calcitriol (como na insuficiência renal, no hipoparatireoidismo, em algumas formas genéticas de raquitismo e na osteomalacia oncogênica) ou em situações que elevam diretamente a forma ativa da vitamina (como na suspeita de hipercalcemia decorrente de alta ingesta de calcitriol, ou em doenças granulomatosas e alguns linfomas que levam à superprodução de calcitriol).[2]

Estudo exploratório, derivado do Vitamin D and Omega-3 Trial to Prevent and Treat Diabetic Kidney Disease (VITAL-DKD), avaliou os níveis séricos totais de VitD, em pacientes com diabetes melito tipo 2 (DM2) submetidos à suplementação de colecalciferol por 2 anos, e comparou com as dosagens sanguíneas apenas da 25OHD, observando-se uma correlação positiva e não linear entre os níveis basais de ambas, com aumento mais significativo nos níveis de 25OHD em pacientes que apresentavam valores iniciais mais baixos, sugerindo que a primeira hidroxilação da VitD é mais eficiente quando os níveis de 25OHD são menores.[13]

Quanto aos processos analíticos utilizados na dosagem dos níveis de 25OHD, figuram os imunoensaios e os ensaios cromatográficos.[2,14] Destes últimos, podemos destacar a cromatografia líquida de alta *performance* (HPLC, do inglês *high performance liquid chromatography*) e cromatrografia líquida acoplada à espectrometria de massa em *tandem* (LC/MS, do inglês, *liquid chromatography/mass spectrometry*), sendo a LC/MS considerada o padrão-ouro, tanto no contexto de pesquisas quanto na prática clínica.[2] Porém, diante do alto custo e difícil acessibilidade à LC/MS, os imunoensaios ainda são amplamente usados, apresentando importante variação na especificidade e sensibilidade dos anticorpos envolvidos, que podem superestimar ou subestimar os níveis de 25OHD, a depender de fatores como a reatividade cruzada com outros metabólitos da VitD e o poder de ligação com a VDBP. Diante disso, surgiram programas que tentaram estabelecer parâmetros para uma padronização internacional desses processos analíticos, como o Programa de Padronização da Vitamina D (VDSP, do inglês *Vitamin D Standardization Program*), criado em 2010.[2,14] Mesmo com esses esforços, na prática laboratorial observa-se até 20% de variação entre os diferentes métodos empregados.[2]

A presença de bisfenol A e de ftalatos interfere nos processos de conversão de pró-vitamina D3 em 25OHD, prejudicando a acurácia das mensurações.[15] O uso de contraceptivos contendo estrógeno também interfere nos níveis de 25OHD, por mecanismos não tão bem esclarecidos, mas possivelmente relacionados com o aumento da síntese hepática de VDBP, juntamente com a de globulina ligadora de hormônios sexuais (SHBG), promovendo aumento da meia-vida e dos níveis da 25OHD.[16]

Pontos de Corte da Vitamina D

Ao redor do mundo existem inúmeros pontos de corte propostos para a VitD.

O Institute of Medicine (IOM) ddefiniu 20 ng/mL (equivalente a 50 nmol/L) como ponto de corte para 25OHD.[17] De acordo com o IOM, cerca de 97,5% da população terá suas necessidades de VitD atendidas, em relação à saúde óssea, com níveis séricos a partir de 20 ng/mL, começando a haver riscos com níveis inferiores a 12-20 ng/mL. Ressalta-se também a importância de uma concomitante ingesta de cálcio adequada para a obtenção dos benefícios ósseos.[17,18] É estimado que 5% da população americana de 1 ano ou mais têm níveis muito baixos de 25OHD (< 12 ng/mL) e 18% apresentam níveis entre 12 e 19 ng/mL.[19]

Em 2011, a Endocrine Society (ES) propôs a classificação em deficiência (< 20 ng/mL), insuficiência (21-29 ng/mL) e normalidade ($\geq$ 30 ng/mL).[20]

Nem o IOM nem a ES recomendam o rastreio universal de deficiência de VitD.[17,20] *A United State Preventive Services Task Force (USPSTF)*, em recomendação publicada em 2021, concluiu que as evidências atualmente disponíveis são insuficientes para indicar uma triagem universal de hipovitaminose D, assim como para apontar possíveis malefícios associados a tal rastreamento.[21]

> **IMPORTANTE**
>
> Em 2017, a Sociedade Brasileira de Endocrinologia e Metabologia (SBEM) e a Sociedade Brasileira de Patologia Clínica e Medicina Laboratorial (SBPC/ML) lançaram um posicionamento oficial, tratando dos intervalos de referências de VitD.[22] O documento foi revisado em 2020[2] e propõe como níveis ideais de 25OHD: > 20 ng/mL para indivíduos saudáveis até 65 anos e 30 a 60 ng/mL para situações de risco.[2,22]

O posicionamento da SBEM e SBPC/ML também aponta que as principais indicações para solicitação de 25OHD são as situações clínicas, previamente identificadas por avaliação clínica e exames complementares, que geralmente cursam com a hipovitaminose D, reforçando que não existem evidências para a solicitação universal de 25OHD para adultos saudáveis.[2,22] As situações onde são recomendadas a dosagem de VitD estão listadas no Quadro 52-1,[22] e aquelas onde se preconiza a manutenção de níveis de 25OHD entre 30 e 60 ng/mL são apresentadas no Quadro 52-2.[2]

Diante da variação de até 20% observada entre as dosagens obtidas por diferentes métodos laboratoriais, pesquisadores envolvidos em grandes estudos relacionados com a variação dos ensaios utilizados sugerem a manutenção dos níveis de 25OHD entre 30 e 40 ng/mL, intervalo que garante níveis seguros e suficientes do micronutriente.[2,23]

É válido ressaltar que os pontos de corte mais usualmente utilizados para a VitD levam em conta dados sobre a saúde óssea, não levando em consideração dados sobre a saúde extraesquelética, que ainda são insuficientes para modificar recomendações relacionadas com os níveis ideais de VitD.

Quadro 52-1. Principais situações de risco em que se recomenda a dosagem de 25OHD

Idosos (> 60 anos)	Osteoporose (primária ou secundária)	Histórico de fraturas ou quedas recorrentes
Gestantes e lactantes	Doença renal crônica	Baixa exposição solar
Doenças osteometabólicas (p. ex., raquitismo, osteomalacia, hiperparatireoidismo)	Síndromes de má absorção (p. ex., pós-cirurgia bariátrica e doenças inflamatórias intestinais)	Uso de medicações que interferem na formação e metabolização da vitamina D (p. ex., terapia antirretroviral, glicocorticoides e anticonvulsivantes)

Fonte: adaptado de Posicionamento Oficial da SBEM e SBPC/ML sobre intervalos de referência da vitamina D.[22]

Quadro 52-2. Principais situações em que se recomenda a manutenção de níveis de 25OHD entre 30 e 60 ng/mL

Idosos (> 65 anos)	Doenças osteometabólicas (osteomalacia, osteogênese imperfeita, hiperparatireoidismo primário e secundário)	Doença renal crônica e insuficiência hepática
Gestantes	Sarcopenia e histórico de quedas recorrentes	Síndromes disabsortivas
Osteoporose (primária e secundária) e fraturas por fragilidade	Câncer	Diabetes melito tipo 1

Fonte: adaptado da revisão do posicionamento da SBEM e SBPC/ML sobre intervalos de referência da vitamina D (2020).[2]

SUPLEMENTAÇÃO DE VITAMINA D

O IOM aponta que 400 UI/dia e 600 UI/dia de VitD são suficientes para atender às necessidades de 50% da população de 1 a 70 anos e maior que 70 anos, respectivamente, o que proporciona níveis séricos médios de 16 ng/mL. Todavia, a ingestão diária recomendada é de 600 UI/dia até os 70 anos e 800 UI/dia após os 70 anos, quantidade suficiente para atender a 97,5% da população e manter níveis séricos médios de 20 ng/mL.[17]

No entanto, em especial nas situações de déficit documentado ou alto risco de deficiência de VitD, e em indivíduos com distúrbios relacionados com o metabolismo do cálcio, geralmente é necessária a suplementação, que pode ser oferecida por meio de diferentes regimes.[24]

Para aqueles pacientes com níveis iniciais de 25OHD < 20 ng/mL, ou que apresentam suspeita grave de deficiência, a SBEM recomenda a realização de dose de ataque: 50.000 UI por semana, durante 6 a 8 semanas, tendo como opção 7.000 UI/dia durante o mesmo período. Tal ciclo pode ser repetido caso a meta de 25OHD não seja atingida.[25] Em casos em que o paciente apresenta 25OHD > 15 ng/mL, a realização da dose de ataque pode ser dispensada[26] pelas menores chances de ocorrência de osteomalacia.

As doses de manutenção normalmente variam de 400 UI a 2.000 UI por dia,[2,25] conforme o Quadro 52-3. Da mesma forma que na dose de ataque, doses semanais podem ser realizadas, sendo mais usual a utilização de 7.000 UI/semana a 14.000 UI/semana.[25]

Suplementação em *bolus* anual de colecalciferol, com doses de 300.000-500.000 UI, culminou em maiores incidências de quedas e fraturas, sendo, portanto, uma estratégia não recomendada.[27]

Já a utilização de *bolus* mensais de colecalciferol chegou, inicialmente, a apontar maior risco de quedas;[27,28] porém, estudos posteriores, derivados do The Vitamin D Assessment study (ViDA), apontaram que doses de 100.000 UI mensais ofereceram segurança e benefícios similares aos esquemas já estabelecidos.[29]

É válido ressaltar que para gestantes há a recomendação de doses diárias, em vez de *bolus* semanais ou mensais de colecalciferol. Isso porque a placenta apresenta 1-alfa-hidroxilase, sendo capaz de ativação local da VitD. Para reduzir riscos de o feto ser exposto a superdoses agudas do nutriente com a oferta em *bolus*, dá-se preferência a doses diárias.[25]

Quadro 52-3. Exemplos de doses de manutenção de colecalciferol recomendadas para diferentes condições e faixas etárias

Faixa etária/condição	População geral	População de risco
< 1 ano	400 UI/dia	400 – 1.000 UI/dia
1 a 8 anos	400 UI/dia	600 – 1.000 UI/dia
9 a 18 anos	600 UI/dia	600 – 1.000 UI/dia
19 a 70 anos	600 UI/dia	1.500 – 2.000 UI/dia
> 70 anos	800 UI/dia	1.500 – 2.000 UI/dia
Lactantes ou gestantes de 14 a 18 anos	600 UI/dia	600 – 1.000 UI/dia
Lactantes ou gestantes > 18 anos	600 UI/dia	1.500 – 2.000 UI/dia

Fonte: adaptado de Recomendações da SBEM para o diagnóstico e tratamento da hipovitaminose D (2014).[25]

Pacientes com importantes síndromes disabsortivas podem requerer doses maiores de colecalciferol, dentre os quais podemos destacar aqueles submetidos à cirurgia bariátrica. Alguns desses pacientes requerem doses de até 10 vezes as convencionalmente utilizadas, com a titulação devendo ser guiada pelos níveis apresentados de 25OHD.[2,25] É importante salientar que o *bypass* gástrico proporciona maior incidência de hipovitaminose D quando comparado à gastrectomia vertical, mesmo quando se ofertam doses maiores de colecalciferol naqueles submetidos à primeira.[30]

O calcitriol ou outros análogos ativos de VitD podem ser usados em situações pontuais, como no hiperparatireoidismo secundário à insuficiência renal crônica, a depender do estágio da doença renal e dos níveis de PTH.[25]

Diante das várias opções terapêuticas hoje disponíveis no mercado são inúmeros os possíveis esquemas que podem ser utilizados, desde diários até mensais. Na Figura 52-3 apresentamos algumas dessas possibilidades.

O USO DE VIAS ALTERNATIVAS NA SUPLEMENTAÇÃO DE VITAMINA D

O aumento dos níveis de 25OHD proporcionados pela administração intramuscular se dá de forma lenta nas primeiras semanas, atingindo um platô após 8 semanas, a partir daí permanecendo estável por mais 12 semanas.[31]

Excetuando-se casos pontuais, como na resistência à VitD (condição rara) e em síndromes disabsortivas graves, não há evidências robustas que apontem superioridade da via parenteral sobre a via oral na reposição de VitD.[3] Pela praticidade, por ser amplamente estudada e estabelecida e pelos menores riscos de administração de doses tóxicas, a via oral é a de escolha.

PAPEL DA EXPOSIÇÃO SOLAR NOS NÍVEIS DE VITAMINA D

Entidades como o IOM e a Sociedade Brasileira de Pediatria (SBP) reforçam que não existe nível seguro de exposição solar que possa ser recomendado com o intuito de potencializar a síntese de VitD, tendo em vista os riscos cumulativos relacionados com o desenvolvimento de câncer de pele.[17,32] A SBP desaconselha a exposição solar direta em crianças menores de 6 meses e orienta exposição limitada nas demais faixas etárias.[32]

Diferentemente de uma crença comum, regiões de baixas latitudes e grande irradiação solar podem apresentar alta prevalência de hipovitaminose D. Estudo realizado em Recife – PE demonstrou alta prevalência de deficiência de VitD (31,5 e 66,7%, utilizando-se os pontos de corte < 20 ng/mL e < 30 ng/mL, respectivamente), mesmo em indivíduos com alto índice solar (produto do tempo de exposição ao sol × área corporal exposta).[33]

Polimorfismos das múltiplas vias relacionadas com o metabolismo da vitamina D podem explicar a grande variação, interpopulacional e interindividual, na capacidade de síntese endógena do nutriente.[7,34] Ademais, os variados fototipos de pele demonstram apresentar diferentes capacidades de síntese de colecalciferol: indivíduos que apresentam maior capacidade de bronzeamento com exposição solar repetida (fototipos III e IV), ou aqueles com peles originalmente mais escuras (fototipos V e VI), com maior teor de melanina, apresentam menor síntese cutânea de VitD, manifestada por níveis séricos mais baixos de 25OHD. Isso seria decorrente, em parte, da competição entre a melanina e o 7-DHC pelos fótons UVB.[7,35,36]

Os idosos são frequentemente acometidos pela deficiência de VitD, pela diminuição progressiva da expressão do VDR nos múltiplos sistemas, assim como pelas alterações que ocorrem na pele com o avançar da idade, como o adelgaçamento e a perda de elasticidade, que reduzem a produção de 7-DHC, substrato necessário para a síntese endógena do hormônio.[1,37] Portanto, observa-se mais um motivo para a não recomendação de exposição solar excessiva visando normalizar os níveis de VitD.

Doses de ataque (duração: 4-6 a 8 semanas)

Indicações:
25OHD < 12 a 15 ng/mL, suspeita grave de deficiência de vitamina D (p. ex., sinais de osteomalácia), 25OHD de 12-15 a 20 ng/mL (opcional)

Opções terapêuticas:
- 7.000 UI/dia
- 50.000 UI/semana
- 100.000 UI quinzenalmente*

Doses de manutenção

Opções terapêuticas:
- 800 UI, 1.000 ou 2.000 UI/dia
- 7.000 UI, 10.000 UI ou 14.000 UI/semana
- 3.000 UI 5x/semana
- 5.000 UI 3x/semana
- 60.000 UI ou 100.000 UI/mês*

Observação: Situações específicas, como má absorção pós-cirurgia bariátrica, podem requerer doses normalmente utilizadas como ataque por um longo prazo ou continuamente

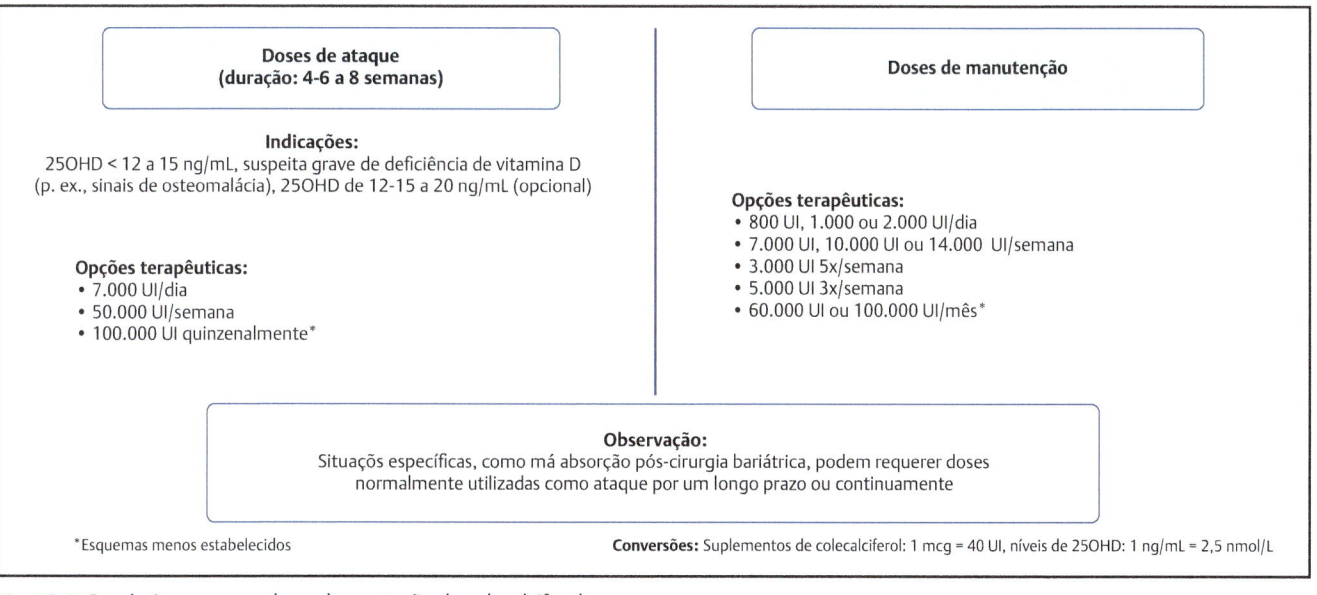

*Esquemas menos estabelecidos

Conversões: Suplementos de colecalciferol: 1 mcg = 40 UI, níveis de 25OHD: 1 ng/mL = 2,5 nmol/L

Fig. 52-3. Possíveis esquemas de suplementação de colecalciferol.

PRINCIPAIS EVIDÊNCIAS RELACIONADAS COM A SAÚDE ESQUELÉTICA

O papel da VitD na saúde óssea é bem estabelecido, tendo em vista que sua deficiência é a principal causa de raquitismo e osteomalacia, assim como uma das principais causas de hiperparatireoidismo secundário. Além disso, a hipovitaminose D pode acelerar a perda óssea e, consequentemente, levar ao desenvolvimento de osteoporose.[9]

Dados do National Health and Nutrition Examination Survey (NHANES), com uma coorte de caucasianos americanos, demonstraram associação entre níveis de 25OHD e densidade mineral óssea diretamente proporcionais, até valores de 90 nmol/L (36 ng/mL), a partir de onde se atingiu um platô na massa óssea.[38]

Apesar de algumas controvérsias, vários ensaios clínicos randomizados demonstraram redução de incidência de fraturas de cerca de 15% (especialmente não vertebrais e de quadril) com a suplementação de VitD e a manutenção de seus níveis adequados, sendo o efeito mais significativo em faixas etárias mais avançadas, em idosos institucionalizados e quando combinada à suplementação de cálcio.[9]

É válido, também, ressaltar que a maioria dos estudos clínicos que validaram as drogas utilizadas no tratamento da osteoporose incluiu a coadministração de suplementos de VitD e cálcio,[39] tendo em vista que o uso de fármacos como bisfosfonatos intravenosos e denosumabe pode desencadear hipocalcemia clínica em pacientes com hipovitaminose D.[40]

Baixos níveis de 25OHD também são comumente encontrados em portadores de outras doenças ósseas, como hiperparatireoidismo primário e doença de Paget óssea.[3,41,42]

PRINCIPAIS EVIDÊNCIAS RELACIONADAS COM A SAÚDE EXTRAESQUELÉTICA

Pela sua ampla atuação multissistêmica, genômica e não genômica, a VitD está envolvida em múltiplos estudos que avaliam seu papel na saúde extraesquelética. É possível observar associações entre hipovitaminose D e diversas situações clínicas, porém, até o momento, há dificuldades para o estabelecimento de nexos causais, tendo em vista frequentes controvérsias observadas em estudos intervencionistas, mostrando a necessidade de ampliação da literatura sobre o tema.[1-3]

Abaixo apresentamos um resumo de importantes evidências científicas relacionadas com potenciais benefícios extraesqueléticos da VitD.

Diabetes Melito

Os resultados relacionados com o papel da VitD no controle glicêmico de indivíduos com DM2 são controversos. Metanálise publicada em 2017, englobando 24 ensaios clínicos e 1.528 indivíduos com DM2, demonstrou que a suplementação de VitD foi capaz de reduzir, significativamente, a glicemia de jejum, índice HOMA-IR e a hemoglobina glicada A1c (HbA1c).[43] Já uma revisão sistemática com metanálise, de 2018, que incluiu 20 estudos, totalizando 2.703 indivíduos, demonstrou que a suplementação de VitD em pacientes com DM2 foi efetiva na redução da resistência à insulina, porém, não encontrou influência significativa nos níveis de HbA1c e de glicemia de jejum.[44]

Em relação à prevenção do DM2 em pacientes com pré-diabetes, apesar de também haver controvérsias, revisão sistemática com metanálise individual de dados de participantes, englobando os três maiores ensaios sobre o tema (D2d, Tromsø e DPVD), demonstrou que a suplementação de VitD diminuiu o risco de evolução para DM2 em aproximadamente 15%.[45]

Quanto ao diabetes melito tipo 1 (DM1), a VitD aparenta ter potenciais benefícios sobre a função e a regulação imunológica das células betapancreáticas, podendo diminuir o risco de desenvolvimento de DM1 na primeira infância.[2,3,9]

Saúde Muscular

A hipovitaminose D vem sendo associada à piora no desempenho muscular e à redução de fibras musculares do tipo 2. Entretanto, apesar de a maioria dos estudos intervencionistas apontarem benefícios da suplementação da VitD na saúde muscular, os resultados não são consensuais.[2,9]

É válido ressaltar que altas doses anuais em *bolus* aumentaram o risco de quedas em idosos.[26] Assim, os dados atualmente disponíveis parecem indicar que a suplementação diária de VitD promove melhora na função muscular, consequentemente otimizando o equilíbrio e reduzindo o risco de quedas.[9]

Câncer

Desde a demonstração, em estudos experimentais, de possíveis efeitos antineoplásicos da VitD, vários estudos observacionais e intervencionistas foram realizados para avaliar seu papel na prevenção e na evolução do câncer. A hipovitaminose D foi associada à maior incidência e mortalidade por câncer, especialmente de cólon e de mama. Entretanto, também existem dados conflitantes.[2,3]

Dados do estudo Clinical Trial of Vitamin D3 to Reduce Cancer Risk in Postmenopausal Women (CAPS) demonstraram que a suplementação de VitD e cálcio em mulheres na pós-menopausa não proporcionaram redução no risco de câncer de todos os tipos em um período de 4 anos. É importante frisar que os níveis séricos médios basais de 25OHD na amostra estudada foi de 32,8 ng/mL.[46]

Análise secundária do Vitamin D and Omega-3 Trial (VITAL) constatou que a reposição de VitD reduziu a incidência de câncer metastático ou fatal.[47]

Enquanto uma análise exploratória do estudo australiano D-Health, que buscou investigar o efeito da suplementação de VitD na mortalidade por todas as causas, demonstrou discreto aumento numérico, não estatisticamente significativo, na mortalidade por câncer no grupo exposto à VitD, sem modificação na mortalidade por todas as causas. Todavia, o grupo-placebo apresentou média de 25OHD de 70 nmol/L (30,8 ng/mL), com 87% das amostras dosadas apresentando repleção de VitD, e o grupo que recebeu suplementação de VitD apresentou valores basais de 25OHD de 115 nmol/L (46 ng/mL), surgindo a hipótese de que o regime de suplementação talvez não seja adequado nos indivíduos com níveis normais/altos de VitD.[48]

Doenças Autoimunes

Um dos braços do VITAL demonstrou que a suplementação de VitD (2.000 UI/dia), durante 5 anos, proporcionou redução na incidência de doenças autoimunes em 22%, com ou sem a associação de ácidos graxos ômega-3.[49]

Função Endotelial e Saúde Cardiovascular

Vários estudos observacionais demonstraram associação entre hipovitaminose D e fatores de risco cardiovascular, ocorrência de eventos cardiovasculares e até mortalidade. Entretanto, os ensaios clínicos até o momento disponíveis são conflitantes, não demonstrando, de forma convincente, benefícios com a suplementação.[9]

Resultados do ViDA não apontaram efeitos benéficos da suplementação de colecalciferol na incidência de doenças cardiovasculares, entretanto, observaram-se benefícios significativos relacionados com a adesão à terapia com estatinas e melhora na função arterial (avaliada por meio de pressão arterial central e ondas de pulso).[29]

O estudo VITAL demonstrou que a suplementação de VitD não reduziu eventos cardiovasculares maiores ou outros desfechos cardiovasculares.[50] De forma semelhante, o D-Health não observou redução da mortalidade cardiovascular com a oferta do micronutriente.[48]

Gravidez e Lactação

A hipovitaminose D tem alta prevalência na gravidez, especialmente no primeiro trimestre.[2] Revisão da Cochrane apontou que a suplementação de VitD pode reduzir o risco de pré-eclâmpsia, baixo peso ao nascer e parto prematuro, com a ressalva da necessidade de ampliação da literatura sobre o tema para melhores conclusões.[51]

Já foi observada importante correlação entre níveis maternos de VitD e os níveis apresentados pelas crianças ao nascimento, observando-se risco relevante de hipovitaminose D nos recém-nascidos que recebem amamentação exclusiva, com aumentos significativos nas dosagens de 25OHD ao 4º mês quando a suplementação é instituída a partir do 10º dia de vida.[52]

Doenças Infecciosas e Respiratórias

A deficiência de VitD se mostrou associada a maior risco de infecções em estudos observacionais, tanto em crianças quanto em adultos.[3] Revisão sistemática e metanálise, envolvendo 46 ensaios clínicos randomizados, demonstrou que a suplementação de VitD, em doses diárias (400-1.000 UI/dia) reduziu o risco de infecções respiratórias agudas. Esse achado, entretanto, não se estendeu ao se avaliar a COVID-19 isoladamente, sendo indicadas investigações adicionais.[53]

Os dados até então disponíveis associados à COVID-19 são conflitantes.[54,55] Dados retrospectivos mostram que a hipovitaminose D observada no período pré-infecção associou-se à maior gravidade e maior mortalidade.[56] No entanto, alguns estudos intervencionistas apontam redução de admissão em UTI e de mortalidade com o uso da VitD,[54] enquanto outros não mostram benefícios em parâmetros como mortalidade e tempo de hospitalização.[55]

Na tuberculose a suplementação de VitD já demonstrou melhorar a resposta clínica, os achados radiológicos e a resposta imunológica, quando associada ao tratamento específico, o que seria justificado pela potencialização da autofagia, induzida pela sua ação na catelicidina.[57,58] Porém, estudo com crianças da Mongólia, com deficiência de VitD documentada, apontou que a suplementação de VitD não resultou em redução do risco de infecção ou de outros parâmetros da doença, expondo controvérsias.[59]

Vários estudos apontam alta prevalência de hipovitaminose D em pacientes portadores do vírus da imunodeficiência humana (HIV).[2,60,61] Antirretrovirais (efavirenz, tenofovir) levam a aumento da degradação da VitD.[2] A suplementação de VitD mostra-se como potencial modulador imunológico do HIV, demonstrando capacidade de aumentar a contagem de células T CD4.[62]

CONSEQUÊNCIAS DO ABUSO DE VITAMINA D

Com a amplificação do uso da suplementação de VitD observada recentemente houve aumento significativo nas taxas de intoxicação por esse componente, apesar de tais prevalências serem muito baixas quando comparadas à parcela da população afetada por hipovitaminose D.[2,63] Cerca de 75% dos casos de intoxicação por VitD foram relatados após 2010.[63]

Valores de 25OHD superiores a 90-100 ng/mL são considerados inadequadamente altos em adultos, com o risco de hipercalcemia se tornando relevante quando acima de 150 ng/mL. Em crianças, níveis de 75 ng/mL já podem ocasionar hipercalcemia leve.[2]

Muitos dos casos de hipervitaminose D são consequência de prescrições inadequadas, de erros de formulação e de apresentações não licenciadas, principalmente por vias injetáveis. As doses usualmente utilizadas no manejo da hipovitaminose D são consideradas eficazes e seguras.[2,63]

Doses diárias mais elevadas de VitD (4.000 UI/dia e 10.000 UI/dia), quando comparadas a uma dose de 400 UI/dia, demonstraram não proporcionar benefícios sobre a saúde óssea de adultos saudáveis, inclusive ocasionando perda de massa óssea, especialmente no rádio. Esse achado, inicialmente constatado em densitometria óssea, também foi observado na tomografia computadorizada periférica de alta resolução.[64,65]

O IOM considera como alta dose de colecalciferol aquelas maiores que 4.000 UI/dia;[17] para a ES, são as que passam de 10.000 UI/dia,[20] sendo válido ressaltar que algumas situações especiais, como síndromes disabsortivas graves, podem requerer doses similares a essas.[3]

> **IMPORTANTE**
>
> A intoxicação por VitD promove aumento generalizado de captação de cálcio para o sangue: maior captação intestinal, aumento da reabsorção tubular renal e da reabsorção óssea, culminando em hipercalcemia. Tal distúrbio eletrolítico pode ocasionar sintomas como náuseas, vômitos, desidratação, insuficiência renal, coma e até a morte.[2,63]

CONCLUSÃO

A VitD mostra-se um componente imprescindível à saúde óssea. É obtida por meio da dieta, síntese cutânea e suplementação. Tem o seu *status* comumente avaliado pelos níveis de 25OHD. Apresenta inúmeras ações multissistêmicas que são cada vez mais estudadas e entendidas. Apesar de múltiplos estudos observacionais apontarem a associação da hipovitaminose D a diversas entidades clínicas, a maioria dessas situações carece de dados robustos e consensuais que demonstrem o benefício da suplementação da VitD na saúde extraesquelética. A disseminação da suplementação de VitD trouxe a possibilidade do uso abusivo, aumentando a incidência de casos de intoxicação, que podem gerar quadros graves de hipercalcemia.

REFERÊNCIAS BIBLIOGRÁFICAS

1. Bandeira F. ABC da vitamina D: uma abordagem baseada na evidência científica. São Paulo: Clannad. 2017.
2. Moreira CA, Ferreira CES, Madeira M, et al. Reference values of 25-hydroxyvitamin D revisited: a position statement from the Brazilian Society of Endocrinology and Metabolism (SBEM) and the Brazilian Society of Clinical Pathology/Laboratory Medicine (SBPC). Arch Endocrinol Metab. 2020;64(4):462-78.
3. Bilezikian JP, Formenti AM, Adler RA, et al. Vitamin D: Dosing, levels, form, and route of administration: Does one approach fit all? Rev Endocr Metab Disord. 2021;22(4):1201-18.
4. Bikle D, Christakos S. New aspects of vitamin D metabolism and action – addressing the skin as source and target. Nat Rev Endocrinol. 2020;16(4):234-52.
5. King L, Dear K, Harrison SL, et al. Investigating the patterns and determinants of seasonal variation in vitamin D status in Australian adults: the Seasonal D Cohort Study. BMC Public Health. 2016;16(1):892.
6. Thompson MJW, Jones G, Balogun S, Aitken DA. Constitutive melanin density is associated with prevalent and short-term, but not long-term, incident fracture risk in older Caucasian adults. Osteoporos Int. 2020;31(8):1517-24.
7. Correia A, Azevedo MS, Gondim F, Bandeira F. Ethnic aspects of vitamin D deficiency. Arq Bras Endocrinol Metabol. 2014;58(5):540-4.
8. Sassi F, Tamone C, D'Amelio P. Vitamin D: nutrient, hormone, and immunomodulator. Nutrients. 2018; 10(11):1656.
9. Bouillon R, Marcocci C, Carmeliet G, et al. Skeletal and extraskeletal actions of vitamin d: current evidence and outstanding questions. Endocr Rev. 2019;40(4):1109-51.
10. Maeda SS, Lazaretti-Castro M. Vitamina D: fisiologia e fisiopatologia. In: Bandeira F, Mancini MC, Graf H, Griz L, Faria M, Lazaretti-Castro M (Eds.). Endocrinologia e diabetes. Rio de Janeiro: Medbook. 2015:431-40.
11. van de Peppel J, van Leeuwen JP. Vitamin D and gene networks in human osteoblasts. Front Physiol. 2014;5:137.
12. Mori T, Horibe K, Koide M, et al. The Vitamin D receptor in osteoblast-lineage cells is essential for the proresorptive activity of 1α,25(OH)2D3 in vivo. Endocrinology. 2020;161(11):bqaa178.
13. Best CM, Zelnick LR, Thummel KE, et al. Serum Vitamin D: correlates of baseline concentration and response to supplementation in VITAL-DKD. J Clin Endocrinol Metab. 2022;107(2):525-37.
14. Máčová L, Bičíková M. Vitamin D: current challenges between the laboratory and clinical practice. Nutrients. 2021;13(6):1758.
15. Johns LE, Ferguson KK, Meeker JD. Relationships between urinary phthalate metabolite and bisphenol a concentrations and vitamin D Levels in U.S. Adults: National Health and Nutrition Examination Survey (NHANES), 2005-2010. J Clin Endocrinol Metab. 2016;101(11):4062-9.
16. Harmon QE, Umbach DM, Baird DD. Use of estrogen-containing contraception is associated with increased concentrations of 25-hydroxy vitamin D. J Clin Endocrinol Metab. 2016;101(9):3370-7.
17. Institute of Medicine (US) Committee to Review Dietary Reference Intakes for Vitamin D and Calcium. Dietary Reference Intakes for Calcium and Vitamin D. Ross AC, Taylor CL, Yaktine AL et al. (Eds.). Washington (DC): National Academies Press (US). 2011.
18. Ross AC, Manson JE, Abrams SA, et al. The 2011 report on dietary reference intakes for calcium and vitamin D from the Institute of Medicine: what clinicians need to know. J Clin Endocrinol Metab. 2011 Jan;96(1):53-8.
19. Herrick KA, Storandt RJ, Afful J, et al. Vitamin D status in the United States, 2011-2014. Am J Clin Nutr. 2019;110(1):150-7.
20. Holick MF, Binkley NC, Bischoff-Ferrari HA, et al. Evaluation, treatment, and prevention of vitamin D deficiency: an Endocrine Society clinical practice guideline. J Clin Endocrinol Metab. 2011;96(7):1911-30.
21. US Preventive Services Task Force. Screening for Vitamin D deficiency in adults: US Preventive Services Task Force Recommendation Statement. JAMA. 2021;325(14):1436-42.
22. Ferreira CES, Maeda SS, Batista MC, et al. Consensus – reference ranges of vitamin D [25(OH)D] from the Brazilian medical societies. Brazilian Society of Clinical Pathology/Laboratory Medicine (SBPC/ML) and Brazilian Society of Endocrinology and Metabolism (SBEM). J Bras Patol Med Lab. 2017;53(6):377-81.
23. Binkley N, Carter GD. Toward clarity in clinical vitamin D status assessment: 25(OH)D Assay Standardization. Endocrinol Metab Clin North Am. 2017;46(4):885-99.
24. Manson JE, Brannon PM, Rosen CJ, Taylor CL. Vitamin D deficiency – is there really a pandemic? N Engl J Med. 2016;375(19):1817-20.
25. Maeda SS, Borba VZ, Camargo MB, et al. Recommendations of the Brazilian Society of Endocrinology and Metabology (SBEM) for the diagnosis and treatment of hypovitaminosis D. Arq Bras Endocrinol Metabol. 2014;58(5):411-33.
26. Bandeira F. Algoritmo para suplementação de vitamina D. In: Bandeira F, editor. ABC da vitamina D: uma abordagem baseada na evidência científica. São Paulo: Clannad. 2017:177.
27. Gallagher JC. Vitamin D and falls – the dosage conundrum. Nat Rev Endocrinol. 2016;12(11):680-4.
28. Bischoff-Ferrari HA, Dawson-Hughes B, Orav EJ, et al. Monthly High-Dose Vitamin D Treatment for the Prevention of Functional Decline: A Randomized Clinical Trial. JAMA Intern Med. 2016;176(2):175-83.
29. Scragg RKR. Overview of results from the Vitamin D Assessment (ViDA) study. J Endocrinol Invest. 2019;42(12):1391-9.
30. Lopes L, Victor F, Lima LA, et al. Attaining adequate serum 25-hidroxivitamin D concentrations following bariatric surgery: differences between Roux-en-Y gastric bypass and Sleeve gastrectomy. Arch Endocrinol Metab. 2018;62(4):S136.
31. Xu F, Dai D, Sun R, et al. Long-term bioavailability of single doses of intramuscular vitamin D2. Endocr Pract. 2020;26(11):1244-54.
32. Sociedade Brasileira de Pediatria. Departamento Científico de Endocrinologia. Hipovitaminose D em pediatria: recomendações para o diagnóstico, tratamento e prevenção. Guia Prático de Atualização. 2016:1-11.
33. Cabral MA, Borges CN, Maia JM, et al. Prevalence of vitamin D deficiency during the summer and its relationship with sun exposure and skin phototype in elderly men living in the tropics. Clin Interv Aging. 2013;8:1347-51.
34. Jolliffe DA, Hanifa Y, Witt KD, et al. Environmental and genetic determinants of vitamin D status among older adults in London, UK. J Steroid Biochem Mol Biol. 2016;164:30-5.
35. Azevedo M, Bandeira L, Luza C, et al. Vitamin D deficiency, skin phototype, sun index, and metabolic risk among patients with high rates of sun exposure living in the tropics. J Clin Aesthet Dermatol. 2018;11(8):15-8.
36. Enechukwu N, Cockburn M, Ogun G, et al. Higher vitamin D levels in Nigerian albinos compared with pigmented controls. Int J Dermatol. 2019;58(10):1148-52.

37. Gallagher JC. Vitamin D and aging. Endocrinol Metab Clin North Am. 2013;42(2):319-32.
38. Bischoff-Ferrari HA, Dietrich T, Orav EJ, Dawson-Hughes B. Positive association between 25-hydroxy vitamin D levels and bone mineral density: a population-based study of younger and older adults. Am J Med. 2004;116(9):6349.
39. Kanis JA, Cooper C, Rizzoli R, Reginster JY; Scientific Advisory Board of the European Society for Clinical and Economic Aspects of Osteoporosis (ESCEO) and the Committees of Scientific Advisors and National Societies of the International Osteoporosis Foundation (IOF). European guidance for the diagnosis and management of osteoporosis in postmenopausal women. Osteoporos Int. 2019;30(1):3-44.
40. Maeda SS, Moreira CA, Borba VZC, et al. Diagnosis and treatment of hypoparathyroidism: a position statement from the Brazilian Society of Endocrinology and Metabolism. Arch Endocrinol Metab. 2018;62(1):106-24.
41. Griz L, Bandeira F, Diniz ET, et al. Prevalence of vitamin D deficiency is higher in patients with Paget's disease of bone compared with age-matched controls. Arq Bras Endocrinol Metabol. 2013;57(7):509-12.
42. Rendina D, De Filippo G, Merlotti D, et al. Vitamin D status in paget disease of bone and efficacy-safety profile of cholecalciferol treatment in pagetic patients with hypovitaminosis D. Calcif Tissue Int. 2019;105(4):412-22.
43. Mirhosseini N, Vatanparast H, Mazidi M, Kimball SM. The effect of improved serum 25-hydroxyvitamin d status on glycemic control in diabetic patients: a meta-analysis. J Clin Endocrinol Metab. 2017;102(9):3097-10.
44. Li X, Liu Y, Zheng Y, et al. The effect of vitamin D supplementation on glycemic control in type 2 diabetes patients: a systematic review and meta-analysis. Nutrients. 2018;10(3):375.
45. Pittas AG, Kawahara T, Jorde R, et al. 34-LB: Vitamin D supplementation and risk of type 2 diabetes in patients with prediabetes: a meta-analysis of individual participant data from randomized, placebo-controlled trials. Diabetes. 2021;70(1):34-LB.
46. Lappe J, Watson P, Travers-Gustafson D, et al. Effect of vitamin D and calcium supplementation on cancer incidence in older women: a randomized clinical trial. JAMA. 2017;317(12):1234-43.
47. Chandler PD, Chen WY, Ajala ON, et al. Effect of vitamin D3 supplements on development of advanced cancer: a secondary analysis of the vital randomized clinical trial. JAMA Netw Open. 2020;3(11):e2025850.
48. Neale RE, Baxter C, Romero BD, et al. The D-Health Trial: a randomized controlled trial of the effect of vitamin D on mortality. Lancet Diabetes Endocrinol. 2022;10(2):120-8.
49. Hahn J, Cook NR, Alexander EK, et al. Vitamin D and marine omega 3 fatty acid supplementation and incident autoimmune disease: VITAL randomized controlled trial. BMJ [Internet]. 2022;376:e066452.
50. Manson JE, Bassuk SS, Cook NR, et al. Vitamin D, marine n-3 fatty acids, and primary prevention of cardiovascular disease current evidence. Circ Res. 2020;126(1):112-28.
51. Palacios C, Kostiuk LK, Peña-Rosas JP. Vitamin D supplementation for women during pregnancy. Cochrane Database Syst Rev. 2019;7(7):CD008873.
52. Lin C-H, Lin C-Y, Sung Y-H, et al. Effect of oral vitamin D3 supplementation in exclusively breastfed newborns: prospective, randomized, double-blind, placebo-controlled trial. J Bone Miner Res. [Epub ahead of print]. 2022;36:1.
53. Jolliffe DA, Camargo CA Jr, Sluyter JD, et al. Vitamin D supplementation to prevent acute respiratory infections: a systematic review and meta-analysis of aggregate data from randomized controlled trials. Lancet Diabetes Endocrinol. 2021;9(5):276-92.
54. Nogues X, Ovejero D, Pineda-Moncusí M, et al. Calcifediol Treatment and COVID-19-related outcomes. j clin endocrinol metab. 2021;106(10):e4017-e4027.
55. Murai IH, Fernandes AL, Sales LP, et al. Effect of a single high dose of vitamin D3 on hospital length of stay in patients with moderate to severe COVID-19: a randomized clinical trial. JAMA. 2021;325(11):1053-60.
56. Dror AA, Morozov N, Daoud A, et al. Pre-infection 25-hydroxyvitamin D3 levels and association with severity of COVID-19 illness. PLoS One. 2022;17(2):e0263069.
57. Salahuddin N, Ali F, Hasan Z, et al. Vitamin D accelerates clinical recovery from tuberculosis: results of the SUCCINCT Study [Supplementary Cholecalciferol in recovery from tuberculosis]. A randomized, placebo-controlled, clinical trial of vitamin D supplementation in patients with pulmonary tuberculosis'. BMC Infect Dis. 2013;13:22.
58. Selvaraj P, Harishankar M, Afsal K. Vitamin D: Immuno-modulation and tuberculosis treatment. Can J Physiol Pharmacol. 2015;93(5):377-84.
59. Ganmaa D, Uyanga B, Zhou X, et al. Vitamin D supplements for prevention of tuberculosis infection and disease. N Engl J Med. 2020;383(4):359-68.
60. Wang Y, Huang X, Wu Y, et al. Increased risk of vitamin D deficiency among hiv-infected individuals: a systematic review and meta-analysis. Front Nutr. 2021;8:722032.
61. Conrado T, Miranda-Filho DB, Bandeira F. Vitamin D deficiency in HIV-infected individuals: one more risk factor for bone loss and cardiovascular disease? Arq Bras Endocrinol Metabol. 2010;54(2):118-22.
62. Qurban R, Saeed S, Kanwal W, et al. Potential immune modulatory effect of vitamin D in HIV infection: A review. Clin Nutr ESPEN. 2021;47:1-8.
63. Taylor PN, Davies JS. A review of the growing risk of vitamin D toxicity from inappropriate practice. Br J Clin Pharmacol. 2018;84(6):1121-27.
64. Burt LA, Billington EO, Rose MS, et al. Effect of high-dose vitamin D supplementation on volumetric bone density and bone strength: a randomized clinical trial. JAMA. 2019;322(8):736-45.
65. Burt L, Gabel L, Billington E, et al. J Bone Miner Res. 2021;36(1):ASBMR#223.

AVALIAÇÃO DO RISCO CARDIOVASCULAR NO HOMEM E NA MULHER

CAPÍTULO 53

Daniel Alexandre Bottino ▪ Eliete Bouskela

INTRODUÇÃO

Atualmente, a doença cardiovascular (DCV) continua sendo a maior causa de morte em homens e mulheres adultos em países desenvolvidos. Nos EUA, o número de mortes por doença cardiovascular aumentou entre 1980 e 1990, mas diminuiu a partir de 2000 graças a medidas de saúde pública desenvolvidas, inicialmente mais para os homens, pelas autoridades de saúde pública (Fig. 53-1).[1] A partir de 2013, o número de óbitos por doença cardiovascular nas mulheres voltou a ser menor do que nos homens. A doença isquêmica coronariana (DIC) é a principal causa de morte por doença cardiovascular, com 42,6%, seguido pelo acidente vascular cerebral (AVC) com 17,0%. O câncer representa a segunda causa de morte no mundo.[2]

Da mesma forma, no Brasil, a DCV é a principal causa de morte em adultos, com taxa de mortalidade de 211,94/100 mil habitantes registrada em 2017, sendo a DIC e o AVC as principais causas de morte, 79,19/100 mil habitantes e 38,6/100 mil habitantes, respectivamente. Apesar de elevada, está ocorrendo queda da mortalidade por DCV desde 2000. Entretanto, a mortalidade por câncer está aumentando com tendência a superar a mortalidade por DCV a partir de 2025.[3]

As taxas de mortalidade por DIC (× 100 mil habitantes) são desiguais nas regiões brasileiras. As maiores taxas estão presentes no nordeste e sudeste, tanto em homens quanto em mulheres. Os últimos levantamentos, de 2016, demonstram que no Brasil a mortalidade por DCV é maior em homens a partir de 70 anos de idade. Neste grupo de indivíduos, em

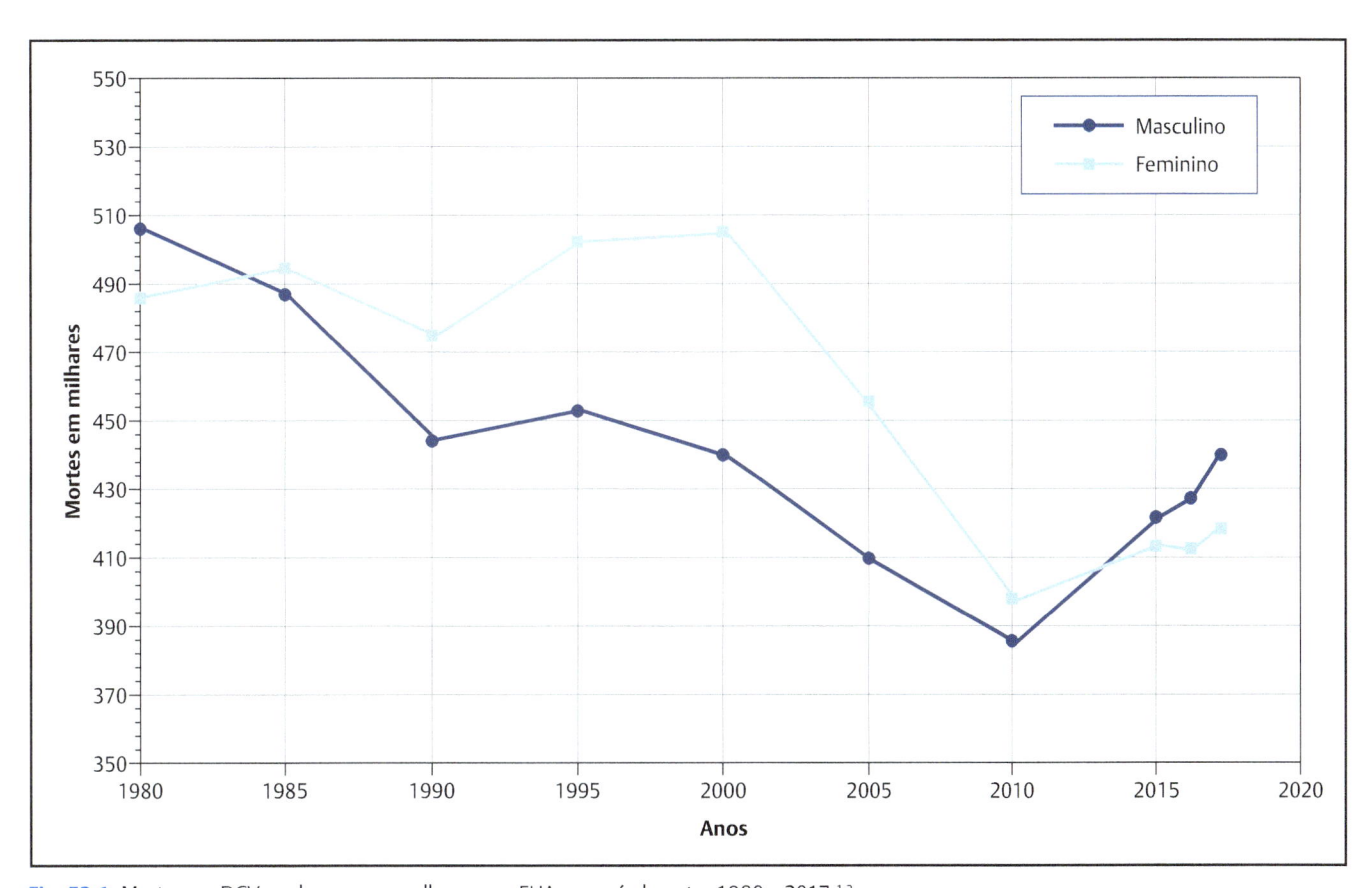

Fig. 53-1. Morte por DCV em homens e mulheres nos EUA no período entre 1980 e 2017.[1,2]

segundo lugar estão as demências/Alzheimer e em terceiro lugar o AVC.[4]

Conhecer os fatores de risco cardiovascular e identificar suas manifestações mais precoces é fundamental para o tratamento de homens adultos e mulheres, de forma a detectar, controlar e prevenir patologias que levem à futura morbimortalidade por DCV.

FISIOPATOLOGIA

A aterosclerose faz parte do processo de envelhecimento humano. Inicia-se na infância/adolescência, envolvendo em sua fisiopatologia vários fatores que interagem de forma complexa, diferentemente da visão antiga de uma doença decorrente do depósito anormal de lipídios na parede vascular. Os portadores de fatores de risco CV já apresentam disfunção endotelial,[5] marcador mais precoce do início do processo aterosclerótico.

A inter-relação entre o desfecho final (isquemia miocárdica) e o comprometimento do fluxo sanguíneo por estreitamento da luz do vaso pela placa ateromatosa em artérias coronárias epicárdicas está bem estabelecida e a angiografia coronária mostra relação entre severidade da lesão coronária e a sobrevida dos pacientes. O sistema arterial coronário compreende três compartimentos: proximal (artérias epicárdicas, com grande capacitância e baixa resistência ao fluxo de sangue); intermediário (pré-arteríolas, controladas por metabólitos produzidos no miocárdio cuja função é a manutenção da pressão) e distal (arteríolas intramurais, cuja função é manter o suprimento de sangue e o consumo de O_2). Assim, a circulação coronariana regula seu próprio fluxo de sangue na dependência do consumo de O_2, coordenando as resistências em diferentes sítios microvasculares, cada qual regulado por mecanismos distintos.[6]

O endotélio pode ser considerado o maior órgão do nosso organismo. Em 1980, Furchgott e Zawadzki[7] descobriram a existência do óxido nítrico (NO), uma das substâncias vasoativas mais importantes conhecidas, cuja ação ocorre em decorrência da ativação da guanilato ciclase, uma das enzimas necessárias para produção da guanosina monofosfato cíclica (cGMP) principal iniciadora do efeito vasodilatador.[8] O endotélio possui inúmeras funções: manutenção do tônus vascular através da produção de substâncias vasoconstrictoras (endotelina, angiotensina 2 etc.) e vasodilatadoras (óxido nítrico, prostaciclinas, fator hiperpolarizante derivado do endotélio etc.), antiagregador plaquetário, modulador da resposta inflamatória, função imunológica, controle da angiogênese e da proliferação celular, da permeabilidade vascular e da trombólise. O endotélio saudável apresenta um perfil vasodilatador, anti-inflamatório e antitrombótico.[9] Várias doenças como dislipidemias, diabetes melito (DM), hipertensão arterial (HA) e outras produzirão estresse oxidativo levando à disfunção endotelial. Este é o primeiro passo para o desenvolvimento do processo aterosclerótico. Nesta situação perde-se o efeito vasculoprotetor do endotélio com predominância de vasoconstricção, inflamação e diminuição da biodisponibilidade do óxido nítrico. A disfunção endotelial pode ser detectada em pacientes com diversos fatores de risco CV, como, por exemplo, a resistência insulínica (RI). Há evidências que sugerem que a progressão da RI para o diabetes melito tipo 2 ocorra paralelamente à progressão da disfunção endotelial para a aterosclerose.[10]

FASES DA ATEROSCLEROSE

A disfunção endotelial é o passo inicial da aterosclerose. Um dos efeitos deletérios da perda da função endotelial é o aumento da permeabilidade vascular aos constituintes do plasma, como as lipoproteínas de baixa densidade (LDL), favorecendo a maior permanência destas em contato com a parede vascular, estando mais sujeitas à oxidação. DM, HA, dislipidemias, tabagismo e obesidade são alguns exemplos de geradores de estresse oxidativo que produzem disfunção endotelial.

O processo de aterosclerose pode ser dividido em fases, de acordo com a história natural da doença, segundo a American Heart Association.[11,12]

Fase I

A expressão da molécula de adesão vascular I (VCAM-1) pela superfície endotelial disfuncional é o passo inicial para a patogênese da aterosclerose. A maior expressão de moléculas de adesão pelo endotélio terá como consequências a atração de um número crescente de leucócitos, maior liberação de citocinas e recrutamento lipídico. A seguir tem-se a migração de células musculares lisas da camada média para íntima, com ativação de macrófagos.

Fase II

Tanto as células musculares lisas quanto os macrófagos fagocitam lipídios acumulados localmente, transformando-se nas células espumosas e formando as estrias gordurosas.

Fase III

O processo continua com acúmulo de lipídios extracelulares e crescimento das células espumosas.

Fase IV

Forma-se a placa de ateroma com acúmulo de outros elementos da matriz extracelular, colágeno, crescimento de células musculares lisas e centro composto por lipídio extracelular.

Fase V

Placa fibroateromatosa composta por centro lipídico e regiões fibróticas com depósito de cálcio.

Fase VI

Esta placa pode apresentar defeitos em sua superfície, provocando hematomas e/ou hemorragias, sua ruptura com embolização e a formação de trombos.

Geralmente as fases I e II se iniciam na primeira década de vida, as fases III e IV a partir da terceira década de vida, e as fases V e VI a partir da quarta década de vida. As fases de I a III são clinicamente silenciosas, as fases IV e V podem ou não apresentar sinais e sintomas, e a fase VI geralmente apresenta quadro clínico evidente, principalmente quando há embolização e trombose.[11,12]

DISFUNÇÃO ENDOTELIAL E DISFUNÇÃO ERÉTIL

A disfunção erétil (DE) é uma doença bastante comum no mundo todo, atingindo 150 milhões de homens, com previsão de alcançar mais de 300 milhões em 2025.[13] Um estudo mostrou que 40% dos pacientes com infarto agudo do miocárdio, após acompanhamento de 2 anos, possuíam DE. Os pacientes com DE possuíam valores aumentados do peptídeo natriurético tipo B e diminuídos de óxido nítrico.[14] A DE está relacionada com doença vascular e com disfunção endotelial. Pacientes com DE apresentam mais casos de doença isquêmica coronariana quando comparados com homens sem DE.[15]

FATORES DE RISCO CARDIOVASCULAR

Os fatores de risco CV estão presentes em duas categorias: modificáveis e não modificáveis (Quadro 53-1).

Fatores Não Modificáveis

A DCV em irmão de qualquer idade aumenta em 50% o risco, tanto em homens quanto em mulheres.[16]

Quanto ao gênero, enquanto a taxa anual de eventos CV aumenta nos homens a partir dos 35 anos, nas mulheres taxas comparáveis só ocorrem 10 a 15 anos mais tarde. A diferença em fatores de risco e eventos CV entre homens e mulheres é maior até os 45 anos, se estreitando com o avançar da idade. Presume-se que os estrógenos endógenos confiram proteção CV à mulher antes da menopausa, o que é apoiado pelo maior risco de DCV observado nos casos de menopausa precoce.

Estudos avaliando o benefício CV da terapia hormonal (TH) demonstraram resultados conflitantes na dependência da idade das pacientes, tempo de menopausa e esquema terapêutico usado. Estudos observacionais evidenciaram risco de doença coronariana 56% menor em usuárias correntes de TH por 10 anos e risco 89% menor em ex-usuárias,[17] porém, estudos randomizados e em animais mostraram que, quando a TH era instituída mais de 10 anos após a menopausa – ou o seu equivalente em animais, não havia benefício CV.[18,19]

Sabe-se que o estrógeno promove a produção de NO por sua ligação com o receptor alfa de estradiol no endotélio. O NO induz vasodilatação prolongada e efeitos antiateroscleróticos, como inibição de adesão monocitária, redução de proliferação e migração de músculo liso vascular, inibição de agregação plaquetária e redução da trombogênese.[20] Além da ação indireta pelo NO, o estrógeno também promove aumento do HDL, diminuição de fibrinogênio e da resistência insulínica. O efeito final, redução da progressão da aterosclerose, foi comprovado no WHI-CACS, um estudo randomizado duplo-cego controlado com placebo, abrangendo 1.064 mulheres de 50 a 59 anos. As que usaram estrógenos por 7,4 anos mostraram evolução do escore de cálcio à tomografia computadorizada de coronárias significativamente menor (P = 0,02) comparando-se às randomizadas para placebo.[21] Entretanto, o estrógeno favorece a trombose, especialmente quando administrado por via oral, elevando a protrombina e diminuindo a produção de anticoagulantes naturais pelo fígado. A progesterona ou os progestógenos não androgênicos nem glicocorticoides, considerados neutros, não prejudicam os benefícios CV dos estrógenos. Assim, apesar de o risco de CV estar bastante aumentado na menopausa, os estudos atuais não suportam o uso da TH para prevenção primária nem secundária das doenças CV.

Fatores modificáveis

O tratamento dos fatores modificáveis pode ser feito em qualquer fase da vida. Um estudo transversal com 3.375 indivíduos em Goiânia tem evidenciado que dislipidemias, HA e hiperglicemia aumentam em muito a incidência das DCV entre os 35 e 55 anos (Fig. 53-2).[22]

A prevalência do tabagismo entre adolescentes europeus é maior do que em outros países do mundo como Austrália e EUA.[23] Em 2013, cerca de 10% dos adolescentes europeus de 15 a 17 anos eram fumantes diários ou atuais, de acordo com dados autorrelatados.[24] Muitos deles permanecem fumantes na vida adulta. No Brasil, pesquisa realizada com professores demonstrou ser a prevalência do tabagismo relativamente baixa (4,4%).[25] A nicotina é uma substância altamente viciante, em razão de sua rápida absorção na corrente sanguínea levando à liberação de dopamina no cérebro.[26] É importante lembrar que o tabagismo passivo também aumenta o risco CV.

A Síndrome Metabólica (SM) é a associação de diversos fatores de risco para aterosclerose (DM, intolerância à glicose ou hiperglicemia de jejum, obesidade central, dislipidemia e hipertensão arterial).

A incidência de síndrome metabólica muitas vezes é paralela às incidências de obesidade e diabetes melito tipo 2.[27] De acordo com levantamento global de obesidade em 195 países, feito em 2015, 604 milhões de adultos e 108 milhões de crianças eram obesos. Desde 1980, a prevalência de obesidade dobrou em 73 países e aumentou na maioria dos outros países. Há preocupação ainda maior porque a taxa de aumento foi maior na obesidade infantil.[28] Vários estudos têm mostrado risco aumentado de SM quando há níveis baixos de globulina ligadora de hormônios sexuais (SHBG), tanto no homem quanto na mulher, especialmente na terceira idade, quando SHBG se eleva fisiologicamente.[29]

A SHBG baixa favorece níveis mais elevados de andrógenos nas mulheres e níveis totais de testosterona menores nos homens. Os valores de SHBG sofrem influências ambientais, porém, também são geneticamente determinados. Foi demonstrado que a presença do polimorfismo rs6257 do gene da SHBG determina menores níveis plasmáticos dessa proteína e que homens e mulheres portadores desse polimorfismo tiveram maior percentual e chance de desenvolver DM2, mesmo após ajuste para o Índice de Massa Corporal (IMC) e cintura.[30]

Embora possa haver influência genética, a principal causa do aumento da prevalência mundial de obesidade tem origem no fator ambiental. A Resistência Insulínica (RI) é o denominador fisiopatogênico comum entre a SM e a obesidade. A aterosclerose se desenvolve por mecanismos inflamatórios e a RI interfere nesses processos.

O estudo multicêntrico Interheart, que incluiu a população brasileira, demonstrou que a dislipidemia, o tabagismo, HA, diabetes melito, obesidade abdominal, fatores psicossociais, baixo consumo de frutas e vegetais, elevado consumo de álcool e sedentarismo são responsáveis por mais de 90% dos casos de IAM em ambos os sexos, em todas as regiões estudadas.[31]

Quadro 53-1. Fatores de risco cardiovascular

Não modificáveis	Modificáveis
■ História familiar de 1º grau de DCV antes de 50 anos ■ Gênero masculino ou mulher na pós-menopausa ■ Idade	■ Tabagismo ■ Sobrepeso ■ Hipertensão arterial ■ Diabetes melito ■ Dislipidemia ■ Sedentarismo

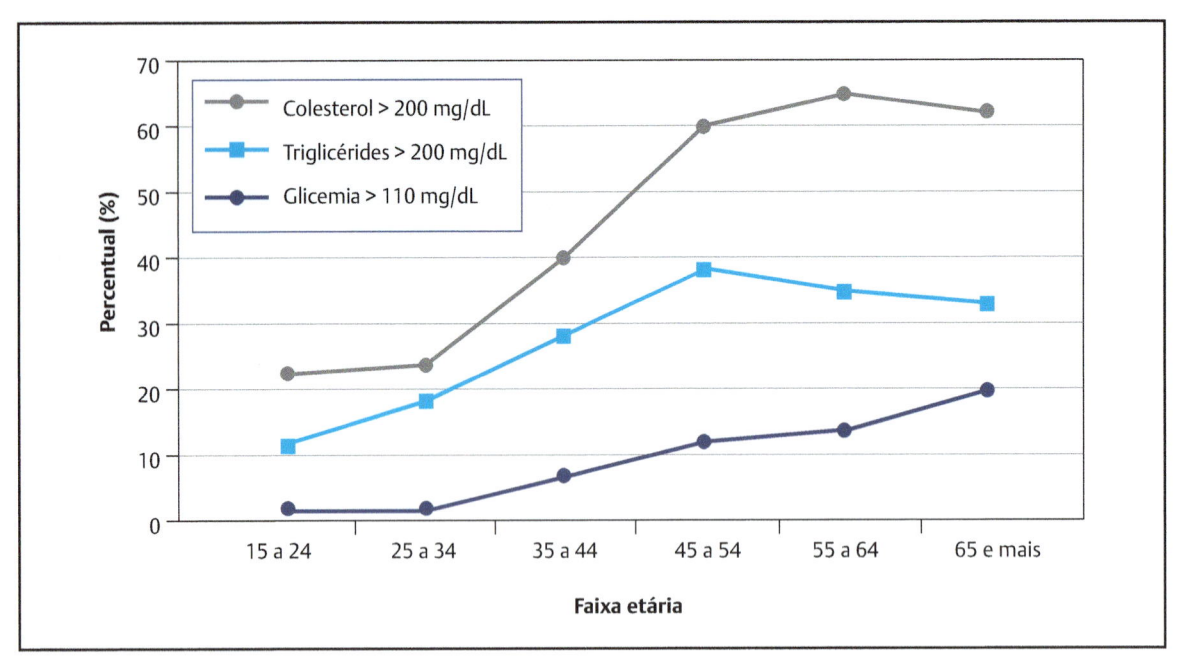

Fig. 53-2. Distribuição das prevalências de fatores de risco para DCV, por faixa etária, segundo inquérito. Iniciativa CARMENT. Distrito Leste, Goiânia (GO), 2004.[22]

O DM2, um dos componentes da SM, é uma síndrome de etiologia múltipla, caracterizada por hiperglicemia crônica com distúrbios no metabolismo de glicídios, lipídios e proteínas decorrentes da incapacidade da insulina de exercer adequadamente seus efeitos na RI. Em longo prazo, há danos, disfunção e falência de vários órgãos, especialmente rins, olhos, nervos, coração e vasos. A causa mais frequente de mortalidade desses pacientes é a DCV. Como diagnóstico primário, é a sexta causa mais frequente de internação, contribuindo significativamente (30 a 50%) para cardiopatia isquêmica, insuficiência cardíaca, AVC e HA. O DM2 representa 30% dos pacientes internados em Unidades Coronarianas Intensivas, com dor precordial, 26% dos que ingressam em programas de diálise e é a principal causa de amputação de membros inferiores. A maioria dos pacientes diabéticos tem sobrepeso/obesidade e a perda de peso é parte essencial do tratamento.

Um em cada três americanos adultos tem HA, definida como PA sistólica ≥ 140 mm Hg e/ou PA diastólica ≥ 90 mm Hg. Nos Estados Unidos, mais homens do que mulheres têm HA entre 20 e 74 anos e, após os 75 anos, as mulheres superam os homens. A hipertensão é 2 a 3 vezes mais comum em mulheres que usam contraceptivos orais, especialmente nas obesas e com mais idade.[32]

Na SM, DM, HA e obesidade há inflamação crônica subclínica, o que eleva os níveis de biomarcadores sanguíneos inflamatórios. Há aumento da proteína C reativa (PCR), de moléculas de rolamento/adesão leucocitárias (ICAM-1 e VCAM-1). Adipocinas, TNF-alfa, interleucina 6 (IL-6) e resistina são secretadas pelo tecido adiposo, tendo importante papel no processo inflamatório global. A inflamação poderá ser responsável pela ruptura da placa ateromatosa, precipitando lesões trombóticas agudas. O TNF-α contribui para a RI e a disfunção endotelial, reduz a biodisponibilidade do NO e impede a vasodilatação endotélio-dependente em animais e humanos. Já a adiponectina tem efeito anti-inflamatório, protege a parede vascular, aumenta a produção de NO e inibe a ação do TNF-α. A hipoadiponectinemia está relacionada com a disfunção endotelial em indivíduos com intolerância à glicose, diabéticos, obesos e hipertensos. O estresse oxidativo está associado à RI em modelos experimentais e em humanos e pode influenciar na sua patogênese. As principais fontes formadoras de espécies reativas de O_2 no endotélio são as vias enzimáticas da NADPH oxidase e da NO sintase (eNOS) desacoplada. Nos vasos sanguíneos, o íon superóxido reage com o NO formando peroxinitrito, espécie reativa de nitrogênio altamente deletéria ao endotélio, relacionada com a disfunção endotelial e com o desacoplamento da eNOS, que determina a produção adicional de superóxido e a perpetuação da disfunção endotelial.

A elevada concentração da lipoproteína de baixa densidade (LDL) é reconhecida como um dos principais fatores de risco modificável para o aparecimento da DCV. Os EUA produziram *guidelines* com definições de alto risco e muito alto risco para DCV aterosclerótica com recomendações para terapia redutora dos lipídios de acordo.[33]

A inatividade física e a baixa aptidão cardiorrespiratória (CRF) são fatores de risco cardiometabólicos pouco reconhecidos, mas são fortes preditores independentes de resultados na prevenção primária e secundária de DCV em diferentes grupos de Índice de Massa Corporal (IMC).[34-36]

AVALIAÇÃO DE RISCO CARDIOVASCULAR

Diversos modelos de cálculos de risco cardiovascular para DIC têm sido desenvolvidos nos últimos 25 anos. Não existe ainda nenhum modelo que reúna toda a complexidade de interações entre os diversos fatores de risco CV envolvidos. Além disso, mudanças de características populacionais ao longo do tempo modificam as análises de risco CV. Por exemplo, a população mundial está envelhecendo e a prevalência de obesidade não era tão elevada há 50 anos.

Escala de Framingham

A escala de Framingham foi desenvolvida nos Estados Unidos, a partir de 1948, há mais de 70 anos. O estudo foi realizado na cidade de Framingham, Massachussetts, com recursos da National Heart Institute e abrangeu 5 mil indivíduos de ambos os sexos acompanhados, clinicamente, por vários anos.[37] Essa escala considera como parâmetros de avaliação a idade, colesterol total, LDL-colesterol e HDL-colesterol, pressão arterial, tabagismo e a presença de diabetes melito. Um esquema de pontuação foi criado com tabelas para essas variáveis separadas por sexo cuja soma de pontos determinaria o risco CV para 10 anos. Isso foi muito importante porque o The Third Treatment Panel of the National Cholesterol Education Program, em 2001,[38] foi a primeira diretriz criada nos Estados Unidos para recomendação do uso dessas equações de risco para estratificação de pessoas em baixo (< 10%), intermediário (10-20%) ou alto (> 20%) risco CV. Isto possibilitou a criação de procedimentos para tratamento dos níveis elevados de LDL-colesterol, por exemplo. Com o uso da escala de Framingham, foi iniciado um novo paradigma para o tratamento das doenças CV, o início da cardiologia preventiva.[39] Essa escala ainda é muito utilizada, mas, naturalmente, existem limitações, pois ela não considera vários fatores: o efeito protetor dos estrógenos em mulheres antes da menopausa, superestimando nelas o risco CV; o exercício físico, fatores bioquímicos como proteína C reativa e fibrinogênio, obesidade e outros.

Os Quadros 53-2 a 53-7 mostram os parâmetros para cálculo do risco CV para 10 anos pela Escala de Framingham para homens e mulheres.40 Seis passos deverão ser preenchidos para soma de pontos das categorias. Deve-se optar por pontos das tabelas do colesterol total ou do LDL-colesterol, não sendo possível usar critérios diferentes nos seis passos avaliados. Após preenchimentos dos passos, somam-se os pontos. O total encontrado é então analisado nos Quadros 53-3 ou 53-6 (homens e mulheres, respectivamente), que mostram as diversas pontuações com LDL-C ou colesterol como referência e seus riscos de desenvolvimento de doença coronariana após 10 anos. Já os Quadros 53-4 e 53-7 mostram o risco médio por faixa etária em homens e mulheres. Assim, ao dividirmos o resultado encontrado no Quadro 53-3, risco individual em homens, pelo Quadro 53-4, risco médio em homens, encontraremos a estimativa de risco relativo para o sexo masculino.

Exemplo Prático de Cálculo de Risco CV pela Escala de Framingham

Paciente, sexo masculino, 65 anos de idade, apresenta diabetes melito, é tabagista há menos de 1 ano, possui PA 140 × 85mmHg, colesterol total 250 mg/dL, LDL-C 140 mg/dL e HDL-C 34 mg/dL.

Com paciente do sexo masculino usaremos o Quadro 53-2 (adotaremos a avaliação pelo colesterol).

- *Passo 1*: idade 65 = 6 pontos;
- *Passo 2*: colesterol total 250 = 2 pontos;
- *Passo 3*: HDL-C 34 = 2 pontos;
- *Passo 4*: PA 140 x 85 = 2 pontos (deve-se considerar a pontuação mais elevada quando os pontos das pressões sistólica e diastólica não coincidirem);
- *Passo 5*: diabetes melito = 2 pontos;
- *Passo 6*: tabagismo = 2 pontos.

A pontuação final será 6 + 2 + 2 + 2 + 2 + 2 = 16. Ao observar o Quadro 53-3 encontraremos risco individual (observar a coluna do colesterol, pois este foi o critério adotado neste exemplo) ≥ 53%. Para obter o risco relativo, dividimos 53 por 25% (risco médio por idade em homens, Quadro 53-4), dando o total de 2,12. Ao observarmos o Quadro 53-4, podemos notar que há presença de duas colunas, nas quais é desconsiderada a presença de angina *pectoris* ou o paciente apresenta baixo risco por possuir parâmetros clínicos e laboratoriais ótimos.

Risco Cardiovascular com Base em Modelos de Coortes

Após a Escala de Framingham, vários modelos e algoritmos têm sido desenvolvidos para cálculo do risco CV nos últimos 50 anos. A partir de 2013, o American College of Cardiology (ACC) e a American Heart Association (AHA) dos Estados Unidos propuseram modelos de coortes para indicação do risco CV.[41-43]

Karmali *et al.*, em 2014, utilizaram um *software* com o objetivo de avaliar sistematicamente as equações de coorte agrupadas por ACC/AHA de forma a levar em consideração a idade, o sexo e grupos raciais, sendo este último uma novidade nos cálculos de risco cardiovascular. Karmali *et al.*[44] concluíram que a colocação da raça no cálculo do risco cardiovascular permitiu a identificação de mulheres e afro-americanas em risco cardiovascular em idades mais precoces comparadas com o ATP III Risk Assessment Tool.*

A homepage da American College of Cardiology disponibiliza o mais recente *software* de cálculo de risco cardiovascular para 10 anos, o ASCVD Risk Estimator Plus (https://www.acc.org/Tools-and-Practice-Support/Mobile-Resources/Features/2013-Prevention-Guidelines-ASCVD-Risk-Estimator. Há versões de aplicativos para *Smartphones* e *Apple*. A Figura 53-3 mostra um exemplo de funcionamento do ASCVD Estimator Plus na sua versão WEB. Este *software* calcula risco CV para 10 anos (pessoas entre 20 e 79 anos) e para vida toda (pessoas entre 20 e 59 anos).

O exemplo da Figura 53-3 indica presença de homem branco com 55 anos, com diabetes melito, não tabagista, com colesterol 220 mg/dL e HDL-Colesterol 35 mg/dL, LDL-colesterol 140 mg/dL, em tratamento de hipertensão arterial (PA 120 × 80 mm Hg). O sistema calculou um risco de 16,4% de desenvolvimento de doença coronariana cardiovascular em 10 anos e 69% para vida toda.

Importância do *Score* de Cálcio (CAC) para Cálculo do Risco Cardiovascular

A pontuação CAC desempenha papel relevante na estratificação do risco cardiovascular. Vários estudos têm mostrado que o *score* CAC está significativamente associado à ocorrência de eventos cardiovasculares maiores (mortalidade por todas as causas, mortalidade cardíaca e infarto do miocárdio não fatal) em acompanhamentos de médio e longo prazo.[45]

---

* Adult Treatment Panel III (ATP III): o relatório ATP III apresenta o Programa Nacional de Educação sobre o colesterol com recomendações atualizadas sobre testes e controle do colesterol, além do risco cardiovascular.

Quadro 53-2. Cálculo da Escala de Framingham para estimativa de risco de doença coronariana após 10 anos para homens

	Passo 1										Valor
Idade	30 a 34	35 a 39	40 a 44	45 a 49	50 a 54	55 a 59	60 a 64	65 a 69	70 a 74		
	-1	0	1	2	3	4	5	6	7		
Passo 2											
LDL-C (mg/dL)	< 100			100 a 129		130 a 159	160 a 190	≥ 190			
LDL-C (mmol/L)	< 2,59			2,60 a 3,36		3,37 a 4,14	4,15 a 4,92	≥ 4,92			
Pontos	-3			0		0	1	2			
Ou											
Colesterol (mg/dL)	< 160			160 a 199		200 a 239	240 a 279	≥ 280			ou
Colesterol (mmol/L)	< 4,14			4,15 a 5,17		5,18 a 6,21	6,22 a 7,24	≥ 7,25			
Pontos	-3			0		1	2	3			
Passo 3											
HDL-C (mg/dL)	< 35			35 a 44	45 a 49		50 a 59	≥ 60			
HDL-C (mmol/L)	< 0,90			0,91 a 1,16	1,17 a 1,29		1,30 a 1,55	≥ 1,56			
LDL pontos	2			1	0		0	-1			
Ou											ou
Colesterol pontos	2			1	0		0	-2			
Passo 4											
Pressão sistólica (mm Hg)	Pressão diastólica → < 80			80 a 84	85 a 89		90 a 99	≥ 100			
< 120	0										
120 a 129				0							
130 a 139					1						
140 a 159							2				
≥ 160								3			
Passo 5											
Diabetes melito	Sim				Não						
	2				0						
Passo 6											
Tabagismo	Sim				Não						
	2				0						
										Total geral	

Quadro 53-3 Determinação de risco de doença coronariana após 10 anos em homens, de acordo com a pontuação da Escala de Framingham

Risco de DIC			
LDL-C pontos	10 anos risco de DIC	COL pontos	10 anos risco DIC
< -3	1%		
-2	2%		
-1	2%	< -1	2%
0	3%	0	3%
1	4%	1	3%
2	4%	2	4%
3	6%	3	5%
4	7%	4	7%
5	9%	5	8%
6	11%	6	10%
7	14%	7	13%
8	18%	8	16%
9	22%	9	20%
10	27%	10	25%
11	33%	11	31%
12	40%	12	37%
13	47%	13	45%
≥ 14	≥ 56%	≥ 14	≥ 53%

Quadro 53-4. Distribuição de risco médio por faixa etária em homens

	Risco comparativo		
Idade (anos)	Média 10 anos risco de DIC	Média 10 anos risco de DIC rígido*	Média 10 anos baixo risco de DIC**
30 a 34	3%	1%	2%
35 a 39	5%	4%	3%
40 a 44	7%	4%	4%
45 a 49	11%	8%	4%
50 a 54	14%	10%	6%
55 a 59	16%	13%	7%
60 a 64	21%	20%	9%
65 a 69	25%	22%	11%
70 a 74	30%	25%	14%

*Risco de DIC rígido exclui angina pectoris. **Baixo risco é considerado para pessoa da mesma idade quando a pressão arterial é ideal (PA = 120 × 80 mm Hg), LDL-C = 100 a 129 mg/dL ou colesterol = 160 a 199 mg/dL, HDL-C = 55 mg/dL para mulheres, não fumantes e não diabéticas. COL: colesterol total; DIC: doença isquêmica coronariana.

Quadro 53-5. Cálculo da Escala de Framingham para estimativa de risco de doença coronariana após 10 anos para mulheres

	Passo 1										Valor
Idade	30 a 34	35 a 39	40 a 44	45 a 49	50 a 54	55 a 59	60 a 64	65 a 69	70 a 74		
	-9	-4	0	3	6	7	8	8	8		
	Passo 2										
LDL-C (mg/dL)	< 100		100 a 129		130 a 159		160 a 190		≥ 190		
LDL-C (mmol/L)	< 2,59		2,60 a 3,36		3,37 a 4,14		4,15 a 4,92		≥ 92		
Pontos	-2		0		0		2		2		
ou											
Colesterol (mg/dL)	< 160		160 a 199		200 a 239		240 a 279		≥ 280		ou
Colesterol (mmol/L)	< 4,14		4,15 a 5,17		5,18 a 6,21		6,22 a 7,24		≥ 7,25		
Pontos	-2		0		1		1		3		
	Passo 3										
HDL-C (mg/dL)	< 35		35 a 44		45 a 49		50 a 59		≥ 60		
HDL-C (mmol/L)	< 0,90		0,91 a 1,16		1,17 a 1,29		1,30 a 1,55		≥ 1,56		
LDL pontos	5		2		1		0		-2		
ou											ou
Colesterol pontos	5		2		1		0		-3		
	Passo 4										
Pressão sistólica (mm Hg)	Pressão diastólica → < 80		80 a 84		85 a 89		90 a 99		≥ 100		
< 120	-3										
120 a 129			0								
130 a 139					0						
140 a 159							2				
≥ 160									3		
	Passo 5										
Diabetes melito	Sim				Não						
	4				0						
	Passo 6										
Tabagismo	Sim				Não						
	2				0						
											Total geral

Quadro 53-6. Determinação de risco de doença coronariana após 10 anos, de acordo com a pontuação da Escala de Framingham nas mulheres

Risco de DIC			
LDL-C pontos	10 anos risco de DIC	COL pontos	10 anos risco DIC
< -2	1%	< -2	1%
-1	2%	-1	2%
0	2%	0	2%
1	2%	1	2%
2	3%	2	3%
3	3%	3	3%
4	4%	4	4%
5	5%	5	4%
6	6%	6	5%
7	7%	7	6%
8	8%	8	7%
9	9%	9	8%
10	11%	10	10%
11	13%	11	11%
12	15%	12	13%
13	17%	13	15%
14	20%	14	18%
15	24%	15	20%
16	27%	16	24%
≥ 17	≥ 32%	≥ 17	≥ 27%

Quadro 53-7. Distribuição de risco médio por faixa etária nas mulheres

	Risco comparativo		
Idade (anos)	Média 10 anos risco de DIC	Média 10 anos risco de DIC rígido*	Média 10 anos baixo risco de DIC**
30 a 34	< 1%	< 1%	< 1%
35 a 39	< 1%	< 1%	1%
40 a 44	2%	1%	2%
45 a 49	5%	2%	3%
50 a 54	8%	3%	5%
55 a 59	12%	7%	7%
60 a 64	12%	8%	8%
65 a 69	13%	8%	8%
70 a 74	14%	11%	8%

*Risco de DIC rígido exclui angina *pectoris*. **Baixo risco é considerado para pessoa da mesma idade quando a pressão arterial é ideal (PA = 120 × 80 mm Hg), LDL-C = 100 a 129 mg/dL ou colesterol = 160 a 199 mg/dL, HDL-C = 55 mg/dL para mulheres, não fumantes e não diabéticas. COL: colesterol total; DIC: doença isquêmica coronariana.

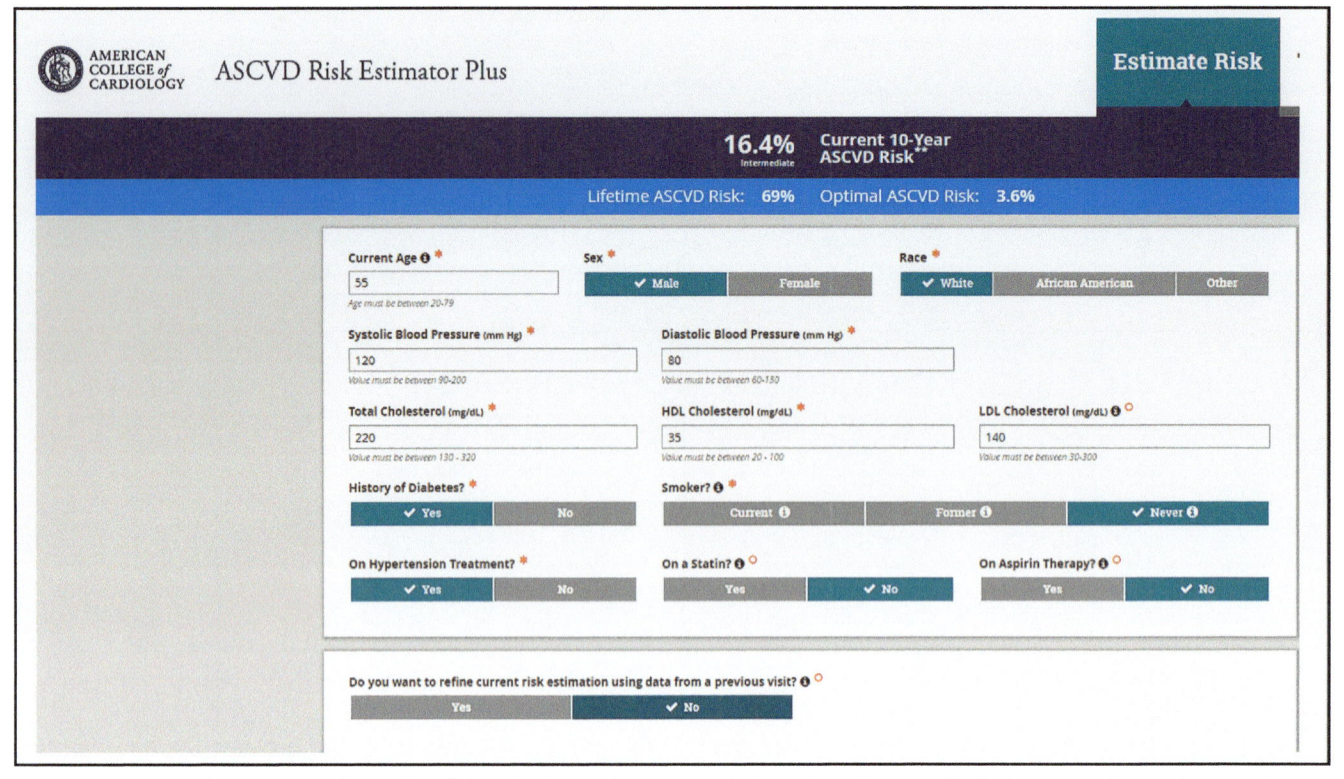

Fig. 53-3. Programa do American College of Cardiology (ASCVD Risk Estimator Plus), versão WEB, para cálculo do risco cardiovascular para 10 anos (20-79 anos de idade) e para vida toda (20-59 anos de idade).

O American College of Cardiology e a American Heart Association compilaram dados de seis grandes estudos que incluíram 27.622 pacientes assintomáticos com obtenção do score de cálcio obtendo-se os seguintes resultados:

- Pontuação CAC de 100-400 – risco relativo de 4,3 (IC 95%: 3,1-6,1);
- Pontuação CAC de 401-999 – risco relativo de 7,2 (IC 95%:5,2-9,9);
- Pontuação CAC = 1.000 – risco relativo de 10,8 (IC 95%:4,2-27,7).[46]

Atualmente, o uso do score CAC em indivíduos assintomáticos em risco intermediário, determinado por métodos tradicionais de estratificação clínica, é considerado adequado/recomendado com bom nível de evidência pelas II Diretrizes da Sociedade Brasileira de Cardiologia/Faculdade Brasileira de Radiologia.[47] O uso do score CAC não é indicado em pacientes de alto risco, pois medidas preventivas agressivas já estariam indicadas nesses pacientes.[45]

Biomarcadores sanguíneos para cálculo do Risco Cardiovascular

Blankeberg et al., em 2010, avaliaram 30 marcadores bioquímicos para estimativa de 10 anos de risco CV em duas coortes. Dentre eles podemos citar alguns, como apolipoproteína B100, creatinina, leptina, adiponectina, troponina I, proteína C reativa, interleucina 18, peptídeo natriurético pró-cerebral e cistatina-C. Um score bioquímico foi criado para obtenção do risco CV e também foi associado a métodos tradicionais de cálculo de risco CV. O peptídeo natriurético N-terminal pró-cerebral, a proteína C reativa ultrassensível e a troponina I melhoraram a estimativa de risco CV em 10 anos em população europeia de meia-idade. Naturalmente serão necessários novos estudos para validação em outras populações e diferentes grupos etários.[48]

Espera-se que o uso dos estimadores de risco cardiovascular possa ajudar os profissionais de saúde na prevenção primária da DCV!

REFERÊNCIAS BIBLIOGRÁFICAS

1. National Center for Health Statistics. mortality multiple cause-of-death micro-data files [Internet]. 2019.
2. Virani SS, et al. Heart disease and stroke statistics—2020 update: a report from the American Heart Association. Circulation. 2020;141:E139-E596.
3. Mansur AP, Favarato D. Cardiovascular and cancer death rates in the Brazilian population aged 35 to 74 years, 1996-2017. Arq Bras Cardiol. 2021;117:329-40.
4. Ministério da Saúde - Brasil. Saúde Brasil 2018: uma análise da situação de saúde e das doenças e agravos crônicos [Internete]. 2018.
5. Celermajer DS, et al. Non-invasive detection of endothelial dysfunction in children and adults at risk of atherosclerosis. Lancet. 1992;340:1111-5.
6. Chilian WM. Coronary microcirculation in health and disease: Summary of an NHLBI workshop. Circulation. 1997;95:522-8.
7. Furchgott RF, Zawadzki JV. The obligatory role of endothelial cells in the relaxation of arterial smooth muscle by acetylcholine. Nature. 1980;288:373-6.
8. Cooke JP. The endothelium: a new target for therapy. Vasc Med. 2000;5:49-53.
9. Rajendran P, et al. The vascular endothelium and human diseases. Int J Biol Sci. 2013;9:1057-69.

10. Maruhashi T, Higashi Y. Pathophysiological association between diabetes mellitus and endothelial dysfunction. Antioxidants. 2021;10:1306.
11. Stary HC, et al. A definition of initial, fatty streak, and intermediate lesions of atherosclerosis: a report from the committee on vascular lesions of the council on arteriosclerosis, American Heart Association. Circulation. 1994;89:2462-78.
12. Stary HC, et al. A definition of advanced types of atherosclerotic lesions and a histological classification of atherosclerosis: a report from the Committee on Vascular Lesions of the council on arteriosclerosis, American heart association. Circulation. 1995;92:1355-74.
13. Aytaç IA, McKinlay JB, Krane R. J. The likely worldwide increase in erectile dysfunction between 1995 and 2025 and some possible policy consequences. BJU Int. 1999;84:50-6.
14. Apostolovic S, et al. Erectile dysfunction as a predictor of two-year prognosis in acute myocardial infarction. Cardiol J. 2017;24:393-402.
15. Konstantinovsky A, et al. Erectile dysfunction, sleep disorders, and endothelial function. Israel Medical Association Journal. 2019;21:408-11.
16. Murabito JM, et al. Sibling cardiovascular disease as a risk factor for cardiovascular disease in middle-aged adults. J Am Med Assoc. 2005;294;3117-23.
17. Grodstein F, Manson JE, Stampfer M J. Postmenopausal hormone use and secondary prevention of coronary events in the nurses' health study: a prospective, observational study. Ann Intern Med. 2001;135:1-8.
18. Rossouw JE, et al. Postmenopausal hormone therapy and risk of cardiovascular disease by age and years since menopause. J Am Med Assoc. 2007;297:1465-77.
19. Clarkson TB, Appt SE. Controversies about HRT - Lessons from monkey models. in Maturitas vol. 2005;51:64-74.
20. Mendelsohn ME, Karas RH. The protective effects of estrogen on the cardiovascular system. N Engl J Med. 1999;340:1801-11.
21. Manson JE, et al. Estrogen therapy and coronary-artery calcification. N Engl J Med. 2007;356:2591-602.
22. Carnelosso ML, et al. Prevalência de fatores de risco para doenças cardiovasculares na região leste de Goiânia (GO). Cien Saúde Colet. 2010;15:1073-80.
23. Coban F R, et al. Nicotine dependence among adolescents in the European Union: How many and who are affected? J Public Health (Oxf). 2019;41:447-55.
24. European Commission. Special Eurobarometer. 'Attitudes of Europeans Towards Tabacco and Electronic Cigarettes' [Internet]. 2020.
25. Barbosa REC, Fonseca GC. Prevalence of smoking in Brazilian schoolteachers, 2016. Cad Saúde Pública. 2019;35(1):1-14.
26. Benowitz NL. Nicotine addiction. N Engl J Med. 2010;362:2295-303.
27. Saklayen MG. The global epidemic of the metabolic syndrome. Curr Hypertens Rep 2018;20(2):1-8,12.
28. Health effects of overweight and obesity in 195 countries over 25 years. N Engl J Med. 2017;377:13-27.
29. Brand JS, van der Tweel I, Grobbee DE, et al. Testosterone, sex hormone-binding globulin and the metabolic syndrome: A systematic review and meta-analysis of observational studies. Int J Epidemiol. 2011;40:189-207.
30. Ding EL, et al. Sex hormone-binding globulin and risk of type 2 diabetes in women and men from the Departments of Nutrition. N Eng . Med. 2009;361:1152-63.
31. Yusuf P S, et al. Effect of potentially modifiable risk factors associated with myocardial infarction in 52 countries (the INTERHEART study): Case-control study. Lancet. 2004;364:937-52.
32. Whelton PK, et al. 2017 ACC/AHA/AAPA/ABC/ACPM/AGS/APhA/ASH/ASPC/NMA/PCNA guideline for the prevention, detection, evaluation, and management of high blood pressure in adults a report of the American College of Cardiology/American Heart Association Task Force on Clinical practice guidelines. Hypertension. 2018;71:E13-E115.
33. Atar D, et al. New cardiovascular prevention guidelines: how to optimally manage dyslipidaemia and cardiovascular risk in 2021 in patients needing secondary prevention? Atherosclerosis. 2021;319:51-61.
34. Oktay AA, et al. The interaction of cardiorespiratory fitness with obesity and the obesity paradox in cardiovascular disease. Prog Cardiovasc Dis. 2017;60:30-44.
35. Moholdt T, Lavie CJ, Nauman J. Sustained physical activity, not weight loss, associated with improved survival in coronary heart disease. J Am Coll Cardiol. 2018;71:1094-101.
36. Lavie CJ, et al. Exercise and the cardiovascular system: Clinical science and cardiovascular outcomes. Circ Res. 2015;117:207-19.
37. Dawber TR, Meadors GF, Moore FE. Epidemiological approaches to heart disease: the Framingham Study. Am J Public Health. 1951;41:279-81.
38. Cleeman JI. Executive summary of the third report of the National Cholesterol Education Program (NCEP) expert panel on detection, evaluation, and treatment of high blood cholesterol in adults (adult treatment panel III). J Am Med Assoc. 2001;285:2486-97.
39. Wong N D. Cardiovascular risk assessment: the foundation of preventive cardiology. Am J Prev Cardiol. 2020;1:100008.
40. Wilson PWF, et al. Prediction of coronary heart disease using risk factor categories. Circulation. 1998;97:1837-47.
41. Zhao D, Liu J, Xie W, Qi Y. Cardiovascular risk assessment: a global perspective. Nat Rev Cardiol. 2015;12:301-11.
42. Robinson JG, Stone NJ. The 2013 ACC/AHA guideline on the treatment of blood cholesterol to reduce atherosclerotic cardiovascular disease risk: a new paradigm supported by more evidence. Eur Heart J. 2015;36:2110-8.
43. Grundy SM, et al. 2018 AHA/ACC/AACVPR/AAPA/ABC/ACPM/ADA/AGS/APhA/ASPC/NLA/PCNA Guideline on the management of blood cholesterol: a report of the American College of Cardiology/American Heart Association Task Force on Clinical Practice Guidelines. Circulation. 2019;139:E1082-E1143.
44. Karmali KN, Goff DC, Ning H, Lloyd-Jones DM. A systematic examination of the 2013 ACC/AHA pooled cohort risk assessment tool for atherosclerotic cardiovascular disease. J Am Coll Cardiol. 2014;64:959-68.
45. Neves PO, Andrade J, Monção H. Escore de cálcio coronariano: Estado atual. Radiol Bras. 2017;50:182-9.
46. Greenland P, et al. ACCF/AHA 2007 Clinical Expert Consensus Document on Coronary Artery Calcium Scoring by Computed Tomography in Global Cardiovascular Risk Assessment and in Evaluation of Patients with Chest Pain. A Report of the American College of Cardiology Foundation Clinical Expert Consensus Task Force (ACCF/AHA Writing Committee to Update the 2000 Expert Consensus Document on Electron Beam Computed Tomography). J Am Coll Cardiol. 2007;49:378-402.
47. Earls JP, et al. ACR appropriateness criteria asymptomatic patient at risk for coronary artery disease. J Am Coll Radiol. 2014;11:12-9.
48. Blankenberg S, et al. Contribution of 30 biomarkers to 10-year cardiovascular risk estimation in 2 population cohorts: the MONICA, risk, genetics, archiving, and monograph (Morgam) biomarker project. Circulation 2010;121:2388-97.

ÍNDICE REMISSIVO

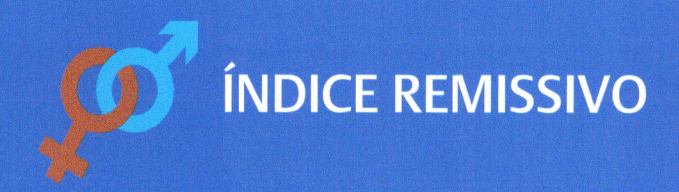

Entradas acompanhadas por um *f* ou *q* em itálico indicam figuras e quadros, respectivamente.

17OHP (17OH-progesterona), 23
21OH (21-Hidroxilase)
   genes da, 25*f*

A

A (Androstenediona), 12
AACE (American Association of Clinical Endocrinologists)
   estratificação pela, 303*q*
      de risco de fraturas, 303*q*
         OP pós-menopausa, 303*q*
AAGL 2021
   classificação, 219*f*
      da endometriose, 219*f*
Abaloparatida
   no tratamento, 306
      da OP pós-menopausa, 306
Aborto
   recorrente, 205
   e SOP, 205
ACCP (Aceleração Constitucional do Crescimento e Puberdade), 37
ACCP (Atraso Constitucional do Crescimento e da Puberdade)
   puberdade atrasada e, 58, 63*f*
      tratamento, 63*q*
         em meninas, 64*q*
         em meninos, 63*q*
Acetato
   de ciproterona, 189
      na alopecia androgenética, 189
         feminina, 189
Ácido(s)
   azelaico, 185
      na acne, 185
   graxos, 457
      ômega-3, 457
         na sarcopenia, 457
Acne, 181-189
   AFA, 181
   e SOP, 204
   etiopatogênese, 181
   laboratório, 184
   persistente, 181
   quadro clínico, 183
      síndrome, 184
         PAPA, 184
         SAHA, 184
         SAPHO, 184
   recorrente, 181
   tratamento(s), 184
      adjuvantes, 186
         cosmecêuticos, 186
         cosméticos, 186
         procedimentos mecânicos, 187
      de manutenção, 187
      sistêmico, 185
         antibióticos sistêmicos, 185
         ciproterona, 186
         contraceptivos orais, 186
         espironolactona, 186
         finasterida, 186
         flutamida, 186
         isotretinoína, 186
         TH, 186
      tópico, 185
         ácido azelaico, 185
         antibióticos, 185
         combinações, 185
         outros, 185
         peróxido de benzoíla, 185
         retinoides, 185
ACO (Anticoncepcionais Orais Combinados)
   na SPM, 166
ACTH (Hormônio Adrenocorticotrófico), 21
Adaptação(ões)
   endocrinometabólicas, 236
      do organismo materno, 236
         fisiopatologia do DMG, 236
         metabolismo, 236
            glicídico, 236
            hidroeletrolítico, 237
            lipídico, 236
Adolescência
   massa óssea na, 433
      fatores que interferem na, 433
         atividade física, 434
         genéticos, 433
         hormonais, 433
         nutrição, 434
   OP na, 437
      medidas preventivas, 437
         não medicamentosas, 437
Adolescente(s)
   SOP em, 207
      prevenção, 207
Adrenal
   e amenorreia secundária, 159
   materna, 236
      na gravidez, 236
Adulto(s)
   massa óssea, 435
      fatores que interferem na, 435
         álcool, 435
         atividade física, 436
         dieta, 436
         tabagismo, 435
   OP em, 437
      medidas preventivas, 437
         não medicamentosas, 437
AFP (Alfafetoproteína)
   na gravidez, 233
Agente(s) Anabólico(s)
   aspectos biofarmacológicos de, 402
      compostos androgênicos ativos, 403
         categorias básicas de, 403
         suplementos ergogênicos, 403
      uso abusivo, 403
         esquemas de, 403
Agente(s)
   poluentes, 283
      e risco para câncer, 283
         de mama, 283
   psicotrópicos, 166
      na SPM, 166
         benzodiazepínicos, 166
         ISRS, 166
aGnRH (Análogo de Hormônio Estimulador das Gonadotrofinas), 47
   na endometriose, 224
   na SPM, 167
Agonista(s)
   da grelina, 459
      na sarcopenia, 459
Agrotóxico(s)
   e risco para câncer, 283
      de mama, 283
Agulha
   grossa, 288
      biópsia por, 288
         para câncer de mama, 288
AHF (Amenorreia Hipotalâmica Funcional), 161
AHM (Hormônio Antimülleriano)
   na SOP, 204

AIS (Australian Institute of Sport), 462
   classificação do, 463q
      ABCD, 463q
Álcool
   consumo de, 283
      e risco para câncer, 283
         de mama, 283
   infertilidade e, 118
   ingestão de, 456
      diminuição da, 456
      na sarcopenia, 456
ALICE (*Chronic Infectious Endometritis Analysis*), 137
Alopecia, 181-189
   androgenética, 187
      feminina, 187
   diagnóstico, 187
      avaliação, 188
      diferencial, 188
      exames laboratoriais, 188
      histopatologia, 188
      história clínica, 187
      tricoscopia, 188
   e SOP, 204
   patogênese, 187
   tratamento, 188
      acetato de ciproterona, 189
      dutasterida, 188
      espironolactona, 189
      finasterida, 188
      minoxidil, 188
         oral, 188
         tópico, 188
      outros, 189
         laser, 189
         microagulhamento, 189
         PRP, 189
         transplante capilar, 189
Alteração(ões)
   endócrinas, 70q, 373
      associadas à AN, 70q
      resumo das, 70q
      da criptorquidia, 373
   endocrinológicas, 67
      no sistema reprodutivo, 67
         adipocinas, 69
         eixo, 67-69
            corticotrófico, 69
            gonadotrófico, 67
            somatotrófico, 68
            tireotrófico, 69
         insulina, 69
         mecanismos, 67
         metabolismo mineral ósseo, 69
         peptídeos intestinais, 69
         quadro clínico/laboratorial, 67
   imunológicas, 216
      endometriose e, 216
   neuroendócrinas, 203
      na SOP, 203
   no sono, 241
      DMG e, 241
Altura
   perda de, 45
      na PP, 45
Amamentação
   e risco para câncer, 282

      de mama, 282
Amenorreia, 156
   hipotalâmica, 149, 151
      funcional, 149, 151
         hipogonadismo feminino e, 149
         tratamento da, 151
   primária, 157
      diagnóstico da, 157f, 158f
      disgenesia gonadal, 158
      ginatresias, 157
      hipogonadismo, 158
      hipogonadotrófico, 158
   secundária, 159
      fator(es), 159
         canalicular, 160
            metrose de receptividade, 160
            síndrome de Asherman, 160
         centrais, 160
            AHF, 161
            insuficiência hipofisária, 160
            tumores hipofisários, 161
         extragenitais, 159
            adrenal, 159
            tireoide, 159
         ovarianos, 160
            IOP, 160
            SOP, 160
      roteiro diagnóstico, 159f
AMH (Hormônio Antimülleriano), 5, 9, 11
Aminoácido(s)
   de cadeia ramificada, 457
      na sarcopenia, 457
AN (Anorexia Nervosa)
   alterações associadas à, 70q
      endócrinas, 70q
      resumo, 70q
   efeitos no sistema reprodutivo da, 67-71
      alterações endocrinológicas, 67
         adipocinas, 69
         eixo, 67-69
            corticotrófico, 69
            gonadotrófico, 67
            somatotrófico, 68
            tireotrófico, 69
         insulina, 69
         mecanismos, 67
         metabolismo mineral ósseo, 69
         peptídeos intestinais, 69
         quadro clínico/laboratorial, 67
      tratamento, 70
         psicoterápico, 70q
Anabolizante(s)
   abusos, 401-408
      EAA, 402
      esquemas de, 403
      recuperação após, 405
         abordagem terapêutica, 405
   agentes anabólicos, 402
      aspectos de, 402
         biofarmacológicos, 402
   contraindicações, 404
   diagnóstico, 404
      analítico, 404
      diferencial, 404
   hipogonadismo por, 406
      considerações fisiopatológicas, 406
   indicações, 404

   usos, 401-408
      efeitos adversos, 406
         GN, 407
         infertilidade, 407
         na função sexual, 407
         neuropsiquiátricos, 408
         no sistema CV, 407
         no sistema reprodutivo, 407
         policitemia, 408
      manejo de complicações, 406
Analgésico(s)
   na endometriose, 224
Análise(s)
   na infertilidade, 121
      masculina, 121
      cromossômicas, 121
      genéticas, 121
Anamnese
   no diagnóstico, 43
      da PP, 43
Andrógeno(s)
   efeitos biológicos dos, 418q
   síntese de, 203
      extraglandular, 203
      na SOP, 203
   uso em mulheres, 351-354
      com transtorno de desejo, 351-354
      e excitação, 351-354
      fisiologia, 351
         efeitos na função sexual, 352
         prescrição, 353
         terapêutica androgênica, 352
         tratamento, 353
      Global Consensus Position Statement, 353
         nível de evidência com base no, 353
         recomendações com base no, 353
      níveis de, 351
      e sexualidade, 351
Andrologia, 363-430
   anabolizantes, 401-408
      abusos, 401-408
      usos, 401-408
   criptorquidia, 373-376
   exames de imagem em, 319-329
      próstata, 327
         câncer de, 328
   GN, 365-371
   HBP, 411-415
   HGAO, 395-398
   hipogonadismo, 379-393
      no jovem, 379-384
      tardio, 385-393
   hipospadia, 373-376
   OP em homens, 423-428
   testosterona, 417-421
      e câncer de próstata, 417-421
Anormalidade(s)
   genéticas, 249
      na IOP, 249
         causas autossômicas, 249
         síndrome do X frágil, 249
         ST, 249
Anovulação
   na SOP, 206
      tratamento, 206
Antagonista(s)

da mioestatina, 458
  na sarcopenia, 458
Antibiótico(s)
  na acne, 185
    sistêmicos, 185
Anticoncepção
  no histórico prévio, 244
    de DMG, 244
Anticoncepcional(is)
  hormonais, 282
    e risco para câncer, 282
      de mama, 282
Anti-inflamatório(s)
  na endometriose, 224
APJ (Astrocitoma Pilocítico Juvenil)
  PPC por, 51, 52*f*
Apneia
  do sono, 207
    SOP e, 207
Apoplexia
  pituitária, 147
    pós-parto, 147
      hipogonadismo feminino e, 147
AR (Receptor Androgênico), 5, 9
ARFID (*Avoidant/Restrictive Food Intake Disorder*), 67
Aromatase
  inibidor da, 124
    na indução, 124
      da ovulação, 124
Asherman
  síndrome de, 160
    e amenorreia secundária, 160
Aspecto(s)
  metabólicos, 205
    e SOP, 205
ASRM (Sociedade Americana de Medicina Reprodutiva)
  classificação, 218*f*
    da endometriose, 218*f*
Aterosclerose
  fases da, 478
Atividade
  física, 243, 283
    e risco para câncer, 283
      de mama, 283
    no DMG, 243
Atraso Puberal
  secundário, 58
    puberdade atrasada e, 58
AUASI (*American Urological Association Symptom Index*), 412
Avaliação
  de risco CV, 480
    biomarcadores sanguíneos, 486
    CAC para cálculo, 481
    escala de Framingham, 481, 482*q*
    modelos de Coortes, 481
  genética, 135
    na preservação da fertilidade, 135
      desafios, 135
      impactos, 135
      técnica da biópsia, 135
AVC (Acidente Vascular Cerebral)
  e TH, 261
    da menopausa, 261

B

BAI (Índice de Adiposidade Corporal/*Body Adiposity Index*), 73
Basaloide
  na classificação, 288
    do câncer de mama, 288
Base
  genética, 202
    da SOP, 202
BED (*Binge-Eating Disorder*), 67
Benefício(s)
  da TH da menopausa, 259-266
    a longo prazo, 265
    após suspensão, 265
    câncer, 263, 264
      de endométrio, 264
      de mama, 263
      de ovários, 264
      outros tipos de, 265
    doença da vesícula biliar, 263
    função, 260, 263
      cognitiva, 263
      sexual, 260
    metabolismo, 261
      glicídico, 261
      lipídico, 261
    miscelânea, 265
    principais, 266*q*
    sintomas, 259
      genitais, 260
      urinários, 259
      vasomotores, 259
    sistema(s), 260
      CV, 260
      musculoesquelético, 262
Benzodiazepínico(s)
  na PSM, 166
Benzoíla
  peróxido de, 185
    na acne, 185
BF (Bisfosfonados)
  no tratamento, 304
    da OP pós-menopausa, 304
      efeitos colaterais, 304
      fluxograma do, 305*f*
      tempo de, 304
Biomarcador(es)
  sanguíneos, 486
    para cálculo do risco CV, 486
Biópsia(s)
  para câncer de mama, 287
    tipos de, 287
      core Biopsy, 288
      PAAF, 288
      por agulha grossa, 288
  testicular, 121
    na infertilidade, 121
Bioquímica
  seminal, 121
    na infertilidade, 121
Biossíntese
  principais vias da, 22*f*
    dos esteroides, 22*f*
      adrenais, 22*f*
      gonadais, 22*f*
BI-RADS (*Breast Imaging Reporting and Data System*)
  categoria do, 288*q*
  condutas, 320*q*
  impressões diagnósticas, 320*q*
  sistema, 287
Bisfosfonato(s)
  na OP, 425
    em homens, 425
Bloqueador(es)
  da ovulação, 166
    na SPM, 166
      ACO, 166
      aGnRH, 167
      progesterona, 166
Bulimia
  efeitos no sistema reprodutivo da, 67-71
    alterações endocrinólogicas, 67
      adipocinas, 69
      eixo, 67- 69
        corticotrófico, 69
        gonadotrófico, 67
        somatotrófico, 68
        tireotrófico, 69
      insulina, 69
      mecanismos, 67
      metabolismo mineral ósseo, 69
      peptídeos intestinais, 69
      quadro clínico/laboratorial, 67
    tratamento, 70
      psicoterápico, 70*q*

C

CA (Circunferência Abdominal)
  valores de, 73*q*
    étnico-específicos, 73*q*
CA (Cisto Aracnoide)
  gigante, 50*f*
  suprasselar, 50
    PPC por, 50
      orgânica, 50
CAC (*Score* de Cálcio)
  para cálculo do risco CV, 481
    importância do, 481
Cafeína
  como SA, 464
  infertilidade e, 118
Cálcio
  ingestão de, 437*q*
    recomendação de, 437*q*
      pela faixa etária, 437*q*
  na OP, 425
    em homens, 425
Câncer
  de mama, 176, 281-291, 296, 297, 299*f*
    carcinogênese mamária, 281
    classificação molecular, 288
      basaloide, 288
      luminal, 288
      superexpressor de HER-2, 288
    diagnóstico, 286
      mamografia, 286
      tomossíntese mamária, 286
    efeitos no risco de, 176
      dos CH, 176
    esteroides sexuais e, 297
    fatores de risco para, 281
      agentes poluentes, 283
      agrotóxicos, 283

amamentação, 282
anticoncepcionais hormonais, 282
atividade física, 283
consumo de álcool, 283
densidade, 282
etnia, 282
gênero feminino, 281
história, 282
    familiar, 282
    pessoal, 282
idade, 282
    da menarca, 282
    da menopausa, 282
    do primeiro parto, 282
lesões benignas, 282
número de filhos, 282
obesidade, 283
radiação torácica, 282
TH, 283
hereditário, 284
    fatores genéticos e, 284
invasivo, 297q
    risco relativo de, 297q
mitos sobre riscos, 283
    antiperspirantes, 284
    desodorantes antitranspirantes, 284
    implantes de silicone, 284
    mamografia rotineira, 284
    traumas, 284
    uso de sutiã, 283
recomendações para rastreamento, 287
    categoria do BI-RADS, 288q
    de alto risco, 287
    de baixo risco, 287
    situações especiais, 287
    tipos de biópsias, 287
redução do risco de, 285
    estratégias para, 285
risco absoluto de, 299f
    após TH, 299f
sobrevida, 291
tratamento, 289
    cirúrgico, 289
    fatores de, 290
        preditivos, 290
        prognósticos, 290
    imunoterapia, 291
    radioterapia, 290
    terapia-alvo, 291
de próstata, 328
    exames de imagem, 328
    testosterona e, 417-421
        andrógenos, 418q
            efeitos biológicos dos, 418q
        estratégias de seleção, 420
        monitoramento, 420
        resposta do PSA, 419f
        sérica basal, 419
        TRT, 420
            e incidência de, 420
            e pacientes tratados, 420
ginecológico, 293-299
    esteroides sexuais e, 293-299
        tumores malignos do trato genital, 293
            colo uterino, 293
            endométrio, 294
            mama, 296
            ovário, 295
            vagina, 296
            vulva, 296
na TH, 263, 264
    da menopausa, 263, 264
    de endométrio, 264
    de mama, 263
    de ovários, 264
    outros tipos de, 265
risco de, 45
na PP, 45
Caractere(s) Sexual(is)
    no diagnóstico, 157f, 158f
        da amenorreia primária, 157f, 158f
            com diferenciação, 157f
            sem diferenciação, 158f
Carcinogênese
    mamária, 281
CC (Citrato de Clomifeno), 123
    na indução, 124
        da ovulação, 124
Célula(s)-Tronco
    endometriose e, 216
CEO (Carcinomas Epiteliais dos Ovários), 295
CH (Contraceptivos Hormonais)
    benefícios dos, 177
        não contraceptivos, 177
    classificação dos, 171
        quanto à administração, 172q
        quanto à composição, 171q
    existentes, 173
        descrição dos, 173
    situações de uso, 177q
        clínicas, 177q
CHH (Hipogonadismo Hipogonadotrófico Congênito), 382f
    tratamento, 383
CHO (Contraceptivos Hormonais Orais), 197
Ciclo
    de resposta sexual, 335q
        efeitos sobre as fases do, 335q
            de doenças, 335q
            de drogas, 335q
            de substâncias, 335q
Ciproterona
    acetato de, 189
        na alopecia androgenética, 189
        feminina, 189
    na acne, 186
Círculo
    vicioso, 202
        da SOP, 202
            hiperandrogenismo, 203f
            hiperinsulinemia, 203f
Cirurgia
    de reparo, 17
        da hipospadia, 17
            na genitoplastia masculinizante, 17
Cisto
    na PPC, 53f
        de bolsa de Rathke, 53f
        de pineal, 53f
Citocina(s)
    implicadas na endometriose, 216q
    na gravidez, 233
Classificação Molecular
    do câncer de mama, 288
        basaloide, 288
        luminal, 288
            A, 288
            B, 288
        superexpressor, 288
            de HER-2, 288
COCs (Contraceptivos Orais Combinados), 172, 293
Coito
    programado, 124, 126f
        acompanhamento, 126f
        na reprodução assistida, 124
Colo
    uterino, 293
        câncer de, 293
            esteroides sexuais e, 293
Composto(s)
    androgênicos, 403
        ativos, 403
            categorias básicas de, 403
Comprimento
    das pernas, 241
        DMG e, 241
    peniano, 60
        na puberdade atrasada, 58
Contracepção
    hormonal, 171-178
        CH, 171
            benefícios dos, 177
                não contraceptivos, 177
            classificação dos, 171
            descrição dos, 173
            contraindicações, 176
            de emergência, 177
            efeitos adversos, 175
                gerais, 175
                metabólicos, 175
            eficácia, 173
            indicações, 176
            mecanismos de ação, 172
            seleção do método, 178
    massa óssea na, 435
        fatores que interferem na, 435
            contraceptivos na adolescência, 435
            tabagismo, 435
    prescrição de, 178f
        fluxograma de, 178
Contraceptivo(s)
    classificação dos, 172q
        em gerações, 172q
    orais, 186, 223, 254
        na acne, 186
        na endometriose, 223
        TH versus, 254
            na IOP, 252, 254
Coortes
    modelos de, 481
        na avaliação, 481
            risco CV, 481
Core Biopsy
    para câncer de mama, 288
Cosmecêutico(s)
    na acne, 186

Cosmético(s)
  na acne, 186
CR (Creatina)
  como SA, 463
  na sarcopenia, 457
Craniofaringioma(s)
  PPC por, 51
Crescimento
  estatural, 38f
    do desenvolvimento puberal, 38f
      variações normais do, 38f
  folicular, 132
    na FIV, 132
Criptorquidia, 373-376
  alterações endócrinas da, 373
  apresentação clínica, 373
  diagnóstico, 373
  embriologia, 373
  etiologia, 373
  manejo da, 375f
    fluxograma do, 375f
  tratamento da, 17, 374
    cirúrgico, 374
      complicações, 374
      orquidopexia, 374
      prognóstico, 374
CV (Cardiovascular)
  doença, 392
  e TRT, 392
CYP21A2 (Enzima 21-hidroxilase)
  gene que codifica a, 24
  mutações no gene, 25q
    classificação, 25q

D

Danazol
  na endometriose, 224
DDS (Distúrbios do Desenvolvimento Sexual), 3
  46,XX, 12f, 13f, 16f
    algoritmo diagnóstico dos, 12f, 13f
    por HAC, 16f
      aspecto pré-operatório, 16f
  avaliação diagnóstica, 11
    exames complementares, 11
      hormonal, 12
  classificação dos, 6q
  com anomalia, 7
    dos cromossomos sexuais, 7
      DGM, 7
      ovotesticular, 7
        com mosaicismo cromossômico 46,XX/46,XY, 7
  ovariotesticular, 17
    tratamento, 17
  XX, 10
    HAC, 10
    ovotesticular, 11
      46,XX, 11
  XY, 8
    da ação androgênica, 9
    da síntese androgênica, 9
    DGC, 8
    SIA, 9
DE (Disfunção Erétil), 345-349
  anatomia peniana, 345
  diagnóstico, 346

ereção, 345
  fisiologia da, 345
  fisiopatologia da, 345
  função sexual, 348
    não especialista interessado na, 348
  prevalência de, 387q
    por idade, 387q
      em brasileiros, 387q
  risco CV e, 478
  tratamento, 347
Defeito(s)
  na esteroidogênese, 145
    hipogonadismo feminino e, 145
Deficiência
  de testosterona, 337
    e disfunção sexual, 337
      feminina, 337
Densidade
  das mamas, 282
    e risco para câncer, 282
Densitometria Óssea
  análise, 441-447
    como interpretar o exame, 442
      corretamente, 442
      qual classificação utilizar, 442
  contraindicações, 444
  de coluna lombar, 443f
  DXA, 444, 445
    para quem solicitar, 444
    principais utilidades, 445
  indicações, 441-447
    segundo ISCD, 444q
  monitorização, 445
    importância da MVS, 445
  resultados de, 447q
    valores dos, 447q
      casas decimais para, 447q
  solicitação de, 446
    periodicidade para, 446
  TBS, 446
    definição, 446
    informação adicional, 446
    o que traz de, 446
  tecnologia para avaliação, 441
    de massa óssea, 441
      por DXA, 441
  VFA, 446
    definição, 446
    indicações, 446
Depleção
  folicular, 248
  IOP e, 248
Desempenho
  físico, 456
    avaliação na sarcopenia, 456
      SCPT, 456
      SPPB, 456
      teste, 456
        cronometrado, 456
        de marcha habitual, 456
        velocidade da marcha, 456
Desenvolvimento
  puberal, 38f
    crescimento estatural do, 38f
      variações normais do, 38f
Desenvolvimento Sexual
  fisiopatologia do, 4

diferenciação, 4, 5
  feminina, 5
  masculina, 4
prematuro, 41
  etiologia do, 41
    PPC, 41
    PPDC, 41
    PPIG, 41
    PPP, 41
Desodorante(s)
  e risco para câncer, 284
  de mama, 284
    antiperspirantes, 284
    antitranspirantes, 284
Desregulador(es) Endócrino(s)
  e eixo gonadal, 87-95
    conceito, 87
    desfechos reprodutivos, 89
    efeitos biológicos, 87
    na prática clínica, 93
      anamnese ambiental, 93
      janela de exposição, 94
      marcadores de exposição, 93
      perspectivas no controle dos, 95
      programação intrauterina, 90, 91
    na SOP, 204
DEXA (Absortometria Radiológica de Dupla Energia), 73
DGC XY (Disgenesia Gonadal Completa XY), 11
  diagnóstico, 8
  etiologia, 8
  manifestações clínicas, 8
  tratamento, 8
DGI (Disgenesia Gonadal Incompleta), 8
DGM (Disgenesia Gonadal Mista), 11
  características clínicas, 7
  tratamento da, 17
DGP (Disgenesia Gonadal Parcial), 9
DHT (Di-Hidrotestosterona), 5, 9
Diabete(s)
  e disfunção sexual, 338
    feminina, 338
  sarcopenia e, 454
Diagnóstico
  por imagem, 317-329
    exames de, 319-329
      em andrologia, 319-329
      em endocrinologia feminina, 319-329
Diferenciação Sexual
  distúrbios da, 3-19
    abordagem bioética, 14
    avaliação, 11, 14
      diagnóstica, 11
      psicossexual, 14
      psicossocial, 14
    classificação, 6
    definições, 6
    desenvolvimento sexual, 4
      fisiopatologia do, 4
    epidemiologia, 6
    registro civil, 13
      definição de, 13
    tratamento cirúrgico, 14
      genitoplastia, 15, 17
        feminilizante, 15
        masculinizante, 17

tratamento de outras condições, 17
    criptorquidia, 17
    DDS ovotesticular, 17
    DGM, 17
    SIA, 19
Diferenciação
  fatores que atuam na, 5f
    ovariana, 5f
    testicular, 5f
Diminuição
  da ingestão de álcool, 456
  na sarcopenia, 456
Disforia
  de gênero, 357-360
    como atender, 357-360
    como tratar, 357-360
    conceito, 357q
    pessoas trans, 357
      considerações no atendimento, 357
    terminologia, 357q
    THAG, 358
      cuidados preventivos, 359
      efeitos esperados, 359
      homens trans, 359
      monitorização, 359
      mulheres trans, 358
      regimes de, 358q
Disfunção(ões)
  de órgão afetado, 217
    endometriose e, 217
  endotelial, 478
    risco CV e, 478
  folicular, 248
    IOP e, 248
  tireoidiana, 108
    abordagem terapêutica, 113
    diagnóstico, 108
    tratamento, 111
      efeitos adversos, 114
      indicação de, 111
Disfunção(ões) Sexual(is)
  Feminina(s), 333-341, 353
    ciclo de resposta sexual, 335q
      efeitos sobre as fases do, 335q
        de doenças, 335q
        de drogas, 335q
        de substâncias, 335q
    classificação das, 334
    descrição das, 334q
    diagnóstico das, 334
      critérios, 335q
    endocrinologia e, 336
      deficiência de testosterona, 337
      diabetes, 338
      estrógeno, 337
      GH, 336
      glândula adrenal, 336
      gota, 338
      hipercortisolismo, 337
      hiperprolactinemia, 336
      hipoprolactinemia, 336
      SOP, 338
      tireoide, 336
    função sexual, 338q
      domínios da, 338q
    patologias associadas, 338q
      endócrinas, 338q

    secundária aos ISRS, 339q
      antídotos para, 339q
    terminologia para, 353
    tratamento das, 338, 340q
Disgenesia
  gonadal, 145, 158
    e amenorreia, 158
      primária, 158
    hipogonadismo feminino e, 145
    46,XX, 145
    46,XY, 145
Dismenorreia
  causas de, 213q
    apresentação clínica, 213q
    avaliação diagnóstica, 213q
  classificação, 211
  diagnóstico diferencial, 211-214
    entre primária, 211q
    e segundária, 211q
  fatores de risco, 211
    associados à, 211
  primária, 212f
    fisiopatologia da, 212q
  tratamento, 211-214
Disseminação
  endometriose e, 216
    linfática, 216
    vascular, 216
Distúrbio(s) Reprodutivo(s)
  doenças da tireoide e, 105-115
    associações entre, 105
      disfunções tireoidianas, 109
        abordagem terapêutica, 113
        diagnóstico das, 109
        efeitos adversos do tratamento, 114
        indicação de tratamento, 111
      e distúrbios, 106, 108
        do SRF, 106
        do SRM, 108
      e gestação, 107
      e reprodução assistida, 106
      fisiologia da interação entre as funções, 105
Distúrbio(s)
  alimentares, 70
    tratamento dos, 70
  da ação androgênica, 9
  da diferenciação sexual, 3-19
    abordagem bioética, 14
    avaliação, 11, 14
      diagnóstica, 11
      psicossexual, 14
      psicossocial, 14
    classificação, 6
    definições, 6
    desenvolvimento sexual, 4
      fisiopatologia do, 4
    epidemiologia, 6
    registro civil, 13
      definição de, 13
    tratamento cirúrgico, 14
      genitoplastia, 15, 17
        feminilizante, 15
        masculinizante, 17
    tratamento de outras condições, 17
      criptorquidia, 17

    DDS ovotesticular, 17
    DGM, 17
    SIA, 19
  da síntese androgênica, 9
  e SOP, 204
  menstruais, 204
DM (Diabetes Melito), 160
  após gestação, 244
  rastreamento de, 244
DM2 (Diabetes Melito tipo 2), 240
  prevenção de, 244
  no histórico prévio, 244
  de DMG, 244
Dmab (Denosumabe)
  na OP, 426
    em homens, 426
  no tratamento, 306
    da OP pós-menopausa, 306
      fluxograma, 307f
      riscos em descontinuar, 306
      tempo, 306
DMG (Diabetes Melito Gestacional), 239-244
  consequências do, 242
    fetais, 242
    maternas, 242
  definição, 239
  diagnóstico, 239
    com TOTG, 240q
  fisiopatologia do, 236, 242
  ganho de peso, 243q
    meta na gestação, 243q
  histórico prévio, 244
    acompanhamento, 244
      anticoncepção, 244
      prevenção de DM2, 244
      rastreamento após gestação, 244
  rastreamento, 239
  resposta terapêutica, 244
    monitoramento da, 244
  risco de desenvolvimento de, 240
    fatores associados, 240
      alterações no sono, 241
      clássicos, 240
      comprimento das pernas, 241
      epigenética, 241
      gemelaridade, 241
      glicemia em jejum, 240
      hemoglobina glicada, 240
      hipovitaminose D, 240
      marcadores inflamatórios, 241
      metabolômica, 241
      microbiota intestinal, 241
      novos, 242q
      padrão alimentar pré-gravidez, 241
      poluentes ambientais, 241
      reprodução assistida, 241
      sexo fetal, 240
      SOP, 240
  tratamento, 242
    medidas não farmacológicas, 243
      atividade física, 243
      orientação nutricional, 243
    metas glicêmicas no, 242, 243q
DMO (Densitometria Mineral Óssea), 441
Doença(s)
  autoimunes, 216q

presentes na endometriose, 216q
coronariana, 260
 e TH, 260
  da menopausa, 260
CV, 392
 e TRT, 392
da vesícula biliar, 263
 na TH, 263
  da menopausa, 263
efeitos de, 335q
 sobre as fases, 335q
  do ciclo de resposta sexual, 335q
endócrinas, 454
 sarcopenia e, 454
 diabetes e, 454
 obesidade e, 454
 OP e, 454
 outras endocrinopatias e, 454
excluídas, 204q
 na diferenciação, 204q
  da SOP, 204q
Doença(s) da Tireoide
 e distúrbios reprodutivo, 105-115
  associações entre, 105
   disfunções tireoidianas, 109
    abordagem terapêutica, 113
    diagnóstico das, 109
    efeitos adversos do tratamento, 114
    indicação de tratamento, 111
   e distúrbios, 106, 108
    do SRF, 106
    do SRM, 108
   e gestação, 107
   e reprodução assistida, 106
   fisiologia da interação entre as funções, 105
Dopplervelocimetria
 na SOP, 205
Dor
 endometriose e, 217
Droga(s)
 antirreabsortivas, 437
  na prevenção, 437b
   da OP, 437
 efeitos de, 335q
  sobre as fases, 335q
   do ciclo de resposta sexual, 335q
 para tratamento, 427q
  de OP, 427q
   em homens, 427q
DSM-V (Diagnostic and Statistical Manual of Mental Disorders-Fifth Edition), 67
 transtornos alimentares, 68q
  apresentação clínica, 68q
  critérios diagnósticos, 68q
Duplicação
 hipofisária, 51
  PPC por, 51
   orgânica, 51
Dutasterida
 na alopecia androgenética, 188
  feminina, 188
DXA (Densitometria Óssea por Absorciometria de Raios X de Dupla Energia), 441
 aparelhos de, 441f

avaliação por, 441
 de massa óssea, 441
  tecnologia, 441
composição corporal por, 449-452
 contraindicações, 452
 índice de massa gorda, 451q
  classificação do, 451q
 interpretação, 449-452
  aquisição e, 449
 limitações do método, 452
 uso clínico, 449-452
para quem solicitar, 444
principais utilidades, 445

E

EAA (Esteroides Anabólico-Androgênicos), 401
 abuso de, 402
  idade de início, 402
  prevalência do, 402
  suspeita de, 404q
   parâmetros analíticos, 404q
 diagnóstico, 404
 HIEAA, 405
 usuários de, 405q
  efeitos adversos em, 405q
   condutas, 405q
   recomendações médicas, 405q
Eixo
 corticotrófico, 69
 fisiologia do, 74f, 143
  HHO, 74f, 143
  hipotálamo-hipófise-testículo, 74f
 gonadal, 87-95
  desreguladores endócrinos e, 87-95
   conceito, 87
   desfechos reprodutivos, 89
   efeitos biológicos, 87
   na prática clínica, 93
   perspectivas no controle dos, 95
   programação intrauterina, 90, 91
 gonadotrófico, 67
  homens, 68
  mulheres, 67
 somatotrófico, 68
  GH-IGF-1, 68
 tireotrófico, 69
Emergência
 contracepção de, 177
EMMA (*Metagenomic Analysis of the Endometrial Microbiome*), 136
Encefalopatia
 hipóxia-isquêmica perinatal, 52
  paralisia cerebral secundária à, 52
  PPC por, 52
Endocrine Society
 estratificação pela, 303q
  de risco de fraturas, 303q
   OP pós-menopausa, 303q
Endocrinologia
 e disfunção sexual, 336
  feminina, 336
   deficiência de testosterona, 337
   diabetes, 338
   estrógeno, 337
   GH, 336
   glândula adrenal, 336

   gota, 338
   hipercortisolismo, 337
   hiperprolactinemia, 336
   hipoprolactinemia, 336
   SOP, 338
   tireoide, 336
 feminina, 141-316, 319-329
  acne, 181-189
  alopecia, 181-189
  câncer de mama, 281-291
  contracepção hormonal, 171-178
  da gravidez, 229-237
   adaptações endocrinometabólicas, 236
   do organismo materno, 236
   AFP, 233
   citocinas, 233
   esteroidogênese, 229
   estrógenos, 234
   fatores de crescimento, 233
   hormônios, 229, 234
    fetais, 234
    funções, 229
   progestógenos, 233
   sistema endócrino, 235
    materno, 235
  dismenorreia, 211-214
   diagnóstico diferencial, 211-214
   tratamento, 211-214
  DMG, 239-244
  endometriose, 215-226
  esteroides sexuais, 293-299
   e câncer ginecológico, 293-299
  exames de imagem em, 319-329
   mama, 319
   ovário, 322
    monitorização na menopausa, 323
    policísticos, 327
   ovulação, 322
    monitorização de, 322
   útero, 322
    monitorização na menopausa, 323
  hipogonadismo feminino, 143-152
  hirsutismo, 193-198
  IOP, 247-256
  irregularidade menstrual, 155-161
   da menarca ao climatério, 155-161
  OP, 301-307
   pós-menopausa, 301-307
  SOP, 201-207
  SPM, 163-168
  TH da menopausa, 259-266, 271-278
   benefícios, 259-266
   esteroides sexuais na, 271-278
   riscos, 259-266
  TRH na prática, 311-316
   até a pós-menopausa tardia, 311-316
   da transição climatérica, 311-316
Endocrinopatia(s)
 sarcopenia e, 454
Endométrio
 câncer de, 264, 294
  esteroides sexuais e, 294
  na TH, 264
   da menopausa, 264

Endometriose, 215-226
  classificação, 217
    AAGL 2021, 219*f*
    ASRM, 218*f*
    Enzian, 220*f*
  diagnóstico, 217
    diferencial, 222
    exames complementares, 221
      marcadores séricos, 222
      RM, 221
      ultrassonografia abdominal, 221
      USTV, 221
      videolaparoscopia, 221
  doenças autoimunes, 216*q*
    presentes na, 216*q*
  em ligamento, 218*f*
    uterossacro, 218*f*
  etiologia, 215
    alterações imunológicas, 216
    células-tronco, 216
    disseminação, 216
      linfática, 216
      vascular, 216
    menstruação retrógada, 216
    metaplasia celômica, 215
  fisiopatologia, 216*q*, 217
    citocinas implicadas na, 216*q*
    disfunção de órgão afetado, 217
    dor, 217
    infertilidade, 217
    lesão endometriótica, 217
  pelve congelada por, 219*f*
  superficial, 218*f*
    lesão por, 218*f*
  tipos de, 217
  tratamento, 222
    cirúrgico, 224
    clínico, 222
      aGnRH, 224
      analgésicos, 224
      anti-inflamatórios, 224
      contraceptivos orais, 223
      danazol, 224
      inibidores da aromatase, 224
      progestógenos, 223
    conduta expectante, 222
    da infertilidade, 225
    preservação da fertilidade, 225
Envelhecimento
  na mulher, 431-487
    composição corporal por DXA, 449-452
      interpretação, 449-452
      uso clínico, 449-452
    densitometria óssea, 441-447
      análise, 441-447
      indicações, 441-447
    fragilidade, 453-459
      avaliação, 453-459
      tratamento, 453-459
    prevenção da OP, 433-438
    risco CV, 477-486
      avaliação do, 477-486
    SA, 461-465
      como prescrever, 461-465
    sarcopenia, 453-459
      avaliação, 453-459
      tratamento, 453-459
    VitD, 467-474
      abuso, 467-474
      uso, 467-474
  no homem, 431-487
    composição corporal por DXA, 449-452
      interpretação, 449-452
      uso clínico, 449-452
    densitometria óssea, 441-447
      análise, 441-447
      indicações, 441-447
    fragilidade, 453-459
      avaliação, 453-459
      tratamento, 453-459
    prevenção da OP, 433-438
    risco CV, 477-486
      avaliação do, 477-486
    SA, 461-465
      como prescrever, 461-465
    sarcopenia, 453-459
      avaliação, 453-459
      tratamento, 453-459
    VitD, 467-474
      abuso, 467-474
      uso, 467-474
  reprodutivo, 312*f*
    feminino, 312*f*
    estágios do, 312*f*
Enzian
  classificação, 220*f*
    da endometriose, 220*f*
Ependimoma
  PPC por, 51
Epigenética
  DMG e, 241
ERA (*Endometrial Receptivity Analysis*), 136
Escala
  de Ferriman e Gallwey, 194*f*
    graduação de acordo com, 194*f*
      do hirsutismo, 194*f*
  de Framingham, 481, 482*q*
    na avaliação, 481
      de risco CV, 481
Esclerose
  tuberosa, 51
    PPC por, 51
    orgânica, 51
Espectro(s)
  da SOP, 204
    aborto recorrente, 205
    acne, 204
    alopecia, 204
    aspectos metabólicos, 205
    distúrbios menstruais, 204
    esteatose hepática, 205
      não alcóolica, 205
    hirsutismo, 204
    manifestações clínicas, 204
    modificações nos, 207
      estilo de vida e, 207
Espermatozoide(s)
  obtenção de, 137
    técnicas de, 137
      cirúrgicas, 137
      não cirúrgicas, 137
Espermocultura
  na infertilidade, 121
Espermograma
  na infertilidade, 121
Espironolactona
  na acne, 186
  na alopecia androgenética, 189
    feminina, 189
Estágio(s)
  puberal, 35*f*
    classificação de acordo com, 35*f*
    de Tanner, 35*f*
Esteatose
  hepática, 205
    não alcóolica, 205
    e SOP, 205
Esteroide(s) Sexual(is)
  e câncer ginecológico, 293-299
    tumores malignos, 293
      do trato genital, 293
  na TH da menopausa, 271-278
    estrógenos, 271
      esquemas de uso, 275
      locais, 271
      sistêmicos, 271
    FE, 278
    medicamentos não hormonais, 277
    progestógenos, 273
      ações da progesterona, 273
      efeitos metabólicos, 274
      esquemas de uso, 275
      SIU de levonorgestrel, 274
    SERMS, 277
    tibolona, 276
  no hipogonadismo feminino, 151
    efeitos adversos, 151
    manejo, 151
Esteroide(s)
  biossíntese dos, 22*f*
    principais vias da, 22*f*
      adrenais, 22*f*
      gonadais, 22*f*
Esteroidogênese
  defeitos na, 145
    hipogonadismo feminino e, 145
  na gravidez, 229
Estrógeno(s)
  dose de, 314
  e disfunção sexual, 337
    feminina, 337
  e progestógenos, 275*f*, 276*q*
    associações comerciais de, 276*q*
      oral, 276*q*
      transdérmica, 276*q*
    uso associado de, 275*f*
  efeitos relacionados, 175*q*
    adversos, 175*q*
  na gravidez, 234
    funções do, 235*q*
  na TH da menopausa, 271
    esquemas de uso, 275
    locais, 271
    sistêmicos, 271
      ações dos, 271
      isolados, 271*q*
    vias de uso, 273
      diferenças, 273

receptor de, 88*f*
  compostos capazes de interagir com, 88*f*
    estruturas químicas de, 88*f*
      naturais, 88*f*
      sintéticos, 88*f*
  vias de, 314
Estrutura(s)
  químicas, 88*f*
    de compostos capazes de interagir, 88*f*
      com receptor de estrógeno, 88*f*
        naturais, 88*f*
        sintéticos, 88*f*
Etnia
  e risco para câncer, 282
    de mama, 282
Exame Físico
  no diagnóstico, 43
    da PP, 43
Exame(s) de Imagem
  em andrologia, 319-329
    próstata, 327
      câncer de, 328
  em endocrinologia feminina, 319-329
    mama, 319
    ovário(s), 322
      monitorização na menopausa, 323
      policísticos, 327
    ovulação, 322
      monitorização de, 322
    útero, 322
      monitorização na menopausa, 323
Exercício Físico
  excesso de, 81-85
    no sistema reprodutivo, 81-85
      feminino, 82
      masculino, 83
      tratamento, 83
        nutricional, 83
        psiquiátrico, 85
        redução do ritmo de treinamento, 85
  na fragilidade, 456
  na sarcopenia, 456

F

Fase Neonatal
  tratamento na, 26
    da HAC-21OH, 26
Fator(es)
  associados a risco, 240
    de desenvolvimento de DMG, 240
      alterações no sono, 241
      clássicos, 240
      comprimento das pernas, 241
      epigenética, 241
      gemelaridade, 241
      glicemia em jejum, 240
      hemoglobina glicada, 240
      hipovitaminose D, 240
      marcadores inflamatórios, 241
      metabolômica, 241
      microbiota intestinal, 241
      novos, 242*q*
      padrão alimentar pré-gravidez, 241
      poluentes ambientais, 241
      reprodução assistida, 241

      sexo fetal, 240
      SOP, 240
  de amenorreia secundária, 159
    canalicular, 160
      metrose de receptividade, 160
      síndrome de Asherman, 160
    centrais, 160
      AHF, 161
      insuficiência hipofisária, 160
      tumores hipofisários, 161
    extragenitais, 159
      adrenal, 159
      tireoide, 159
    ovarianos, 160
      IOP, 160
      SOP, 160
  de crescimento, 233
    na gravidez, 233
  de infertilidade, 119
    feminina, 119
      cervical, 119
      ovariano, 119
      tuboperitoneal, 120
      uterino, 120
  de risco CV, 479
    modificáveis, 479
    não modificáveis, 479
  intrafoliculares, 203
    na SOP, 203
FE (Fitoestrógenos)
  na TH da menopausa, 278
Fenótipo(s)
  diferentes, 26*q*
  de portadoras de HAC-21OH, 26*q*
Ferriman e Gallwey
  escala de, 194*f*
    graduação de acordo com, 194*f*
      do hirsutismo, 194*f*
Fertilidade
  e hiperprolactinemias, 102
  preservação da, 225
    na endometriose, 225
Filho(s)
  número de, 282
    e risco para câncer, 282
      de mama, 282
Finasterida
  na acne, 186
  na alopecia androgenética, 188
    feminina, 188
FIV (Fertilização *in vitro*)
  taxa de sucesso da, 131*q*
    idade da mulher e, 131*q*
      relação entre, 131*q*
  técnica, 130
    bloqueio hipofisário, 131
    crescimento folicular, 132
    estimulação ovariana, 130
      controlada, 130
    gatilho ovulatório, 133
      para maturação do oócito, 133
    protocolo, 131, 132
      com agonista de GnRH, 131
      com antagonista de GnRH, 132
      com progesterona, 132
    punção folicular, 133
      para recuperação de oócitos, 133

    recrutamento folicular, 132
    suporte de fase lútea, 134
    transferência embrionária, 134
Flutamida
  na acne, 186
Fluxograma
  do tratamento sequencial Dmab, 307*f*
Força Muscular
  avaliação da, 455
    no diagnóstico da sarcopenia, 455
      extensão de joelho, 455
      flexão de joelho, 455
      pico de fluxo expiratório, 456
      preensão manual, 455
Fragilidade
  avaliação, 453-459
  tratamento, 453-459
Fragmentação
  do DNA, 121
    do espermatozoide, 121
      na infertilidade, 121
Framingham
  escala de, 481, 482*q*
    na avaliação, 481
      de risco CV, 481
Fratura(s)
  na OP pós-menopausa, 303*q*
    estratificação de risco, 303*q*
      pela AACE, 303*q*
      pela Endocrine Society, 303*q*
FSAD (Distúrbio de Excitação Sexual Feminina), 353
FSFI (*Female Sexual Function Index*)
  domínios segundo o, 338*q*
    da função sexual, 338*q*
FSH (Hormônio Folículo Estimulante), 33, 73
Função Sexual
  domínios da, 338*q*
    segundo o FSFI, 338*q*
  efeitos na, 407
    anabolizantes e, 407
  feminina, 352
    efeitos na, 352
      dos andrógenos, 352
Função
  gonadal, 389*q*
    medicamentos que podem interferir na, 389*q*
    mecanismo de ação, 389*q*
  na TH, 260, 263
    da menopausa, 260, 263
      cognitiva, 263
      sexual, 260

G

Ganho
  de peso, 243*q*
    na gestação, 243*q*
      metas de, 243*q*
Gatilho
  ovulatório, 133
    para maturação do oócito, 133
      na FIV, 133
Gemelaridade
  DMG e, 241

Gene
   CYP21A2, 25q
      mutações no, 25q
         classificação das, 25q
Gênero
   disforia de, 357-360
      como atender, 357-360
      como tratar, 357-360
      conceito, 357q
      pessoas trans, 357
         considerações no atendimento, 357
      terminologia, 357q
      THAG, 358
         cuidados preventivos, 359
         efeitos esperados, 359
         homens trans, 359
         monitorização, 359
         mulheres trans, 358
         regimes de, 358q
   feminino, 281
      e risco para câncer, 281
      de mama, 281
Genética
   molecular, 24
      no diagnóstico, 24
      da HAC-21OH, 24
Genitália
   externa, 15f, 23f
      grau de virilização da, 15f, 23f
         em meninas com HAC-21OH, 23f
      na síndrome adrenogenital, 15f
Genitoplastia
   feminilizante, 15
      etapas da, 15
         clitoroplastia, 16
         vaginoplastia, 15
         vulvoplastia, 16
   masculinizante, 17
      cirurgia de reparo, 17
         da hipospadia, 17
   no tratamento, 28
      da HAC-21OH, 28
Genótipo(s)
   diferentes, 26q
   de portadoras de HAC-21OH, 26q
Gestação
   doenças da tireoide e, 107
   massa óssea na, 435
      fatores que interferem na, 435
         idade gestacional, 435
         tabagismo, 435
   metas na, 243q
      de ganho de peso, 243q
      glicêmicas, 243q
   OP na, 438
      medidas preventivas, 438
         não medicamentosas, 438
      rastreamento de DM após, 244
         no histórico prévio, 244
         de DMG, 244
GH (Hormônio do Crescimento), 29
   e disfunção sexual, 336
      feminina, 336
Ginatresia(s)
   e amenorreia, 157
      primária, 157

Glândula
   adrenal, 336
      e disfunção sexual, 336
         feminina, 336
Glicemia
   em jejum, 240
   DMG e, 240
Glioma
   de baixo grau, 51
   PPC por, 51
Global Consensus Position Statement
   uso de andrógenos com base no, 353
      nível de evidência, 353
      recomendações, 353
GN (Ginecomastia), 365-371
   anabolizantes e, 407
   características clínicas, 367
      exames de imagem, 369
         investigação diagnóstica, 370f
      investigação, 368
         clínica, 368
         genética, 369
         laboratorial, 369
         outras, 369
   diagnóstico diferencial, 369
   etiologias de, 366q
   fisiológica, 365
      neonatal, 365
      puberal, 365
      senil, 367
   fisiopatologia, 365
   idiopática, 367
   medicamentos associados à, 367q, 368q
      mecanismo de ação, 368q
   patológica, 367
      secundária, 367
         ao uso de medicamentos, 367
   tratamento, 369
      clínico, 370q
GnRH (Hormônio Estimulador das Gonadotrofinas), 33, 41, 73
   na FIV, 131
      protocolo com, 131
         agonista de, 131
         antagonista de, 132
Gonadotrofina(s)
   na indução, 125
      da ovulação, 125
   no hipogonadismo feminino, 152
      efeitos adversos, 151
      manejo, 151
Gota
   e disfunção sexual, 338
      feminina, 338
Graduação
   do hirsutismo, 194f
      escala de Ferriman e Gallwey, 194f
Gravidez
   alterações fisiológicas características da, 106q
      influência sobre, 106q
         dosagens hormonais, 106q
         função tireoidiana, 106q
   e hiperprolactinemias, 102
   endocrinologia da, 229-237
      adaptações endocrinometabólicas, 236
         do organismo materno, 236

      AFP, 233
      citocinas, 233
      esteroidogênese, 229
      estrógenos, 234
      fatores de crescimento, 233
      hormônios, 229, 234
         fetais, 234
         funções, 229
      progestógenos, 233
      sistema endócrino, 235
         materno, 235
Grelina
   agonistas da, 459
      na sarcopenia, 459

H

Hábito
   eunucoide, 60
      na puberdade atrasada, 58
HAC (Hiperplasia Adrenal Congênita), 7, 10, 15
   etiologia da, 22f
      deficiências envolvidas, 22f
         enzimáticas, 22f
   hirsutismo e, 195
   VS, 11
HAC-21OH (Hiperplasia Adrenal Congênita por Deficiência da 21-hidroxilase), 21-29
   diagnóstico, 24
      genética molecular, 24
      neonatal, 24
   formas, 21
      clássicas, 21
         PS, 22
         VS, 21
      NC, 23
   meninas com, 23f
      graus de virilização em, 15f, 23f
         da genitália externa, 23f
   portadoras de, 26q
      fenótipos de, 26q
      genótipos de, 26q
   tratamento(s), 26
      adicionais, 29
      avaliação psicológica, 29
      da puberdade precoce, 29
         central, 29
      genitoplastia, 28
      na fase neonatal, 26
      na idade pós-puberal, 28
      na infância, 27
HAM (Hormônio Antimülleriano)
   no diagnóstico, 247
      da IOP, 247
HBP (Hiperplasia Benigna da Próstata), 411-415
   diagnóstico, 412
      IPSS, 412q
   LUTS, 411q
      opções terapêuticas, 413q
      risco de progressão dos, 413q
   manejo da doença, 413
   tratamento, 413, 414
      cirúrgico, 414
         minimamente invasivo, 414
      medicamentoso, 413
         eventos adversos, 414q

ÍNDICE REMISSIVO

hCG (Gonadotrofina Coriônica Humana), 9
Hemocromatose
  hipogonadismo feminino e, 147
Hemoglobina
  glicada, 240
    DMG e, 240
Hemoglobinopatia(s)
  hipogonadismo feminino e, 147
HGAO (Hipogonadismo Associado à Obesidade)
  masculino, 395-398
    diagnóstico, 396
      diferencial, 397
    epidemiologia, 395
    fisiopatologia, 395
    quadro clínico, 396
      deficiência androgênica, 396q
    tipos de, 395q
      padrão laboratorial, 395q
    tratamento, 397
      inibidores de aromatase, 398
      perda de peso, 397
      receptor estrogênico, 398
        modulador seletivo do, 398
      TRT, 397
HH (Hamartoma Hipotalâmico)
  PPC por, 48
    orgânica, 48
HHG (Hipotálamo-Hipófise-Gonadal)
  eixo, 33, 105
HHO (Hipotálamo-Hipófise-Ovariano)
  eixo, 143
    fisiologia do, 143
HHT (Hipotálamo-Hipófise-Tireoide)
  eixo, 105
HIEAA (Hipogonadismo Induzido pelos EAA), 405
  fisiopatologia do, 407f
  tratamento, 406
    medicamentoso, 406
Hiperandrogenismo
  hiperinsulinemia, 203f
    círculo vicioso, 203f
      da SOP, 203f
  idiopático, 195
    hirsutismo e, 195
  primário, 203
    na SOP, 203
      adrenal, 203
      ovariano, 203
  tratamento do, 198q
    antiandrógenos no, 198q
      normas gerais, 198q
    inibidor da 5-α-redutase no, 198q
      normas gerais, 198q
Hipercortisolismo
  e disfunção sexual, 337
    feminina, 337
Hiperinsulinemia
  hiperandrogenismo, 203f
    círculo vicioso, 203f
      da SOP, 203f
Hiperprolactinemia(s), 99-103
  abordagem terapêutica, 101
    tratamento, 101
      cirúrgico, 102
      clínico, 101
      radioterapia, 102
  diagnóstico, 99
    diferencial, 99
      fluxograma, 101f
  e disfunção sexual, 336
    feminina, 336
  fertilidade, 102
  fisiologia, 99
  fisiopatologia, 99
  gravidez, 102
  hipogonadismo, 147, 151
    feminino e, 147
    secundário à, 151
      tratamento do, 151
  manifestações clínicas, 99
  prolactinomas agressivos, 102
Hipertecose
  do ovário, 195
    hirsutismo e, 195
Hipófise
  hipogonadismo feminino e, 148
  materna, 235
    na gravidez, 235
Hipogonadismo
  feminino, 143-152
    abordagem terapêutica, 150
      tratamento da amenorreia hipotalâmica funcional, 151
      tratamento do hipogonadismo, 150
        hipergonadotrófico, 150
        hipogonadotrófico, 151
        secundário à hiperprolactinemia, 151
    causas de, 144q
    classificação, 144
    definição, 144
    diagnóstico, 144
    diagnóstico diferencial, 144
      hipogonadismo, 144, 146
        hipergonadotrófico, 144
        hipogonadotrófico, 146
    efeitos adversos, 151
      de esteroides sexuais, 151
      de gonadotrofinas, 152
    eixo HHO, 143
      fisiologia do, 143
    investigação de, 145f
      algoritmo, 145f
    manejo, 151
      de esteroides sexuais, 151
      de gonadotrofinas, 152
    hipergonadotrófico, 144
      defeitos na esteroidogênese, 145
      disgenesia gonadal, 145
        46,XX, 145
        46,XY, 145
      IOP, 146
      ST, 144
      tratamento, 150
        da infertilidade, 150
    hipogonadotrófico, 146, 158
      amenorreia hipotalâmica, 149
        funcional, 149
      apoplexia pituitária, 147
        pós-parto, 147
      e amenorreia, 157
        primária, 157
      hemocromatose, 147
      hemoglobinopatias, 147
      hiperprolactinemia, 147
      hipofisite, 148
      hipopituitarismo congênito, 146
        isolado, 146
      obesidade, 149
      SK, 146
      SPW, 149
      SS, 147
      tratamento, 151
        da infertilidade, 151
        reposição hormonal, 151
      trauma craniencefálico, 149
      tumores hipofisários, 147
  masculino, 379-393
    no jovem, 379-384
      causas, 379, 380q
      manejo da puberdade atrasada, 381
      tratamento, 383
    hipergonadotrófico, 379, 383
    primário, 379
    HH, 380
    secundário, 380
    tardio, 385-393
      causas, 389q
      diagnóstico, 386
        clínico, 386
        diferencial, 388
        fluxograma para, 388f
        laboratorial, 387
      sintomas associados, 386q
      tratamento, 388f, 389, 390f
        avaliação pré-tratamento, 392
        benefícios da TRT, 389
        fluxograma para, 388f
        monitorização, 392
        riscos da TRT, 389
  por anabolizantes, 406
    considerações fisiopatológicas, 406
  puberdade atrasada e, 59
    hipergonadotrópico, 59
    hipogonadotrópico, 59
    permanente, 63q, 64q
      em meninas, 64q
      em meninos, 63q
  secundário à hiperprolactinemia, 151
    tratamento do, 151
Hipopituitarismo
  congênito, 146
    hipogonadismo feminino e, 146
Hipoprolactinemia
  e disfunção sexual, 336
    feminina, 336
Hipospadia(s), 373-376
  cirurgia de reparo da, 17
    ortofaloplastia, 17
    neurretroplastia, 17
    reconstrução, 17
      da face ventral do pênis, 17
  classificação das, 375f
  correção cirúrgica, 376
    complicações, 376
    pós-operatório, 376
  estimulação androgênica, 376
    pré-operatória, 376
  etiologia, 375

peniana, 18f
  proximal, 18f
    correção de, 18f
  tratamento, 375
Hipotálamo
  materno, 235
    na gravidez, 235
Hipovitaminose
  D, 240
    DMG e, 240
Hirsutismo, 193-198
  abordagem terapêutica, 197
  diagnóstico diferencial, 194
  e SOP, 204
    tratamento, 206
  graduação do, 194f
    escala de Ferriman e Gallwey, 194f
  identificação do, 194
  investigação do, 196
  síndromes hiperandrogênicas, 194
    fluxograma diagnóstico, 195f
    diagnóstico etiológico, 194
      HAC, 195
      hiperandrogenismo idiopático, 195
      hipertecose do ovário, 195
      SOP, 195
      tumores virilizantes, 195
História
  e risco para câncer, 282
    de mama, 282
      familiar, 282
      pessoal, 282
HMB (Hidroximetilbutirato)
  na sarcopenia, 457
Homem(ns)
  avaliação no, 477-486
    do risco CV, 477-486
      biomarcadores sanguíneos, 486
      CAC para cálculo, 481
      DE, 478
      disfunção endotelial, 478
      escala de Framingham, 481, 482q
      fases da aterosclerose, 478
      fatores, 479
        modificáveis, 479
        não modificáveis, 479
      fisiopatologia, 478
      modelos de Coortes, 481
  envelhecimento no, 431-487
    composição corporal por DXA, 449-452
      interpretação, 449-452
      uso clínico, 449-452
    densitometria óssea, 441-447
      análise, 441-447
      indicações, 441-447
    fragilidade, 453-459
      avaliação, 453-459
      tratamento, 453-459
    prevenção da OP, 433-438
    risco CV, 477-486
      avaliação do, 477-486
    SA, 461-465
      como prescrever, 461-465
    sarcopenia, 453-459
      avaliação, 453-459
      tratamento, 453-459

VitD, 467-474
  abuso, 467-474
  uso, 467-474
OP em, 423-428
  abordagem terapêutica, 424
    bisfosfonatos, 425
    cálcio, 425
    denosumabe, 426
    medidas gerais, 424q
      de mudança de hábito de vida, 424q
      preventivas, 424q
    novos medicamentos, 426
    outros agentes, 426
    PTH recombinante, 425
    teriparatida, 425
    testosterona, 426
    VitD, 425
  diagnóstico, 423
    diferencial, 423
  efeitos adversos, 427
  investigação, 424
  manejo, 427
  rastreamento, 424
  tratamento, 427q
    drogas aprovadas para, 427q
trans, 359
THAG, 359
Hormônio(s)
  na gravidez, 229, 234
    ACTH, 233
      placentário, 233
    fetais, 234
    hCG, 229
    hCT, 233
    hPL, 231
    placentários, 231, 233
      outros, 233
      semelhante aos de liberação hipotalâmicos, 231
    PRL, 233
    relaxina, 233
  uso de, 313
    na reposição hormonal, 313
      contraindicações, 313
      doses, 314
      precauções, 314
      quais, 314
      vias, 314
HPV (Papilomavírus Humano)
  infecção pelo, 293
HSDD (Desordem ou Disfunção do Desejo Sexual Hipoativo), 351
  tratamento das causas, 353
    cirúrgicas, 353
    naturais, 353
HT (Hormônio Tireoidiano), 105

I

Idade Óssea
  determinação da, 44
    no diagnóstico, 44
    da PP, 44
  e risco para câncer, 282
    de mama, 282
      da menarca, 282
      da menopausa, 282

do primeiro parto, 282
fecundidade conforme a, 125q
infertilidade e, 118
  taxa por ciclo de, 125q
pós-puberal, 28
  tratamento na, 28
    da HAC-21OH, 28
IECA/BRA (Drogas que Bloqueiam o Sistema Renina-Angiotensina-Aldosterona)
  na sarcopenia, 458
IIEF-5 (International Index of Erectile Function), 349
  questionário, 349q
IIU (Inseminação Artificial Intrauterina)
  na reprodução assistida, 126
Imagem
  diagnóstico por, 317-329
    exames de, 319-329
      em andrologia, 319-329
      em endocrinologia feminina, 319-329
  na SOP, 205
    ultrassonografia, 205
    dopplervelocimetria, 205
IMC (Índice de Massa Corporal)
  classificação quanto ao, 73q
  materno, 76q
    complicações e, 76q
    obstétricas, 76q
Implante(s)
  de silicone, 284
    e risco para câncer, 284
      de mama, 284
Imunoterapia
  no câncer de mama, 291
Índice
  de massa gorda, 451q
  classificação do, 451q
Indução
  da ovulação, 123, 127f
    CC, 124, 127f
    gonadotrofinas, 125, 128f
    inibidor da aromatase, 124, 127f
  da puberdade, 255q
    doses hormonais para, 255q
  dos caracteres sexuais, 254
    na IOP, 254
Infância
  massa óssea na, 433
    fatores que interferem na, 433
      atividade física, 434
      genéticos, 433
      hormonais, 433
      nutrição, 434
  OP na, 437
    medidas preventivas, 437
      não medicamentosas, 437
    tratamento na, 27
      da HAC-21OH, 27
Infertilidade
  anabolizantes e, 407
  atendimento, 118
    princípios básicos do, 118
  definições, 117
  endometriose e, 217
    conduta, 226f
    tratamento da, 225

esterilidade, 122
  sem causa aparente, 122
    fator psicológico, 122
  etiologia, 118
    dados a considerar, 118
      álcool, 118
      cafeína, 118
      idade, 118
      marijuana, 119
      obesidade, 118
      tabagismo, 118
  investigação, 117-122
    causas femininas, 119
      fator cervical, 119
      fator ovariano, 119
      fator tuboperitoneal, 120
      fator uterino, 120
    causas masculinas, 120
      exames complementares, 121
        análises genéticas e cromossômicas, 121
        biópsia testicular, 121
        bioquímica seminal, 121
        de penetração seminal, 121
        espermocultura, 121
        espermograma, 121
        fragmentação do DNA do espermatozoide, 121
        imunológicos, 121
        ultrassonografia da bolsa escrotal, 121
  na IOP, 255
  na SOP, 206
    tratamento, 206
  tratamento da, 150, 151
    no hipogonadismo, 150, 151
      hipergonadotrófico, 150
      hipogonadotrófico, 151
Ingestão
  de álcool, 456
    diminuição da, 456
      na sarcopenia, 456
Inibidor(es)
  da aromatase, 124, 224
    na endometriose, 224
    na indução, 124
      da ovulação, 124
INSL3 (Fator 3 Semelhante à Insulina)
  no diagnóstico, 248
    da IOP, 248
Insuficiência
  hipofisária, 160
    e amenorreia secundária, 160
Insulto(s)
  ao SNC, 52
    outros, 52
      PPC por, 52
Investigação
  de OP, 424
    em homens, 424
  etiológica, 250
    avaliação diagnóstica, 250q
    da IOP, 250
IOP (Insuficiência Ovariana Precoce), 247-256
  avaliação diagnóstica da, 250q
  causas de, 248

autoimunes, 249
classificação das, 248q
  pela etiopatogenia, 248q
iatrogênicas, 250
outras, 250
consequências da, 251
  repercussões, 251
    cognitivas, 252
    CV, 251
    ósseas, 251
    psicossexuais, 251
    reprodutivas, 252
  síndrome do olho seco, 252
diagnóstico, 247
  exames auxiliares, 247
    HAM, 247
    INSL3, 248
    USG pélvica, 248
epidemiologia, 247
fatores etiológicos, 248
  anormalidades genéticas, 249
    causas autossômicas, 249
    síndrome do X frágil, 249
    ST, 249
fisiopatologia, 248
  depleção folicular, 248
  disfunção folicular, 248
investigação etiológica, 250
  avaliação diagnóstica, 250q
monitorização, 256
quadro clínico, 250
riscos da, 255
tratamento, 252
  hormonal, 252
    doses usadas, 253q
    indução dos caracteres sexuais, 254
      da puberdade, 255q
  infertilidade, 256
  medidas gerais, 252
  terapia androgênica, 254
  TH, 254
  versus contraceptivo oral, 254
IOP (Insuficiência Ovariana Prematura)
  e amenorreia secundária, 160
  hipogonadismo feminino e, 146
IPSS (International Prostatic Symptoms Escore)
  para classificação, 412q
    dos sintomas urinários, 412q
    da HBP, 412q
Irregularidade(s)
  menstrual, 155-161
    amenorreia, 156
    da menarca ao climatério, 155-161
    SUA, 156
    tipos de, 155
ISCD (Sociedade Internacional de Densitometria Clínica/International Society of Clinical Densitometry), 302, 360
  indicações da, 444q
    para densitometria óssea, 444q
Isotretinoína
  na acne, 186
ISRS (Inibidores Seletivos da Recaptação de Serotonina)
  disfunção secundária aos, 339q

sexual, 339q
  antídotos, 339q
na SPM, 166
ISSN (International Society of Sports Nutrition)
  classificação pela, 462q
    de SA, 462q

J

Jejum
  glicemia em, 240
    DMG e, 240

L

Laboratório
  no diagnóstico, 43
    da PP, 43
Laser
  na alopecia androgenética, 189
    feminina, 189
Lesão(ões)
  da mama, 282
    benignas, 282
      e risco para câncer, 282
  endometrial, 218f
    superficial, 218f
  endometriótica, 217
  tumorais, 51
    PPC por, 51
Levonorgestrel
  SIU de, 174q, 274
    disponíveis no Brasil, 174q
      diferenças entre os, 174q
    na TH da menopausa, 274
LH (Hormônio Luteinizante), 9, 33, 73, 105
Ligamento
  uterossacro, 218f
    endometriose em, 218f
Lista
  de substâncias proibidas, 462
    pela WADA, 462
Luminal
  na classificação, 288
    do câncer de mama, 288
      A, 288
      B, 288
LUTS (*Lower Urinary Tract Symptoms*/ Sintomas do Trato Urinário Inferior), 411
  classificação dos, 411q
  diagnóstico, 412
  opções terapêuticas, 413q
    progressão dos, 413q
      risco de, 413q
    tratamento, 413, 414
      medicamentoso, 413
        eventos adversos, 414q

M

Mama
  câncer de, 263, 281-291, 296, 297, 299f
    carcinogênese mamária, 281
    classificação molecular, 288
      basaloide, 288
      luminal, 288
      superexpressor de HER-2, 288
    diagnóstico, 286

mamografia, 286
tomossíntese mamária, 286
esteroides sexuais e, 297
fatores de risco para, 281
  agentes poluentes, 283
  agrotóxicos, 283
  amamentação, 282
  anticoncepcionais hormonais, 282
  atividade física, 283
  consumo de álcool, 283
  densidade, 282
  etnia, 282
  gênero feminino, 281
  história, 282
    familiar, 282
    pessoal, 282
  idade, 282
    da menarca, 282
    da menopausa, 282
    do primeiro parto, 282
  lesões benignas, 282
  número de filhos, 282
  obesidade, 283
  radiação torácica, 282
  TH, 283
hereditário, 284
  fatores genéticos, 284
invasivo, 297q
  risco relativo, 297q
mitos sobre riscos, 283
  antiperspirantes, 284
  desodorantes antitranspirantes, 284
  implantes de silicone, 284
  mamografia rotineira, 284
  traumas, 284
  uso de sutiã, 283
na TH, 263
  da menopausa, 263
recomendações para rastreamento, 287
  categoria do BI-RADS, 288q
  de alto risco, 287
  de baixo risco, 287
  situações especiais, 287
  tipos de biópsias, 287
redução do risco de, 285
  estratégias para, 285
risco absoluto de, 299f
  após TH, 299f
sobrevida, 291
tratamento, 289
  cirúrgico, 289
  fatores de, 290
    preditivos, 290
    prognósticos, 290
  imunoterapia, 291
  radioterapia, 290
  terapia-alvo, 291
exames de imagem, 319
  alterações funcionais, 322
  BI-RADS, 320q
    condutas, 320q
    impressões diagnósticas, 320q
  categoria, 321f
    II, 321f
    III, 321f
    IV, 321f

V, 321f
densidade mamária, 323f
  aumento após TH, 323f
mama densa, 320f
mamografia, 319f
  mediolateral, 319f
nódulo, 323f
  após TH, 323f
versus hormônio, 322
  exógeno, 322
Mamografia
  no diagnóstico, 286
    do câncer de mama, 286
  rotineira, 284
    e risco para câncer, 284
      de mama, 284
Marcador(es)
  inflamatórios, 241
    DMG e, 241
  séricos, 222
    na endometriose, 222
Marcha
  na sarcopenia, 456
    habitual, 456
    teste da, 456
    velocidade da, 456
Marijuana
  infertilidade e, 119
Massa Gorda
  índice de, 451q
  classificação do, 451q
Massa Muscular
  medida da, 454
    no diagnóstico da sarcopenia, 454
      bioimpedância, 455
      densitometria de corpo total, 455
Massa Óssea
  ao longo da vida, 433
    fatores que interferem na, 433
      adolescência, 433
      adultos, 435
      contracepção, 435
      gestação, 435
      infância, 433
  CH na, 176
Medicamento(s)
  não hormonais, 277
    na TH da menopausa, 277
  que podem interferir, 389q
    na função gonadal, 389q
      mecanismo de ação, 389q
Menarca
  precoce, 37
  isolada, 37
Meningomielocele
  PPC por, 50
    orgânica, 50
Menopausa
  OP após, 301-307
    avaliação laboratorial, 302
      inicial, 302q
    diagnóstico, 301
    fatores de risco para, 301q
      além da menopausa, 301q
    fisiopatologia, 301
    risco de fraturas, 303q
      pela AACE, 303q

pela Endocrine Society, 303q
secundária, 303q
  causas, 303q
tratamento, 302
  farmacológico, 303
    abaloparatida, 306
    BF, 304
    Dmab, 306
    romosozumabe, 307
    SERMs, 305
    teriparatida, 306
    TH, 305
  fluxograma do, 307f
  não farmacológico, 302
TH da, 259-266, 271-278
  benefícios, 259-266
    a longo prazo, 265
    após suspensão, 265
    câncer, 263, 264
      de endométrio, 264
      de mama, 263
      de ovários, 264
      outros tipos de, 265
    doença da vesícula biliar, 263
    função, 260, 263
      cognitiva, 263
      sexual, 260
    metabolismo, 261
      glicídico, 261
      lipídico, 261
    miscelânea, 265
    principais, 266q
    sintomas, 259
      genitais, 260
      urinários, 259
      vasomotores, 259
    sistemas, 260
      CV, 260
      musculoesquelético, 262
  esteroides sexuais na, 271-278
    estrógenos, 271
      esquemas de uso, 275
      locais, 271
      sistêmicos, 271
    FE, 278
    medicamentos não hormonais, 277
    progestógenos, 273
      ações da progesterona, 273
      efeitos metabólicos, 274
      esquemas de uso, 275
      SIU de levonorgestrel, 274
    SERMS, 277
    tibolona, 276
  riscos, 259-266
    a longo prazo, 265
    após suspensão, 265
    câncer, 263, 264
      de endométrio, 264
      de mama, 263
      de ovários, 264
      outros tipos de, 265
    doença da vesícula biliar, 263
    função, 260, 263
      cognitiva, 263
      sexual, 260
    metabolismo, 261
      glicídico, 261

lipídico, 261
miscelânea, 265
principais, 266q
sintomas, 259
genitais, 260
urinários, 259
vasomotores, 259
sistemas, 260
CV, 260
musculoesquelético, 262
Menstruação
retrógada, 216
endometriose e, 216
Meta(s)
glicêmicas, 242, 243q
no tratamento, 242
do DMG, 242
na gestação, 243q
de ganho de peso, 243q
glicêmicas, 243q
Metabolismo
efeitos no, 175, 176
dos CH, 175, 176
de carboidrato, 176
lipídico, 176
materno, 236
glicídico, 236
hidroeletrolíotico, 237
lipídico, 236
na TH, 261
da menopausa, 261
glicídico, 261
lipídico, 261
Metabolômica
DMG e, 241
Metaplasia
celômica, 215
endometriose e, 215
Metformina
na SOP, 206
Método
contraceptivo, 173q, 176q
critérios de elegibilidade, 176q
falha do, 173q
no primeiro ano de uso, 173q
percentual de continuidade, 173q
Metrose
de receptividade, 160
e amenorreia secundária, 160
Microagulhamento
na alopecia androgenética, 189
feminina, 189
Microbiota
intestinal, 241
DMG e, 241
Minoxidil
na alopecia androgenética, 187
feminina, 187
oral, 188
tópico, 188
Mioestatina
antagonistas da, 458
na sarcopenia, 458
Modelo(s)
de Coortes, 481
na avaliação, 481
risco CV, 481

Monitorização
da IOP, 256
de ovulação, 322
na THAG, 359
Mosaicismo
cromossômico, 7
46,XX/46,XY, 7
DDS ovotesticular com, 7
Mulher(es)
avaliação na, 477-486
do risco CV, 477-486
biomarcadores sanguíneos, 486
CAC para cálculo, 481
disfunção endotelial, 478
escala de Framingham, 481, 482q
fases da aterosclerose, 478
fatores, 479
modificáveis, 479
não modificáveis, 479
fisiopatologia, 478
modelos de Coortes, 481
com histórico prévio de DMG, 244
acompanhamento da, 244
anticoncepção, 244
prevenção de DM2, 244
rastreamento após gestação, 244
com transtorno de desejo, 351-354
e excitação, 351-354
uso de andrógenos em, 351-354
envelhecimento na, 431-487
composição corporal por DXA, 449-452
interpretação, 449-452
uso clínico, 449-452
densitometria óssea, 441-447
análise, 441-447
indicações, 441-447
fragilidade, 453-459
avaliação, 453-459
tratamento, 453-459
prevenção da OP, 433-438
risco CV, 477-486
avaliação do, 477-486
SA, 461-465
como prescrever, 461-465
sarcopenia, 453-459
avaliação, 453-459
tratamento, 453-459
VitD, 467-474
abuso, 467-474
uso, 467-474
trans, 358
THAG, 358
MVS (Mínima Variação Significativa)
importância da, 445
na monitorização, 445
da densitometria óssea, 445

N

NC (Forma Não Clássica)
da HAC-21OH, 23
nIHH (Hipogonadismo Hipogonadotrófico Normossômico)
genes associados ao, 146q
características, 146q
Nível de Evidência
do uso de andrógenos, 353

com base, 353
no Global Consensus Position Statement, 353

O

Obesidade
alterações e, 75f
endócrino-inflamatórias, 75f
hormonais, 76q
e risco para câncer, 283
de mama, 283
efeitos da, 73-78
no sistema reprodutivo, 73-78
e perda de peso, 77
feminino, 75
fisiologia, 73
masculino, 75
grau de, 78q
métodos contraceptivos conforme o, 76q
hipogonadismo feminino e, 149
infertilidade e, 118
na PP, 45
sarcopenia e, 454
tratamento da, 77q
principais medicações, 77q
Obtenção
de espermatozoides, 137
técnicas de, 137
cirúrgicas, 137
não cirúrgicas, 137
Olho
seco, 252
síndrome do, 252
IOP e, 252
Óocito
na FIV, 133
maturação do, 133
gatilho ovulatório para, 133
recuperação de, 133
punção folicular para, 133
OP (Osteoporose)
diagnóstico de, 442q
classificação para, 442q
da OMS, 442q
e TH, 262
da menopausa, 262
em homens, 423-428
abordagem terapêutica, 424
bisfosfonatos, 425
cálcio, 425
denosumabe, 426
medidas gerais, 424q
de mudança de hábito de vida, 424q
preventivas, 424q
novos medicamentos, 426
outros agentes, 426
PTH recombinante, 425
teriparatida, 425
testosterona, 426
VitD, 425
diagnóstico, 423
diferencial, 423
efeitos adversos, 427
investigação, 424
manejo, 427

rastreamento, 424
tratamento, 427q
   drogas aprovadas para, 427q
pós-menopausa, 301-307
  avaliação laboratorial, 302
    inicial, 302q
  diagnóstico, 301
  fatores de risco para, 301q
    além da menopausa, 301q
  fisiopatologia, 301
  risco de fraturas, 303q
    pela AACE, 303q
    pela Endocrine Society, 303q
  secundária, 303q
    causas de, 303q
  tratamento, 302
    farmacológico, 303
      abaloparatida, 306
      BF, 304
      Dmab, 306
      romosozumabe, 307
      SERMs, 305
      teriparatida, 306
      TH, 305
    fluxograma do, 307f
    não farmacológico, 302
prevenção da, 433-438
  massa óssea ao longo da vida, 433
    fatores que interferem na, 433
  medicamentosa, 436
    drogas antirreabsortivas, 437
    SERMs, 436
    TH, 436
    tibolona, 436
  medidas não medicamentosas, 437
    adolescência, 437
    adultos, 437
    gestação, 438
    infância, 437
    recomendação de ingestão, 437q
      de cálcio, 437q
      de VitD, 437q
sarcopenia e, 454
secundária, 445q
  causas de, 445q
Orientação
  nutricional, 243
    no DMG, 243
Orquidopexia
  tratamento cirúrgico, 374
    complicações, 374
    prognóstico, 374
Osteoartrite
  e TH, 263
    da menopausa, 263
Ovário(s)
  câncer de, 264, 295
    esteroides sexuais e, 295
      na TH, 264
        da menopausa, 264
  exames de imagem em, 322
    normal, 324f
    ovulação, 322
      monitorização de, 322
    policísticos, 327
  hipertecose do, 195
  hirsutismo e, 195

Ovulação
  bloqueadores da, 166
    na SPM, 166
      ACO, 166
      aGnRH, 167
      progesterona, 166
  indução da, 123, 127f
    CC, 124, 127f
    gonadotrofinas, 125, 128f
    inibidor da aromatase, 124, 127f
  monitorização de, 322

P

PAAF (Punção Aspirativa por Agulha fina)
  biópsia por, 288
    para câncer de mama, 288
Padrão
  alimentar, 241
    pré-gravidez, 241
    DMG e, 241
Pâncreas
  materno, 236
    na gravidez, 236
PAPA (Artrite Piogênica Estéril, Pioderma Gangrenoso e Acne Conglobata)
  síndrome, 184
  acne e, 184
Paralisia Cerebral
  secundária à encefalopatia, 52
    hipóxia-isquêmica perinatal, 52
    PPC por, 52
Paratireoide
  materna, 236
    na gravidez, 236
Patologia(s)
  endócrinas, 338q
    associadas às disfunções sexuais, 338q
      femininas, 338q
Pelve
  congelada, 219f
    por endometriose, 219f
Penetração
  seminal, 121
    teste de, 121
      na infertilidade, 121
Pênis
  face ventral do, 17
    reconstrução da, 17
      no reparo da hipospadia, 17
  tamanho do, 6q
    conforme a idade, 6q
Perda
  de peso, 206
    na SOP, 206
      tratamento, 206
Perna(s)
  comprimento das, 241
    DMG e, 241
Peróxido
  de benzoíla, 185
    na acne, 185
Peso
  ganho de, 243q
    na gestação, 243q
      metas, 243q
  perda de, 206
    na SOP, 206
      tratamento, 206

Pessoa(s)
  trans, 357
    atendimento de, 357
      considerações no, 357
    TH em, 359
      efeitos esperados, 359
Pineal
  cisto de, 53f
    na PPC, 53f
Pinealoma(s)
  PPC por, 52
PME(Exacerbação Pré-menstrual/ *Premenstrual Exacerbation*), 163
Policitemia
  anabolizantes e, 408
Poluente(s)
  ambientais, 241
    DMG e, 241
POR (P450-oxidorredutase)
  deficiência da, 21
    HAC por, 21
PP (Puberdade Precoce)
  causa idiopática, 41-46
  classificação da, 42f
    quanto à etiologia, 42f
  consequências da, 45
    obesidade, 45
    perda de altura, 45
    problemas, 45
      comportamentais, 45
      psicológicos, 45
    risco, 45
      CV, 45
      de câncer, 45
  desenvolvimento sexual prematuro, 41
  etiologia do, 41
    PPC, 41
    PPDC, 41
    PPIG, 41
    PPP, 41
  diagnóstico, 43
    anamnese, 43
    exame físico, 43
    idade óssea, 44
      determinação da, 44
    laboratorial, 45f
    laboratório, 43
    RM, 44
    ultrassonografia, 44
      pélvica, 44
  genética, 42
    na PPC, 42
  investigação, 41-46
    complementar, 44q
    critérios, 44q
PPC (Puberdade Precoce Central), 1
  causas orgânicas, 47-54
    achados não associados, 53
      incidentais, 53
    adquiridas, 51
      APJ, 51
      craniofaringiomas, 51
      ependimoma, 51
      glioma de baixo grau, 51
      lesões tumorais, 51
      outros insultos ao SNC, 52
      paralisia cerebral secundária, 52

à encefalopatia hipóxia-isquêmica
perinatal, 52
pinealomas, 52
diagnóstico, 47
clínico, 47
etiológico, 48
imagem, 47
laboratorial, 47
epidemiologia, 47
tratamento, 53
diagnóstico da, 43f
RM no, 43f
testes genéticos no, 43f
genética na, 42
orgânica, 48, 50f
causas congênitas de, 48
CA suprasselar, 50
duplicação hipofisária, 51
esclerose tuberosa, 51
HH, 48
meningomielocele, 50
tratamento da, 29
PPDC (Puberdade Precoce Dependente de Gonadotrofina), 41
PPIG (Puberdade Precoce Independente de Gonadotrofina), 41
PPP (Puberdade Precoce Periférica), 41
Prader
grau de virilização de, 23f
da genitália externa, 23f
de meninas com HAC-21OH, 23f
Preservação
da fertilidade, 134, 225
avaliação genética, 135
desafios, 135
impactos, 135
técnica da biópsia, 135
na endometriose, 225
obtenção de espermatozoides, 137
técnicas cirúrgicas, 137
técnicas não cirúrgicas, 137
testes endometriais, 136
ALICE, 137
EMMA, 136
ERA, 136
Pressão Arterial
efeitos na, 176
dos CH, 176
Prevenção
da OP, 433-438
massa óssea ao longo da vida, 433
fatores que interferem na, 433
medicamentosa, 436
drogas antirreabsortivas, 437
SERMs, 436
TH, 436
tibolona, 436
medidas não medicamentosas, 437
adolescência, 437
adultos, 437
gestação, 438
infância, 437
recomendação de ingestão, 437q
de cálcio, 437q
de VitD, 437q
PRL (Prolactina), 99, 105

Problema(s)
na PP, 45
comportamentais, 45
psicológicos, 45
Procedimento(s)
mecânicos, 187
na acne, 187
Progesterona
na FIV, 131
protocolo com, 131
na SPM, 166
na TH da menopausa, 273
ações da, 273
classificação da, 273q
natural, 274f
efeitos, 274q
Progestógeno(s)
classificação de, 273q
efeitos relacionados, 175q
adversos, 175q
estrógenos e, 275f, 276q
associações comerciais de, 276q
por via oral, 276q
por via transdérmica, 276q
uso associado de, 275f
na endometriose, 223
na gravidez, 233
funções do, 234q
na TH da menopausa, 273
ações da progesterona, 273
efeitos metabólicos, 274
esquemas de uso, 275
isolados, 276q
SIU de levonorgestrel, 274
para proteção endometrial, 314
suficientes, 314
tipos de, 314
Prolactinoma(s)
agressivos, 102
e hiperprolactinemias, 102
Próstata, 328f
câncer de, 328
exames de imagem, 328
testosterona e, 417-421
andrógenos, 418q
efeitos biológicos dos, 418q
estratégias de seleção, 420
monitoramento, 420
resposta do PSA, 419f
sérica basal, 419
TRT, 420
incidência, 420
pacientes tratados, 420
PRP (Plasma Rico em Plaquetas)
na alopecia androgenética, 189
feminina, 189
PS (Perdedora de Sal)
forma da HAC, 22
PTH (Hormônio Paratireóideo)
recombinante, 425
na OP, 425
em homens, 425
Puberdade
atrasada, 57-65
avaliação clínica, 59
algoritmo para, 62f
notas práticas, 60

comprimento peniano, 60
hábito eunucoide, 60
questões para diagnóstico, 60
classificação, 57
conceito de, 57
etiologia, 57
ACCP, 58
atraso puberal secundário, 58
funcional, 58
hipogonadismo, 59
hipergonadotrópico, 59
hipogonadotrópico, 59
exames de imagem, 61
genética, 60
investigação, 60
laboratorial, 60
lista de causas de, 58q
tratamento, 61
medicamentos para, 63q, 64q
características de, 41q
em meninas, 41q
em meninos, 41q
indução da, 255q
doses hormonais para, 255q
masculina, 381
atrasada, 381
manejo da, 381
retardada, 382f
normal, 33-39
alterações físicas da, 34
fisiologia, 33
idade de início, 34
início da, 38
fatores que influenciam o, 38
nomenclatura, 36q
variantes da normalidade, 37
ACCP, 37
menarca precoce isolada, 37
RCCP, 37
telarca precoce isolada, 37
Pulso
gerador de GnRH, 143f
Punção
folicular, 133
para recuperação de oócitos, 133
na FIV, 133
PWS (Síndrome de Prader-Willi), 42

Q

Qualidade
nutricional, 456
na fragilidade, 456
na sarcopenia, 456
Quota
calórica, 456
na fragilidade, 456
na sarcopenia, 456

R

Radiação
torácica, 282
e risco para câncer, 282
de mama, 282
Radioterapia
nas hiperprolactinemias, 102
no câncer de mama, 290

Rastreamento
  de OP, 424
    em homens, 424
  do câncer de mama, 287
    recomendações para, 287
      categoria do BI-RADS, 288q
      de alto risco, 287
      de baixo risco, 287
      situações especiais, 287
      tipos de biópsias, 287
Rathke
  bolsa de, 53f
    cisto de, 53f
    na PPC, 53f
RCCP (Retardo Constitucional do Crescimento e Puberdade), 37
RE (Receptor de Estrógeno)
  compostos capazes de interagir com, 88f
    estruturas químicas de, 88f
      naturais, 88f
      sintéticos, 88f
Receptividade
  metrose de, 160
  e amenorreia secundária, 160
Recomendação(ões)
  de ingestão, 437q
    de cálcio, 437q
    de VitD, 437q
  do uso de andrógenos, 353
    com base, 353
      no Global Consensus Position Statement, 353
Recrutamento
  folicular, 132
    na FIV, 132
RED-S (Síndrome de Deficiência Energética Relativa), 81
  repercussões pela, 84f
    no treinamento, 84f
    sistêmicas, 84f
Repercussão(ões)
  da IOP, 251
    cognitivas, 252
    CV, 251
    ósseas, 251
    psicossexuais, 251
    reprodutivas, 252
Reposição Hormonal
  doses usadas, 253q
    na IOP, 253q
    na menopausa natural, 3253q
  na prática, 311-316
    ajustes na, 314q
      situações clínicas, 314q
    até quando, 315
    avaliação inicial, 311
    da transição climatérica, 311-316
      até a pós-menopausa tardia, 311-316
    pergunta que fazemos, 311
      em cada avaliação clínica, 311
        como monitorizar, 315
        contraindicações, 313
        doses, 314
        fase do climatério/menopausa, 311
        precauções, 314

quais usar, 314
tem indicação, 312
vias, 314
  no tratamento, 150, 151
    do hipogonadismo, 150, 151
      hipergonadotrófico, 150
      hipogonadotrófico, 151
Reprodução
  assistida, 106, 123-137, 241
    DMG e, 241
    doenças da tireoide e, 106
REs (Receptores de Estrogênicos)
  distribuição de, 272f
  no organismo, 272f
Resistência
  insulínica, 203
    na SO, 203
Resposta
  terapêutica, 244
    monitoramento da, 244
    no DMG, 244
Retinoide(s)
  na acne, 185
RI (Resistência à Insulina), 240
Risco Cardiovascular
  avaliação do, 477-486
    na mulher, 477-486
      biomarcadores sanguíneos, 486
      CAC para cálculo do, 481
      disfunção endotelial, 478
      escala de Framingham, 481, 482q
      fases da aterosclerose, 478
      fatores, 479
        modificáveis, 479
        não modificáveis, 479
      fisiopatologia, 478
      modelos de Coortes, 481
    no homem, 477-486
      biomarcadores sanguíneos, 486
      CAC para cálculo do, 481
      DE, 478
      disfunção endotelial, 478
      escala de Framingham, 481, 482q
      fases da aterosclerose, 478
      fatores, 479
        modificáveis, 479
        não modificáveis, 479
      fisiopatologia, 478
      modelos de Coortes, 481
  SOP e, 207
Risco(s)
  da IOP, 255
  da TH da menopausa, 259-266
    a longo prazo, 265
    após suspensão, 265
    câncer, 263, 264
      de endométrio, 264
      de mama, 263
      de ovários, 264
      outros tipos de, 265
    doença da vesícula biliar, 263
    função, 260, 263
      cognitiva, 263
      sexual, 260
    metabolismo, 261
      glicídico, 261
      lipídico, 261

miscelânea, 265
principais, 266q
sintomas, 259
  genitais, 260
  urinários, 259
  vasomotores, 259
sistemas, 260
  CV, 260
  musculoesquelético, 262
na PP, 45
  de câncer, 45
  CV, 45
RM (Ressonância Magnética), 42, 47
  na endometriose, 221
  no diagnóstico, 43f, 44
    da PP, 44
    da PPC, 43f
Romosozumabe
  no tratamento, 307
    da OP pós-menopausa, 307

S

SA (Suplementos Alimentares)
  como prescrever, 461-465
    classificação, 462
      ABCD, 463q
      doping, 462
      mais utilizados, 462
      pela ISSN, 462q
    contraindicações, 461
    indicações, 461
SAHA (Seborreia, Acne, Hirsutismo e/ou Alopecia Androgenética)
  síndrome, 184
    acne e, 184
SAPHO (Sinovite, Acne, Pustulose, Hiperostosis e Osteíte,)
  síndrome, 184
    acne e, 184
Sarcopenia
  avaliação, 453-459
  classificação, 453
  definição, 453
  diagnóstico, 453
    critérios, 453q
    métodos para, 454, 455q
      desempenho físico, 456
      força muscular, 455
      medida da massa muscular, 454
  e doenças endócrinas, 454
    diabetes e, 454
    obesidade e, 454
    OP e, 454
    outras endocrinopatias e, 454
  e TH, 262
    da menopausa, 262
  estágios, 453
  etiologia, 453
  impacto da, 453
    na morbimortalidade, 453
      importante reconhecer, 453
  tratamento, 453-459
    diminuição, 456
      da ingestão de álcool, 456
    exercício físico, 456
    interromper tabagismo, 457
    qualidade nutricional, 456

quota calórica, 456
terapias emergentes, 458
agonistas da grelina, 459
antagonistas da mioestatina, 458
não aprovadas, 458
SARMS, 458
terapias potenciais, 457
ácidos graxos ômega-3, 457
aminoácidos de cadeia ramificada, 457
CR, 457
HMB, 457
IECA/BRA, 458
VitD, 457
TH recomendadas, 458
em situações específicas, 458
SARMs (Selective Androgen Receptor Modulators)
na sarcopenia, 458
SCPT (Teste da Potência de Subir Escada/*Stair Climb Power Test*)
na sarcopenia, 456
SDT (Síndrome de Disgenesia Testicular), 93*f*
SERM (Moduladores Seletivos de Receptor Estrogênico/*Selective Estrogen Receptor Modulators*), 123
na prevenção, 436
da OP, 436
na TH da menopausa, 277
no tratamento, 305
da OP pós-menopausa, 305
Sexo
fetal, 240
DMG e, 240
Sexualidade, 331-361
andrógenos e, 351
DE, 345-349
disforia de gênero, 357-360
como atender, 357-360
e tratar, 357-360
disfunções sexuais, 333-341
femininas, 333-341
uso de andrógenos em mulheres, 351-354
com transtorno de desejo, 351-354
e excitação, 351-354
SF1 (Fator Esteroidogênico e Receptor Nuclear 1), 5
SHBG (Globulina Ligadora de Hormônios Sexuais/*Sex Hormone Binding Globulin*), 105, 351, 385
SIA (Síndrome da Insensibilidade aos Androgênicos)
diagnóstico, 9
diferencial, 10
etiologia, 9
manifestações clínicas, 9
SIAP, 10
quadro clínico, 10
tratamento da, 19
SIAC (Síndrome da Insensibilidade Completa aos Androgênicos), 9, 19
SIAP (Síndrome da Insensibilidade Parcial aos Androgênicos), 9, 19
quadro clínico, 10

Síndrome(s)
acne e, 184
PAPA, 184
SAHA, 184
SAPHO, 184
adrenogenital, 15*f*
graus de virilização na, 15*f*
da genitália externa, 15*f*
do trato urinário inferior, 15*f*
da mulher atleta, 82*f*
etiologia da, 82*f*
fatores implicados na, 82*f*
de Asherman, 160
e amenorreia secundária, 160
do olho seco, 252
IOP e, 252
do X frágil, 249
IOP e, 249
características da, 249*q*
fenotípicas, 249*q*
clínicas, 249*q*
hiperandrogênicas, 194
diagnóstico etiológico, 194
HAC, 195
hiperandrogenismo idiopático, 195
hipertecose do ovário, 195
SOP, 195
tumores virilizantes, 195
fluxograma diagnóstico, 195*f*
Síntese
androgênica, 9
distúrbios da, 9
extraglandular, 203
de andrógenos, 203
na SOP, 203
Sintoma(s)
da TH, 259
da menopausa, 259
genitais, 260
urinários, 259
vasomotores, 259
Sistema Endócrino
materno, 235
na gravidez, 235
adrenal, 236
hipófise, 235
hipotálamo, 235
pâncreas, 236
paratireoide, 236
tireoide, 235
Sistema Reprodutivo
efeitos no, 67-71, 73-78, 81-85, 407
AN e, 67-71
alterações endocrinólogicas, 67
tratamento, 70
anabolizantes e, 407
bulimia e, 67-71
alterações endocrinólogicas, 67
tratamento, 70
excesso de exercício físico, 81-85
feminino, 82
masculino, 83
tratamento, 83
nutricional, 83
redução do ritmo de treinamento, 85
psiquiátrico, 85

obesidade e, 73-78
da perda de peso, 77
feminino, 75
fisiologia, 73
masculino, 75
tratamento, 76
vigorexia, 81-85
feminino, 82
masculino, 83
tratamento, 83
nutricional, 83
psiquiátrico, 85
feminino, 106
distúrbios do, 106
doenças da tireoide e, 106
masculino, 108
distúrbios do, 108
doenças da tireoide e, 108
Sistema(s)
CV, 260, 407
efeitos no, 407
do uso de anabolizantes, 407
na TH da menopausa, 260
AVC, 261
doença coronariana, 260
tromboembolismo, 261
musculoesquelético, 262
na TH da menopausa, 262
osteoartrite, 263
osteoporose, 262
sarcopenia, 262
SIU (Sistemas Intrauterinos)
de levonorgestrel, 174*q*, 274
disponíveis no Brasil, 174*q*
na TH da menopausa, 274
SK (Síndrome de Kallman)
genes associados à, 146*q*
características, 146*q*
hipogonadismo feminino e, 146
SNC (Sistema Nervoso Central), 47
insultos ao, 52
outros, 52
PPC por, 52
SNRI (Inibidores da Recaptação de Serotonina e Norepinefrina), 277
Sobrevida
para câncer de mama, 291
Sono
alterações no, 241
DMG e, 241
apneia do, 207
SOP e, 207
SOP (Síndrome do Ovário Policístico), 21, 24, 201-207
diagnóstico da, 196*q*
consensos sobre, 196*q*
diferenciação da, 204*q*
doenças excluídas, 204*q*
DMG e, 240
e amenorreia secundária, 160
e apneia do sono, 207
e disfunção sexual, 338
feminina, 338
e risco CV, 207
em adolescentes, 207
prevenção, 207
espectro da, 204

aborto recorrente, 205
acne, 204
alopecia, 204
aspectos metabólicos, 205
distúrbios menstruais, 204
esteatose hepática, 205
  não alcóolica, 205
hirsutismo, 204
manifestações clínicas, 204
modificações, 207
  estilo de vida, 207
exame clínico, 205
fisiopatologia, 202
  AHM, 204
  alterações neuroendócrinas, 203
  base genética, 202
  círculo vicioso, 202
    hiperandrogenismo, 203f
    hiperinsulinemia, 203f
  conforme Yen S., 202f
  desreguladores endócrinos, 204
  fatores intrafoliculares, 203
  hiperandrogenismo primário, 203
    adrenal, 203
    ovariano, 203
  resistência insulínica, 203
  síntese extraglandular, 203
    de andrógenos, 203
hirsutismo, 195
histórico, 201
imagem, 205
  ultrassonografia, 205
    dopplervelocimetria, 205
tratamento, 206
  anovulação, 206
  hirsutismo, 206
  infertilidade, 206
  metformina, 206
  perda de peso, 206
SPM (Síndrome Pré-Menstrual), 163-168
abordagem terapêutica, 165
  agentes psicotrópicos, 166
    benzodiazepínicos, 166
    ISRS, 166
  bloqueadores da ovulação, 166
    ACO, 166
    aGnRH, 167
    progesterona, 166
  tratamento, 167
    alternativos, 167
    cirúrgico, 167
diagnóstico, 163
  critérios para, 164q
  diferencial, 163
etiologia, 163
indicação, 164
manejo, 167
seleção da paciente, 164
SPPB (Teste Curto de Desempenho Físico/
Short Physical Performance Battery), 456
na sarcopenia, 456
SPW (Síndrome de Prader-Willi)
hipogonadismo feminino e, 149
SRF (Sistema Reprodutor Feminino), 105
SRM (Sistema Reprodutor Masculino), 105
SS (Síndrome de Sheehan)
hipogonadismo feminino e, 147

SSRI (Inibidores Seletivos da Recaptação de Serotonina), 277
ST (Síndrome de Turner)
alterações observadas na, 145q
  cromossômicas, 145q
    estruturais, 145q
    numéricas, 145q
hipogonadismo feminino e, 144
hipogonadismo hipergonadotrófico na, 151
  tratamento, 151
    da infertilidade, 151
    reposição hormonal, 151
IOP e, 249
reposição hormonal na, 151
  esquema de, 151q
STAR (*Steroidogenic Acute Regulatory Protein*), 21
SUA (Sangramento Uterino Anormal), 156
Substância(s)
efeitos de, 335q
  sobre as fases, 335q
    do ciclo de resposta sexual, 335q
Superexpressor
de HER-2, 288
  na classificação, 288
    do câncer de mama, 288
Suplementação
androgênica, 420q
  monitorização de paciente em, 420q
  recomendação de, 420q
Suplemento(s)
ergogênicos, 403
Suporte
de fase lútea, 134
na FIV, 134
Sutiã
uso de, 283
  e risco para câncer, 283
  de mama, 283
T (Testosterona), 5
para TRT, 390q
  disponíveis, 390q
T4 (Tiroxina), 105
T4L (Tiroxina Livre), 105
T4T (Tiroxina Total), 105
Tabagismo
infertilidade e, 118
interromper o, 457
  na sarcopenia, 457
Tanner
classificação puberal de, 35f
de acordo com estágios, 35f
TB (Testosterona Biodisponível), 385
correlação com, 386q
de baixa libido, 386q
TBG (Globulina Transportadora de T4), 105
TBS (*Trabecular Bone Escore*)
definição, 446
informação adicional, 446
o que traz de, 446
TDPM (Transtorno Disfórico Pré-Menstrual), 163
diagnóstico de, 165q
critérios para, 165q
Telarca
precoce, 37
  isolada, 37

Terapia(s)
androgênica, 254
na IOP, 254
na sarcopenia, 457
  emergentes, 458
    agonistas da grelina, 459
    antagonistas da mioestatina, 458
    não aprovadas, 458
    SARMS, 458
  potenciais, 457
    ácidos graxos ômega-3, 457
    aminoácidos de cadeia ramificada, 457
    CR, 457
    HMB, 457
    IECA/BRA, 458
    VitD, 457
  TH recomendadas, 458
    em situações especificas, 458
Terapia-Alvo
no câncer de mama, 291
Teriparatida
na OP, 306, 425
  em homens, 425
  pós-menopausa, 306
  no tratamento da, 306
Teste(s)
endometriais, 136
  na preservação da fertilidade, 136
    ALICE, 137
    EMMA, 136
    ERA, 136
genéticos, 43f, 285
  no diagnóstico, 43f
    da PPC, 43f
  para câncer de mama, 285
    quem deve fazer, 285
na infertilidade, 121
  de penetração seminal, 121
  imunológicos, 121
na sarcopenia, 456
  cronometrado, 456
    levantar e ir, 456
  de marcha habitual, 456
Testosterona
deficiência de, 337
  e disfunção sexual, 337
    feminina, 337
e câncer de próstata, 417-421
  andrógenos, 418q
    efeitos biológicos dos, 418q
  estratégias de seleção, 420
  monitoramento, 420
  PSA, 419f
    resposta do, 419f
  sérica basal, 419
  TRT, 420
    e incidência de, 420
    e pacientes tratados, 420
na OP, 426
  em homens, 426
TH (Terapia Hormonal), 155
até quando, 315
da menopausa, 259-266, 271-278
  benefícios, 259-266
    a longo prazo, 265
    após suspensão, 265

câncer, 263, 264
    de endométrio, 264
    de mama, 263
    de ovários, 264
    outros tipos de, 265
doença da vesícula biliar, 263
função, 260, 263
    cognitiva, 263
    sexual, 260
metabolismo, 261
    glicídico, 261
    lipídico, 261
miscelânea, 265
principais, 266q
sintomas, 259
    genitais, 260
    urinários, 259
    vasomotores, 259
sistemas, 260
    CV, 260
    musculoesquelético, 262
esteroides sexuais na, 271-278
    estrógenos, 271
        esquemas de uso, 275
        locais, 271
        sistêmicos, 271
    FE, 278
    medicamentos não hormonais, 277
    progestógenos, 273
        ações da progesterona, 273
        efeitos metabólicos, 274
        esquemas de uso, 275
        SIU de levonorgestrel, 274
    SERMS, 277
    tibolona, 276
riscos, 259-266
    a longo prazo, 265
    após suspensão, 265
    câncer, 263, 264
        de endométrio, 264
        de mama, 263
        de ovários, 264
        outros tipos de, 265
    doença da vesícula biliar, 263
    função, 260, 263
        cognitiva, 263
        sexual, 260
    metabolismo, 261
        glicídico, 261
        lipídico, 261
    miscelânea, 265
    principais, 266q
    sintomas, 259
        genitais, 260
        urinários, 259
        vasomotores, 259
    sistemas, 260
        CV, 260
        musculoesquelético, 262
e risco para câncer, 283
    de mama, 283
em pessoas trans, 359
    efeitos esperados, 359
indicação de, 312
na acne, 186
na IOP, 252, 254
    versus contraceptivo oral, 254
na prevenção, 436
    da OP, 436
no tratamento, 305
    da OP pós-menopausa, 305
recomendadas, 458
    em situações especificas, 458
        na sarcopenia, 458
THAG (Terapia Hormonal de Afirmação de Gênero)
    cuidados preventivos, 359
    efeitos esperados, 359
        em pessoas trans, 359
    homens trans, 359
    monitorização, 359
    mulheres trans, 358
    regimes de, 358q
Tibolona
    na prevenção, 436
        da OP, 436
    na TH da menopausa, 276
        afinidade da, 276q
        e metabólitos, 276q
Tireoide
    e amenorreia secundária, 159
    e disfunção sexual, 336
        feminina, 336
    materna, 235
        na gravidez, 235
TL (Testosterona Livre), 385
    índice de, 386q
        abaixo da referência, 386q
        percentual, 386q
TLc (Testosterona Livre Calculada)
    correlação com, 386q
        de baixa libido, 386q
Tomossíntese
    mamária, 286
        no diagnóstico, 286
            do câncer de mama, 286
TOTG (Teste Oral de Tolerância à Glicose), 239
    diagnóstico com, 240q
        da DMG, 240q
TRA (Técnicas de Reprodução Assistida), 106
    de alta complexidade, 123-137
        avaliação genética, 135
            desafios, 135
            impactos, 135
            técnica da biópsia, 135
        FIV, 130
            bloqueio hipofisário, 131
            crescimento folicular, 132
            estimulação ovariana controlada, 130
            gatilho ovulatório, 133
                para maturação do oócito, 133
            protocolo, 131, 132
                com agonista de GnRH, 131
                com antagonista de GnRH, 132
                com progesterona, 132
            punção folicular, 133
                para recuperação de oócitos, 133
            recrutamento folicular, 132
            suporte de fase lútea, 134
            transferência embrionária, 134
        obtenção de espermatozoides, 137
            cirúrgicas, 137
            não cirúrgicas, 137
        preservação da fertilidade, 134
        testes endometriais, 136
            ALICE, 137
            EMMA, 136
            ERA, 136
    de baixa complexidade, 123-137
        coito programado, 124, 126f
        IIU, 126
        indicações das, 126
            detalhamento, 127
        ovulação, 123, 127f
            indução da, 123, 127f
                CC, 124, 127f
                gonadotrofinas, 125, 128f
                inibidor da aromatase, 124, 127f
Transferência
    embrionária, 134
        na FIV, 134
Transplante
    capilar, 189
        na alopecia androgenética, 189
        feminina, 189
Transtorno(s)
    alimentares, 68q
        apresentação clínica, 68q
        critérios diagnósticos, 68q
Trato Urinário
    inferior, 15f
        grau de virilização do, 15f
        na síndrome adrenogenital, 15f
Trauma(s)
    cranioencefálico, 149
        hipogonadismo feminino e, 149
    e risco para câncer, 284
        de mama, 284
Treinamento
    repercussões no, 84f
        pela RED-S, 84f
    ritmo de, 85
        redução do, 85
TRH (Hormônio Estimulador da Tireotrofina), 99
TRH (Terapia de Reposição Hormonal), 337
Tromboembólico(s)
    efeitos, 175
        dos CH, 175
Tromboembolismo
    e TH, 261
        da menopausa, 261
TRT (Terapia de Reposição de Testosterona), 388
    benefícios, 389, 391q
    contraindicações, 392q
    doença CV e, 392
    monitorização, 392q
    riscos, 389, 391q
    tempo, 391q
        de efeito máximo, 391q
        de instalação, 391q
    testosteronas recomendadas, 390q
        disponíveis, 390q
TT (Testosterona Total)
    abaixo da referência, 386q
        percentual de, 386q
    níveis de, 387q

sinais de, 387q
sintomas de, 387q
no plasma, 385f
em homens jovens, 385f
Tumor(es)
hipofisários, 147, 161
e amenorreia secundária, 161
hipogonadismo feminino e, 147
malignos, 293
do trato genital, 293
colo uterino, 293
endométrio, 294
mama, 296
ovário, 295
vagina, 296
vulva, 296
virilizantes, 195
hirsutismo e, 195

U

USG (Ultrassonografia), 213q
abdominal, 221
da bolsa escrotal, 121
na infertilidade, 121
na endometriose, 221
na SOP, 205
dopplervelocimetria, 205
pélvica, 44, 248
no diagnóstico, 44, 248
da IOP, 248
da PP, 44
USTV (Ultrassonografia Transvaginal), 215
na endometriose, 221
Útero
exames de imagem, 322, 325f
endométrio, 326f
espessado, 326f
heterogêneo, 326f
irregular, 326f

V

Vagina
câncer de, 296
esteroides sexuais e, 296
Vesícula
biliar, 263
doença da, 263
e TH da menopausa, 263
VFA (Vertebral Fracture Assessment)
definição, 446
indicações, 446
Videolaparoscopia
na endometriose, 221
Vigorexia
efeitos da, 81-85
no sistema reprodutivo, 81-85
feminino, 82
masculino, 83
tratamento, 83
nutricional, 83
psiquiátrico, 85
VIP (Peptídeo Vasoativo Intestinal), 99
Virilização
graus de, 15f, 23f
da genitália externa, 23f
em meninas com HAC-21OH, 23f
na síndrome adrenogenital, 15f
da genitália externa, 15f
do trato urinário inferior, 15f
VitD (Vitamina D)
abuso, 467-474
consequências do, 473
ações da, 468
resumindo as, 468
ativação, 468
mecanismos envolvidos, 468f
categorização como hormônio, 467
fontes de, 467
naturais, 467f

absorção, 467f
síntese, 467f
ingestão de, 437q
recomendação de, 437q
pela Endocrine Society, 437q
na OP, 425
em homens, 425
na sarcopenia, 457
níveis de, 471
papel da exposição solar, 471
saúde, 472
evidências relacionadas, 472
esquelética, 472
extraesquelética, 472
síntese cutânea, 468
status de, 469
avaliação, 469
dosagem da 25OHD, 469
pontos de corte, 469
suplementação de, 470
vias alternativas na, 471
transporte, 468
uso, 467-474
VS (Viralizante Simples)
forma da HAC, 11, 21
Vulva
câncer de, 296
esteroides sexuais e, 296

W

WADA (World Antidoping Agency)
lista de substâncias proibidas pela, 462
Whey Protein
como SA, 462

Y

Yen S
fisiopatologia por, 202f
da SOP, 202f